实用食管肿瘤诊疗学

第 2 版

主 编 刘连科 鲁智豪

科学出版社

北京

内 容 简 介

本书共 36 章，既涵盖了食管癌的流行病学、病因与发病机制，食管的解剖、组织胚胎与生理学，食管癌的病理、临床表现、诊断与治疗、预防等经典内容；又体现了食管肿瘤诊疗的进展，包括食管癌的影像学诊断、分子靶向治疗、新辅助化疗、新辅助化放疗、生物治疗、营养支持治疗进展，以及女性食管癌、食管神经内分泌肿瘤、食管癌的骨髓转移、食管重复癌、食管多原发癌等的前沿内容；并着重在第 1 版的基础上增加了食管癌多基因检测、循环肿瘤细胞检测、食管癌的免疫抗体药物治疗、食管癌的药物临床试验概况、食管癌与微生物等内容。

本书内容前沿、图文并茂、实用性强，可供肿瘤内科、肿瘤外科、放疗科、消化内科、影像科及其他相关科室医生和研究生参考。

图书在版编目（CIP）数据

实用食管肿瘤诊疗学 / 刘连科，鲁智豪主编. —2 版. —北京：科学出版社，2023.9
  ISBN 978-7-03-076318-1

Ⅰ.①实… Ⅱ.①刘… ②鲁… Ⅲ.①食管肿瘤–诊疗 Ⅳ.①R735.1

中国国家版本馆 CIP 数据核字（2023）第 171664 号

责任编辑：沈红芬 路 倩 / 责任校对：张小霞
责任印制：肖 兴 / 封面设计：黄华斌

科 学 出 版 社 出版
北京东黄城根北街16号
邮政编码：100717
http://www.sciencep.com

三河市春园印刷有限公司 印刷
科学出版社发行 各地新华书店经销
*
2015年6月第 一 版 开本：787×1092 1/16
2023年9月第 二 版 印张：37 1/4 插页：12
2023年9月第三次印刷 字数：880 000
定价：228.00元
（如有印装质量问题，我社负责调换）

编写人员

主 编 刘连科 鲁智豪
副主编 王育生 林小燕
编 者 （按姓氏汉语拼音排序）

曹 斌 南京医科大学第一附属医院（江苏省人民医院）

曹彦硕 北京大学肿瘤医院

程 旭 南京医科大学第一附属医院（江苏省人民医院）

丁其勇 南京医科大学第一附属医院（江苏省人民医院）

杜 斌 江苏省中医院

顾 振 赛默飞世尔科技公司（Thermo Fisher Scientific）

郝明志 福建省肿瘤医院

何园歌 北京吉因加科技有限公司

花庆岭 中国科学技术大学附属第一医院西区（安徽省肿瘤医院）

江 浩 蚌埠医学院第一附属医院

雷开键 宜宾市第二人民医院

李 雷 南京医科大学

李 萍 南京医科大学第一附属医院（江苏省人民医院）

李 薇 安徽医科大学第二附属医院

李红霞 南京医科大学第一附属医院（江苏省人民医院）

林小燕 福建医科大学附属协和医院

刘 虎 中国科学技术大学附属第一医院西区（安徽省肿瘤医院）

刘 莉 南京医科大学第一附属医院（江苏省人民医院）

刘 圣 南京医科大学第一附属医院（江苏省人民医院）

刘 翔 南京医科大学第一附属医院（江苏省人民医院）

刘连科　南京医科大学第一附属医院（江苏省人民医院）

鲁智豪　北京大学肿瘤医院

马　兰　南京市浦口区中医院

倪　芳　南京医科大学第一附属医院（江苏省人民医院）

倪金良　南京医科大学第一附属医院（江苏省人民医院）

钱小军　中国科学技术大学附属第一医院（安徽省立医院）

仇金荣　上海东方肝胆外科医院

任铁军　郑州大学附属洛阳中心医院（洛阳市中心医院）

邵明雯　中国人民武装警察部队江苏省总队医院

邵茜雯　南京医科大学第一附属医院（江苏省人民医院）

沈　凯　南京医科大学第一附属医院（江苏省人民医院）

孙　谦　蚌埠医学院第一附属医院

孙美丽　山东第一医科大学附属中心医院（济南市中心医院）

田志辉　山西省肿瘤医院

汪庚明　蚌埠医学院第一附属医院

汪婷婷　蚌埠医学院第一附属医院

汪子书　蚌埠医学院第一附属医院

王　刚　中国科学技术大学附属第一医院（安徽省立医院）

王　军　南京医科大学第一附属医院（江苏省人民医院）

王　蓉　南京医科大学第一附属医院（江苏省人民医院）

王　婷　南京医科大学第一附属医院（江苏省人民医院）

王继旺　南京医科大学第一附属医院（江苏省人民医院）

王建坤　南京医科大学第一附属医院（江苏省人民医院）

王居峰　河南省肿瘤医院

王军业　济宁医学院附属医院

王千里　河南省肿瘤医院

王同杉　南京医科大学第一附属医院（江苏省人民医院）

王育生　山西省肿瘤医院

王朝霞　南京医科大学第二附属医院

吴　昊　南京医科大学第一附属医院（江苏省人民医院）

向旭东　云南省肿瘤医院

肖春妹　南京医科大学第一附属医院（江苏省人民医院）

谢而付　南京医科大学第一附属医院（江苏省人民医院）

解西河　青岛市中心医院

徐　静　南京医科大学第一附属医院（江苏省人民医院）

徐　怡　南京医科大学第一附属医院（江苏省人民医院）

徐洪波　蚌埠医学院第一附属医院

许　戟　南京医科大学第一附属医院（江苏省人民医院）

于伟勇　南京医科大学附属淮安第一医院（淮安市第一人民医院）

袁　媛　徐州市中心医院

张　皓　南京医科大学第一附属医院（江苏省人民医院）

张　倩　宜宾市第二人民医院

张　胜　南京医科大学第一附属医院（江苏省人民医院）

张　肖　济宁医学院附属医院

张宁刚　山西省肿瘤医院

赵　健　山西省肿瘤医院

赵　胜　南京医科大学第一附属医院（江苏省人民医院）

郑　璐　河南省肿瘤医院

郑建伟　福建医科大学附属协和医院

朱红佳　宜宾市第二人民医院

第2版前言

食管癌是我国常见的恶性肿瘤,发病率居第6位,死亡率居第4位,是严重危害人民健康的重大疾病之一。近几年来,我国食管癌的早期诊断率虽然有所改善,但仍有待进一步提高。随着食管癌治疗药物和方法的进步,尽管食管癌的5年生存率有所提高,但是我国面临的食管癌防治任务仍然极其艰巨。为了更好地提高食管肿瘤的诊治水平,加强对食管肿瘤的预防,我们在《实用食管肿瘤诊疗学》第1版的基础上,组织编写了第2版。第2版秉承第1版的实用性强,内容经典、新颖、丰富等编写原则,并且更多地引用循证级别高的文献资料和研究进展,以便能更好地满足临床需求。

为了使读者更好、更全面地了解食管恶性肿瘤,我们对第1版原有章节的内容进行了全面修订,大量删除陈旧、实用性不太强的内容,并增加了食管癌多基因检测、循环肿瘤细胞检测、食管癌的免疫药物治疗(抗体类)、食管癌的药物临床试验概况、食管癌与微生物等内容;对早期食管癌、老年食管癌、青年食管癌等内容均进行了单独介绍。另外,第2版对食管癌的内镜下诊治、多学科综合诊治和个体化治疗、神经内分泌肿瘤等内容进行了细化。我们希望在第1版的基础上,尽可能全面地体现食管肿瘤诊治的新进展,最终,我们期望修订和增加的新内容不但能体现本书的独特之处,也能成为本书的亮点。

参与本书编写的作者,临床经验丰富,临床科研能力较强。他们在撰写的过程中,对食管癌的新内容进行认真分析、甄别和汇总,最终体现出本书实用性较强的特点。自2015年第1版出版以来,许多读者不但给予了肯定,也给我们提出了宝贵的意见,我们相信第2版对临床医生的帮助会更大。由于编者水平有限,书中难免存在不妥及疏漏之处,敬请批评指正,以便再版时改正。

刘连科 鲁智豪
2022 年 12 月于南京

第1版前言

食管癌是我国常见的恶性肿瘤，发病率及死亡率均居世界第一位。近年来，我国食管癌的发病率及死亡率均有回升的趋势，食管癌仍是严重危害健康的重大疾病之一。虽经 30 多年的发展，食管癌的诊疗技术有了一定的进展，但在目前的临床工作中，食管癌的早期诊断率仍然很低，且死亡率未见下降，因此我国面临的食管癌防治任务仍很艰巨。与其他常见恶性肿瘤相比，食管癌的临床诊疗进展相对缓慢。为了提高临床医生对食管肿瘤的诊疗水平，帮助他们更好地了解食管肿瘤的进展，我们产生了编写本专著的想法。

在编写内容上，既涵盖了食管癌的流行病学、病因、发病机制，食管的解剖、组织胚胎和生理学，食管癌的病理、临床表现、诊断与治疗、预防等经典内容；又体现了食管肿瘤诊疗的进展，包括食管癌的影像学诊断、分子靶向治疗、新辅助化疗、新辅助化放疗、生物治疗、营养支持治疗进展，以及女性食管癌、食管神经内分泌肿瘤、食管癌的骨髓转移、食管重复癌、食管多原发癌等的前沿内容。这些进展是本书的亮点，期望能对食管肿瘤的临床诊疗工作起到推动作用。

本书编写人员主要是南京医科大学第一附属医院的临床医生，他们长期工作在临床一线，经验丰富，在体现食管肿瘤临床诊疗进展的同时，总结编者多年来的临床工作经验，因此，本书内容新颖、实用性较强。

由于编者水平有限，书中可能存在不妥之处，敬请读者批评指正，以便再版时改正。

编　者

2015 年 2 月于南京

目　　录

彩图

第一章

食管癌的流行病学

食管癌是指由食管鳞状上皮或腺上皮的异常增生所形成的恶性病变。食管癌最常见的两种病理类型为鳞状细胞癌（squamous cell carcinoma，SCC）和腺癌（adenocarcinoma，AC）。GLOBOCAN 2020数据显示，2020年有60.4万人新诊断为食管癌，同时有54.4万人死于食管癌，发病率和死亡率在所有肿瘤中分别排在第8位和第6位，发病人数和死亡人数较8年前有所变化，但发病率和死亡率未发生变化；2012年食管癌的发病率居所有恶性肿瘤的第8位，死亡率居第6位，2012年曾预计在2025年之前的10年内，食管癌的发病率将上升140%。食管癌患者的分布存在明显的地域差异，以东亚地区最为多见，欧美等发达国家相对较少。我国食管癌的发病率和死亡率均在全球排第5位，由于我国人口基数大，故每年食管癌新发患者和死亡患者均占全球首位，新发患者为25.8万，死亡患者19.3万。根据2019年发布的《2015年中国恶性肿瘤流行情况分析》，食管癌在我国恶性肿瘤的发病情况中居第6位，在恶性肿瘤死亡情况中居第4位，世界人口年龄标准化发病率和死亡率分别为11.28/10万和8.36/10万，远远高于全球水平。我国食管癌最常见的两种类型为鳞状细胞癌和腺癌，分别约占所有食管癌的90%和10%。随着我国经济快速发展，人们的生活环境、生活方式发生了巨大变化，同时人口老龄化不断加剧，健康问题日益凸显，这些都给食管癌防控工作带来了巨大挑战。

一、流 行 趋 势

美国癌症协会统计，食管癌的发病率为（3～6）/10万，年龄调整后的年发病率为4.3/10万。在过去的几十年中，食管癌的流行病学发生了显著变化。直至20世纪70年代，鳞状细胞癌是最常见的食管癌类型（90%～95%），通常位于胸段食管，多发现于有长期吸烟和饮酒史的非裔美国人中。随后，食管腺癌的发病率显著上升，尤其是在白种人中；在白种人男性中，食管腺癌的发病率在1990年左右超过了鳞状细胞癌；而在45～59岁的白种人女性中，食管腺癌的发病率在2006～2010年超过了食管鳞状细胞癌。

我国食管癌发病率出现下降趋势，但发病呈现老龄化。2000～2015年我国22个登记处的资料显示食管癌粗发病率呈现下降趋势，平均每年下降1.4%，标准化后平均每年下降4.2%。食管癌发病率随年龄的增长而升高，各年龄组发病率均呈现下降趋势，其中低年龄组下降较高年龄组明显。2000～2015年，城市、农村、男性、女性人群平均发病年龄呈增长趋势，经标准化人口结构后，仅有城市人群的增长趋势消失。城市、农村、男性和女性≥65岁人群的发病构成比均在增大，其中农村和女性最明显，农村由44.24%增至55.0%，女性由48.70%增至65.36%。在过去30年中，我国食管癌的新病例和死亡人数都在增加，并且在不久的将来可能会继续增加。

尽管随着食管癌诊疗技术的进步，食管癌的5年生存率目前有了一定程度的提升，但是综观全球，仍然维持在10%～30%的较低水平。其中5年生存率较高的是日本（36.0%）和韩国（31.3%），而欧美等发达国家多在10%～20%。根据我国癌症中心的最新数据，我国食管癌5年生存率为30%左右，但是城市人口食管癌的5年生存率仅有18%，远低于农村人口的33.2%，且呈现出下降的趋势。

二、地理分布

复杂的环境因素和地区因素不仅会影响食管癌的发病率，而且会影响癌症的组织学亚型，故食管癌的分布具有显著的地域性差异。不论是男性还是女性，非洲南部和东部与亚洲东部的发病率最高，而非洲西部和中部、美洲中部的发病率最低。全球不同地区食管癌的人群发病率相差较大，男性从非洲西部的0.8/10万至亚洲东部的17.0/10万，而女性则从密克罗尼西亚/波利尼西亚的0.2/10万至非洲东部的7.8/10万。两种不同组织类型食管癌的发病率也与地理因素关系密切。从全球而言，高风险区域从土耳其东部、伊朗北部经过中亚一些国家一直延伸至我国华中、华北地区，呈带状分布，通常被称为"食管癌带"，食管癌的发病率可高达800/10万。这些地区的主要危险因素可能与营养状况不佳有关，包括水果和蔬菜的摄入量少及饮热饮料等，但具体的危险因素并不十分清楚。在该区域的食管癌患者病理类型超过90%为鳞状细胞癌。在不同的国家之间，甚至同一国家的不同地区，食管癌的两种主要组织学类型也存在不同的变化。另外，食管癌的预后情况也存在地理区域差异，男性患者的死亡率在亚洲东部、非洲东部和非洲南部明显升高，女性在亚洲东部和非洲南部明显升高。

我国食管癌的发病也存在明显的地理区域差异。围绕太行山地区的河南、河北和山西三省交界地区[河南林县（现为林州市）、河北磁县、山西阳城县]曾经是世界上食管癌发病率和死亡率最高的地区，河南林县食管癌的发病率约为当地全部恶性肿瘤的80%。我国其他的食管癌高发地区还有福建和重庆等，其次为新疆、江苏、山西、甘肃和安徽。死亡率较高的地区主要分布在河南、河北、山西三省交界（太行山）地区，四川北部地区（四川盐亭），湖北、河南、安徽三省交界（大别山）地区，福建南部和广东东北部地区，江苏北部地区（扬中）及新疆哈萨克族聚居地区（托里）。另外，在我国少数民族中，食管癌发病率的差异也比较明显，如哈萨克族的发病率是苗族的35倍。即使住在同一地区，不同的民族之间也存在差异，新疆托里县哈萨克族食管癌死亡率明显高于居住在同一县的其他民族，最大相差近7倍。

三、解 剖 位 置

食管癌的发病率与解剖位置有关，不同位置的鳞状细胞癌（SCC）与腺癌（AC）的发病率存在明显的差异。食管SCC常发生于食管的中上1/3，而大多数AC发生于食管的下1/3及食管胃结合部，发生于巴雷特（Barrett）食管化生区域。目前，发生在食管胃结合部的癌已单独划为一类，称为食管胃结合部癌。食管SCC与AC在不同解剖位置的不同特点可能归因于已知的流行的危险因素，如超重和肥胖等，特别是食管AC。在西方一些国家，食管SCC的发病率一直在稳步下降，与这些国家烟草应用和酒精消费的长期减少有关。

四、组织学类型

2017年癌症基因组图谱（The Cancer Genome Atlas，TCGA）团队从分子水平阐明，食管SCC和AC虽然发生在同一器官，但是两者为完全不同的疾病，流行病学也有很大的区别。从发生地域上看，AC为欧美国家的主流类型，占70%～80%。除美国之外，还有一些国家的AC发病率高于SCC，这些国家有芬兰、英国、新西兰、加拿大、冰岛、澳大利亚、挪威、马耳他、瑞士、巴林和塞浦路斯。AC主要分布于北欧和西欧、北美及大洋洲，这些地区的AC病例占全球的46%。而SCC在亚洲和非洲国家更为多见，SCC最常见于东南亚和中亚地区，占全球食管癌的79%。从全球而言，男女患者食管SCC的发病率均明显超过食管AC，男性发病率是女性的3～4倍。

根据最新流行病学数据，超过一半的全球食管癌新发病例和死亡病例在中国，如果单独计算SCC患者，我国所占的比例更高。在我国食管癌高发地区，病理类型以SCC为主，占比超过90%。

虽然自20世纪60年代至今，美国食管癌的病理类型比例发生了明显变化，AC取代SCC成为最常见的组织学类型；然而，在我国，近几十年来未出现病理类型比例的明显变化。

五、我国食管癌的发病率和死亡率

食管癌居癌症死因顺位的第6位，其中发展中国家的发病和死亡病例均占全球的80%以上。我国食管癌发病和死亡病例均约占全球的55%，占发展中国家的60%，尤其是在卫生资源欠缺的中西部农村高发。根据2018年的癌症报告，我国食管癌新发病例数男性18.5万，女性7.2万，发病率排在第6位；食管癌死亡病例数男性14万，女性5.3万，居第4位。食管癌农村人口病例数（17.4万）约是城市人口病例数（8.3万）的2倍，我国中部和东部地区是食管癌的高发地区。食管癌男性发病数远多于女性，这也部分造成了男性患者死亡数（14万）多于女性（5.3万），食管癌已成为我国男性第五大高发肿瘤和第四大致死肿瘤。

为便于了解食管癌的发病率和死亡率变化的特点，多位学者基于标准化率开展了相关研究。最具代表性的一项研究显示，我国食管癌的年龄标准化发病率（ASIR）从1990年的19.38/10万下降到2017年的12.23/10万，ASIR的估计年百分比变化（EAPC）为–2.53（95%CI –2.90～–2.16），然而，食管癌的病例数量却从164 473例增加到234 624例。2017年我国食管癌发病人数和死亡人数分别为23.46万和21.26万，标准化发病率和标准化死亡率分别为12.23/10万和11.25/10万，较1990年分别下降了36.89%和45.20%。需要注意的一点是，1990年与2017年我国食管癌标准化死亡率均随年龄增长而上升，且差异均有统计学意义。2017年食管癌伤残调整生命年（DALY）标准化率为222.58/10万，与1990年相比下降了50.14%。2017年我国食管癌标准化死亡率最高的3个省份分别为江苏省（22.83/10万）、河南省（20.26/10万）和四川省（18.61/10万）。与1990年相比，我国各省份食管癌的标准化死亡率均有所下降，降低幅度最大的3个省份分别为河北省（–63.11%）、江西省（–61.02%）和山西省（–60.19%）。2017年我国可归因于吸烟、饮酒、体重指数（BMI）、低水果含量饮食和嚼用烟草的食管癌死亡比例分别为44.42%、32.22%、14.94%、20.04%和5.83%。在此期间，我国食管癌的女性ASIR始终低于男性，并且女性的下降趋势比男性更为明显。男性最常见的危险因素是吸烟和饮酒，而女性最常见的危险因素是低水果含量饮食和高BMI。

另有一项研究，根据我国癌症登记处年度报告中的数据，对2005～2015年食管癌病例进行的综合分析显示，我国人口的ASIR从2005年的13.84/10万下降至2015年的11.64/10万，年龄标准化死亡率（ASMR）从2005年的10.86/10万下降至2015年的8.57/10万。男性食管癌的发病率和死亡率均高于女性，农村地区的食管癌发病率远高于城市。2005～2015年，我国食管癌发病率呈先上升后下降的趋势，而死亡率一直在下降。

此外，还有一项研究采用ASIR、ASMR、年龄特异性发病率和死亡率描述了2010～2015年食管癌发病率和死亡率的变化趋势，结果显示，食管癌ASIR呈显著下降趋势，年变化比例为–6.14%，平均年变化比例为–8.07%；2011年后ASMR呈快速下降趋势，年变化比例为–6.67%，平均年变化比例为–1.34%（男性）、–3.39%（女性）及–9.67%（农村地区）。男性患食管癌的风险是女性的3.1675倍，农村地区是城市地区的1.72倍。年龄别发病率和死亡率随年龄增长而增加，最高年龄组为75岁。区域、性别和年龄分别为食管癌发病的独立危险因素。

总之，我国食管癌的流行病学模式有其自身的特点，食管癌的疾病负担仍然很重，特别是农村的男性人群，是关注的重点。当前必须采取有效的手段及预防措施，如健康教育、营养干预、筛查等，方可降低食管癌的发病率及死亡率。因此，认识食管癌流行病学，既有利于阐明食管癌发病原因及危险因素，又有利于开展食管癌的预防。

（王 蓉 刘连科）

参 考 文 献

董颖，杨文君，2014.消化道恶性肿瘤流行病学特征与发病现状分析.医学综述，20（3）：429-431.

龙政，刘威，林琳，等，2021.1990—2017年中国分省食管癌疾病负担分析.中国慢性病预防与控制，29（8）：571-575，581.

邵明雯，孙婧，马兰，等，2013.女性食管癌的临床病理特点及生存分析.临床肿瘤学杂志，18（7）：608-613.

周家琛，郑荣寿，张思维，等，2020.2000—2015年中国肿瘤登记地区食管癌发病及年龄变化趋势.中华肿瘤防治杂志，27（18）：1437-1442.

Anderson LA，Watson RG，Murphy SJ，et al.，2007. Risk factors for Barrett's oesophagus and oesophageal adenocarcinoma：results from the FINBAR study. World J Gastroenterol，13（10）：1585-1594.

Arnold M，Soerjomataram I，Ferlay J，et al.，2015. Global incidence of oesophageal cancer by histological subtype in 2012. Gut，64（3）：381-387.

Bray F，Ferlay J，Soerjomataram I，et al.，2018. Global cancer statistics 2018：GLOBOCAN estimates of incidence and mortality worldwide for 36 cancers in 185 countries. CA Cancer J Clin，68（6）：394-424.

Cancer Genome Atlas Research Network，2017. Integrated genomic characterization of oesophageal carcinoma. Nature，541（7636）：169-175.

Chen W，Sun K，Zheng R，et al.，2018. Cancer incidence and mortality in China，2014. Chin J Cancer Res，30（1）：1-12.

Chen W，Zheng R，Baade PD，et al.，2016. Cancer statistics in China，2015. CA Cancer J Clin，66（2）：115-132.

Ding JH，Li SP，Cao HX，et al.，2010. Alcohol dehydrogenase-2 and aldehyde dehydrogenase-2 genotypes，alcohol drinking and the risk for esophageal cancer in a Chinese population. J Hum Genet，55（2）：97-102.

Edgren G，Adami HO，Weiderpass E，et al.，2013. A global assessment of the oesophageal adenocarcinoma epidemic. Gut，62（10）：1406-1414.

Ferlay J，Soerjomataram I，Dikshit R，et al.，2014. Cancer incidence and mortality worldwide：sources，methods and major patterns in GLOBOCAN 2012. Int J Cancer，136（5）：E359-E386.

Freedman ND，Abnet CC，Leitzmann MF，et al.，2007. A prospective study of tobacco，alcohol and the risk of esophageal and gastric cancer subtypes. Am J Epidemiol，165（12）：1424-1433.

He F，Wang J，Liu L，et al.，2021. Esophageal cancer：trends in incidence and mortality in China from 2005 to 2015. Cancer Med，10（5）：1839-1847.

Hiyama T，Yoshihara M，Tanaka S，et al.，2007. Genetic polymorphisms and esophageal cancer risk. Int J Cancer，121（8）：1643-1658.

Li B，Liu Y，Peng J，et al.，2021. Trends of esophageal cancer incidence and mortality and its influencing factors in China. Risk Manag Healthc Policy，14：4809-4821.

Li S，Chen H，Man J，et al.，2021. Changing trends in the disease burden of esophageal cancer in China from 1990 to 2017 and its predicted level in 25 years. Cancer Med，10（5）：1889-1899.

Siegel R，Ma J，Zou Z，et al.，2014. Cancer statistics，2014. CA Cancer J Clin，64（1）：9-29.

Siegel RL，Miller KD，Fuchs HE，et al.，2021. Cancer Statistics，2021. CA Cancer J Clin，71（1）：7-33.

Stabellini N，Chandar AK，Chak A，et al.，2022. Sex differences in esophageal cancer overall and by histological subtype. Sci Rep，12（1）：5248.

Sung H，Ferlay J，Siegel RL，et al.，2021. Global cancer statistics 2020：GLOBOCAN estimates of incidence and mortality worldwide for 36 cancers in 185 countries. CA Cancer J Clin，71（3）：209-249.

Torre LA，Bray F，Siegel RL，et al.，2015. Global cancer statistics，2012. CA Cancer J Clin，65（2）：87-108.

Tran GD，Sun XD，Abnet CC，et al.，2005. Prospective study of risk factors for esophageal and gastric cancers in the Linxian general population trial cohort in China. Int J Cancer，113（3）：456-463.

Yang X，Chen X，Zhuang M，et al.，2017. Smoking and alcohol drinking in relation to the risk of esophageal squamous cell carcinoma：a population-based case-control study in China. Sci Rep，7（1）：17249.

Yang Z，Zeng H，Xia R，et al.，2018. Annual cost of illness of stomach and esophageal cancer patients in urban and rural areas in China：a multi-center study. Chin J Cancer Res，30（4）：439-448.

Zeng H，Chen W，Zheng R，et al.，2018. Changing cancer survival in China during 2003-15：a pooled analysis of 17 population-based cancer registries. Lancet Glob Health，6（5）：e555-e567.

第二章

食管癌的病因与发病机制

食管癌是发生于食管上皮细胞的最常见的恶性肿瘤，也是广泛分布于世界各地的全球性疾病。我国为食管癌发病大国，食管癌新发患者和死亡患者都占全球的55%左右。食管癌发病率有明显的地区差异性，即由于种族、地理位置不同其发病率可相差很大。食管癌的集中高发这一特点说明该地区具有促进其发生的特殊条件，如可能存在强致癌物、促癌物，缺乏一些抑癌因素及有遗传易感性等。

根据病理分型，食管癌主要分为鳞状细胞癌和腺癌，以及一些少见的病理类型，如小细胞癌等。2017年TCGA团队从分子水平阐明，食管鳞状细胞癌和腺癌是完全不同的两种疾病。从地域上看，食管腺癌在欧美国家高发，而鳞状细胞癌在亚洲、非洲国家更为多见，我国90%左右的食管癌为鳞状细胞癌。研究显示，食管鳞状细胞癌和食管腺癌的病因存在较大差异。吸烟和饮酒是食管鳞状细胞癌最重要的发病因素；而肥胖、胃食管反流病（GERD）及巴雷特食管则是导致食管腺癌的常见原因。有研究表明，GERD患者患食管腺癌的风险是无此病者的3.48倍，超重者发生食管腺癌的风险也为体重正常者的3倍以上。对于GERD，也有研究得出了不一致的结论，认为GERD并不增加食管癌的风险。除此之外，饮食卫生习惯、营养缺乏、真菌及病毒感染、遗传因素、社会经济地位，甚至社会心理等因素均被认为是食管癌发生的相关因素，这反映了食管癌的病因是多种多样的，或者说食管癌是多因素作用的结果。

一、环境因素与食管癌发病

（一）物理、化学因素

1. 生活方式　多数研究表明，热食是食管癌的发病因素之一，如在我国河南林县（现为林州市）等食管癌高发区中，许多居民都有好吃热食的习惯。研究者测量了高发区居民进食时碗内食物的温度，发现可高达70～80℃甚至到80～88℃。动物研究采用75℃热水灌饲小鼠，发现有食管上皮细胞变性、黏膜炎症水肿及细胞核酸代谢异常，因此推测，反复的热刺激有可能促使食管发生癌变。

同样，热饮也可促进食管癌的发生。国内研究较多的是热饮浓茶。多饮绿茶对食管癌的发生有保护作用，但是高温下（≥65℃）饮用绿茶却可促进食管癌的发生，尤其是饮酒者和吸烟者。而对于红茶，无论频率、强度和茶叶量如何，饮用红茶都有可能与食管癌的高风险相关，特别是热饮红茶。

除了热食、热饮外，食物粗糙、进食过快、蹲位进食、三餐不定时等生活方式均与食管癌有关。另外，流行病学研究发现，一些不常见的饮食风险因素，如咸味食物和饮料、糖相关因素（如甜食摄入、高糖饮食）、高血糖生成指数食物及促炎饮食均有利于食管癌的发生，均为食管癌发生的重要风险因素。

2. 吸烟 能够增加食管鳞状细胞癌和腺癌的发病风险，吸烟指数越高，食管癌的风险也越高。普通地区吸烟者患食管鳞状细胞癌的风险是未吸烟者的9倍，而食管癌高发地区则为1.3倍。吸烟大于40（包·年）、吸烟大于20年或初始吸烟年龄小于20岁等均有可能增加食管鳞状细胞癌的发病风险。研究证实，烟草是一种致癌物质，其焦油含有多种致癌物，如环氧化物、苯并[α]芘等多环芳烃、内酯、过氧化物及卤醚等。烟草的烟雾中还含有大量NO、NO_2和烃类反应生成的烷类与烷氧自由基，这些成分可直接破坏细胞的核酸和蛋白质等，造成细胞反复损伤，促进细胞癌变。当吸烟时其中的致癌物质可随唾液或食物下咽到食管并被吸收，从而引起食管上皮细胞癌变。动物实验发现，用烟草中亚硝基去甲烟碱喂饲的大鼠有超过50%发生食管肿瘤，其中3例发生食管癌，证实烟草可能有导致食管癌的作用。然而，对于吸烟是否是食管癌的病因之一，目前仍存在争议。

3. 饮酒 国内外大量流行病学调查发现，许多食管癌患者有大量饮酒史，多数学者认为饮酒可能比吸烟更容易导致食管癌发生。我国学者对1400例食管癌患者进行调查，发现有饮酒史的患者（每周平均饮白酒＞100g，连续时间＞5年）占26.9%，这很好地说明了大量饮酒可促进食管癌的发生。Kubo Y等进行的一项系统性回顾和荟萃分析表明，亚洲重度饮酒者的食管癌发病率高于轻度饮酒者和非饮酒者，亚洲酗酒者减少饮酒可能会降低其患食管癌的风险。另外，有少部分学者认为酒精本身可能并不直接致癌，但有促癌作用，如酒精可以作为致癌物的溶剂，促进致癌物进入食管，造成食管黏膜损伤，促进食管癌发生，或者为食管癌的发生创造条件。另外也有一些研究发现，有些酒中可能污染有亚硝胺、多环芳烃、酚类化合物等，这些污染物质可能会增强酒精对食管黏膜的损害。过量饮酒，并与吸烟共同存在时，可造成对食管的慢性刺激与炎症，也可能是导致食管鳞状细胞癌发病率急剧升高的原因之一。但是对于大量饮酒是否是食管癌的病因之一，目前仍存在较大的争议。需要关注的是，若吸烟史较长，且大量饮酒，则可能显著增加食管癌的发病风险。

虽然大量饮酒与食管癌存在明显的相关性，但是对其致癌机制并不清楚。有研究发现亚洲地区人群乙醇脱氢酶-1B（ADH1B）和乙醛脱氢酶2（ALDH2）基因的单核苷酸多态性较为常见，后者可增加食管鳞状细胞癌发生的风险。

4. 亚硝胺类摄入 亚硝胺类化合物是已被公认的一种强致癌物质，动物实验证实十多种亚硝胺能诱发动物食管癌；另有研究发现，阻断胺类的亚硝基化，有可能预防食管癌的发生。流行病学研究也发现，食管癌高发区河南林县、河北磁县和涉县、广东汕头、山西垣曲和阳城的饮水中硝酸盐的含量明显高于低发区。另外，研究发现在食管癌高发区居民进食霉变食物较多，其中含较多亚硝胺及前体物质。对林县人群研究发现，受检者胃液中亚硝胺的含量与食管上皮的轻度增生、重度增生和癌变呈明显正相关。以上种种证据表明，亚硝胺类摄入较多很有可能是食管癌的重要元凶之一。

5. 石棉暴露 一项汇总的标准化死亡率（SMR）荟萃分析显示，石棉暴露（尤其是贵橄榄石）和食管癌呈正相关（汇总的SMR=1.28，95%CI 1.19～1.38，$P < 0.000\ 01$）。另外，研究发现，由于石棉暴露的潜伏期较长，应对石棉暴露的患者随访至少十年，不但要随访食管癌的发生，也要随访其他类型的癌症。

6. 营养缺乏 可能是食管癌发生的另一个原因，有不少报道认为，肉类、蛋类、蔬菜与水果的缺乏均可增加患食管癌的风险。我国学者在一些食管癌高发区进行了大量营养学调查及营养干预试验，如在河南林县开展的中美合作研究项目，营养干预试验发现，食管癌高发区存在较为普遍的营养缺乏现象，包括维生素A、维生素C、维生素E、维生素B_2、烟酸、脂肪、动物蛋白等摄入量均较低，而通过补充富含高蛋白、维生素和矿物质的饮食，则可以预防食管癌。进一步的试验表明，新鲜蔬菜、水果、维生素因其具有抗突变作用，相对缺乏可增加患食管癌的风险。另外，林县的研究结果表明，给高发区人群补充维生素B_2和烟酸复方营养素可能降低食管癌的发病率。近来有研究再次证实，营养缺乏可能是中国太行山区食管癌的主要危险因素。

7. 微量元素 指存在于人体内的含量极少的元素，包括铜、钼、硒、钴、镍、铁、锌等，是体内多种酶的重要组成成分。微量元素与食管癌的关系日益引起人们的关注，经调查证实食管癌高发区水及土壤，食管癌组织，患者头发及血清中钼、硒、钴、锰、铁、镍、锌等微量元素含量均偏低。

钼在自然界含量较低，且分布不均匀，其缺乏与食管癌发病密切相关，已被认为是造成食管癌发病的因素之一。流行病学调查发现一些高发区人群血清钼平均值为2.2～2.9ng/ml，明显低于非高发区人群血清钼的平均值（4.8～5.9ng/ml）。进一步的基础研究发现，钼是植物亚硝酸还原酶的成分，缺钼可使环境及农作物中亚硝酸盐积聚，可能增加食管癌发病率。另外，人对钼的摄入量不足，还可影响一些含钼酶的活性及生理功能，这也可能是导致食管癌发病率增高的原因之一。

硒对细胞膜的过氧化具有保护作用，可提高机体免疫反应及对癌症发生、发展的抵抗力。研究发现食管癌高发区缺硒，高硒暴露可能减少食管癌的发生。对于硒与食管癌的关系，有学者认为，虽然硒缺乏不一定能直接引起食管癌，但可增加对致癌物质的易感性。

已有高发区人体及环境缺锌的研究报道，锌缺乏可使食管上皮持续处于增生过度及分化不全状态，易于癌变，并能降低机体的免疫力。对于食管癌患者的血清铁、血清锌降低，Ma J等进行的荟萃分析显示，饮食中总铁和锌摄入量的增加，以及血红素铁摄入量的减少，可能与食管癌发病风险的降低有关。另外，也有报道，食管癌患者的血清锌含量并未降低。

食管癌高发区土壤中铜含量普遍偏低，进一步研究发现食管癌患者血和肿瘤组织中铜的含量和铜、锌比值一般与肿瘤分化程度、病变进程及有无转移呈正相关，提示铜缺乏可能是食管癌的发病因素。

随着对微量元素的关注度增加，也有相反的研究报道，认为微量元素与食管癌的相关性不大。Sohrabi M等测定了食管癌和胃癌组织中锌、铬、锰、锡、铜、铝、铅和铁等微量元素及重金属的含量，并与邻近健康组织进行比较。研究入组50例患者，其中食管癌13例、胃癌37例，结果显示，两组之间锌、铬、锡和铜的中位浓度存在显著性差异（$P < 0.05$），其中胃组织中锌、铬和锡的中位浓度存在显著性差异（$P < 0.05$），但食管癌标本中却无差异。因此，对于微量元素在食管癌发生发展中的作用机制，仍有待深入研究。

8. 食管慢性刺激 某些食管病变可造成对食管的慢性刺激，长期反复刺激会进一步导致食管黏膜病变，有可能使细胞向恶性方向转化。慢性食管炎症、食管上皮增生、食管黏膜损伤、Plummer-Vinson综合征、黏膜扁平苔藓、食管憩室、食管溃疡、食管白斑、食管瘢痕狭窄、裂孔疝、贲门失弛缓症等均被认为是食管癌的癌前病变或癌前疾病，提示慢性刺激所引起的慢性损伤和炎症在食管癌的发病中起一定作用。还有一点值得注意，有报道称，在贲门失弛缓症患者手术治疗后的随访期间，食管癌的发病率比较高（2.9%）。

9. 其他 已知吸烟、饮酒等习惯和现有的食管功能紊乱被认为是食管癌发生的主要危险因素。摄入腐蚀性酸性或碱性物质或强刺激物可导致严重的食管腐蚀性损伤并增加食管癌风险。Mu HW等对我国健康保险数据人群的研究发现，与对照队列相比，农药/洗涤剂中毒队列的食管癌的相应调整风险比（HR）为2.33（95%CI 1.41～3.86）。腐蚀性物质和洗涤剂中毒的患者患食管癌的风险（校正HR=0.98，95%CI 0.29～3.33）并不高于未中毒的患者。农药中毒患者的食管癌风险显著高于未中毒者（校正HR=2.52，95%CI 1.52～4.18）。该研究表明，农药中毒可增加食管癌的发病风险，而洗涤剂中毒可能不会增加食管癌的发病风险。

近来，有研究表明，长期接触$PM_{2.5}$与食管癌发病风险的增加显著相关。

（二）生物因素

1. 真菌 通过多次对高发区河南林县、山西阳城、河北磁县、四川盐亭、广东南澳和新疆等地进行流行病学调查分析，发现粮食、酸菜及霉变食物中某些真菌及其代谢物是食管癌的重要危险因素，其中黄曲霉毒素B_1的致癌作用已得到公认。有学者连续10年对磁县居民饮食中黄曲霉毒素、脱氧雪腐镰刀菌烯醇（deoxynivalenol，DON）、杂色曲霉毒素污染状况的监测结果进行分析得出，三种毒素均可诱导体外培养的人外周血淋巴细胞凋亡，在食管癌的发生中可能发挥一定作用。另有研究显示，我国北方食管癌高发区日常主食中普遍存在高水平脱氧雪腐镰刀菌烯醇、雪腐镰刀菌烯醇（nivalenol，NIV）等毒素，这些毒素可能在食管癌形成中具有一定作用。机制研究显示，这些真菌不仅能将硝酸盐还原成亚硝酸盐，还能分解蛋白质，增加食物中胺含量，促进亚硝胺的合成，这可能是促进食管癌发生的部分原因。

2. 病毒 研究已证明，人类的某些肿瘤与病毒的关系非常密切，鼻咽癌、宫颈癌、肝癌、某些白血病与病毒的关系已被证实。病毒在食管癌发病中的作用也引起了国内外学者的重视，目前研究的病毒主要为人乳头瘤病毒（human papilloma virus，HPV）、EB病毒（Epstein-Barr virus，EBV）及单纯疱疹病毒（herpes simplex virus，HSV）等。

HPV感染与宫颈癌发生的关系已被公认，近年研究发现，食管也是HPV感染的好发部位。有学者认为，HPV-DNA可以整合进食管癌组织DNA中，进而引起基因异常，参与肿瘤发生发展。也有学者认为，HPV可能通过减少局部的淋巴细胞，破坏机体局部的免疫监视系统，并与其他致癌因素协同作用进而导致食管癌的发生。但是HPV是否会增加食管鳞状细胞癌的发病风险仍有争议。

EBV与鼻咽癌、伯基特淋巴瘤等发病关系密切，近年来有部分研究发现约5%的食管癌中EBV呈阳性，在EBV阳性的癌细胞可见胞质疏松和空泡样变性等形态学改变。由于目前所发现的病例EBV阳性率较低，因此EBV与食管癌发病的关系尚不能肯定。

除了上述两种病毒外，食管癌可能与单纯疱疹病毒1（HSV-1）等相关。对于食管癌与病毒感染的相关性，目前还无法得到令人信服的证据。

近来，Geng H等进行的荟萃分析显示，食管癌的风险增加与乙型肝炎病毒（HBV）感染[比值比（OR）=1.19，95%CI 1.01～1.36]和丙型肝炎病毒（HCV）感染（OR=1.77，95%CI 1.17～2.36）相关，但与人类免疫缺陷病毒（HIV）感染无关。另外，食管癌与JC病毒（JCV）、巨细胞病毒（CMV）、人类T淋巴细胞病毒1（HTLV-1）或梅克尔细胞多瘤病毒（MCPyV）感染相关的证据均不足。

3. 幽门螺杆菌 是胃溃疡和胃癌的重要病因，研究发现在胃感染幽门螺杆菌的同时，食管黏膜也有幽门螺杆菌感染。有学者报道，在59例食管癌手术标本中，发现幽门螺杆菌感染率在食管上段为67.8%、中段为100%、下段为91.4%，与对照组的28.7%相比，差异有统计学意义，提示幽门螺杆菌可能是食管癌的发病原因之一。近来的一项研究发现，感染幽门螺杆菌可以降低所有人群食管腺癌的发生率，但不降低所有人群食管鳞状细胞癌的发生率。

（三）社会经济状况

有研究证实，文化程度低、经济状况差可增加患食管癌的风险。有研究在分析社会经济状况与食管癌关系时发现，食管癌发病的风险随着居民收入水平的增加而下降。一般说来，低收入人群的家庭生活水平、营养状况、医疗卫生条件均较差，这些因素也可能与食管癌的发生有关。

二、内部因素与食管癌发病

（一）遗传易感性

食管癌的发病有明显的家族聚集现象，研究发现在我国山西、山东、河南、江苏等省的食管癌高发区，有阳性家族史的食管癌患者占1/4～1/2，连续3代或3代以上出现食管癌患者的家族屡见不鲜。由高发区移居低发区的移民，即使在百余年以后，其发病率也相对较高。上述明显的家族聚集现象提示遗传因素可能是食管癌发病的一个重要危险因素。已有研究发现家族性免疫缺陷可能为食管癌的家族易感性原因之一，部分有家族史的食管癌患者及其亲属，某些免疫功能明显低于无癌家族，而且患者与其亲属多有类似的免疫功能缺陷。

研究遗传和分子变化在食管鳞状细胞癌发展中的作用机制近年来受到重视，遗传分析表明，常见的染色体缺失（4、5和18号染色体长臂，9号染色体短臂）、染色体增加

（8、17和20号染色体长臂）和偶尔的基因扩增（7、8和17号染色体长臂）可能与食管癌有关。

研究人员设法利用基因筛查的方法确定食管癌的遗传易感因素，高通量全基因组关联分析（genome-wide association study，GWAS）已成为识别常见疾病等位基因的一个强大的工具。通过全基因组关联分析发现，欧洲与日本血统的 *ADH* 基因和（或）*ALDH2* 基因突变与食管癌的风险关联。Wu C 等研究发现了9个新的食管癌易感基因位点，其中7个在染色体4q23、16q12.1、17q21、22q12、3q27、17p13和18p11上，有显著的边缘效应（P 为 $1.78 \times 10^{-39} \sim 2.49 \times 10^{-11}$），2个在2q22和13q33上，与饮酒基因作用相关[基因-环境交互作用 $P_{G \times E} = 4.39 \times 10^{-11}$ 和 $P_{G \times E} = 4.80 \times 10^{-8}$]。4q23位点的突变，其中包括 *ADH* 簇群，在食管癌高发中与饮酒密切相关（$P_{G \times E}$ 为 $2.54 \times 10^{-7} \sim 3.23 \times 10^{-2}$）。研究者证实位于12q24的 *ALDH2* 与食管癌相关，联合分析表明存在 *ADH1B* 和 *ALDH2* 风险等位基因的饮酒者食管癌发病率是那些不存在风险等位基因饮酒者的4倍。近来，Choi CK 等探讨了乙醛脱氢酶2（*ALDH2*）rs671多态性与韩国人群食管癌风险之间的相关性。以 *ALDH2* 的GG基因型受试者为参考，*ALDH2* 的GA和AA基因型，男性食管癌的OR值分别为2.75（95%CI 2.34～3.23）和0.08（95%CI 0.00～0.35），而女性分别为2.99（95%CI 1.43～6.34）和6.18（95%CI 1～19.62）。在男性中，*ALDH2* 多态性与食管癌之间的关联可以通过饮酒来修正。该研究表明，在东亚人群中，*ALDH2* rs671多态性与食管癌相关，可能与乙醛积累有关。该研究结果强调了基因改变在食管癌中的作用，以及与饮酒的相互作用对食管癌的影响。

（二）分子生物学

1. 癌基因　癌基因的激活和抑癌基因的失活是导致细胞异常增殖进而发生癌变的重要基础。癌基因和抑癌基因涉及细胞周期调控、信号转导、细胞分化、损伤修复及凋亡等方面的分子生物学机制，从而直接导致细胞生物学行为异常，是导致肿瘤发生和发展不可或缺的因素。

在食管癌中最常被激活的癌基因包括细胞周期蛋白D1（*cyclin D1*）、*c-erbB-2*、*c-myc*、*c-ras*、*Int-2/hst-1* 和 *Egfr*。比如，有学者认为 *cyclin D1* 与 *p16* 基因在食管鳞状细胞癌发生发展中起重要作用。*c-erbB-2* 和 *c-myc* 在食管癌中的作用也被大多数研究证实。*cyclin D1* 和 *Rb* 基因表达的改变在人类食管癌发生中起了一定的作用，在食管癌发生过程中 *Rb* 基因调控细胞周期的功能受抑，可能是其蛋白表达丧失或 cyclin D1 蛋白过表达所致。人类 T 淋巴细胞中的原癌基因 *Frat1*（frequently rearranged in advanced T-cell lymphomas-1）通过激活 WNT-β-catenin-TCF 信号转导路径可能对食管癌发生发展起促进作用。

2. 抑癌基因　抑癌基因由于遗传基因或遗传表型的改变而失活，如基因点突变、基因缺失、启动子甲基化、异常拼接、表达下调等。*p53* 的175、248和273位密码子突变最常见，考虑有生长促进作用，与侵袭性食管鳞状细胞癌的形成有关，这些在食管癌中较为常见。视网膜母细胞瘤易感基因（retinoblastoma susceptibility gene，*Rb*）是一个核内的磷蛋白，具有调节细胞周期的功能。在人类食管癌中 *Rb* 基因的杂合性丢失（loss of heterogeneity，LOH）与 pRb 蛋白表达的缺失相关，且与 *p53* 突变有关。Wang M 等对46例食管癌样本的分析发现，腺瘤性结肠息肉病基因（adenomatous polyposis coli，*APC*）、结直肠癌突变基因（mutated in colorectal cancer，*MCC*）和结直肠癌缺失基因（deleted in colorectal cancer，*DCC*）LOH的发生率分别为29%（9/31）、33.3%（8/24）和32.4%（12/37），提示食管癌中*APC*、*MCC*和*DCC*基因的LOH是普遍的遗传学改变，在某种程度上，可能在食管癌发生中起作用。食管癌相关基因1（esophageal cancer related gene-1，*ECRG-1*）是从人类食管癌中鉴定的一个新抑癌基因的候选基因，能抑制肿瘤细胞生长。Abbaszadegan MR等研究发现64.3%的食管鳞状细胞癌家族系成员中存在异常*p16*启动子甲基化，而在健康人受试者中未发现。

3. 凋亡相关基因　人们在食管癌中发现抗凋亡或促凋亡蛋白都异常表达，抗凋亡蛋白Bcl-2和Bcl-XL表达上调，而促凋亡蛋白Bax表达下调。Kase S等研究发现FasL表达可能在进行性肿瘤中起重要的作用。Fas表达的癌细胞常伴随凋亡，Fas和FasL两者的表达与食管鳞状细胞癌的预后相关。Grabowski P等研究发现核内存活蛋白（survivin）表达预示食管鳞状细胞癌的预后差，提出将来食管鳞状细胞癌核内存活蛋白表达测定将被用作治疗策略个体化的参考指标。

4. 其他基因　除了上述基因外，可以肯定的是，还有其他基因参与食管癌的发生发展，如*CDCA5*、*COL11A1*等。Xu J等发现，*CDCA5*启动子中的H3K27乙酰化可导致CDCA5在食管鳞状细胞癌（ESCC）发生过程中的激活。CDCA5可以促进ESCC细胞增殖、侵袭、迁移、凋亡抗性，并降低对顺铂的敏感性。CDCA5有助于ESCC的进展，可能成为ESCC免疫治疗的一个有吸引力的治疗靶点。另外，DNA甲基转移酶1（DNA methyltransferase 1，DNMT1）在食管癌时异常表达，可以促进食管癌的发生发展。组织原纤蛋白-1（fibrillin-1，FBN1）与原纤蛋白-2（fibrillin-2，FBN2）基因启动子区域的甲基化，与食管癌的发生有密切的关系。

近几年来，微小RNA（microRNA，miRNA）、外泌体成为研究热点，研究发现miRNA、外泌体等在食管癌的发生发展中可能起到重要的作用，并逐渐得到重视。

（三）肥胖

食管鳞状细胞癌的发病与人群较低的社会经济地位有明显关系。在西方，肥胖被认为是食管腺癌发病率上升的重要因素。研究已经证实肥胖可促进腹内压和胃食管反流，对食管癌发生起到一定作用。另外，脂肪组织本身可影响肿瘤的发展，脂肪细胞和炎性细胞可分泌促进肿瘤发展的脂肪因子和细胞因子。在肿瘤微环境，来自脂肪细胞的丰富脂质，可促进肿瘤进展和不受控制地生长。由于脂肪细胞是脂肪因子和癌细胞能量的一个主要来源，了解肿瘤细胞和脂肪细胞之间代谢共生的机制，为发现新的治疗手段提供了可能。

（四）心理因素

大量研究结果表明，精神刺激史、抑郁、长期精神压抑等不良精神心理因素与食管癌的发生有密切关系。C型行为以cancer（癌）的第1个字母命名。所谓C型行为就是容易使人患癌症的心理行为模式，主要表现为过度压抑情绪，尤其是不良的情绪，如愤怒、悲伤等。有研究者应用C型行为问卷和生活事件量表，调查病例和对照病例共100对，结果发现，食管癌患者C型行为（癌症行为模式）的OR值为3.09，高出正常人3倍以上，提示食管癌与不良精神心理因素有关。也有研究资料显示，家庭内刺激性事件在食管癌组织有明显的聚集性，尤其是重大财产损失、重病和家庭矛盾的危险性更大。

迄今，食管癌的发病机制仍不清楚，随着分子生物学的发展，人们对食管癌的认识越来越深。已有资料显示，食管癌发生发展的分子机制相当复杂，导致食管鳞状细胞癌（ESCC）和食管腺癌（EAC）在分子特征上存在着显著差异，与EAC相比，ESCC与其他组织来源的鳞状细胞癌更相似。ESCC可分为三个分子亚型，分别为ESCC1、ESCC2、ESCC3。ESCC1以NRF2信号通路改变为特征；ESCC2的*NOTCH1*或*ZNF750*突变频率更高，并且KDM6A和KDM2D失活改变、*CDK6*扩增、PTEN或PIK3R1失活的频率更高。ESCC3的*TP53*突变较少，但是有PI3K通路激活的突变及*KMT2D/MLL2*、*SMARCA4*等基因的改变。而EAC类似于染色体不稳定（CIN）的胃腺癌，其DNA超甲基化发生率更高。Deng J等发现*CSMD3*突变在亚洲食管癌患者的预后优于高加索人，同时发现*TP53*、*EP300*和*NFE2L2*在亚洲患者中显示出更高的突变频率。另外，有研究报道，ESCC存在*cyclin D1*、*SOX2*和（或）*TP63*的频繁基因组扩增，而*ERBB2*、*VEGFA*和*GATA4*及*GATA6*扩增在EAC中更常见。

（五）其他

近来，Chen Y等报道，血型与ESCC的发生可能存在相关性，与O型血相比，B型和AB型血人群患ESCC的风险显著升高，AB型的风险最高（OR=1.34，95%CI 1.07～1.67）。

（王同杉　王　婷）

参 考 文 献

程书钧，邹小农，王雯，1998.中国林县食管癌营养干预试验研究进展.中国肿瘤，7（3）：4-5.

国家卫生健康委员会，2019.食管癌诊疗规范（2018年版）.中华消化病与影像杂志（电子版），9（4）：158-192.

贺宇彤，乔翠云，李绍森，等，1999.磁县食管癌发病率和生存率分析.中国肿瘤，8（3）：122.

李云菁，1999.微量元素与肿瘤关系的研究进展.广东微量元素科学，6（7）：3-6.

刘连科，束永前，2015.实用食管肿瘤诊疗学.北京：科学出版社.

潘伟瑜，朱婷，2019.C-Myc在食管鳞状细胞癌中的研究进展.医学研究杂志，48（7）：9-11，80.

沈忠英，蔡维佳，沈健，等，1999.人乳头状瘤病毒18E6E7和TPA协同诱发人胚食管上皮细胞恶性转化的研究.病毒学报，15（1）：5-10，100-101.

吴名耀，梁英锐，吴贤英，1997.EB病毒潜在膜蛋白在食管癌和癌旁粘膜中的表达.中华病理杂志，26（1）：50，68.

徐漪，李旭峰，张慧霞，等，2017.DNMT1高表达在MNNG诱导哈萨克族食管上皮细胞恶性转化中的作用.癌变·畸变·突变，29（6）：460-466.

张帆，吴志远，吴健丽，等，2000.食管癌高发区粮食中镰刀菌毒素的含量及其致突变作用.中华预防医学杂志，34（1）：54.

Abbaszadegan MR, Raziee HR, Ghafarzadegan K, et al., 2005. Aberrant p16 methylation, a possible epigenetic risk factor in familial esophageal squamous cell carcinoma. Int J Gastrointest Cancer, 36（1）：

47-54.

Andalib A，Bouchard P，Demyttenaere S，et al.，2021. Esophageal cancer after sleeve gastrectomy：a population-based comparative cohort study. Surg Obes Relat Dis，17（5）：879-887.

Arnold M，Soerjomataram I，Ferlay J，et al.，2015. Global incidence of oesophageal cancer by histological subtype in 2012. Gut，64（3）：381-387.

Blot WJ，1999. Invited commentary：more evidence of increased risks of cancer among alcohol drinkers. Am J Epidemiol. 150（11）：1138-1140.

Bray F，Ferlay J，Soerjomataram I，et al.，2021. Global cancer statistics 2018：GLOBOCAN estimates of incidence and mortality worldwide for 36 cancers in 185 countries. CA Cancer J Clin，68（6）：394-424.

Cai X，Wang C，Yu W，et al.，2016. Selenium exposure and cancer risk：an updated meta-analysis and meta-regression. Sci Rep，6：19213.

Cancer Genome Atlas Research Network，2017. Integrated genomic characterization of oesophageal carcinoma. Nature，541（7636）：169-175.

Chang C，Worrell SG，2020. Viruses and esophageal cancer. Dis Esophagus，33（12）：doaa036.

Chen S，Zhou K，Yang L，et al.，2017. Racial differences in esophageal squamous cell carcinoma：incidence and molecular features. Biomed Res Int，2017：1204082.

Chen W，Sun K，Zheng R，et al.，2018. Cancer incidence and mortality in China，2014. Chin J Cancer Res，30（1）：1-12.

Chen Y，Hu N，Liao L，et al.，2021. ABO genotypes and the risk of esophageal and gastric cancers. BMC Cancer，21（1）：589.

Chen Z，Chen Q，Xia H，et al.，2011. Green tea drinking habits and esophageal cancer in southern China：a case-control study. Asian Pac J Cancer Prev，12（1）：229-233.

Choi CK，Yang J，Kweon SS，et al.，2021. Association between ALDH2 polymorphism and esophageal cancer risk in South Koreans：a case-control study. BMC Cancer，21（1）：254.

D'Onofrio V，Bovero E，Iaquinto G，1997. Characterization of acid and alkaline reflux in patients with Barrett's esophagus. G. O. S. P. E. Operative Group for the study of Esophageal Precancer. Dis Esophagus，10（1）：16-22.

Deng J，Chen H，Zhou D，et al.，2017. Comparative genomic analysis of esophageal squamous cell carcinoma between Asian and Caucasian patient populations. Nat Commun，8（1）：1533.

Dey B，Raphael V，Khonglah Y，et al.，2015. Expression of cyclin D1 and P16 in esophageal squamous cell carcinoma. Middle East J Dig Dis，7（4）：220-225.

Geng H，Xing Y，Zhang J，et al.，2022. Association between viral infection other than human papillomavirus and risk of esophageal carcinoma：a comprehensive meta-analysis of epidemiological studies. Arch Virol，167（1）：1-20.

Ghosh NR，Jones LA，2022. Dietary risk factors for esophageal cancer based on World Health Organization regions. Nutrition，95：111552.

Grabowski P，Kühnel T，Mühr-Wilkenshoff F，et al.，2003. Prognostic value of nuclear survivin expression in oesophageal squamous cell carcinoma. Br J Cancer，88（1）：115-119.

Guanrei Y，Songliang Q. Endoscopic surveys in high-risk and low-risk populations for esophageal cancer in China with special reference to precursors of esophageal cancer. Endoscopy，19（3）：91-95.

Islami F，Poustchi H，Pourshams A，et al.，2020. A prospective study of tea drinking temperature and risk of esophageal squamous cell carcinoma. Int J Cancer，146（1）：18-25.

Kase S，Osaki M，Adachi H，et al.，2002. Expression of Fas and Fas ligand in esophageal tissue mucosa and carcinomas. Int J Oncol，20（2）：291-297.

Katada N, Hinder RA, Smyrk TC, et al., 1997. Apoptosis is inhibited early in the dysplasia-carcinoma sequence of Barrett esophagus. Arch Surg, 132(7): 728-733.

Kubo Y, Kitagawa Y, Miyazaki T, et al., 2022. The potential for reducing alcohol consumption to prevent esophageal cancer morbidity in Asian heavy drinkers: a systematic review and meta-analysis. Esophagus, 19(1): 39-46.

Kuroki T, Trapasso F, Shiraishi T, et al., 2002. Genetic alterations of the tumor suppressor gene WWOX in esophageal squamous cell carcinoma. Cancer Res, 62(8): 2258-2260.

Lagergren J, Lagergren P, 2013. Recent developments in esophageal adenocarcinoma. CA Cancer J Clin, 63(4): 232-248.

Lepage C, Drouillard A, Jouve JL, et al., 2013. Epidemiology and risk factors for oesophageal adenocarcinoma. Dig Liver Dis, 45(8): 625-629.

Li J, Xu J, Zheng Y, et al., 2021. Esophageal cancer: epidemiology, risk factors and screening. Chin J Cancer Res, 33(5): 535-547.

Li P, Guo X, Jing J, et al., 2022. The lag effect of exposure to $PM_{2.5}$ on esophageal cancer in urban-rural areas across China. Environ Sci Pollut Res Int, 29(3): 4390-4400.

Lin S, Xu G, Chen Z, et al., 2020. Tea drinking and the risk of esophageal cancer: focus on tea type and drinking temperature. Eur J Cancer Prev, 29(5): 382-387.

Lin Y, Totsuka Y, Shan B, et al., 2017. Esophageal cancer in high-risk areas of China: research progress and challenges. Ann Epidemiol, 27(3): 215-221.

Ma J, Li Q, Fang X, et al., 2018. Increased total iron and zinc intake and lower heme iron intake reduce the risk of esophageal cancer: a dose-response meta-analysis. Nutr Res, 59: 16-28.

Mao WM, Zheng WH, Ling ZQ, 2011. Epidemiologic risk factors for esophageal cancer development. Asian Pac J Cancer Prev, 12(10): 2461-2466.

Marabotto E, Pellegatta G, Sheijani AD, et al., 2021. Prevention strategies for esophageal cancer—an expert review. Cancers(Basel), 13(9): 2183.

Mohan P, Munisamy M, Selvan KS, et al., 2022. Esophageal squamous cell cancer in Plummer-Vinson syndrome: is lichen planus a missing link? J Postgrad Med, 68(2): 98-99.

Mu HW, Chen CH, Yang KW, et al., 2020. The prevalence of esophageal cancer after caustic and pesticide ingestion: a nationwide cohort study. PLoS One, 15(12): e0243922.

Pennathur A, Gibson MK, Jobe BA, et al., 2013. Oesophageal carcinoma. Lancet, 381(9864): 400-412.

Saitoh T, Mine T, Katoh M, 2002. Molecular cloning and expression of proto-oncogene FRAT1 in human cancer. Int J Oncol, 20(4): 785-789.

Sawada G, Niida A, Uchi R, et al., 2016. Genomic landscape of esophageal squamous cell carcinoma in a Japanese population. Gastroenterology, 150(5): 1171-1182.

Sohrabi M, Nikkhah M, Sohrabi M, et al., 2021. Evaluating tissue levels of the eight trace elements and heavy metals among esophagus and gastric cancer patients: a comparison between cancerous and non-cancerous tissues. J Trace Elem Med Biol, 68: 126761.

Tay SW, Li JW, Fock KM, 2021. Diet and cancer of the esophagus and stomach. Curr Opin Gastroenterol, 37(2): 158-163.

Türkdoğan MK, Karapinar HS, Kilicel F, 2022. Serum trace element levels of gastrointestinal cancer patients in an endemic upper gastrointestinal cancer region. J Trace Elem Med Biol, 72: 126978.

van der Woude CJ, Jansen PLM, Tiebosch ATGM, et al., 2002. Expression of apoptosis-related proteins in Barrett's metaplasia-dysplasia-carcinoma sequence: a switch to a more resistant phenotype. Hum Pathol, 33(7): 686-692.

Vanderbilt CM，Bowman AS，Middha S，et al.，2022. Defining novel DNA virus-tumor associations and genomic correlates using prospective clinical tumor/normal matched sequencing data. J Mol Diagn，24（5）：515-528.

Wang LD，Zheng S，Zheng ZY，et al.，2003. Primary adenocarcinomas of lower esophagus，esophagogastric junction and gastric cardia：in special reference to China. World J Gastroenterol，9（6）：1156-1164.

Wang M，Lu R，Fang D. 1999. The possible role of loss of heterozygosity at APC，MCC and DCC genetic loci in esophageal carcinoma. Zhonghua Zhong Liu Za Zhi，21（1）：16-18.

Wu C，Kraft P，Zhai K，et al.，2012. Genome-wide association analyses of esophageal squamous cell carcinoma in Chinese identify multiple susceptibility loci and gene-environment interactions. Nat Genet，44（10）：1090-1097.

Wu CW，Chuang HY，Tsai DL，et al.，2021. Meta-analysis of the association between asbestos exposure and esophageal cancer. Int J Environ Res Public Health，18（21）：11088.

Wu M，Zhang ZF，Kampman E，et al.，2011. Does family history of cancer modify the effects of lifestyle risk factors on esophageal cancer? A population-based case-control study in China. Int J Cancer，128（9）：2147-2157.

Xu J，Zhu C，Yu Y，et al.，2019. Systematic cancer-testis gene expression analysis identified CDCA5 as a potential therapeutic target in esophageal squamous cell carcinoma. EBioMedicine，46：54-65.

Yang Z，Zeng H，Xia R，et al.，2018. Annual cost of illness of stomach and esophageal cancer patients in urban and rural areas in China：a multi-center study. Chin J Cancer，30（4）：439-448.

Zhao N，Wang J，Cui Y，et al.，2004. Induction of G1 cell cycle arrest and P15INK4b expression by ECRG1 through interaction with Miz-1. J Cell Biochem，92（1）：65-76.

Zhao Z，Yang S，Zhou A，et al.，2021. Small extracellular vesicles in the development，diagnosis，and possible therapeutic application of esophageal squamous cell carcinoma. Front Oncol，11：732702.

Zhuo W，Zhang L，Wang Y，et al.，2012. Cyclin D1 G870A polymorphism is a risk factor for esophageal cancer among Asians. Cancer Invest，30（9）：630-636.

第三章

食管的解剖、组织胚胎与生理学

第一节　食管的解剖

一、食管的形态

食管（esophagus）连接咽与胃，为前后扁平的肌性管状器官，是消化管各部除阑尾外最狭窄的部分。上端于第6颈椎椎体下缘与咽相接，大部分紧贴脊柱的前方下降，在第10胸椎高度穿膈的食管裂孔，下端平第11胸椎高度与胃贲门相续（图3-1，见彩图1）。胸段是食管中最长的一段，因此胸腔纵径长度是影响食管长度的最重要因素。其长度亦与年龄、性别及体位相关，成年男性平均长约25.3cm，女性平均长约23.6cm（表3-1）。

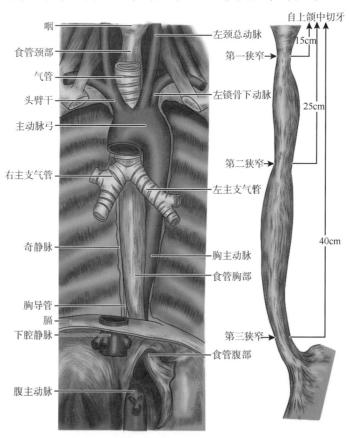

咽　　　　　　　　　　　　　　　左颈总动脉
食管颈部　　　　　　　　　　　　第一狭窄　　自上颌中切牙
气管　　　　　　　　　　　　　　　　　　　　15cm
头臂干　　　　　　　　　　　　　左锁骨下动脉
主动脉弓　　　　　　　　　　　　　　　　　　25cm
右主支气管　　　　　　　　　　　第二狭窄
　　　　　　　　　　　　　　　　左主支气管
奇静脉　　　　　　　　　　　　　胸主动脉
　　　　　　　　　　　　　　　　食管胸部　　40cm
胸导管
膈
下腔静脉　　　　　　　　　　　　第三狭窄
　　　　　　　　　　　　　　　　食管腹部
腹主动脉

图3-1　食管（前面观）

表3-1　成人食管的长度（平均值±标准差，cm）

性别	全长	颈段*	胸段	腹段
男性	25.27±1.34	2.91±0.68	20.60±1.41	1.76±0.43
女性	23.61±1.17	2.92±0.79	19.07±1.15	1.62±0.28

*指环状软骨下缘至第1胸椎上缘。

测量食管长度的方法主要有以下几种：①纤维食管镜或胃镜，从食管上口至食管下端的齿状线；②测量食管胃结合部的黏膜电位差，但食管测压法得到的是食管的生理长度；③钡餐放射线透视；④根据躯干、身高或坐高用简易公式推算，一般为身高的15%或躯干长的26%；⑤尸体解剖测量；⑥根据胸外体表标志测量，可用喉结至剑突的距离进行估算。

食管长度的测量在临床有较为重要的应用价值，如上消化道内镜检查、放置胃管等。迷走神经过度兴奋、食管炎形成瘢痕、食管癌导致挛缩、食管裂孔疝等可使食管缩短；严重贲门失弛缓症可使食管延长。

食管富有伸缩性，一般来讲其管径1.5～2.5cm。未进食时，食管前后壁相贴，腔内只有少量浆液。自上向下，前后径逐渐增大，横径宽窄不一。前后径（cm）：起始处1.51±0.21；膈上部分最粗，为1.93±0.41；穿膈处1.65±0.28。横径（cm）：起始处1.13±0.25；膈上部分1.91±0.44；穿膈处1.10±0.26。进食时，管腔随着食团的通过依次发生不同程度的扩张，正常情况下可允许直径5cm的食团顺利通过。

食管在冠状面基本位于人体中线上，但有两个轻度向左的弯曲，这两个弯曲均与周围器官对其挤压和固定形成的狭窄密切相关。食管起始处位于中线；在第5胸椎水平由于胸主动脉的推压，食管又回到中线或稍偏右；这两者之间是向左的第1个弯曲，在第3、4胸椎高度最明显，偏离居中的气管约0.5cm。由于第10胸椎高度的食管裂孔偏左，所以食管出现向左的第2个弯曲，在第7胸椎高度最明显，偏离中线2～3cm。根据这两个弯曲的位置可以确定手术入路，如食管颈段手术最常采用左侧入路，中上段食管手术经右胸入路，下段食管手术则经左胸或胸腹联合入路。此外，由于食管贴脊柱前方下降，其在矢状面上的弯曲与脊柱的颈曲和胸曲一致，因此食管胸段形成一大的凸向后方的平滑弧形弯曲，这也是仰卧位时胃食管反流物延迟廓清的重要因素。

食管质地柔软平滑，由于受邻近器官的压迫和生理功能的影响，全长有3个生理性狭窄、2处膨大和3个压迹。

食管的3个狭窄：第1个狭窄位于食管起始处，在环状软骨下缘与咽相接，平第6颈椎，距中切牙约15cm。此为食管最狭窄处，又因前有环状软骨、后有颈椎的限制，加之咽与食管结合部较为薄弱，导致内镜在通过时较为困难且易损伤食管壁，严重者可导致食管穿孔。第2个狭窄位于食管与主动脉弓和左主支气管相交处，前者压其左壁，后者压其前壁而形成。该狭窄位于胸骨角平面，向后平第4胸椎下缘，距中切牙约25cm。第3个狭窄位于膈的食管裂孔处，位于第10胸椎高度，距中切牙约40cm。总体来看，第1、3个狭窄具有重要生理功能，分别由食管上、下括约肌控制，防止空气吸入及胃食管反流，第2个狭窄是解剖学狭窄，并无生理功能。临床上，这3个狭窄是异物滞留、食管憩室的好发部位。此外，由于损害性摄入物经过这些狭窄的速度慢，因而狭窄处也是化学腐蚀、溃疡、穿孔及食管癌的好发部位。

食管的 2 处膨大：在 3 个狭窄之间形成 2 处相对膨大的部分，第 1 处膨大位于第 1 和第 2 个狭窄之间，长约 10cm，管径约 1.9cm；第 2 处膨大位于第 2 和第 3 个狭窄之间，长 15～17cm，管径约 2.2cm。

食管的 3 个压迹：第 1 个为主动脉压迹，是主动脉弓末端向左后方跨越食管左前壁所致，约平对第 4 胸椎，食管镜下可见该处黏膜皱襞轻度展平并可观察到主动脉搏动。此压迹随年龄增长和动脉硬化程度的加剧而增宽变深。此处食管左前壁紧贴主动脉弓，如误咽鱼刺等尖锐细小异物，可能会刺破主动脉弓，引起致命性大出血。第 2 个压迹为左主支气管压迹，是左主支气管横越食管前壁所形成，相当于第 4、5 胸椎水平。第 3 个压迹为心压迹，是食管胸段下部的前壁被左心房压迫所致。经食管超声心动图，探头即放置在此压迹处。当左心房病理性扩大时，该压迹会更加明显。

食管借疏松结缔组织与周围器官相连或相邻，除在呼吸和吞咽时有些运动外，食管通常是位置相对固定的器官。

二、食管的分部和毗邻

根据食管的行程，可将其分为颈部、胸部和腹部 3 部分，各部位置及毗邻关系分述如下。

（一）颈部

食管颈部（cervical part of esophagus）较短且位置深，自起始端至胸骨柄上缘的颈静脉切迹平面，长 5～8cm。食管颈部的毗邻关系（图 3-1）：食管前邻气管的膜壁，后者由封闭 C 形气管软骨环的结缔组织和平滑肌组成，气管膜壁良好的延展性保障食物能够顺利通过食管。包裹食管后壁的颈内脏筋膜称为颊咽筋膜，向后依次还有翼状筋膜及位于颈椎前方的椎前筋膜。颊咽筋膜与翼状筋膜之间是内脏后间隙，该间隙上至颅底，下至第 2 胸椎水平的翼状筋膜与颊咽筋膜的愈合处，两侧界是颈动脉鞘。食管入口处后壁的损伤，可继发该间隙感染。翼状筋膜与椎前筋膜之间是危险间隙，该间隙向下通向后纵隔。在气管和食管两侧的沟内有喉返神经上行。在食管两侧是甲状腺侧叶及颈总动脉，由于食管颈段偏向左侧，因而它更靠近左颈动脉，距离仅为数毫米，而距右侧者约为 1cm。在颈根部，胸导管末段沿食管左缘上行，经左颈动脉鞘后方，呈弓形弯曲转向前内下方，最后注入左静脉角。

（二）胸部

食管胸部（thoracic part of esophagus）长 15～18cm，在上纵隔内，位于气管与脊柱之间、稍偏左侧。经主动脉弓后方至其右侧，在后纵隔内沿胸主动脉右侧下行。在下方再次向左偏斜，越过胸主动脉前方，在第 10 胸椎高度穿过膈的食管裂孔入腹腔。食管胸部的毗邻关系（图 3-1）：前面邻气管、气管杈、左主支气管、左肺动脉、食管前丛、心包后壁和左心房、膈。食管的大部分后邻脊柱，仅在食管裂孔的上方，后面是胸主动脉。食管与脊柱之间是疏松的食管后间隙，该间隙向上与咽后间隙相通，向下通过膈的潜在性裂隙与腹膜后隙相通。在食管后间隙内有纵行的胸导管、奇静脉、半奇静脉、副半奇静脉和横行的右肋间后血管。在左侧，上纵隔内食管与主动脉弓末端、左颈总动脉、左锁骨下动脉、胸导管上段和左纵隔胸膜相邻。左纵隔胸膜常形成皱襞突入脊柱与左锁骨下动脉之间，有时可达食管侧壁。下纵隔内食管左侧是胸主动脉和左迷走神经。在纵隔左侧面，食管只有在食管上、下三角处与纵隔胸膜相贴。在右侧，食管邻纵隔胸膜、奇静脉弓、奇静脉、右迷走神经。在纵隔右侧面，除奇静脉弓处，食管全部与纵隔胸膜相贴，并且在右肺根以下，胸膜常突入食管与奇静脉和胸导管之间，形成食管后隐窝（retroesophageal recess），故经左胸行食管下段手术可破入右胸膜腔导致气胸。

（三）腹部

食管腹部（abdominal part of esophagus）甚短，仅1～2cm长，行向左下方，经肝左叶及肝左三角韧带的后方，末端与胃贲门相续（图3-1）。食管的右缘续于胃小弯，左缘与胃底之间形成贲门切迹。食管腹部的右前壁被腹膜遮盖，左后壁以结缔组织固定于膈的左内侧脚。

三、食管的临床分段

1. 食管在临床上分为上、中、下三段　上段从食管入口至主动脉弓上缘平面，中段从主动脉弓上缘至肺下静脉平面（即肺门下缘），下段从肺下静脉下缘至胃贲门处。

2. 食管癌病变部位分段标准[国际癌症防治联合会（UICC，2017）]　以原发肿瘤中心所在的部位进行判定：

（1）颈段：自食管入口（环状软骨水平）至胸骨柄上缘的颈静脉切迹，距上颌中切牙约15cm。

（2）胸段：自颈静脉切迹至食管裂孔上缘，长度约25cm，又被分为上、中、下三段。胸上段自胸骨柄上缘至奇静脉弓下缘，距中切牙约25cm；胸中段自奇静脉弓下缘至下肺静脉下缘，距中切牙约30cm；胸下段自下肺静脉下缘至食管裂孔上缘，距中切牙约40cm。

（3）腹段：自食管裂孔上缘至食管胃结合部，距中切牙约42cm。

四、食管的构造

食管壁全层厚约4mm，具有消化管典型的四层组织结构，由内向外分别是黏膜、黏膜下层、肌层和外膜。

（一）黏膜

未进食时，食管处于闭合状态，黏膜形成7～10条纵贯食管腔全长的皱襞，管腔在横断面呈星状裂隙。当食团通过时，环形肌松弛，管腔扩张，皱襞暂时展平消失。肉眼观察，食管黏膜呈浅红色或略显苍白，食管下端则为浅灰色。在食管胃结合部，黏膜形成锯齿状的分界线与鲜红色的胃黏膜区分，该齿状线是镜检时的重要标志。

1. 上皮 黏膜表面覆以未角化的复层鳞状上皮，与咽部鳞状上皮相延续，由20～25层细胞组成，除具有抗机械性摩擦及保护功能外，其基底层细胞还具有很强的增殖功能，在表层细胞脱落后，基底层的嗜碱性细胞则予以分化补充。

2. 固有层 为一薄层致密的结缔组织，与上皮之间边界清晰但明显凹凸不平。固有层向上皮的基底面形成很多乳头状突起，从而使两者牢固连接。该层富含网状纤维，并有散在的淋巴小结分布。穿经此层的食管腺导管周围，常见淋巴小结环绕。该层一般无腺体，但在食管的上、下两端，可见小的管状黏液腺。

3. 黏膜肌层 主要由散在的纵行平滑肌束和大量疏松弹性纤维网组成，在靠近上皮底部排列形成一薄层，厚200～400μm。该层与咽部的弹性纤维相连接，在靠近贲门处逐渐增厚，并与胃的黏膜肌层相延续。

（二）黏膜下层

黏膜下层为黏膜和肌层之间的一个移行层，厚300～700μm，由疏松结缔组织组成，富含粗大的胶原纤维和纵行弹性纤维。其中含有许多较大的血管、淋巴管和神经纤维，靠近肌层处有散在的黏膜下神经丛。食管腺分布较多，为葡萄状小型复管泡状腺，由典型的黏液腺细胞组成，分泌的黏液由导管输送到食管腔面，起到润滑黏膜的作用。黏膜下层延伸进入食管腔内，与黏膜一起形成纵行的皱襞，其中的弹性纤维有助于食团经过后闭合管腔。

（三）肌层

食管肌层厚达300μm，与肠道管壁类似，由典型的内环肌和外纵肌两层构成，不同之处是食管的肌层外面没有浆膜覆盖。食管上1/3段的肌层由骨骼肌组成，下1/3段由平滑肌组成，中1/3段则由两种肌纤维混合组成。食管纵行肌纤维起于环状软骨，形成一连续的外套向下包裹食管，并与胃的纵行肌层相延续。环形肌向上与咽下缩肌相接，向下与胃的环形肌相续，在食管上、下两端增厚，分别形成食管上、下括约肌。在吞咽过程中，食管环形肌自上向下依次收缩，从而形成连续的蠕动波，把食物向远端推进。

（四）外膜

外膜为纤维膜，由疏松结缔组织构成，含有较多纵行的小血管、神经和淋巴管。在食管裂孔上方，外膜中出现大量的弹性纤维，将食管固定在膈上，其他部位的外膜则较为疏松，仅与周围结构相连接附着，并无固定作用。食管外面缺乏浆膜覆盖，这是食管癌易扩散、难以手术切除及术后吻合口瘘发生的原因之一。

五、食管的连接部

由于食管上、下两端（即食管与咽、胃的连接部）在结构上比较复杂，且各有一功能性高压带，其解剖结构及生理功能的论述目前仍不统一，故将其分述如下。

（一）食管与咽的连接部

食管与咽的连接部即食管的入口，此处的食管上括约肌在静息时处于收缩状态，使食管入口在未进食时保持关闭。目前认为，食管上括约肌是一个肌性的功能高压区，宽约4 cm，由甲咽肌、环咽肌及食管上端环形肌三部分组成，其生理功能：静息状态时关闭，防止食管内容物反流入咽，并阻挡空气吸入食管；吞咽时立即开放，使食团迅速通过咽部进入食管。

在食管上括约肌中，环咽肌被认为处于中心地位，不仅在解剖位置上起到承上启下的衔接作用，而且在功能上也是静息时压力最高的部位。咽下缩肌是3对咽缩肌中最厚的一对，分为两部分：上部起于甲状软骨的甲咽肌；下部起于环状软骨的环咽肌。环咽肌宽约2cm，分为两层：外层肌纤维斜行，起于环状软骨弓侧缘，止于咽缝；内层肌纤维环形，起于环状软骨板侧缘，止于对侧的环状软骨板。当环咽肌紧张收缩时，可牵引环状软骨向后靠近颈椎，以闭合食管上口，此处是插入食管镜最困难又易发生损伤的部位。因此，食管镜至此后，须看清食管入口的位置，并待环咽肌收缩状态略缓解后，再向下进镜。同时，食管入口处黏膜呈一横行裂隙，裂隙两端向下与喉咽两侧的梨状隐窝

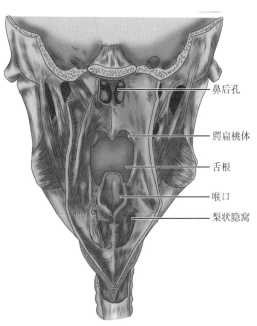

图3-2　咽腔（后面观）

鼻后孔

腭扁桃体

舌根

喉口

梨状隐窝

相邻（图3-2，见彩图2）。食管镜检查时，务必防止偏入此窝，否则易造成穿孔，有学者称此窝为无经验医生的"撕裂之门"。

食管与咽连接处的后壁，在环咽肌的上、下方各有一略呈三角形的间隙，居上者称为环咽肌上三角（Killian裂）（图3-3，见彩图3），位于甲咽肌和环咽肌之间；居下者称为环咽肌下三角（Laimer三角），位于环咽肌与食管环形肌之间。这两个三角仅有一薄层环形肌纤维覆盖，是解剖学上的薄弱部位。由于静息时，环咽肌处的压力最高，如果咽食管肌运动失调、环咽肌失弛缓等，则易在环咽肌上方的Killian裂处发生黏膜向后膨出，形成咽下憩室（Zenker憩室）（图3-4，见彩图4），这是咽食管憩室的最常见类型。如果黏膜向外侧膨出，则形成Killian-Jamieson憩室。

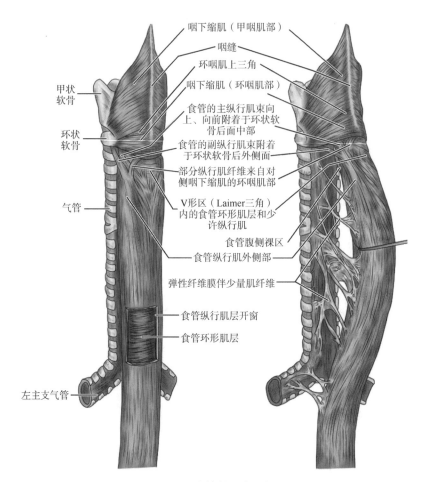

图3-3 食管的肌肉组织

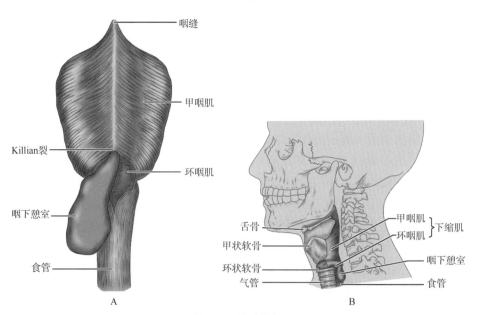

图3-4 咽下憩室
A. 后面观；B. 侧面观

（二）食管与胃的连接部

在未进食的情况下，食管与胃的连接部也和食管与咽连接部一样，处于关闭状态。压力测定显示，食管胃结合部有一长3～5cm的高压带，其压力正常值为15～25mmHg。高压带的远侧部分与腹腔具有相同的呼吸相，其近侧部分与胸腔具有相同的呼吸相，这表明此处是一个横跨胸腹腔的高压带。目前可以明确，该高压带由2个具有括约肌样的结构共同形成：一个是膈脚，属于横纹肌；另一个是食管下括约肌，属于平滑肌。

食管下括约肌（lower esophageal sphincter，LES）是在食管胃结合部的宽约3cm的环形增厚的平滑肌束，包含两种纤维：靠近胃小弯一侧的钩状纤维肌束，呈半环形，水平走向，向左前方开口；靠近胃大弯一侧的套索样纤维肌束，呈斜位的U形，骑跨于贲门切迹处，分布至胃前、后壁，并向胃大弯侧呈扇形分布（图3-5）。这两种方向的平滑肌纤维束交织排列，协同作用，从而形成LES高压带。目前认为LES的功能受3种机制共同调节：第一是内脏运动神经调节，交感神经来自颈部和胸部的交感干，副交感神经纤维来自迷走神经；第二是自身调节，也称肌源性调节，轻度牵拉即可引起肌纤维张力增高；第三是体液调节，多种激素如胃泌素、胆囊收缩素、胃动素等，与特异性配体结合，通过G蛋白偶联受体调节LES的收缩和舒张。

在食管腹段的内腔，食管与胃的过渡区难以准确定位，因为胃黏膜延伸至食管下段的程度不同。食管黏膜在贲门上方0.5～2cm处开始由复层鳞状上皮移行为单层柱状上皮，二者移行衔接处呈锯齿状，称为齿状线或Z线（Zig-Zag line）（图3-5，见彩图5）。当内

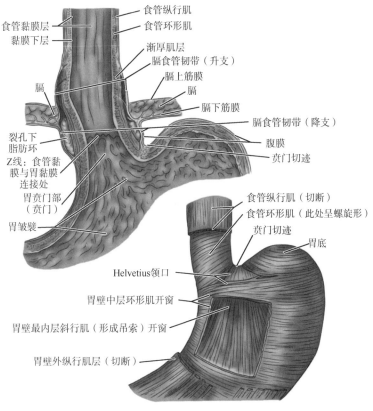

图3-5　食管胃结合部

镜从上方观察时，可清楚看到浅粉色的食管黏膜向橘红色的胃黏膜过渡的Z线。当胃扩张时，用内镜逆向观察，贲门位于胃底的内侧，黏膜在贲门周围稍增厚，形成围绕贲门的"玫瑰花形黏膜"的一部分，该黏膜可加强贲门的关闭作用。在食管胃连接的左上缘、食管与胃小弯之间由胃纵行肌形成一环形襻，常用作胃与食管的分界。在病理状态下，如慢性胃酸反流、胆汁逆流入食管下段，这种长期异常的物理或化学因素刺激，可造成食管黏膜细胞类型的改变，食管下部的复层鳞状上皮可被化生的单层鳞状上皮所取代，这种异化的柱状上皮称为巴雷特上皮，可呈岛状、条状或环状，并可延伸到食管下段的不同部位。发生该病理改变的食管称为巴雷特食管，这是食管腺癌的危险因素，可通过合理的治疗措施维持稳定，甚至使之退化。

（三）胃食管反流

胃食管反流病（gastroesophageal reflux disease，GERD）是一种公认的多因素疾病，病理生理机制复杂，其产生机制目前有5种常见的学说。①食管裂孔疝学说：具有抗反流屏障功能的食管胃连接区域主要由食管下括约肌和膈肌构成，在发生食管裂孔疝时，食管下括约肌与膈脚分离，二者没有重叠区，这将导致抗反流屏障功能不全。②食管下段括约肌压力降低学说：现已清楚，基础的食管下段括约肌压力对GERD来说相关性较小，大量的研究证实反流几乎完全发生在一过性食管下括约肌松弛期间，而不是发生在基础性食管下括约肌持续低压的周期内。③酸袋学说：人体胃酸因多种因素会产生部分剩余，剩余的胃酸主要集中在食管和胃远端之间，形成酸袋，这些酸袋所在位置的变化会引起胃酸反流。④食管廓清功能减弱学说：当反流物进入食管后，食管廓清就成了主要的防御机制，该机制通过食管的物理蠕动和分泌化学物质来实现。研究显示，GERD患者的食管体部存在运动障碍，食管动力下降越明显，食管的损伤程度就越严重。有研究显示，部分GERD患者的唾液腺分泌功能下降，从而影响食管的化学清除功能。⑤延迟性胃排空学说：GERD患者可观察到更频繁的延迟性胃排空，其机制可能是餐后胃扩张加强了对一过性食管下括约肌松弛的触发。

第二节　食管的血液供应、神经支配和淋巴引流

一、食管的血液供应

（一）食管的器官外动脉

食管为细长的管状器官，又分为颈、胸、腹3段，其动脉血供特点：多源性、多支性、节段性、吻合性。根据食管动脉来源的不同，将其分为4个部分描述：食管颈段、食管胸部上段、食管胸部下段和食管腹段（图3-6，见彩图6）。各部分的动脉均沿食管长轴在食管壁内或壁外相互广泛吻合成动脉网，但各吻合支走行距离短且细小，不能远距离供血。

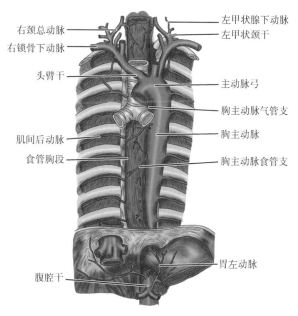

左甲状腺下动脉
左甲状颈干
右颈总动脉
右锁骨下动脉
头臂干
主动脉弓
胸主动脉气管支
肌间后动脉
胸主动脉
食管胸段
胸主动脉食管支
胃左动脉
腹腔干

图3-6　食管的动脉

1. 食管颈段的动脉　主要来源于左、右甲状腺下动脉，可有2～8支，其中两侧共4支最多见。其次，也可来源于锁骨下动脉、甲状颈干、肋颈干、颈升动脉、胸廓内动脉、颈总动脉和椎动脉（表3-2）。若一侧甲状腺下动脉缺如，可由另一侧供血。

表3-2　食管颈段动脉的来源（平均值 ± 标准差，%）

侧别	甲状腺下动脉	锁骨下动脉	甲状颈干	肋颈干	其他*
左	97.65±1.16	18.24±2.96	5.88±1.80	10.00±2.30	10.59±2.36
右	90.59±2.24	13.53±2.62	11.18±2.42	4.12±1.52	9.41±2.24

*包括颈升动脉、胸廓内动脉、椎动脉等。

2. 食管胸部上段的动脉　指气管权平面以上的食管，该段食管动脉血供变异较大，可有1～8支，其中以5支最为常见（占35%）。我国国民体质调查数据显示，左侧主要来源于发自主动脉弓的支气管动脉食管支（占34.18%）；右侧主要来源于发自肋间后动脉的右支气管动脉（占31.64%）。另有9.46%来自主动脉弓。更少见者来自胸廓内动脉、肋间后动脉、锁骨下动脉、头臂干和颈总动脉等处。也有由食管颈段动脉下降，向食管胸部上段供血。主动脉弓以上部位的食管血供较差，手术时如分离过多易导致缺血坏死。

3. 食管胸部下段的动脉　指气管权平面以下的食管，主要由胸主动脉发出的食管支（又称食管固有动脉）供血，出现概率为100%。该动脉发自胸主动脉前壁偏右处，呈直角进入食管壁，游离食管时应注意避免损伤。绝大多数情况下（90%），食管固有动脉可分为两支：较小的升支，长3～4cm，向上与支气管动脉的食管支吻合；较大且恒定的降支，长6～7cm，向下与膈下动脉及胃左动脉的食管支吻合。国人该动脉数目为1～6支：其中1支者最多见，约占42.00%；2支者次之，约占32.00%；3支者约占19.00%；4～6支者罕见。以上诸动脉多数起自第4~9胸椎平面的胸主动脉，其余尚有发自右侧第2~7肋间后动脉（占64.29%）及左侧肋间后动脉（占7.14%）者。

4. 食管腹段的动脉　主要来自胃左动脉，其次为左膈下动脉，经食管裂孔上行，与食管胸部动脉的降支吻合。国人食管腹段有1~4支动脉供血，前面与后面均以1~2支多见。其中前面的动脉约80.37%来自胃左动脉；后面的动脉约53.34%来自左膈下动脉，30.00%来自胃左动脉。常见的变异为直接起自腹主动脉。少数为左膈下动脉的分支完全取代胃左动脉的食管支，并与胸部下段食管动脉降支相吻合。罕见者亦有发自脾动脉、副肝左动脉。

（二）食管壁内微血管的构筑

食管供血动脉到达食管表面后，有的直接穿入壁内，有的则在食管表面走行一段距离才穿入壁内。入壁后，它们有三种走向：在外膜内分支，形成外膜内的动脉网；分支穿过纵行肌层而进入肌间层，参与构成肌间动脉网；分支直接穿过肌层而进入黏膜下层，迅速变细，构成黏膜下层丰富的纵行小动脉，该层全周可见9~12条纵行小动脉，并吻合形成浅、深两个动脉网。黏膜下的浅、深两个动脉网分别向肌层和黏膜上皮下发出许多微动脉，向肌层和黏膜层供血。肌层微动脉逐级分支，以毛细血管前微动脉形式延续为肌层毛细血管网，最终汇集成毛细血管后微静脉，再注入黏膜下静脉丛（图3-7）。该静脉丛在食管末端与胃黏膜下静脉丛相吻合，其静脉血回流有两个途径：一是黏膜下静脉丛汇集成小静脉，穿过肌层，在食管两侧面形成两条纵行静脉，分别与左、右迷走神经伴行，并将胃左静脉与奇静脉和半奇静脉吻合，最终注入上腔静脉；二是食管腹段的黏膜下静脉丛和胃黏膜下静脉丛均汇入胃左静脉，回流入肝门静脉。因此，肝门静脉与上腔静脉之间，除借食管外静脉相互吻合外，还可借壁内的黏膜下静脉丛形成侧支吻合。食管壁外静脉的管径大于壁内静脉丛，故当门静脉高压时，反流的门静脉血较易通过食管壁外的静脉进入奇静脉，但上皮下毛细血管与黏膜下静脉丛，因管径较细、阻力大，易出现明显的静脉曲张，此为造成门静脉高压患者呕血的重要解剖学基础。

（三）食管的器官外静脉

食管的血液回流至黏膜下血管丛，然后注入食管旁静脉丛，继而汇集为食管静脉（图3-7，见彩图7）。总体来看，食管上2/3的静脉血回流到上腔静脉，下1/3的静脉血回流到门静脉。

1. 食管颈段的静脉　食管周围静脉主要起自食管的外侧缘，伴喉返神经走行，其终末支汇合成1~3支静脉，越过气管前面，主要回流到甲状腺下静脉，也有部分回流至甲状腺下极表面的静脉丛、气管周围静脉丛、椎静脉和颈前深静脉。

2. 食管胸段的静脉　大部分引流入奇静脉及其属支。在奇静脉弓以上，食管的静脉可上行注入最上肋间静脉，也可下行注入奇静脉弓和右肋间后静脉。在奇静脉弓以下，有8~10支始于食管右缘的静脉，直接注入奇静脉。起于食管左缘的静脉支，多注入半奇静脉和副半奇静脉。上述静脉均可连于左、右肋间后静脉。食管裂孔附近的食管小静脉可汇入膈上、下静脉。在食管下端有部分静脉通过胃左静脉注入肝门静脉。

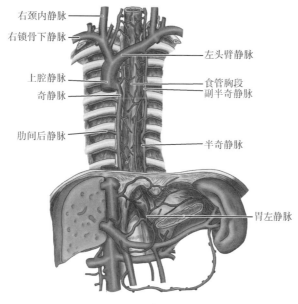

图3-7 食管的静脉

3. 食管腹段的静脉 此段静脉血可双向流动，向上注入奇静脉，向下经胃左静脉注入肝门静脉；也可经胃短静脉或胃网膜左静脉注入脾静脉，最后注入肝门静脉。胃左静脉食管支与食管下部静脉在食管裂孔下方的胃小弯相吻合，此处是肝门静脉与腔静脉的一个吻合部位，当肝纤维化发生门静脉高压时，此吻合处静脉会变粗、曲张。

二、食管的神经支配

食管的神经（图3-8，见彩图8）主要来自内脏神经，包括内脏运动神经和内脏感觉神经。内脏运动神经司食管的腺体分泌与平滑肌活动，内脏感觉神经司食管的一般感觉。此外，食管上1/3的横纹肌则由来自疑核的特殊内脏运动纤维支配。

（一）食管的内脏运动神经

食管的内脏运动神经包括交感神经和副交感神经。交感神经的低级中枢位于$T_2 \sim T_{10}$脊髓节段灰质侧角的中间外侧核，该处的节前神经元发出节前纤维，依次经脊神经前根、白交通支至颈上、中、下及胸上部的交感干神经节内交换神经元，其节后纤维加入咽丛及食管丛，再随迷走神经的副交感纤维一起

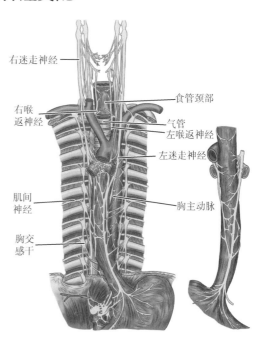

图3-8 食管的神经

分布到食管的颈部和胸部。食管腹部还接受来自腹腔神经节的节后纤维，这些纤维攀附胃左动脉和左膈下动脉到达食管腹部。交感神经调节血管收缩、食管括约肌收缩、管壁平滑肌舒张，促进食管蠕动活动。副交感神经的低级中枢位于延髓的迷走神经背核，发出的节前纤维随迷走神经离开脑干，经颈静脉孔出颅，随后进入颈动脉鞘内，居颈内动脉或颈总动脉及颈内静脉之间的后方，在颈部气管和食管两侧下行，经胸廓上口至后纵隔内，在肺根后方下行，于食管周围形成食管丛，其中右迷走神经加入食管后丛，左迷走神经加入食管前丛，最终食管前丛在穿过食管裂孔前汇集成迷走神经前干，食管后丛则汇集成迷走神经后干，前、后两干伴随食管穿过食管裂孔入腹腔，前干至贲门及胃小弯分为胃前支和肝支，后干分为胃后支和腹腔支。迷走神经的副交感纤维在器官旁节或器官内节内交换神经元，节后纤维支配食管远侧段平滑肌、食管下括约肌及腺体的分泌。

（二）食管的特殊内脏运动神经

食管的特殊内脏运动神经主要发自延髓的疑核，它们随着迷走神经、舌咽神经和副神经走行，支配咽、食管上括约肌和食管近侧段横纹肌。其中，来自疑核的特殊内脏运动纤维经喉返神经支配环咽肌和食管上1/3的横纹肌。

（三）食管的感觉神经

食管的感觉接受迷走神经和脊神经的双重支配，并受肠神经系统的调节。迷走源性感觉纤维分布于食管壁全层，为低阈值感受器，参与食管生理性感觉的传导，如食物正常范围内的温度、食物对食管的机械性扩张，其内脏感觉神经元的胞体位于迷走神经的下神经节（结状神经节）内，周围突随迷走神经及其分支（如喉上神经和喉返神经）分布至食管，中枢突则随迷走神经入延髓，终于孤束核的尾端。脊神经纤维也分布于食管壁全层，为高阈值感受器，对生理性及伤害性刺激均可产生反应，主要参与内脏不适、烧心、胸痛等感觉的传导。脊神经的内脏感觉神经元胞体在 $C_1 \sim L_2$ 节段脊神经节，这些节段的脊神经节同时还接受前胸壁及前臂的躯体感觉、心脏的内脏感觉纤维，因此有时很难辨别食管源性疼痛和心源性疼痛。其中枢突进入脊髓灰质后角第 I、II 板层，它们发出纤维斜越白质前连合至对侧脊髓外侧索形成脊髓丘脑束，经脑干至背侧丘脑，背侧丘脑再发出纤维投射到第一躯体感觉区和岛叶皮质。

食管内部神经支配源于食管壁内的肠肌丛及黏膜下神经丛内的大量神经节及其发出的细神经纤维，位于纵行肌和环形肌之间的神经节参与形成肠肌丛（又称Auerbach丛），位于黏膜下的神经节参与形成黏膜下丛（又称Meissner丛）。前者调节外肌层收缩，后者调节黏膜肌层蠕动性收缩和腺体分泌，两神经丛之间有网状神经纤维连接。位于食管平滑肌内的肠肌丛发达，其神经节数量比位于食管横纹肌内的多。在食管平滑肌内肠肌丛的神经节为副交感神经节，迷走神经副交感节前纤维在此换元，节后纤维分布于平滑肌。

三、食管的淋巴引流

（一）食管壁内淋巴管的分布

食管拥有广泛的纵向连续分布的黏膜下淋巴管网，这是导致食管癌容易发生纵向扩散及远处淋巴结转移的解剖学基础。黏膜下层内的毛细淋巴管比毛细血管更丰富，其以纵行为主，少数为横行（纵行约为横行的6倍），彼此吻合成致密的淋巴管网。食管上2/3段的淋巴引流主要趋向近端，而下1/3段则趋向远端。食管黏膜内也有较为丰富的毛细淋巴管，肌层的毛细淋巴管则较为稀疏。这些毛细淋巴管可从黏膜层，经黏膜下层和肌层贯穿至外膜。食管壁内的淋巴引流，纵向比环形更通畅。在气管权附近向食管壁内注射染料，通过淋巴管向上、下呈双向扩散长达4cm以上；而在右肺静脉下缘处注射染料，主要向下方扩散。但在各注射点处，染料向水平方向呈环形扩散则不超过1cm。进一步说明，食管癌病灶多沿食管长轴向上、下方扩散，黏膜常出现上、下两处病灶；然而在病灶发展到晚期之前，往往不易累及食管全周，乃至造成明显的梗阻。此外，在贲门上方3cm处注射染料，扩散到贲门处即停止，表明食管壁与胃壁之间不存在淋巴管吻合。

（二）食管壁外的淋巴引流

食管壁内的淋巴管穿出至食管外膜后，沿着食管长轴上、下纵行构成吻合支。食管壁内淋巴管和壁外淋巴管呈纵向吻合的特点，表明食管的淋巴引流无明显的节段性。然而，由于食管为长管状器官，其淋巴引流一般注入附近的淋巴结（图3-9，见彩图9）。

1. 食管颈部的淋巴引流　直接或经咽后淋巴结间接注入颈外侧深淋巴结，少数可注入锁骨上淋巴结。国人食管颈部淋巴管以1～2条多见，主要起自食管前面，少数起自后面，向外上方或向两侧注入颈部气管旁淋巴结，一部分经颈总动脉后方，向外注入颈外侧下深淋巴结，少数可注入颈横淋巴结。

2. 食管胸部的淋巴引流　以气管权平面为准，将该段食管分为食管胸上部和食管胸下部。食管胸上部的淋巴管汇集为1或2条，多者可达8条，分别向两侧注入气管旁淋巴结或左、右气管支气管上、下淋巴结，少数可注入椎前淋巴结。食管胸下部的上段有1～5条集合淋巴管，横向两侧或斜向外下方，注入食管及胸主动脉周围的纵隔后淋巴结；

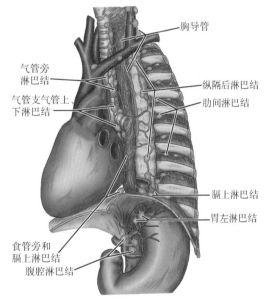

图3-9　食管的淋巴回流

胸导管

气管旁淋巴结

气管支气管上、下淋巴结

纵隔后淋巴结

肋间淋巴结

膈上淋巴结

胃左淋巴结

食管旁和膈上淋巴结

腹腔淋巴结

下段有1～6条集合淋巴管，下行经膈食管裂孔，注入贲门前、后及左淋巴结，一部分淋巴管可注入胰淋巴结或腹腔淋巴结。以上各淋巴结的输出管，沿胸主动脉左侧上行，经左头臂静脉的后方，注入胸导管。此外，食管的集合淋巴管，也常见有1或2条不经局部淋巴结而直接注入胸导管者。因此，食管癌转移除累及局部淋巴结外，也可经胸导管直接进入血液循环，造成血行转移。

3. 食管腹部的淋巴引流 主要注入贲门淋巴结，包括贲门前淋巴结1～4个，贲门后淋巴结1个和贲门左淋巴结1或2个，其输出管至腹腔淋巴结。

食管各段分别注入不同的局部淋巴结，淋巴结标号、名称和位置见表3-3和图3-10（见彩图10）。

表3-3　食管引流淋巴结标号、名称和位置

标号	名称	位置
1	锁骨上淋巴结	胸骨切迹和锁骨以上
2R	右上支气管旁淋巴结	头臂干起始部与气管交叉沿线至肺尖之间
2L	左上支气管旁淋巴结	主动脉弓上缘与肺尖之间
3P	后纵隔淋巴结	上食管淋巴结，气管杈以上
4R	右下气管旁淋巴结	头臂干起始部与气管交叉沿线到奇静脉弓上缘
4L	左下气管旁淋巴结	主动脉弓上缘到气管隆嵴
5	主动脉窗淋巴结（Bottallo 淋巴结）	动脉韧带侧面的主动脉弓下淋巴结
6	前纵隔淋巴结	升主动脉及无名静脉（头臂静脉）前
7	隆嵴下淋巴结	气管隆嵴下
8M	中食管癌淋巴结	气管分叉至下肺静脉下缘
8R、8L	下食管旁淋巴结	下肺静脉下缘到食管胃结合部
9	下肺韧带淋巴结	下肺韧带内
10R	右气管支气管淋巴结	奇静脉上缘到右上叶支气管起始部
10L	左气管支气管淋巴结	隆嵴到左上叶支气管内
11	叶间淋巴结	
12	肺叶淋巴结	
13	肺段淋巴结	
14	肺亚段淋巴结	
15	膈上淋巴结	位于膈穹隆上，可达膈脚
16	贲门旁淋巴结	食管胃结合部
17	胃左淋巴结	沿胃左动脉走行分布
18	肝总动脉淋巴结	沿肝总动脉走行分布
19	脾淋巴结	沿脾动脉走行分布
20	腹腔淋巴结	腹腔干起始部

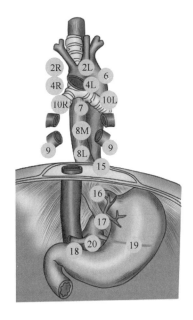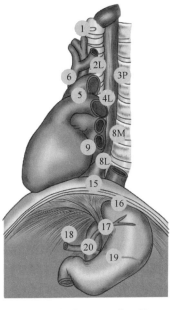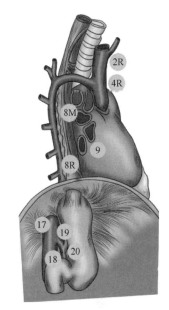

图3-10　食管的引流淋巴结

四、胸导管的解剖

胸导管（thoracic duct）是全身最粗大的淋巴管道，全长30～40cm，收纳约占全身3/4（左侧半身、右侧下半身）的淋巴液汇入静脉循环，其主要功能是把消化道吸收的脂类运输到静脉。禁食时，胸导管内淋巴液清亮透明，进食脂肪含量高的食物后，来自肠道的淋巴液富含脂肪，外观呈乳白色、混浊，似牛乳，称为乳糜。因为胸导管的胸段与食管胸段的解剖关系极为密切，故胸导管及其属支的损伤导致的乳糜胸是食管癌手术的常见并发症。

乳糜池（cisterna chyli）是胸导管起始部的膨大，位于第1腰椎前方，由左、右腰干和肠干汇合而成。胸导管经膈的主动脉裂孔入胸腔，在后纵隔内位于食管后方、脊柱前方、胸主动脉和奇静脉之间上行。在第4、5胸椎高度，胸导管由食管后方行至食管左侧，在主动脉弓水平以上，胸导管紧贴食管左缘至胸廓上口。在颈部，胸导管经左侧颈动脉鞘的后方形成胸导管弓，转向前下汇入左静脉角。胸导管在汇入静脉前还收纳左颈干、左锁骨下干和左支气管纵隔干的淋巴，其末端有瓣膜防止淋巴逆流。胸导管多为一干（84.7%），但亦有其他常见变异的类型，如双干型（10.67%）、分叉型（3.33%）、右位胸导管（0.6%）、左位胸导管（0.7%）等。

第三节　食管的胚胎发生

胚胎发育第3周末，三胚层胚盘向腹侧卷折，胚体逐渐由扁盘状变为圆柱状。内胚层被卷入胚体内，形成一条纵行的封闭管道，这就是原始消化管，也称原肠（primitive gut），可分为前肠、中肠和后肠三部分。前肠分化为原始咽（包括咽囊及其衍生物）、食管、胃、十二指肠的前2/3；肝、胆道、胰腺；气管、各级支气管和肺。胚胎5～6周时，中胚层发育出的纵嵴将气管和食管分隔。食管先经过一个实变阶段，继而管内空化贯通为空心管道。如果分隔或空化不全，可导致食管气管瘘、食管闭锁等先天性畸形。

食管黏膜上皮及腺体源于内胚层，除上皮以外的其他各层结构，包括固有膜、黏膜肌层、黏膜下层和肌层，均由脏壁中胚层分化形成。最初上皮为单层柱状；胚胎第5周，黏膜由双层细胞构成；由于上皮迅速增生，管腔一度闭塞；第8周，管腔又重新出现；第10周，上皮开始出现纤毛；第5个月末，黏膜变成复层扁平上皮；足月胎儿出生前，上皮细胞可达10层。在胚胎长10～20mm时，开始出现内层环形肌；胚胎坐高20～75mm（第8周）时，纵行肌开始分化；胚胎坐高80mm时，食管壁的四层已清晰可见，以后肌层逐渐增厚；足月胎儿食管各层与成人基本一致，并可见肌间神经丛和神经节细胞。

食管在早期妊娠时就能蠕动；从第16周起，超声可见胎儿周期性地吞咽羊水，并可有胃食管反流；新生儿期由于食管下括约肌不成熟，常见频繁的食物反流，食管下括约肌的压力在出生后36周才达到成人水平。

第四节　食管的生理

食管连接咽和胃，其主要功能是主动咽下食物和水，同时防止胃食管反流。食管从功能上可以分为三部分：食管上括约肌、食管体部和食管下括约肌。这三部分在静息和吞咽时的生理功能各不相同。

一、静息状态

非进食期，食管上括约肌关闭，形成一长2～4cm的高压带，压力为40～120mmHg，既可阻挡空气吸入食管，也可防止食管内容物反流入咽。食管体部平滑肌松弛无收缩，没有自发的蠕动。食管下括约肌在食管下端亦形成1.5～3cm的高压带，压力为15～25mmHg，使之与胃分隔，阻止胃内容物的反流。

二、吞咽活动

吞咽是食物从口腔经咽和食管进入胃的整个过程，吞咽不是一个简单的随意运动，而是各器官协调完成的复杂反射活动，通常可以分为三期：口咽期、咽期和食管期。

1. 口咽期　食物经过咀嚼形成易吞咽的食团，通过舌背上抬将食团向后推向咽部。此期是在大脑皮质支配下进行的随意性活动。

2. 咽期　是将食物从咽腔向下推送至食管入口的过程。食物刺激软腭感受器，反射性引起一系列肌肉收缩。舌根上抬抵住咽峡；软腭上升，分隔口咽和鼻咽，防止食物进入鼻腔；喉头上抬，喉口收缩并与会厌紧贴，防止食物进入喉腔；咽上、中、下缩肌依次收缩，使喉腔缩小从而挤压食物进入食管。此期属于非随意运动，反射一旦触发便不能随意中断。

3. 食管期　食物到达食管入口处时，由于环状软骨上抬，食管上括约肌瞬间松弛，待食物完全通过后又迅速恢复高压状态。随后食管体部发生反射性蠕动，主要是原发性蠕动，将食物向远端推进。如果原发性蠕动后食管仍未完全排空，将诱发食管的继发性蠕动。食管下括约肌从吞咽动作的一开始就保持舒张状态，直到食物进入胃内后又恢复至高压状态，防止胃食管反流。

第五节　食管的 X 线解剖

食管是一肌性软组织管道，和胃肠道其他部分一样，在 X 线下必须靠造影剂才能显影。食管钡剂造影是诊断食管病变的首选和最基本的方法，观察时通常采用右前斜位，辅以正位及左前斜位。

进行食管黏膜的 X 线检查，对早期诊断食管疾病具有重要的临床意义。食管充钡时，管腔轮廓光滑整齐，与其生理弯曲一致，管壁伸缩自如，宽度可达2～3cm。在钡剂排空后，食管处于收缩状态，可见食管黏膜皱襞呈数条透亮的纵行细条形影，至膈的食管裂孔处相互靠拢，向下与贲门和胃小弯纵皱襞的影像相延续。在右前斜位，X 线下可清楚地看到食管的4处生理性狭窄和3个压迹。4处狭窄：①咽和食管移行处，即食管上口，约平对第6颈椎；②主动脉弓末端与食管左后壁的交叉处，约平对第4胸椎；③左主支气管横跨食管前壁处，约平第4、5胸椎之间；④穿过膈的食管裂孔处，约平对第10胸椎。食管后壁与脊柱胸段向后的弯曲一致，在食管前壁有3个压迹：①主动脉弓压迹，在食管中上1/3交界处；②左主支气管压迹，约在食管全长的中点处；③左心房压迹，是左心房后壁向后压迫食管前壁所致，位于食管中下1/3交界处，该压迹可随体位和心脏的舒缩而变化，在左心房病理性肥大时，该压迹会更加明显。在两个相邻的狭窄或压迹之间，管腔稍显膨大，表现为食管前壁向前的光滑弧形隆起。在主动脉弓压迹与左主支气管压迹之间，食管壁向前略显膨出，当钡剂通过后，此膨出处有时可有少量钡剂残留，常被误认为憩室。

在深吸气时，食管裂孔收缩，致使钡剂暂停顿于膈上方，可见食管的膈上部分出现暂时性的壶腹状膨大影，称膈壶腹（phrenic ampulla）。在呼气时，膈肌上升并舒张，食管裂孔开放，钡剂迅速排入胃内，膈壶腹消失。

（李　雷　顾　振　刘连科）

参 考 文 献

陈孝平，汪建平，赵继宗，2018. 外科学. 第9版. 北京：人民卫生出版社.

陈泽，钟兆棠，梁敏志，2014. 食管后间隙脓肿的临床诊治分析. 临床耳鼻咽喉头颈外科杂志，28（23）：1866-1869.

龚均，刘欣，许君望，2009. 现代食管内科学. 西安：世界图书出版公司.

顾晓松，2014. 人体解剖学. 第4版. 北京：科学出版社.

国家卫生健康委员会，2019. 食管癌诊疗规范（2018年版）. 中华消化病与影像杂志（电子版），9（4）：158-192.

贾宁，唐艳萍，李杨，2020. 现代医学对胃食管反流病研究机制进展. 中国中西医结合外科杂志，26（1）：179-183.

李继承，曾园山，2018. 组织学与胚胎学. 第9版. 北京：人民卫生出版社.

人体解剖学与组织胚胎学名词审定委员会，2014. 人体解剖学名词. 第2版. 北京：科学出版社.

王其彰，张逊，邵中夫，2017. 邵令方食管外科学. 南京：江苏凤凰科学技术出版社.

张朝佑，2009. 人体解剖学（上册）. 第3版. 北京：人民卫生出版社.

张珂，张聪，高静，等，2019. 人食管下括约肌G蛋白偶联受体的表达及作用机制. 中华胸部外科电子杂志，6（4）：248-252.

中国解剖学会体质调查委员会，2002. 中国人解剖学数值. 北京：人民卫生出版社.

左国平，2010. 局部解剖学. 第2版. 南京：东南大学出版社.

Standring S，2017. 格氏解剖学. 第41版. 丁自海，刘树伟，译. 济南：山东科学技术出版社.

Drake RA，Vogl AW，Mitchell A，2019. Gray's Anatomy for Students. 4th ed. Philadelphia：Elsevier.

Netter FH，2018. Atlas of Human Anatomy. 7th ed. Philadelphia：Elsevier.

Snosek M，Macchi V，Stecco C，et al.，2021. Anatomical and histological study of the alar fascia. Clin Anat，34（4）：609-616.

第四章

食管肿瘤的病理学诊断与病理学分期

第一节 食管上皮性肿瘤的病理学诊断及对治疗反应的评价

一、恶性上皮性肿瘤的组织学类型

（一）鳞状细胞癌

食管的鳞状细胞癌（squamous cell carcinoma，SCC）是一种具有鳞状细胞分化的恶性上皮性肿瘤（malignant epithelial tumor），显微镜下特点为角质细胞样细胞存在细胞间桥和（或）角化。其主要发生在食管中下段1/3处，仅有10%～15%发生在上段1/3处。

食管鳞状细胞癌在发生率、死亡率及性别比率上均显示出极大的地域差异。东方国家及许多发展中国家发病率明显高于西方国家，中国河南为食管癌高发区，男性死亡率超过100/10万，女性超过50/10万。男性及女性的平均发病年龄为65岁，30岁以下者极少发生。

在西方国家，具有鳞状细胞分化的食管癌典型地发生在具有吸烟史和酗酒史的人群，常伴有 TP53 基因突变，中国高危地区的食物中缺乏特定微量元素导致营养不良或者食用腐烂、变质食物（产生亚硝胺的潜在根源）也与食管癌的发生有关，其他原因还包括热饮料造成的慢性黏膜损伤或者人乳头瘤病毒（HPV）感染等。

1. 大体观

（1）早期食管癌：肿瘤浸润深度未超过黏膜下层，且无淋巴结转移。

斑块样：癌变区与正常食管黏膜分界清楚，范围大小不一，黏膜稍肿胀隆起，表面呈粗颗粒状，纵行皱襞中断，横行皱襞变粗、紊乱、中断。切面上，癌变区黏膜明显增厚（图4-1，见彩图11）。

糜烂型：癌变区大小不一，与周围黏膜界限分明，病变的黏膜稍微下陷或呈地图状轻度糜烂，切面上可见病变黏膜缺损。

乳头型：肿块体积较小，明显向食管腔内隆起，呈乳头状或蕈伞状，切面瘤体

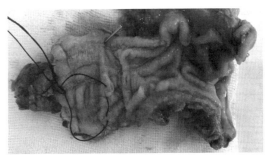

图4-1　斑块样

向食管腔突出，浸润食管壁不明显。

隐伏型：肉眼观察不易辨认，仅在新鲜标本时癌变区较正常黏膜色泽加深，既不隆起亦不下陷，镜下显示原位癌。

注：早期食管鳞状细胞癌的病理类型与临床症状有一定的关系，隐伏型多数无症状或症状较轻，糜烂型多数症状较重，而乳头型及斑块样较多出现哽噎感或异物感等症状。

（2）进展期食管癌

髓质型：常见，大体上癌组织已侵犯食管壁各层并向管壁内外扩展，导致食管壁明显增厚，肿瘤边缘常呈坡状隆起，表面常有深浅不一的溃疡。癌组织累及该段周径的全部或大部分（图4-2，见彩图12）。

蕈伞型：少见，呈明确的外生性生长，突向食管腔内，瘤体常为卵圆形扁平状，边缘外翻。瘤体仅占该段食管周径的一部分，表面常有表浅溃疡（图4-3，见彩图13）。

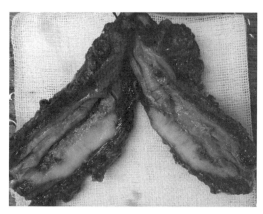

图4-2 髓质型

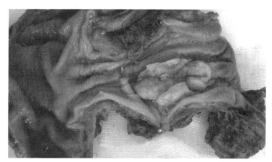

图4-3 蕈伞型

溃疡型：最多见，主要呈管壁内生长，具有深陷的溃疡中心和不规则的隆起边缘，溃疡底一般深达肌层，有时甚至侵及食管周围的纤维组织，但瘤体多仅占食管周径的一部分。切面上，食管壁结构消失，溃疡边缘可见灰白色癌组织（图4-4、图4-5，见彩图14、彩图15）。

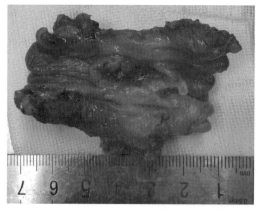

图4-4 溃疡型-1

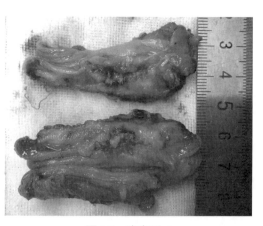

图4-5 溃疡型-2

缩窄型：少见。食管呈高度的环形狭窄，狭窄段一般较短，多在3cm左右，与正常组织分界清楚。癌在食管壁内呈向心性收缩，缩窄以上的食管腔显著扩张。

2. 镜下观

（1）基本组织学形态：肿瘤性鳞状上皮穿透鳞状上皮基底膜并延伸到固有层或更深层次，浸润一般起始于原位癌中肿瘤性上皮的增生，呈网状向下突出，推进到固有层后分散成小的癌细胞簇。在肿瘤细胞垂直向下浸润的同时，水平生长会逐渐破坏肿瘤边缘的正常黏膜。早期病变中，癌组织就可能已经侵犯管壁内的淋巴管和静脉，随着浸润深度的增加，脉管浸润的概率不断增加。癌组织侵犯肌层，进入疏松的纤维性外膜并且可能超出外膜，累及邻近器官或组织，最常见的是气管和支气管，导致食管气管瘘或食管支气管瘘。

镜下，食管鳞状细胞癌具有不同的侵袭性生长方式：膨胀性和浸润性，前者具有宽广且平滑的浸润边缘，仅有少量或无散在肿瘤细胞；而后者则表现为不规则的浸润边缘及明显的散在肿瘤细胞。肿瘤细胞核显示不同程度的异型性及多形性，可见或多或少的角化珠或单细胞角化（图4-6、图4-7，见彩图16、彩图17）。有些典型鳞状细胞癌可能存在局灶腺样特征，为腺样鳞状细胞癌，此时要充分取材寻找原位病变或过渡性病变。另外，间质可见多少不等的促结缔组织增生或炎症反应。

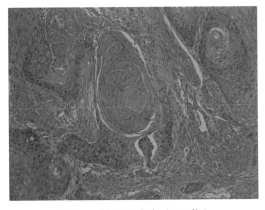 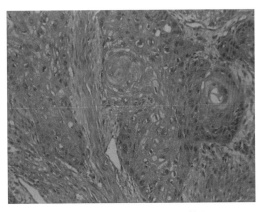

图4-6　鳞状细胞癌（100倍）　　　　　图4-7　鳞状细胞癌（200倍）

（2）特殊亚型

1）疣状型鳞状细胞癌（verrucous squamous cell carcinoma）：少见亚型，临床上和基因组上与食管鳞状细胞癌（ESCC）为不同的亚型。大体形态呈外生性疣状、菜花样或乳头状，可见于食管任何部位，以下1/3段多见。组织学上主要由高分化及角化的鳞状上皮构成，异型性不明显，常呈膨胀性而非浸润性生长。若取材表浅则易诊断为良性肿瘤如鳞状上皮乳头状瘤。此种亚型生长缓慢伴局部浸润，转移能力非常低；其中，淋巴结转移罕见，约5%，而ESCC约为40%。

2）梭形细胞鳞状细胞癌（squamous cell carcinoma，spindle cell）（图4-8、图4-9，见彩图18、彩图19）：罕见亚型，也称为癌肉瘤、假肉瘤样鳞状细胞癌、息肉样癌及具有梭形细胞成分的鳞状细胞癌。大体形态呈特征性的息肉样，可有溃疡形成和出血坏死。

镜下可见不等量肉瘤样梭形细胞，多形性及异型性明显，类似恶性纤维组织细胞瘤，并可见异源性成分如骨、软骨或横纹肌等。病理检查时务必充分取材，寻找癌和肉瘤成分的转化及周围食管黏膜的早期病变，必要时借助免疫组化标记。

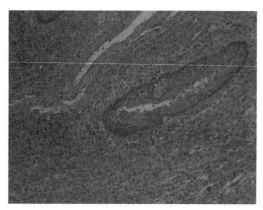
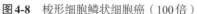

图4-8　梭形细胞鳞状细胞癌（100倍）

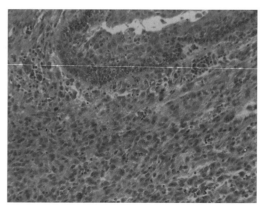

图4-9　梭形细胞鳞状细胞癌（200倍）

3）基底样鳞状细胞癌（basaloid squamous cell carcinoma）：少见亚型，组织学结构与上呼吸道的基底细胞样鳞状细胞癌完全相同。肿瘤细胞排列紧密，呈实性生长方式，可见小腺腔样结构和小灶粉刺样坏死，癌巢周围呈栅栏样排列，细胞核深染，有少量嗜碱性细胞质，核分裂象易见。此亚型多发于老年男性，常有周围器官的侵犯，淋巴结及远处转移率较高，肿瘤细胞增生活性及凋亡发生率高，预后与普通ESCC无明显差别。

3. 组织学分级　按照细胞异型性、核分裂活性及角化程度而定。

高分化（1级）：细胞学和组织学上同正常的食管鳞状上皮相似，大部分细胞为大的、分化好的、角化细胞样的鳞状细胞，胞质丰富、嗜酸性，角化珠形成，核分裂活性低，少部分为小的基底型细胞，位于癌巢的边缘，细胞排列极向尚存，浸润边缘常为推挤性。

中分化（2级）：最常见，介于高分化和低分化之间，但尚无严格标准界定。可见细胞异型性，极向轻度紊乱，核分裂象易见，常见表面角化不全，但角化珠不常见。

低分化（3级）：主要由基底样细胞形成巢团或片状排列，可见中央坏死，核异型性明显，分裂活性高，偶见角化不全，不见角化珠或细胞间桥。

手术后标本一般不会有诊断困难，小活检标本及低分化病理会造成诊断困难，可借助免疫组化与低分化腺癌、低分化神经内分泌癌进行鉴别。常用的鳞状细胞癌特异性标志物是CK5/6、P40、P63，前两种特异性及敏感性较好，P63特异性稍差。

4. 肿瘤的扩散　ESCC最常见的转移部位是区域性淋巴结。黏膜内癌的淋巴结转移率约5%，浸润至黏膜下层的癌淋巴结转移率＞30%，侵犯邻近器官或组织的癌淋巴结转移率＞80%。食管癌常转移至下纵隔和腹腔淋巴结。血源性转移最常见的部位是肺和肝，相对少见的是骨、肾上腺和脑。另外，ESCC还可以发生管壁内转移，可见于11%～16%的食管切除标本中，转移方式考虑是经由管壁内的淋巴管扩散，意味着肿瘤已为进展期，患者的生存期缩短。

（二）食管腺癌及食管胃结合部腺癌

食管腺癌及食管胃结合部腺癌（adenocarcinoma of the esophagus and oesophagogastric junction）是具有腺性或黏液分化特征的食管恶性上皮性肿瘤，主要起源于食管远端下 1/3 的巴雷特黏膜，另外，腺癌也可发生在食管的中上 1/3 处，后者常起源于先天异位的柱状黏膜岛（这种异位发生率 10%）。由于起源于远端食管的腺癌可以浸润胃贲门，而胃贲门癌及贲门下癌也可生长至远端食管，所以这些病变经常很难辨别。

腺癌主要发生于发达国家的男性白种人，并且其发病率呈明显增高趋势，在亚洲和非洲，食管腺癌并不多见。男性显著高发（男女之比为 7：1），平均年龄 65 岁。最重要的病原学因素是慢性胃食管反流所导致的巴雷特型黏膜化生，它是食管远端腺癌最重要而且是唯一的癌前病变和致病因素。此外，慢性胃食管反流、吸烟、肥胖也与食管腺癌的发生有一定关系。

1. 大体观　早期肿瘤多呈不规则黏膜隆起或扁平小斑块状，大多数肿瘤确诊时已浸润深层食管壁，邻近肿瘤的区域可见典型的巴雷特食管呈粉红色外观。进展期肿瘤的常见方式为轴向生长，为扁平型或溃疡型，常造成食管远端 1/3 紧缩或狭窄，1/3 为息肉样或蕈伞型，偶尔可见肿瘤呈多灶性生长。

2. 镜下观　食管腺癌可显示胃型、肠型或混合型特征，其邻近黏膜可见巴雷特异型增生及肠上皮化生（巴雷特食管伴高级别上皮内肿瘤）。在巴雷特食管处发生的腺癌呈分化较好的乳头状和（或）管状结构，有些肿瘤呈弥漫性生长，可见极少的腺体结构，有时还可见印戒细胞。肿瘤分化中可能会产生少量内分泌细胞、帕内特（Paneth）细胞及鳞状上皮。50% 以上的肿瘤成分由黏液所组成的黏液腺癌也可偶尔见到。

3. 组织学分级

高分化（1 级）：＞95% 为分化良好的腺体。

中分化（2 级）：50%～95% 显示腺体分化。

低分化（3 级）：＜50% 显示腺体分化。

免疫组化及免疫化学染色：

（1）食管腺癌 CK7（+）、CK19（+）、CK20（-），与胃来源腺癌不能区分。

（2）PAS、阿尔新蓝及黏液卡红染色可用于显示低分化腺癌中的黏液成分。

鉴别诊断：

（1）低分化腺癌与低分化鳞状细胞癌的鉴别：前者表达 CK7（＞75%）；后者表达 CK5/6、P63（＞75%）、P40（特异性更好）。

（2）一些低分化腺癌伴有神经内分泌分化，需与神经内分泌癌鉴别，采用黏液染色可证实其腺性分化，免疫组化神经内分泌标志物多为局灶或微弱阳性。

（3）术前放化疗的病例，区分是腺癌的黏液成分还是治疗后的无细胞黏液湖非常困难，可以借助角蛋白染色，另外治疗相关的非肿瘤上皮的改变非常类似肿瘤细胞的改变，也是诊断陷阱之一。

4. 肿瘤的扩散　腺癌首先局部扩散并浸润食管壁，可穿透食管壁至外膜组织，并累及邻近器官或组织。局部扩散的常见部位有纵隔、支气管树、肺、大动脉、心脏和脊柱。远处扩散可累及胃。区域淋巴结转移至食管旁及贲门旁淋巴结，还有胃小弯及腹腔淋巴

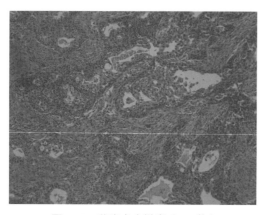

图4-10　黏液表皮样癌（100倍）

液细胞较少，有时需借助特殊染色证实。

结。远处转移发生较晚。

5. 其他少见类型

（1）腺鳞癌：罕见，有明确的鳞状细胞癌和腺癌两种成分，每种成分比例不少于20%。

（2）黏液表皮样癌（图4-10～图4-12，见彩图20～彩图22）：罕见，组织形态与唾液腺来源的肿瘤类似，肿瘤主要由表皮样细胞、黏液分泌细胞及中间型细胞密集混合而成。高分化者以黏液细胞为主，表皮样细胞和中间型细胞较少；低分化者黏

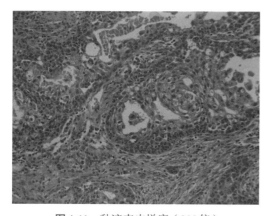

图4-11　黏液表皮样癌（200倍）

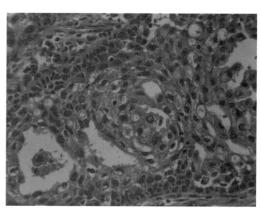

图4-12　黏液表皮样癌（400倍）

（3）腺样囊性癌（图4-13、图4-14，见彩图23、彩图24）：罕见，文献报道的病例多为老年男性，食管中段多见。镜下主要由上皮细胞和肌上皮细胞两种成分组成，排列成筛状或小管状结构。发生在食管的腺样囊性癌比发生在唾液腺者更具有侵袭性，易发生远处转移，预后差。

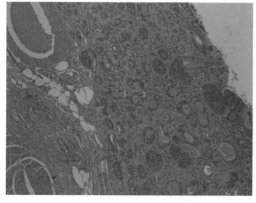

图4-13　腺样囊性癌（100倍）

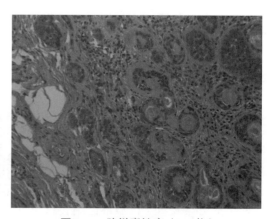

图4-14　腺样囊性癌（200倍）

（三）食管神经内分泌肿瘤

食管神经内分泌肿瘤（neuroendocrine neoplasm，NEN）是指食管上皮性肿瘤伴神经内分泌分化及神经内分泌相关标志物表达，此类肿瘤非常少见，发病率男性高于女性（6∶1），主要见于60～70岁人群，平均年龄56岁。其包括高分化神经内分泌瘤（neuroendocrine tumor，NET，G1/G2/G3）、低分化神经内分泌癌（neuroendocrine carcinoma，NEC，大细胞型/小细胞型/复合性小细胞癌）及混合性神经内分泌-非神经内分泌肿瘤（MiNEN），后者包括既往类型——混合性腺-神经内分泌癌（MANEC）。

NET常发生于食管下段，多与巴雷特食管黏膜化生及罕见的胃黏膜异位有关；NEC也可见于食管中段甚至上段。内镜下表现：NET多表现为黏膜下息肉样或结节状肿块，直径＜2cm；而NEC常常表现为浸润性、溃疡性的大肿块。

1. 高分化神经内分泌瘤（NET）　罕见，目前文献报道例数＜50例。大体呈息肉状或结节状，镜下显示分化良好的神经内分泌肿瘤的典型特征：肿瘤细胞呈实性巢团或岛状、梁索状、筛状排列，大小、形态较一致，核质比低，核圆形或卵圆形、居中，染色质细且分布均匀，核仁不明显或可见小核仁，分裂象罕见，胞质中等、透明或淡染，间质富于毛细血管。

免疫组化：神经内分泌标志物突触素（Syn）、嗜铬粒蛋白A（CgA）、神经元特异性烯醇化酶（NSE）、CD56阳性。电镜检查可见特征性的膜结合性神经内分泌颗粒。此外，免疫组化可以检测相关激素表达，如血清素、肠/胰高血糖素、PP、胃泌素、降钙素。组织学分级参照胃肠胰腺神经内分泌肿瘤的相关分级系统（表4-1）。

2. 低分化神经内分泌癌（NEC）（图4-15、图4-16，见彩图25、彩图26）　罕见，但在所有食管NEN中相对多见（＞90%）。男性发病率高于女性2倍，主要发生在60～70岁年龄段。几乎所有NEC都发生于食管下半段，常表现为蕈伞型或溃疡型大肿块，直径4～14cm。其分为小细胞型NEC（SCNEC）和大细胞型NEC（LCNEC），镜下与其他部位NEC相似，呈实性、菊形团或栅栏状排列，呈浸润性生长，常见广泛不规则坏死，核分裂活性显著。SCNEC示形态单一的小至中等大小细胞伴高核质比，胞质极少呈嗜碱性、核深染、拉长呈燕麦样，染色质纤细而弥散，核仁不明显；而LCNEC示中等至大细胞伴丰富的嗜碱性胞质，大的卵圆形核，核仁明显，核质比不高。

表4-1　胃肠道及胰胆管神经内分泌肿瘤的分类分级标准

术语	分化程度	分级	核分裂象（个/2mm²）	Ki-67指数（%）
NET G1		低级别	＜2	＜3
NET G2	高分化	中级别	2～20	3～20
NET G3		高级别	＞20	＞20
SCNEC	低分化	高级别	＞20	＞20
LCNEC			＞20	＞20
MiNEN	不同程度	不定	不定	不定

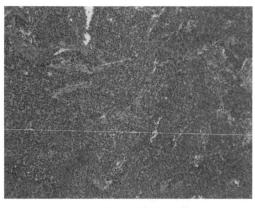
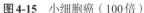
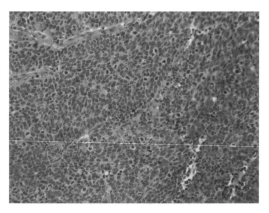

图 4-15　小细胞癌（100 倍）　　　　　　　图 4-16　小细胞癌（200 倍）

免疫组化：神经内分泌标志物 Syn、CgA、NSE、CD56 不同程度表达，CgA 表达多为局灶性或微弱阳性，TTF-1 在大约 70% 的病例中阳性。需注意：TTF-1 在小细胞癌中均可见阳性表达，并不具有提示器官来源的特异性，因此食管的 SCNEC 无论在组织学形态还是免疫组化方面都无法与肺来源的小细胞癌鉴别，诊断需密切结合临床病史及影像学检查。电镜检查可见特征性的膜结合性神经内分泌颗粒。

鉴别诊断：主要需与基底样鳞状细胞癌鉴别。后者常表达鳞状上皮分化标志物 CK5/6、P40、P63，注意 P63 的特异性较差。

3. 混合性神经内分泌-非神经内分泌肿瘤（MiNEN）　罕见的混合性上皮性肿瘤，同时存在神经内分泌肿瘤成分和非神经内分泌肿瘤成分，两种成分在组织学及免疫组化表型上可明确区分，且每种成分比例 ≥30%。其常常是低分化的 NEC 和鳞状细胞癌或腺癌（起源于巴雷特黏膜或异位的胃黏膜）的混合，文献仅报道一例腺癌与 NET 的混合。

（四）食管未分化癌

食管未分化癌（esophageal undifferentiated carcinoma）为食管恶性上皮性肿瘤，镜下缺乏鳞状细胞癌、腺癌或神经内分泌肿瘤的分化特征。肿瘤细胞形成大小不等的巢团或呈片状，细胞中等偏大，胞质淡、呈嗜酸性，界限不清或呈合体样，细胞核大伴明显异型性及多形性，可见多核及巨核，类似破骨巨细胞或横纹肌样细胞。

鉴别诊断：免疫组化及特殊染色可提供帮助。广谱角蛋白阳性可用于与其他非上皮性恶性肿瘤，如恶性黑色素瘤、淋巴瘤或软组织肉瘤鉴别；另外，利用一些标志物可与神经内分泌癌（CgA、Syn、CD56）、低分化鳞状细胞癌（CK5/6、P40、P63）、低分化腺癌（黏液染色）鉴别。

二、良性上皮性肿瘤及癌前病变

1. 食管鳞状上皮乳头状瘤　良性息肉样病变，主要由鳞状上皮构成，常常伴乳头状生长。病因包括慢性黏膜损伤、HPV感染或基因改变引起的综合征。镜下示鳞状上皮乳头状增生伴纤维血管轴心，可见散在空泡化细胞，无细胞核异型性及病毒包涵体，生长方式多为外生性，也可见内生性的，罕见报道伴异型增生。

2. 癌前病变　食管癌的癌前病变包括鳞状细胞癌的癌前病变和腺癌的癌前病变，即鳞状上皮和腺上皮的上皮内瘤变/异型增生。上皮内瘤变和异型增生两个名词可通用。其形态学特点包括组织结构和细胞学异常。结构异常的特点表现为上皮结构破坏，失去正常的细胞极向。细胞学异常表现为细胞不规则、核深染，核质比升高，核分裂象增多。

（1）鳞状上皮的上皮内瘤变/异型增生：指以食管黏膜鳞状上皮内不同层次的异型鳞状细胞为特征的癌前病变，不伴有浸润。鳞状上皮异型增生的分级尚存在争议，有两种分级系统（三级：轻、中、重；两级：低级别、高级别），WHO推荐采用两级标准。根据病变累及层次，分为低级别上皮内瘤变/异型增生（局限于鳞状上皮下1/2，伴有轻度的细胞异型性）和高级别上皮内瘤变/异型增生（累及食管鳞状上皮超过下1/2，或伴有重度细胞异型性，此时无须考虑累及程度）。高级别异型增生包含原位癌的概念，后者常特指重度异型增生的细胞累及上皮全层的情况（图4-17～图4-19，见彩图27～彩图29）。

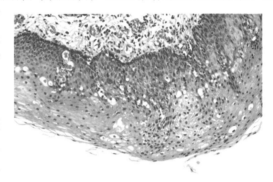

图4-17　低级别异型增生（100倍）

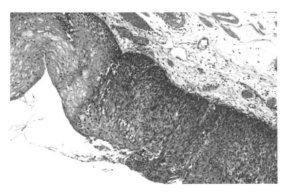

图4-18　高级别异型增生（100倍）

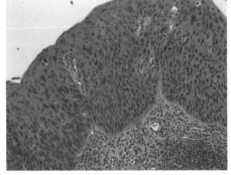

图4-19　原位癌（高级别上皮内瘤变，200倍）

（2）腺上皮的上皮内瘤变/异型增生：指以发生于食管化生性柱状上皮的不同程度的细胞异型性和结构异常为特征的癌前病变，主要见于巴雷特食管，根据细胞异型性和结构异常的程度，分为低级别上皮内瘤变/异型增生和高级别上皮内瘤变/异型增生。

巴雷特型黏膜化生：食管的正常鳞状上皮在黏膜反复损伤并修复的过程中被柱状上皮取代。

巴雷特上皮的特征：存在两种不同的细胞——杯状细胞和柱状细胞。化生上皮的表面平坦或呈绒毛状，与胃的不完全性肠上皮化生相同，极少数情况下可见到灶性完全性肠上皮化生，化生上皮内存在吸收细胞和帕内特细胞。黏液腺位于表面上皮下方，腺窝中也可能存在化生的上皮。研究证实化生的柱状上皮源自食管腺中原有的多潜能细胞。

低级别巴雷特异型增生：显示细胞学异型性，组织结构异型性很小甚至没有。细胞拉长，核增大，核染色质深染、复层化，但大部分仍保留核极性，核复层化多局限于基底部，杯状细胞可多可少，一般随级别升高而减少。

高级别巴雷特异型增生：细胞学异型性增大，且常常伴随组织结构异常。细胞核显著增大（3～4个淋巴细胞大小），细胞核复层化累及上皮从表面至基底的全层，多形性核伴核膜不规则，极性消失；上皮表面核分裂象增多且可见病理性核分裂象，可见腺腔内坏死。异型增生的腺体大小不一、形状不规则，排列拥挤，可见出芽或成角，背靠背或筛状结构不多见。

三、食管小标本的取材及病理学诊断

食管小标本包括内镜下小活检、内镜黏膜切除术（EMR）/内镜黏膜下剥离术（ESD）标本。

1. 取材要求及规范

（1）所有标本应及时、充分固定：采用10%甲醛（中性缓冲福尔马林）固定液，活检标本应立即固定，手术切除标本尽可能半小时内固定，建议在病理申请单或相应的信息系统上记录标本离体时间和固定时间，以备查询。固定液应超过标本体积的10倍。

（2）标本离体后，应由内镜医生展平，平贴在滤纸上，立即放入固定液中固定。活检黏膜全部取材，应将黏膜包于滤纸中以免丢失。取材时应滴加伊红，以方便包埋和切片时技术员辨认。包埋时需注意将展平的黏膜立埋。

（3）EMR/ESD标本：应由内镜医生展平标本，黏膜面向上，固定于软木板（或泡沫板或针筒）上（图4-20，见彩图30），标记口侧及肛侧方向，立即完全浸入足量固定液中。

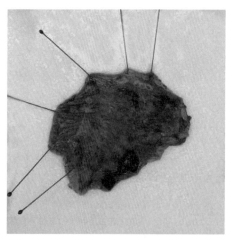

图4-20 ESD标本，探针固定

（4）取材时测量并记录标本大小（长径×短径×厚度），食管胃结合部标本要分别测量食管和胃的长度及宽度。记录黏膜表面的颜色、是否有肉眼可见的明显病变、病变的轮廓是否规则、有无明显隆起或凹陷、有无糜烂或溃疡等，记录病变大小（长径×短径×厚度）、大体分型及病变距各切缘的距离（至少记录病变与黏膜侧切缘的最小距离）。

（5）多块切除的标本宜由手术医生根据内镜下病变的轮廓/碘不染色轮廓（食管鳞状上皮病变）在标本固定前进行重建。

（6）应全部取材。宜涂碘识别病变（碘不染色区）和最近侧切缘，垂直于最近侧切缘取材。黏膜侧切缘与基底切缘宜用不同颜色的墨汁或染料标记（图4-21，见彩图31）。

（7）食管胃结合部标本宜沿口侧—肛侧的方向取材，每间隔2～3mm平行切开，全部取材，按同一方向立埋。记录组织块对应的部位（图4-22，见彩图32）。

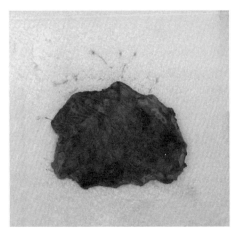

图4-21　ESD标本染色

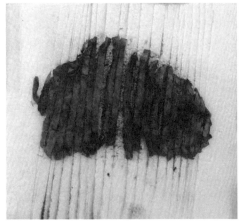

图4-22　ESD标本平行切开

（8）建议将多块切除的标本分别编号和取材，不需要考虑侧切缘的情况。

2. 食管早期癌EMR/ESD标本标准化报告

手术方式：食管EMR/ESD切除标本

肿瘤位置：距离门齿距离（cm）：＿＿＿＿＿

切除标本大小：＿＿＿＿mm×＿＿＿＿mm

注：长径（mm）×短径（mm），如遇同一个病例多个标本请分别记录。

肿瘤肉眼大小：＿＿＿＿mm×＿＿＿＿mm

注：长径（mm）×短径（mm）。

肉眼分型：

早期癌：隆起型（Ⅰ型）；浅表隆起型（Ⅱa型）；浅表平坦型（Ⅱb型）；浅表凹陷型（Ⅱc型）；凹陷型（Ⅲ型）。

组织学类型：

注：结合镜下表现参照组织学分类中的肿瘤类型记录，记录时如遇到两种或以上的组织学类型，请按照肿瘤比例由多至少分别记录。

对于黏膜下层浸润癌，如为内镜下切除标本，应测量黏膜下层浸润深度（μm），超过200μm的转移风险高，需增加食管切除+淋巴结清扫术或放化疗。

脉管侵犯：淋巴管/血管浸润（尤其对内镜下切除标本，如果怀疑有淋巴管/血管浸润，建议做免疫组化CD31、D2-40确定是否有淋巴管/血管浸润；弹性纤维染色判断有无静脉侵犯）。

四、对治疗反应的评价

近年来，新辅助治疗联合手术治疗已成为局部晚期食管癌患者的标准治疗模式。新辅助治疗后病理学缓解，尤其是病理学完全缓解（pathological complete response，pCR），与远期生存密切相关，可预示较好的无病生存期（DFS）及总生存期（OS）。荷兰的一项临床研究（CROSS）结果显示，新辅助放化疗联合手术治疗具有显著的生存优势，亚组分析发现，新辅助放化疗后，食管鳞状细胞癌pCR达49%，食管腺癌pCR为23%。

关于临床完全缓解（clinical complete response，cCR）与pCR的关系，有研究表明，cCR对pCR的预测效能较低，临床决策须谨慎。另有研究发现，食管癌cCR的患者接受手术治疗，术后病理学检查证实高达34.6%的cCR患者存在肿瘤残留，提示cCR的可靠性较低。还有研究显示，新辅助治疗后淋巴结状态等对无病生存和远期生存具有重要影响。

大部分进展期食管鳞状细胞癌及大约一半的食管腺癌病例会接受术前放化疗，常常会导致肿瘤、邻近非肿瘤组织及转移淋巴结的形态学变化，以及肿瘤周围间质的继发性改变，伴有肉眼可见的肿瘤退缩，完全缓解或几乎一半缓解的病例病变更小甚至不易辨认，切面常常显示不规则的黄白色瘢痕伴纤维化（图4-23、图4-24，见彩图33、彩图34），常见黏液样变。镜下组织学评估常显示恶性肿瘤细胞的改变包括细胞拉长、皱缩，胞质空泡化、嗜酸性变等，核分裂象不常见，但核的改变包括深染、固缩、碎裂、拉长及不规则等易见。大部分黏膜表面的肿瘤细胞消失，瘤床显示纤维化、炎症反应及肉芽组织增生，残余肿瘤多为孤立的细胞或小簇，细胞死亡崩解后释放的角蛋白聚集导致营养不良性钙化及泡沫细胞、吞噬含铁血黄素的巨噬细胞、异物巨细胞反应，胆固醇结晶沉积，并可见中性粒细胞及慢性炎性细胞浸润，有时可见纤维化及间质弹性纤维增生、黏液变性（无细胞性黏液湖），周围血管可见典型的动脉硬化表现（图4-25～图4-28，见彩图35～彩图38）。

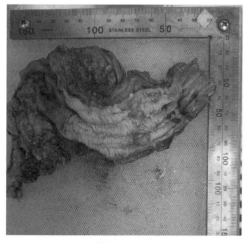 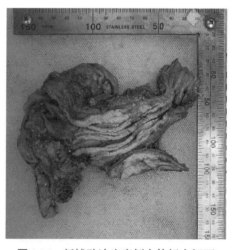

图4-23　新辅助治疗病例大体标本　　　　图4-24　新辅助治疗病例大体标本切面

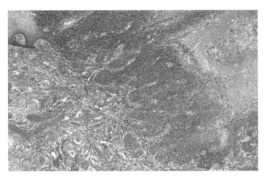

图4-25　鳞状细胞癌新辅助治疗后肿瘤坏死伴间质大量炎症反应

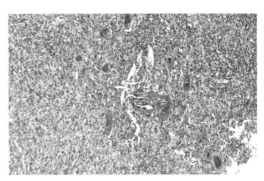

图4-26　鳞状细胞癌新辅助治疗后组织细胞反应及钙化

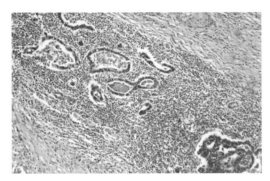

图4-27　腺癌新辅助治疗后肿瘤细胞形态改变及炎症反应

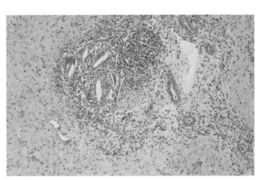

图4-28　腺癌新辅助治疗后间质反应

肿瘤退缩的程度是很重要的预后因素，通过组织学评估，对比残余肿瘤细胞的百分比和治疗导致的间质纤维化程度来进行分级。应用最广泛的肿瘤退缩分级（tumor regression grade，TRG）方法是Mandard分级，这是基于残余癌细胞的百分比和纤维化程度提出的一种5级分级系统，显示肿瘤消退程度是无病生存率的有效预测因子。另一种评价系统是依据残余肿瘤体积的百分比，残余肿瘤＜10%提示预后良好（表4-2）。

表4-2　新辅助治疗后肿瘤退缩分级（TRG）的病理学评估系统

Mandard分级	Becker分级
TRG1：无残余肿瘤，食管壁多层显著纤维化	TRG1a：无残余肿瘤
TRG2：少量残余肿瘤散在分布于纤维化间质中	TRG1b：残余肿瘤＜10%
TRG3：残余肿瘤细胞数量增多，但纤维化仍占优势	TRG2：残余肿瘤10%～50%
TRG4：残余肿瘤细胞多于纤维化	TRG3：残余肿瘤＞50%
TRG5：无退缩反应	

第二节 临床对病理学诊断的误区

一、临床医生的期望与病理医生的责任

临床医生和患者对病理诊断有一些认识上的误区，影响着临床科室和病理科室的关系及医患关系。临床医生都希望能有一份快速、准确、详细的病理报告来指导临床治疗，预测预后。病理医生当然也希望达到这个目的，但事实上往往难以尽如人意。

第一，病理诊断不是万能的。临床送检的标本，部分是完整切除的肿瘤，但随着内镜下手术及穿刺活检技术的广泛应用，小标本越来越多，这种标本的局限性，使得病理检查实际上成为一种抽样检查，给病理医生带来了很大挑战。

第二，很多临床医生并不了解病理检查的性质和流程，把病理科和检验科混为一谈，总是希望报告出得越快越好。其实病理诊断是一个非常复杂的综合过程，要经历接收标本、核对、编号、取材、制片、阅片、特殊检查或会诊、报告等许多环节，每一个环节都至关重要，对诊断医生而言，不仅要综合肉眼观察和显微镜下形态，更多的是经验和知识的积累及综合运用。病理诊断固然应尽可能快一些，但正确诊断应是第一位的。所以病理医生需要有比较充裕的时间，从容地进行诊断，包括查阅文献、讨论会诊，不能刻意求快，否则可能会出现问题。现在病理行业规范规定是5个工作日。

第三，病理诊断不一定都能有肯定的结论，很多时候需要临床提供详细准确的信息。对于标本充分、信息完善的病例，病理诊断确实可以一锤定音；但从诊断的流程而言，临床医生掌握着患者的所有信息，包括病理、影像、实验室检查等，病理检查只是病情诊断的一个方面，需要临床医生综合衡量。病理诊断可以分为正确、准确、精确三个层次。定性正确是最基本的层次，即首先要分清是否为肿瘤，是否为恶性，以前所说零误诊率就是基于这个层次。判断准确是最常规的要求，即对拟诊断的疾病或病变要有准确的判断，命名要明确和恰当，表述要规范，避免误解。分类精确是最完美的境界，往往需要辅以特殊的手段（包括免疫组化、分子病理等技术和会诊）才能达到。一般说来，大多数病理诊断都能达到准确的程度，即一类诊断。临床医生也最欢迎一类诊断。但是，正确的诊断和正确的解读是相辅相成的，还有不少临床医生不知道病理报告有四个类型[肯定性、意向性（符合性或推测性）、描述性、否定性]，也不了解病理诊断还有很多局限性，不能正确解读病理诊断报告，曾经有腮腺腺淋巴瘤被临床当作淋巴瘤准备化疗的案例，因此病理医生与临床医生需要彼此加强沟通和学习。

第四，冰冻切片不能滥用，不能单纯为了追求速度而过多依赖于冰冻切片。冰冻切片有一定的适用范围：①确定病变是否为肿瘤；②判断肿瘤的良恶性；③了解肿瘤有无播散到邻近淋巴结或脏器；④确定手术切缘有无肿瘤浸润，以了解手术范围是否足够大；⑤帮助识别手术中某些意外和确定可疑微小组织（如甲状旁腺、输卵管或输精管等）。快速冰冻切片需要在短时间内做出诊断，难度相当大，取材有局限性，制作切片的质量也不如常规石蜡切片高。因此，冰冻切片的确诊率比常规切片低，有一定的延迟诊断率和误诊率，最终诊断仍然以常规石蜡切片为准。

二、送检申请单的填写

病理标本检查的目的一般是明确病变的性质，做出病理诊断以协助临床医生确定后续治疗方案，预测预后及复发风险，指导个体化及靶向治疗。由于病理医生和患者接触的机会相对较少，所以要求临床医生仔细填写病理申请单，包括年龄、性别、送检科室、送检医生、与此次疾病有关的详细既往病史、送检标本的取材部位等。对于多份标本，必须分号并详细标记。

标本的定位通常是根据解剖结构进行的。解剖结构固然重要，临床情况也非常重要。任何标本的取材都应当结合临床病史进行。例如，同是部分食管切除的标本，因食管癌切除的标本和因食管平滑肌瘤或胃肠道间质瘤（GIST）切除的标本，病理取材完全不同。通常病理医生通过送检的病理申请单了解相关病史，它可以帮助确认患者和标本类型，提供相关病史，也可以提醒病理医生注意防护生物危害（传染病）等。

三、送检标本的核对及验收

病理科接收的标本主要为手术切除标本、活检标本及穿刺标本，还接受各种排泄物和体液的细胞学检查。验收标本时应仔细核对标本与同送的申请单是否相符，如有不符，应立刻与患者、送检医生或手术室的有关人员联系，及时核对清楚。申请单上各项内容应详细填写，如有遗漏，应请送检的临床医生及时补充。检查前将标本进行编号登记。

送检标本的固定：

（1）充分固定（固定液不少于送检组织体积的10～15倍），如标本过大，需切开固定。

（2）及时送检（为避免组织自溶，应在标本离体后30min内固定送检）。

（3）避免用纱布包裹（避免标本干燥）。

（4）固定标本前注意新鲜标本的留取（如有科研需要）。

第三节　病理学分期

一、WHO食管上皮性肿瘤组织学分类（2019年第5版）

良性上皮性肿瘤及癌前病变（benign epithelial tumor and precursor）：

8052/0	鳞状上皮乳头状瘤 NOS
8060/0	鳞状上皮乳头状瘤病
8077/0	鳞状上皮内瘤变（异型增生），低级别
8077/2	鳞状上皮内瘤变（异型增生），高级别
8148/0	腺上皮内瘤变（异型增生），低级别
8148/2	腺上皮内瘤变（异型增生），高级别

恶性上皮性肿瘤（malignant epithelial tumor）：

编码	名称
8140/3	腺癌 NOS
8200/3	腺样囊性癌
8430/3	黏液表皮样癌
8560/3	腺鳞癌
8070/3	鳞状细胞癌 NOS
8051/3	疣状型鳞状细胞癌
8074/3	鳞状细胞癌，梭形细胞
8083/3	基底样鳞状细胞癌
8020/3	未分化癌 NOS
8082/3	淋巴上皮瘤样癌
8240/3	神经内分泌肿瘤（NET）NOS
8240/3	NET G1
8249/3	NET G2
8249/3	NET G3
8246/3	神经内分泌癌（NEC）NOS
8013/3	大细胞型 NEC
8041/3	小细胞型 NEC
8154/3	混合性神经内分泌-非神经内分泌肿瘤（MiNEN）
8045/3	复合性小细胞-腺癌
8045/3	复合性小细胞-鳞状细胞癌

备注：肿瘤名称前的编码为肿瘤学国际疾病分类编码（International Classification of Disease for Oncology，ICD-O-3.2）。生物学行为编码：/0为良性肿瘤；/1为交界性或生物学行为未定肿瘤；/2为原位癌或上皮内瘤变Ⅲ级；/3为恶性肿瘤。

二、食管肿瘤的TNM分期（AJCC 2017第8版）

食管癌分期采用美国癌症联合会（AJCC）TNM分期第8版。若肿瘤累及食管胃结合部，肿瘤中心在食管胃结合部食管侧者或在胃侧2cm之内者（Siewert分型Ⅰ型和Ⅱ型），按食管癌分期；肿瘤中心在近端胃2cm之外者（Siewert分型Ⅲ型），按胃癌分期。肿瘤中心虽在近端胃2cm之内但未累及食管胃结合部者，按胃癌分期。TNM前加前缀p、c、r和y，分别代表病理分期、临床分期、复发性肿瘤分期和治疗后肿瘤分期。T后加后缀m或病灶的具体数目代表多发性原发肿瘤的分期。

1. 食管肿瘤TNM分期中T、N、M的定义

T：原发肿瘤情况

Tx　原发肿瘤不能评估

T0　没有原发肿瘤的证据

Tis　原位癌/高级别异型增生

T1　肿瘤侵及黏膜固有层、黏膜肌层或黏膜下层

　　T1a　肿瘤侵及黏膜固有层或黏膜肌层

　　T1b　肿瘤侵及黏膜下层

T2　肿瘤侵及固有肌层

T3　肿瘤侵及食管纤维膜

T4　肿瘤侵及邻近结构

　　T4a　肿瘤侵及胸膜、心包、奇静脉、膈肌或邻近腹膜

　　T4b　肿瘤侵及邻近结构如主动脉、椎体或气管等

N：区域淋巴结转移情况

Nx　区域淋巴结不能评估

N0　无区域淋巴结转移

N1　1～2个区域淋巴结转移

N2　3～6个区域淋巴结转移

N3　7个或更多区域淋巴结转移

M：远处转移情况

M0　无远处转移

M1　有远处转移

2. 食管鳞状细胞癌和腺癌的临床分期系统及病理分期系统（AJCC 2017第8版TNM分期）（表4-3，表4-4）

表4-3　食管鳞状细胞癌和腺癌的不同临床分期系统

鳞状细胞癌				腺癌			
分期	T	N	M	分期	T	N	M
0 期	Tis	N0	M0	0 期	Tis	N0	M0
Ⅰ	T1	N0, N1	M0	Ⅰ	T1	N0	M0
Ⅱ	T2	N0, N1	M0	Ⅱ A	T1	N1	M0
	T3	N0	M0	Ⅱ B	T2	N0	M0
Ⅲ	T1, T2	N2	M0	Ⅲ	T2	N1	M0
	T3	N1, N2	M0		T3, T4a	N0, N1	M0
Ⅳ A	T4a, T4b	N0, N1, N2	M0	Ⅳ A	T1～T4a	N2	M0
	任何大小	N3	M0		T4b	N0, N1, N2	M0
Ⅳ B	任何大小	任何情况	M1		任何大小	N3	M0
				Ⅳ B	任何大小	任何情况	M1

表4-4　食管鳞状细胞癌和腺癌采用相同的病理分期系统

分期	T	N	M
0 期	Tis	N0	M0
Ⅰ A	T1a	N0	M0

分期	T	N	M
Ⅰ B	T1b	N0	M0
Ⅱ A	T2	N0	M0
Ⅱ B	T1	N1	M0
	T3	N0	M0
Ⅲ A	T1	N2	M0
	T2	N1	M0
Ⅲ B	T2	N2	M0
	T3	N1，N2	M0
	T4a	N0，N1	M0
Ⅳ A	T4a	N2	M0
	T4b	任何情况	M0
	任何大小	N3	M0
Ⅳ B	任何大小	任何情况	M1

（李红霞）

参 考 文 献

谭黎杰，林栋，2019. 食管癌新辅助治疗时代关于病理反应预测与食管保留策略的思考. 中华消化外科杂志，18（6）：528-531.

Ancona E，Ruol A，Santi S，et al.，2001. Only pathologic complete response to neoadjuvant chemotherapy improves significantly the long term survival of patients with resectable esophageal squamous cell carcinoma：final report of a randomized，controlled trial of preoperative chemotherapy versus surgery alone. Cancer，91（11）：2165-2174.

Barbour AP，Jones M，Gonen M，et al.，2008. Refining esophageal cancer staging after neoadjuvant therapy：importance of treatment response. Ann Surg Oncol，15（10）：2894-2902.

Brücher BLD，Becker K，Lordick F，et al.，2006. The clinical impact of histopathologic response assessment by residual tumor cell quantification in esophageal squamous cell carcinomas. Cancer，106（10）：2119-2127.

Heneghan HM，Donohoe C，Elliot J，et al.，2016. Can CT-PET and endoscopic assessment post-neoadjuvant chemoradiotherapy predict residual disease in esophageal cancer? Ann Surg，264（5）：831-838.

Hoang MP，Hobbs CM，Sobin LH，et al.，2002. Carcinoid tumor of the esophagus：a clinicopathologic study of four cases. Am J Surg Pathol，26（4）：517-522.

Langer R，Becker K，2018. Tumor regression grading of gastrointestinal cancers after neoadjuvant therapy. Virchows Arch，472（2）：175-186.

Langer R，Ott K，Feith M，et al.，2009. Prognostic significance of histopathological tumor regression after neoadjuvant chemotherapy in esophageal adenocarcinomas. Mod Pathol，22（12）：1555-1563.

Li DK，Haffar S，Horibe M，et al.，2021. Verrucous esophageal carcinoma is a unique indolent subtype of squamous cell carcinoma：a systematic review and individual patient regression analysis. J Gastroenterol，56（1）：12-24.

Mandard AM，Dalibard F，Mandard JC，et al.，1994. Pathologic assessment of tumor regression after preoperative chemoradiotherapy of esophageal carcinoma：clinicopathologic correlations. Cancer，73（11）：2680-2686.

Meredith KL，Weber JM，Turaga KK，et al.，2010. Pathologic response after neoadjuvant therapy is the major determinant of survival in patients with esophageal cancer. Ann Surg Oncol，17（4）：1159-1167.

Piessen G，Messager M，Mirabel X，et al.，2013. Is there a role for surgery for patients with a complete clinical response after chemoradiation for esophageal cancer? An intention-to-treat case-control study. Ann Surg，258（5）：793-799.

Rice TW，Lerut TEMR，Orringer MB，et al. 2016. Worldwide esophageal cancer collaboration：neoadjuvant pathologic staging data. Dis Esophagus，29（7）：715-723.

Rice TW，Patil DT，Blackstone EH，2017. 8th ed AJCC/UICC staging of cancers of the esophagus and esophagogastric junction：application to clinical practice. Ann Cardiothorac Surg，6（2）：119-130.

Rohatgi PR，Swisher SG，Correa AM，et al.，2005. Failure patterns correlate with the proportion of residual carcinoma after preoperative chemoradiotherapy for carcinoma of the esophagus. Cancer，104（7）：1349-1355.

Schneider PM，Baldus SE，Metzger R，et al.，2005. Histomorphologic tumor regression and lymph node metastases determine prognosis following neoadjuvant radiochemotherapy for esophageal cancer：implications for response classification. Ann Surg，242（5）：684-692.

van Hagen P，Hulshof MC，van Lanschot JJ，et al.，2012. Preoperative chemoradiotherapy for esophageal or junctional cancer. N Engl J Med，366（22）：2074-2084.

WHO Classification of Tumours Editorial Board，2019. WHO Classification of Tumors：Digestive System Tumours. 5th ed. Lyon：IARC Press.

第五章

食管癌的临床表现与临床分期

食管是一个前后扁平的管状结构，位于脊柱的前方、气管的后方，上接咽喉，下接胃的贲门部，长度约25cm。食管主要作为食物的"搬运工"，它没有消化吸收食物或储存食物的功能。在临床上，食管癌早期患者往往无明显症状，多表现为吞咽粗硬食物时偶有不适，因此不容易发现且易漏诊。患者往往由于吞咽困难就诊，但是当出现吞咽困难的症状时，通常患者的食管管径已被阻塞一半左右，这表示肿瘤很可能已经处于中晚期。下文将详细阐述食管癌的临床表现及临床分期。

第一节　食管癌的临床症状和体征

食管癌的临床症状可分为早期症状和中晚期症状。症状与食管癌的大体病理形态紧密相关，在早期食管癌，病变局限于黏膜层与黏膜下层，形成癌性糜烂、浅表溃疡或小的斑块，所以在进硬食时产生一些轻微的神经感觉症状。到中晚期，癌组织长成肿块致使食管腔变窄，即产生机械性梗阻症状。

一、早期症状

根据对早期食管癌的病例分析，约90%的患者有症状，其余患者无症状，其中最主要有以下几种症状：

1. 吞咽时有轻微的梗阻感　占51%～63%，常在患者情绪激动或吞咽大块食物时发生，可自行消失和复发，不影响进食，易被误认为是功能性症状，所以不易引起注意。但这种现象逐渐加重且频率增多时，要高度怀疑食管癌。

2. 胸骨后闷胀隐痛不适感、剑突下疼痛　多因局部糜烂、浅表溃疡、肿瘤浸润，或因局部病灶刺激食管蠕动异常或痉挛。表现为咽下食物时胸骨后和剑突下疼痛，其性质可呈烧灼样、针刺样或牵拉摩擦样，尤以咽下粗糙、过热或刺激性食物时明显。初时呈间歇性，间歇期可无症状，当癌肿侵及附近组织或出现穿孔时，就会有剧烈而持续的疼痛。疼痛部位常不完全与食管内病变部位一致。疼痛多可被解痉药暂时缓解。食物通过后，胸骨后疼痛可能减轻。

3. 食管内异物感　20%左右的患者在吞咽时有食管内异物感。可能是食管病变处黏膜充血肿胀，引起食管黏膜下神经丛的刺激阈降低所致。

4. 食物通过滞留感　发生部位以食管上、中段较多，当咽下食物或饮水时，有食物下行缓慢并滞留或食物黏附于食管壁等感觉，食后感觉消失。症状发生的部位多与食管内病变部位一致。

5. 咽部干燥与紧缩感　可能是由于食管病变反向引起咽食管括约肌收缩而产生的一种异常感觉。

上述这些症状十分轻微并且间断发作，每次时间短暂，易被忽视。有的可持续数年而无明显改变，也有的呈进行性加重，但大部分进展缓慢，详细询问病史对诊断食管癌有一定的帮助。但是，这些症状并非早期食管癌所特有，贲门失弛缓症、慢性食管炎、胃食管反流病、进食过硬或过热食物引起的食管外伤等，都可能产生这些症状。

二、中晚期症状和体征

中晚期食管癌症状较典型，诊断多不困难。当肿瘤累及食管壁的全层并侵犯食管周围的组织或器官时，患者在临床上出现一系列与此有关的症状和体征，也提示患者食管癌已经发展到难以根治的阶段。其主要临床症状和体征如下：

1. 进行性吞咽困难　是中晚期食管癌最典型的症状，也是患者就诊的最主要原因。早期患者一般只在进食粗硬食物时出现轻度吞咽障碍，如间歇性吞咽困难，但随着病情进展，患者在进半流质、流质食物时亦有此症状，呈进行性加重，最后甚至可出现滴水不入。正常人的食管具有良好的弹性及扩张能力，当出现明显吞咽困难时，肿瘤往往已侵犯食管周径2/3以上，常常伴有食管周围组织浸润和淋巴结转移。也有少数患者病情发展缓慢，症状不典型。有的甚至到了食管癌晚期，吞咽困难仍不明显，导致治疗延误。

中晚期食管癌患者吞咽困难的程度与肿瘤病理类型有关。例如，缩窄型食管癌多累及食管全层，管壁僵硬、管腔狭窄明显，因此吞咽困难症状最为明显和典型；髓质型食管癌多数累及食管周径或绝大部分，也有较为严重的吞咽困难；溃疡型食管癌患者多无显著的吞咽困难，即使病情发展到晚期，患者也不一定有显著的吞咽困难；而蕈伞型食管癌在肿瘤完全堵塞食管腔或者堵塞食管腔的大部分之前，进食吞咽困难症状亦不明显。当肿瘤梗阻所引起的炎症水肿在短期禁食、补液、抗炎治疗后暂时消退或部分癌组织坏死脱落时，吞咽困难的症状可暂时减轻，但这并非肿瘤真正好转。因此，吞咽困难的严重程度与肿瘤大小、手术切除率和生存率并无一定的平行关系。

2. 吐大量泡沫状黏液　为食管癌的另一常见症状，多见于高位食管癌，这是食管癌的浸润和炎症引起食管腺与唾液腺分泌增多所致。每日量达1000ml以上，严重时可达1500～3000ml。呕吐量与梗阻的程度有关。呕吐物主要为泡沫状黏液，其中可能有食物残渣，有的混有陈旧血迹，甚至有恶臭味。由于食管呈不完全或完全梗阻状态，食管腺体和唾液腺的分泌液仅有少部分吞咽入胃，大部分分泌液都积存于肿瘤上方的食管腔内，当液体太多时便会借食管壁的逆蠕动而反流出来，并常会被误吸入呼吸道，引起阵发性呛咳，严重时可导致吸入性肺炎。

3. 疼痛 部分患者在吞咽食物时有咽下疼痛、胸骨后或背部肩胛区疼痛，常提示食管癌已侵犯食管外组织，引起食管周围炎、纵隔炎，也可以是肿瘤引起食管深层溃疡所致。下胸段肿瘤引起的疼痛可以发生在剑突下或上腹部。疼痛的特点是吞咽时发作或加剧，随病情发展而加重，可伴有吞咽困难。疼痛的性质与早期病例不同，程度较重且持久，为隐痛、刺痛或灼痛，疼痛部位常与病变部位相一致。若疼痛加剧，伴发热，常预示着肿瘤穿孔。

持续性胸背部疼痛多系肿瘤侵犯椎旁筋膜、主动脉而引起。由于肿瘤造成食管梗阻后梗阻部位以上的食管痉挛，或食管癌形成的癌性溃疡刺激及食物通过癌肿部位时局部食管腔的扩张、食管壁肌层组织的收缩，患者多有胸痛或一过性胸背部疼痛，有的患者诉有一过性胸骨后疼痛，而且疼痛可向背部或颈部放射。这种疼痛症状比持续性胸骨后不适或者上腹部疼痛更有临床意义，多反映癌肿在食管壁的侵袭已经达到相当严重的程度。一旦肿瘤侵及肋间神经、腹膜后神经，患者的胸背部往往呈持续性与较为剧烈的疼痛，有时难以忍受，影响患者休息和睡眠。

以疼痛为初发症状的病例约10%，晚期可达20%。因此，根据疼痛的部位和性质，结合相关食管癌的影像学检查，对诊断和判断预后有一定的意义。

4. 声音嘶哑 常是肿瘤直接侵犯，或转移致淋巴结肿大，压迫喉返神经所引起，导致声带麻痹，患者可出现声音嘶哑甚至失音，多见于食管上段癌累及左侧时，但有时可以是吸入性炎症引起的喉炎所致，间接喉镜有助于鉴别。

5. 压迫和受侵症状 癌肿可压迫颈交感神经节，引起颈交感神经节麻痹（霍纳综合征），表现为瞳孔缩小、眼球内陷、上睑下垂及患侧面部无汗；肿瘤压迫和侵犯气管、支气管导致刺激性干咳；侵犯膈神经，引起膈肌麻痹导致呃逆；压迫上腔静脉，引起上腔静脉压迫综合征。

6. 其他症状 患者因食管不全或完全梗阻而进食量少，同时呕吐大量黏液，伴有疼痛与焦虑，患者的营养情况恶化，表现出体重下降、脱水、消瘦、贫血、虚弱无力等。

三、并　发　症

食管癌的并发症多见于晚期患者，表现如下：

1. 恶病质 因食管梗阻造成长期不能正常进食而导致负氮平衡和体重下降，患者出现恶病质和明显脱水，表现为高度消瘦、无力、皮肤松弛而干燥，呈全身衰竭状态，常伴有贫血，水、电解质紊乱，如由长期呕吐大量唾液导致严重的低钾血症。

2. 出血 少数患者会因呕血或黑便来院就诊，这是由于肿瘤可能浸润肺或胸内大血管，特别是胸主动脉，可造成致死性大出血。因此，对于有穿透性溃疡的患者，特别是计算机断层成像（CT）检查肿瘤侵犯胸主动脉者，应注意主动脉穿孔大出血的可能。

3. 全身癌转移 全身广泛转移引起相应的症状，如肝、肺、脑等重要脏器发生癌转移，可引起黄疸、腹水、肝衰竭、呼吸困难、昏迷等。其他如穿透食管，累及气管、支气管、纵隔、肺门、心包、大血管，可引起纵隔炎、食管-气管瘘、脓肿、肺炎、大出血等，还可出现纵隔、锁骨上淋巴结或全身皮下转移，引起声带麻痹、气管压迫、呼吸困难、疼痛等，或出现颈部包块、皮下结节等。

四、诊　断

食管癌的诊断是一个多步骤的过程，应针对性地建立诊断及评价肿瘤和功能的操作流程。临床上怀疑食管癌，首先需要进行确诊或排除，最常用的检查手段是消化道造影检查及内镜检查；其次需要解决的问题是评估原发肿瘤是否可手术切除、是否存在局部区域淋巴引流及是否存在远处转移，可选用超声内镜（EUS）、CT、磁共振成像（MRI）、正电子发射断层成像（PET）/CT、PET/MRI 等检查；然后再评估手术的可操作性。

1. 食管脱落细胞学检查　为食管癌高发区大面积普查的首选方法，有报道其诊断阳性率最高可达95%以上。为了避免发生误差，每例至少要获得两次阳性才能确诊。缺点是脱落细胞采集器无法通过重度狭窄和梗阻的食管，难以对食管癌细胞进行准确的组织学分级，仍需行纤维食管镜（内镜）检查进一步定性和定位。禁忌证为食管静脉曲张、疑为食管穿孔、严重心肺疾病。该方法目前很少使用。

2. 上消化道造影检查　无法进行内镜检查的患者应行气钡双重对比造影检查，这是目前诊断食管癌最简便、最经济而且较为可靠的影像学方法。食管黏膜紊乱、断裂，局部管腔狭窄或充盈缺损，食管管壁僵直、蠕动消失，或见软组织阴影，溃疡或瘘管形成及食管轴向异常均为食管癌重要的X线征象。优点是可观察食管黏膜改变和食管动力学改变，对早期食管癌的诊断甚至优于CT和MRI，阳性率70%左右，对食管癌伴发溃疡的诊断优于CT、MRI和EUS。缺点是无法观察食管癌黏膜下浸润情况和外侵深度、范围及肿瘤与邻近结构的关系，其对食管癌病灶长度、侵犯范围和淋巴结转移的诊断均不如CT、MRI和EUS，仍需进一步细胞学或组织病理学确诊。上消化道造影的造影剂除选择硫酸钡溶液外，还可选择泛影葡胺、碘海醇、碘化油等，应根据患者的具体情况选择不同的造影剂。

3. 内镜检查　普通白光内镜检查是广泛使用的常规和活检方法，早期癌症诊断率可达80%，内镜活检是食管癌定位和定性诊断的必要手段，不仅能确定部位，同时可进行组织学活检。优点是镜下直接观察肿瘤生长部位、形态和范围，可行多部位活检和脱落细胞检查获得病理诊断，对治疗和估计预后有较大的参考价值。缺点是无法正确判断肿瘤的浸润程度、与周围组织的解剖关系及有无转移。禁忌证为严重的急性呼吸道和上消化道感染、严重心肺疾病、胸主动脉瘤、脑卒中。对于食管静脉曲张、深溃疡、巨大憩室、高度脊柱弯曲、严重出血倾向及衰弱者，食管镜检查应特别谨慎。

4. 食管EUS　是目前唯一能显示食管壁层次和结构、肿瘤浸润程度与周围组织脏器关系的重要检查手段，已成为治疗前临床分期最准确的非手术判断方式和金标准。EUS将内镜与超声结合起来，逐层显示正常食管壁的结构，从内到外分为5层，依次为黏膜表层（高回声）、黏膜及黏膜肌层（低回声）、黏膜下层（高回声）、肌层（低回声）和外膜层（高回声）。肿瘤局限于第1~3层为T1，侵犯第4层为T2，侵犯第5层为T3，累及邻近结构为T4。优点是对T分级的判断有独特优势，准确率高达86%~92%，对N分期可达70%~88%，对M分期符合率较差；对TNM分期诊断的准确率为70%~75%，可帮助判断能否行EMR、ESD根治性手术切除。缺点是由于超声频率高，组织穿透能力低，对大肿瘤整体范围完整显像欠佳。随着微型高频超声探头的应用，对T、N、M分期诊断的准确率提高，使得早期癌的准确率提高达95%以上，目前EUS已成为食管癌治疗前常规诊断和分期的首选方法。

5. 支气管镜检查　如果位于气管隆嵴部位及以上的食管癌拟行手术，或食管癌患者伴有肺部症状，应行支气管镜检查以明确气管、支气管有无受侵，使一部分气管、主支气管已受侵的胸中上段食管癌患者免去开胸探查，经病理证实其准确率为94.44%，同时可以提高手术切除率及根治率。

6. CT检查　是目前临床分期的主要方法，可客观、准确地显示肿瘤大小、外侵范围和程度，与邻近器官的关系，判断区域淋巴结和远处脏器有无转移，对分期、切除可能的判断、预后的估计均有帮助。T分期的准确率为43.0%～68.0%，N分期的准确率为58.0%～66.0%，M分期的准确率为74.0%～90.0%；对周围组织器官有侵袭的准确率为69.7%，无侵袭的准确率为97.3%。但对早期病灶、微小纵隔及远处淋巴结转移有其局限性。近年来应用螺旋CT实时三维重建成像技术，预测T、N分期的准确率分别为91.6%、83.3%；对气管支气管、主动脉、心包受侵的准确率分别为93.0%、84.0%、95.1%。

7. PET/CT检查　用于术前化放疗后再次分期和疗效评估。PET/CT既可行全身解剖学精确定位，又能根据不同组织器官代谢指标异常进行功能显像，使分期更准确，预测区域淋巴结转移的准确率为48%～92%，对远处转移的特异度为97.0%。

8. 肿瘤标志物检查　目前常用于食管癌辅助诊断、预后判断、放疗敏感度预测和疗效监测的肿瘤标志物有细胞角蛋白片段19（CYFRA21-1）、癌胚抗原（CEA）、鳞状上皮细胞癌相关抗原（SCC）和组织多肽特异性抗原（TPSA）等。上述标志物联合应用可提高中晚期食管癌诊断和预后判断及随访观察的准确度，但目前应用于食管癌早期诊断的肿瘤标志物尚不成熟。

五、鉴 别 诊 断

下列疾病应与食管癌鉴别，特别是各种检查后不能排除肿瘤却又不能确定时，可进行随诊，至少每月复查1次。

1. 贲门失弛缓症　也称为贲门痉挛，是由于迷走神经或食管壁内神经丛退行性病变，或对胃泌素过分敏感，食管蠕动减弱与食管下括约肌（LES）失弛缓，使食物不能正常通过贲门，从而逐渐使食管张力减退、蠕动减弱及食管扩张的一种疾病。其主要特征是食管缺乏蠕动，食管下括约肌高压和对吞咽动作的松弛反应减弱。患者多为年轻女性，一般病程较长，间歇性发作，时轻时重，非进行性发展。临床表现为吞咽困难、胸骨后疼痛、食物反流，用解痉药常能使症状缓解，有时食物反流可导致误吸入气管引起咳嗽、肺部感染。X线检查可见食管下端呈光滑鸟嘴状或漏斗状狭窄，边缘光滑，吸入亚硝酸异戊酯后贲门渐扩张，可使钡剂顺利通过。内镜活组织检查无肿瘤证据可用于鉴别。

2. 食管静脉曲张　为肝硬化患者常见临床表现。患者常有门静脉高压症的其他体征，X线检查可见食管下段黏膜皱襞增粗、迂曲，或呈串珠样充盈缺损。严重的静脉曲张在透视下可见食管蠕动减弱，钡剂通过缓慢。但管壁仍柔软，伸缩性也存在，无局部狭窄或阻塞，食管镜检查可进一步鉴别。

3. 食管憩室　食管壁的一层或全层局限性膨出，形成与食管腔相通的囊袋，称为食管憩室。其可以发生在食管的任何部位，较常见的为牵引性憩室，初期多无症状，以后可表现为不同程度的吞咽困难及反流，于饮水时可闻"含漱"声响，有胸闷或胸骨后灼痛、烧心或进食后异物感等症状。发生在食管中段的憩室，患者的吞咽障碍及胸骨后疼痛等症状常明显，但吞咽困难较少见。因食物长期积存于憩室内患者可有明显口臭，有时因体位变动或夜间睡眠可发生憩室液体误吸、呛咳和肺部感染等。X线多轴透视或气钡双重对比造影检查可显示憩室。食管憩室有发生癌变的可能，故在诊断食管憩室时应避免漏诊肿瘤。

4. 食管结核　在临床上极为少见。食管结核分为原发性和继发性两种类型。原发性食管结核指结核杆菌直接侵入食管黏膜，结核病灶以食管结核为主，身体其他部位无明显结核病灶；继发性食管结核往往是食管周围及纵隔淋巴结结核直接或间接侵入食管壁引起。临床上一般为继发性，如为增殖性病变或形成结核瘤，则可导致不同程度的阻塞感、吞咽困难或疼痛。青壮年患者多见，平均发病年龄小于食管癌，病程进展慢。患者常有结核病史，OT试验阳性，有结核中毒症状，内镜活检有助于鉴别。食管造影有三种表现：①食管腔内充盈缺损及溃疡，病变段管腔稍窄，管壁稍僵硬，龛影较大而明显、边缘不整，周围充盈缺损不明显；②食管一侧壁充盈缺损，为食管周围的纵隔淋巴结结核形成的肿块压迫食管腔并侵及食管壁所致；③食管瘘形成，表现为食管壁小的突出的钡影，像一小龛影，周围无充盈缺损，多为纵隔淋巴结结核而并发淋巴结食管瘘。最后有赖于食管细胞学或食管镜检查而明确诊断。目前国内食管结核罕见。

5. 食管炎　临床最常见的是胃酸反流引起的反流性食管炎。有类似早期食管癌的刺痛或烧灼痛，X线检查可见黏膜纹理粗乱，食管下段管腔轻度狭窄，有钡剂潴留现象，部分病例可见黏膜龛影。对不易确诊的病例，应进行食管细胞学或食管镜检查。

6. 食管良性狭窄　食管狭窄（stenosis of the esophagus）可由良性及恶性疾病引起。食管良性狭窄分为先天性与后天性两种，在狭窄部位的上方伴有食管扩张和肥厚。先天性较为少见，多在幼年时发现。后天性食管良性狭窄多有吞酸、碱化学物质灼伤史，X线检查可见食管狭窄，黏膜皱襞消失，管壁僵硬，狭窄与正常食管段逐渐过渡。长期的反流性食管炎可引起瘢痕狭窄，一般位于食管下段。临床上要警惕在长期炎症基础上发生癌变的可能。与食管恶性肿瘤的鉴别主要靠内镜及活检。

7. 食管良性肿瘤　很少见，在食管肿瘤中仅占1%，发病年龄较食管癌小，症状进展缓慢，病期长。在食管良性肿瘤中最常见的是食管平滑肌瘤，约占90%，此外尚有起源于黏膜层和黏膜下层的息肉、脂肪瘤、纤维脂肪瘤、乳头状瘤等。食管平滑肌瘤多见于中年男性。平滑肌瘤多位于食管下段和中段，绝大多数为单发性。典型病例吞咽困难症状轻、进展慢，食管镜检查可见表面黏膜光滑的隆起肿物，圆形或"生姜"样壁在性充盈缺损，表面黏膜展平呈"涂抹征"，但无溃疡。局部管腔扩张正常，有时内镜下可见隆起于正常黏膜下的圆形肿物，在食管蠕动时可见黏膜下"滑动"现象。有时与生长在一侧壁、主要向黏膜下扩展的表面黏膜改变轻微的食管癌不易区别，但后者在内镜下见不到"滑动"。食管良性肿瘤的详细内容参见第二十九章。

8. 食管肉瘤　食管平滑肌肉瘤是源于间叶组织的恶性肿瘤，约占消化道肉瘤的 8%，约占食管恶性肿瘤的0.5%。按组织学特点，食管肉瘤包括平滑肌肉瘤、纤维肉瘤、横纹肌肉瘤、骨肉瘤和免疫缺陷患者的卡波西肉瘤等。其中纤维肉瘤最多见，占食管肉瘤的半数，食管肉瘤大体分型有两种：一种为息肉型，另一种为浸润型。息肉型在食管腔内可见结节状或息肉样肿物，肿物周界清楚、隆起、外翻。中央有溃疡，溃疡面高低不平，肿物也向腔外突出。X线表现：息肉型在食管腔明显扩张，腔内有巨大肿块时，呈多数大小不等的息肉样充盈缺损，黏膜破坏中有龛影，钡流不畅，食管受压移位。管腔外常见软组织肿块影，很像纵隔肿瘤，但食管造影时可见该肿块与食管壁相连而明确诊断。浸润型的X线表现与食管癌相似。更多的食管肉瘤相关内容详见第二十八章。

9. 食管外压改变　指食管邻近器官异常所致的压迫和吞咽障碍。某些疾病如肺癌纵隔淋巴结转移、纵隔肿瘤、纵隔淋巴结炎症等可压迫食管造成部分或严重管腔狭窄，产生严重吞咽困难症状，有时可被误诊为食管癌。食管钡餐造影常可排除食管本身疾病。

10. 癔球症　指主观上有某种说不清楚的东西或团块在咽底部环状软骨水平处，引起胀满、受压或阻塞等不适感。本病属于功能性疾病，发病与精神因素有关，多见于青年女性。患者常有咽部球样异物感，进食时可消失，常由精神因素诱发。本病实际上并无器质性食管病变，内镜检查可与食管癌鉴别。

11. 缺铁性假膜性食管炎　患者多为女性，除吞咽困难外，可伴有小细胞低色素性贫血、舌炎、胃酸缺乏和反甲等表现。补充铁剂后，症状可较快改善。

12. 食管周围器官病变　如纵隔肿瘤、主动脉瘤、甲状腺肿大和心脏增大等。除纵隔肿瘤侵入食管外，X线钡餐检查可显示食管有光滑的压迹，黏膜纹正常。

第二节　食管癌的临床分期

一、食管癌的分段

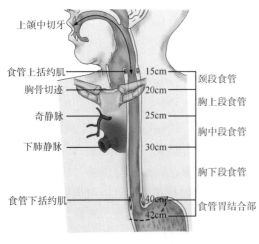

图5-1　食管分段及食管胃结合部

食管癌可分为颈段、胸段，后者又分为胸上段、胸中段、胸下段，胸下段食管癌与食管胃结合部癌有许多相似性，临床研究常将其归为一类（图5-1，见彩图39）。

1. 颈段食管　上接下咽，向下至胸骨切迹平面的胸廓入口，前邻气管，两侧与颈血管鞘毗邻，后面是颈椎，内镜检查距门齿15～20cm。

2. 胸上段食管　上自胸廓入口，下至奇静脉弓下缘水平，其前方由气管、主动脉弓及分支和大静脉包绕，后面为胸椎。内镜检查距门齿20～25cm。

3. 胸中段食管　上自奇静脉弓下缘，下至下肺静脉水平，前方是两个肺门之间结构，左邻胸降主动脉，右侧是胸膜，后方为胸椎。内镜检查距门齿25～30cm。

4. 胸下段食管及食管胃结合部　上自下肺静脉水平，向下终于胃，内镜检查距门齿30～40cm。由于这是食管的末节，包括了食管胃结合部（esophagogastric junction, EGJ），前邻心包，后邻脊椎，左为胸降主动脉，右为胸膜。该段食管穿越膈肌，在腹腔走行距离长短不一，在某些情况如食管裂孔疝时，腹段食管可消失，故腹段食管包括在胸下段食管中。

食管胃结合部癌，也称为贲门癌。新版TNM分期（AJCC 第8版）对其定义进行了更改：若肿瘤累及食管胃结合部，肿瘤中心在食管胃结合部食管侧者或在胃侧2cm以内者，按食管癌TNM标准分期；若肿瘤中心位于近端胃2cm以外，按胃癌TNM标准分期；若肿瘤中心虽在近端胃2cm以内，但未累及食管胃结合部，按胃癌的TNM标准分期。

二、食管癌的分期

目前食管癌的分期采用AJCC公布的2017年食管癌国际TNM分期标准第8版，见表5-1。

表5-1　食管癌TNM分期（AJCC 2017第8版）

分类	标准
T（原发肿瘤）分期	
Tx	原发肿瘤不能确定
T0	无原发肿瘤证据
Tis	高级别异型增生（HGD）
T1	肿瘤侵犯黏膜固有层、黏膜肌层或黏膜下层
T1a	肿瘤侵犯黏膜固有层或黏膜肌层
T1b	肿瘤侵犯黏膜下层
T2	肿瘤侵犯食管肌层
T3	肿瘤侵犯食管纤维膜
T4	肿瘤侵犯食管周围结构
T4a	肿瘤侵犯胸膜、心包、奇静脉、膈肌或腹膜，部分可手术切除
T4b	肿瘤侵犯其他邻近结构，如主动脉、椎体或气管，不能手术切除
N（区域淋巴结）分期	
Nx	区域淋巴结转移不能确定
N0	无区域淋巴结转移
N1	1～2个区域淋巴转移
N2	3～6个区域淋巴结转移
N3	≥7个区域淋巴结转移
注：必须将转移淋巴结数目与清扫淋巴结总数一并记录	

分类	标准
M（远处转移）分期	
M0	无远处转移
M1	有远处转移
G（肿瘤分化程度）分期	
腺癌	
Gx	分化程度不能确定
G1	高分化癌：＞95%肿瘤细胞为分化较好的腺体组织
G2	中分化癌：50%～95%肿瘤细胞为分化较好的腺体组织
G3	低分化癌：肿瘤组织由巢状或片状细胞构成，其中有腺体形成的细胞＜50%
鳞状细胞癌	
Gx	分化程度不能确定
G1	高分化癌：有明显的角化珠结构和少量非角质化基底样细胞成分，肿瘤细胞排列成片状，有丝分裂少
G2	中分化癌：有各种不同的组织学特征，从角化不全到低度角化，通常无角化珠形成
G3	低分化癌：由基底样细胞形成的大小不一的巢样结构，通常伴有中心坏死，巢主要由片状或铺路石样肿瘤细胞组成，偶可见少量角化不全或角质化细胞

三、第8版食管癌TNM分期的主要修订内容

（1）第7版食管癌分段以肿瘤上缘所在位置为依据；第8版将食管癌分段改为以肿瘤的中心位置（L）分上、中、下段，上段＝颈段＋胸上段，中段＝胸中段，下段＝胸下段＋腹段（图5-1）。肿瘤中心点是根据肿瘤的上下边界测量值确定的，因此也测量到肿瘤累及的整体长度，这对于患者诊疗计划的精准制订至关重要。

（2）在食管胃结合部肿瘤方面，第8版对其划分位置做了更新，具体的定义同上（图5-1）。

（3）T分期的修改：第8版T分期主要在T4a分期的原有基础上增加了肿瘤对腹膜的直接侵袭。

（4）N分期的修改：第8版N分期主要针对区域淋巴结做了相应的修改。第7版食管癌区域淋巴结存在将部分仅属于肺的区域淋巴结标注为食管区域淋巴结的问题。第8版将仅属于肺的引流淋巴结（第11～14组）去除，同时对部分区域淋巴结的准确定义进行了修订：区域淋巴结定义为从食管上括约肌到腹腔动脉在外膜或食管组织中发现的任何节点，新版本中被分成18个站点，包括组织学亚型锁骨上淋巴结（1L站和1R站）和腹腔淋巴结（20站）（图5-2，见彩图40）。另外，有一点需要特别注意，虽然锁骨上淋巴结在第8版TNM分期中被归为区域淋巴结，但最近，Numata Y等的研究认为颈段食管癌患者的锁骨上淋巴结不应被归为区域淋巴结，因为出现锁骨上淋巴结转移患者的预后很差。

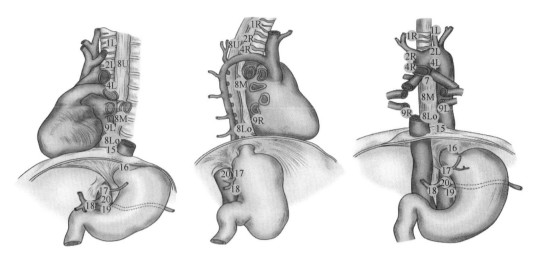

图5-2　食管癌区域淋巴结

（5）M分期的修改：M分期未做明显变动。

（6）G分期的修改：肿瘤组织学分级对早期癌症的病理阶段分组具有重要意义，第8版按照3级亚分类（G1～3）进行区分，删除了第7版原有的G4（未分化癌），并要求对未分化癌进行进一步的病理分析以明确其组织细胞类型。如果能证实为腺体起源，则属于G3期腺癌；如果能证明为鳞状细胞来源或经过进一步分析仍无法判断细胞类型，则归为G3期鳞状细胞癌。

（7）第8版新增新辅助治疗后手术切除的病理分期系统ypTNM，腺癌和鳞状细胞癌共用相同的ypTNM分期系统。

（8）第8版分期系统增加了独立的治疗前临床分期cTNM，腺癌和鳞状细胞癌有各自独立的cTNM分期系统。

（9）第8版对食管癌的pTNM分期进行了修改：第7版的ⅢC期被去除，Ⅳ期进一步分组为ⅣA和ⅣB。

总之，在第7版食管癌TNM分期的基础上，第8版TNM分期进行了多项重大的修订，第8版重点关注了食管癌治疗前准确分期和淋巴结转移的预后意义、早期肿瘤治疗的合理性及诱导治疗的重要性。

附：第8版AJCC食管癌TNM分期（附表5-1～附表5-5）

附表5-1　食管鳞状细胞癌及其他非腺癌病理TNM分期（pTNM）

TNM分期	T分期	N分期	M分期	G分期	肿瘤部位
0	Tis（HGD）	N0	M0		任何部位
ⅠA	T1a	N0	M0	Gx，G1	任何部位
ⅠB	T1a	N0	M0	G2，G3	任何部位
	T1b	N0	M0	任何级别	任何部位
	T2	N0	M0	G1	任何部位

续表

TNM分期	T分期	N分期	M分期	G分期	肿瘤部位
ⅡA	T2	N0	M0	Gx，G2，G3	任何部位
	T3	N0	M0	任何级别	下段
ⅡB	T3	N0	M0	G2，G3	中上段
	T3	N0	M0	Gx	任何部位
	T3	N0	M0	任何级别	X
	T1	N1	M0	任何级别	任何部位
ⅢA	T1	N2	M0	任何级别	任何部位
	T2	N1	M0	任何级别	任何部位
ⅢB	T2	N2	M0	任何级别	任何部位
	T3	N1～2	M0	任何级别	任何部位
	T4a	N0～1	M0	任何级别	任何部位
ⅣA	T4a	N2	M0	任何级别	任何部位
	T4b	N0～2	M0	任何级别	任何部位
	任何级别	N3	M0	任何级别	任何部位
ⅣB	任何级别	任何级别	M1	任何级别	任何部位

注：肿瘤部位按肿瘤的中心在食管的位置界定（分上、中、下段，上段=颈段+胸上段；中段=胸中段；下段=胸下段+腹段）；X指肿瘤部位不确定。

附表5-2 食管腺癌/食管胃结合部腺癌病理TNM分期（pTNM）

TNM分期	T分期	N分期	M分期	G分期
0	Tis（HGD）	N0	M0	
ⅠA	T1a	N0	M0	Gx，G1
ⅠB	T1a	N0	M0	G1
	T1b	N0	M0	Gx，G1，G2
ⅠC	T1	N0	M0	G3
	T2	N0	M0	G1，G2
ⅡA	T2	N0	M0	Gx，G3
ⅡB	T1	N1	M0	任何级别
	T3	N0	M0	任何级别
ⅢA	T1	N2	M0	任何级别
	T2	N1	M0	任何级别
ⅢB	T2	N2	M0	任何级别
	T3	N1～2	M0	任何级别
ⅣA	T4a	N0～1	M0	任何级别
	T4a	N2	M0	任何级别
	T4b	N0～2	M0	任何级别
	任何级别	N3	M0	任何级别
ⅣB	任何级别	任何级别	M1	任何级别

注：HGD，高级别异型增生。

附表5-3　食管鳞状细胞癌临床TNM分期（cTNM）

分期	TNM
0	Tis（HGD）N0M0
I	T1N0 ～ 1M0
Ⅱ	T2N0 ～ 1M0
	T3N0M0
Ⅲ	T3N1M0
	T1 ～ 3N2M0
Ⅳ A	T4N0 ～ 2M0
	任何 TN3M0
Ⅳ B	任何 T 任何 NM1

附表5-4　食管腺癌/食管胃结合部腺癌临床TNM分期（cTNM）

分期	TNM
0	Tis（HGD）N0M0
I	T1N0M0
Ⅱ A	T1N1M0
Ⅱ B	T2N0M0
Ⅲ	T2N1M0
	T3N0 ～ 1M0
	T4aN0 ～ 1M0
Ⅳ A	T1 ～ 4aN2M0
	T4bN0 ～ 2M0
	任何 TN3M0
Ⅳ B	任何 T 任何 NM1

附表5-5　食管癌新辅助治疗后病理TNM分期（ypTNM）

分期	TNM
I	T0 ～ 2N0M0
Ⅱ	T3N0M0
Ⅲ A	T0 ～ 2N1M0
Ⅲ B	T3N1M0
	T0 ～ 3N2M0
	T4aN0M0
Ⅳ A	T4aN1 ～ 2M0
	T4bN0 ～ 2M0
	任何 TN3M0
Ⅳ B	任何 T 任何 NM1

注：食管鳞状细胞癌与食管腺癌/食管胃结合部腺癌ypTNM分期相同。

第三节 食管癌的病情评估及疗效评价

许多食管癌患者在治疗前病情没有得到充分的评估，导致诊疗不规范，其中部分患者治疗前选择的检查方法不合理，导致术前TNM分期不准确，进而导致治疗不规范。临床医生在对食管癌患者治疗前必须对病情进行认真、仔细的分期和风险评估。

一、TNM 分 期

1. TNM分期的意义 TNM分期为国际统一认可，准确的分期对食管癌患者的治疗和预后判断极其重要，不但可以很好地指导治疗方案的选择，还可用于治疗效果的比较、预后的判断。准确的食管癌TNM分期，能使个体化治疗针对性更强，有利于将来诊断模型和预后模型的建立。国内外一致建议食管癌的分期采用2017年AJCC的第8版TNM分期。根据新版TNM分期主要有术后病理TNM（pTNM）分期、治疗前临床TNM（cTNM）分期和新辅助治疗后病理TNM（ypTNM）分期。其中，cTNM分期为治疗前的病情评估，主要基于体格检查、充分且适当的影像学评估，准确的cTNM分期有利于选择恰当的方案。pTNM分期为术后根据病理报告结果的诊断，有利于对个体预后精确预测。一般而言，pTNM分期较cTNM分期更加准确。而对于不能耐受手术或中晚期肿瘤患者，新版分期提出的ypTNM分期方案有助于临床更准确地评估疗效，有更实际的临床应用价值。

2. TNM分期的影像学检查 2013年美国胸外科医师协会（STS）发布了局部食管癌诊断与治疗的临床实践指南，该指南对TNM分期采用检查方法，对于早期食管癌分期，建议选用胸部CT或PET/CT检查；对于局部晚期食管癌分期，建议选用胸部及腹部CT检查，推荐进行PET/CT检查。结合目前影像学的进展，对局部晚期食管癌，推荐有条件的患者进行PET/CT检查。在实际工作中，TNM分期常常很不充分，主要与术前检查方法的选择有关。为了更准确地进行术前分期，建议如下：初始分期行胸腹CT增强检查，并进行多平面重建，有利于判定是否转移；对T1期食管癌或高度异型增生结节，内镜下切除后仔细分期以判断浸润深度；对食管、食管胃结合部肿瘤，建议采用超声内镜检查（EUS）以进一步分期，EUS对黏膜疾病的分期意义不大；评估食管和食管胃结合部肿瘤也可采用PET/CT联合EUS或CT联合EUS；下段食管癌和食管胃结合部肿瘤患者，根据病情需要可选择腹腔镜检查，但是选用腹腔镜检查的争议较大。

治疗前的TNM准确分析对以后的治疗影响很大，临床TNM的确定基于互补的成像模式，包括超声食管胃十二指肠镜/内镜，超声内镜和细针抽吸，胸部、腹部和骨盆CT，以及全身PET/CT。另外，骨核素扫描、食管MRI、PET/MRI等检查方法也可以选择。

3. 食管胃结合部癌 在新版分期中，食管胃结合部癌的Siewert分型不再使用。第8版对食管胃结合部癌进行了重新归类，新分期中定义，当肿瘤中点距离贲门不超过2cm时，依据食管癌分期；当肿瘤中点距离贲门远端2cm以外时，依据胃癌分期。这种按照距离测量的分类方法仍存在争议，需要通过基因分析从细胞起源的角度进一步考究。这势必会影响其治疗模式，尤其是不同学科治疗模式的选择。

二、术前风险评估

术前进行风险评估，必须进行详细的术前检查，包括血常规、尿常规、便常规检查，血液生化检查，影像学检查，内镜检查及心肺功能检查等。检查的目的是充分掌握食管癌患者的病情和重要器官的功能，这些术前检查不仅有利于术前风险评估，而且有利于术前更准确地进行分期。应在仔细询问既往史和现病史的基础上进行重要器官的风险评估，包括心血管系统疾病、呼吸系统疾病、肝肾功能等风险评估。更详细的内容参见食管癌的外科治疗章节。

三、放化疗前后风险评估

相对而言，放化疗前的风险评估要求较术前风险评估宽松。放化疗前后的风险评估具有自身的特点，对患者生活质量的评估是其重点之一。

四、营养状况评估

所有食管癌患者均应进行营养状况的评估。食管癌患者确诊时常为晚期，营养不良的发生率较高，进行治疗前需要进行营养风险筛查，有利于提高对治疗的耐受性，特别是能进行手术的患者，可减少治疗相关并发症。给予抗肿瘤治疗的食管癌患者，若存在营养储备和组织修复能力欠佳等问题，可能会加重营养不良。在此基础上，给予营养支持治疗，有利于提高患者的生活质量，甚至延长生命，因此，进行治疗前的营养风险筛查与评估是必要的。营养风险筛查是临床医护人员用来判断肿瘤患者是否需要进一步进行全面营养评定和制订营养治疗计划的一种快速、简便的方法。营养评估是由营养专业人员对患者的营养代谢、机体功能等进行的全面检查和评估，用于制订营养治疗计划，须考虑适应证和可能的副作用。

食管癌患者的营养状况评估需要结合病史、体格检查、实验室检查、人体指标测量、机体功能等多方面进行综合判断。

五、病情评估及推荐的证据类别和推荐等级

1. 证据类别

Ⅰa：从随机对照试验（RCT）的荟萃分析获得的证据。

Ⅰb：从至少一项随机试验中获得的证据。

Ⅱa：从至少一项设计良好的对照但未随机研究中获得的证据。

Ⅱb：从至少一项设计良好的其他类型的准试验研究中获得的证据。

Ⅲ：从设计良好的描述性研究如对照研究、相关性研究和病例研究中获得的证据。

Ⅳ：从专家委员会报告、意见和权威专家的临床经验中获得的证据。

2. 推荐等级　按证据水平对推荐进行分级。

A级：至少有一项涉及推荐项目的高质量RCT。

B级：有涉及推荐的非随机的临床试验。

C级：第Ⅳ类证据，但缺乏直接的临床试验证据。

六、治疗效果评价

实体瘤治疗效果评价临床上多采用RECIST 1.1标准，目前较少参照WHO疗效评价标准。

（一）RECIST疗效评价标准

1. 靶病灶的评价　靶病灶为非淋巴结，取最长径；靶病灶为淋巴结，取最短径。

（1）完全缓解（CR）：所有靶病灶消失，全部病理淋巴结（包括靶结节和非靶结节）短径必须减少至小于10mm。

（2）部分缓解（PR）：靶病灶最长径之和比基线水平至少减少30%。

（3）疾病进展（PD）：以整个试验研究过程中所有测量的靶病灶长径之和的最小值为参照，长径之和较最小值增加至少20%（如果基线测量值最小，就以基线值为参照）；除此之外，必须满足长径之和的绝对值增加至少5mm（出现一个或多个新病灶也视为疾病进展）。

（4）疾病稳定（SD）：靶病灶减小的程度未达到PR，靶病灶增加的程度也未达到PD，介于两者之间，研究时以长径之和的最小值作为参考。

2. 非靶病灶的评价

（1）完全缓解（CR）：所有非靶病灶消失且肿瘤标志物恢复至正常水平。所有淋巴结为非病理尺寸大小（短径＜10mm）。

（2）未完全缓解/稳定（IR/SD）：存在一个或多个非靶病灶和（或）持续存在肿瘤标志物超出正常水平。

（3）疾病进展（PD）：已存在的非靶病灶出现明确进展（出现一个或多个新病灶也视为疾病进展）。

3. 最佳整体疗效的评价　是从试验开始至试验结束的最佳疗效记录，同时要把任何必要条件考虑在内以便于确认。患者的最佳疗效反应主要依赖靶病灶和非靶病灶的结果及新病灶的表现情况。此外，还依赖于试验性质、方案要求及结果衡量标准。

上述为简单描述，具体详细的描述参见RECIST 1.1疗效评价标准。

（二）放化疗后的术后病理评价标准

放化疗后的术后病理评价标准参见第四章。

（吴　昊　李　萍）

参 考 文 献

陈天武，曹金明，2021. 食管和食管-胃交界部癌AJCC第八版TNM分期指南更新解读. 西部医学，33（4）：473-477.

傅剑华，谭子辉，2016. 食管癌的分期策略. 临床外科杂志，24（7）：521-523.

国家卫生健康委员会，2019. 食管癌诊疗规范（2018年版）. 中华消化病与影像杂志（电子版），9（4）：158-192.

李国仁，2019. 精准医学时代食管癌分期的研究进展和展望. 中华胸部外科电子杂志，6（4）：258-264.

李浩淼，孙海波，郑燕，等，2107. AJCC/UICC第八版食管及食管胃交界部癌TNM分期解读及中文版主要内容. 中国胸心血管外科临床杂志，24（2）：87-92.

刘连科，束永前，2015. 实用食管肿瘤诊疗学. 北京：科学出版社.

张贺龙，刘文超，2015. 临床肿瘤学. 西安：第四军医大学出版社.

张强，黄国忠，陈豪，等，2021. 术前支气管镜检查在食管癌手术中的临床应用价值. 莆田学院学报，28（2）：19-21.

中国临床肿瘤学会指南工作委员会，2020. 中国临床肿瘤学会（CSCO）食管癌诊疗指南. 北京：人民卫生出版社.

中华医学会消化内镜学分会，中国抗癌协会肿瘤内镜专业委员会，2015. 中国早期食管癌筛查及内镜诊治专家共识意见（2014年，北京）. 胃肠病学，20（4）：220-240.

Amin MB，Edge SB，Greene FL，et al.，2017. AJCC Cancer Staging Manual. 8th ed. New York：Springer.

Betancourt-Cuellar SL，Benveniste MFK，Palacio DP，et al.，2021. Esophageal cancer：tumor-node-metastasis staging. Radiol Clin North Am，59（2）：219-229.

di Pietro M，Canto MI，Fitzgerald RC，2018. Endoscopic management of early adenocarcinoma and squamous cell carcinoma of the esophagus：screening，diagnosis，and therapy. Gastroenterology，154（2）：421-436.

Liu K，Zhao T，Wang J，et al.，2019. Etiology，cancer stem cells and potential diagnostic biomarkers for esophageal cancer. Cancer Lett，458：21-28.

Numata Y，Abe T，Higaki E，et al.，2022. Should the supraclavicular lymph nodes be considered regional lymph nodes in cervical esophageal cancer? Ann Surg Oncol，29（1）：616-626.

Varghese TK Jr，Hofstetter WL，Rizk NP，et al.，2013. The society of thoracic surgeons guidelines on the diagnosis and staging of patients with esophageal cancer. Ann Thorac Surg，96（1）：346-356.

第六章

食管癌的远处转移

据统计，2018年我国食管癌的发生率及死亡率均高于世界平均水平，且我国70%的食管癌患者就诊时已属中晚期，失去了根治性手术机会。晚期食管癌易发生远处转移，常见的转移部位有肝脏、远处淋巴结、肺、骨、脑等。Wu SG等对1470例有完整数据供分析的食管癌伴远处转移患者进行研究，其中1096例（74.6%）为食管腺癌（AC）患者，374例（25.4%）为食管鳞状细胞癌（SCC）患者，共观察到2243个远处转移部位，肝脏是最常见的远处转移部位（727个，32.4%），其次是远处淋巴结（637个，28.4%）、肺（459个，20.5%）、骨（344个，15.3%）和脑（76个，3.4%）。另外，Wu SG等还发现AC与SCC在发生远处转移上存在差别。与SCC患者相比，AC患者更有可能发生脑转移和肝转移，而肺转移的可能性较小。AC和SCC在远处淋巴结或骨转移上未见明显差别。远处转移也是食管癌治疗失败的主要原因。食管癌发生转移的部位不同，在处理上均有其独特的方法。

在食管癌远处转移的诊断上一般结合三方面信息综合判断：①病史及临床表现；②实验室和影像学检查；③组织病理学诊断。其中，组织病理学诊断是诊断的金标准。在诊断思路上始终要注意结合这三方面综合考虑。治疗思路上考虑分为全身治疗和局部治疗，全身治疗主要是化学治疗、生物治疗、靶向治疗、免疫治疗、支持治疗；局部治疗主要有手术治疗、放射治疗、消融治疗等。

第一节　食管癌的肺转移

一、诊　　断

（一）临床表现

转移性肺癌大多为遍布两侧肺的多发性病灶，大小不一，密度均匀，约2/3患者没有明显的由肺部转移性病灶引发的症状，约1/3患者严重时会有以下症状。

1. 咳嗽　是最常见的症状，食管癌肺转移所致的咳嗽可能与支气管黏液分泌的改变、阻塞性肺炎、胸膜侵犯、肺不张及其他合并症有关。肿瘤病灶较大时可刺激支气管，产生类似异物刺激引起的咳嗽，典型表现为阵发性刺激性干咳，与原发性肺癌引起的咳嗽不易区分，一般止咳药不易控制。肿瘤病灶较小时，咳嗽多不明显，甚至无咳嗽。

2. 痰中带血或咯血 是食管癌肺转移的常见症状。由于肿瘤组织血供丰富、质地脆，剧烈咳嗽导致血管破裂而出血，咯血可能是由肿瘤局部坏死或血管受侵犯而引起。咯血的特征为间断性或持续性、反复少量的痰中带血丝，或少量咯血，偶因较大血管破裂或肿瘤破溃入支气管与肺血管而导致难以控制的大咯血。

3. 胸闷、胸痛 约10%的患者有胸闷症状，多见于本身患有呼吸系统基础病，特别是肺功能较差的患者。引起胸闷、呼吸困难的主要原因：①食管癌发生肺部及其他部位多发转移，如纵隔淋巴结广泛转移，压迫气管、隆嵴或主支气管时，可出现气急甚至窒息症状。②胸膜、心包转移，大量胸腔积液时压迫肺组织并使纵隔严重移位，或有心包积液时，也可出现胸闷、气急、呼吸困难，抽液后症状可缓解。③呼吸系统本身存在基础病，包括阻塞性肺炎、肺不张、上气道阻塞、自发性气胸及慢性肺疾病。

以胸痛为首发症状者约占25%，常表现为胸部不规则的隐痛或钝痛。病灶侵犯壁层胸膜或胸壁，会引起尖锐而断续的胸膜性疼痛，若继续发展，则转变为固定部位的刺痛。难以定位的轻度胸部不适有时与病灶侵犯纵隔或累及血管、支气管周围神经有关，恶性胸腔积液患者有25%诉胸部钝痛。

4. 胸腔积液 积液量少于0.3L时症状多不明显；若超过0.5L，患者可感到胸闷，体格检查时局部叩击呈浊音，呼吸音减低。积液量多时，两层胸膜被积液隔开，不再随呼吸摩擦，胸痛缓解，体格检查示胸膜摩擦感（音）消失，但呼吸困难会逐渐加重。若积液进一步增大，纵隔脏器受压，患者会出现明显的心悸及呼吸困难。

5. 肺部感染 食管癌患者免疫力低下，食管癌肺部转移会导致气道分泌物排出不畅，降低气道内部纤毛运动，或并发肺不张等，易发生肺部感染，表现为呼吸困难、体温变化、咳嗽、痰量增多与痰液性状改变。

（二）实验室检查

1. X线检查 通过X线检查可以了解转移性肺部病灶的部位和大小，X线片上可以表现为单个、数个或数十个肺部结节，结节病灶分布在下肺叶较上肺叶多；部分转移性肺癌病灶表现为粟粒型。可以看到由支气管阻塞引起的局部肺气肿、肺不张或病灶邻近部位的浸润性病变或肺部炎性改变。

2. CT检查 胸部CT扫描在诊断食管癌中的作用众说不一，但对食管癌的分期、切除可能的判断、预后的估计有明确帮助。单发转移性肺癌胸部CT表现为边缘光滑或浅分叶，周边一般没有子病灶，部分转移性肺癌病灶表现为粟粒型。胸部CT片亦可见胸膜结节及胸腔积液。

3. PET/CT检查 是利用正电子核素标记葡萄糖等代谢物作为显像剂，通过病灶对显像剂的摄取来反映其代谢变化，从而为临床提供疾病的生物代谢信息。代谢显像是早期诊断恶性肿瘤最灵敏的方法之一。如发现肺部单发结节，PET显示代谢明显活跃，则提示为恶性病变。若无代谢增高表现，提示良性病变可能性大，手术的选择就要慎重。PET/CT对于判断食管癌全身转移发生的情况，判断病情分期和预后有极大帮助；对判断肺部结节病灶的良、恶性有极大帮助。

4. 肿瘤标志物检查 食管癌肺部转移的肿瘤标志物的特点与食管癌本身更加接近，

并不因为病灶发生在肺部而与呼吸系统特点一致。肿瘤标志物水平增高的往往是CEA、CA199、CA724等。

（三）组织病理学检查

1. CT引导下穿刺活检 肺部病灶发生在肺部外带时可以行CT引导下穿刺活检。

2. 纤维支气管镜检查 通过支气管镜可直接观察支气管内膜及管腔的病变情况，可取肿瘤组织供病理学检查，或吸取支气管分泌物做细胞学检查，以明确诊断和判定组织学类型。也可行经支气管肺活检（transbronchial lung biopsy，TBLB）及经支气管针吸活检（transbronchial needle aspiration，TBNA），组织取材部位可以是紧邻气管的气管外病灶或淋巴结。

3. 纵隔镜检查 主要用于伴有纵隔淋巴结转移、不适合行外科手术治疗而其他方法又不能获得病理学诊断的患者。纵隔镜检查观察气管旁、气管支气管角及隆嵴下等部位的肿大淋巴结，用特制活检钳解剖剥离取得淋巴结组织送病理学检查。

二、治 疗

基于前文提到的晚期恶性肿瘤是全身性疾病，所以在食管癌肺转移时优先选择全身治疗，在全身治疗的基础上，根据具体情况联合局部治疗。

（一）全身治疗

1. 化疗 手术和放疗是食管癌的主要治疗方法，但是在食管癌肺部转移的情况下，化疗占有更加重要的地位。常用的方案包括顺铂联合氟尿嘧啶类药物、紫杉醇联合铂类药物、奥沙利铂联合氟尿嘧啶类药物；对于体质状况良好的患者，一线治疗也可以考虑紫杉类药物联合铂类及氟尿嘧啶类药物的三药联合方案。对于人表皮生长因子受体2（HER-2）阳性的食管腺癌患者，一线治疗可在顺铂+氟尿嘧啶类药物的基础上联合曲妥珠单抗。既往经典的药物博来霉素（BLM）、长春地辛（VDS）、甲氨蝶呤（MTX）等，现在较少使用。

2. 靶向治疗 在数量不多的食管鳞状细胞癌的研究中发现，给予西妥昔单抗联合顺铂+氟尿嘧啶（5-FU）（32例）或给予顺铂+5-FU（30例）一线治疗转移性食管鳞状细胞癌患者的客观缓解率（ORR）分别为19%和13%（$P=0.73$），疾病控制率（DCR）分别为75%和57%（$P=0.18$），中位无进展生存期（PFS）分别为5.9个月和3.6个月（$P=0.21$），中位OS分别为9.5个月和5.5个月（$P=0.32$）。西妥昔单抗联合顺铂+5-FU治疗组患者较顺铂+5-FU治疗组患者的中位OS和中位PFS均有延长，可以尝试靶向治疗与化疗联合以提高治疗效果。

3. 免疫治疗 在中国临床肿瘤学会（CSCO）发布的《中国临床肿瘤学会（CSCO）食管癌诊疗指南2021》中，首次将程序性死亡蛋白-1（PD-1）免疫检查点抑制剂推荐为晚期转移性食管癌的一线治疗。2021年9月3日，基于KEYNOTE-590研究结果，国家药品监督管理局（NMPA）批准帕博利珠单抗联合铂类和氟尿嘧啶类化疗药物用于局部晚期不可切除或转移性食管或食管胃结合部腺癌患者的一线治疗。对于程序性死亡蛋白配体-1（PD-L1）联合阳性评分（CPS）≥5的晚期食管胃结合部腺癌患者，一线治疗可在奥沙利铂＋氟尿嘧啶化疗方案的基础上联合纳武利尤单抗。对于晚期食管鳞状细胞癌患者，一线治疗可在紫杉醇＋顺铂化疗方案的基础上联合卡瑞利珠单抗。

王玉等回顾性分析了46例接受单纯抗PD-1抗体免疫治疗和免疫治疗联合化疗或靶向治疗的复发或转移性晚期食管癌患者的临床资料。所有患者的ORR为13.0%（6/46），DCR为52.2%（24/46），中位PFS为8.63（95%CI 4.04～13.23）个月，中位OS为10.40（95%CI 8.55～12.25）个月。联合治疗可以延长患者的中位OS（11.30个月 vs. 9.27个月，HR=3.15，P=0.025），也可改善中位PFS（8.80个月 vs. 3.30个月，HR=2.45，P=0.046）。因此，结果显示在复发或转移的晚期食管癌患者中，抗PD-1抗体免疫治疗能延长PFS和OS。

4. 支持治疗　食管癌患者因为存在可能的进食障碍，以及肿瘤引起的机体消耗，其营养状态往往很差，所以需要加强营养支持，包括肠道内营养支持和静脉营养支持，注意调整好患者每24h的能量补给和水量补充，注意糖、氨基酸、脂肪乳的配比，维持电解质和微量元素平衡。同时，加强早期监护与干预，注重改善生活习惯，及早戒烟、戒酒。有研究表明，吸烟史不仅增加食管癌风险，也会提高食管癌患者发生肺转移的风险。

5. 抗感染治疗　积极治疗原发病灶。行痰培养及痰涂片检查，根据痰培养细菌检查结果，应用静脉抗生素。并发呼吸功能不全时按呼吸功能不全处理。

6. 镇痛治疗　应用数字分级评分法（NRS）评估患者的疼痛程度，根据三阶梯疼痛治疗原则积极镇痛，并注意动态评估，根据评估结果及时调整镇痛方案。

（二）局部治疗

1. 手术　针对中晚期食管癌或发生肺转移者，治疗原则以手术为主，放疗、化疗为辅。外科手术是治疗食管癌的手段之一，尤其是肺单发转移癌和食管癌术后无癌生存时间（DFI）>24个月的患者。食管癌并发肺部肿块经多种检查和短期诊断性治疗仍未能明确病变性质，恶性病变可能性又不能除外时，应做剖胸探查术，这样既可避免延误病情，又可以尽早明确诊断，并有利于指导下一步治疗。食管癌明确肺部转移，病灶为单个结节者可以选择手术治疗。若原发肿瘤经治疗已得到控制，无局部复发，身体其他部位经各种检查又未发现转移病灶，全身情况可以承受肺切除术者，应考虑手术治疗。但肺切除术的范围应尽量保守，一般仅行楔形或肺段肺叶切除术。有的病例转移病变切除后经过数月或数年后，肺部又出现新的孤立性转移病灶，只要其他器官组织仍无转移，则尚可再次行肺切除术。多个病灶的患者不宜手术。

2. 射频消融治疗　Lencioni R等报道的经皮肺穿刺射频消融术（RFA）治疗肺癌的前瞻性多中心临床研究RAPTURE结果显示，2001年7月至2005年12月，来自欧洲、美国和澳大利亚的7个临床试验中心对106例患者共183个肺部肿瘤进行了前瞻性多中心临床试验，其中33例为非小细胞肺癌患者，53例为结直肠癌肺转移患者，20例为其他部位原发性恶性肿瘤肺转移患者，所有患者均不适合外科手术切除和放化疗治疗，故均接受了CT引导下经皮RFA治疗，99%的患者均能顺利完成操作，无治疗相关死亡事件，88%的患者出现完全缓解。非小细胞肺癌RFA后1年和2年生存率分别为92%和73%，其中Ⅰ期非小细胞肺癌2年生存率高达92%。另外，对于肺转移癌，RFA也取得了非常好的疗效，结直肠癌肺转移1年和2年生存率分别为91%和68%；其他恶性肿瘤肺转移1年和2年生存率分别为93%和67%。

3. 放疗 包括两个部分，一是食管癌的原发病灶，二是肺部的转移性病灶。对于一侧或双侧单发的转移性肺癌可以给予放疗，多发转移病灶或弥漫、粟粒样病灶或者胸膜转移者不建议放疗。

4. 内镜治疗 气管、支气管支架置入的主要适应证：①中央气道（包括气管和段以上的支气管）器质性狭窄的管腔重建；②气管、支气管软化症软骨薄弱处的支撑；③气管、支气管瘘口或裂口的封堵。中央气道器质性狭窄的病因包括恶性肿瘤和良性病变两个方面。对于恶性肿瘤导致的气道狭窄，如果已失去手术治疗的时机，可以选择在支气管镜下通过激光、氩气刀（氩等离子体凝固术）、高频电烧灼或冷冻疗法，清除腔内肿瘤组织。如果患者因管壁肿瘤广泛浸润或腔外肿瘤和转移淋巴结压迫出现气道阻塞和呼吸困难，可以选择行气道阻塞部位的临时支架置入。目前认为，恶性气道狭窄是气道内支架置入的适应证。

第二节 食管癌的骨转移

一、诊 断

（一）概述

骨骼是继肺、肝之后晚期恶性肿瘤容易发生远处转移的部位，60%～80%的恶性肿瘤患者伴有骨转移，随着晚期肿瘤患者的生存期延长，骨转移及骨相关事件（skeletal related event，SRE）的发生率也随之增加。食管癌骨转移在临床上经常会遇见。对于食管癌发生骨转移的病因和机制，目前仍不清楚。临床研究发现，食管癌骨转移与一些危险因素相关。Qin Y等研究发现，男性、食管中段、有脑转移、无肺转移和无肝转移是骨转移的主要独立危险因素。高龄、低分化和未分化、脑转移和肝转移是骨转移的主要独立预后因素。与肝、脑和肺等其他转移部位的患者相比，男性食管癌、食管中段癌和脑转移患者更有可能发生骨转移。另外，有研究表明，与转移到其他部位的患者相比，具有骨转移的食管癌患者的OS明显短。

发生骨转移的恶性肿瘤难以治愈，但现代医学水平的发展使得转移性骨肿瘤患者的生存期延长，部分患者（如乳腺癌、肾癌骨转移）生存期可长达2～5年。

（二）临床表现

骨转移早期一般无任何症状，约50%的骨转移患者会出现临床症状，其主要有以下表现：

1. 骨痛 为骨转移最主要的临床症状。肿瘤增大导致骨髓腔内压力增高，当骨髓腔内压力＞6.67kPa时就会出现骨痛，且随病情进展而逐渐加重。肿瘤分泌的前列腺素、

IL-2、TNF等疼痛介质及肿瘤侵犯骨膜、神经、软组织均可导致剧烈疼痛。

2. 病理性骨折　常为骨转移癌的首发症状。

3. 高钙血症　是骨转移的致死原因之一。

另外，广泛骨转移患者还可出现乏力、消瘦、贫血、低热等。

（三）实验室检查

1. ECT　是恶性肿瘤骨转移的初筛诊断方法，不作为转移性骨肿瘤的诊断依据，ECT的假阳性率为33%～40%。

2. X线　是确诊恶性肿瘤骨转移的主要方法，操作简便、费用低廉，但早期诊断敏感度低，为44%～50%。

3. CT　是确诊恶性肿瘤骨转移的方法之一。

4. MRI　是目前诊断骨转移敏感度和特异度均较高的诊断方法，敏感度82%～100%，特异度73%～100%。

5. PET/CT　能灵敏地显示骨髓微转移，早期诊断骨转移，敏感度62%～100%，特异度96%～100%。但费用高昂，不推荐作为常规检查方法。

6. 骨活检　是确诊骨转移的可靠方法。

7. 骨代谢生化指标　如Ⅰ型胶原C端肽（ICTP）、Ⅰ型胶原N端肽（NTX）、骨碱性磷酸酶（BALP）、碱性磷酸酶（ALP）等。

（四）病理学检查

恶性肿瘤骨转移的诊断需要同时具备两项条件：

（1）经组织病理学或细胞学检查诊断为恶性肿瘤，或骨病灶穿刺活检或细胞学检查诊断为恶性肿瘤骨转移。

（2）骨病灶经X线检查、MRI扫描、CT扫描或PET/CT扫描诊断为恶性肿瘤骨转移。

二、治　疗

治疗食管癌骨转移的目标是提高生活质量、延长生存时间、缓解症状、减轻精神压力、预防或处理病理性骨折、解除神经压迫等骨相关事件。食管癌出现骨转移时即为全身性疾病，应采取以全身治疗为主的综合治疗方式。食管癌骨转移应采用多学科方法进行治疗，包括放疗、手术，以及包括化疗、激素治疗和骨修饰剂（BMA）在内的各种药物治疗。

（一）全身治疗

1. 化疗　食管癌骨转移时化疗为全身治疗的主要方法。常用的有效的化疗药物单药有紫杉醇、多西他赛、顺铂、奈达铂、5-FU、伊立替康、奥沙利铂、卡培他滨、替吉奥、长春瑞滨等。在临床上，常选用两药联合的治疗方案。目前，越来越多的研究表明，在化疗药物的基础上联合免疫治疗，疗效更佳。亦有研究表明，联合靶向治疗也能有一定疗效，如西妥昔单抗、尼妥珠单抗等。

2. 镇痛治疗　根据患者的体能状况及疼痛程度、性质和原因，合理应用现有的治疗手段，尽可能缓解癌痛、改善生活质量、进一步延长生存期。癌痛治疗原则：①综合治疗；②从无创性和低危险性方法开始，然后再考虑有创性和高危险性方法。癌痛综合治疗：药物治疗是缓解食管癌骨转移疼痛的主要方法之一。镇痛治疗应遵循WHO癌症三阶梯镇痛治疗指导原则。镇痛药物可与双膦酸盐药物或放疗、手术等联合，以最大限度缓解骨转移引起的疼痛。

3. 双膦酸盐治疗　双膦酸盐是食管癌骨转移的基础用药，双膦酸盐可以预防和延缓SRE的发生，可以和常规抗肿瘤治疗（化疗、靶向治疗、放疗、放射性核素治疗和手术治疗）联合使用。第三代双膦酸盐药物，如伊班膦酸钠、唑来膦酸能显著降低恶性肿瘤骨转移的高钙血症，增加骨质密度，减少骨代谢紊乱。

4. 地诺单抗治疗　地诺单抗是一种人源化IgG2单克隆抗体，可抑制RANKL，防止破骨细胞的发育。它可以帮助预防或延缓骨转移患者的骨折等问题，至少和唑来膦酸盐一样有效，而且对肾功能受损的患者是安全的。当唑来膦酸不再起作用时，它仍然会起作用。本品采用皮下注射方式给药，剂量从每6个月60mg（绝经后妇女）到每4周120mg（恶性肿瘤骨转移患者）。地诺单抗不以双膦酸盐的形式在骨中存积，停药后其作用也是可逆的。

（二）局部治疗

合理的局部治疗可以更好地控制骨转移相关症状，局部治疗方法包括手术和放疗。手术是治疗孤立性骨转移灶的积极手段，放疗也是有效的局部治疗手段。

1. 手术　骨转移瘤的治疗需多学科协作，骨科医生、肿瘤科医生及放疗科医生应分工明确。在最初制定整体治疗策略时应考虑预期寿命、肿瘤分期、有无内脏转移、Karnofsky体能状况评分、病理性骨折的风险及对治疗敏感程度的预测等因素。一些骨折、脊髓压迫或由脑脊髓炎引起的脊柱不稳定的患者，如果他们的预期寿命不是太短，就需要手术。出现以下情形者应该及时手术：有恶性肿瘤病史、影像学及组织学检查提示为单发骨转移者；负重骨出现平片可见的骨破坏；保守治疗后，骨破坏仍继续加重、疼痛仍继续加重的患者；保守治疗后，运动系统功能仍不能恢复者；已经出现病理性骨折的患者；有神经压迫症状者；脊柱溶骨性破坏，出现截瘫危险性大的患者。

2. 放疗　是骨转移有效的治疗方法之一，能够减轻症状、改善生活质量、延长生存期，还能预防病理性骨折和脊髓压迫的发生及缓解脊髓压迫症状。放疗包括体外放疗和放射性核素治疗两类。

（1）体外放疗（即外照射）是骨转移姑息性放疗的首选方法，对经化疗和双膦酸盐治疗后仍无法缓解的顽固性疼痛、椎体不稳、即将发生病理性骨折或脊髓压迫症的患者（对于已有明显脊髓压迫者可先请神经外科确定有无手术指征），局部放疗可迅速有效地缓解骨破坏和软组织病变导致的疼痛。对于长骨骨折患者，放疗可有效控制疼痛，并有可能促进骨折愈合。体外放疗适应证：有疼痛症状的骨转移灶，缓解疼痛及恢复功能；选择性地用于负重部位骨转移的姑息性放疗（如脊柱或股骨转移）。

（2）放射性核素治疗是骨转移的一种有效治疗手段。放射性核素治疗应严格掌握适应证，不能优先选择。目前，骨转移癌放射性核素治疗的常用核素包括^{89}Sr和^{153}Sm。^{89}Sr是骨转移内科放疗中最常用的核素，半衰期50.6天，组织中最大射程6.67mm，发射纯β射线，化学性质类似于钙，聚集在成骨活跃的部位。^{153}Sm的半衰期46.3h，组织中射程3.4mm，发射β及γ射线。放射性核素治疗适应证为骨转移肿瘤患者伴有明显骨痛；经临床、CT或MRI、全身骨显像和病理确诊多发骨转移肿瘤，且全身骨ECT显像提示病灶处有放射性浓聚者；原发性骨肿瘤未能手术切除或残留者，或伴转移者。

3. 立体定向放射外科治疗 已成为多学科治疗椎体和脊髓内或附近转移瘤的治疗选择。立体定向放射外科作为脊柱肿瘤的治疗方式体现了几个理论上的优势：在患者出现症状之前及早治疗这些病变并确保了脊柱的稳定性，避免了对大段脊髓进行照射；在脊柱病变的治疗早期，可以避免对这些患者的脊柱进行广泛的减压和固定手术，并且还可以避免对脊柱的大部分进行照射。需要注意的是，照射会对患者的骨髓储备产生有害影响。

（仇金荣）

第三节 食管癌的肝脏转移

一、诊 断

肝脏接受肝动脉和门静脉双重血供，血流量异常丰富，全身各脏器的恶性肿瘤都有可能转移至肝脏。以消化道恶性肿瘤发生转移的比例为高，依次为胆囊癌、结直肠癌、胃癌、胰腺癌，其次为胸部肿瘤肺癌和食管癌。

（一）临床表现

一般情况下转移性肝癌的临床表现较轻，病情发展隐蔽。当转移性病灶数目不多、体积不大时，转移性肝癌常以其原发肿瘤所引起的症状为主要表现，如食管癌引起的进食困难、进行性哽噎、消瘦等。随着肝脏转移病灶逐渐增大，患者会出现如消瘦、乏力、肝区疼痛、肝区肿块，甚至腹水、黄疸等类似于原发性肝癌的表现。一些恶性程度高的肝外肿瘤，本身可能体积不大、症状不明显，但已经出现肝脏的弥漫性转移，肝脏体积明显肿大，肝区胀满，有时与原发性肝癌难以鉴别。

疾病初诊体检可以无明显阳性体征，当肝脏转移性病灶增多、增大时，体检可触及肿大的肝脏、质硬，并有肝区压痛、叩击痛。

（二）实验室检查

1. B超探查 B超是目前普查、随访和筛查转移性肝癌的首选方法，可以检出直径1～2cm的病灶。其B超表现为无回声、低回声、高回声、"牛眼征"及"靶征"。

2. 超声造影 又称声学造影（acoustic contrast），是利用造影剂使后散射回声增强，明显提高超声诊断的分辨率、敏感性和特异性的技术。超声造影在肿瘤的检出和定性诊断中有重要的意义。研究表明，在肝肿瘤数量的诊断方面，超声造影优于常规超声和CT扫描。在小于1cm病灶的检出上，超声造影的诊断敏感性优于或至少与CT扫描相同。与CT和MRI相比，超声造影具有更多的优越性，如安全性高，无过敏反应，实时检测，检查费用相对较低。

3. CT 是目前诊断转移性肝癌的精确方法。其优点是扫描切面固定，在病灶观察中可以动态对比，客观性强，敏感性高于超声；缺点是特异性较差，对于小结节、弥漫性、微小癌灶等敏感性欠佳，可能漏诊部分病例。

4. MRI 诊断转移性肝癌的敏感度为64%～100%，能分辨小于1cm的病灶，且对明确肿瘤和相邻血管的结构更佳，优点是软组织对比度高，没有放射线照射和不需要造影剂，缺点是费用较高，对于起搏器植入和某些金属植入患者不适合。2020年中国临床肿瘤学会食管癌诊疗指南则建议CT怀疑肝脏转移者接受腹部MRI增强检查。

5. PET/CT 当存在以下情形时，可以选择行PET/CT全身扫描：无法判断肝脏肿块的性质，或怀疑其他部位存在转移性病灶，或为了寻找导致转移性肝癌的隐蔽的原发性恶性肿瘤。

6. 肝脏酶谱 肝脏小转移灶的患者，生化指标可以完全正常。大部分转移性肝癌患者肝功能检查结果正常，少部分患者血清胆红素、碱性磷酸酶（ALP）、乳酸脱氢酶、γ-谷氨酰转移酶（γ-GT）等可有升高。

7. 其他 凝血异常和白蛋白水平降低提示广泛性肝转移。当血清胆红素不高或者排除骨转移时，ALP升高对诊断转移性肝癌具有参考价值。

（三）病理学检查

1. 肝脏穿刺活检 B超或CT引导下肝脏结节穿刺活检，明确病理诊断是确诊的金标准。

2. 手术后病理检查 原发病灶与转移性肝脏病灶的同期手术或者分期手术，一方面是治疗的合理选择，另一方面可取得组织标本进行明确的病理诊断。

二、治 疗

转移性肝癌可能是单个结节，但大多数为多发结节，提示原发肿瘤已发展至晚期，以往的观点认为不能手术切除，且没有有效的治疗措施。随着医疗水平的发展，外科技术、化疗药物、支持治疗等方面都有了巨大的进步，医生的治疗理念也有了很大的改变。目前认为少部分转移性肝癌是可以治愈的，对食管癌肝转移的治疗效果较前也有很大的改善。

1. 药物治疗 姑息性全身化疗已被认为是食管癌肝转移患者的标准挽救性治疗，化疗还可以使肝转移癌缩小、降期，为手术切除创造条件。术前新辅助化疗有许多优点：①消除了微小转移灶；②可判断癌灶对化疗的敏感性；③缩小了肝转移癌灶的体积。常用的化疗药物有紫杉醇、多西他赛、顺铂、奈达铂、卡铂、奥沙利铂、5-FU、伊立替康等，在临床上可以选择两药联合的化疗方案。

Li H等分析了1197例食管癌肝转移患者的临床资料及治疗预后情况后，发现仅接受放疗的患者的6个月和1年生存率分别为16.2%、1.9%，单独接受化疗的患者为58.1%、32.2%，接受放疗加化疗的患者分别为61.9%、27.9%。他们还发现，化疗或放疗加化疗显著提高了转移性疾病患者的中位总生存期，尤其是食管癌肝转移患者。

2. 手术治疗　是可切除转移性肝癌可能治愈的有效手段，但食管癌发生肝转移的患者手术治疗的价值目前并无定论。结直肠癌肝转移手术治疗被认为是唯一可能使疾病获得治愈的治疗方式，5年生存率可达30.0%～50.0%，但食管癌肝转移常呈跨叶多灶，部分病例甚至弥漫播散，常合并腹膜转移、淋巴结转移及远处脏器转移，因此肝转移灶的手术切除率较低。食管中上段肿瘤与肝转移灶分别位于胸腔、腹腔，同期手术创伤极大，不宜实施。目前食管癌肝转移手术治疗适应证及手术时机已成为外科医生研究和争论的热点。

3. 介入治疗　经导管动脉栓塞化疗（transcatheter arterial chemoembolization，TACE）是不可切除肝转移癌的常用方法之一。基于其他肿瘤出现肝转移的TACE治疗经验，食管癌患者发生肝转移也可行TACE。

4. 射频消融治疗　射频消融术是转移性肝癌手术治疗的有力补充，射频消融目前已被认为是治疗原发实体肿瘤或转移肿瘤常用的治疗方法之一。早期研究报道，肝转移癌对射频消融的完全反应率不超过60.0%～70.0%，但是随着射频消融技术的改进，射频消融术对肝转移治疗的成功率也逐渐提高。射频消融术和手术切除肝转移灶的疗效对比是人们的关注点之一。Lee KH等认为，射频消融作为肿瘤的微创治疗方法，可重复性强和住院时间短，可作为重要的治疗选择，故食管癌患者发生肝转移也可考虑行TACE。临床上也会选择微波消融、氩氦刀消融及局部化学消融（如无水乙醇、冰醋酸、化疗药物等）等方式治疗食管癌肝转移。

5. 其他　包括放射性粒子组织间植入近距离治疗（其原理是将放射性核素通过影像学引导直接放置于肿瘤瘤体内部或周围，通过放射性元素持续发出放射线将肿瘤细胞杀死，从而达到治疗肝脏转移灶的目的）、腔内导管射频消融术（既可以解除腔道梗阻，又可以达到消融减瘤的目的）、经皮肝穿刺胆道引流术（PTCD）联合^{125}I简易可移动粒子链共轴技术（可在PTCD通畅引流胆汁的同时对肝脏转移瘤进行^{125}I的内照射治疗）。

第四节　食管癌的淋巴结转移

淋巴结是哺乳类动物特有的器官，正常人浅表淋巴结很小，直径多在0.5cm以内，表面光滑、柔软，与周围组织无粘连，无压痛。肿瘤转移所致淋巴结肿大多质地坚硬，与皮肤可粘连，无疼痛或压痛。淋巴结是食管癌转移的主要部位，其淋巴引流区域涉及颈部、胸部和腹部，范围广泛，表现出复杂性、多样性，对其检测和监测有重要的临床意义。由于食管的淋巴管很表浅，食管黏膜下层淋巴引流丰富，因此很容易发生淋巴结转移，甚至早期就容易发生淋巴结转移，这使得早期检测到淋巴结转移变得很重要。

一、诊　断

我国河北地区2011年数据显示，食管癌淋巴结总转移率为52.2%，胸上段食管癌的淋巴结转移率为66.7%，胸中段食管癌的淋巴结转移率为53.8%，胸下段食管癌的淋巴结转移率为43.5%，不同胸段食管癌之间淋巴结转移率的差异无统计学意义（$P=0.249$）。胸上段食管癌颈部、胸部、腹腔淋巴结转移率分别达到53.3%、46.7%、0.07%，胸中段各部淋巴结转移率为0.5%、24.4%、19.3%，胸下段各部淋巴结转移率为0、15.2%、28.3%。不同胸段食管癌之间淋巴结转移率显示胸上、中、下段癌淋巴结转移方向的趋势有所不同：胸上段食管癌淋巴结转移以颈部、支气管旁、食管旁淋巴结为主；胸中段食管癌以隆嵴下、食管旁、贲门旁及胃左动脉淋巴结转移为主；胸下段食管癌以隆嵴下、贲门旁及胃左动脉淋巴结转移为主，上述为食管癌淋巴结转移的区域性特点。另外，食管癌淋巴结转移还呈现上下双向性、连续性、跳跃性等特点。淋巴结的转移症状包括淋巴结肿大和肿大淋巴结压迫邻近组织、器官所导致的表现。

（一）临床表现

1. 颈部淋巴结转移　颈部淋巴结转移癌的原发病灶绝大部分在头颈部，并以鼻咽癌和甲状腺癌的转移最为多见。下颈部淋巴结肿大时，原发灶往往位于锁骨以下，包括食管恶性肿瘤。主要临床表现为颈侧区或锁骨上窝出现质硬、肿大淋巴结，起病常为单发、无痛，可被推动，逐渐发展为出现多个肿大淋巴结，渐渐融合，并侵及周围组织。早期肿块呈结节状、固定，有局部或放射性疼痛，晚期肿块可发生坏死，以致溃破、感染、出血，外观呈菜花样，分泌物带有恶臭味。

2. 纵隔淋巴结转移　声音嘶哑一般提示直接的纵隔侵犯或肿大淋巴结侵犯同侧喉返神经而致声带麻痹。气管旁或隆嵴下淋巴结肿大可压迫气道，导致胸闷、气急甚至窒息。肿大淋巴结压迫食管可导致食管外压性狭窄。

3. 腹腔淋巴结转移　腹腔肿大淋巴结一般不引起明显临床症状。少数情况下，肿大淋巴结压迫腹腔干神经丛会导致腰酸、腰部疼痛。

（二）实验室检查

1. B超　临床发现颈部淋巴结肿大的患者建议常规进行彩超检查，以确定病灶部位，判断良、恶性，记录淋巴结大小。同步运用二维超声、彩色多普勒血流图（CDFI）、彩色多普勒能量图（CDEI）和脉冲波多普勒（PWD）检测，分析肿大淋巴结的形态和边界、淋巴结门、内部回声、纵横比等。对于常规超声难以探测的纵隔淋巴结，可以使用食管超声内镜检查（EUS），转移性淋巴结主要表现为直径大于1cm、圆形或类圆形的均质低回声病灶。

2. CT　可以清晰观察纵隔淋巴结的位置与大小，是一种客观性检查，有利于治疗前后的比较，判断病情及评估疗效。但是纵隔淋巴结大小的变异很大，CT对于肿大淋巴结的诊断是形态诊断，不是病理学诊断。目前的CT检查诊断中设定正常淋巴结的上限为10mm，大于15mm的淋巴结，70%～80%为转移灶，20%～30%为良性或肉芽肿性非特异性增生。淋巴结的大小与其所在部位有一定的关系。心膈角内淋巴结的直径不超过6mm，右侧气管、支气管旁、主动脉、肺动脉窗等部位淋巴结的直径最大可达11mm，1%的淋巴结＞15mm，5%～10%在10～15mm，这些淋巴结多位于隆嵴下及气管下部前方。CT、MRI等影像学检查主要是根据淋巴结的大小判断是否发生淋巴结转移，一般纵隔淋巴结直径＞10mm者判定为肿大淋巴结，在癌症患者中肿大淋巴结发生转移的可能性大，直径＜10mm者则多视为正常。然而在临床实践中可以发现肿大的淋巴结并不一定发生转移，部分可能是由于炎性增生或其他良性疾病引起的反应性增大；而正常大小的淋巴结也可能是转移灶。

3. MRI　具有软组织分辨率高的优势，但是由于MRI参数差异，目前缺乏淋巴结检测的大规模数据库。几个小样本研究显示，MRI诊断淋巴结的敏感度、特异度分别是38%～62%、68%～85%，使用钆造影剂可将检测的敏感度和特异度分别提高100%和78%，而使用超顺磁性氧化铁（SPIO）造影剂检测的敏感度和特异度分别可达到100%和95.4%。由于MRI并未广泛用于食管癌淋巴结转移患者的检测，故其大规模应用于临床还需更多的临床研究及数据支持。

4. PET/CT　^{18}F-FDG PET/CT在食管癌分期、指导治疗方案的制定、治疗反应评价、患者预后评估等方面具有重要的临床意义，对于判断淋巴结是否发生转移，主要依据其是否存在异常高代谢。在进行化疗、放疗前也需要准确地了解淋巴结转移情况，以便制定合适的治疗方案。

（三）病理学检查

1. 淋巴结穿刺与活检　浅表肿大淋巴结可以行细针穿刺活检，或者肿大淋巴结切除活检，以明确病理诊断。

2. 纤维支气管镜检查　通过支气管镜可行TBLB及TBNA，组织取材部位可以是紧邻气管的气管外病灶或淋巴结。目前纤维支气管镜配有超声探头，在超声引导下穿刺活检，安全性和准确性都显著提高，检查阳性率也增加。

3. 纵隔镜检查　主要用于伴有纵隔淋巴结转移、不适于外科手术治疗而其他方法又不能获得病理诊断的患者。纵隔镜检查可观察气管旁、气管支气管角及隆嵴下等部位的肿大淋巴结，用特制活检钳解剖剥离取得淋巴结组织送病理学检查。

二、治　疗

1. 化疗　全身化疗是晚期食管患者有效的治疗方法，常用的化疗药物有紫杉醇、多西他赛、顺铂、奈达铂、卡铂、奥沙利铂、伊立替康、5-FU、替吉奥、卡培他滨等，在临床上常选择含有铂类/氟尿嘧啶类药物的两药联合化疗方案。HER-2阳性的食管腺癌或食管胃结合部腺癌可考虑化疗联合曲妥珠单抗治疗。

2. 放疗　大部分患者就诊时已是临床中晚期，部分患者已经丧失手术时机，针对这些患者，临床上根据放疗与化疗药物分别作用于不同时相肿瘤细胞的特点，将放化疗相结合以提高疗效。有资料显示，同步放化疗中联合替吉奥及顺铂治疗，其安全性和有效性较高。

食管癌的放疗技术如下：

（1）常规放疗。

（2）三维适形放疗（3D-CRT）：始于20世纪90年代，能在横断面、冠状面及矢状面准确地将肿瘤组织和正常组织分开，从而使靶区的照射剂量提高，周围正常组织和器官高剂量照射的风险降低。研究显示，3D-CRT通过精确定位、精确计划及精确治疗使靶区剂量及照射剂量得到均一性提高，周围正常组织接受的剂量降低，正常组织的不良反应减少，疗效及生存率提高。

（3）调强放疗（IMRT）：是3D-CRT的一种特殊形式，能够根据不同靶区三维形状和关键器官与靶区的具体解剖关系对射线束的强度进行调节，提高整个靶区剂量均一性，从而提高治愈率，降低复发率。

（4）图像引导放疗技术（IGRT）：将影像装置与放疗设备相结合，能更准确地确定临床靶体积（CTV）到计划靶体积（PTV）的外放边界，从而提高靶区放疗准确性的技术。它是较3D-CRT和IMRT更先进的技术，是放疗技术的又一次发展。车少敏等报道应用千伏级锥形束CT（kV-CBCT）实施IGRT使CTV-PTV外放间距更小，摆位更精确。有研究指出，IGRT可提高靶区剂量分布并降低周围正常组织照射剂量，可提高治疗效果与患者生存率。

3. 上腔静脉综合征　肿瘤直接侵犯或纵隔淋巴结转移压迫上腔静脉，或腔内栓塞，使其狭窄或闭塞，造成血液回流障碍，出现一系列症状和体征，如头痛、面部水肿、颈胸部静脉曲张、压力增高、呼吸困难、咳嗽、胸痛及吞咽困难。上腔静脉阻塞的症状和体征与其部位有关，若一侧无名静脉阻塞，头面、颈部的血流可通过对侧无名静脉回流心脏，临床症状较轻。若上腔静脉阻塞发生在奇静脉入口以下部位，除了上述静脉扩张，尚有腹部静脉怒张，血液以此途径流入下腔静脉。若阻塞发展迅速，可出现脑水肿，继而导致头痛、嗜睡、激惹和意识状态改变。

目前上腔静脉综合征的治疗方法主要包括以下4种。

（1）内科治疗：如抬高头部、抗凝及利尿等，但效果欠佳，不能有效缓解临床症状。

（2）放疗及化疗：对敏感的恶性肿瘤效果较好，治疗时间长，且治疗终止后复发率高。

（3）外科手术：能够有效解除上腔静脉闭塞，短时间内缓解临床症状，但对患者的创伤大、风险高，临床应用受限，如患者全身情况差不能耐受手术等，且上腔静脉综合征多由肿瘤引起，一旦发现，多已失去手术切除肿瘤的机会，因此外科手术方法多限于良性的上腔静脉梗阻。

（4）介入治疗：是上腔静脉综合征治疗的主要方法。通过血管造影可明确梗阻部位、程度、长度及静脉内血栓形成情况。如果未发现明显的血管腔内充盈缺损，则行支架置入治疗。造影如果发现充盈缺损，则提示血栓形成，可在导丝导引下，将溶栓导管直接插入血栓内进行溶栓。恶性肿瘤所致的上腔静脉综合征，单纯球囊扩张效果不佳。在上腔静脉，选择Z形支架，无名静脉及其属支多选择自膨式金属支架，术后常规抗凝、抗血小板凝集治疗，调整国际标准化比值（INR）在2～3，常规抗凝3个月，3个月后随访患者无复发。介入治疗只是作为一种姑息性治疗手段，不能根治原发疾病。因此，在上腔静脉梗阻得到缓解的同时应重视原发疾病的治疗，以延长患者的生存期并减少复发。

（仇金荣　曹　斌）

第五节　食管癌的骨髓微转移

　　食管癌是世界上第八大常见癌症，预后特别差，死亡率高。尽管食管癌在早期可以通过手术治愈，但患者往往已发生无症状转移，这与食管癌死亡率高相关。研究表明，来源于食管癌原发灶的肿瘤细胞可能在早期扩散到骨髓，且没有临床症状，这种微转移是肿瘤复发和发生远处转移重要的第一步。因此，可以认为微转移可能是食管癌局部复发和远处转移的主要根源，其中骨髓是食管癌发生微转移的重要部位之一。研究发现，食管癌也容易发生骨髓微转移，甚至在其早期已发生微转移。由于食管癌伴有骨髓微转移者具有术后复发早、生存期短、预后差等特点，因此若能早期诊断食管癌骨髓微转移，将对食管癌的治疗产生积极的影响。

一、概　　述

　　微转移一般是指非血液系统的恶性肿瘤在其发展过程中，发生播散后，存活于血液循环、淋巴系统及骨髓、肝、肺等组织器官中的微小肿瘤灶，常＜2mm，几乎无任何临床表现。微转移为不同于原发肿瘤的恶性细胞的微小肿瘤种植，具有发展为肉眼可见病灶的能力。微转移也可表现为弥散性肿瘤细胞（disseminated tumor cell，DTC），故在食管癌的发展过程中，若骨髓内检测到DTC，也认为是食管癌患者发生骨髓微转移。研究表明，食管癌患者骨髓微转移的发生率为21%～44%。

　　食管癌发生骨髓微转移，常无任何临床表现。研究表明骨髓微转移与原发部位肿瘤浸润深度、淋巴结转移、临床分期等相关。T3～4期患者骨髓微转移阳性率显著高于T1～2期患者。淋巴结转移阳性的食管癌患者较淋巴结转移阴性者更容易发生骨髓微转移。IV期食管癌患者骨髓微转移的发生率高于Ⅱ～Ⅲ期。而最近，Chen SB等发现骨髓微转移与食管癌的TNM分期无相关性，但其样本量较少，仅61例食管癌患者中13例发生骨髓微转移。

　　食管癌患者出现某些不容易解释的临床现象，需注意骨髓微转移的发生。例如，红系功能障碍导致的无诱因性贫血，可能是食管癌患者骨髓中出现恶性细胞微转移的首要信号，需要临床医生特别注意。骨髓微转移阳性者较阴性者术后复发早、复发风险高，而且复发率也高。目前，食管癌患者发生骨髓微转移后，对患者治疗决策的影响尚不清楚，临床上缺乏治疗食管癌骨髓微转移患者的资料。

二、诊　断

食管癌发生骨髓微转移，患者常无特异性临床表现，临床上很难早期诊断。常规的X线、CT、MRI、放射显影技术，甚至普通病理检查很难诊断食管癌骨髓微转移。目前，常用的检测食管癌骨髓微转移的方法有免疫组化法、流式细胞术、PCR、RT-PCR等。其中，RT-PCR法在敏感度及特异度等方面均优于其他方法，应用最为广泛。检测的重点为与骨髓微转移相关的分子标志物。研究显示，与微转移相关的分子标志物在食管癌骨髓微转移的临床诊断、预后判断及治疗指导方面均具有重要的作用。但是，目前还没有标准的骨髓微转移的实验室检测方案。

骨髓（BM）中的DTC可以被用作"液体活检"，通过高灵敏度和特异性的免疫细胞学和分子方法，能够在转移发生前数年的单细胞水平检测到食管癌患者骨髓中的DTC，有助于指导食管癌患者治疗及评估预后，并且对接受全身辅助抗癌治疗患者进行风险分层。因此，监测这些DTC显然是必要的，这可能有助于改善食管癌的诊断或预后，从而进行更适当的治疗。

目前已有多种用于骨髓中DTC富集的技术，并通过免疫组织化学法、流式细胞术、PCR、RT-PCR等细胞水平或分子方法进行检测。免疫磁珠方法是一种常用于DTC富集的技术，该技术通过检测DTC表达的上皮细胞黏附分子（EpCAM）进行细胞富集，有研究发现DTC在体内运动及转移经历了上皮间充质转化过程，该过程导致DTC上EpCAM表达下调。这将导致富集的DTC计数出现相当大被低估的风险。因此，通过结合多个上皮标志物（如细胞角蛋白和EpCAM）细胞富集方法，可提供更可靠的DTC富集，从而提高食管癌患者DTC的检出率。另外研究发现采用Ficoll离心细胞富集技术，比表面抗原富集技术更敏感（31.1% vs. 17.1%）。RT-PCR在敏感度及特异度等方面均优于其他方法，应用最为广泛。检测的重点为与骨髓微转移相关的分子标志物。研究显示，与微转移相关的分子标志物在食管癌骨髓微转移的临床诊断、预后判断及治疗指导方面均具有重要的作用。但是，目前还没有标准的骨髓微转移实验室检测方案。

三、与骨髓微转移相关的分子标志物

研究已发现上皮细胞分子（细胞角蛋白、上皮膜抗原）、血管形成相关标志物（血管内皮生长因子、肿瘤内微血管密度、胎盘生长因子、血管内皮生长因子受体-1）、斯坦尼钙调节蛋白-1、趋化因子受体-4、HER-2、活化白细胞黏附分子（activated leukocyte cell adhesion molecule，ALCAM）等与食管癌骨髓微转移密切相关。

（一）上皮细胞分子标志物

骨髓是间叶组织，正常情况下不能表达上皮细胞成分。若在食管癌患者骨髓中检测到上皮成分，提示骨髓可能有DTC。常见的上皮细胞分子有细胞角蛋白（CK18、CK19、CK20、CAM5.2、AE1/AE3）、泛角蛋白（A45-B/B3）、上皮膜抗原（epithelial membrane antigen，EMA）、上皮细胞黏附分子（epithelial cell adhesion molecule，EpCAM）等。

1. CK18和EMA　CK18常表达于食管鳞状细胞癌患者肿瘤组织中，并与食管癌的转移相关。EMA是一种糖蛋白，广泛分布于各种上皮细胞膜及其来源的恶性肿瘤。Usnarska-Zubkiewicz L等联合检测32例食管鳞状细胞癌患者骨髓细胞表面的CK18和EMA表达，发现其中CK18阳性率为47%，EMA阳性率为62%，两者共表达的阳性率为41%。Ⅱ·Ⅲ期患者骨髓CK18（+）细胞数和EMA（+）细胞数均低于Ⅳ期患者。当患者骨髓有核细胞红系比例低于15%，或血红蛋白＜11g/dl时，骨髓中CK18（+）细胞数和EMA（+）细胞数均显著升高。研究表明肿瘤分期越晚，患者骨髓CK18（+）细胞数和EMA（+）细胞数越高。红系功能障碍导致的无诱因性贫血，可能是食管癌患者骨髓中出现恶性细胞微转移的第一个信号，可考虑检测患者骨髓中CK18和EMA的表达，用于推测是否发生骨髓微转移。

Ryan P等检测88例接受根治性整体食管切除术患者术中肋骨骨髓CK18的表达（阳性率53%），其中47例患者接受新辅助（5-FU+顺铂）放化疗（CRT），41例患者单独接受手术治疗，并随访10年。结果表明，骨髓微转移阳性者和临床病理参数之间差异无统计学意义。骨髓微转移阳性者可将淋巴结阴性患者区分为低危、高危人群。多因素Cox分析表明，骨髓微转移阳性对食管癌特异性和总生存期的总体影响显著（$P=0.014$），但与新辅助CRT（$P＜0.005$）和淋巴结阳性（$P＜0.001$）有显著的相互作用。对危险因素之间相互作用的AIC分析显示，骨髓微转移阳性可增加单独接受手术治疗患者和接受放化疗患者发生癌症相关死亡的风险。这种检测手段易获得、技术不复杂，在食管癌患者手术时检测到的骨髓微转移是一个长期预后的标志，与食管癌患者10年后癌症相关死亡的风险增加相关。肋骨骨髓检测微转移是一种有用的补充策略，可细化早期食管患者病理分期。

2. CK19　与正常食管癌组织比较，CK19 mRNA在食管鳞状细胞癌患者的肿瘤组织细胞中高表达。Chen SB等检测61例接受食管癌根治术患者的骨髓CK19 mRNA表达，阳性率为21.3%。骨髓CK19 mRNA的表达情况与TNM分期无显著相关性。骨髓CK19 mRNA表达阳性者的中位生存时间、5年总生存率、5年无病生存率和5年远处无病生存率分别为13.0个月、15.4%、7.7%和34.2%，分别明显低于骨髓CK19 mRNA表达阴性者的66个月、59.7%、49.1%和60.6%（$P＜0.05$）。骨髓CK19 mRNA表达阳性是食管癌根治术后患者预测总生存率（OR=3.928，$P=0.001$）、无病生存率（OR=4.285，$P＜0.001$）和远处无病生存率（OR=3.270，$P=0.013$）的独立因素。结果表明，骨髓CK19 mRNA的表达对食管癌根治性切除术患者的预后评估具有指导意义，食管患者检测到骨髓微转移是预测转移性疾病后续发展和疾病预后的一个独立因素，尤其是作为远处无病生存期的独立预后因素，这可能意味着骨髓微转移检测在预测远处转移方面更有用。因此，骨髓微转移检测可能是TNM分期系统的有用辅助手段，并可能有助于临床医生选择有转移扩散高风险的患者接受辅助治疗。另外，Bagheri R等采用免疫组化法检测食管癌患者骨髓CK19蛋白，用于诊断食管癌骨髓微转移，发现骨髓CK19蛋白阳性多见于肿瘤细胞低分化及纵隔淋巴结阳性患者。

3. CK20　是一种存在于内、外胚层上皮细胞的结构蛋白，但在间充质和造血系统等间充质组织中没有表达。CK20被证明是结直肠癌患者DTC的可靠指标，具有较高的预后预测价值。已有学者将CK20用于食管癌患者骨髓DTC的检测。Richter F等采用巢式

CK20反转录聚合酶链反应（RT-PCR）对61例食管癌术后无残留肿瘤患者（R0状态）的骨髓进行检测，19例骨髓样本检测到CK20 mRNA的表达（阳性率为31.1%）。食管腺癌患者CK20 mRNA检出率低于鳞状细胞癌患者（41% vs. 62.16%，$P=0.065$）。骨髓CK20 mRNA表达是否阳性与临床病理参数无关。多变量Cox回归分析显示，骨髓CK20 mRNA表达阳性与食管癌患者总体生存率（$P=0.029$）及肿瘤特异性生存率（$P=0.048$）显著相关。CK20 mRNA阴性者5年生存率为43.09%，而CK20 mRNA阳性者只有16.19%。在肿瘤特异性生存方面，CK20 mRNA阴性者肿瘤特异性生存时间为37个月，而CK20 mRNA阳性者仅为27个月。骨髓CK20 mRNA表达阳性是食管癌根治术后患者总体生存率的独立因素（$P=0.006$），CK20 mRNA阳性者较阴性者预后差，死亡风险增加2.53倍。此外，骨髓中CK20 mRNA表达阳性与新辅助化疗之间存在显著相关性。通过对49例未接受新辅助化疗患者的亚群进行分析，发现CK20 mRNA表达阳性与较短的总体生存期和肿瘤特异性生存期相关，骨髓中弥散性肿瘤细胞对目前的治疗方案具有耐药性，在化疗后仍会在骨髓中持续存在。化疗后骨髓中仍存在DTC的患者预后特别差，这些患者需要在肿瘤的早期阶段进行识别，并优化治疗方案。未来检测骨髓内DTC可能为确定哪些患者将受益于新辅助治疗或辅助治疗提供一种可行的策略。除了预后价值外，对骨髓DTC精确的表征检测，将有助于更好地理解它们的生物学特性，一方面为更可靠的检测提供基础，另一方面为开发不同的靶向治疗方案提供基础。因此，需要加深对弥散性肿瘤细胞可塑性及决定不同细胞阶段条件的认识，以发现并识别新的标志物，从而能够更广泛地检测DTC，以及改进DTC的靶向性。

4. 泛角蛋白（A45-B/B3） 是一种双单克隆抗体-抗全细胞角蛋白，能结合角蛋白CK8、CK18、CK19。研究发现，A45-B/B3在食管癌患者骨髓的阳性率为17.1%～44%。Vashist YK等检测370例食管癌患者骨髓A45-B/B3的表达，阳性率为32.4%，以此来判定骨髓微转移的发生率，结果表明骨髓微转移与肿瘤大小、区域淋巴结转移、远处淋巴结转移均相关；骨髓微转移阳性者较阴性者术后复发早且复发率高（13.4个月 vs. 21.9个月，77.5% vs. 37.2%），无病生存期和总生存期都较阴性者短（16.3个月 vs. 60.0个月，20.7个月 vs. 74.9个月）。研究者认为骨髓出现A45-B/B3阳性的DTC是食管癌患者术后预后预测强大而独立的因素，骨髓微转移阳性者肿瘤复发风险增加4倍，总生存期减少的风险增加3倍。而Konczalla L等检测76例术前非转移性食管癌患者骨髓A45-B/B3的表达，阳性率为17.1%。结果表明骨髓中DTC与食管癌临床病理参数均无关，骨髓DTC阳性者和阴性者在预后方面没有显著性差异（无复发生存期$P=0.255$，累积生存期$P=0.455$）。骨髓DTC的存在对食管癌患者的无复发生存期（$P=0.119$，$HR=1.930$）或总生存期（$P=0.244$，$HR=1.604$）没有显著影响。骨髓DTC在转移发生之前很长一段时间可以处于休眠状态，因食管癌患者总生存期较短，所以从长远来看，骨髓DTC检测对食管癌患者的预后价值将受到怀疑。

5. CAM5.2和AE1/AE3 CAM5.2是一种低分子量的细胞角蛋白，它与CK8、CK18、CK19反应，可作为单层上皮细胞的广谱标志物，在腺上皮和各种腺癌中均呈强阳性，腺上皮表达远强于鳞状上皮。AE1/AE3抗体混合物，包括CK1～CK8、CK10、CK14、CK15、CK16、CK19，可与几乎所有的上皮反应，而与一些中间丝状蛋白无交叉反应，已用于鳞状细胞癌和腺癌等肿瘤的诊断。研究发现 CAM5.2 和 AE1/AE3 在食管癌患者骨髓的阳性率为 44.9%～56%。Gray RT 等联合检测 42 例食管癌患者骨髓细胞 CAM5.2 和 AE1/AE3 两个分子的表达，共表达阳性率为 45.2%，并以此判定骨髓微转移的发生率。T3/T4 期患者骨髓微转移阳性率显著高于 T1/T2 期患者（89.5% vs. 10.5%，$P=0.02$），淋巴管受侵犯者骨髓微转移阳性率显著高于淋巴管未受侵犯者（100% vs. 0%，$P=0.02$）。然而，这些食管癌患者术后 10 年随访研究表明，骨髓微转移阳性者与阴性者在生存期、5 年生存率、10 年生存率等方面均无明显差异，对预后判断价值不大，并且骨髓微转移患者术后是否接受辅助化疗、姑息性化疗、姑息性放疗均与患者预后无关。研究者认为食管癌骨髓微转移是肿瘤的侵袭性特征，而不影响患者术后长期生存。

6. EpCAM 是一种细胞黏附分子，也是一种信号活性受体，可诱导致癌基因 *MYC* 和细胞周期蛋白 D1 表达，并与胚胎干细胞的多能性有关。食管癌组织中 EpCAM 的高表达通常具有更高的侵袭性，因而 EpCAM 可以用作分离 DTC 的主要上皮抗原标志物。虽然大多数原发性食管肿瘤组织表达高水平的 EpCAM，但骨髓中的大多数 DTC 缺乏 EpCAM 表达，仅有 28.6%（6/21）的骨髓 DTC 高表达 EpCAM。该研究显示，EpCAM 在整个食管癌进展过程中动态表达的特点，其中 EpCAM 高表达表型与增殖阶段相关，而 EpCAM 低表达/阴性表型与肿瘤迁移、侵袭和扩散相关。因此，临床提取 DTC 时，必须考虑不同的 EpCAM 表达水平对结果的影响。

（二）血管形成相关标志物

血管形成与食管癌骨髓微转移有关，肿瘤血管形成的相关因素主要有血管内皮生长因子（vascular endothelial growth factor，VEGF）、肿瘤内微血管密度（intratumoral microvessel density，IMD）、胎盘生长因子（placental growth factor，PlGF）及血管内皮生长因子受体 -1（vascular endothelial growth factor receptor-1，VEGFR-1）。

1. VEGF 和 IMD VEGF 的表达水平反映了肿瘤血管内皮细胞增殖、迁移和血管构建水平，直接反映肿瘤生长速度和转移倾向。Spence GM 等从 49 例食管癌患者骨髓中联合检测 CAM5.2 和 AE1/AE3 两种分子标志物，阳性率为 44.9%；并研究肿瘤组织和血浆中 VEGF 表达、IMD 与骨髓微转移之间的关系。研究表明，骨髓微转移阳性者血浆中 VEGF 表达水平显著高于骨髓微转移阴性者（$P=0.018$），而肿瘤组织中 VEGF 表达水平与骨髓微转移无相关性。骨髓微转移阳性腺癌患者的 IMD 显著高于骨髓微转移阴性者（$P=0.03$），而骨髓微转移与鳞状细胞癌患者的 IMD 无相关性。研究者认为 DTC 导致食管癌患者血浆中高水平的 VEGF。IMD 与食管癌骨髓微转移的关系在腺癌和鳞状细胞癌中存在差别，可能是食管腺癌有一个更大的血管内皮细胞表面积及其与潜在转移性细胞相互作用的结果。

2. PlGF 和 VEGFR-1 PlGF 是一种肝素结合酸性蛋白，研究表明 PlGF 具有促进肿瘤血管生成和促进肿瘤生长的作用。Schultze A 等从 69 例食管癌患者骨髓中检测 A45-B/B3 分子，阳性率为 32%；并探讨骨髓微转移与原发灶样本中 PlGF1～PlGF4 mRNA 及其受体 VEGFR-1 mRNA 表达之间的关系。研究表明 PlGF 的受体 VEGFR-1 mRNA 表达与食管癌骨髓中 DTC 有关，骨髓 DTC 阳性者 VEGFR-1 mRNA 的表达水平显著低于 DTC 阴性者（$P=0.004$）；并且 VEGFR-1 mRNA 的表达水平对食管癌骨髓微转移的影响不依赖食管癌的组织学类型，即与食管癌的组织学无相关性。虽然正常食管组织中PlGF mRNA的表达水平显著低于癌组织，但其与食管癌骨髓微转移无关。研究认为VEGFR-1 mRNA的表达可能阻止肿瘤转移的发生，这是其在骨髓微转移阳性者中呈低表达的原因。因此，VEGFR-1表达的水平可作为DTC的生物学替代标志。

（三）其他

1. HER-2 是乳腺癌重要的预后判断因子，也有学者对食管癌骨髓样本进行HER-2研究。Stoecklein NH等分析食管癌患者骨髓中单个DTC的基因组，发现 *HER-2* 基因（17q12—q21）扩增的癌细胞数最多，并且腺癌者较鳞状细胞癌者常见（58% vs. 11%，$P < 0.001$）。同时，生存分析表明单个DTC中 *HER-2* 基因的扩增，具有更高的死亡风险[11.5个月 vs. 26.1个月，$P=0.005$，相对危险度（RR）=3.75]。Hjortland GO等报道1例食管胃结合部腺癌Ⅳ期患者，用表柔比星+奥沙利铂+卡培他滨方案化疗3个周期后，骨髓中出现了 *HER-2*（17q12—q21.2）扩增，研究者认为患者出现骨髓转移及耐药可能是 *HER-2* 基因阳性肿瘤细胞在骨髓中富集的结果。最近一项研究表明，帕博利珠单抗可作为肿瘤晚期PD-L1阳性患者的治疗选择，曲妥珠单抗已被批准作为HER-2/neu阳性患者联合化疗的一线治疗。结合靶向治疗和在液体活检中DTC来评估食管癌早期发现复发的研究，可能有助于改善治疗效果，从而提高这些患者的无复发生存期。在临床肿瘤学中，迫切需要可靠的生物标志物来实时监测患者全身辅助治疗效果，DTC的检测和计数有可能填补肿瘤学的这一空白。近来有文献报道，在食管癌患者中，HER-2与CXC趋化因子受体4（CXC chemokine receptor-4，CXCR-4）可能存在相关性，抑制HER-2阳性食管癌患者的CXCR-4表达，可能减少食管癌骨髓微转移的发生。

2. ALCAM 活化白细胞黏附分子（activated leukocyte cell adhesion molecule，ALCAM）是一种免疫球蛋白，表达于肿瘤干细胞的表面，可能是生物靶向治疗和预后判断的潜在标志物。Tachezy M等检测了16例食管癌患者骨髓中AE1/AE3分子，阳性率为56%，以此来判定食管癌骨髓微转移的发生率。同时研究发现，DTC阳性者有两个表型ALCAM$^+$/CK$^+$（36%）、ALCAM$^-$/CK$^+$（64%），表明ALCAM在DTC中表达是异质性的，提示DTC可能有不同的转移潜力。Lugli A等研究发现，在结肠癌细胞系中，ALCAM$^+$细胞较ALCAM$^-$细胞具有更高的恶性倾向。还需进一步进行相关的研究，以明确ALCAM在食管癌骨髓微转移中的作用。

3. STC-1 斯坦尼钙调节蛋白-1（Stanniocalcin-1，STC-1）是一种糖蛋白激素，STC-1 mRNA及其产物高表达于食管鳞状细胞癌患者的肿瘤组织。Song H等检测了85例食管鳞状细胞癌患者骨髓中DTC的STC-1 mRNA表达，阳性率为21.2%。淋巴结转移者骨髓中STC-1 mRNA表达阳性率显著高于淋巴结未转移者（31.8% vs. 9.76%，$P=0.013$），Ⅲ/Ⅳ期患者骨髓中STC-1 mRNA表达阳性率显著高于Ⅰ/Ⅱ期患者（31.0% vs. 11.6%，$P=0.029$）。骨髓中STC-1 mRNA表达阳性者的2年无进展生存期（progression-free survival，PFS）显著短于阴性者（15.0个月 vs. 19.7个月，$P=0.003$）。研究表明骨髓STC-1 mRNA表达是一个独立的不良预后因素，研究者认为STC-1可以作为食管癌骨髓微转移一个潜在的具有代表性的生物标志物。另外。食管癌患者外周血与骨髓中STC-1 mRNA

的表达虽无相关性，但两种标本同时检测，可增加STC-1 mRNA表达的检出率。

4. CXCR-4　是趋化因子基质细胞衍生因子-1的特异性受体，不仅与骨髓造血细胞归巢有关，而且参与肿瘤转移。Kaifi JT等报道食管癌骨髓微转移的发生率为44%，与无骨髓微转移的患者相比，其原发灶的CXCR-4表达阳性率更高（72% vs. 53%）。并且骨髓微转移和CXCR-4表达均为阳性者，其总生存期的中位数明显短于骨髓微转移阳性而CXCR-4表达阴性者（16个月 vs. 65个月），提示食管癌中CXCR-4的表达与肿瘤细胞播散至骨髓相关，骨髓中DTC可作为食管癌全身扩散的指标。食管癌骨髓微转移伴有原发灶CXCR-4表达阳性者，其预后更差，具体机制还未知，需进一步研究。近来，有学者认为CXCR-4在食管癌转移中起重要作用。

四、预　　后

食管癌患者发生骨髓微转移者较未发生骨髓微转移者的无病生存期和总生存期短。一项短期随访研究显示，骨髓微转移是食管鳞状细胞癌的独立预后因素。近来，一项食管鳞状细胞癌发生骨髓微转移的长期观察显示，骨髓微转移阳性的食管鳞状细胞癌患者的中位生存时间、5年总生存率、5年无病生存率、5年无远处疾病生存率分别为13.0个月、15.4%、7.7%、34.2%，而骨髓微转移阴性患者分别为66.0个月、59.7%、49.1%、60.6%，两组有显著性差异（$P < 0.05$）。多因素分析显示，在预测总生存期、无病生存、无远处疾病生存上，骨髓微转移均为独立的预后因素。但一项食管癌患者术后10年随访结果显示，在生存期、5年生存率、10年生存率等方面，骨髓微转移阳性者与阴性者均无显著性差异；并且骨髓微转移患者术后是否接受辅助化疗、姑息性化疗、姑息性放疗均与患者预后无关。研究者认为食管癌骨髓微转移是肿瘤侵袭性的特征，而不影响患者术后长期生存率，可能对预后判断价值不大，但在该研究中，42例食管癌患者中食管腺癌33例，占78.6%。另外，在一项食管鳞状细胞癌与食管腺癌比例相等的研究中，结果显示骨髓DTC为独立的预后因素。因此，食管癌患者发生的骨髓微转移，在食管鳞状细胞癌的预后价值肯定，而在食管腺癌的预后价值有待进一步研究。

过去一直认为骨髓中出现上皮细胞似乎是肿瘤疾病状态的一种过渡，这可能是原发肿瘤的一种普遍传播形式，但不一定是一种转移。也就是说，骨髓在食管癌细胞向其他靶器官转移的过程中起到中继站的作用。骨髓中DTC，特别是微转移灶，很可能是以后远处转移和（或）局部复发的根源之一。因此，重视检测骨髓微转移灶，对肿瘤的诊断、分期、综合治疗的选择、复发和预后的判断具有重要的指导意义。

食管癌伴有骨髓微转移者术后复发早、生存期短、预后差，探索骨髓微转移相关分子标志物在食管癌诊断、治疗、预后等方面的作用具有重要意义。虽然已探讨的相关分子标志物较多，但用于临床工作中仍有较多困难。目前存在的问题：第一，缺乏客观、常规的检测手段；第二，缺乏大样本、长期的随访研究；第三，缺乏更敏感、特异的分子标志物。随着食管癌骨髓微转移相关的分子标志物研究的进展，早期食管癌骨髓微转移更容易得到诊断，这将对食管癌治疗产生积极的影响。

（马　兰　刘连科）

参 考 文 献

车少敏，惠蓓娜，张晓智，等，2013. IGRT在颈段、胸上段食管癌放疗中的应用. 现代肿瘤医学，21（1）：96-100.

傅剑华，谭子辉，2016. 食管癌的分期策略. 临床外科杂志，24（7）：521-523.

国家卫生健康委员会，2019. 食管癌诊疗规范（2018年版）. 中华消化病与影像杂志（电子版），9（4）：158-192.

李辉，2006. 食管癌骨髓微转移分子检测的研究现状. 中华外科杂志，44（14）：995-996.

刘凯，秦永辉，王多明，等，2013. 胸段食管癌图像调强放疗的摆位误差和近期疗效评价. 新疆医科大学学报，36（1）：21-25.

马兰，刘连科，2013. 分子标志物在食管癌骨髓微转移中的研究进展. 国际肿瘤学杂志，40（11）：839-843.

牛洪欣，徐忠法，2014. 转移性肝癌的微创治疗策略. 肝胆胰外科杂志，26（3）：258-261.

全柳霞，张菊，万年亮，2014. 转移性骨肿瘤患者的临床特点研究. 实用癌症杂志，29（7）：876-878.

王金栋，李鹤飞，张珂，等，2014. 食管癌术后肺转移瘤的外科治疗效果及预后影响因素分析. 中国胸心血管外科临床杂志，21（4）：507-510.

王玉，祝守慧，刘宁，等，2020. 信迪利单抗治疗复发或转移晚期食管癌患者疗效初步观察. 中华肿瘤防治杂志，27（22）：1838-1843.

吴生红，叶明，2014. 西妥昔单抗靶向治疗局部晚期食管癌的研究进展. 肿瘤，34（5）：470-476.

姚成才，张义，柯胜奎，等，2012. 检测细胞角蛋白在食管癌外周血和骨髓微转移中的意义. 现代肿瘤医学，20（9）：1863-1866.

叶聂飞，王斌，代丽，等，2013. 408例恶性肿瘤骨转移临床特征分析. 中国肿瘤临床，40（4）：217-220.

于世英，2012. 恶性肿瘤骨转移的诊断与治疗. 北京：中国协和医科大学出版社.

张光斌，郑安平，赵福军，2012. 三维适形放射治疗食管癌66例. 临床医学，32（10）：64-66.

中国临床肿瘤学会指南工作委员会，2020. 中国临床肿瘤学会（CSCO）食管癌诊疗指南. 北京：人民卫生出版社.

中国医院协会介入医学中心分会，2021. 医学影像学在食管癌治疗决策中应用的专家共识. 中华介入放射学电子杂志，9（1）：1-8.

Abrams JA，Lee PC，Port JL，et al.，2008. Cigarette smoking and risk of lung metastasis from esophageal cancer. Cancer Epidemiol Biomarkers Prev，17（10）：2707-2713.

Andergassen U，Kolbl AC，Mahner S，et al.，2016. Real-time RT-PCR systems for CTC detection from blood samples of breast cancer and gynaecological tumour patients（Review）. Oncol Rep，35（4）：1905-1915.

Bagheri R，Maddah G，Saedi HS，et al.，2011. Bone marrow involvement in esophageal cancer patients who underwent surgical resection. Eur J Cardiothorac Surg，40（2）：343-346.

Bang YJ，Van Cutsem E，Feyereislova A，et al.，2010. Trastuzumab in combination with chemotherapy versus chemotherapy alone for treatment of HER2-positive advanced gastric or gastro-oesophageal junction cancer（ToGA）：a phase 3，open-label，randomised controlled trial. Lancet，376（9742）：687-697.

Barsouk A，Rawla P，Hadjinicolaou AV，et al.，2019. Targeted therapies and immunotherapies in the treatment of esophageal cancers. Med Sci（Basel），7（10）：100.

Chaves-Pérez A，Mack B，Maetzel D，et al.，2013. EpCAM regulates cell cycle progression via control of cyclin D1 expression. Oncogene，32（5）：641-650.

Chen SB，Su XD，Ma GW，et al.，2014. Prognostic value of bone marrow micrometastasis in patients with operable esophageal squamous cell carcinoma：a long-term follow-up study. J Thorac Oncol，9（8）：1207-

1213.

Chiarion-Sileni V，Corti L，Ruol A，et al.，2007. Phase Ⅱ trial of docetaxel，cisplatin and fluorouracil followed by carboplatin and radiotherapy in locally advanced oesophageal cancer. Br J Cancer，96（3）：432-438.

Cuaron J，Dunphy M，Rimner A，2013. Role of FDG-PET scans in staging，response assessment，and follow-up care for non-small cell lung cancer. Front Oncol，2：208.

Den RB，Doemer A，Kubicek G，et al.，2010. Daily image guidance with cone-beam computed tomography for head-and-neck cancer intensity-modulated radiotherapy：a prospective study. Int J Radiat Oncol Biol Phys，76（5）：1353-1359.

DiSiena M，Perelman A，Birk J，et al.，2021. Esophageal cancer：an updated review. South Med J，114（3）：161-168.

Driemel C，Kremling H，Schumacher S，et al.，2014. Context-dependent adaption of EpCAM expression in early systemic esophageal cancer. Oncogene，33（41）：4904-4915.

Ford EC，Herman J，Yorke E，et al.，2009. ^{18}F-FDG PET/CT for image-guided and intensity-modulated radiotherapy. J Nucl Med，50（10）：1655-1665.

Gorges TM，Tinhofer I，Drosch M，et al.，2012. Circulating tumour cells escape from EpCAM-based detection due to epithelial-to-mesenchymal transition. BMC Cancer，12：178.

Gradilone A，Iacovelli R，Cortesi E，et al.，2011. Circulating tumor cells and "suspicious objects" evaluated through CellSearch® in metastatic renal cell carcinoma. Anticancer Res，31（12）：4219-4221.

Gray RT，O'Donnell ME，Verghis RM，et al.，2012. Bone marrow micrometastases in esophageal carcinoma：a 10-year follow-up study. Dis Esophagus，25（8）：709-715.

Gros SJ，Graeff H，Drenckhan A，et al.，2012. CXCR4/SDF-1α-mediated chemotaxis in an *in vivo* model of metastatic esophageal carcinoma. In Vivo，26（4）：711-718.

Gros SJ，Kurschat N，Drenckhan A，et al.，2012. Involvement of CXCR4 chemokine receptor in metastastic HER2-positive esophageal cancer. PLoS One，7（10）：e47287.

Gupta B，Kumar N，2017. Worldwide incidence，mortality and time trends for cancer of the oesophagus. Eur J Cancer Prev，26（2）：107-118.

Hardy SD，Shinde A，Wang WH，et al.，2017. Regulation of epithelial-mesenchymal transition and metastasis by TGF-β，P-bodies，and autophagy. Oncotarget，8（61）：103302-103314.

Hinz S，Hendricks A，Wittig A，et al.，2017. Detection of circulating tumor cells with CK20 RT-PCR is an independent negative prognostic marker in colon cancer patients-a prospective study. BMC Cancer，17（1）：53.

Hinz S，Röder C，Tepel J，et al.，2015. Cytokeratin 20 positive circulating tumor cells are a marker for response after neoadjuvant chemoradiation but not for prognosis in patients with rectal cancer. BMC Cancer，15：953.

Hironaka S，Tsubosa Y，Mizusawa J，et al.，2014. Phase Ⅰ/Ⅱ trial of 2-weekly docetaxel combined with cisplatin plus fluorouracil in metastatic esophageal cancer（JCOG0807）. Cancer Sci，105（9）：1189-1195.

Hjortland GO，Meza-Zepeda LA，Beiske K，et al.，2011. Genome wide single cell analysis of chemotherapy resistant metastatic cells in a case of gastroesophageal adenocarcinoma. BMC Cancer，11：455.

Hoeppner J，Kulemann B，2017. Circulating tumor cells in esophageal cancer. Oncol Res Treat，40（7-8）：417-422.

Imura Y，Yamamoto S，Wakamatsu T，et al.，2020. Clinical features and prognostic factors in patients with esophageal cancer with bone metastasis. Oncol Lett，19（1）：717-724.

Iwase H，Shimada M，Tsuzuki T，et al.，2013. Concurrent chemoradiotherapy with a novel fluoropyrimidine，

S-1, and cisplatin for locally advanced esophageal cancer: long-term results of a phase Ⅱ trial. Oncology, 84(6): 342-349.

Jung R, Petersen K, Kruger W, et al., 1999. Detection of micrometastasis by cytokeratin 20 RT-PCR is limited due to stable background transcription in granulocytes. Br J Cancer, 81(5): 870-873.

Kaifi JT, Yekebas EF, Schurr P, et al., 2005. Tumor-cell homing to lymph nodes and bone marrow and CXCR4 expression in esophageal cancer. J Natl Cancer Inst, 97(24): 1840-1847.

Konczalla L, Ghadban T, Effenberger KE, et al., 2021. Prospective comparison of the prognostic relevance of circulating tumor cells in blood and disseminated tumor cells in bone marrow of a single patient's cohort with esophageal cancer. Ann Surg, 273(2): 299-305.

Kutup A, Yekebas EF, Izbicki JR, 2010. Current diagnosis and future impact of micrometastases for therapeutic strategies in adenocarcinoma of the esophagus, gastric cardia, and upper gastric third. Recent Results Cancer Res, 182: 115-125.

Lanciego C, Pangua C, Chacón JI, et al., 2009. Endovascular stenting as the first step in the overall management of malignant superior vena cava syndrome. AJR Am J Roentgenol, 193(2): 549-558.

Lee KH, Kim HO, Yoo CH, et al., 2012. Comparison of radiofrequency ablation and resection for hepatic metastasis from colorectal cancer. Korean J Gastroenterol, 59(3): 218-223.

Lencioni R, Crocetti L, Cioni R, et al., 2008. Response to radiofrequency ablation of pulmonary tumours: a prospective, intention-to treat, multicentre clinical trial(the RAPTURE study). Lancet Oncol, 9(7): 621-628.

Li H, Song P, Zou B, et al., 2015. Circulating tumor cell analyses in patients with esophageal squamous cell carcinoma using epithelial marker-dependent and -independent approaches. Medicine, 94(38): e1565.

Li H, Zhang S, Guo J, et al., 2021. Hepatic metastasis in newly diagnosed esophageal cancer: a population-based study. Front Oncol, 11: 644860.

Lin H, Balic M, Zheng S, et al., 2011. Disseminated and circulating tumor cells: role in effective cancer management. Crit Rev Oncol Hematol, 77(1): 1-11.

Litvinov SV, Balzar M, Winter MJ, et al., 1997. Epithelial cell adhesion molecule(Ep-CAM)modulates cell-cell interactions mediated by classic cadherins. J Cell Biol, 139(5): 1337-1348.

Lordick F, Ebert M, Stein HJ, 2006. Current treatment approach to locally advanced esophageal cancer: is resection mandatory? Future Oncol, 2(6): 717-721.

Lorenzen S, Schuster T, Porschen R, et al., 2009. Cetuximab plus cisplatin-5-fluorouracil versus cisplatin-5-fluorouracil alone in first-line metastatic squamous cell carcinoma of the esophagus: a randomized phase Ⅱ study of the Arbeitsgemeinschaft Internistische Onkologie. Ann Oncol, 20(10): 1667-1673.

Lugli A, Iezzi G, Hostettler I, et al., 2010. Prognostic impact of the expression of putative cancer stem cell markers CD133, CD166, CD44s, EpCAM, and ALDH1 in colorectal cancer. Br J Cancer, 103(3): 382-390.

Lutz S, Berk L, Chang E, et al., 2011. Palliative radiotherapy for bone metastases: an ASTRO evidence-based guideline. Int J Radiat Oncol Biol Phys, 79(4): 965-976.

Makino T, Yamasaki M, Takeno A, et al., 2009. Cytokeratins 18 and 8 are poor prognostic markers in patients with squamous cell carcinoma of the esophagus. Br J Cancer, 101(8): 1298-1306.

Münz M, Kieu C, Mack B, et al., 2004. The carcinoma-associated antigen EpCAM upregulates c-myc and induces cell proliferation. Oncogene, 23(34): 5748-5758.

Nguyen NP, Borok TL, Welsh J, et al., 2009. Safety and effectiveness of vascular endoprosthesis for malignant superior vena cava syndrome. Thorax, 64(2): 174-178.

Nielsen OS, Munro AJ, Tannock IF, et al., 1991. Bone metastases: pathophysiology and management policy. J Clin Oncol，9（3）：509-524.

Nishimura H，Tanigawa N，Hiramatsu M，et al.，2006. Preoperative esophageal cancer staging：magnetic resonance imaging of lymph node with ferumoxtran-10，an ultrasmall superparamagnetic iron oxide. J Am Coll Surg，202（4）：604-611.

Ose N，Sawabata N，Minami M，et al.，2012. Lymph node metastasis diagnosis using positron emission tomography with 2-[^{18}F] fluoro-2-deoxy-D-glucose as a tracer and computed tomography in surgical cases of non-small cell lung cancer. Eur J Cardiothorac Surg，42（1）：89-92.

Pantel K，Alix-Panabières C，2014. Bone marrow as a reservoir for disseminated tumor cells：a special source for liquid biopsy in cancer patients. Bonekey Rep，3：584.

Pennathur A，Gibson MK，Jobe BA，et al.，2013. Oesophageal carcinoma. Lancet，381（9864）：400-412.

Pentheroudakis G，Golfinopoulos V，Pavlidis N，2007. Switching benchmarks in cancer of unknown primary：from autopsy to microarray. Eur J Cancer，43（14）：2026-2036.

Qin Y，Mao J，Liang X，et al.，2022. Bone metastasis in esophageal adenocarcinoma and squamous cell carcinoma：a SEER-based study. Gen Thorac Cardiovasc Surg，70（5）：479-490.

Raimondi C，Gradilone A，Naso G，et al.，2011. Epithelial-mesenchymal transition and stemness features in circulating tumor cells from breast cancer patients. Breast Cancer Res Treat，130（2）：449-455.

Reeh M，Effenberger KE，Koenig AM，et al.，2015. Circulating tumor cells as a biomarker for preoperative prognostic staging in patients with esophageal cancer. Ann Surg，261（6）：1124-1130.

Richter F，Baratay A，Röder C，et al.，2020. Comparative analysis of blood and bone marrow for the detection of circulating and disseminated tumor cells and their prognostic and predictive value in esophageal cancer patients. J Clin Med，9（8）：2674.

Riethdorf S，Wikman H，Pantel K，2008. Review：biological relevance of disseminated tumor cells in cancer patients. Int J Cancer，123（9）：1991-2006.

Ryan P，Furlong H，Murphy CG，et al.，2015. Prognostic significance of prospectively detected bone marrow micrometastases in esophagogastric cancer：10-year follow-up confirms prognostic significance. Cancer Med，4（8）：1281-1288.

Schneider G，Voltz R，Gaertner J，2012. Cancer pain management and bone metastases：an update for the clinician. Breast Care（Basel），7（2）：113-120.

Schultze A，Ben Batalla I，Riethdorf S，et al.，2012. VEGFR-1 expression levels predict occurrence of disseminated tumor cells in the bone marrow of patients with esophageal carcinoma. Clin Exp Metastasis，29（8）：879-887.

Shinde A，Libring S，Alpsoy A，et al.，2018. Autocrine fibronectin inhibits breast cancer metastasis. Mol Cancer Res，16（10）：1579-1589.

Shinde A，Paez JS，Libring S，et al.，2020. Transglutaminase-2 facilitates extracellular vesicle-mediated establishment of the metastatic niche. Oncogenesis，9（2）：16.

Shirakawa M，Fujiwara Y，Sugita Y，et al.，2012. Assessment of stanniocalcin-1 as a prognostic marker in human esophageal squamous cell carcinoma. Oncol Rep，27（4）：940-946.

Siegel RL，Miller KD，Jemal A，2015. Cancer statistics，2015. CA Cancer J Clin，65（1）：5-29.

Song H，Xu B，Yi J，2012. Clinical significance of stanniocalcin-1 detected in peripheral blood and bone marrow of esophageal squamous cell carcinoma patients. J Exp Clin Cancer Res，31（1）：35.

Spence GM，Graham ANJ，Mulholland K，et al.，2004. Bone marrow micrometastases and markers of angiogenesis in esophageal cancer. Ann Thorac Surg，78（6）：1944-1949.

Steger GG，Bartsch R，2011. Denosumab for the treatment of bone metastases in breast cancer：evidence and opinion. Ther Adv Med Oncol，3（5）：233-243.

Stoecklein NH，Hosch SB，Bezler M，et al.，2008. Direct genetic analysis of single disseminated cancer cells for prediction of outcome and therapy selection in esophageal cancer. Cancer Cell，13（5）：441-453.

Tachezy M，Effenberger K，Zander H，et al.，2012. ALCAM（CD166）expression and serum levels are markers for poor survival of esophageal cancer patients. Int J Cancer，131（2）：396-405.

Tachezy M，Zander H，Gebauer F，et al.，2012. Activated leukocyte cell adhesion molecule（CD166）-its prognostic power for colorectal cancer patients. J Surg Res，177（1）：e15-e20.

Usnarska-Zubkiewicz L，Strutynska-Karpinska M，Podolak-Dawidziak M，et al.，2009. Epithelial bone marrow cells in patients with advanced esophageal squamous cell carcinoma. Neoplasma，56（3）：245-251.

Van de Veire S，Stalmans I，Heindryckx F，et al.，2010. Further pharmacological and genetic evidence for the efficacy of PlGF inhibition in cancer and eye disease. Cell，141（1）：178-190.

Vashist YK，Effenberger KE，Vettorazzi E，et al.，2012. Disseminated tumor cells in bone marrow and the natural course of resected esophageal cancer. Ann Surg，255（6）：1105-1112.

Vavra P，Dostalik J，Zacharoulis D，et al.，2009. Endoscopic radiofrequency ablation in colorectal cancer：initial clinical results of a new bipolar radiofrequency ablation device. Dis Colon Rectum，52（2）：355-358.

Vogl TJ，Gruber T，Balzer JO，et al.，2009. Repeated transarterial chemoembolization in the treatment of liver metastases of colorectal cancer：prospective study. Radiology，250（1）：281-289.

Woestemeier A，Harms-Effenberger K，Karstens KF，et al.，2020. Clinical relevance of circulating tumor cells in esophageal cancer detected by a combined MACS enrichment method. Cancers（Basel），12（3）：718.

Wu SG，Zhang WW，He ZY，et al.，2017. Sites of metastasis and overall survival in esophageal cancer：a population-based study. Cancer Manag Res，9：781-788.

Wu SG，Zhang WW，Sun JY，et al.，2018. Patterns of distant metastasis between histological types in esophageal cancer. Front Oncol，8：302.

Yee AJ，Raje NS，2012. Denosumab，a RANK ligand inhibitor，for the management of bone loss in cancer patients. Clin Interv Aging，7：331-338.

Yuasa T，Urakami S，Yamamoto S，et al.，2011. Treatment outcome and prognostic factors in renal cell cancer patients with bone metastasis. Clin Exp Metastasis，28（4）：405-411.

Zhang QB，Gao YP，He JT，et al.，2011. Establishment of a novel human esophageal squamous cell carcinoma cell line（ESC-410）and its partial biological characterization. Dis Esophagus，24（2）：120-126.

Zhang X，Chen SB，Chen JX，et al.，2010. CK19 mRNA expression in the bone marrow of patients with esophageal squamous cell carcinoma and its clinical significance. Dis Esophagus，23（5）：437-443.

Zhang Y，2103. Epidemiology of esophageal cancer. World J Gastroenterol，19（34）：5598-5606.

第七章

食管癌影像学

X线钡餐造影是食管影像学中最传统、最基本的检查方法。它可以显示食管黏膜的细微结构，初步判断病变的位置和性质。随着现代医学影像设备的不断发展，包括计算机断层成像（computed tomography，CT）、磁共振成像（magnetic resonance imaging，MRI）、正电子发射断层成像/计算机断层成像（positron emission tomography/computed tomography，PET/CT）、正电子发射断层成像/磁共振成像（positron tomography/computed tomography/magnetic resonance imaging，PET/MRI）等在内的多种影像学检查手段越来越多地应用于食管病变的诊断、分期、疗效监测中，使食管影像学的内容不断扩展和丰富。

第一节　检查方法和正常表现

一、X线钡餐造影及正常表现

由于食管是肌性器官，在无食物通过时呈闭合状态，一般不含有气体，导致常规透视和X线摄片无法与周围软组织结构相识别，必须引入医用硫酸钡、碘液、空气等造影剂才能显影。其中，医用硫酸钡最为常用，使用硫酸钡进行食管造影的方法称为食管钡餐造影（barium esophagram，BE）。

（一）X线钡餐造影的特点

X线钡餐检查前须先进行硫酸钡混悬液的配制。食管是沿人体长轴走行的器官，又具有蠕动收缩的能力，可将内容物迅速推入胃内，因此食管钡餐造影时，最好调制比较黏稠的造影剂，一般水与钡的配制比例为1：2。稠钡通过食管的速度缓慢，易于黏附，使食管壁和食管黏膜显示清楚。当怀疑患者存在食管重度梗阻时，应采用稀钡或改用碘液，以避免加重梗阻。当临床疑有食管瘘或穿孔时，应改用碘液替代。

X线钡餐检查是在透视下进行的，常采取前后位、右前斜位和左前斜位。当硫酸钡混悬液自上而下经过食管时，在透视下可以实时观察食管的充盈、蠕动、收缩和扩张及其柔软程度等情况，可观察食管病变的位置、判断病变性质等重要信息，这些信息是目前其他影像学检查方法所无法提供的。因此，X线钡餐造影在食管影像学中仍占有十分重要

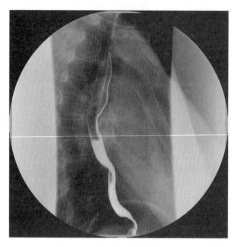

图 7-1 气钡双重对比造影

的地位。

气钡双重对比造影是对 X 线钡餐造影的改良，将气体与钡剂两种造影剂引入食管，气体使食管腔扩张，钡剂在重力作用下快速流过，钡剂沿管壁均匀涂布在黏膜表面，钡剂表现为白色高密度影，而气体为黑色低密度影，形成双重对比的影像（图 7-1）。此时，配合多角度、多体位的点片，就能够捕捉到满意的双对比图像。近年来随着数字化胃肠机的使用，在良好的双对比片上可以清晰地显示食管黏膜的细微结构，对食管早期病变的发现有一定价值。

（二）食管的正常表现

1. 食管充盈像 食管被钡剂充盈后，轮廓光滑整齐，管壁柔软，伸缩自如。正位观察时，位于中线略偏左，胸上段更偏左。右前斜位时，在食管前缘可见 3 个生理性压迹，从上至下依次为主动脉弓压迹、左主支气管压迹和左心房压迹（图 7-2）。

2. 食管黏膜像 当大部分钡剂被推入胃后，可显示食管黏膜像，表现为数条纵行、相互平行的纤细低密度影，而钡剂充盈在黏膜皱襞之间的裂隙内表现为条状高密度影（图 7-3）。

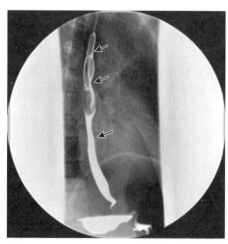

图 7-2 右前斜位食管前缘 3 个生理性压迹（箭头），从上向下依次为主动脉弓压迹、左主支气管压迹、左心房压迹

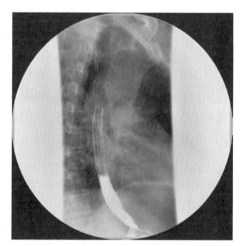

图 7-3 食管黏膜像，显示为数条纵行、相互平行的低密度影

3. 食管的蠕动 正常食管有两种蠕动，一是由吞咽动作所激发的食管传导性收缩，表现为从食管入口向下推进的团状收缩，此为第一蠕动波。食管内容物对食管壁的压力

引起第二蠕动波，始于主动脉弓水平，向下推进。有时在老年人及贲门失弛缓症、胃肠神经官能症患者的食管下段可见局限性不规则收缩运动，呈波浪状、锯齿状改变，此为第三收缩波。

二、CT检查及正常表现

（一）CT检查方法

1. CT检查的特点　CT的主要特点是具有较高的密度分辨率，能将食管与周围结构区分开来。X线钡餐造影仅能显示食管腔内黏膜、形态的改变，不能观察食管病变对邻近结构的侵犯及附近淋巴结的表现。而CT基本的横断面图像可以避免各器官组织间的相互重叠，不仅能显示食管腔内病变，而且能直接观察食管病变有无向管壁外发展，有无对邻近气管、血管造成侵犯，以及有无周围淋巴结肿大等。另外，CT图像为数字化图像，可运用计算机软件进行各种后处理。多平面重建（multiplanar reformation，MPR）图像，可从冠状位或矢状位观察食管病变的范围。随着更多层螺旋CT的出现（如256排），CT的扫描速度越来越快，一次可以完成胸、腹部大范围的扫描，从而判断食管病变有无肺及远处脏器的转移，为肿瘤的术前分期、确定治疗方案提供重要的依据。

由于食管是一个管状的、潜在的空腔脏器，静止时处于非扩张状态，食管壁较薄，食管周围的脂肪间隙较小，无论腔内、腔外都无法形成良好的对比。因此，CT检查还无法很好地显示管壁各层的结构，对病变细节的显示并不理想。临床上，CT在食管疾病诊断中的应用落后于其他实质性脏器。

2. CT扫描　包括平扫和增强扫描。患者取仰卧位，扫描范围从胸廓入口至食管胃结合部，必要时可以包括下颈部和上腹部。扫描前令患者服用产气粉或含少量水以使食管充盈扩张，效果可能更为满意。图像层厚一般采用5mm，必要时可重建更薄的层厚。对怀疑食管肿瘤的患者，应常规进行增强扫描。经静脉团注非离子型碘造影剂，用量1.5～2ml/kg，注射速度3～4ml/s，延迟30s开始扫描。

（二）食管的正常表现

1. 食管位置与毗邻　食管起于第6颈椎水平，与下咽部相续，经胸廓入口入胸腔，走行于后纵隔内，经膈食管裂孔进入腹腔。CT扫描可获得食管多个连续的横断面，下面就几个代表性层面讲述食管CT的正常表现。

（1）颈段食管：气管居中，食管位于气管后方略偏左（图7-4）。下颈段锁骨上区为锁骨上淋巴结所在。

（2）胸上段食管（主动脉弓上层面）：气管居中，食管位于左后方，后方紧邻胸椎

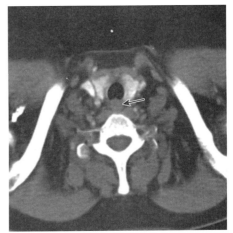

图7-4　增强CT示下颈段食管，气管居中，食管位于气管后方（箭头）

左前缘。气管前由右向左血管结构依次为上腔静脉、头臂干、左颈总动脉和左锁骨下动脉（图7-5）。气管两旁为右上气管旁（2R组）及左上气管旁淋巴结（2L组）所在。

（3）胸上段食管（主动脉弓层面）：气管居中，食管位于左后方。气管左前方为主动脉弓（图7-6）。上腔静脉后气管前间隙内主要为脂肪充盈，为右下气管旁淋巴结所在（4R组）。主动脉弓的顶和气管隆嵴平面之间的间隙内为左下气管旁淋巴结所在（4L组）。主动脉弓前方的间隙为血管前间隙，前纵隔淋巴结（6组）位于此区域内。

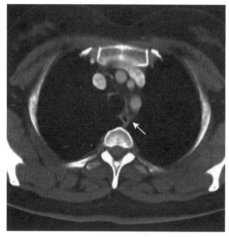
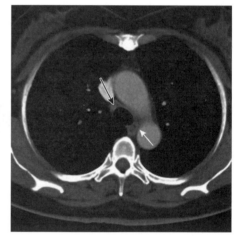

图7-5　增强CT示胸上段食管（主动脉弓上层面），气管居中，食管位于左后方。血管从右向左依次为上腔静脉、头臂干、左颈总动脉、左锁骨下动脉

图7-6　增强CT示胸上段食管（主动脉弓层面），气管居中，食管位于左后方。血管从右向左依次为上腔静脉、主动脉弓。此层面可见气管前腔静脉间隙（箭头）

（4）胸中段食管（主肺动脉窗层面）：气管分叉处，食管前方为气管隆嵴。主动脉弓分为右前方升主动脉及左后方降主动脉，食管右侧为奇静脉（图7-7）。从主动脉弓下缘至主肺动脉分叉之间的低密度区称为主肺动脉窗。主动脉肺淋巴结（5组）位于此区域内。隆嵴下淋巴结（7组）位于隆嵴下间隙内。

（5）胸中段食管（肺动脉层面）：食管前方为左主支气管，左后方为降主动脉，右后方为奇静脉（图7-8）。此层面上下左右肺门区域分别为左支气管旁淋巴结（10L）及右支气管旁淋巴结（10R）所在。

（6）胸下段食管（左心房层面）：食管前方为左心房，右后方为降主动脉（图7-9）。食管旁淋巴结（8组）有时在此上下层面可见。

（7）腹段食管：食管前方为肝左叶，后方为降主动脉（图7-10）。

2. 食管形态　食管呈扁平的软组织影，腔内很少含液体，有时可见含少量气体。若食管腔内显示液气平面或管腔直径增大，常提示远段有梗阻可能。

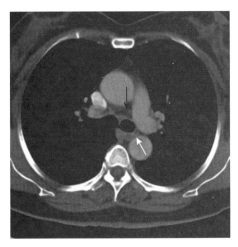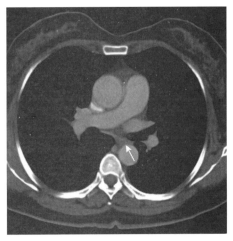

图7-7　增强CT示胸中段食管（主肺动脉窗层面），食管（黑色箭头）前方为气管分叉。降主动脉和升主动脉、肺动脉、奇静脉，主肺动脉窗（白色箭头）

图7-8　增强CT示胸中段食管（肺动脉层面），食管前方为左主支气管，左后方为降主动脉，右后方为奇静脉

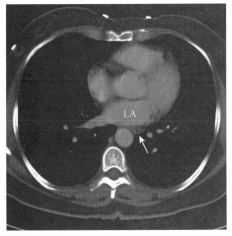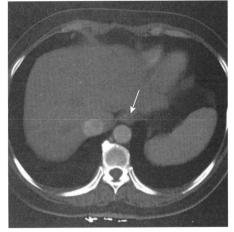

图7-9　增强CT示胸下段食管（左心房层面），食管前方为左心房（LA），右后方为降主动脉

图7-10　增强CT示腹段食管（箭头），食管前方为肝脏，后方为降主动脉

　　正常食管壁厚度为3～5mm，超过5mm一般认为有异常。食管壁的厚度可在CT上测量，但有时食管腔表现为偏心性，食管壁厚薄不均匀，测量存在一定的误差。食管周围的脂肪层表现为线状低密度区，以胸段食管显示明显。

三、MRI检查及正常表现

（一）MRI检查方法

1. MRI检查的特点　MRI具有最佳的软组织分辨率，可在任意方向成像，且无电离辐射，是一种理想的成像方法。既往，由于MRI扫描时间偏长，心脏大血管搏动、胸廓的呼吸运动及血管内的血液流动都使食管成像产生很大的伪影。食管与含气肺组织界面的磁敏感效应也会产生伪影，且在高场强的磁场中尤为严重。这些都造成了MRI在相当长的时间里无法应用于食管检查。随着MRI设备硬件及软件的不断进步，心电门控技术和呼吸导航技术的应用，明显减少了上述伪影。而快速成像序列及多种功能MRI方法可以对食管病变进行定量分析，以有效对食管癌放疗后的疗效进行监测，这使得MRI食管检查越来越受到临床医生的重视。

2. 常用 MRI 成像方法

（1）常规MRI：主要包括轴位及矢状位快速自旋回波T_2加权像（WI），由于胸壁、纵隔内都有较多的脂肪组织在T_2WI上呈高信号，所以在扫描时通常会增加脂肪抑制技术以突出食管病变的信号特点。轴位图像可显示向腔外生长的肿瘤与周围气管及血管的关系，还有邻近和纵隔内淋巴结的情况；矢状位图像可显示食管的全貌，对病变的范围进行评价。必要时可行轴位快速自旋回波T_1WI。在常规MRI成像时可采用多次屏气扫描、心电门控技术、呼吸导航技术来克服各种运动伪影，但有时图像可能仍不能尽如人意。

（2）弥散加权成像（diffusion weighted imaging，DWI）：是目前唯一能在活体内测量水分子扩散运动的检查方法，它利用磁共振（MR）仪监测运动敏感特征，从微观的扩散运动入手来反映组织的空间变化，进而反映组织的病理变化，能够早期反映组织的细微改变。

MR DWI可以和多种脉冲序列相融合，其中最常用的是平面回波成像（echo planar imaging，EPI）。EPI-DWI具有采集速度快、运动伪影小、信噪比较高等优点。DWI图像的对比主要取决于组织间的表观扩散系数（apparent diffusion coefficient，ADC），扩散快的结构信号衰减大，ADC大，DWI图像呈低信号；扩散慢的结构信号衰减小，ADC小，DWI图像呈高信号。一般而言，肿瘤的恶性程度越高，细胞排列越密集，则其组织内的水分子扩散慢，DWI图像呈高信号。所以，放射学医生可以通过测量DWI序列上病变的ADC值来对良恶性病变、肿瘤的恶性等级进行判断。有效的抗肿瘤治疗会导致肿瘤细胞破裂溶解、间隙增宽、密度减低，导致水分子的扩散增加，ADC值升高。有报道，放疗敏感患者ADC值于放疗后24～72h迅速升高。肿瘤细胞密度的降低终将导致肿瘤体积的减小，这种变化会在系统治疗后3个月左右出现。因此，DWI也可作为肿瘤疗效监测的手段之一。

目前，DWI技术还受到一些因素的制约，如DWI序列对其他运动如心脏搏动、呼吸及灌注敏感；DWI图像的信号强度不仅反映扩散，而且反映组织的T_2值；高b值（弥散敏感度）条件下虽然可以抵消T_2穿透效应，但同时也使图像的分辨率明显下降等。因此，DWI序列的改进、DWI定量参数测量的可重复性、DWI定量参数对疗效评价的准确性仍是目前研究的热点。

（3）动态对比增强MRI（dynamic contrast enhanced MRI，DCE-MRI）：是通过显示病灶血供情况而间接评价病灶微血管生成情况的一种影像手段。它作为一种无创、能活体测量肿瘤血流状态的成像方法，已广泛应用于颅脑肿瘤、乳腺肿瘤、前列腺肿瘤等临床研究中。DCE-MRI检查，将小分子造影剂经静脉注入后，经过肿瘤血管的同时会通过肿瘤血管壁进入血管外细胞外间隙（extra-vascular extra-cellular space，EES），T_1WI

DCE-MRI对EES内造影剂敏感，可以反映肿瘤的微血管灌注、渗透性及EES的大小。通过定量分析的方法可以得出一系列参数，其中最主要的是造影剂容积转换常数（volume transfer contrast of the contrast agent，K_{trans}），它可以反映内皮细胞的通透性，在食管肿瘤新生血管及转移的评估中有一定的作用。但DCE-MRI的指标测量与图像的空间分辨率情况紧密相关，该技术在食管癌中的应用还有待研究。

（二）食管的正常表现

1. 横轴位　横轴位上，食管及其邻近结构的基本解剖同CT扫描所见相同。一般而言，动脉血流、心腔和肺内气体呈明显低信号，脂肪抑制技术使胸壁、纵隔内大部分脂肪表现为低信号，食管的中等软组织信号影就被衬托出来。胸段食管与邻近气管、大血管之间可见线状低信号影（图7-11A）分隔。

2. 矢状位　食管全程在任何切面上均呈非直线走行，因此矢状面成像不可能在一幅图像上显示食管的全貌。在脊柱中线邻近的层面上，食管呈上下条带状的中等信号影，位于后纵隔，紧贴于椎体前方（图7-11B）。当观察食管病变的范围时，需结合轴位图像，在矢状位连续的几个层面上仔细寻找。

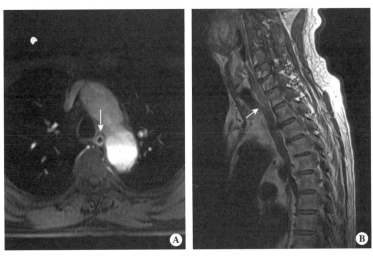

图7-11　轴位T_1WI增强+压脂（A），食管壁增强呈高信号（箭头），与主气管及主动脉之间可见间隙。矢状位T_1WI平扫（B），食管呈上下条带状的中等信号影（箭头）

第二节　食管癌影像诊断

一、X线钡餐检查异常表现

（一）早期食管癌的表现

食管壁全层分为黏膜、黏膜下层、肌层和外膜。早期食管癌是指肿瘤仅累及食管黏膜、黏膜下层。此时，病变所致的黏膜皱襞改变细微，食管的通畅度并无明显受阻，因此，单依靠X线钡餐检查很难诊断。在良好的气钡双对比片上，早期食管癌可能观察到的征象：①黏膜稍增粗扭曲，连续性欠佳；②局部小溃疡形成，食管轮廓较毛糙；③食管的运动稍差。当检查者经过仔细观察发现上述征象时，应建议患者进一步进行消化道内镜检查以明确诊断。

（二）中晚期食管癌的表现

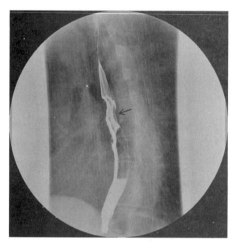

图7-12 食管胸中段轮廓不规则，管腔狭窄，边缘毛糙，符合髓质型改变

中晚期食管癌是指癌肿已累及肌层或达外膜以外，在X线钡餐造影中可有明确的表现。病理上，中晚期食管癌分为5型，髓质型、蕈伞型、溃疡型、硬化型和腔内型，其中较多见的为溃疡型和髓质型。以往专业书常将中晚期食管癌在X线检查中的表现依据病理分型也分为5类，但在实际工作中发现很难完全依据X线检查中的各种表现与病理"对号入座"。中晚期食管癌X线钡餐检查的主要征象：①充盈像钡剂到达病变段时，食管轮廓变得不规则，管腔狭窄，狭窄常不对称，腔内出现充盈缺损（图7-12），此种表现多出现于髓质型食管癌；②黏膜像表现为正常黏膜皱襞中断，黏膜纹理紊乱、破坏，几乎所有的食管癌都会出现此征象；③龛影的出现，表现为较大的不规则长形钡剂充盈区，与食管长轴一致，周围可见不规则水肿透亮带，称为半月征（图7-13），此表现多见于溃疡型；④管腔严重狭窄，呈线状，钡剂通过受阻，上方食管扩张（图7-14），此表现多见于硬化型；⑤病变区管壁僵硬，蠕动减弱或消失，此表现各型均会出现。

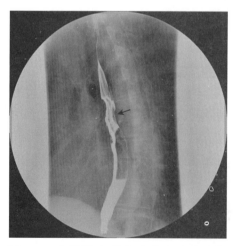

图7-13 食管胸中段出现较大溃疡（箭头），表现为长形钡剂充盈区，与食管长轴一致，符合溃疡型改变

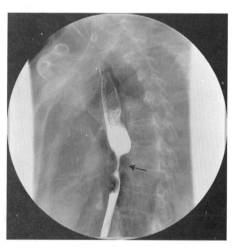

图7-14 食管胸中段管腔明显狭窄，上段食管扩张，呈上下条带状的中等信号影，符合硬化型改变

食管穿孔或食管瘘为中晚期食管癌及手术后可能出现的并发症。X线钡餐造影时，可见高密度的造影剂进入邻近气管，使支气管显影（图7-15）。若肿瘤破入纵隔，则可表现为造影剂在瘘口周围不规则的分布。当临床怀疑有穿孔时，应注意改用碘液进行观察。

X线钡餐造影还可以对食管癌患者放化疗后的改变进行监测。一般而言，放化疗后病变管腔的狭窄程度可能减轻，病变段的造影剂通过较顺畅，黏膜破坏中断的征象也可改善（图7-16）。

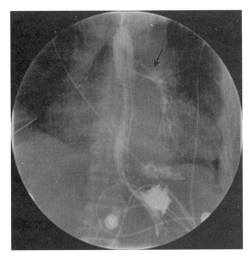 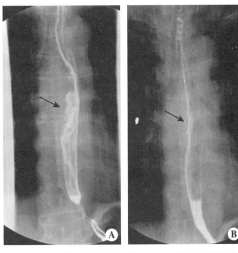

图7-15　食管下段癌术后出现吻合口瘘，左主支气管及其分支内可见钡剂影（箭头）　　　图7-16　食管癌放化疗前（A）可见溃疡形成，管腔狭窄；放疗后8个月病变溃疡基本消失，管腔通畅（B），局部壁稍增厚

二、CT检查异常表现

（一）主要征象

（1）食管壁非对称性增厚，局部形成软组织肿块影。肿块边缘可以比较光整，也可欠规整，与正常食管分界不清。

（2）食管腔可呈不规则狭窄，多为偏心性，狭窄近段管腔不同程度扩张，腔内可见液体或液气平面。

（3）增强扫描后食管癌形成的软组织肿块常有中等度强化（图7-17）。此时肿块与周围结构的关系显示得更加清楚。肿块与邻近大血管及气管的关系直接决定了食管癌的可切除性。

（4）食管癌患者有无纵隔淋巴结转移也是CT图像主要观察的目标。CT图像主要依据淋巴结的大小、形态、密度判断有无肿瘤侵犯，其中淋巴结大小是最主要的指标（图7-18）。

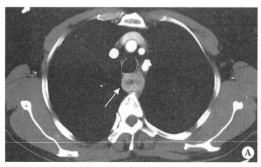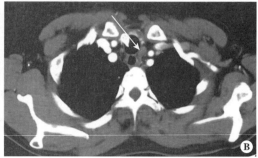

图7-17 CT增强示上段食管癌

A.白色箭头示上段食管壁明显增厚，强化不均，管腔明显狭窄；B.白色箭头示左侧胸廓入口处气管旁肿大淋巴结

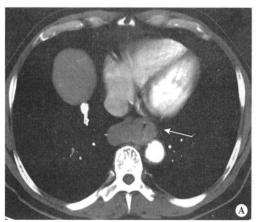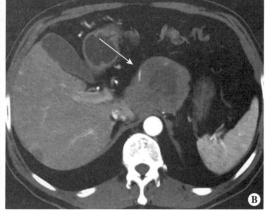

图7-18 CT增强示下段食管癌

A.白色箭头示下段食管壁明显增厚，管腔明显狭窄，右侧旁见肿大淋巴结；B.白色箭头示小网膜内肿大淋巴结，伴坏死

（5）食管癌放化疗后的CT表现：对于一些不可切除的中晚期食管癌患者，放化疗常成为首选的方法。CT检查可作为监测疗效的一种随访方法。在放化疗有效的患者中常可观察到软组织肿块明显缩小、原肿大淋巴结缩小甚至消失等征象（图7-19）。同时，还可以观察肺内、腹部等其他脏器有无转移灶。

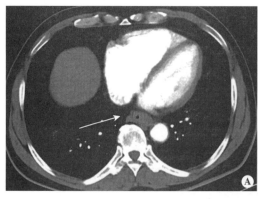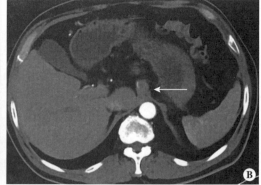

图7-19 与图7-18为同一病例，放化疗3个月后CT表现

A.白色箭头示食管狭窄程度减轻，右侧旁肿大淋巴结消失；B.白色箭头示小网膜淋巴结明显减小

（二）CT检查在食管癌分期中的作用

2017年，国际抗癌联盟（UICC）与美国癌症联合会（AJCC）制订了食管癌第8版TNM分期。CT检查能够观察肿瘤外侵范围，判断降主动脉、气管、支气管、心包受累的敏感性和特异性较高，T分期的准确率较高。CT检查还可以判断食管周围淋巴结受侵与否，判断远隔淋巴结有无转移，N分期的敏感性较高，特异性还有待提高。此外，CT检查对观察肺内、腹部脏器有无转移也具有一定的优势。总之，CT检查能较为准确地进行食管癌分期，可以帮助临床判断肿瘤可切除性及制订放疗计划；对有远处转移者，可以避免不必要的探查术。

三、MRI异常表现

（一）主要征象

（1）食管壁局部增厚形成软组织肿块影，肿块呈等T_1稍高T_2信号，其内信号不均匀。肿块上段食管扩张。当肿块向腔外生长累及降主动脉时，可表现为主动脉和食管之间线状低信号（脂肪抑制）消失，气管支气管受压移位，肿块邻近淋巴结或纵隔内淋巴结增大（图7-20）。

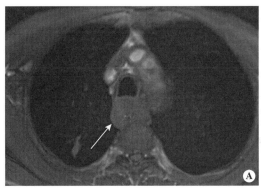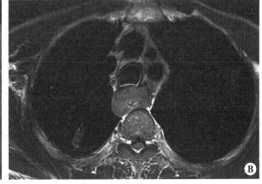

图7-20 食管癌MRI表现

A. T_1WI示食管癌等信号，食管腔狭窄明显，邻近血管可见低信号分隔（白色箭头）；B. T_2WI示食管癌呈稍高信号

（2）DWI序列肿块表现为明显高信号，受累的淋巴结无论大小均可呈较高信号，这提高了影像检查评价食管癌淋巴结转移的准确性。当淋巴结发生转移时，其细胞密度有时会增加，细胞外自由水空间缩小，同时由于癌细胞异型性明显，核质比例增高，细胞内间隙减小，导致水分子弥散受限，在DWI图像上信号增高，而ADC值减低。值得注意的是，转移性淋巴结和非转移性淋巴结的ADC值存在一定的重叠，因为部分淋巴结仅有少量癌细胞浸润，大部分仍为正常组织。这时ADC值下降不明显（图7-21）。

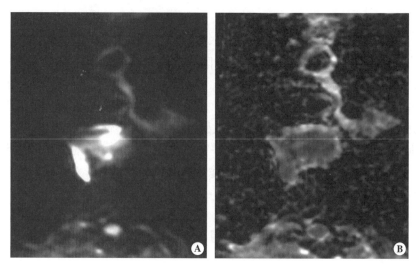

图7-21　与图7-20同一病例的DWI表现
A. DWI示食管癌呈明显高信号；B. 食管癌ADC值明显减低

（3）动态对比增强扫描见肿块早期出现中等度至明显强化。病灶范围显示得更清楚，结合T$_2$WI冠状位及矢状位明确肿瘤受累的范围（图7-22）。

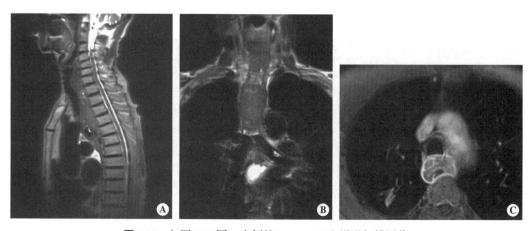

图7-22　与图7-20同一病例的MRI T$_2$WI和增强扫描图像
A、B. 矢状位、冠状位T$_2$WI显示病变累及范围；C. 增强扫描显示病变明显不均匀强化

（二）MRI在食管癌分期中的作用

由于受到成本、经济负担、技术等方面的影响，MRI在食管癌的诊断上具有较高的敏感度和相对较低的特异度，MRI对食管癌的敏感度约为75.0%，特异度约为50%。目前，在食管癌诊断上，MRI不能取代其他方法。值得注意的是，在判断新辅助治疗的疗效及检测多模式治疗后的存留病灶上，MRI具有较高的敏感度，其敏感度与PET/CT相近。

（三）MRI在评价食管癌放疗前定位和放疗后疗效监测中的作用

目前，食管癌放疗多以CT模拟定位为基础，结合X线钡餐造影、食管镜等检查进行靶区勾画和计划设计。尽管CT有较高的密度分辨率，较X线检查可以更准确地显示病变范围，但是，CT在肿瘤边界的确定、纵隔淋巴结的转移判断方面仍有不足。有学者应用DWI测量病变的长度，发现与手术大体病理无显著性差异。DWI与X线钡餐造影和常规MRI T$_2$WI图像在显示病变长度方面有较好的对应关系。如果将CT图像与DWI图像相融合，可以更好地显示肿块的边界和范围。因此，DWI图像可作为CT靶区勾画的重要参考和补充。另外，DWI对食管癌周围及纵隔内淋巴结有无转移的判断更为准确，也为放疗前精确定位提供了重要的信息。

放疗后，X线钡餐造影被认为是判断近期放疗疗效简单而直观的手段，但是X线检查无法观察肿瘤病灶本身及纵隔淋巴结的改变，而CT增强扫描虽然可以观察到肿块实质部分缩小，但一般需要几个月甚至更长的时间。常规MRI和增强扫描可以观察肿瘤病灶本身的改变及淋巴结的改变（图7-23），而DWI则可以更敏感地观察肿块及淋巴结内ADC值的变化（图7-24）。一般而言，对放疗敏感的病例，无论肿块还是转移性淋巴结，其ADC值都会在早期就明显上升。而依据DCE-MRI所获得的一些特定的定量参数，也许能较早地反映放化疗对肿瘤新生血管的抑制作用。

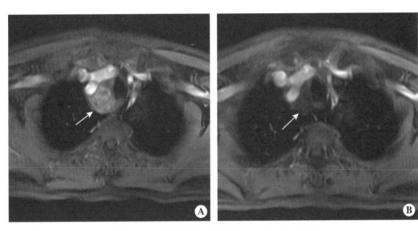

图7-23　食管癌放疗前后DCE-MRI表现
放疗前右上气管旁肿大淋巴结明显强化（A），放疗后3个月右上气管旁肿大淋巴结明显变小且无强化（B）

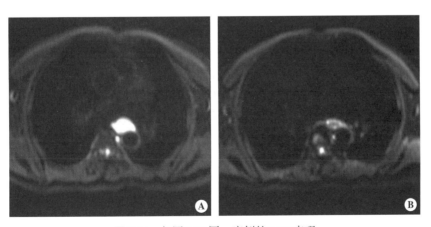

图7-24　与图7-23同一病例的DWI表现
放疗前食管病变弥散明显受限，信号很高（A），放疗后3个月食管病变不仅明显变小，且信号减低（B），提示肿瘤明显缓解

（徐　怡　王　军）

第三节　食管癌的^{18}F-FDG PET/CT显像及应用

多模态分子影像设备主要包括正电子发射断层成像/计算机断层成像（PET/CT）、正电子发射断层成像/磁共振成像（PET/MRI）、单光子发射计算机断层成像（single photon emission computed tomography，SPECT）及超声、荧光分子成像设备等，这些设备结合不同的纳米、分子探针或显像剂，可以进行多种多样的器官或功能成像，为临床各科的诊疗工作提供了巨大的帮助。既往食管癌的临床分期主要采用CT、食管超声内镜检查（EUS）和MRI等，这些检查手段在应用过程中有较大的局限性。比如，CT对于肿大淋巴结不能准确识别炎性增生和转移性淋巴结，而对于正常大小的淋巴结会出现较多的假阴性；超声内镜引导下的淋巴结活检技术属于有创性检查，对操作人员的技术要求较高等。随着PET和PET/CT在临床的广泛应用，许多学者研究了其在食管癌诊断、分期、疗效评价、复发、预后等多方面的应用，展现了良好的前景。

多模态分子成像在食管癌患者的临床实践中至关重要，临床医生必须意识到在各种临床环境中不同成像模式的优势和局限性，注重解剖和功能成像信息的结合。

一、食管癌FDG PET/CT检查方法

PET的基本原理是用不稳定核素，如^{11}C、^{13}N、^{15}O、^{18}F等对某些可以在肿瘤细胞内浓聚的分子如脱氧葡萄糖、甲硫氨酸、乙酸、胆碱等进行标记，这些带正电子的核素被带到体内后与体内的负电子相遇结合会产生两个γ光子，可以被PET中的光敏晶体探测到，用计算机将图像重建后就可以得到正电子在人体内分布的三维图像。PET/CT将PET和CT两种影像技术有机结合，融合了PET和CT的优点，一次检查即可完成全身扫描，同时获得反映代谢功能的PET图像和常规CT图像，并可获得冠状面、矢状面和横断面三个方向的全身断层融合图像，两者结合真正起到了"1+1＞2"的效应。目前最常应用的显像剂为^{18}F标记的脱氧葡萄糖（^{18}F-FDG），如果没有特殊说明，一般所说的PET/CT就是^{18}F-FDG PET/CT。检查当天患者常规禁食6h以上，显像剂用量3.7～5.5MBq/kg体重；新的机型探测器效率提高，显像剂用量可适当减少。注射显像剂后60min左右行PET/CT检查。先采集体部CT图像，常规扫描范围为自颅底至股骨中段，特殊病例如黑色素瘤等扫描范围应从颅底至足底。在同一范围用3D模式采集PET图像，一般6～7个床位，而新型宽探测器3～4个床位，每个床位采集时间1.0～2.0min，采集完成后利用CT数据对PET图像进行衰减校正。脑部一般单独采集图像。

二、食管癌FDG PET/CT显像

食管癌原发病灶在PET或PET/CT图像中一般表现为条状、结节状、团块状葡萄糖摄取值异常增高（图7-25，见彩图41），其半定量指标——标准摄取值（standardized uptake value，SUV）变化范围较大，可从正常（假阴性）至20左右；原发病灶诊断的准确性与

病灶大小、部位、生长方式、病理类型等均有关系。由于目前应用于临床的PET/CT中PET晶体的空间分辨率下限为3~5mm，对于原位癌和T1期食管癌，一般阳性率较低，有文献报道PET/CT对T1期肿瘤检测敏感度仅有43%。当病灶长到1cm以上时，其诊断敏感度可达95%以上。就病理类型来说，鳞状细胞癌和腺癌都有较高的葡萄糖摄取率，但一般鳞状细胞癌的SUV值高于腺癌。腺癌尤其是食管胃结合部和靠近胃的腺癌的PET或PET/CT检测敏感度变化较大，有17%~20%的病灶没有或仅有很少的葡萄糖摄取，这与肿瘤细胞黏液成分有关。一些分化良好的肿瘤、弥漫性生长的肿瘤和含有较多黏液细胞的肿瘤摄取率较低。随着PET/CT设备技术的发展和诊断医生经验的积累，诊断和分期的准确性也有了很大提高。2018年Jeong DY等回顾性分析了435例T1~2期食管鳞状细胞癌的PET/CT图像资料，提示在PET/CT图像中以$SUV_{max}<3.05$为界值区分T1a期和T1b及T2期病灶的敏感度、特异度和准确率分别为74.8%、70.1%和71.5%，和EUS相当。假阳性主要发生在一些

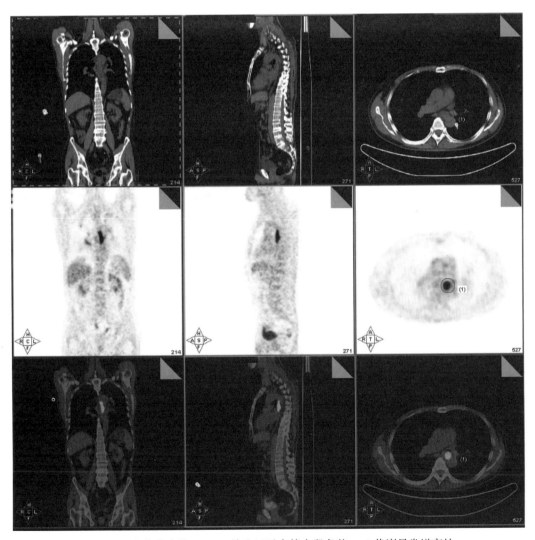

图7-25 食管癌术前PET/CT检查显示食管中段条状FDG代谢异常增高灶

食管炎患者，包括感染性、消化性、反流性及一些狭窄后扩张的情况，特别是在食管下端或食管胃结合部的病变。尽管T1期肿瘤的SUV低于T2或T3期肿瘤，但后者和T4期肿瘤无明显差别，这可能是T1期肿瘤体积较小的缘故。目前食管EUS仍然是评价食管癌T分期的最佳手段，系统分析显示其综合敏感度可达81%～90%，尤其对于T4分期来说，特异度可达99%。值得注意的是，如果病变段食管壁周围有炎性增生或纤维化，也会出现过度分期。

三、食管癌区域淋巴结分期

食管癌患者的淋巴结分期有重要的预后意义，有研究显示淋巴结阴性患者的5年生存率在40%左右，而淋巴结阳性患者仅有3%。CT通过评价淋巴结大小判断有无转移，其分期的敏感度为30%～60%，特异度为60%～80%。EUS更加敏感，细针穿刺细胞学检查同时使其特异度得到提高，但这依赖于操作者水平。CT联合EUS比单一技术准确性有所提高。

FDG PET或PET/CT能够识别正常大小的淋巴结是否存在肿瘤转移，特别是PET/CT克服了单一PET的诸多缺陷，如对浓聚灶是否位于淋巴结定位更加准确，辅助CT图像对虽有一定的葡萄糖摄取，但密度较高或伴钙化的淋巴结，基本可以排除转移，这在一定程度上提高了诊断的准确性。You JJ等报道了一项多中心前瞻性研究，包括491例有潜在手术机会的食管癌患者，术前PET/CT检查使118例患者改变了临床分期，107例上调分期，11例下调分期，而且PET/CT分期结果与生存率密切相关。但是，PET/CT用于淋巴结分期时，也存在一定的假阴性，主要包括小淋巴结（短径小于5mm）中的肿瘤细胞微转移，以及一些靠近原发肿瘤的小淋巴结，由于原发肿瘤的葡萄糖浓聚程度较高，周围小淋巴结摄取无法与肿瘤病灶区分。有学者对PET/CT评价为N0期的117例食管癌患者采用EUS进行T和N重新分期，其中39例患者改变了N分期，而且和预后相关。虽然靠近原发病灶的小淋巴结手术时可以一起切除，对选择治疗方案没有影响，但也提示PET/CT与EUS在食管癌分期中是相辅相成、缺一不可的。假阳性主要是由于淋巴结炎性增生导致的葡萄糖摄取，如结核、感染性疾病及其他非特异性炎症等。有研究者分析了食管癌患者PET/CT检查时发现的肺门淋巴结和（或）腹膜后淋巴结葡萄糖摄取阳性的病例，通过细针穿刺或随访证实，阳性腹膜后淋巴结大部分最终确认为转移性病灶，但肺门淋巴结没有一例被证实为转移灶。研究者建议对阳性肺门淋巴结随访观察即可。

四、远处转移的评价

晚期食管癌可出现远处淋巴结、肺、肝脏、骨骼等多发性转移，有研究显示发生远处转移的患者30个月生存率仅为20%，而无远处转移的患者为60%。如果术前不能准确评价转移情况，会导致患者进行不必要的手术，加重患者负担。在PET/CT之前一般用普通CT评价有无远处转移，敏感性欠佳，容易漏诊。PET/CT作为全身性检查，一次扫描就可以了解全身各个器官、组织（包括肌肉组织）情况，对评价远处转移有先天优势

（图7-26，见彩图42）。Wong R等在2012年发表了食管癌的PET和PET/CT应用推荐指南，这份指南依据Facey K等对2005年以前资料的系统评价结果，并加入了2005～2010年关于食管癌PET应用的研究结果（2个系统评价研究和29个原创性研究），通过专家共识形式，推荐将FDG PET和PET/CT应用于评价食管癌患者的远处转移情况。Van Vliet EP等进行的荟萃分析显示PET诊断远处转移的综合敏感度为71%，特异度为93%。早期单纯PET对位于肺部、肝脏、腹膜等部位的较小病灶容易漏诊，PET/CT在CT的辅助下对小病灶的诊断准确性有了进一步的提高，其诊断效能优于单纯的PET或CT，有研究显示PET/CT为18.5%的患者提供了额外信息，改变了对17%患者的处理方式，其中11%的患者上调分期，7.5%的患者下调分期。美国国家综合癌症网络（National Comprehensive Cancer Network，NCCN）指南也推荐将PET/CT用于食管癌的术前分期，以排除远处转移性病灶，避免不必要的干预。另外，临床实际工作中发现肝脏部位仍存在少量假阴性，可能是

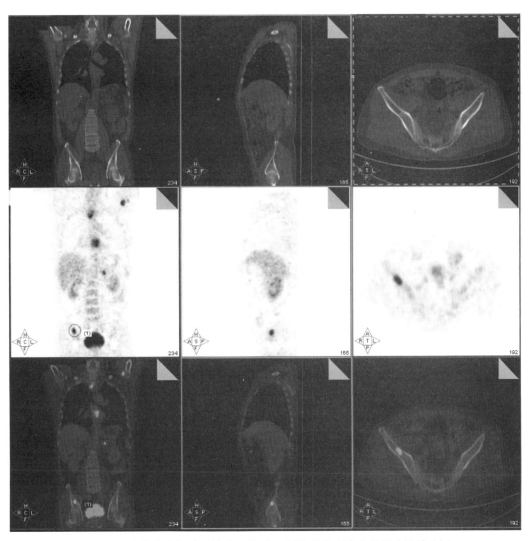

图7-26　食管癌右侧髂骨转移，普通CT图像骨窗观察未见明确骨质破坏

因为小病灶（小于5mm）对FDG摄取程度不高，与正常肝实质的密度及FDG摄取差异均较小，难以被发现。遇到这种可疑情况时可以采用二次延迟显像以提高检出率，或者结合增强CT综合判断。

五、食管癌分期的策略

早期的经济-效益分析显示PET结合EUS细针穿刺是最有价值的分期策略，随着PET/CT的出现，有学者用逻辑回归的方法开展研究，结果提示PET/CT应该作为首选，部分可以治愈的患者再采用EUS。在Barber TW关于食管癌的一项前瞻性研究中，PET/CT改变了139例患者中56例患者的分期，其中47例患者的治疗方案发生变化，提示PET/CT相对于传统的分期手段有较大优势。FDG PET/CT作为无创性检查和全身性检查，大量研究显示其对恶性肿瘤性病变（原发或转移性）的诊断准确性明显高于常规CT（包括增强扫描），即使常规CT能够发现或诊断部分病变，但诊断的把握度明显不如PET/CT，其结果对临床决策者的判断有较大影响。有研究显示在食管癌的多学科诊疗中，PET/CT能够为大约1/3的患者提供额外有价值的影响决策的信息，应该将PET/CT影像纳入多学科诊疗中。而且近几年随着PET/CT的普及，检查费用较最初下降1/3～1/2，在部分费用（有的地区为全部费用）纳入医保的情况下，PET/CT应作为食管癌分期的常规检查手段。

六、PET/CT在食管癌复发监测、疗效评价和预后分析中的应用

以往食管癌术后复查主要依赖于常规CT，但由于局部纤维化、水肿或瘢痕形成，其及时性和准确性都不能满足临床需要。PET/CT能够更早期发现病灶，准确区分纤维瘢痕和肿瘤病灶（图7-27，见彩图43），同时还可以发现早期转移性淋巴结（5～10mm）（图7-28，见彩图44）或骨骼等部位的隐匿性病灶，进行准确再分期。Teyton P等对无症状患者应用EUS、CT和PET每6个月定期复查，结果显示PET准确性高于CT和EUS，骨骼病变尤其明显。Goel R等也认为应用PET/CT对食管癌治疗后的患者进行随访复查能够更早期发现并准确鉴别复发和转移。因此，在患者经济条件允许的情况下可以优先选择PET/CT复查，如果吻合口部位高代谢病灶与炎症不易鉴别，可以再借助内镜或EUS进一步确诊。对于脑部、肝脏这两个葡萄糖代谢旺盛的器官，小于5mm的转移灶容易漏诊，建议必要时结合增强MRI或CT辅助诊断。

无论是食管癌术前新辅助治疗，还是晚期患者进行的其他综合治疗，疗效的早期评价都是非常重要的。有研究显示，新辅助治疗仅对40%～50%的食管癌患者有比较显著的疗效，如何能够早期评价治疗反应、及时停止无效治疗并更换治疗方案非常重要。以往主要依靠CT形态学改变评价治疗效果，存在反应滞后和测量不准确的缺点。FDG PET或PET/CT通过治疗前后葡萄糖代谢变化评价治疗效果，可以更早了解肿瘤对药物的反应。各研究中得出的早期（2～4周）有反应组SUV_{max}下降的阈值为25%～60%。

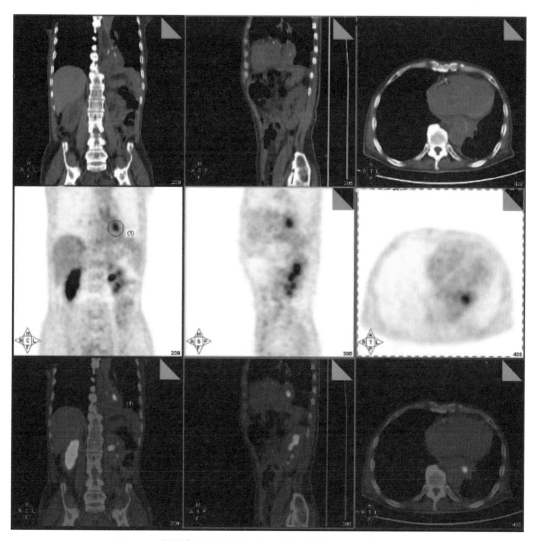

图7-27 食管癌术后局部复发，病灶在常规CT图像不能诊断

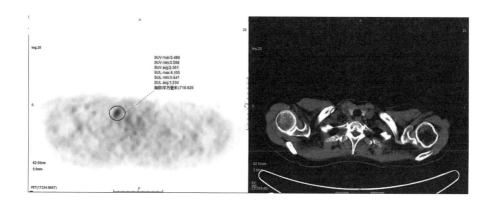

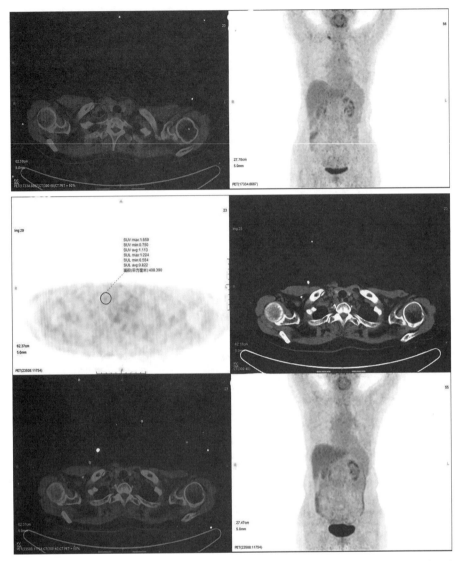

图7-28 食管癌术后随访，发现右侧锁骨上窝短径约8mm的小淋巴结转移（上）。化疗后复查提示淋巴结明显缩小，FDG代谢与本底类似，提示完全缓解（下）

Yanagawa M等对41例局部晚期食管癌患者的研究结果提示，依据SUV_{max}变化进行的实体瘤PET疗效评价标准（PET response criteria in solid tumor，PERCIST）评价结果是有显著意义的预后因素。有研究认为，术前新辅助治疗能够使大约1/3的患者达到病理学完全缓解（pCR，即病理标本上没有活性肿瘤细胞），如何通过现有的手段准确检出这部分患者，使他们能够避免进一步的手术，是近期研究的热点。

新辅助治疗后的PET/CT图像上一般以$SUV_{max} < 2.5$或低于肝脏或正常代谢分布为完全缓解的标准，de Gouw DJJM等系统性荟萃分析了56项检测食管癌新辅助治疗后达到pCR的研究，检测手段包括CT、PET/CT、EUS和MRI，共3625例患者，汇总后的敏感度分别为0.35、0.62、0.01和0.80，特异度分别为0.83、0.73、0.99和0.83，检测pCR的阳性预测值分别为0.47、0.41、无法评价和0.61。该分析提示PET/CT比传统的增强CT或

EUS 有一定的优势，由于包含 MRI 的只有 3 项研究，MRI 数据有待进一步验证，研究者认为单独应用现有的 CT、PET/CT 或 EUS 在检测 pCR 方面还不够准确。Van Rossum PS 等的研究也显示尽管治疗前后的 PET/CT 图像参数可以提供预测 pCR 的额外信息，但不足以排除残留病灶的可能性以避免手术。随着 PET/MRI 逐渐应用于临床，在这方面有希望提供更准确的影像信息。

目前 FDG PET/CT 中用于食管癌预后评价的指标主要有病灶初始 SUV（包括平均值、最大值等）、肿瘤代谢体积（MTV）、全身肿瘤负荷（TLG）、图像纹理分析、治疗前后 SUV 变化值及据此进行的疗效分级等。Pan L 等对 2009 年以前发表的食管癌相关文献进行了系统性分析，得出 SUV_{max} 与患者预后有关，HR 为 1.86，但其中均为单因素分析方法。Al-Taan OS 等对 271 例食管癌患者进行了预后研究，单因素分析得出术前 SUV_{max}、T 分期、TNM 分期是有显著意义的预后因素，但多因素分析显示 SUV_{max} 不是有显著意义的预后因素。另外，Al-Taan OS 等总结了截至 2013 年的 21 项研究，共评价了 1960 例食管癌患者术前 SUV_{max} 的预后意义，但结果不一。Barber TW 等的研究中以 PET/CT 参与的 AJCC 分期作为研究指标，与传统分期结果对比，提示 PET/CT 分期结果是有价值的预后因素。Mantziari S 等的研究显示食管癌治疗前 PET/CT 检查参数（SUV_{max}、TLG 和 MTV）和临床分期有显著相关性，以 $SUV_{max} > 12.7$ 作为界值预测肿瘤复发和无进展生存期（DFS）有一定价值。这些研究的评价指标和终点指标不尽一致，而且在多因素分析中纳入的指标数目也不完全相同，可能对研究结果有一定影响。近期 Jeong DY 等关于 435 例食管鳞状细胞癌的研究提示原发病灶的 SUV_{max} 与肿瘤病灶长度、淋巴结转移、病理 T 分期都显著线性相关；虽然多因素分析未得出 SUV_{max} 在 DFS 和总生存期（OS）预测模型中有显著意义的结论，但应用 SUV_{max} 三分法（A：$SUV_{max} \leqslant 3.05$；B：$SUV_{max}=3.06 \sim 5.64$；C：$SUV_{max} \geqslant 5.65$）分组后各组间 DFS 和 OS 都有显著性差异。

新辅助化疗（NAC）联合食管切除术可改善局部晚期食管癌（LAEC）的预后，成为 LAEC 的标准治疗。然而，据报道，LAEC 在手术后 6 个月内复发率为 17%～21%，这提示该治疗策略不适用于预后不良的 LAEC，因此术前识别预后不良的患者可能有助于修改治疗策略。为了能尽早识别早期复发患者，Murakami K 等评估了最大标准摄取值变化率（ΔSUV_{max}）在预测原发疾病的疗效、预后和 LAEC 复发中的作用。研究纳入 220 例接受 NAC 后行食管切除术的食管癌患者。结果显示，ΔSUV_{max} 的最佳截止点为 0.5；患者 $\Delta SUV_{max} \geqslant 0.5$ 的 5 年生存率明显高于 $\Delta SUV_{max} < 0.5$ 者（71.5% vs. 50.5%，$P=0.001$）。ΔSUV_{max}（HR=0.496，$P=0.004$）为独立的预后因素。199 例复发患者中，24 例（12.1%）术后 6 个月内复发。单变量分析显示，ΔSUV_{max} 是早期复发的唯一预测因素（OR=0.222，$P=0.004$）。该研究显示，ΔSUV_{max} 在 NAC 前后具有临床应用价值，ΔSUV_{max} 有助于预测肿瘤退缩分级（TRG）、生存结果和食管切除术后 6 个月内的早期复发，有助于确定 LAEC 的合适治疗策略。

七、PET/CT 中应用其他显像剂的相关研究

PET/CT 中可以应用的正电子类显像剂较多，不同的分子被标记在不同的同位素后可

以形成不同的显像药物，可以反映细胞增殖、血管生成、代谢、凋亡等过程，如[18]F标记的核苷代谢类显像剂[18]F-脱氧胸腺嘧啶核苷（[18]F-FLT）可以反映细胞的增殖过程。Chen H等对34例食管鳞状细胞癌患者，在治疗前、化疗或放化疗开始后4周及治疗完全结束后2周复查[18]F-FLT PET/CT和[18]F-FDG PET/CT，以治疗前后病灶SUV_{max}变化值与大体肿瘤体积（gross tumor volume，GTV）变化值的比值（$\Delta SUV/\Delta GTV$）作为评价指标，研究该指标与生存指标之间的关系。结果显示[18]F-FLT PET/CT第2次与第1次的变化指标$\Delta SUV/\Delta GTV$和PFS及局部区域控制率（locoregional control，LRC）关系更密切，能够更早地提示预后。Fushiki H等的临床前期药物疗效评价研究证实，[18]F-FLT比[18]F-FDG能够更好地监测肺癌小鼠模型的治疗效果，而且化疗过程中[18]F-FLT显像信号变化与Ki-67基因有一定的相关性。化疗过程中乏氧可以诱导血管生成，放疗过程中乏氧会降低肿瘤组织的射线敏感性，因此乏氧检测非常重要。[18]F标记的硝基咪唑类显像剂[18]F-氟硝基咪唑（[18]F-FMISO）或[64]Cu标记的非硝基咪唑类[64]Cu-甲基缩氨基硫脲（[64]Cu-ATSM）药物可以反映肿瘤组织的乏氧程度，在食管癌放化疗过程中应该能起一定的作用。肿瘤血管生成显像剂种类较多，也是目前研究的热点，由于血管生成的过程比较复杂，中间涉及的分子种类众多，目前研究较多的是整合素类、血管内皮生长因子及受体类（VEGF/VEGFR）及小分子基质金属蛋白酶抑制剂（matrix metalloproteinase inhibitor，MMPI）。这类显像剂可用于临床肿瘤血管生成和血管靶向药物疗效的判断，对于食管癌靶向治疗的发展将起到推动作用。

第四节　食管癌的[18]F-FDG PET/MRI显像及初步应用

　　虽然PET/CT在临床应用已经非常广泛，其价值也得到公认，但患者在检查过程中受X线和γ射线的双重照射，辐射剂量较大；另外，CT图像的软组织分辨率欠佳，在脑部、纵隔、肝脏、骨髓等部位病变的诊断方面仍显不足。为了克服这一缺点，以往许多学者研究应用同一患者非同机的PET图像和MRI图像进行融合，费时费力，准确性也欠佳。近几年PET/MRI一体机逐渐在临床投入使用，显示出了一定的优越性。PET/MRI的优点主要是MRI相对于CT的优点，主要集中在以下几个方面：①CT会导致高剂量的X线辐射，而PET/MRI避免了辐射，很大程度上降低了对人体的放射性损伤；②MRI改善了软组织图像质量，较好地显示了组织器官的解剖结构；③CT尚无法实现功能成像，而MRI可通过磁共振波谱、功能MRI等技术提供功能性信息。此外，SPECT与PET/CT中的CT并不能与PET同时采集图像，而最新研制的PET/MRI一体机使PET与MRI图像同步采集成为可能。但也有比较明显的缺点，就是采集时间长，受心脏搏动、呼吸运动影响较大，运动器官周围图像质量难以保证，尤其是食管位于心脏后方，影响显著。现有的门控技术在一定程度上可以减轻这方面的影响。目前PET/MRI主要应用于肿瘤、神经精神疾病及心血管疾病等领域。

　　在肿瘤应用方面，Bruckmann NM等比较了PET/MRI和PET/CT在脑、头颈部、胸腹及骨盆肿瘤TNM分期中的准确性，结果显示PET/MRI在肿瘤T分期中有较高的准确性，但在N分期和M分期中与PET/CT无明显差异。这与Linder G等在食管癌中的研究结果比较一致。Lee G等比较了15例食管癌患者术前EUS、PET/MRI和PET/CT分期的准确性，结果显示三种检查手段对原发肿瘤准确分期的例数分别为13例、10例和5例，T1期的准确率分别为86.7%、80.0%和46.7%，T3期的准确率分别为93.3%、86.7%和86.7%。淋巴结分期的准确率分别为75.0%、83.3%和66.7%。受试者操作特征曲线（ROC）曲线下面积（AUC）分别为0.700、0.800和0.629。PET/MRI相对于PET/CT略占优势。近期Belmouhand M等用PET/MRI研究了22例食管胃结合部腺癌新辅助治疗的早期疗效评价及可切除性预测，以治疗前后PET/MRI图像的SUV_{max}、ADC变化值作为研究指标，预测可切除患者的敏感度为94%，特异度为80%，AUC=0.95。但与组织病理学分级之间未得出有显著意义的结论，可能跟病例数较少有关。Yu CW等研究了54例食管鳞状细胞癌患者PET/MRI图像中的ADC值、SUV_{max}、MTV、TLG等参数预后价值，结果显示ADC_{mean}和ADC_{min}与SUV_{max}和SUV_{peak}都没有相关性，但远处转移患者ADC值显著低于没有远处转移的患者。MTV/ADC_{min}值在预测远处转移及进展期患者时的AUC最大。

在基础研究方面，由于MRI可以进行一定的分子成像如弥散加权成像（DWI），还可以对一些分子或纳米颗粒进行磁性标记，这就为MRI图像和PET图像进行对比研究提供了可能，具有广阔的研究前景。

目前关于食管癌PET/MRI的研究资料较少，研究显示PET/MRI在食管癌T分期上具有优势，但在N分期上不一致。另外，在M分期上PET/MRI不具有优势。值得注意的是，这些研究的样本量均偏小。因此。食管癌的PET/MRI研究存在明显的数据不足。

目前PET/MRI仍处于起步阶段，国内外装机量比较少，而且主要应用于脑部、心血管、基础研究等MRI占优势的方面。随着PET/MRI设备的逐渐增多和研究的逐渐深入，其在食管癌的基础研究和临床应用中应该能够发挥独特作用。

（丁其勇）

第五节　放射性核素SPECT显像在食管癌诊疗中的应用

放射性核素骨显像是临床上使用频率最高的核医学显像检查方法之一，主要用于判断恶性肿瘤是否出现骨转移。临床上发生骨转移较多的肿瘤包括前列腺癌、肺癌、乳腺癌、肾癌和甲状腺癌等，膀胱癌和宫颈癌次之，食管癌和卵巢癌等较少发生骨转移。核素骨显像既可以显示骨骼形态，也能同时反映骨骼局部的血流和代谢情况，敏感性高，能够较早发现骨骼病变。通过全身显像，骨显像可以一次获得从颅顶至足底的全身前后位图像；近年来，随着SPECT/CT融合显像设备的普及，可以同时获得局部SPECT和CT的断层图像及两者的断层融合图像，明显提高诊断的特异性和准确性，进一步提高了核素骨显像的临床应用价值。

一、骨显像的原理和方法

（一）骨显像的原理

将亲骨性的放射性核素或其标记物（显像剂或示踪剂）引入受检者体内，进入人体的显像剂随着血流经过骨骼并被骨组织所摄取，骨骼各部位摄取显像剂的多少与局部血流量、无机盐的代谢速度、成骨细胞的活跃程度及交感神经张力等有关。分布在人体内的放射性核素释放出γ射线，在体外用SPECT或γ照相机等进行图像采集，所得图像经工作站处理后可获得平面图像、断层图像和融合图像等。例如，临床上最常用的^{99m}Tc（锝）标记的磷（或膦）酸盐会与骨组织内富含的羟基磷灰石晶体发生化学吸附和离子交换，并与骨组织内的有机成分结合分布于骨组织，释放出γ射线从而使骨骼显影。当局部骨组织代谢旺盛、血流增加、成骨细胞活跃时会摄取更多的显像剂，在图像上表现出放射性浓聚影；反之，局部骨组织摄取的显像剂较少或不摄取时，图像上表现出放射性分布的稀疏或缺损区。核素骨显像通过显像剂在骨组织中的分布情况，反映局部骨组织的血流和功能代谢状态，对病变进行判断。

（二）显像剂

临床上使用的骨显像剂主要有两类：一类是^{99m}Tc标记的磷酸盐，主要是焦磷酸盐（PYP）和多磷酸盐（PPI）；另一类是^{99m}Tc标记的膦酸盐，主要有亚甲基二膦酸盐（methylene diphosphonate，MDP）、亚甲基羟基二膦酸盐（HMDP）和乙烯羟基二膦酸盐（EHDP）。目前临床上最常用的是^{99m}Tc-MDP，注射后2h，约50%聚集于骨表面，在血液和软组织中清除快，主要经泌尿系统排出体外。

（三）显像方法

骨显像可分为静态显像、动态（多时相）显像、断层显像和融合显像等，静态显像包括全身显像和局部显像，受检者无须特殊准备。

全身显像为静脉注射^{99m}Tc-MDP 740～1110MBq（20～30mCi）后2～3h进行图像采集，探头选用低能通用型准直器或低能高分辨准直器，能峰140keV，窗宽20%，矩阵256×1024，Zoom为1.0。受检者仰卧于检查床上，按设定速度（通常10～20cm/min）采集自颅顶至足底的全身前位和后位图像。局部显像方法基本与全身显像相同，但矩阵采用128×128或256×256，探头对准需要检查的部位，一般预置计数800k～1500k。

动态显像又称为三相骨显像，配低能通用型准直器或低能高分辨准直器，能峰140keV，窗宽20%，矩阵128×128。成人静脉团注式注射^{99m}Tc-MDP 740～1110MBq（20～30mCi）后立即开始图像采集。首先以每帧1～3s的速度采集60s，获得动脉血流灌注影像，即血流相；然后以每帧1min或300k～500k采集1～5帧，获得血池相；2～3h后再采集静态影像，即延迟相。

断层显像所配准直器、能峰和窗宽同前，矩阵128×128，Zoom 1.0～1.5，环形或椭圆轨迹旋转360°，每帧5.6°～6.0°、15～20s，共采集60～64帧投影，采集后的数据经重建处理后即获得横断位、矢状位和冠状位的断层图像。

SPECT/CT断层融合显像：平扫定位像后确定SPECT与CT的扫描范围一致，之后行螺旋CT断层扫描，层厚3mm，间距1.5mm，矩阵512×512，能量140keV、250mA，完成CT断层扫描后，SPECT探头自动复位，接着行SPECT断层图像采集。所得CT和SPECT图像通过同机融合软件，实现SPECT与CT图像的自动融合，获得断层融合图像。

二、图像分析

核素骨显像时，当局部骨血流量增加、代谢旺盛、成骨活跃及新骨形成时，均可较正常骨骼摄取更多的显像剂，图像上表现为局部异常放射性摄取浓聚影；反之，当局部骨血流量减低/缺损时，图像上表现为局部异常的放射性摄取稀疏/缺损区。

正常骨显像（图7-29为正常成年人和儿童全身骨显像图像）可见骨骼显影清晰，全身骨显像剂分布基本左右对称、均匀。由于不同部位骨骼的结构和代谢等不同，显像剂的分布也不相同。扁平骨如颅骨、椎骨、肋骨和髂骨等显像剂分布较长骨浓聚，长骨的骨骺端放射性摄取较骨干浓聚，粗大的长骨放射性摄取较细小的长骨浓聚，大关节的放射性摄取较小关节浓聚。由于骨显像剂通过肾脏排泄，故正常时可见双肾淡影和膀胱影像，有时可见输尿管影。儿童由于处于生长发育期，骨骺线未闭合，骨显像时骨骺位置显像剂分布明显增多。此外，正常影像可见影像变异和图像伪影，常见的原因主要包括受检者自身原因（受检者体位、排尿困难、金属伪影、尿液在体表的污染和注射点显像剂外漏等）、仪器原因（探头未对准受检者和旋转中心偏差等）和显像剂原因（包括核素标记率低、显像剂放置时间过长和形成部分沉淀等）。

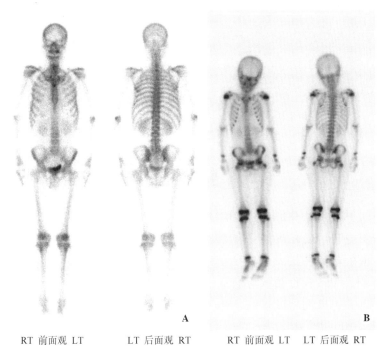

RT 前面观 LT　　　　LT 后面观 RT　　　　RT 前面观 LT　　LT 后面观 RT

图7-29　正常成年人（A）和正常儿童（B）的全身骨显像前后位图像

异常图像（图7-30）是指在图像上出现与对侧或周围正常放射性分布不同的局部或弥散性显像剂浓聚区（热区）或减低区（冷区）。以显像剂浓聚区最为常见，可出现点状、条索状、斑片状和团块状等不同的形态，可有单发和多发。由于破骨细胞引起骨质破坏的同时常伴有病变周围成骨细胞活跃度增加，因此图像上可表现为病灶中心呈显著的显像剂缺损区，而环绕缺损区的周围呈现异常显像剂浓聚影，形成"炸面圈"征象。骨显像还有一种特殊的图像表现，称为"超级骨显像"，表现为显像剂在全身骨骼分布呈均匀、对称性的异常浓聚，软组织摄取很少，骨骼影像非常清晰，肾影常缺失，超级骨显像常见于恶性肿瘤广泛骨转移或甲状旁腺功能亢进等所致的代谢性骨病。

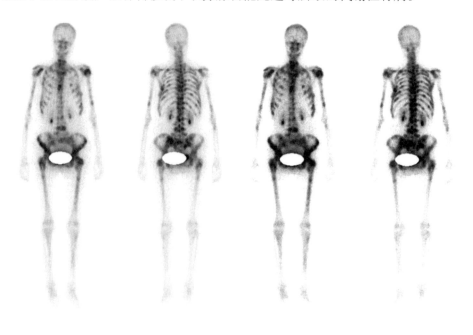

RT 前面观 LT　　　LT 后面观 RT　　　RT 前面观 LT　　　LT 后面观 RT

图7-30　患者女性，56岁，食管癌，核素 ^{99m}Tc-MDP骨显像示脊柱、肋骨、四肢骨、骨盆骨等多发异常放射性摄取浓聚影，诊断为食管癌全身多发骨转移

三、临床应用

有研究报道，在所有分期的食管癌患者中骨转移的发生率为5.2%～7.7%，在已伴有转移的食管癌患者中骨转移的发生率为15.3%～23.6%。Zhang J等分析探讨了食管癌患者骨转移方面的临床特征，患者接受核素骨显像、PET/CT等影像学检查以明确骨转移。纳入分析的25 955例食管癌患者中有2075例（8.0%）经核素骨显像等证实为骨转移。骨转移人群中，男性（1788例，86.2%）、年龄＜67岁（1178例，56.8%）和白种人（1778例，85.7%）的发生率更高。单变量回归分析显示，更高的骨转移风险见于更高的肿瘤分期（Ⅱ～Ⅳ期 vs. Ⅰ期）、更高的T分期（T2～4期 vs. T1期）和N分期（N3 vs. N0期），以及患者伴有肝转移（OR=4.62，95%CI 4.20～5.09）、肺转移（OR=4.51，95%CI

4.05～5.03）和脑转移（OR=5.90，95%CI 4.82～7.22），多变量回归分析也进一步证实了上述结果。1733例骨转移患者被纳入，进行了生存期和预后因素的分析，单变量Cox回归分析显示生存期的延长与原发病灶部位、病理类型、T分期、年龄、种族和经济情况等因素有关。多变量Cox分析则证实，对于骨转移患者，女性、已婚和T2期是预后的保护因素，而T4期、脑转移和肝转移是预后判断的危险因素。该研究显示通过核素骨显像等影像学方法评价食管癌患者骨转移情况，有助于对患者进行危险度评估和预后判断。

Jennings NA等的前瞻性研究探讨了核素骨显像在食管癌患者术前的分级价值，790例局部进展期食管癌患者中189例（23.9%）拟行手术治疗，其中115例（60.8%）为T3N1期的患者接受骨显像。结果显示93例（80.9%）患者显像结果正常，22例患者核素显像见异常放射性摄取，22例中的11例经MRI和（或）活检证实为骨转移。骨显像图像表现为单发转移灶7例（骨盆骨2例、股骨2例、肱骨2例和颅骨1例），4例患者为多发脊椎骨转移。对于T3N1期患者，骨显像对骨转移的检出率为9.6%（11/115），11例骨转移者平均生存期为232天（92～398天）。研究结果显示，核素骨显像对T3N1期拟行手术治疗的食管癌患者，诊断骨转移的敏感度和特异度分别为69%和89%，故对拟行手术治疗的局部进展期食管癌患者，术前推荐使用骨显像排除骨转移，有助于更准确地进行临床分期。但Hsu PK等也评估了骨显像等显像方式对食管癌术后复发患者生存期的预测价值，268例食管鳞状细胞癌患者术后复发共115例（42.9%），其中18例（15.7%）经骨显像证实有骨转移。单因素分析结果显示，T分期、原发肿瘤的大小、复发的类型和有无肝转移等因素与复发后患者的生存期显著相关，单因素和多因素分析均显示有无骨转移在预测食管癌术后复发患者的生存期方面并无统计学意义。

Li SH等采用回顾性研究探讨了核素骨显像在食管癌患者（病理类型均为鳞状细胞癌）中的应用价值。共360例患者中288例在治疗前完成骨显像用于分期，72例未行骨显像；360例患者中161例接受手术治疗，其中119例完成骨显像，42例未行骨显像。结果显示，骨显像在术前诊断骨转移的敏感度和特异度分别为80%（20/25）和90.1%（237/263），阳性预测值和阴性预测值分别为43.5%（20/46）和97.9%（237/242）。骨扫描对于Ⅳ期患者的诊断敏感度最高（87.5%，7/8），对于Ⅰ期患者的诊断特异度最高（91.3%，21/23）。

国内的一些学者也利用核素骨显像对食管癌患者的骨转移特征进行了探讨。朱继庆等对1383例接受核素骨显像的食管癌患者进行了分析，其中131例经骨显像确诊为食管癌骨转移，发生率为9.5%，从确诊食管癌至骨转移的中位时间为8.4个月，患者骨转移后的中位生存时间平均为6.6个月，1年生存率为26.2%。对骨转移的病灶进行具体分析显示，脊柱转移率明显高于其他部位，其中尤以胸椎转移率最高（23.4%），其次为骨盆骨转移49例（20.8%）、肋骨转移42例（18.2%）和腰椎转移36例（15.6%）。多发病灶的骨转移82例（62.6%），单发病灶为49例（37.4%），初诊时存在淋巴结转移者的骨盆骨转移率高于初诊时无淋巴结转移者，研究显示出食管癌骨转移方面的一些特点。该研究的单因素分析结果显示，骨痛治疗后缓解、骨转移的治疗和骨盆骨转移与患者的预后存在相关性（均 $P < 0.05$）；多因素分析结果显示，骨转移的治疗和骨盆骨转移是患者预后的独

立预测因素，并显示了核素骨显像在预测食管癌患者预后等方面的作用。

丁忠旗等回顾性分析了158例食管癌患者的核素骨显像特点，患者中男性92例，女性66例，鳞状细胞癌94例，腺癌41例，小细胞癌23例。结果显示28例患者（17.72%）发生骨转移，其中脊柱转移25例（89.29%）、肋骨转移18例（64.29%）、骨盆骨转移16例（57.14%）、四肢骨转移5例（17.86%）、胸骨转移3例（10.71%）和颅骨转移2例（7.14%），脊柱、肋骨和骨盆骨为骨转移最多的部位。从病理类型来看，骨转移发生率依次增加的分别是鳞状细胞癌（13.83%）、腺癌（21.95%）和小细胞癌（26.09%）。居热提·阿扎提等探讨了核素骨显像在新疆哈萨克族人的显像特点，73例哈萨克族食管癌患者中核素骨显像诊断骨转移者24例（32.9%），其中多发骨转移22例，单发骨转移2例。24例骨转移的哈萨克族人中，肋骨、脊柱、骨盆骨、四肢骨和胸锁骨转移的例数分别为21例（84.5%）、7例（29.17%）、4例（16.67%）、7例（29.17%）和2例（8.33%）。与汉族食管癌骨转移的患者比较，哈萨克族患者肋骨转移率更高，而脊柱的骨转移率要低于汉族食管癌人群，显示出不同地域民族人群的食管癌骨转移特征。

四、骨转移灶的放射性核素治疗

食管癌等恶性肿瘤发展到一定阶段可能出现骨转移，常会引起骨痛、骨折、行动困难及神经压迫等症状。临床常用的治疗手段包括手术、外放疗、化疗、激素类、双膦酸盐类药物、镇痛药物和放射性核素治疗等。其中放射性核素治疗已被充分证明可用于转移性及原发性骨肿瘤。放射性核素治疗的主要目标：①缓解疼痛，恢复功能，改善和提高生活质量。②预防和治疗骨骼的相关不良反应。③控制肿瘤的进展，延长患者生存期。

用于治疗骨转移灶的放射性药物与骨组织有较高的亲和性，由于骨组织被破坏，成骨修复相对活跃，局部可有大量放射性药物聚集，放射性药物被转移灶所摄取，局部释放β射线等起到内照射治疗的作用。目前常用的放射性核素包括锶-89（^{89}Sr）、钐-153（^{153}Sm）-乙二胺四亚甲基膦酸（-EDTMP或-lexidronam）、铼-186（^{186}Re-）或铼-188（^{188}Re-）-羟基亚乙基二膦酸（HEDP）和镭-223（^{223}Ra）等，临床上使用最多的是^{89}Sr。

^{89}Sr的物理半衰期为50.5天，β射线最高能量1.46MeV，平均能量0.58MeV，骨组织中的射程约3mm。^{89}Sr在正常骨的有效半衰期为14天，在肿瘤骨转移灶的有效半衰期长于50天，重复治疗应至少间隔90天。适应证主要为诊断明确的多发性骨转移肿瘤和预计生存期超过8周的患者。严重的白细胞减少、血小板减少或肾功能异常者应避免接受^{89}Sr治疗，脊髓压迫和病理性骨折急性期者应避免单独接受^{89}Sr治疗。^{89}Sr缓解骨痛的平均时间为3个月，最长甚至可达15个月。研究显示，^{89}Sr对骨痛的平均缓解率和完全缓解率分别达到76%和32%，64%的患者在给药后2～7天骨痛即开始缓解。5%～10%的患者在治疗后5～10天会出现暂时性（持续2～4天）疼痛加重，称为反跳痛或闪烁（flare）现象，通常预示有好的疗效。

（程 旭）

参 考 文 献

安锐，黄钢，2015.核医学.第3版.北京：人民卫生出版社：357-360.

程祝忠，阳宁静，席晓，等，2011.64排螺旋CT扫描在食管癌术前分期诊断和制定手术方案中的价值.中华肿瘤杂志，33（12）：929-932.

邓生德，柴瑾，魏铭，等，2009.螺旋CT增强扫描在食管癌术前分期的应用价值.实用放射学杂志，25（7）：990-992.

丁忠旗，张俊，盛强，等，2012.158例食管癌骨转移核素骨显像特征分析.泰州职业技术学院学报，12（4）：66-67.

董忠，2011.X线气钡双重造影与CT诊断食管癌的临床比较.临床和实验医学杂志，10（18）：1450-1451.

龚承友，邵康为，范晓彧，2000.CT检查对中晚期食管癌分期的意义.临床放射学杂志，19（10）：619-621.

韩春，任雪姣，王澜，等，2013.钡餐造影结合CT评价食管癌放疗近期疗效的研究.中华放射肿瘤学杂志，22（1）：26-29.

郝雪佳，肖振平，姜慧杰，2013.多模态分子影像研究进展及在肿瘤疾病诊断中的应用.中华医学杂志，93（9）：713-715.

胡鸿，相加庆，张亚伟，等，2006.微探头超声内镜和CT扫描在胸段食管癌术前分期中的应用.中华肿瘤杂志，28（2）：123-126.

黄钢，2010.影像核医学.第2版.北京：人民卫生出版社：102，103，105.

居热提·阿扎提，艾娜，徐小煌，等，2019.哈萨克族食管癌骨转移瘤患者核素骨显像的特征分析.中国现代医学杂志，29（19）：104-108.

李素娟，王刚平，戴翠华，2005.综合影像学检查对中晚期食管癌分期的意义.肿瘤研究与临床，17（5）：333-334.

刘官馥，李智勇，2013.食管癌的MR研究新进展.实用医学杂志，29（20）：3275-3276.

刘辉，时高峰，邵娴，等，2013.磁共振弥散加权成像在早期评估食管癌放疗疗效的应用价值.河北医药，35（22）：3403-3404.

刘庆伟，刘奇，2006.PET/CT肿瘤学.北京：科学出版社.

龙淼淼，刘丽华，高光锋，等，2012.MR扩散加权成像中应用ADC值鉴别良恶性淋巴结的Meta分析.中华放射学杂志，46（2）：152-157.

卢洁，张苗，方继良，等，2017.一体化PET/MR颅脑成像检查规范（2017版）.中国医学影像技术，33（5）：791-794.

卢洁，赵国光，2017.一体化PET/MR操作规范和临床应用.北京：人民卫生出版社.

田华，王澜，韩春，等，2012.磁共振弥散加权成像在食管癌精确放疗中的应用价值.中华放射肿瘤学杂志，21（3）：223-226.

佟丽娟，王明泽，王丽梅，2011.肺癌、乳腺癌、食管癌远端骨转移特点的对比研究.国际放射医学核医学杂志，35（1）：38-40.

王秀芳，郑玄中，靳宏星，2009.食管癌淋巴结转移影像诊断方法及进展.肿瘤研究与临床，21（5）：356-358.

王旭广，陈哲，2005.CT和MRI检查对食管癌术前TN分期的价值.肿瘤，25（3）：281-283.

许茜，宋长亮，刘志坤，2011.CT对食管癌不同区域淋巴结转移诊断效能的评价.实用放射学杂志，27（8）：1154-1157.

曾治民，廖琴，蔡婧，等，2012.磁共振扩散加权成像及ADC值测量对非小细胞肺癌肺门纵隔淋巴结的鉴别诊断价值.中国肿瘤临床，39（10）：706-710.

张德全，房娜，崔新建，2009. ^{18}F-FDG PET/CT显像在食管癌分期中的应用. 中华肿瘤防治杂志，16（22）：1808-1810.

张倩倩，徐亮，申洪明，等，2013. CT及DWI评价食管癌术前淋巴结转移及N分期对比研究. 实用放射学杂志，29（7）：1075-1078.

张焱，高剑波，程敬亮，等，2002. 食管癌影像学检查的价值及进展. 放射学实践，17（3）：269-271.

朱继庆，杨渤彦，林琳，2015. 食管癌骨转移的临床特征及预后. 中国肿瘤临床与康复，22（11）：1327-1331.

祝淑钗，宋长亮，刘志坤，等，2011. 食管癌淋巴结转移术前CT扫描与术后病理诊断一致性研究. 中华放射肿瘤学杂志，20（1）：28-31.

Ai D，Zhu H，Ren W，et al.，2017. Patterns of distant organ metastases in esophageal cancer：a population-based study. J Thorac Dis，9（9）：3023-3030.

Akin EA，Qazi ZN，Osman M，et al.，2020. Clinical impact of FDG PET/CT in alimentary tract malignancies：an updated review. Abdom Radiol（NY），45（4）：1018-1035.

Al-Taan OS，Eltweri A，Sharpe D，et al.，2014. Prognostic value of baseline FDG uptake on PET-CT in esophageal carcinoma. World J Gastrointest Oncol，6（5）：139-144.

Barber TW，Duong CP，Leong T，et al.，2012. ^{18}F-FDG PET/CT has a high impact on patient management and provides powerful prognostic stratification in the primary staging of esophageal cancer：a prospective study with mature survival data. J Nucl Med，53（6）：864-871.

Belmouhand M，Löfgren J，Johannesen HH，et al.，2019. Early response evaluation of neoadjuvant therapy with PET/MRI to predict resectability in patients with adenocarcinoma of the esophagogastric junction. Abdom Radiol（NY），44（3）：836-844.

Blum Murphy M，Xiao L，Patel VR，et al.，2017. Pathological complete response in patients with esophageal cancer after the trimodality approach：the association with baseline variables and survival—the University of Texas MD Anderson Cancer Center experience. Cancer，123（21）：4106-4113.

Buchbender C，Heusner TA，Lauenstein TC，et al.，2012. Oncologic PET/MRI，part 1：tumors of the brain，head and neck，chest，abdomen，and pelvis. J Nucl Med，53（6）：928-938.

Buchbender C，Heusner TA，Lauenstein TC，et al.，2012. Oncologic PET/MRI，part 2：bone tumors，soft-tissue tumors，melanoma，and lymphoma. J Nucl Med，53（8）：1244-1252.

Chang EY，Li X，Jerosch-Herold M，et al.，2008. The evaluation of esophageal adenocarcinoma using dynamic contrast-enhanced magnetic resonance imaging. J Gastrointest Surg，12（1）：166-175.

Chen H，Li Y，Wu H，et al.，2015. 3′-Deoxy-3′-[^{18}F]-fluorothymidine PET/CT in early determination of prognosis in patients with esophageal squamous cell cancer：comparison with [^{18}F]-FDG PET/CT. Strahlenther Onkol，191（2）：141-152.

Choi J，Kim SG，Kim JS，et al.，2010. Comparison of endoscopic ultrasonography（EUS），positron emission tomography（PET），and computed tomography（CT）in the preoperative locoregional staging of resectable esophageal cancer. Surg Endosc，24（6）：1380-1386.

De Cobelli F，Giganti F，Orsenigo E，et al.，2013. Apparent diffusion coefficient modifications in assessing gastro-oesophageal cancer response to neoadjuvant treatment：comparison with tumour regression grade at histology. Eur Radiol，23（8）：2165-2174.

de Gouw DJJM，Klarenbeek BR，Driessen M，et al.，2019. Detecting pathological complete response in esophageal cancer after neoadjuvant therapy based on imaging techniques：a diagnostic systematic review and meta-analysis. J Thorac Oncol，14（7）：1156-1171.

Everitt S，Hicks RJ，Ball D，et al.，2009. Imaging cellular proliferation during chemoradiotherapy：a pilot study of serial ^{18}F-FLT positron emission tomography/computed tomography imaging for non-small-cell lung cancer. J Radiat Oncol Biol Phys，75（4）：1098-1104.

Fang P，Musall BC，Son JB，et al.，2018. Multimodal imaging of pathologic response to chemoradiation in esophageal cancer. Int J Radiat Oncol Biol Phys，102（4）：996-1001.

Foley KG，Lewis WG，Fielding P，et al.，2014. N-staging of oesophageal and junctional carcinoma：is there still a role for EUS in patients staged N0 at PET/CT? Clin Radiol，69（9）：959-964.

Fushiki H，Miyoshi S，Noda A，et al.，2013. Pre-clinical validation of orthotopically-implanted pulmonary tumor by imaging with ^{18}F-fluorothymidine-positron emission tomography/computed tomography. Anticancer Res，33（11）：4741-4749.

Ghosh P，2014. The role of SPECT/CT in skeletal malignancies. Semin Musculoskelet Radiol，18（2）：175-193.

Gillies RS，Middleton MR，Maynard ND，et al.，2011. Additional benefit of ^{18}F-fluorodeoxyglucose integrated positron emission tomography/computed tomography in the staging of oesophageal cancer. Eur Radiol，21（2）：274-280.

Goel R，Subramaniam RM，Wachsmann JW，2017. PET/computed tomography scanning and precision medicine：esophageal cancer. PET Clin，12（4）：373-391.

Hsu PK，Chien LI，Huang CS，et al.，2013. Comparison of survival among neoadjuvant chemoradiation responders，non-responders and patients receiving primary resection for locally advanced oesophageal squamous cell carcinoma：does neoadjuvant chemoradiation benefit all? Interact Cardiovasc Thorac Surg，17（3）：460-466.

Hsu PK，Lin KH，Wang SJ，et al.，2011. Preoperative positron emission tomography/computed tomography predicts advanced lymph node metastasis in esophageal squamous cell carcinoma patients. World J Surg，35（6）：1321-1326.

Hsu PK，Wang BY，Huang CS，et al.，2011. Prognostic factors for post-recurrence survival in esophageal squamous cell carcinoma patients with recurrence after resection. J Gastrointest Surg，15（4）：558-565.

Imanishi S，Shuto K，Aoyagi T，et al.，2013. Diffusion-weighted magnetic resonance imaging for predicting and detecting the early response to chemoradiotherapy of advanced esophageal squamous cell carcinoma. Dig Surg，30（3）：240-248.

Jayaprakasam VS，Yeh R，Ku GY，et al.，2020. Role of imaging in esophageal cancer management in 2020：update for radiologists. AJR Am J Roentgenol. 2020，215（5）：1072-1084.

Jennings NA，Griffin SM，Lamb PJ，et al.，2008. Prospective study of bone scintigraphy as a staging investigation for oesophageal carcinoma. Br J Surg，95（7）：840-844.

Jeong DY，Kim MY，Lee KS，et al.，2018. Surgically resected T1- and T2-stage esophageal squamous cell carcinoma：T and N staging performance of EUS and PET/CT. Cancer Med，7（8）：3561-3570.

Jeong DY，Lee KS，Choi JY，et al.，2020. Surgically resected esophageal squamous cell carcinoma：patient survival and clinicopathological prognostic factors. Sci Rep，10（1）：5077.

Kim TJ，Kim HY，Lee KW，et al.，2009. Multimodality assessment of esophageal cancer：preoperative staging and monitoring of response to therapy. Radiographics，29（2）：403-421.

Koşucu P，Tekinbaş C，Erol M，et al.，2009. Mediastinal lymph nodes：assessment with diffusion-weighted MR imaging. J Magn Reson Imaging，30（2）：292-297.

Kranzfelder M，Büchler P，Friess H，2009. Surgery within multimodal therapy concepts for esophageal squamous cell carcinoma（ESCC）：the MRI approach and review of the literature. Adv Med Sci，54（2）：158-169.

Krasna MJ，2013. Radiographic and endosonographic staging in esophageal cancer. Thorac Surg Clin，23（4）：453-460.

Kwee RM, 2010. Prediction of tumor response to neoadjuvant therapy in patients with esophageal cancer with use of ^{18}F FDG PET: a systematic review. Radiology, 254（3）: 707-717.

Lee G, Hoseok I, Kim SJ, et al., 2014. Clinical implication of PET/MR imaging in preoperative esophageal cancer staging: comparison with PET/CT, endoscopic ultrasonography, and CT. J Nucl Med, 55（8）: 1242-1247.

Lee SL, Yadav P, Starekova J, et al., 2021. Diagnostic performance of MRI for esophageal carcinoma: a systematic review and meta-analysis. Radiology, 299（3）: 583-594.

Leeflang MMG, 2021. The accuracy of MRI for esophageal cancer staging. Radiology, 299（3）: 595-596.

Li SH, Huang YC, Huang WT, et al., 2012. Is there a role of whole-body bone scan in patients with esophageal squamous cell carcinoma. BMC Cancer, 12: 328.

Li Y, Sui Y, Chi M, et al., 2021. Study on the effect of MRI in the diagnosis of benign and malignant thoracic tumors. Dis Markers, 2021: 3265561.

Linder G, Korsavidou-Hult N, Bjerner T, et al., 2019. ^{18}F-FDG-PET/MRI in preoperative staging of oesophageal and gastroesophageal junctional cancer. Clin Radiol, 74（9）: 718-725.

Luc G, Gronnier C, Lebreton G, et al., 2015. Predictive factors of recurrence in patients with pathological complete response after esophagectomy following neoadjuvant chemoradiotherapy for esophageal cancer: a multicenter study. Ann Surg Oncol, 22（Suppl 3）: S1357-S1364.

Mantziari S, Pomoni A, Prior JO, et al., 2020. ^{18}F-FDG PET/CT-derived parameters predict clinical stage and prognosis of esophageal cancer. BMC Med Imaging, 20（1）: 7-16.

Markland CG, Manhire A, Davies P, et al., 1989. The role of computed tomography in assessing the operability of oesophageal carcinoma. Eur J Cardiothorac Surg, 3（1）: 33-36.

Mason RC, Rankin S, Taylor PR, et al., 1987. Computerised tomographic scanning and staging of gastric carcinoma. Lancet, 1（8524）: 108.

Murakami K, Yoshida N, Taniyama Y, et al., 2022. Maximum standardized uptake value change rate before and after neoadjuvant chemotherapy can predict early recurrence in patients with locally advanced esophageal cancer: a multi-institutional cohort study of 220 patients in Japan. Esophagus, 19（2）: 205-213.

Pan L, Gu P, Huang G, et al., 2009. Prognostic significance of SUV on PET/CT in patients with esophageal cancer: a systematic review and meta-analysis. Eur J Gastroenterol Hepatol, 21（9）: 1008-1015.

Papathanassiou D, Bruna-Muraille C, Jouannaud C, et al., 2009. Single-photon emission computed tomography combined with computed tomography（SPECT/CT）in bone diseases. Joint Bone Spine, 76（5）: 474-480.

Picus D, Balfe DM, Koehler RE, et al., 1983. Computed tomography in the staging of esophageal carcinoma. Radiology, 146（2）: 433-438.

Plukker JTM, van Westreenen HL, 2006. Staging in oesophageal cancer. Best Pract Res Clin Gastroenterol, 20（5）: 877-891.

Quint LE, Glazer GM, Orringer MB, 1985. Esophageal imaging by MR and CT: study of normal anatomy and neoplasms. Radiology, 156（3）: 727-731.

Quint LE, Hepburn LM, Francis IR, et al., 1995. Incidence and distribution of distant metastases from newly diagnosed esophageal carcinoma. Cancer, 76（7）: 1120-1125.

Rankin S, 2011. The value of [^{18}F]fluorodeoxyglucose-PET/CT in oesophageal cancer. Cancer Imaging, 11 Spec No A（1A）: S156-S160.

Sakurada A, Takahara T, Kwee TC, et al., 2009. Diagnostic performance of diffusion-weighted magnetic resonance imaging in esophageal cancer. Eur Radiol, 19（6）: 1461-1469.

Schurink B，Mazza E，Ruurda JP，et al.，2020. Metastatic incidence of（PET）CT positive lung hilar and retroperitoneal lymph nodes in esophageal cancer patients. Surg Oncol，33：170-176.

Sharkey AR，Sah BR，Withey SJ，et al.，2021. Initial experience in staging primary oesophageal/gastro-oesophageal cancer with ^{18}F-FDG PET/MRI. Eur J Hybrid Imaging，5（1）：23.

Shashi KK，Madan R，Hammer MM，et al.，2020. Contribution of FDG-PET/CT to the management of esophageal cancer patients at multidisciplinary tumor board conferences. Eur J Radiol Open，7：100291.

Strobel K，Burger C，Seifert B，et al.，2007. Characterization of focal bone lesions in the axial skeleton：performance of planar bone scintigraphy compared with SPECT and SPECT fused with CT. AJR Am J Roentgenol，188（5）：W467-W474.

Sun F，Chen T，Han J，et al.，2014. Staging accuracy of endoscopic ultrasound for esophageal cancer after neoadjuvant chemotherapy：a meta-analysis and systematic review. Dis Esophagus，28（8）：757-771.

Takashima S，Takeuchi N，Shiozaki H，et al.，1991. Carcinoma of the esophagus：CT vs MR imaging in determining resectability. AJR Am J Roentgenol，156（2）：297-302.

Tangoku A，Yamamoto Y，Furukita Y，et al.，2012. The new era of staging as a key for an appropriate treatment for esophageal cancer. Ann Thorac Cardiovasc Surg，18（3）：190-199.

Teyton P，Metges JP，Atmani A，et al.，2009. Use of positron emission tomography in surgery follow-up of esophageal cancer. J Gastrointest Surg，13（3）：451-458.

Tsai JA，Celebioglu F，Lindblad M，et al.，2013. Hybrid SPECT/CT imaging of sentinel nodes in esophageal cancer：first results. Acta Radiol，54（4）：369-373.

Utsunomiya D，Shiraishi S，Imuta M，et al.，2006. Added value of SPECT/CT fusion in assessing suspected bone metastasis：comparison with scintigraphy alone and nonfused scintigraphy and CT. Radiology，238（1）：264-271.

van Heijl M，Omloo JM，van Berge Henegouwen MI，et al.，2009. Diagnostic strategies for pre-treatment staging of patients with oesophageal cancer. Dig Surg，26（2）：149-155.

van Rossum PSN，van Hillegersberg R，Lever FM，et al.，2013. Imaging strategies in the management of oesophageal cancer：what's the role of MRI? Eur Radiol，23（7）：1753-1765.

van Vliet EP，Heijenbrok-Kal MH，Hunink MGM，et al.，2008. Staging investigations for oesophageal cancer：a meta-analysis. Br J Cancer，98（3）：547-557.

Wang F，Guo R，Zhang Y，et al.，2022. Value of ^{18}F-FDG PET/MRI in the preoperative assessment of resectable esophageal squamous cell carcinoma：a comparison with ^{18}F-FDG PET/CT，MRI，and contrast-enhanced CT. Front Oncol，12：844702.

Weber MA，Bender K，von Gall CC，et al.，2013. Assessment of diffusion-weighted MRI and ^{18}F-fluoro-deoxyglucose PET/CT in monitoring early response to neoadjuvant chemotherapy in adenocarcinoma of the esophagogastric junction. J Gastrointestin Liver Dis，22（1）：45-52.

Wong R，Walker-Dilks C，Raifu A，2012. Evidence-based guideline recommendations on the use of positron emission tomography imaging in oesophageal cancer. Clin Oncol（R Coll Radiol），24（2）：86-104.

Wu SG，Zhang WW，Sun JY，et al.，2018. Patterns of distant metastasis between histological types in esophageal cancer. Front Oncol，8：302.

Wu Z，Deng XY，Zeng RF，et al.，2014. Using CT or MRI to assess locoregional spread to determine the radiotherapy target of hypopharyngeal carcinoma. Asia Pac J Clin Oncol，10（2）：e21-e27.

Yanagawa M，Tatsumi M，Miyata H，et al.，2012. Evaluation of response to neoadjuvant chemotherapy for esophageal cancer：PET response criteria in solid tumors versus response evaluation criteria in solid tumors. J Nucl Med，53（6）：872-880.

You JJ, Wong RK, Darling G, et al., 2013. Clinical utility of ^{18}F-fluorodeoxyglucose positron emission tomography/computed tomography in the staging of patients with potentially resectable esophageal cancer. J Thorac Oncol, 8 (12): 1563-1569.

Yu CW, Chen XJ, Lin YH, et al., 2019. Prognostic value of ^{18}F-FDG PET/MR imaging biomarkers in oesophageal squamous cell carcinoma. Eur J Radiol, 120: 108671.

Zhang J, Ma W, Wu H, et al., 2019. Analysis of homogeneous and heterogeneous factors for bone metastasis in esophageal cancer. Med Sci Monit, 25: 9416-9425.

第八章

食管癌的常规实验室诊断

实验室检查贯穿于食管癌的全程管理，在诊断、治疗及随访过程中，均有重要的价值。在食管癌化疗、放疗、同步放化疗、免疫治疗和靶向治疗前，更需要关注实验室检查。因为患者必须符合一定的条件方可进行治疗，如白细胞总数 $\geqslant 3.5\times10^9$/L、血小板计数 $\geqslant 80\times10^9$/L，并且严重贫血需要进行纠正，否则可能给患者带来麻烦。目前，国内许多临床检验实验室还存在检查结果的明显差异，不同实验室之间结果可比性较差，建议临床实验室取得相关认证，如ISO 15189认证，以便更好地指导食管癌的临床诊疗工作。

目前，能够用于食管癌诊断和治疗的实验室指标并不是很多，通常使用一些无器官特异性的广谱的实验室标志物。一些肿瘤标志物以其检测简便、经济、快速、无创，更重要的是在组织器官发生形态学变化之前就有表达等优势，受到了国内外学者的青睐，逐渐被广泛应用于肿瘤的早期筛查、早期诊断、治疗后随访、复发检出、疗效评价及监测预后等。近年来，随着免疫治疗和靶向治疗在食管癌治疗领域的应用，许多新的分子靶点的检测可决定治疗方案，用于预测免疫治疗和靶向治疗的效果，使得实验室检查在指导临床治疗中发挥重要作用。

第一节　食管癌实验室检查标志物

食管癌肿瘤标志物是指在食管癌发生和增殖过程中，由于癌基因表达而合成分泌的或是由于机体对肿瘤反应而异常产生或升高的，反映肿瘤存在和生长的一类物质，包括蛋白质、激素、蛋白酶、癌基因和抑癌基因产物等。肿瘤标志物可存在于患者的血液、体液、细胞或者组织中，可用生物化学、免疫学及分子生物医学等方法测定，对肿瘤的诊断、鉴别诊断、疗效观察、复发监测及预后评价具有很高的价值。

一、三大常规实验在食管癌诊治中的应用

（一）血常规

Liu Y等采用紫杉醇和卡铂作为新辅助化疗方案治疗38例局部进展期食管鳞状细胞癌（ESCC），2个周期的化疗后，对化疗的疗效进行评估，发现化疗前初始血常规中白细胞

计数、淋巴细胞比例、单核细胞计数、中性粒细胞计数和嗜酸性粒细胞计数增高等对化疗有着更好的应答。这些指标对ESCC患者新辅助化疗的疗效预测可能起到一定的作用。Francisco T等发现血常规中很多指标，如红细胞压积（Hct）、血红蛋白（Hb）和红细胞体积分布宽度（RDW）等可用于指导食管癌的三种药物联合（三联）化疗。

Zhang F等对103例食管鳞状细胞癌的血红蛋白进行调查，以男性＜120g/L、女性＜110g/L作为贫血标准，接受化疗后，贫血患者的3年生存率和5年生存率分别为20%和17%，而非贫血患者的3年生存率和5年生存率分别为43%和37%。多参数分析显示，贫血是3年、5年无病生存期（DFS）及3年、5年生存期（OS）显著的独立预后因素，血红蛋白是ESCC患者经过化疗后存活的独立预测指标。此外，结果还表明放疗前的贫血与预后差相关，且贫血患者表现为复发风险增加，贫血可以作为ESCC的预后因素。Hirahara N等报道RDW是食管癌根治性切除术后患者生存率低的重要独立预测因子。RDW可以帮助临床医生尽早发现复发迹象并制定治疗方案。因此，RDW是预测ESCC患者生存率的一种方便、经济、易得的生物标志物。Yoshida N等对634例接受食管癌三切口食管切除术加淋巴结切除术患者的RDW进行了分析。结果发现，80例（12.6%）患者具有较高的治疗前RDW（＞14.2），后者与体重指数、血红蛋白、总淋巴细胞计数、白蛋白和总胆固醇评估的营养不良相关。根据Clavien-Dindo分类（HR=3.90，95%CI 1.552～12.390，P=0.0053），治疗前高RDW是患者术后Ⅲb级或Ⅲb级以上严重并发症的独立风险因素，也是开放性食管切除术（OE）后再次手术的独立风险因素。RDW与微创食管切除术（MIE）后的发病率无关。该研究认为，治疗前RDW可能是营养状况的替代指标，也可能是OE术后的严重并发症、再次手术及可能的肺炎的预测指标。

Feng JF等将中性粒细胞与淋巴细胞比值（NLR）和血小板与淋巴细胞比值（PLR）联合用于ESCC术后的生存预测，将NLR和PLR合称为CNP，CNP 0为NLR＞3.45和PLR＞166.5，2分；CNP 1为NLR＞3.45或PLR＞166.5，1分；CNP 2为NLR和PLR均未达到比值，0分。CNP 0、CNP 1、CNP 2组的生存率分别为63.4%、50.0%、20.2%。CNP是ESCC患者术后生存的一个有用的预测因子。作为ESCC患者的预测因子，NLR和PLR联合明显优于单独使用NLR和PLR。Guo Q等联合使用外周血NLR和肿瘤组织内NLR，结果显示外周血和肿瘤内NLR升高预示ESCC预后不良。在Feng JF等的另外一项中性粒细胞与NLR和PLR在ESCC预后价值的报道中，他们对483例行食管切除术的ESCC患者，术前检测NLR和PLR。结果发现术前高NLR（≥3.5）及PLR（≥150）与预后差显著相关。NLR≥3.5患者较NLR＜3.5患者的预后差（5年生存率35.4% vs. 57.7%，P＜0.001）；PLR≥150患者也较PLR＜150患者的预后差（5年生存率32.7% vs. 63.5%，P＜0.001）；NLR的AUC低于PLR的AUC。结果表明术前NLR和PLR是ESCC患者OS的显著预测因子；作为ESCC患者的预测因子，PLR优于NLR。

（二）尿常规

尿液是一种有重要意义的排泄物，尿液成分的变化可以反映泌尿系统及其他组织器官的病变。尿常规检查内容包括尿的颜色、透明度、酸碱度、红细胞、白细胞、上皮细胞、管型、蛋白质、比重及尿糖定性。尿常规对消化道疾病尤其是食管癌临床应用价值不大。

将尿液中特定蛋白的检测用于食管癌的诊断、疗效评估及预后预测的研究偶有报道，且多不系统。此外，近年来尿液中代谢产物及核酸分子的检测用于食管癌的诊疗也受到关注。

（三）便常规

粪便是食物在体内被消化吸收营养成分后剩余的产物。粪便检验包括理学、化学和显微镜检查。粪便检验对食管出血鉴别和食管癌筛查具有重要价值。正常成人粪便因含有粪胆素而呈黄褐色，当上消化道出现肿瘤，并伴有出血时，血液经过整个消化道消化后，形成了黑色或者柏油样便，但要与食入的动物血及服用的一些药物进行鉴别诊断，可以使用粪便隐血试验（FOBT）进行鉴别。当上消化道出血量小于5ml时，粪便中无可见的血液，且红细胞被破坏，显微镜检查也未见红细胞，而需要使用化学法或者免疫法等才能证实的出血称为隐血。

目前，粪便隐血试验主要用于上消化道出血、消化道肿瘤的筛查和鉴别诊断。FOBT阳性，除了考虑食管癌以外，还应考虑为药物致胃黏膜损伤、肠结核、克罗恩病、胃溃疡、溃疡性结肠炎、钩虫病及凝血功能障碍等。消化道溃疡导致的FOBT呈现间断性阳性，治疗后常可恢复正常。上消化道恶性肿瘤，包括胃癌和食管癌，早期阳性率为20%，但晚期可达95%，且持续阳性。

此外，当食管发生癌变时，食物中脂肪吸收不足，常可导致粪便中出现脂肪颗粒。显微镜下可见折光性很强的脂肪颗粒。

二、临床生物化学指标异常在食管癌诊治中的应用

临床生物化学是在人体正常的生物化学代谢基础上，研究疾病状态下生物化学病理性变化的基础理论和相关代谢物的质与量的改变，从而为疾病的临床实验诊断、治疗监测、药物疗效和预后判断、疾病预防等提供信息和决策。食管癌患者体内及治疗过程中可能会有一些生物化学指标的改变。

铁蛋白是血液中常见的蛋白，可以反映体内铁贮存的水平，该蛋白几乎存在于所有的有机体内，有研究报道食管癌患者铁蛋白水平显著低于健康人。食管癌患者血液中丙氨酸转氨酶（ALT）、过氧化氢酶均降低，而尿酸会升高。具体临床应用价值有待临床验证。

除了铁蛋白与食管癌相关外，术前转铁蛋白水平也与食管癌根治术后患者的OS相关。Yamane T等探讨了术前血清转铁蛋白（一种快速转换蛋白）与食管切除术后短期和长期生存的关系，研究者对224例Ⅰ～Ⅲ期行食管切除术但未进行术前治疗的食管癌患者进行检测和分析，结果显示，25例（11.2%）患者的术前转铁蛋白水平较低。术前低转铁蛋白水平与术前PS评分较差、病理性T分期较晚及更大的开放食管切除术密切相关（分别为$P=0.0078$、$P=0.0001$和$P=0.013$）。在单变量和多变量分析中，术前转铁蛋白水平较

低的患者，其术后肺炎的发生率显著增加（HR=3.30，95%CI 1.032～10.033，P=0.0443），这与较低的总生存率显著相关（HR=2.75，95%CI 1.018～7.426，P=0.0460）。术前低转铁蛋白水平是术后肺炎的独立危险因素，是导致预后不良的原因。术后肺炎与较短的OS密切相关（P=0.0099）。术前血清转铁蛋白水平可能是食管切除术后肺炎和OS的新的预测指标。

有研究报道，碱性磷酸酶（ALP）和乳酸脱氢酶（LDH）可以用于以顺铂为基础的化疗的预后预测指标，LDH增高预示预后不良，而食管癌淋巴结浸润患者的ALP水平明显高于非淋巴结浸润患者，这提示ALP可能与食管癌发展过程中淋巴结浸润有关。Bigot F等基于LDH、NLR和血清白蛋白3个指标构建GRIm评分，用于筛选计划行免疫治疗的进展期肿瘤患者。随后GRIm评分在肺癌、可切除ESCC患者的预后评估中也被证实具有临床指导意义。LDH作为血清中一种重要的酶类，还可以用于评估晚期ESCC患者使用PD-1治疗的应答性。食管癌患者C反应蛋白（CRP）水平增高预示患者预后不良，CRP可以作为其预后的一项指标。

三、常用的食管癌肿瘤标志物

食管癌在早期症状往往不典型，多数在发现时已进展至中晚期，失去了治疗的最佳时机。早期食管癌指癌细胞的浸润局限于食管黏膜层和黏膜下层，未累及食管肌层，包括原位癌、黏膜内癌、黏膜下癌等。

（一）常用的指标

1. 细胞角蛋白19片段（CYFRA21-1） 细胞角蛋白（cytokeratin，CK）主要存在于假复层上皮及来源于假复层上皮的细胞内，属于中微丝蛋白家族，是一种分化特异的蛋白质，主要参与细胞骨架的形成。细胞角蛋白根据其氨基酸序列的不同分为20种，分别称为CK1～CK20。食管癌患者血液中主要是CK8、CK18、CK19增多。CYFRA21-1，又称CK19片段，目前已根据CK19片段的抗原性制备出两种特异性单克隆抗体（Ks19.1、Ks19. 21）应用于临床。Brockmann JG等报道了食管鳞状细胞癌与CYFRA21-1水平的关系。研究发现，CYFRA21-1水平与不同的N或M分期无相关性。当界值定义为1.4ng/ml时，CYFRA21-1在食管癌的敏感度为36%（其中鳞状细胞癌为45.5%、腺癌为17.6%），特异度为97.3%。

2. 癌胚抗原（CEA） 是从胎儿及结肠癌组织中分离出的一种分子质量为22kDa的多糖复合物，多用于消化道腺癌的辅助诊断。食管癌患者CEA的阳性率较低，可能和食管癌的病理分型有关，食管癌以鳞状细胞癌最为多见，约占食管癌的90%，腺癌较少，而CEA主要用于腺癌诊断。CEA对于食管腺癌具有一定的诊断价值。

3. 鳞状细胞癌抗原（SCC-Ag） 是Serpin B家族的成员，最初在宫颈癌中作为肿瘤特异性抗原被发现，并被用作多种鳞状细胞癌的肿瘤标志物。SCC-Ag分为SCC-Ag1和SCC-Ag2，两者具有91%的氨基酸同源。食管癌以鳞状细胞癌最为多见，SCC-Ag可以作为食管癌的重要肿瘤标志物，广泛应用于食管癌的辅助诊断、疗效评估和复发判断。此外，SCC-Ag可以联合CEA、CYFRA21-1及NLR等指标，用于食管癌的临床诊疗。

4. 恶性肿瘤特异性生长因子（tumor specific growth factor，TSGF）　是一类与多种恶性肿瘤生长有关的糖类物质和代谢物质的总称，是一种可能与恶性肿瘤血管增生有关的标志物。

TSGF是一种广谱而敏感性高的肿瘤标志物，可以作为早期发现肿瘤及肿瘤转移的有效指标，在食管癌患者中有较高的阳性率。段秀泉等以TSCF＞64U/ml为阴性、64U/ml≤TSCF＜71U/ml为可疑阳性、TSCF≥71U/ml为阳性作为诊断标准，发现食管癌患者血清TSGF水平升高，阳性率达82.6%，较常见的CEA、糖链抗原系列肿瘤标志物敏感。

5. 糖类抗原19-9（CA19-9）　是一种分子质量为5000kDa的低聚糖类肿瘤相关抗原，是应用结肠癌培养细胞株免疫小鼠发现的一种抗原。CA19-9阳性判定标准常被定为＞39U/ml。它是诊断胰腺癌、胆囊系统癌、肝癌等肿瘤的一项特异性强、敏感性高的指标。但CA19-9在食管癌患者血清中的含量较低，阳性率仅为20%左右，因此对食管癌的诊断意义不大。

（二）有潜在应用价值的指标

1. 细胞周期蛋白D1（cyclin D1）　是一种细胞周期相关癌基因，为正性调控因子，位于染色体11q13，它所表达的蛋白质是细胞周期G_1期细胞增殖信号的关键蛋白。有研究发现，细胞周期蛋白D1异常表达与食管鳞状细胞癌明显相关，而在食管腺癌时该基因几乎不表达。食管上皮细胞向癌细胞转变时细胞周期蛋白D1表达明显增多，使过多的细胞进入细胞周期，造成食管上皮的失控性生长，过度增殖以致癌变。

Mathew R等通过免疫组化分析发现在食管鳞状细胞癌患者肿瘤组织中细胞周期蛋白D1过度表达者占59%，且与P16的免疫反应缺失紧密相关。因此，细胞周期蛋白D1的表达异常检测，可以用于食管癌的诊断。

2. P16　P16蛋白既可有效调控细胞周期，又能抑制肿瘤细胞生长。*p16*基因位于染色体9q21，P16能抑制周期蛋白依赖性激酶4（CDK4）的活性。CDK4受抑制而失活，随后阻断细胞周期由G_1期进入S期，抑制细胞增殖，阻止细胞生长；若细胞周期蛋白D1与CDK4结合，则刺激细胞生长分裂，正常情况下二者处于动态平衡状态。当*p16*基因异常而表达下调时，细胞周期蛋白D1与CDK4结合，细胞生长失去控制，细胞表型产生变化，正常细胞逐渐向癌变方向发展。

Smeds J等通过对21例食管鳞状细胞癌的*p16*、*p14*及*p53*基因进行检测，发现在食管鳞状细胞癌中3种基因是细胞周期失活过程的主要和独立的靶位点。Kato H等研究认为，*p16*基因突变和（或）等位基因缺失在食管癌中较为常见。王忠明等用免疫组化法对50例食管癌患者术后组织标本进行P53及P16蛋白测定，P16的缺失率高达52%（26/50）。因此，P16蛋白测定对食管癌的诊断有一定价值。

3. P53　*p53*是位于染色体17p13.1的抑癌基因，是细胞生长周期中的负性调节因子，与细胞周期调控、DNA修复、细胞分化、细胞凋亡等重要生物学功能有关。*p53*基因与食管癌黏膜细胞癌变的过程密切相关，点突变是其最主要的形式之一。*p53*基因突变使其核心区域空间构象发生改变，影响DNA片段结合，也可影响*p53*磷酸化，使*p53*失去正常的转录活性功能，表现出负显性作用而具有潜在致癌性。

Simada H等研究提示，P53过度表达与食管癌早期癌变有关。P53蛋白聚集的频率随着不典型增生程度的增加而有所增加。*p53*基因突变和蛋白产物的聚集先于肿瘤浸润，是食管癌发生过程中一个较早期事件。王忠明等的研究结果显示，在食管癌肿瘤组织中，74%（37/50）患者P53蛋白表达阳性。陈新等对40例食管鳞状细胞癌组织及20例食管正常黏膜组织的研究发现，*p53*突变率在鳞状细胞癌组织和正常黏膜组织分别为46.7%和0（$P < 0.01$），在高、中分化组与低分化组分别为20.2%、21.4%和90.9%，提示*p53*突变是食管癌的早期事件。*p53*突变检测可以用于食管癌的早期诊断。

4. 环氧合酶-2 环氧合酶（COX）是一种膜结合蛋白，目前发现有两种亚型，即COX-1和COX-2。COX-2位于染色体1q25.2—q25.3，含10个外显子和9个内含子。正常情况下绝大部分组织细胞中的*COX-2*基因不表达，只有在细胞内外广泛的刺激作用下才诱导性表达。COX-2与消化系统肿瘤关系密切。Zhi H等应用免疫组化技术研究了食管癌、黏膜不典型增生及正常黏膜上皮组织的COX-2表达，发现其在正常黏膜组织中表达极弱或不表达，而在食管癌早期的黏膜不典型增生组织中表达阳性率达77%（20/26）。Morris CD等对巴雷特食管及相关腺癌中COX-2 mRNA及蛋白表达进行检测发现COX-2表达升高。这些研究认为，在食管癌癌前病变向癌转化过程中，COX-2蛋白过度表达是早期事件，可能参与食管癌的癌变过程，可以用于食管癌的早期诊断。

5. 肿瘤相关自身抗体 恶性肿瘤产生的自身抗体称为肿瘤相关自身抗体（TAA），血清TAA可用于恶性肿瘤的诊断和疗效监测。Xiao K等对130例食管癌患者和110例正常人进行了13种肿瘤相关自身抗体检测，包括抗CAGE、抗CCDC110、抗CIP2A、抗CTAG2、抗MAGE-A1、抗MAGE-A4、抗PRDX1、抗Trim21、抗RalA、抗SURF1、抗CUEDC2、抗PDE4DIP和抗BRCA1抗体。结果显示，自身抗体的总敏感度为83.08%，总特异度为72.73%。研究者认为，血清自身抗体群联合检测对食管癌的早期诊断具有一定的临床应用价值，可作为食管癌早期诊断的辅助指标。

6. 其他 Maity AK等研究报道CTNND2/CCL20蛋白是有前景的食管腺癌生物标志物，可用于食管腺癌早期检测。

（三）食管癌实验室疗效和复发监测指标

1. CYFRA21-1 Brockmann JG等报道术后CYFRA21-1水平同生存率及肿瘤存活明显相关。Kawaguchi H等在食管鳞状细胞癌患者血清中发现CYFRA21-1的阳性率随疾病的进展而升高，并且治疗后肿瘤复发者血清CYFRA21-1水平在术前已明显升高，提示其可用于监测食管癌复发。因此，血清CYFRA21-1检测对食管癌的诊断、预后及术后疗效监测均有一定的辅助价值。

2. SCC-Ag 1977年Kato H等首先从宫颈癌组织中分离纯化得到SCC-Ag，这是一种糖蛋白，由14个蛋白片段组成，每一片段分子质量基本相等，为42～48kDa，各蛋白片段有一个共同的抗原决定簇SCC-Ag。目前一般认为，SCC-Ag水平与肿瘤负荷、肿瘤细胞的活跃程度相关，连续动态测定有助于监测治疗效果，尤其是可作为监测手术疗效的敏感指标。SCC-Ag在血液中的半衰期仅数分钟，一旦肿瘤根治性切除后，术前异常升高的SCC-Ag可在72h内迅速降至正常；而在姑息性切除后，SCC-Ag水平可暂时下降，但多数仍高于正常。Ychou M等发现SCC-Ag敏感性最高的水平为1.5ng/ml，与CYFRA21-1联合检测对任意阶段的敏感度为64%，对进展期癌敏感度为89%。因此，连续检测治疗前后患者血清SCC-Ag水平的变化对疗效和预后的判断有重要的临床应用价值，并可作为治疗后随访的重要参考指标。

3. CEA　吕俊杰等研究结果显示，食管癌患者术前血清CEA水平显著高于健康人，而且Ⅲ期患者的水平显著高于Ⅰ、Ⅱ期患者，术后6个月复发组的水平显著高于未复发组。因此，CEA用于食管癌的临床分期和手术预后可能有一定价值。

4. TSGF　段秀泉等比较了治疗前、术后、化疗后及放化疗后食管癌患者血清TSGF水平，认为TSGF对疗效观察和预后判断具有重要的临床应用价值。

5. P53抗体　*p53*基因是目前最受关注的抑癌基因之一，其突变是人类多种肿瘤最常发生的基因改变。*p53*突变可以引起对野生型*p53*基因生成的负调控作用，导致P53蛋白过度表达而引发机体的自身免疫应答，从而产生P53抗体。研究显示，晚期食管癌患者P53抗体和*p53*突变之间存在显著的相关性（$P < 0.017$）。早期，Cawley HM等通过对巴雷特食管患者进行研究，发现血清P53抗体阳性者食管癌发生风险增加。进一步研究发现，血清P53抗体阳性的患者肿瘤分化差，与肿瘤侵入血管及淋巴转移等预后因素相关，其总生存率及无病生存率也低。以后，Shimada H等研究发现，血清P53抗体阳性较抗体阴性的患者预后更差，且更容易复发；血清P53抗体高滴度更常见于食管癌晚期，且预后较差；血清P53抗体高滴度是一个独立的预后因素。研究发现，血清P53抗体水平与食管癌患者化疗敏感性有一定关系，P53抗体的出现可降低体外化疗药物的敏感性。近期，Yajima S等采用新方法检测食管癌患者血清抗P53抗体（s-P53-Ab）的表达，以对照组s-P53-Ab的中位值< 0.02μg/ml作为参考。281例食管癌患者的阳性率为20%（57例），与SCC-Ag和CYFRA21-1相结合，51%（144例）的食管癌患者可以检测到s-P53-Ab。研究者认为，在常规标志物中添加s-P53-Ab可显著提高后者的总检出率，P53抗体也可以与其他标志物相结合用于食管癌的检测。

另外，研究表明，P53抗体与*p53*基因在评价肿瘤预后时具有一致性。

6. 胸腺嘧啶磷酸化酶　通常作为血小板诱导的内皮细胞生长因子，是一个潜在的恶性肿瘤血管生长诱发剂，其表达与活力的增加和多种恶性实体肿瘤相关。

有研究报道了153例初发食管鳞状细胞癌与72例健康对照的血清胸腺嘧啶磷酸化酶水平，发现食管鳞状细胞癌组胸腺嘧啶磷酸化酶水平明显高于对照组，其水平与肿瘤大小、肿瘤浸润程度有关。当其水平> 29ng/ml（高于正常对照2倍）时，胸腺嘧啶磷酸化酶的表达与肿瘤患者疗效差及生存率较低相关。

7. Ⅰ型胶原蛋白C端端粒肽（ⅠCTP）　血清胶原蛋白C端端粒肽是Ⅰ型胶原蛋白代谢物，不但可以作为一种骨代谢标志物，也是一些恶性肿瘤疗效的监测指标。有学者对50例手术及放化疗后食管鳞状细胞癌患者用放射免疫分析法检测ⅠCTP研究后发现，ⅠCTP在食管鳞状细胞癌患者的敏感度较高，为58%，阳性水平与肿瘤进展期临床特征，如肿瘤浸润、局部淋巴结转移、远处转移等呈正相关；并且阳性患者与阴性患者的预后、疾病特异性、无病生存期差异有统计学意义。

8. 组织多肽特异性抗原（tissue polypeptide specific antigen，TPS） 是一种不含糖、脂及辅基的非结合膜蛋白，是一类癌相关抗原。TPS是在对组织多肽抗原分离提纯中发现的，是一种单链多肽，属于上皮性细胞中骨架蛋白的一部分。TPS为细胞角蛋白18片段上的M3抗原决定簇，血清中TPS含量的高低是衡量肿瘤细胞分裂和增殖活性的一个较为特异的指标。陈俊强等研究结果显示，初治食管癌患者（32例）和术后复发转移食管癌患者（29例）的血清中TPS检测阳性率分别为31.2%和51.7%，均明显高于正常对照组（30例）的10%。术后复发转移食管癌组的TPS水平显著高于正常对照组，治疗有效者TPS水平显著下降。因此，动态监测血清TPS水平有助于早期诊断食管癌的复发与转移，以及预测疗效。

（四）食管癌的伴随诊断指标

近年来，越来越多的生物标志物检测被建立用于指导靶向治疗药物的使用，预测靶向药物疗效。这种类型的分析称为伴随诊断，通常与使用靶向药物诊断被同时开发。目前，用于食管癌靶向治疗的药物主要有抗EGFR单抗，如尼妥珠单抗，或者针对*EGFR*基因突变的药物，如吉非替尼、厄洛替尼等；以及抗PD-1的特异性抗体，如卡瑞利珠单抗或者特瑞普利单抗等免疫检查点抑制剂；还包括抗肿瘤血管生成的靶向药物，如贝伐珠单抗或者重组人血管内皮抑制素（恩度）等。

1. 表皮生长因子受体（EGFR） 是受体酪氨酸激酶（RTK）的ErbB家族成员，可以与其配体EGF结合后形成二聚体，进而磷酸化而发挥生物学功能。在食管癌化疗和分子靶向治疗的发展中，EGFR是一个重要的候选靶点。目前主要的靶向治疗药物有吉非替尼和厄洛替尼等，在使用靶向药物前，必须进行EGFR相关基因或蛋白靶点和耐药检测。

2. 人表皮生长因子受体2（HER-2） 是EGFR家族的成员，是一种酪氨酸激酶，定位于细胞膜并转导细胞外信号以调节细胞生长和分化及癌症的发展。目前，HER-2在各种肿瘤中都有表达，如食管腺癌、胃癌、乳腺癌和卵巢癌。因此，HER-2是食管腺癌分子治疗的关键靶点。目前，曲妥珠单抗和拉帕替尼是靶向HER-2的两种主要治疗药物。在使用两种药物治疗前，需要进行HER-2相关基因或蛋白靶点和耐药检测。

3. PD-1/PD-L1抑制剂 研究发现PD-1/PD-L1抑制剂可激活T细胞，抑制肿瘤生长，提高肿瘤患者的生存率。多种PD-1/PD-L1抑制剂已被批准用于多种肿瘤的治疗。有趣的是，大部分食管癌患者具有PD-L1表达和高肿瘤突变负荷。很多试验已证实PD-1/PD-L1抑制剂对食管癌患者具有一定的疗效和安全性。目前，应用于食管癌治疗的PD-1/PD-L1抑制剂有帕博利珠单抗、纳武利尤单抗、特瑞普利单抗和卡瑞利珠单抗等。在应用抗体治疗之前，最好采用配套的试剂盒进行PD-L1检测，以评估和预测治疗效果。

Huang Z等在一项533例食管癌（EC）患者中的研究表明，PD-L1阳性表达率为45.0%，其中鳞状细胞癌46.8%，腺癌15.4%，基底样鳞状细胞癌28.6%，梭形细胞癌42.9%，神经内分泌肿瘤33.3%。PD-L1阳性表达与淋巴结转移（59.2%，$P=0.021$）和静脉/淋巴浸润（66.3%，$P=0.029$）均呈正相关。PD-L1表达在同一手术切除标本的不同石蜡块中具有高度一致性（一致性比例为86.5%，$P=0.000\ 016$），在原发灶和转移性淋巴结病变中具有中等程度的一致性（一致性比例为78.0%，$P=0.000\ 373$）。研究发现，PD-L1

高表达与食管癌的侵袭/转移风险呈正相关。

（谢而付 倪 芳）

第二节 食管癌常规实验室检查

一、手术治疗的检查项目

1. 术前检查 术前的实验室检查，一般不超过7天。检查项目包括血常规、尿常规、便常规+隐血、凝血功能、血型、肝功能、肾功能、电解质、感染性疾病（乙肝、丙肝、艾滋病、梅毒等）筛查、血气分析等。

2. 术后检查 术后的实验室检查，一般不超过20天。检查项目包括胸部X线片（胸片）、血常规、血生化、电解质、血气分析等。

3. 出院后检查 定期复查血常规、血生化等。

二、化疗、放疗、靶向治疗的检查项目

1. 化疗、放疗、靶向治疗前检查 检查项目包括血常规、尿常规、便常规+隐血、肝功能、肾功能、电解质、凝血功能、感染性疾病（乙肝、丙肝、艾滋病、梅毒等）筛查等。

2. 化疗、放疗、靶向治疗期间检查 检查项目包括血常规、肝功能、肾功能、电解质等。

3. 化疗、放疗、靶向治疗后检查 检查项目包括血常规、肝功能、肾功能、电解质等。

三、免疫治疗的检查项目

1. 免疫治疗前检查 检查项目包括血常规、尿常规、便常规+隐血、肝功能、肾功能、电解质、凝血功能、感染性疾病（乙肝、丙肝、艾滋病、梅毒等）筛查、甲状腺功能（TSH、T_3、T_4）、血清皮质醇、垂体激素[促肾上腺皮质激素（ACTH）、TSH、促卵泡激素（FSH）、黄体生成素（LH）、生长激素（GH）、催乳素]等。

2. 免疫治疗期间检查 检查项目包括血常规、便常规+隐血、肝功能、肾功能、甲状腺功能（TSH、T_3、T_4）、血清皮质醇、垂体激素（ACTH、TSH、FSH、LH、GH、催乳素）等。

3. 免疫治疗后检查 检查项目包括血常规、便常规+隐血、肝功能、肾功能等。而甲状腺功能（TSH、T_3、T_4）、血清皮质醇、垂体激素（ACTH、TSH、FSH、LH、GH、催乳素）等，应根据具体情况而定。

四、肿瘤治疗前的实验室检查要求

在给予食管癌患者化疗、放疗、靶向治疗、免疫治疗前、治疗期间及治疗后，临床上常对实验室检查结果的要求把握不明确。建议采用基于药物临床试验的实验室检查要求，可在实际操作过程中稍放宽。

1. 治疗前的检查结果

（1）患者有足够的血液功能，中性粒细胞绝对计数（ANC）$\geq 1.5 \times 10^9$/L，血红蛋白$\geq$90g/L，血小板$\geq 100 \times 10^9$/L。其中，对食管癌患者，若考虑不联合化疗的靶向治疗，血小板$\geq 80 \times 10^9$/L。

（2）患者的尿常规未见明显异常，其中采用试纸检查尿常规，则要求尿蛋白≤ 1（+）；如果尿常规试纸检查≥ 2（+），则24h尿蛋白质定量< 1000mg，可以考虑治疗。

（3）患者有足够的肝功能，总胆红素$\leq 1.5 \times$ULN（ULN为正常值上限），AST和ALT$\leq 2.5 \times$ULN；若伴有肝转移，则要求AST、ALT$\leq 5.0 \times$ULN。患者有足够的肾功能，血清肌酐$\leq 1.5 \times$ULN，或肌酐清除率≥ 60ml/min；当血清肌酐$> 1.5 \times$ULN时，需要留24h尿液以计算肌酐清除率。

（4）患者必须有足够的国际标准所定义的凝血功能，要求INR≤ 1.5、活化部分凝血活酶时间（APTT）$\leq$ULN的5s以上，对于接受抗凝治疗的患者，可适当延长。

2. 治疗过程中的检查结果　食管癌的治疗药物常存在不良反应，由于很多不良反应是致命的，因此须密切关注药物的不良反应，特别是严重不良反应。临床实践表明，在治疗过程中，通过实验室检查及早发现不良反应，严格按照规范统一的标准对不良反应进行分级，并尽早给予相应的积极处理和治疗，有利于提高肿瘤治疗的有效率，改善患者的OS。目前，临床上建议采用美国国家癌症研究所通用的不良反应标准（NCI-CTCAE）。参照NCI-CTCAE 5.0，常见的不良反应的评价标准见表8-1。

表8-1　常用不良反应的评价标准

项目名称	不良反应分级			
	1	2	3	4
白细胞计数（$\times 10^9$/L）	4.0～3.0	< 3.0～2.0	< 2.0～1.0	< 1
中性粒细胞计数（$\times 10^9$/L）	2.0～1.5	< 1.5～1.0	< 1.0～0.5	< 0.5
血小板计数（$\times 10^9$/L）	100～75	< 75～50	< 50～25	< 25
血红蛋白（g/L）	<正常值下限至100	< 100～80	< 80；需要输血治疗	危及生命；需要紧急治疗
ALT	> 1～3ULN	> 3～5ULN	> 5～20ULN	> 20ULN
AST	> 1～3ULN	> 3～5ULN	> 5～20ULN	> 20ULN
ALP	> 1～3ULN	> 3～5ULN	> 5～20ULN	> 20ULN
血清胆红素	> 1～1.5ULN	> 1.5～3ULN	> 3～10ULN	> 10ULN
γ-GT	> 1～2.5ULN	> 2.5～5ULN	> 5～20ULN	> 20ULN

续表

项目名称	不良反应分级			
	1	2	3	4
血清肌酐	> 1 ~ 1.5ULN	> 1.5 ~ 3ULN	> 3 ~ 6ULN	> 6ULN
活化部分凝血活酶时间延长	> 1 ~ 1.5ULN	> 1.5 ~ 2.5ULN	> 2.5ULN；出血	–
INR	> 1 ~ 1.5ULN 或 BL（抗凝时）	> 1.5 ~ 2.5ULN 或 BL（抗凝时）	> 2.5ULN 或 BL（抗凝时）	–
蛋白尿	1+，24h < 1.0g	2+，24h=1.0 ~ 3.5g	24h > 3.5g	–

注：BL，基线水平。

（倪 芳 谢而付）

参 考 文 献

Bigot F，Castanon E，Baldini C，et al.，2017. Prospective validation of a prognostic score for patients in immunotherapy phase I trials：the Gustave Roussy Immune Score（GRIm-Score）. Eur J Cancer，84：212-218.

Brockmann JG，St Nottberg H，Glodny B，et al.，2000. CYFRA 21-1 serum analysis in patients with esophageal cancer. Clin Cancer Res，6（11）：4249-4252.

Brown LM，Hoover R，Silverman D，et al.，2001. Excess incidence of squamous cell esophageal cancer among US Black men：role of social class and other risk factors. Am J Epidemiol，2001，153（2）：114-122.

Cawley HM，Meltzer SJ，de Benedetti VM，et al.，1998. Anti-p53 antibodies in patients with Barrett's esophagus or esophageal carcinoma can predate cancer diagnosis. Gastroenterology.，115（1）：19-27.

Feng JF，Huang Y，Chen QX，2014. Preoperative platelet lymphocyte ratio（PLR）is superior to neutrophil lymphocyte ratio（NLR）as a predictive factor in patients with esophageal squamous cell carcinoma. World J Surg Oncol，12：58.

Feng JF，Huang Y，Liu JS，2013. Combination of neutrophil lymphocyte ratio and platelet lymphocyte ratio is a useful predictor of postoperative survival in patients with esophageal squamous cell carcinoma. Onco Targets Ther，6：1605-1612.

Gamliel Z，2000. Incidence，epidemiology，and etiology of esophageal cancer. Chest Surg Clin N Am，10（3）：441-450.

Guo Q，Shao Z，Xu D，et al.，2020. Prognostic value of neutrophil-to-lymphocyte ratio in peripheral blood and pathological tissue in patients with esophageal squamous cell carcinoma. Medicine（Baltimore），99（29）：e21306.

Hirahara N，Tajima Y，Fujii Y，et al.，2018. Prognostic significance of red cell distribution width in esophageal squamous cell carcinoma. J Surg Res，230：53-60.

Hong Y，Ding ZY，2019. PD-1 Inhibitors in the advanced esophageal cancer. Front Pharmacol，10：1418.

Huang Z，Jin Y，Cai X，et al.，2022. Association of the programmed death ligand-1 combined positive score in tumors and clinicopathological features in esophageal cancer. Thorac Cancer，13（4）：523-532.

Kato H，Yoshikawa M，Fukai Y，et al.，2000. An immunohistochemical study of p16，pRb，p21 and p53 proteins in human esophageal cancers. Anticancer Res，20（1A）：345-349.

Kawaguchi H，Ohno S，Miyazaki M，et al.，2000. CYFRA 21-1 determination in patients with esophageal squamous cell carcinoma: clinical utility for detection of recurrences. Cancer, 89 (7): 1413-1417.

Liu Y, Chen J, Shao N, et al., 2014. Clinical value of hematologic test in predicting tumor response to neoadjuvant chemotherapy with esophageal squamous cell carcinoma. World J Surg Oncol, 12 (43): 12-43.

Maity AK, Stone TC, Ward V, et al., 2022. Novel epigenetic network biomarkers for early detection of esophageal cancer. Clin Epigenetics, 14 (1): 23.

Mathew R, Arora S, Khanna R, et al., 2001. Alterations in cyclin D1 expression in esophageal squamous cell carcinoma in the Indian population. J Cancer Res Clin Oncol, 127 (4): 251-257.

Morris CD, Armstrong GR, Bigley G, et al., 2001. Cyclooxygenase-2 expression in the Barrett's metaplasia-dysplasia-adenocarcinoma sequence. Am J Gastroenterol, 96 (4): 990-996.

Shimada H, Nabeya Y, Okazumi SI, et al., 2002. Prognostic significance of serum p53 antibody in patients with esophageal squamous cell carcinoma. Surgery, 132 (1): 41-47.

Smeds J, Berggren P, Ma X, et al., 2002. Genetic status of cell cycle regulators in squamous cell carcinoma of the oesophagus: the CDKN2A[p16 (INK4a) and p14 (ARF)] and p53 genes are major targets for inactivation. Carcinogenesis, 23 (4): 645-655.

Tanoglu A, Karagoz E, Yiyit N, et al., 2014. Is combination of neutrophil to lymphocyte ratio and platelet lymphocyte ratio a useful predictor of postoperative survival in patients with esophageal squamous cell carcinoma? Onco Targets Ther, 7: 433-434.

Tustumi F, Takeda FR, Viyuela MS, et al., 2020. The value of cellular components of blood in the setting of trimodal therapy for esophageal cancer. J Surg Oncol, 121 (5): 784-794.

Xiao K, Ma X, Wang Y, et al., 2021. Diagnostic value of serum tumor-associated autoantibodies in esophageal cancer. Biomark Med, 15 (15): 1333-1343.

Yajima S, Suzuki T, Oshima Y, et al., 2021. New assay system elecsys anti-p53 to detect serum anti-p53 antibodies in esophageal cancer patients and colorectal cancer patients: multi-institutional study. Ann Surg Oncol, 28 (7): 4007-4015.

Yamane T, Sawayama H, Yoshida N, et al., 2022. Preoperative transferrin level is a novel indicator of short- and long-term outcomes after esophageal cancer surgery. Int J Clin Oncol, 27 (1): 131-140.

Yang YM, Hong P, Xu WW, et al., 2020. Advances in targeted therapy for esophageal cancer. Signal Transduct Target Ther, 5 (1): 229.

Ychou M, Khemissa-Akouz F, Kramar A, et al., 2001. A comparison of serum Cyfra 21-1 and SCC AG in the diagnosis of squamous cell esophageal carcinoma. Bull Cancer, 88 (10): 1023-1027.

Yoshida N, Horinouchi T, Toihata T, et al., 2022. Clinical significance of pretreatment red blood cell distribution width as a predictive marker for postoperative morbidity after esophagectomy for esophageal cancer: a retrospective study. Ann Surg Oncol, 29 (1): 606-613.

Zhang F, Cheng F, Cao L, et al., 2014. A retrospective study: the prevalence and prognostic value of anemia in patients undergoing radiotherapy for esophageal squamous cell carcinoma. World J Surg Oncol, 12: 244.

Zhi H, Wang L, Zhang J, et al., 2006. Significance of COX-2 expression in human esophageal squamous cell carcinoma. Carcinogenesis, 27 (6): 1214-1221.

第九章

食管癌的多基因检测

第一节　肿瘤基因检测

一、基因与肿瘤的关系

每个人从出生到死亡，体内的细胞一直在变化。感染、饮食、环境、衰老均可能导致DNA损伤，引起突变。突变累积，特别是与肿瘤有关的基因发生突变后，正常细胞就会发生质变，恶化成肿瘤细胞。因此，肿瘤从根本上说是基因突变累积造成的。肿瘤的发生可能涉及几个甚至十几个基因，包括原癌基因和抑癌基因；少部分肿瘤还涉及遗传易感基因，机制非常复杂。到目前为止，除对少数几种基因了解得比较清楚外，对绝大部分基因的功能知之甚少。

从基因层面认识肿瘤后，肿瘤的临床治疗发生了巨大革新。靶向治疗、免疫治疗等新疗法的出现，显著延长了肿瘤患者的生存时间，提高了患者的生活质量。这些疗法的临床应用，需要通过基因检测科学地预测用药效果及副作用。通过基因检测，肿瘤患者如果携带特定驱动基因，可以选择针对该驱动基因的靶向药物，如肺癌中检测到 *EGFR*、*ALK*、*ROS1*、*MET*、*RET* 等基因的突变均有对应的靶向药物进行治疗。免疫治疗也需要首先检测相关的分子标志物，如TMB、PD-L1、MSI、MMR等，才可以进一步考虑是否可以应用免疫治疗药物。此外，肿瘤遗传基因检测可以帮助患者家属明确患癌风险，提早预防。

总之，随着PCR技术和高通量测序技术的应用，多基因联合检测肿瘤的分子图谱将成为肿瘤精准诊疗的重要组成部分和研究热点。基因检测可以为临床医生提供更多、更精准的诊断和治疗信息，有助于对患者实施个体化治疗，且可以在提高疗效的同时，降低因此产生的毒副作用。

二、基因检测的方法

目前，临床常用的检测方法包括针对蛋白表达的免疫组化（IHC）技术，针对基因突变的ARMS-PCR技术、Sanger测序法、微滴式数字PCR（dd PCR）技术，针对基因融合和基因拷贝数检测的荧光原位杂交（FISH）技术，以及可以满足多种要求的二代测序（NGS）技术。

（一）IHC技术

IHC技术是根据抗原与抗体特异性结合的原理，检测组织中的肽和蛋白质的一种技术。IHC最终显色反应是通过酶与底物作用生成不溶性色素完成的，所选用底物与呈色反应密切相关。

（二）ARMS-PCR技术

扩增阻滞突变系统PCR（amplification refractory mutation system PCR，ARMS-PCR）又称为等位基因特异性PCR（allele-specific PCR，AS-PCR）。ARMS-PCR技术建立在等位基因特异性延伸反应基础上，只有当某个等位基因特异性引物的3′端碱基与突变位点处碱基互补时，才能进行延伸反应。常规PCR扩增DNA所用的上、下游引物与靶序列完全匹配，而等位基因PCR采用等位基因特异的两条上游引物，两者在3′端核苷酸不同，一个对野生型等位基因特异，另一个对突变型等位基因特异，在 *Taq* DNA聚合酶作用下，与模板不完全匹配的上游引物将不能退火，不能生成PCR产物，而与模板匹配的引物体系则可扩增产物，通过凝胶电泳或者qPCR就能很容易地分辨出扩增产物的有无，从而确定SNP基因型。

（三）Sanger测序法

Sanger测序法是根据核苷酸从某一固定的点开始，随机在某个特定的碱基处终止，并且在每个碱基后面进行荧光标记，产生以A、T、C、G结束的四组不同长度的一系列核苷酸，然后进行变性聚丙烯酰胺凝胶电泳检测，从而获得可见DNA碱基序列的一种方法。

（四）dd PCR

dd PCR是在传统的PCR扩增前将一个大的反应体系进行微滴化处理，即利用油包水技术将其"分割"为数万个纳升级的微滴，每个微滴或不含待检核酸靶分子，或含有至少一个待检核酸靶分子，且每个微滴都是一个独立的PCR体系。PCR扩增完成后，利用微滴分析仪逐个对微滴进行检测，有荧光信号的微滴判读为"1"，没有荧光信号的微滴判读为"0"，根据泊松分布原理及阳性微滴的个数与比例即可得出靶分子的起始拷贝数或浓度，从而实现对最初反应体系中核酸靶分子数的绝对定量。

（五）FISH技术

FISH技术是一种重要的非放射性原位杂交技术。它根据碱基互补配对原则，通过特殊手段使带有荧光物质的探针与目标DNA接合，最后用荧光显微镜即可直接观察目标DNA所在的位置。

（六）NGS

NGS是一种高通量测序方法，可以对DNA或RNA样本的碱基对进行快速测序。NGS支持广泛的应用，包括基因表达谱分析、染色体计数、表观遗传学变化检测及分子分析，NGS正在推动实现个体化医疗。随着大规模NGS的开展，食管鳞状细胞癌（ESCC）和食管腺癌（EAC）中的各种基因组改变被揭示，它们在食管癌发生和发展中的潜在作用也得到了研究。已经确定了潜在的治疗靶点，并开发了新的方法来防治食管癌。

IHC是检测某种特定蛋白质的表达水平，ARMS-PCR技术、Sanger测序法、ddPCR和FISH是对错义突变、插入/缺失突变、基因融合等基因突变进行检测的方法。它们的共同优点是快速、简便。共同的缺点：①通量低，只能检测几个热点基因的异常，对单一位点或是基因的某一区域进行检测；②不能检测未知突变，可能漏检少见或罕见的突变；③检测的灵敏度较低。而NGS相比传统的检测方法，具有明显的优势：NGS可同时检出多个基因的多种变异形式，包括点突变、插入/缺失、拷贝数变异（CNV）、基因重排等。NGS可提供更全面的突变信息，包括未知、罕见的基因突变等。同时，NGS可以进行多种样本类型的检测，如组织样本、血液样本、胸腔积液样本等。若患者出现疾病进展或复发，再次进行全面的基因检测，有助于发现潜在的耐药机制，为下一步治疗方案的选择提供依据。这些检测技术各有优缺点，在选择时要根据检测目的、所能够获得的标本种类和数量，结合病情及患者家庭的经济因素进行合理选择。

第二节　食管癌分子特征及常见信号通路

食管癌（EC）已被认为是一种基因性疾病。多种致癌基因和抑癌基因共同作用导致食管癌的发生发展。随着分子生物学的快速发展，进一步全面、深入地研究这些基因的结构、功能及其之间的关系，为食管癌的早期诊断、预后评估及基因诊治探索可行的途径。

（一）食管癌分子特征

食管癌按组织学分类为EAC和ESCC，在EAC中常见突变基因有*TP53*、*CDKN2A*、*ARID1A*、*SMAD4*、*ERBB2*等；在ESCC中常见突变基因有*TP53*、*NFE2L2*、*MLL2*、*ZNF750*、*NOTCH1*和*TGFBR2*等（图9-1，见彩图45）。

TCGA团队对162例食管肿瘤进行了全面的分子分析，根据体细胞拷贝数改变、DNA甲基化、mRNA和microRNA表达水平，将来自东方和西方人群的90例ESCC分为3个亚型（图9-2，见彩图46）。Ⅰ型ESCC（ESCC1）在越南人中更常见，表现出NRF2通路的改变，与不良预后相关，并且对放化疗有耐药性。该亚型有较高频率的*SOX2*或*TP63*扩增，类似于肺鳞状细胞癌和头颈部鳞状细胞癌。Ⅱ型ESCC（ESCC2）在东欧和南美更常见，与*NOTCH1*和*ZNF750*基因的较高突变率有关，*KDM6A*和*KDM2D*的失活改变更频繁，与*CDK6*扩增和*PTEN*或*PIK3R1*的失活也有关。这种类型的ESCC也表现出更多的白细胞浸润。Ⅲ型ESCC（ESCC3）的病例数量最少，在北美更常见，通常会引起PI3K通路的激活。

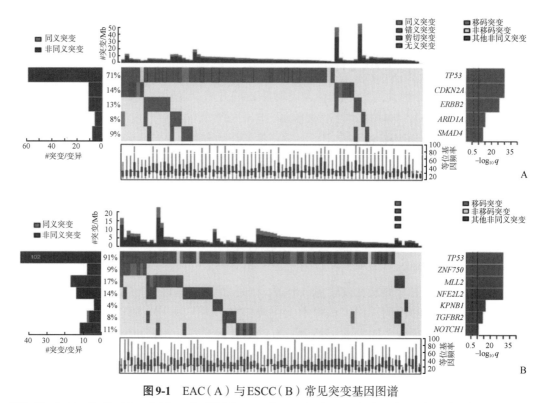

图9-1 EAC（A）与ESCC（B）常见突变基因图谱

摘自：Kim J，Bowlby R，Mungall AJ，et al，2017. Integrated genomic characterization of oesophageal carcinoma. Nature，541（7636）：169-175.

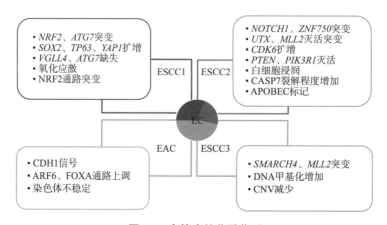

图9-2 食管癌的分子分型

同时对72例EAC肿瘤进行分析发现EAC更接近于胃癌CIN亚型，其特征是DNA结构变化和拷贝数变化。这些癌症表现出癌基因扩增，包括*ERBB2*、*KRAS*、*EGFR*、*IGF1R*和*VEGFA*。在细胞周期失调方面，EAC表现为*CDKN2A*突变和*CCNE1*扩增。关于表观遗传修饰，影响SWI/SNF编码的基因*ARID1A*、*SMARCA4*和*PBRM1*在EAC中更为常见。

（二）食管癌中常见的信号通路及致病机制

目前，在食管癌中已发现多种信号通路的改变，如细胞周期调控、凋亡调控、DNA损伤修复、RTK-MAPK-PI3K、NOTCH、Wnt等。

1. NOTCH信号通路　是一种高度进化保守的通路，由NOTCH受体、NOTCH配体（DSL蛋白）、CSL（CBΓ-1、suppressor of hairless、Lag的合称）DNA结合蛋白、其他的效应物和NOTCH的调节分子等组成，促进细胞增殖、分化和凋亡。它可以在癌症中发挥双重作用，作为肿瘤致癌因子和抑癌因子，既能促进细胞生长，又能抑制细胞生长。在淋巴母细胞白血病等血液淋巴恶性肿瘤中发现了致癌作用，而肿瘤抑制作用涉及头颈部鳞状细胞癌（HNSCC）和ESCC。

*NOTCH1*是ESCC中第二大常见的突变基因，突变形式包括无义突变、错义突变和移码突变。NOTCH1蛋白功能丧失可能是由于该基因的突变影响了表皮生长因子（EGF）配体的结合域。在小细胞肺癌细胞中，活化的NOTCH1被证明通过上调P21和P27参与细胞周期阻滞。人类ESCC细胞系研究表明，NOTCH1异常表达显示GSK3β上调、β-catenin下调，提示NOTCH信号通过Wnt信号通路抑制增殖并诱导凋亡，但其机制尚不明确。目前发现*NOTCH1*失活突变只存在于ESCC中。FBXW7是介导NOTCH1降解的泛素连接酶复合物的组成部分，因此*FBXW7*突变会影响NOTCH通路的表达。

2. RTK-MAPK-PI3K信号通路　受体酪氨酸激酶（receptor tyrosine kinase，RTK）是跨膜受体，在各种癌症的发展和进展中起着至关重要的作用，它由3个结构域组成：细胞外配体结合结构域、跨膜结构域和细胞内蛋白酪氨酸激酶结构域。PI3K-AKT和MAPK信号通路通过生长因子与其各自的RTK如EGFR、ERBB2、ERBB4和MET的结合而被触发。在癌症中经常发现RTK-MAPK-PI3K通路的异常激活。RTK下游信号*KRAS*是癌症中最常见的癌基因之一。有研究报道*KRAS*突变在ESCC中较少见，但*KRAS*突变在我国ESCC患者中的发生率较高，突变率约为12%。

PI3K通路在调节细胞生长、增殖、存活等多种细胞事件中起关键作用。ESCC组织中*EGFR*突变率约为14%，除了*EGFR*扩增，78.6%的病例中存在PI3K通路的遗传改变，包括*FGFR1*、*ERBB2*、*RAF1*、*AKT1*和*PIK3CA*突变和扩增。PIK3CA已被报道在各种癌症中均频繁地发生突变，并且主要在螺旋结构域E542、E545位点和激酶结构域H1047位点发生错义突变，p.E545K、p.E542K和p.H1047R在ESCC中均有较高的突变率。PI3K及AKT受PTEN负调节，*PTEN*存在遗传突变，其遗传突变与临床转化相关。活化的MAPK可磷酸化其他因子，如c-myc，以增强细胞增殖和分化。因此，除了PIK3CA的功能获得突变外，*MYC*、*EGFR*、*FGFR1*和*KRAS*的扩增或过表达，以及*PTEN*的功能缺失突变都会促进ESCC进展。

3. P53信号通路　食管癌全队列样本DNA损伤修复基因分析显示，突变最多的基因为*p53*。*p53*是肿瘤抑制基因之一，在人类癌症中发挥多种作用，包括调控、DNA修复、基因组稳定性、衰老和凋亡等。在超过50%的癌症中存在*p53*基因突变，导致其下游靶点失调。*p53*突变已被确定为ESCC癌变的早期事件，与疾病进展和不良预后相关。一些研究表明，*p53*突变患者对血管生成抑制剂的反应更好。在日本ESCC患者中，肿瘤内注射P53腺病毒的疗效已得到证实。另外两个P53家族成员P63和P73，也诱导细胞周期阻滞和凋亡，并在发育和分化中发挥重要作用。在食管癌中，P63在ESCC中过表达，而在EAC中不表达，因此P63成为鳞状细胞癌的有用标志物。

4. 细胞周期信号通路 细胞周期调控途径是ESCC中最受干扰的途径之一。经典的细胞周期G_1/S期检查点是通过P16（CDKN2A）-细胞周期蛋白D（细胞周期蛋白D1、细胞周期蛋白D2）-Rb和MDM2-P53-P21（CDKN1A）通路介导的。P53、CDKN2A或RB1功能缺失及细胞周期蛋白D1扩增均会导致细胞周期失调。超过70%的ESCC样本中，存在细胞周期蛋白D1的增加或CDK2NA的缺失。细胞周期蛋白D1负责诱导G_1/S期转变，位于染色体11q13，11q13扩增是鳞状细胞癌中最显著的遗传改变之一，与不良预后和转移有关。其他有助于G_1/S转变的基因在ESCC中也会发生扩增，如*CDK4*、*CDK6*、*E2F1*和*MDM2*（尽管频率较低）。*NFE2L2*是ESCC常见突变基因，编码序列特异性转录因子，上调与氧化应激相关的基因。*NFE2L2*基因的激活突变会导致NFE2L2蛋白的积累，并促进下游基因的异常激活，从而使癌细胞抵抗氧化应激反应并诱导代谢转化。

5. Wnt信号通路 是由Wnt蛋白及其受体、调节蛋白等组成的复杂信号途径。根据Wnt蛋白转导方式不同可将其分为经典途径和非经典途径。经典途径的一大特征就是β-catenin于胞质内稳定表达并定位于核内。在正常情况下β-catenin被多蛋白降解复合体（腺瘤性结肠息肉蛋白、AXIN、GSK-3β和酪蛋白激酶）调控，其可使β-catenin磷酸化，而后被泛素-蛋白酶体系统降解，从而使胞质中游离β-catenin处于极低水平。但当Wnt蛋白与受体Frizzled结合后通过进一步与腺瘤性结肠息肉蛋白结合，抑制GSK-3β的活性，可导致β-catenin不能被降解，而在胞质内积累、进入细胞核，与核内转录因子TCF/LEF形成复合体，激活一系列Wnt信号靶基因如*c-myc*、细胞周期蛋白D1、*MMP-7*和免疫球蛋白转录因子-2（*ITF-2*）的转录；而非经典途径是指与某些Frizzled受体结合使细胞内钙离子释放，激活PKC及JNK通路。近年的数据显示，食管癌的形成过程中存在Wnt/β-catenin信号通路的异常开放。Wnt途径中许多成分的突变或表达增高均有可能促使食管癌细胞凋亡抑制和恶性转化。

第三节 基因检测在食管癌中的应用

食管癌是世界上致死率最高的癌症之一，其发病率和死亡率均居中国前十位。目前，手术切除、放疗和化疗是食管癌的主要临床治疗方法。然而，由于常规治疗的疗效有限和严重的副作用，结果仍然不令人满意。随着对食管癌基因组特征的深入研究，靶向、免疫治疗正引起临床的关注，如雷莫芦单抗、曲妥珠单抗和帕博利珠单抗等药物已获批用于食管癌的治疗。选择合适的靶向药物、免疫药物，对食管癌患者的疗效影响很大，如何选择合适的治疗药物，基因检测在这方面将发挥很大的作用。

一、基因检测在食管癌靶向治疗中的应用

靶向治疗作为一种新型的治疗方法，已被证实在食管癌的治疗中发挥着重要作用。

其中包括曲妥珠单抗、拉罗替尼、恩曲替尼等。

1. HER-2表达的检测　　*HER-2*（*ERBB2*）基因扩增，发生在15%～17%的原发性食管癌中，相比于食管鳞状细胞癌（5%～13%），*HER-2*扩增和过表达更容易在食管腺癌（15%～30%）中发生。FDA批准曲妥珠单抗联合顺铂和氟尿嘧啶用于治疗HER-2阳性的转移性胃癌或食管胃结合部腺癌（包括食管腺癌）。该批准是基于一项随机、前瞻性、多中心Ⅲ期临床研究（ToGA），其评估了曲妥珠单抗＋顺铂＋氟尿嘧啶用于HER-2阳性胃癌和食管胃结合部腺癌的疗效和安全性。594例HER-2阳性[IHC 3+和FISH阳性（HER-2/CEP17≥2）]、局部晚期、复发或转移性胃癌或食管胃结合部腺癌患者被随机分配接受曲妥珠单抗＋化疗（氟尿嘧啶或卡培他滨和顺铂）和单独化疗方案。两组患者的中位随访时间分别为19个月和17个月，结果显示，与单独化疗相比，联合治疗使患者的中位OS明显改善（13.8个月 vs. 11个月，*P*=0.046）。2021年1月15日FDA批准曲妥珠单抗重组冻干粉注射剂（fam-trastuzumab deruxtecan-nxki，Enhertu，DS-8201，T-DXd）用于治疗HER-2阳性局部晚期或转移性胃癌和食管胃结合部腺癌患者，且这些患者曾经接受基于曲妥珠单抗疗法的治疗。2021年6月9日NMPA批准维迪西妥单抗用于至少接受过2种系统化疗的HER-2过表达局部晚期或转移性胃癌（包括食管胃结合部腺癌）患者的治疗。

食管癌临床检测HER-2状态以IHC和FISH方法为主，HER-2阳性的定义：IHC显示HER-2为3+；IHC显示HER-2为2+时，需FISH检测HER-2/CEP17值≥2或*HER-2*基因拷贝数≥6.0。NCCN中指出，对于不能手术的局部晚期、复发或转移性食管或食管胃结合部腺癌患者，如果正考虑使用曲妥珠单抗治疗，推荐采用IHC、FISH或其他原位杂交（ISH）方法评估肿瘤HER-2过表达的情况。NGS提供了同时评估多种突变的可能，以及其他分子事件，如扩增、缺失、肿瘤突变负荷和微卫星不稳定状态。当可供检测的诊断组织有限且患者无法进行附加操作时，可以考虑使用NGS。

2018年发表在*Cancer Discov*的文章报道，NGS检测的*ERBB2*扩增水平和一线曲妥珠单抗治疗者PFS之间具有强烈的相关性。*ERBB2*扩增且RTK/RAS/PI3K通路未被激活的亚组，肿瘤患者的预后较好。而*ERBB2*扩增且RTK/RAS/PI3K通路激活的亚组，肿瘤患者PFS明显缩短（中位8.4个月），表明该通路的激活与曲妥珠单抗耐药相关。

2. *NTRK*基因融合的检测　　*NTRK*基因融合（*NTRK*基因家族成员*NTRK1*、*NTRK2*、*NTRK3*与另一个不相关基因融合）是一类导致嵌合原肌球蛋白受体激酶（TRK）融合蛋白持续激活的基因变异，该融合蛋白作为致癌驱动因子促进肿瘤细胞的增殖和存活。*NTRK*基因融合可以在儿童和成人的许多类型实体肿瘤中发生，在食管癌中发生率较低（＜1%）。目前已报道的*NTRK*融合形式有很多种，包括*RF2BP2-NTRK1*、*KCTD16-NTRK2*、*TRIM24-NTRK2*、*ETV6-NTRK3*、*SPECC1L-NTRK3*等。

2018年11月26日，美国FDA批准拉罗替尼（larotrectinib）上市，用于治疗携带*NTR*基因融合的成年和儿童局部晚期或转移性实体瘤患者。2019年8月15日，美国FDA批准恩曲替尼（entrectinib）上市，用于治疗12岁以上的成人和儿童患者的神经营养性受体酪氨酸激酶（NTRK）融合阳性的实体瘤和ROS1阳性转移非小细胞肺癌。2020年10月23日，美国FDA批准了基于NGS技术的FoundationOne CDx作为拉罗替尼的伴随诊断，以鉴定肿瘤组织DNA检测为*NTRK1/2/3*基因融合适用于拉罗替尼治疗的泛实体瘤患者。此次获批也证实了NGS或是NTRK的最佳检测方法,不仅可以检测*NTRK*基因融合,而且可以分析已知获得性耐药突变的情况,可精准指导TRK抑制剂的临床应用。

现已发现,NTRK抑制剂在治疗一段时间后,存在一定的耐药现象。其耐药机制主要为TRK激酶域的突变,如*NTRK1* G667C、*NTRK1* G595R等。这些突变通过干扰抑制剂的结合、改变激酶域构象或改变ATP结合亲和力,导致对TRK抑制剂的耐药。也有报道称其旁路或下游信号通路激活如*KRAS*突变、*MET*扩增、*BRAF* V600E突变等也会导致耐药现象。

3. 其他潜在的靶点及靶向药物

(1)细胞周期相关基因:已知细胞周期蛋白D/CDK4/6途径在调节细胞周期进程中起关键作用,并在多种癌症中被激活。CDK4/6抑制剂可阻止细胞周期从G_1期进展到S期。由于ESCC和EAC都表现出细胞周期调节基因的改变,因此CDK4/6抑制剂可能成为食管癌临床试验中有吸引力的探索药物。已有临床前研究表明,CDK4/6抑制剂PD-0332991可抑制ESCC细胞生长,诱导ESCC细胞凋亡,抑制ESCC细胞迁移和侵袭。

(2)同源重组修复通路相关基因:在ESCC和EAC中均会发生DNA损伤反应(DDR)相关基因的突变,这类患者可能从PARP抑制剂中受益。Secrier M等报道在食管腺癌DDR亚组中22%的患者具有*BRCA*基因改变或是同源重组修复通路相关基因的变异。在39例食管鳞状细胞癌患者中也发现了7个*BRCA*基因的改变。PARP抑制剂已被FDA批准用于治疗卵巢癌、乳腺癌、前列腺癌等。在一项使用ESCC来源的细胞系KYSE70和KYSE140的临床前研究中,发现PARP抑制剂奥拉帕利(olaparib)可协同增强ESCC患者DNA损伤药物的抗癌活性。目前,关于PARP抑制剂联合其他方法治疗转移性或局部复发食管癌的试验正在进行中。

二、基因检测在食管癌免疫治疗中的应用

免疫治疗是指针对机体低下或亢进的免疫状态,人为地增强或抑制机体的免疫功能以达到治疗疾病目的的治疗方法。随着免疫治疗在食管癌领域临床研究的不断开展,患者有了更多更好的选择。但是,如何正确选择免疫治疗的时机,实现对免疫治疗疗效的精准预测,筛选出最佳获益人群,最大化生存获益或是食管癌领域未来研究的重要方向。

(一)免疫治疗分子标志物

1. PD-L1表达　当适合接受PD-1抑制剂治疗时,局部晚期、复发性或转移性食管癌和食管胃结合部肿瘤患者可考虑进行PD-L1检测。PD-L1的表达检测是使用抗PD-L1抗体在石蜡包埋(FFPE)组织中检测PD-L1蛋白的定性免疫组化分析。对于标本,PD-L1染色切片中必须至少有100个肿瘤细胞者才被认为能充分满足PD-L1评估的需要。如果联合阳性评分(CPS)≥1,则标本被认为存在PD-L1表达。CPS是PD-L1染色细胞(如肿瘤细胞、淋巴细胞、巨噬细胞)数与存活肿瘤细胞总数的比值乘以100所得的数值。

2. 错配修复基因缺陷(dMMR)/微卫星高度不稳定性(MSI-H)　人类细胞DNA在复制过程中可能整合错误的核苷酸,但随即会被选择性地从新生DNA链中移除,从而防

止子代细胞出现基因突变，这种机制称为错配修复（mismatch repair，MMR）。常见的错配修复基因是 *MLH1*、*MSH2*、*MSH6* 和 *PMS2*。如果 *MMR* 基因发生缺陷，如启动子区甲基化或移码突变而导致的蛋白功能失活等，则称为错配修复基因缺陷（mismatch repair deficiency，dMMR）。微卫星是遍布于人类基因组中的短串联重复序列，有单核苷酸、双核苷酸或高位核苷酸的重复，通常重复 10～50 次。与正常细胞相比，肿瘤细胞内的微卫星由于重复单位的插入或缺失而导致微卫星长度的改变，称为微卫星不稳定性（MSI）。大量研究表明，MSI 是由 MMR 基因缺陷引起的，与肿瘤的发生密切相关。

对 MMR/MSI 状态的检测目前主要有两种方法：①用免疫组化方法对 4 个常见的错配修复基因（*MLH1*、*MSH2*、*MSH6* 和 *PMS2*）进行检测。如果任一蛋白丢失（表达阴性）即认为是 dMMR（即 MSI-H）；如果 4 个基因全部阳性表达即认为是 pMMR[MMR 正常，即微卫星稳定（MSS）或微卫星低度不稳定性（MSI-L）]。在 dMMR 患者中 MLH1 或 MSH2 缺失占了近 90%。②通过 PCR 检测基因组上的 5 个微卫星位点（BAT-25、BAT-26、D5S346、D2S123、D17S250）的不稳定性判断 MSI 程度。≥2 个位点不稳定为 MSI-H；1 个位点不稳定为 MSI-L；无位点出现不稳定为 MSS。MMR 基因的点突变及 MSI 的高低也可以通过 NGS 方法直接测得。

因此，当适合接受免疫检查点抑制剂治疗时，局部晚期、复发或转移性食管癌和食管胃结合部（EGJ）肿瘤患者应考虑进行 MMR 或 MSI 检测。具有 dMMR 或者 MSI-H 的患者更能够从免疫治疗中获益。FDA 已经批准帕博利珠单抗用于 MSI-H/dMMR 实体瘤患者。

3. 肿瘤突变负荷（tumor mutation burden，TMB）　指每百万碱基中被检测出的体细胞基因编码错误、碱基替换、基因插入或缺失错误的总数，是反映肿瘤细胞携带的突变总数的一种定量生物标志物。肿瘤细胞中发生的突变可能产生新抗原，并被机体免疫系统识别，发生特异性杀伤反应。更高的 TMB 能产生更多的潜在新生抗原，更有可能引发特异性免疫杀伤作用。2014 年，TMB 首次被证实与细胞毒性 T 淋巴细胞相关抗原 4（CTLA-4）抗体治疗恶性黑色素瘤疗效存在相关性。2017 年，*N Engl J Med* 杂志上发表了一篇文章，绘制了多个实体瘤的中位 TMB 值与 PD-1 抑制剂的客观缓解率之间的线性图。通过汇集各个文献数据，研究者共搜集了 27 种肿瘤类型 / 亚型及其免疫治疗客观缓解率数据。分析显示 TMB 与 ORR 存在显著相关性（$P < 0.001$），提示 TMB 与 PD-1/PD-L1 抗体疗效存在强相关性，这一结论为其泛癌种治疗探索奠定了基础。随着更多研究的结果公布，TMB 作为预测免疫检查点抑制剂的潜在标志物逐渐进入临床应用。基于 II 期 KEYNOTE-158 研究数据，美国 FDA 已批准帕博利珠单抗用于 TMB-H（≥10 个突变 / 兆碱基）、既往治疗后病情进展且无满意替代治疗方案的不可手术切除或转移性实体瘤患者。NCCN 指南也已推荐 TMB 作为新的生物标志物，用于筛选帕博利珠单抗治疗的优势人群。目前，由于各基因检测公司检测 TMB 时所使用的 panel 覆盖的基因不同，设定的阈值也不同，所以 TMB 的检测目前仍无法标准化，从而限制了其在临床上的广泛使用。

4. 其他标志物　由于免疫系统的复杂性，已有一些研究表明，某些基因变异与免疫治疗效果是密切相关的，如携带 *POLE*、*POLD1*、*KRAS*、*TP53* 等基因变异可能具有更好的免疫疗效；携带 *STK11* 基因失活变异可能与免疫治疗效果不佳相关。Wang F 等研究发现在接受了免疫治疗的实体瘤患者中，携带*POLE/POLD1*突变的患者中位OS显著优于未携带者（34个月 vs. 18个月）。26%的*POLE/POLD1*基因突变的患者合并了MSI-H，去除这部分患者后，突变组OS仍然获益（28个月 vs. 16个月），即通常认为的无法获益于免疫治疗的MSS患者，仍然可以通过*POLE/POLD1*基因突变来判断是否能获益于免疫治疗。最后，多因素分析证实*POLE/POLD1*突变可作为预测免疫治疗获益的全新独立指标。已有研究发现，部分患者使用免疫检查点抑制剂治疗后会出现超进展（hyperprogression）现象，一般预后极差。目前发现与免疫超进展存在相关性的基因有*MDM2/MDM4*（扩增）、*EGFR*（扩增）及位于11q13的基因细胞周期蛋白D1、*FGF3*、*FGF4*和*FGF19*。超过40%的中国ESCC患者合并染色体11q13扩增，包括细胞周期蛋白D1和FGF家族成员（FGF3/4/19）基因，提示接受抗PD-1抗体治疗可能预后不良。

（二）食管癌中获批的免疫药物

1. 纳武利尤单抗（nivolumab） FDA批准纳武利尤单抗用于先前接受氟尿嘧啶类和铂类化疗的无法切除的晚期、复发或转移性ESCC患者。此次批准是基于Ⅲ期ATTRACTION-3研究结果。ATTRACTION-3研究是一项多中心、随机、开放标签、全球Ⅲ期研究，共纳入419例既往接受过氟尿嘧啶和含铂药物联合疗法难治或不可耐受的不可切除性晚期或复发性ESCC患者，评估了纳武利尤单抗对比化疗（多西他赛或紫杉醇）的疗效和安全性。纳武利尤单抗组的中位总生存期（mOS）为10.9个月，化疗组为8.4个月。在整个研究群体中，纳武利尤单抗组mOS延长2.5个月，死亡风险降低23%。两组的客观缓解率（ORR）分别为19%和22%，无论PD-L1表达与否，均能获益。尽管两组ORR接近，但是纳武利尤单抗带来了更持久的缓解。纳武利尤单抗的中位缓解持续时间（mDOR）达到6.9个月，对比化疗组的3.9个月，延长了3个月。

2. 帕博利珠单抗（pembrolizumab） FDA批准帕博利珠单抗用于治疗存在MSI-H或dMMR的无法切除或转移性实体瘤患者。为了验证帕博利珠单抗治疗携带MSI-H或者dMMR实体瘤患者的疗效和安全性，研究团队开展了5项临床试验，共入组149例癌症患者，涉及15种肿瘤类型。其中，最常见的癌症是结直肠癌、子宫内膜癌和其他消化道癌症。结果显示，39.6%的患者达到了完全或部分缓解。78%的患者缓解持续了6个月以上。

FDA批准帕博利珠单抗用于TMB-H（≥10个突变/Mbp）、既往治疗后病情进展且无满意替代治疗方案的不可手术切除或转移性实体瘤患者。此次获批是基于KEYNOTE-158研究，该研究是一项多中心、多队列、非随机、开放标签试验。研究入组了多种类型的经治转移性实体瘤患者接受帕博利珠单抗单药治疗。疗效分析显示，在TMB-H患者中，ORR为28.3%，其中非MSI-H患者为24.8%。在非TMB-H患者中，ORR为6.5%。

FDA批准帕博利珠单抗用于PD-L1高表达（CPS≥1）的局部复发性晚期或转移性胃癌或食管胃结合部腺癌。此次批准基于KEYNOTE-059的结果：所有患者的总体有效率为11.6%，42.4%的患者出现不同程度的肿瘤缩小，其中完全缓解率达3%；143位PD-L1阳性患者中，有效率为15.5%，而PD-L1阴性患者中有效率仅为6.4%。PD-L1阳性和阴性患者的6个月无进展生存率分别为18.2%和9.9%，6个月总生存率分别为48.4%和42.9%。

FDA批准帕博利珠单抗用于PD-L1高表达（CPS≥10）的局部晚期、复发或转移性ESCC。此次获批是基于KEYNOTE-181研究和KEYNOTE-180研究。KEYNOTE-181研究结果表明，在具有PD-L1表达的ESCC患者（CPS≥10）中，接受帕博利珠单抗组（n=85）治疗的mOS为10.3个月，而化疗组为6.7个月，达到了研究的主要终点。KEYNOTE-180研究结果显示，35例表达PD-L1（CPS≥10）的ESCC患者的ORR为20%。在7例缓解患者中，缓解持续时间（DOR）为4.2～25.1个月，5例患者（71%）缓解6个月或更长，3例患者（43%）缓解12个月或更长。

FDA批准帕博利珠单抗联合化疗一线治疗局部晚期或转移性食管癌或食管胃结合部腺癌患者。此次获批是基于KEYNOTE-590研究。该研究探索了顺铂、5-FU和帕博利珠单抗三联疗法（帕博利珠单抗+化疗）对比安慰剂联合化疗（顺铂+5-FU）的一线治疗的疗效。结果显示，总体人群中，帕博利珠单抗+化疗组的平均OS为12.4个月；安慰剂+化疗组为9.8个月。12个月时，帕博利珠单抗+化疗组和安慰剂+化疗组的总生存率分别为51%和39%，24个月的总生存率分别为28%和16%。意向治疗人群中，帕博利珠单抗+化疗组和安慰剂+化疗组的中位PFS分别为6.3个月和5.8个月；12个月时，两组的无进展生存率分别为25%和16%；18个月时，无进展生存率分别为12%和6%。帕博利珠单抗+化疗组对比安慰剂+化疗组，ORR分别为45.0%和29.3%，mDOR分别为8.3个月和6.0个月。

3. 卡瑞利珠单抗（camrelizumab） NMPA批准卡瑞利珠单抗用于既往接受过一线化疗后疾病进展或不可耐受的局部晚期或ESCC患者的治疗。此次获批是基于随机、开放、化疗阳性对照、多中心Ⅲ期临床研究ESCORT的结果。结果显示，相比化疗，卡瑞利珠单抗二线治疗显著延长mOS（8.3个月 vs. 6.2个月），降低了29%的死亡风险（HR=0.71，P=0.0010），达到了主要研究终点。亚组分析显示，卡瑞利珠单抗的OS获益不受PD-L1表达、年龄、性别、转移情况等限制，做到了全人群获益。卡瑞利珠单抗组的ORR为20.2%，高于化疗组的6.4%。卡瑞利珠单抗组的mDOR也更长（7.4个月 vs. 3.4个月，P=0.017）。在安全性方面，卡瑞利珠单抗组的3级及以上治疗相关不良事件（TRAE）发生率为19%，低于化疗组（40%）。

（三）基因检测在食管癌遗传方面的应用

年龄小、家族性、多原发等食管及食管胃结合部肿瘤可能具有肿瘤遗传综合征，NCCN指南建议进行遗传基因筛查，明确病因并做好健康管理。目前已知的与食管癌和食管胃结合部癌发病风险相关的几个遗传综合征如下。

1. 胼胝症伴非表皮松解性掌跖角化症（PPK，Howel-Evans综合征） 胼胝症合并食管癌（TEC）是一种罕见的常染色体显性遗传病，是由*RHBDF2*基因胚系突变引起的。具有*RHBDF2*胚系突变的个体，患ESCC的风险增加。根据手掌与足掌皮肤变厚的方式，掌跖角化症被分成弥漫性、点状或局灶性。非表皮松解性掌跖角化症与中段和下段ESCC风险增加有关。

2. 家族性巴雷特食管（FBE） 包括食管腺和食管胃结合部腺癌。巴雷特食管的发生与胃食管反流病（GERD）强烈相关。家族性巴雷特食管可能与1个或多个常染色体显性易感等位遗传基因有关。已经确定了几个候选基因，但尚未验证。

3. 布卢姆综合征（BS） 特征为位于15q26.1上的*BLM*基因突变，并且与所有细胞中姐妹染色单体交换率显著升高有关。染色体放射状框断裂可用于诊断布卢姆综合征，患者在年轻时常患急性髓细胞性白血病（AML）、急性淋巴细胞白血病（ALL）或淋巴肿瘤，但在20岁后许多脏器也易患恶性肿瘤，包括ESCC。

4. 范科尼贫血（FA） 涉及的基因包括FA互补群A～E：FA-A型（*FANCA*）位于16q24.3；FA-B型（*FANCB*）未明；FA-C型（*FANCC*）位于9q22.3；FA-D型（*FANCD*）位于3p26—p22；FA-E型（*FANCE*）未明。已经确定*FANCA*和*FANCC*突变。通过全血细胞减少和染色体断裂及血液学异常包括贫血、出血和易发瘀斑识别FA个体。观察到ESCC及其他扁平上皮肿瘤的发生率增加。核型分析不能确定FA个体，用丝裂霉素C增加染色体断裂可以识别纯合子，但不能识别杂合子。

对患有以下所示遗传性恶性肿瘤倾向综合征者，应考虑行上消化道内镜检查和活检监测（表9-1）。

表9-1 与食管癌和食管胃结合部癌发病风险相关的遗传综合征

综合征	基因	遗传模式	监测建议
胼胝症伴非表皮松解性掌跖角化症（PPK，Howel-Evans综合征）	*RHBDF2*	常染色体显性遗传	胼胝症的家族成员在20岁以后，建议行上消化道内镜检查监测
家族性巴雷特食管（FBE）	候选基因尚未经验证	常染色体显性遗传	对于表现为GERD的患者，尤其是年龄大于40岁的高加索男性，应明确巴雷特食管、食管腺癌或食管胃结合部腺癌家族史的可能
			对40岁以上的FBE家族成员，尤其是伴有胃食管反流者，推荐上消化道内镜检查
布卢姆综合征（BS）	*BLM/RECQL3*	常染色体隐性遗传	在20岁以后，可考虑筛查GERD联合或不联合内镜筛查早期癌症
范科尼贫血（FA）	*FANCD1*、*BRCA2*、*FANCN*（*PALB2*）	常染色体隐性遗传	食管内镜可考虑作为被确诊FA患者的一种监测策略

（四）其他研究进展

1. 免疫抑制剂在晚期ESCC中一线治疗的研究 徐瑞华等进行的一项随机、双盲、安慰剂对照Ⅲ期临床研究（ESCORT-1st），评估了PD-1单克隆抗体（卡瑞利珠单抗）联合紫杉醇和顺铂对比安慰剂联合紫杉醇和顺铂用于晚期ESCC一线治疗的有效性和安全性。结果显示，与安慰剂+化疗组相比，PD-1抗体联合化疗可显著延长晚期ESCC患者的mOS（15.3个月 vs. 12.0个月，$P = 0.001$）和mPFS（6.9个月 vs. 5.6个月，$P < 0.001$），改善ORR（72.1% vs. 62.1%）和mDOR（7.0个月 vs. 4.6个月），且具有良好的安全性。结果表明，PD-1抗体联合紫杉醇和顺铂一线治疗晚期ESCC患者，较标准一线化疗，可显著延长患者的PFS和OS。

2. 单细胞测序在ESCC中的应用 单细胞测序是指在单个细胞水平，对基因组、转录组、表观组进行高通量测序的新技术，能够揭示单个细胞的基因结构和基因表达状态，了解单个肿瘤细胞水平的基因组和转录组异质性、肿瘤的发生与演变及肿瘤耐药产生机制，有助于临床医生对肿瘤患者的个体化靶向治疗，提高疗效。Zhang X等对60个ESCC组织和4个相邻正常组织进行了单细胞测序，经过滤得到208 659个细胞，对其进行分群注释并解析，从而探索ESCC复杂的肿瘤微环境。分析结果显示：①与正常组织相比，ESCC具有更多的上皮细胞、周细胞、T细胞和髓系细胞，而成纤维细胞相对较少。②上皮细胞亚群分析得到38个簇，分析发现ESCC中普遍存在肿瘤内和肿瘤间异质性。③T细胞亚群分析得到9种不同的T细胞亚型，与正常组织相比，ESCC富含调节性T细胞和耗竭T细胞，但缺乏初始T细胞、记忆T细胞和效应T细胞，这提示了ESCC患者的免疫抑制状态。④周细胞、成纤维细胞亚群分析得到9个亚型，与正常组织相比，ESCC富含CAF2、CAF3、CAF4和周细胞，其中CAF3、CAF4出现肌成纤维细胞标志基因，而肌成纤维细胞可促进肿瘤侵袭和转移。

第四节　基因检测的样本类型

一、组织样本

组织样本中肿瘤细胞的含量一般远高于血液或者胸腔积液、腹水等其他样本类型，因此对组织样本进行检测和分析得到的结果也更加精准可靠，用于肿瘤基因检测的组织样本可分为新鲜组织、蜡块/石蜡切片等类型。

1. 样本采集说明

（1）新鲜组织

采集流程：于肿瘤质硬的实性部位取样，避开坏死物，采集后即刻放入组织样本采集管中，确保保存液没过样本。

样本量：不低于60mg（黄豆粒大小）。

管身标记：可识别患者的代码或者患者姓名；样本采集日期。

保存和运输：样本采集后置于4℃保存，并尽快联系实验室对接人取样。

（2）石蜡切片/蜡块

采集流程：经病理确认为癌的组织块提供切片/卷片/蜡块均可。

样本量：石蜡切片10～15张，每张面积10mm×10mm、厚度5～10μm。如果样本过小，请酌情增加送检样本数量。卷片或蜡块的量参照切片样本，提供相当的组织量。

标记：可识别患者的代码或者患者姓名；样本制备日期。

保存和运输：常温保存，联系实验室对接人取样。

注：石蜡切片/蜡块最好为半年内制作保存。

2. 组织样本检测的局限性　在临床实践中，NGS检测的样本首选肿瘤组织，可直接检测肿瘤细胞的DNA变化。但是，肿瘤组织取样也存在局限性：①不同部位的肿瘤组织存在异质性，对应样本检测的结果可能并不能完全代表整个肿瘤组织的变异信息，也就是说，对两次不同的组织样本进行检测，检测结果可能存在差异。②对于不能进行手术的患者或者活检存在一定风险的危重症患者，很难取到组织样本。③对于质控评估不合格的组织样本，可能需要二次送检等。

二、体液样本

随着癌症管理领域精准医学概念的不断发展，在诊断、预后和治疗耐药性预测方面的挑战与需求也在不断发展。尽管发现能够靶向癌症患者特定基因组变化的分子药物已经彻底改变了患者的生存情况，但对于需要根据个体癌症基因组优化治疗方案的临床医生来说，肿瘤异质性仍然是一个令人生畏的障碍。在实际临床工作中利用肿瘤组织样本做基因检测还会存在其他限制，如采样的创伤性、组织样本量不足、肿瘤位置特殊无法取样、无法动态监测肿瘤变化等。因此，需要新型、更全面和侵入性更小的生物标志物，而液体活检是应用于实体瘤监测的一种有临床应用前景的方法。

1. 液体活检的优势 液体活检代表了一种创新的微创技术，能够检测循环细胞组分的突变，如循环肿瘤DNA（ctDNA）、游离DNA和游离RNA。相比组织样本检测，液体样本具有采样简单、可多次采样进行动态监测、减少取样的创伤性等优势。随着液体活检概念的普及，ctDNA逐渐进入了研究人员的视野。ctDNA是存在于外周循环系统的游离核酸片段，其主要来源于肿瘤细胞的坏死、凋亡和分泌过程。ctDNA在不同肿瘤患者的外周血中是普遍存在的，因此，ctDNA检测在癌症的早期诊断、用药指导、药物疗效预测和复发监测等方面有着巨大的应用潜力。

2. 液体活检在食管癌应用中的进展 NCCN中指出液体活检在不能进行临床活组织检查以进行疾病监测和管理的晚期疾病患者中被更频繁地使用。检测食管癌和食管胃结合部癌DNA脱落的突变，可以确定有针对性的改变或具有改变的治疗反应谱的克隆进化。在一项研究中，使用NGS对55例晚期食管胃结合部腺癌患者的ctDNA基因组改变进行分析，69%的患者至少有1个基因组的改变。因此，对于远处转移或进展的食管和食管胃结合部肿瘤，或无法接受传统活检的患者，可考虑在临床检验改进修正计划（CLIA）批准的实验室中使用已验证的基于NGS的综合基因组图谱分析法进行检测。Azad TD等对接受放化疗（CRT）的食管癌患者的ctDNA进行分析，并结合ctDNA和影像结果进一步优化完善风险分层。研究发现在其中35例食管癌患者中，ctDNA的检测与肿瘤进展、转移和短生存期相关，ctDNA比影像学提示复发进展平均早2.8个月。在10例接受CRT而未切除的食管腺癌（EAC）患者中，ctDNA和影像结果结合可以预测所有患者的进展。Azad TD等对45例（22例未手术、23例手术）食管癌患者CRT前后的血浆ctDNA进行了深度测序（CAPP-Seq）且随访5年。结果表明，CRT后ctDNA阳性与肿瘤进展（HR=18.7，$P < 0.001$）、远处转移（HR=32.1，$P < 0.001$）和较短特定生存时间（HR=23.1，$P < 0.001$）有关。CRT后ctDNA检测肿瘤进展比放射学证据平均提前近3个月。此外，对仅接受新辅助CRT的患者进行的探索性分析发现，ctDNA整合PET/CT可以作为局部复发的联合预测指标，对这部分患者进行有效的风险分层筛选，患者可能避免行食管切除术。另外，该研究证实ctDNA可识别肿瘤进展高风险的食管癌患者。

Chidambaram S等对ctDNA在食管癌患者诊断和监测中的应用进行荟萃分析发现，在诊断上，合并的敏感度和特异度分别为71.0%（55.7%～82.6%）和98.6%（33.9%～99.9%）；在监测上，合并的敏感度和特异度分别为48.9%（29.4%～68.8%）和95.5%（90.6%～97.9%）。ctDNA技术是一种可接受的食管癌诊断和监测方法，具有中等敏感度和高特异度；与当前的影像方法相结合，其作用得到加强。

3. 外周血采集说明　采样流程：使用采血针采集外周血到Streck 管（或紫头管），采血后立即上下颠倒10 次混匀（动作轻柔）。

样本量：需根据检测要求确定样本量。

管身标记：可识别患者的代码或者患者姓名；样本制备日期。

保存和运输：常温保存，尽快联系相关人员取样。

注：样本采集后不能及时寄出的，可置于6～37℃暂存，采集后5天内寄送到检测实验室；采集后5天内不能送达实验室的，须在本地完成血浆分离。

4. 液体活检的前景与局限性　与标准的肿瘤组织活检相比，液体活检正在成为一种微创的检测方法，可以补充甚至替代更经典的活检方法。虽然ctDNA在癌症相关的临床应用中显示出了前景，但是，有关ctDNA在食管癌中应用的研究较少。随着液体活检技术和ctDNA检测技术的发展，有理由相信，液体活检在食管癌应用中的优势将逐渐显现。

尽管液体活检可以克服肿瘤的异质性及可实现基因变异图谱的动态监测，但是体液中ctDNA含量低，同时ctDNA半衰期短，且其释放受肿瘤类型、分期、转移灶的部位等多种因素影响，因此对体液样本的处理要求更为严格，在敏感度和特异度上要求也会更高，否则可能产生假阴性结果。对检测结果是阴性的须谨慎解释，因为这并不能排除肿瘤突变或扩增。

总之，基因支持着生命的基本构造和性能，也是决定生命健康的内在因素。基因检测将真实反映送检样本的基因突变情况。如果检测结果阳性，发现存在明确靶向药物相关的基因突变信息，则可以根据检测结果和医生的建议，选择相应的靶向治疗方案。如果检测发现无靶向药物的基因突变，或者未检出肿瘤相关基因突变，则属于阴性结果，可根据医生的建议，选择其他的治疗方案，如免疫治疗、化疗等。因此，利用先进的生物技术检测患者的基因突变情况，可更为精准地发现导致疾病的根本原因，从而为临床提供精准的诊疗依据，为患者提供个性化的治疗方案。

食管癌的多基因检测（NGS技术）不但可为食管癌现有的靶向治疗和免疫治疗提供依据，还可为食管癌的诊断提供参考。更为重要的是，多基因检测有利于发现在食管癌发生发展中起潜在作用的基因，有利于发现新的治疗靶点。NGS技术让获得和认识食管癌个体患者的基因组改变变得十分容易，这将十分有利于食管癌患者的个体化治疗。

另外，与肺癌等其他类型的癌症相比，食管癌的ctDNA研究相对较少。现有的结果表明，ctDNA在晚期食管癌中诊断性能很高，但它在早期食管癌的诊断上并不尽如人意。ctDNA的动态变化监测有助于评估食管癌的疗效和预测早期复发，并在这些方面显示出巨大的潜力。因此，有必要建立食管癌治疗反应和监测的个体化评估标准，并为"ctDNA复发"患者的系统治疗制定临床实践指南；同时，也有必要将ctDNA实际整合到食管癌患者的诊断和监测路径中。

（何园歌　刘连科）

参 考 文 献

Azad TD，Chaudhuri AA，Fang P，et al.，2020. Circulating tumor DNA analysis for detection of minimal residual disease after chemoradiotherapy for localized esophageal cancer. Gastroenterology，158（3）：494-505. e6.

Bettegowda C，Sausen M，Leary RJ，et al.，2014. Detection of circulating tumor DNA in early-and late-stage human malignancies. Sci Transl Med，6（224）：224ra24.

Bhat AA，Nisar S，Maacha S，et al.，2021. Cytokine-chemokine network driven metastasis in esophageal cancer; promising avenue for targeted therapy. Molecular Cancer，20（1）：1-20.

Cancer Genome Atlas Research Network，2017. Integrated genomic characterization of oesophageal carcinoma. Nature，541（7636）：169-175.

Chidambaram S，Markar SR，2022. Clinical utility and applicability of circulating tumor DNA testing in esophageal cancer：a systematic review and meta-analysis. Dis Esophagus，35（2）：doab046.

Clemons NJ，Phillips WA，Lord RV，2013. Signaling pathways in the molecular pathogenesis of adenocarcinomas of the esophagus and gastroesophageal junction. Cancer Biol Ther，14（9）：782-795.

Dong ZY，Zhong WZ，Zhang XC，et al.，2017. Potential predictive value of TP53 and KRAS mutation status for response to PD-1 blockade immunotherapy in lung adenocarcinoma. Clin Cancer Res，23（12）：3012-3024.

Fatehi Hassanabad A，Chehade R，Breadner D，et al.，2020. Esophageal carcinoma：towards targeted therapies. Cell Oncol（Dordr），43（2）：195-209.

Francis G，Stein S，2015. Circulating cell-free tumour DNA in the management of cancer. Int Mol Sci，16（6）：14122-14142.

Fuse MJ，Okada K，Oh-Hara T，et al.，2017. Mechanisms of resistance to NTRK inhibitors and therapeutic strategies in NTRK1-rearranged cancers. Mol Cancer Ther，16（10）：2130-2143.

Heitzer E，Haque IS，Roberts CES，et al.，2019. Current and future perspectives of liquid biopsies in genomics-driven oncology. Nat Rev Genet，20（2）：71-88.

Jahangiri L，Hurst T，2019. Assessing the concordance of genomic alterations between circulating-free DNA and tumour tissue in cancer patients. Cancers（Basel），11（12）：1938.

Janjigian YY，Sanchez-Vega F，Jonsson P，et al.，2018. Genetic predictors of response to systemic therapy in esophagogastric cancer. Cancer Discov，8（1）：49-58.

Kato S，Okamura R，Baumgartner JM，et al.，2018. Analysis of circulating tumor DNA and clinical correlates in patients with esophageal，gastroesophageal junction，and gastric adenocarcinoma. Clin Cancer Res，24（24）：6248-6256.

Khalafi S，Lockhart AC，Livingstone AS，et al.，2020. Targeted molecular therapies in the treatment of esophageal adenocarcinoma，are we there yet? Cancers（Basel），12（11）：3077.

Liu T，Yao Q，Jin H，2021. Plasma circulating tumor DNA sequencing predicts minimal residual disease in resectable esophageal squamous cell carcinoma. Front Oncol，11：616209.

Min J，Zhou H，Jiang S，et al.，2022. A review of circulating tumor DNA in the diagnosis and monitoring of esophageal cancer. Med Sci Monit，28：e934106.

Miyamoto K，Minegaki T，Tanahashi M，et al.，2019. Synergistic effects of olaparib and DNA-damaging agents in oesophageal squamous cell carcinoma cell lines. Anticancer Res，39（4）：1813-1820.

National Comprehensive Cancer Network，2021. NCCN guidelines esophageal and esophagogastric junction cancers. Version 4. [2022-10-12]. https：//www. nccn. org/professionals/physician_gls/pdf/esophageal. pdf.

Perakis S，Speicher MR，2017. Emerging concepts in liquid biopsies. BMC Med，15（1）：75.

Ross JS，Goldberg ME，Albacker LA，et al.，2017. 1138PD immune checkpoint inhibitor（ICPI）efficacy and resistance detected by comprehensive genomic profiling（CGP）in non-small cell lung cancer（NSCLC）. Ann Oncol，28（suppl_5）：v404.

Saâda-Bouzid E，Defaucheux C，Karabajakian A，et al.，2017. Hyperprogression during anti-PD-1/PD-L1 therapy in patients with recurrent and/or metastatic head and neck squamous cell carcinoma. Ann Oncol，28（7）：1605-1611.

Secrier M，Li X，de Silva N，et al.，2016. Mutational signatures in esophageal adenocarcinoma define etiologically distinct subgroups with therapeutic relevance. Nat Genet，48（10）：1131-1141.

Singavi AK，Menon S，Kilari D，et al.，2017. 1140PD—predictive biomarkers for hyper-progression（HP）in response to immune checkpoint inhibitors（ICI）—analysis of somatic alterations（SAs）. Ann Oncol，28（suppl_5）：v405.

Verma R，Sattar RSA，Kumar A，et al.，2021. Cross-talk between next generation sequencing methodologies to identify genomic signatures of esophageal cancer. Crit Rev Oncol Hematol，162：103348.

Wang F，Ren C，Zhao Q，et al.，2019. Association of frequent amplification of chromosome 11q13 in esophageal squamous cell cancer with clinical benefit to immune check point blockade. J Clin Oncol，37（suppl 15）：4036.

Wang F，Zhao Q，Wang YN，et al.，2019. Evaluation of POLE and POLD1 mutations as biomarkers for immunotherapy outcomes across multiple cancer types. JAMA Oncol，5（10）：1504-1506.

Yang YM，Hong P，Xu WW，et al.，2020. Advances in targeted therapy for esophageal cancer. Signal Transduct Target Ther，5（1）：229.

Yarchoan M，Hopkins A，Jaffee EM，2017. Tumor mutational burden and response rate to PD-1 inhibition. N Engl J Med，377（25）：2500-2501.

Yuan Z，Wang X，Geng X，et al.，2021. Liquid biopsy for esophageal cancer：is detection of circulating cell-free DNA as a biomarker feasible? Cancer Commun（Lond），41（1）：3-15.

Zhang X，Peng L，Luo Y，et al.，2021. Dissecting esophageal squamous-cell carcinoma ecosystem by single-cell transcriptomic analysis. Nat Commun，12（1）：5297.

Zhang X，Wang Y，Meng L，2022. Comparative genomic analysis of esophageal squamous cell carcinoma and adenocarcinoma：new opportunities towards molecularly targeted therapy. Acta Pharm Sin B，12（3）：1054-1067.

Zhao X，Kotch C，Fox E，et al.，2021. NTRK fusions identified in pediatric tumors：the frequency，fusion partners，and clinical outcome. JCO Precis Oncol，1：PO. 20. 00250.

第十章

食管癌的循环肿瘤细胞检测

第一节　循环肿瘤细胞研究背景

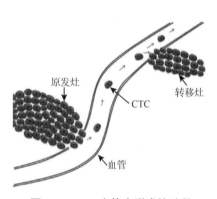

图 10-1　CTC 在体内形成的过程

循环肿瘤细胞（circulating tumor cell，CTC）是指在肿瘤原发灶或转移灶形成或增长过程中进入外周血循环系统的肿瘤细胞，最早在1869年由澳大利亚的一位学者 Ashworth TR 在肿瘤患者的尸体解剖中发现。如图 10-1 所示，绝大部分进入血液循环的肿瘤细胞由于免疫识别机制或者由于细胞自身未能获得新的生存机制而被清除，只有少量细胞由于发生尚未被完全识别的变化而在外周血循环中存活下来，这类细胞即被称为CTC。不仅如此，CTC 还有可能相互聚集形成微小的多细胞聚集体，这类结构被称为循环肿瘤微栓（circulating tumor microemboli，CTM），循环肿瘤微栓也常常被称为循环肿瘤细胞簇（circulating tumor cell cluster，CTCC），指的是三个或三个以上的CTC在血液中以成团的形式共存。多项实验室研究和临床研究都表明，CTM的侵袭性危害要远远大于单个CTC。

Aceto N 等在2014年的 *Cell* 杂志上发表的一项研究显示，在小鼠动物模型中，成团的CTC比单个CTC转移的潜能高23～50倍。Zheng X 和 Zhang D 等学者在2017年发表了对正在进行化疗的晚期结直肠癌和胃癌患者的CTC/CTM检测结果，显示上述患者检出CTM与不良预后密切相关。CTC和CTM的存在被认为是肿瘤发生复发和转移的重要原因和标志物。

瑞士的研究人员发现CTM会与血液中的白细胞发生相互作用，他们通过对70例乳腺癌患者和小鼠模型的单细胞RNA测序、全外显子测序、Ki-67蛋白表达检测，分析CTC、CTM和含有中性粒细胞CTM的差异。在转录组水平，使用单细胞RNA测序发现CTC与中性粒细胞相关，含有中性粒细胞CTM与CTC比较，检测到一些差异表达细胞周期进程的基因，会导致更有效的肿瘤转移。在基因组水平，含有中性粒细胞CTM具备更高水平的C＞T碱基DNA突变频率。在蛋白水平，发现含有中性粒细胞CTM的增殖能力更强，

Ki-67表达水平显著高于CTC。该研究显示，中性粒细胞和CTC之间的相互作用具有驱动细胞周期进展和增加CTC转移的潜能，这为针对这种相互作用的乳腺癌治疗提供了理论基础。

第二节　循环肿瘤细胞的临床意义

近年来，大量临床研究表明CTC在肿瘤预后判断、疗效评价、肿瘤分期、复发转移监测方面具有重要临床价值（图10-2）。2004年，Cristofanilli M等报道在转移性乳腺癌患者中，患者的无进展生存期和总生存期与血液循环中可检测到的CTC数量直接相关：每7.5ml外周血中检测到5个CTC的患者，与检测到CTC数量较少的患者相比，往往预后不良，生存期明显缩短。在随后的临床研究中，CTC的数量与前列腺癌、结直肠癌等肿瘤患者的预后及治疗效果之间的对应关系进一步得到证实。以上述研究为基础，美国强生公司的Cell Search

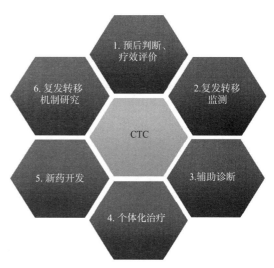

图10-2　CTC的临床意义

系统分别于2004年和2008年通过了FDA的认证，在临床上用于转移性乳腺癌、结直肠癌和前列腺癌患者的临床诊断。2019年国内临床及医技专家基于国内的CTCBIOPSY检测系统发布《食管鳞状细胞癌循环肿瘤细胞检测技术临床应用专家共识（2019）》，国内临床专家进一步强调了CTC的临床应用价值。

CTC不仅是肿瘤患者独立的预后判断标志，还是靶向治疗的标志和靶点（图10-2）。靶向治疗是一种新的肿瘤治疗方法，靶向药物因为其疗效显著、毒副作用相对较低，近年来在肿瘤临床治疗上使用广泛。例如，采用单克隆抗体药物曲妥珠单抗治疗 HER-2 基因扩增的各期乳腺癌患者都有显著疗效。采用吉非替尼、厄洛替尼等靶向药物治疗 EGFR 基因突变的晚期非小细胞肺癌已经成为临床一线治疗方法。靶向药物使用之前需要进行个体化用药相关的诊断，如曲妥珠单抗只能用于FISH或其他方法确认 HER-2 基因发生扩增的乳腺癌患者；吉非替尼、厄洛替尼等靶向药物只能用于 EGFR 基因突变的患者。基因突变检测的常规样本是病理组织，但是许多患者在使用靶向药物时已经不具备手术甚至穿刺条件，因而不能获得组织。另外，患者的基因突变状态会随着疾病的进展发生变化，特别是患者经过化疗药物或靶向药物治疗后，肿瘤的突变状态会发生变化，而这种变化往往导致耐药的发生，因此实时监控靶点基因突变状态的意义更重要。外周血，特别是CTC有可能成为靶向治疗前基因检测的一个重要标本来源。

多项研究表明，CTC可用于食管癌复发诊断、疗效评估及预后判断，但循证医学证据偏少。Lee HJ等研究表明，TWIST（+）CTC在ESCC癌症患者中经常检测到，高比例的TWIST（+）CTC与ESCC分化不良相关。Zhang Y等研究结果显示，首次诊断到术后13天外周血≥2CTC/7.5ml可用于预测预后无进展生存率，在ESCC患者中ΔCTC可能作为一个有前途的指标以预测肿瘤预后和临床疗效。Ko JMY等研究结果显示，ESCC患者第3个周期治疗前的CTC计数与PFS相关。从基线检测到第3个周期前CTC计数和cfDNA水平的变化与OS独立相关。在晚期ESCC患者影像学CT检查出现变化的同时，行纵向液体活检连续监测可为疗效预测及预后判断提供补充信息。Chen W等研究结果表明，间质型CTC计数与ESCC临床分期和新辅助化疗疗效相关。Qiao YY等对一名47岁男性ESCC患者进行了5年的研究和随访，术前、术后及随访过程CTC检测结果显示CTC计数与影像学多个时间点的结果相一致，研究者认为通过CTC计数所提供的补充资料可以帮助监测疾病状态和评估疗效，为治疗决策提供支持。近来，Woestemeier A等用Cell Search系统的磁性活化细胞分选（MACS）富集[结合抗细胞角蛋白和抗上皮细胞黏附分子（EpCAM）]法，检测90例食管癌患者术前CTC。结果显示，应用细胞角蛋白/EpCAM联合富集（0～150CTC/7.5ml）在25.6%（23/90）的患者中检测到CTC。组织病理学参数与CTC检测之间没有显著相关性。使用细胞角蛋白作为额外的富集靶点，可以提高食管癌患者的CTC检出率，并显示出细胞角蛋白和EpCAM表达的异质性。单变量分析显示，存在≥2CTC/7.5ml与显著缩短的OS和PFS相关。多变量分析未发现相关性。上述结果表明，对于CTC在食管癌中的应用仍需要开展大量的研究。

第三节　循环肿瘤细胞检测技术及下游研究

由于CTC的异质性，多项临床研究显示多种类型肿瘤的患者可检测到不表达EpCAM等标记的CTC，因此根据CTC的表面标志物进行检测往往遗漏了具有很强转移能力的CTC，从而在很多肿瘤类型中不能准确评估肿瘤患者病情。另一种CTC检测方法利用CTC和正常血液细胞大小、形态等物理学差异及肿瘤细胞特有的核型等特征分离和鉴定CTC。这种以细胞大小差异为基础的方法称为ISET（isolation by size of epithelial tumor cells）方法。Crebs MG和Lin HK等的不同研究组直接比较了Cell Search和ISET这两种方法检测肺癌患者CTC的性能，结果表明ISET技术的敏感度高于Cell Search系统。而且，ISET方法可以兼容下游的各种细胞分析和鉴定技术，具有更好的应用前景。

Li H等分别使用Cell Search系统（EpCAM依赖的CTC检测方法，并通过CK8/18/19表达阳性来鉴定CTC）及CTCBIOPSY检测系统（细胞大小依赖的膜过滤分离技术）检测了61例ESCC初治患者和22例健康志愿者外周血CTC，比较结果提示，CTCBIOPSY检测系统检出率为32.8%（20/61），CTM检出率为4.9%（3/61）；而Cell Search系统仅在1例Ⅳ期患者的外周血中检测到CTC，检出率为1.6%（1/61），未检测到CTM。CTCBIOPSY系统检测的CTC结果与ESCC患者病理分期、治疗前血小板计数相关（$P < 0.05$），与其他临床及病理特征均不相关。课题组前期的研究结果表明CTCBIOPSY系统可以用于食管癌CTC的检测。研究表明CTC在指导肿瘤个体化治疗，以及评估患者的预后和疗效等方面具有重要作用。

如图10-3（见彩图47）所示，对于捕获的CTC，可以从细胞的蛋白质、DNA、RNA等方面进行分析，从而找出肿瘤进展的相关机制。

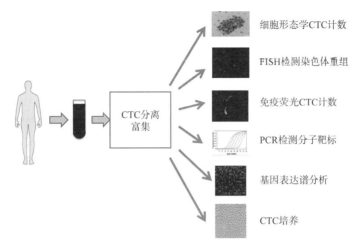

细胞形态学CTC计数

FISH检测染色体重组

免疫荧光CTC计数

PCR检测分子靶标

基因表达谱分析

CTC培养

图10-3　CTC在个体化治疗中的意义

尽管CTC的临床意义已经得到广泛的认识，但是CTC的捕获和鉴定还是一项具有挑战性的工作，主要原因有两方面：一方面，CTC在外周血中数量稀少，1ml外周血中各种细胞的数量高达10^9个，但其中CTC的数量可低至1，目前还缺乏成熟的方法将外周血中的其他细胞完全去除而将CTC富集起来。另一方面，CTC具有异质性，在大小、形态、分子标志物、基因表达、基因突变等各方面都表现出差异性，因此还没有一种方法能够将CTC完全富集起来。如图10-4（见彩图48）所示，CTC的富集有很多种方法，如免疫亲和法、梯度离心法、介电电泳法、过滤法、体内富集法等。目前临床检测CTC的主要方法有两种，一种方法以检测CTC特异的表面标志物为基本原理，大部分CTC表达CK、EpCAM等上皮细胞标志物，因此可以通过这些特异标志物进行免疫识别，在此核心原理的基础上结合纳米、微流、磁珠等技术可以实现CTC的分离和鉴定。

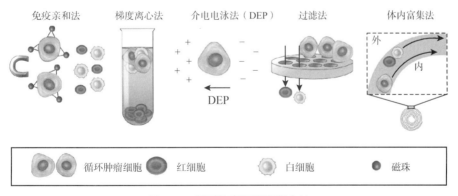

免疫亲和法　　梯度离心法　　介电电泳法（DEP）　　过滤法　　体内富集法

DEP

循环肿瘤细胞　　红细胞　　白细胞　　磁珠

图10-4　循环肿瘤细胞富集方法

摘自：Lee MW，Kim GH，Jeon HK，et al，2019. Clinical application of circulating tumor cells in gastric cancer. Gut Liver，27（4）：394-401.

第四节　循环肿瘤细胞的实验室检查

以国内CTCBIOPSY系统为例介绍CTC检测流程。CTC先通过8μm孔径滤过膜过滤收集，然后对获取的细胞进行细胞形态学鉴定。参考《循环肿瘤细胞检测在结直肠癌中的应用专家共识（2018）》具体检测流程操作（图10-5）。

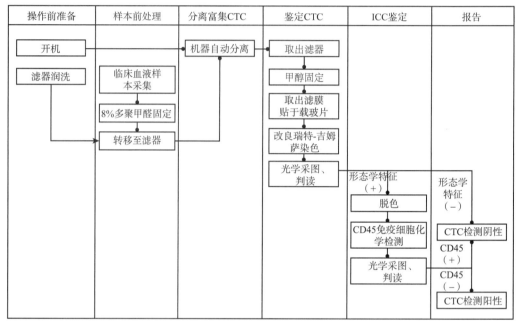

图10-5　CTC检测流程

注：ICC. 免疫细胞化学

（1）CTCBIOPSY系统单次检测需要全血5ml，使用BD Vacutainer K2E（EDTA）10.8mg的6.0ml抗凝真空采血管，经由静脉采集5ml外周血，血液样本采集后立即轻柔颠倒混匀8次，以免凝血。为防止溶血，建议血液样本在2h内检测，如果条件限制不能完成检测，需于4℃环境静置保存；处理样本时，需室温静置复温20min；血液样本保存时间不能超24h。需要远距离运输的血液样本，在运输过程中应保持采血管竖直向上并置于4～8℃采血箱内，运输过程中避免冰袋与采血管直接接触，防止剧烈晃动。

（2）使用CTC快速染色液对富集于滤膜上的CTC行改良瑞特-吉姆萨染色。

（3）评判参数：①细胞核异型性，呈不规则的结节状、分叶状等；②核质比＞0.8；③细胞直径（长端）＞15μm；④核深染且着色不均匀；⑤核膜增厚出现凹陷或皱褶，使核膜呈锯齿状；⑥核染色质边移，或出现巨大核仁，或有异常核分裂象。

评判标准：①符合4个或4个以上参数判读为CTC；②满足上述条件⑥之外的任意3个条件或单独满足上述条件⑥判读为疑似CTC；③3个及3个以上的细胞成团且能鉴定为CTC，但因相互连接重叠无法准确判读为CTC的细胞团判读为CTM；④3个及3个以上的细胞成团但不足以判定为CTC的细胞团判读为疑似CTM；⑤不能判断为血液来源的细胞但同时也不符合上述4种类型的其他细胞判读为非血液细胞。

（4）CD45抗体免疫细胞化学（ICC）检测，以排除形态学特征类似CTC的白细胞，从而降低CTC检测的假阳性率。

（5）细胞核染色为蓝色（苏木素）且细胞膜染色为棕黄色（DAB）即CD45阳性，细胞核染色为蓝色（苏木素）且细胞膜周围无棕黄色即CD45阴性。

（徐　静　邵茜雯）

参 考 文 献

山东省研究型医院协会胸外科分会，山东省疼痛研究会加速康复外科专业委员会，2019. 食管鳞状细胞癌循环肿瘤细胞检测技术临床应用专家共识（2019）. 山东医药，59（23）：1-5.

中国研究型医院学会微创外科学专业委员会，《腹腔镜外科杂志》编辑部，2018. 循环肿瘤细胞检测在结直肠癌中的应用专家共识（2018）. 腹腔镜外科杂志，24（1）：74-80.

Aceto N，Bardia A，Miyamoto DT，et al.，2014. Circulating tumor cell clusters are oligoclonal precursors of breast cancer metastasis. Cell，158（5）：1110-1122.

Boshuizen R，Kuhn P，van den Heuvel M，2012. Circulating tumor cells in non-small cell lung carcinoma. J Thorac Dis，4（5）：456-458.

Chen W，Li Y，Yuan D，et al.，2018. Practical value of identifying circulating tumor cells to evaluate esophageal squamous cell carcinoma staging and treatment efficacy. Thorac Cancer，9（8）：956-966.

Cohen SJ，Punt CJ，Iannotti N，et al.，2008. Relationship of circulating tumor cells to tumor response，progression-free survival，and overall survival in patients with metastatic colorectal cancer. J Clin Oncol，26（19）：3213-3221.

Cristofanilli M，Singletary ES，Hortobagyi GN，2004. Inflammatory breast carcinoma：the sphinx of breast cancer research. J Clin Oncol，22（2）：381-383; author reply 383.

Hanahan D，Weinberg RA，2011. Hallmarks of cancer：the next generation. Cell，144（5）：646-674.

Hillig T，Nygaard AB，Nekiunaite L，et al.，2014. *In vitro* validation of an ultra-sensitive scanning fluorescence microscope for analysis of circulating tumor cells. APMIS，122（6）：545-551.

Hong B，Zu Y，2013. Detecting circulating tumor cells：current challenges and new trends. Theranostics，3（6）：377-394.

Hou JM，Krebs MG，Lancashire L，et al.，2012. Clinical significance and molecular characteristics of circulating tumor cells and circulating tumor microemboli in patients with small-cell lung cancer. J Clin Oncol，30（5）：525-532.

Hyun KA，Jung HI，2014. Advances and critical concerns with the microfluidic enrichments of circulating tumor cells. Lab Chip，14（1）：45-56.

Kim MS，Sim TS，Kim YJ，et al.，2012. SSA-MOA: a novel CTC isolation platform using selective size amplification（SSA）and a multi-obstacle architecture（MOA）filter. Lab Chip，12（16）：2874-2880.

Kim MY，Oskarsson T，Acharyya S，et al.，2009. Tumor self-seeding by circulating cancer cells. Cell，139（7）：1315-1326.

Kim YJ，Koo GB，Lee JY，et al.，2014. A microchip filter device incorporating slit arrays and 3-D flow for detection of circulating tumor cells using CAV1-EpCAM conjugated microbeads. Biomaterials，35（26）：7501-7510.

Ko JMY，Ng HY，Lam KO，et al.，2020. Liquid biopsy serial monitoring of treatment responses and relapse in advanced esophageal squamous cell carcinoma. Cancers（Basel），12（6）：1352.

Königsberg R，Obermayr E，Bises G，et al.，2011. Detection of EpCAM positive and negative circulating tumor cells in metastatic breast cancer patients. Acta Oncol，50（5）：700-710.

Krebs MG，Hou JM，Sloane R，et al.，2012. Analysis of circulating tumor cells in patients with non-small cell lung cancer using epithelial marker-dependent and -independent approaches. J Thorac Oncol，7（2）：306-315.

Lee HJ，Kim GH，Park SJ，et al.，2021. Clinical significance of TWIST-positive circulating tumor cells in patients with esophageal squamous cell carcinoma. Gut Liver，15（4）：553-561.

Lee MW，Kim GH，Jeon HK，et al.，2019. Clinical application of circulating tumor cells in gastric cancer. Gut Liver，27（4）：394-401.

Li H，Song P，Zou B，et al.，2015. Circulating tumor cell analyses in patients with esophageal squamous cell carcinoma using epithelial marker-dependent and -independent approaches. Medicine（Baltimore），94（38）：e1565.

Lin HK，Zheng S，Williams AJ，et al.，2010. Portable filter-based microdevice for detection and characterization of circulating tumor cells. Clin Cancer Res，16（20）：5011-5018.

Ma YC，Wang L，Yu FL，2013. Recent advances and prospects in the isolation by size of epithelial tumor cells（ISET）methodology. Technol Cancer Res Treat，12（4）：295-309.

Maemondo M，Inoue A，Kobayashi K，et al.，2010. Gefitinib or chemotherapy for non-small-cell lung cancer with mutated EGFR. N Engl J Med，362（25）：2380-2388.

Maheswaran S，Sequist LV，Nagrath S，et al.，2008. Detection of mutations in EGFR in circulating lung-cancer cells. N Engl J Med，359（4）：366-377.

Pailler E，Adam J，Barthelemy A，et al.，2013. Detection of circulating tumor cells harboring a unique ALK rearrangement in ALK-positive non-small-cell lung cancer. J Clin Oncol，31（18）：2273-2281.

Pantel K，Brakenhoff RH，Brandt B，2008. Detection，clinical relevance and specific biological properties of disseminating tumour cells. Nat Rev Cancer，8（5）：329-340.

Parkinson DR，Dracopoli N，Petty BG，et al.，2012. Considerations in the development of circulating tumor cell technology for clinical use. J Transl Med，10：138.

Paterlini-Brechot P，Benali NL，2007. Circulating tumor cells（CTC）detection：clinical impact and future directions. Cancer Lett，253（2）：180-204.

Peták I，Schwab R，Orfi L，et al.，2010. Integrating molecular diagnostics into anticancer drug discovery. Nat Rev Drug Discov，9（7）：523-535.

Qiao YY，Lin KX，Zhang Z，et al.，2015. Monitoring disease progression and treatment efficacy with circulating tumor cells in esophageal squamous cell carcinoma：a case report. World J Gastroenterol，21（25）：7921-7928.

Szczerba BM，Castro-Giner F，Vetter M，et al.，2019. Neutrophils escort circulating tumour cells to enable cell cycle progression. Nature，566（7745）：553-557.

Woestemeier A，Harms-Effenberger K，Karstens KF，et al.，2020. Clinical relevance of circulating tumor cells in esophageal cancer detected by a combined MACS enrichment method. Cancers（Basel），12（3）：718.

Zhang D，Zhao L，Zhou P，et al.，2017. Circulating tumor microemboli（CTM）and vimentin+ circulating tumor cells（CTCs）detected by a size-based platform predict worse prognosis in advanced colorectal cancer patients during chemotherapy. Cancer Cell Int，17：6.

Zhang Q，Liu T，Qin J，2012. A microfluidic-based device for study of transendothelial invasion of tumor aggregates in realtime. Lab Chip，12（16）：2837-2842.

Zhang Y，Li J，Wang L，et al.，2019. Clinical significance of detecting circulating tumor cells in patients with esophageal squamous cell carcinoma by EpCAM-independent enrichment and immunostaining-fluorescence *in situ* hybridization. Mol Med Rep，20（2）：1551-1560.

Zheng X，Fan L，Zhou P，et al.，2017. Detection of circulating tumor cells and circulating tumor microemboli in gastric cancer. Transl Oncol，10（3）：431-441.

第十一章

食管癌内镜诊断与治疗

消化内镜在食管癌及癌前病变的发现、识别、诊断与治疗中发挥重要的作用,对于食管癌本身的并发症及手术后、放疗后的并发症,如食管恶性狭窄、食管瘘等也有重要价值。

第一节 内 镜 诊 断

一、常规消化内镜诊断

常规消化内镜诊断的任务在于发现病灶。检查时应充分冲洗食管腔,除去气泡和多余的黏液,然后仔细观察,注意轻度发红、凹陷的部分,注意黏膜光泽的变化。

早期食管癌指仅癌累及黏膜及黏膜下层,无血管或淋巴管浸润或转移;而伴有淋巴结转移者,称为浅表性食管癌。根据内镜下形态,1992年日本食管学会将早期食管癌分为:0-Ⅰ型,浅表隆起型,占15%。0-Ⅱ型,浅表平坦型,占80%。0-Ⅱ型又细分为0-Ⅱa、0-Ⅱb、0-Ⅱc型。其中,0-Ⅱa型为轻度隆起型,占9%;0-Ⅱb型为平坦型,占16%;0-Ⅱc型为轻度凹陷型,占55%。0-Ⅲ型,浅表凹陷型,占5%。

进展期食管癌指癌已浸润至肌层,内镜下又分为隆起型(Ⅰ型,20%)、局限溃疡型(Ⅱ型,10%)、溃疡浸润型(Ⅲ型,40%)、弥漫浸润型(Ⅳ型,20%)及混合型(不能明确分型,Ⅴ型,10%)。国内传统的根据大体形态的分类为髓质型、蕈伞型、溃疡型、缩窄型和黏膜下型。Dittler HJ等对内镜分型与TNM分期进行了对比研究,发现二者有良好的相关性,内镜的准确率达86.4%,说明此分型能正确反映疾病的分期,预测手术切除的可能性,且比较符合临床实际情况。

二、染色内镜的应用

染色内镜又称色素内镜。在内镜下用喷洒导管将特定色素喷洒在病变局部,增加病变处与周围黏膜的对比度,从而提高病变的检测精度,这种技术称为染色内镜。内镜用色素分为两类:可吸收色素染料与不可吸收色素染料。

两类色素的比较如下。

（1）可吸收染料：亚甲蓝、鲁氏碘。优点：易获得，价廉，无毒。缺点：附着力强，不易冲去。

（2）不可吸收染料：靛胭脂。优点：着色鲜艳，易冲去，可反复染色。缺点：不易保存。

针对食管黏膜的染色常用碘染色与甲苯胺蓝染色。

（1）碘染色（1%～1.5%的鲁氏碘）：不染区可能为早期癌变，也可能是高级别上皮内瘤变。

碘染色的原理：正常黏膜上皮中的糖原颗粒遇碘后会导致上皮变为茶褐色，癌变或异型增生的黏膜上皮内糖原减少，遇碘不变色，表现为局部不染色或淡染。食管糖原棘皮症时局部糖原大量聚集，染色后摄取碘导致上皮变为黑色（图11-1～图11-3，见彩图49～彩图51）。

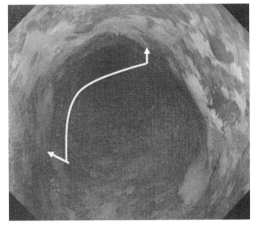

图11-1　早期食管癌碘染：出现粉红征（0-Ⅱb）

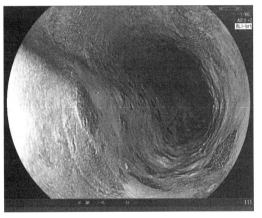

图11-2　早期食管癌碘染：出现银色征（0-Ⅱb）

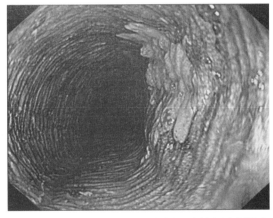

图11-3　早期食管癌碘染：草席征/席纹征或榻榻米征（＋），提示病变不超过黏膜固有层

使用碘染色时的注意事项：碘染色后，食管癌的表层上皮会脱落，再生时会被非癌上皮覆盖，使其后的治疗或观察无法进行。因此在诊断性的碘染后如果不立即进行治疗，则需要以氩等离子凝固术（argon plasma coagulation，APC）标记病变范围，或者在2～3周后重新碘染显示病变范围。此外，碘染后，食管受刺激痉挛，患者会感觉疼痛，故需严密防止碘溶液进入咽喉与气管，以免引起呛咳。在观察结束后以硫代硫酸钠溶液冲洗食管，减少不适。近年发现维生素C溶液冲洗也同样有效。

（2）甲苯胺蓝染色：甲苯胺蓝是一种嗜酸性的异性染液，主要对细胞核内物质进行染色。因肿瘤细胞增殖活跃，富含核酸类物质，易被碱性染料甲苯胺蓝染色，而正常细胞核内遗传物质相对较少，遇甲苯胺蓝着色不明显。在检测巴雷特食管柱状上皮时，敏感性与特异性较高。

三、放大内镜的应用

将黏膜表面放大数十倍至上百倍，更清晰地观察表面结构，以区分正常上皮与早期癌变上皮，以及黏膜与黏膜下血管，从而判断上皮是否癌变，以及癌变的范围与深度（图11-4，见彩图52）。

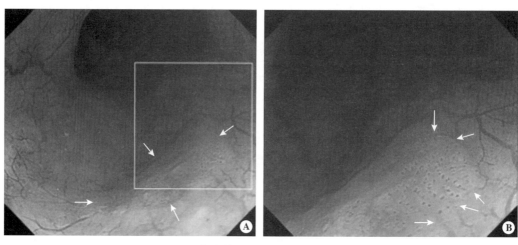

图11-4 早期食管癌的白光放大（0-Ⅱb病变）
B是对A中方框部分的白光放大，可以看到平坦的发红区血管纹理消失

四、电子染色内镜的应用

目前市场上商品化的电子内镜染色手段包括窄带成像（narrow band imaging，NBI）技术、智能分光比色（flexile spectral imaging color enhancement，FICE）与蓝激光成像技术，以及智能染色（I-scan）技术，其中前二者影响力较大。内镜电子染色技术的目的是精细观察黏膜表面及血管的结构，常需结合放大内镜进行观察。

1. NBI技术　NBI将内镜照明光源由红、蓝、绿三色宽幅光变为540nm绿光、415nm蓝光的窄带光，将上皮表面显示为褐色，而黏膜下血管为青色。商品化的电子染色内镜有的是通过光栅实现白光与窄带光源的切换。

415nm蓝光：在黏膜表面产生强反射形成的鲜明对比，强调黏膜微细结构。消化管黏膜中血管内的血红蛋白对540nm绿光有很强的吸收，凸显黏膜下血管，强调血管。

早期食管癌及微小病变多数存在血管改变，表现为毛细血管密度、毛细血管形态、腺管开口形态、细胞形态的改变。

在观察食管胃结合部及胃、大肠病变时，不仅黏膜及黏膜下血管重要，黏膜表面结构如小凹、腺管开口的形态也尤为重要。NBI成像可以更好地强调黏膜表层毛细血管（MV）或细微结构（MS）形态，更利于发现早期癌变，以及判断癌变的浸润深度与范围。

2. 蓝激光技术　LASEREO蓝激光内镜系统是在FICE技术基础上的发展与创新，包括蓝激光成像（blue laser imaging，BLI）与联动成像（linked color imaging，LCI）两项技术。

FICE技术是通过对形成白光图像的输出信号进行各波长的分光图像处理，然后将特定波长的图像选出并组合，对黏膜血管、表面结构进行强调。总体上，FICE技术的临床效果不如NBI技术。

蓝激光内镜系统用450nm波长的激光照射荧光体产生白光，再照射到黏膜上，而BLI是使用410nm的激光照射黏膜，以获得黏膜血管和黏膜表面的精细结构，产生强对比度照片。此外，由于LASEREO系统采用激光光源，因此使用效率高、节能，使用寿命显著延长。

LCI是在BLI的基础上，同时加入红色强调信号，因此既可实现窄带光对黏膜血管及表面上皮结构的凸显，又提供了对黏膜发红部位的强调，图像对比度更好。

LASEREO蓝激光系统可以根据临床需求提供5种观察模式：白光、FICE、BLI、BLI-bright、LCI。食管上段、中段常用BLI与BLI-bright模式观察，而食管胃结合部及胃内常用LCI模式观察（表11-1）。

表11-1　5种观察模式的LASEREO蓝激光

模式	观察目的	激光强度		特点	临床应用
		白光用激光	BLI用激光		
白光	常规	强	弱	高清晰图像质量，比氙气灯光源检查系统更明亮／立体	近距离观察，常规检查
FICE	黏膜微血管、微表面结构	强	弱	相比于白光，强调了血管和表面结构	中远距离观察，提高病变的识别度
BLI	黏膜微血管、微表面结构	弱	强	对血管和表面结构对比度的强调最明显	近距离＋放大观察，明确病灶性质，确定早期癌分型
BLI-bright	黏膜微血管、微表面结构	中弱	中强	相比于BLI模式，增强了白光强度，图像明亮度更高	中／远距离观察；病变筛查及病灶范围判断
LCI	黏膜微血管、微表面结构＋色彩强调	中弱	中强	高亮，血管能被渗透性观察，对消化道异常发红起到强调作用	远距离观察，提高对炎症、幽门螺杆菌感染等识别度，用于早期癌筛查

五、自体荧光的应用

癌变组织的自体荧光较正常黏膜会有所变化，可为诊断提供参考。自体荧光内镜应用于临床已十余年，但其对良恶性病变的鉴别仍存在争议。

Haringsma J等应用LIFT-GI成像系统和普通内镜对111例巴雷特食管进行了前瞻性对照研究，在24例重度异型增生和17例早期食管腺癌病灶中，荧光内镜准确检出了20例重度异型增生和全部17例早期食管腺癌（诊断敏感度为90%，特异度为89%），而普通内镜仅发现了11例重度异型增生和16例早期食管腺癌，统计显示两种内镜系统难以显示低度异型增生病灶，该影像系统仍需进一步改进，以利于更早发现食管癌前病变。Niepsuj K等对34例巴雷特食管的对照研究同样发现，荧光内镜对活检标本中重度异型增生病灶的检出率（8.3%）显著高于普通内镜（0.7%），而两者对低度异型增生病灶的检出率无显著性差异（分别为26.6%和19.1%）。研究者认为荧光内镜对检测食管异型增生和早期癌肿有重要价值。

戈之铮等对110例确诊或疑诊消化道恶性肿瘤并接受手术治疗者的手术切除标本行自体荧光内镜检查，得出自体荧光内镜对早期癌的检出率为86.7%，对进展期癌的检出率为95.5%，诊断消化道恶性肿瘤的总体敏感度、特异度、阳性预测值、阴性预测值和诊断准确率分别为94.2%、94.0%、93.3%、94.8%和94.1%，其研究结果与国外文献报道类似，但诊断特异度略高，可能与荧光图像早期癌症诊断仪所采用的"荧光强度与荧光光谱"双特征判别技术有关。

自体荧光内镜对消化道恶性肿瘤的诊断高敏感度。文献报道，自体荧光内镜成像技术对消化道早期肿瘤和异型增生的检测具有良好的临床应用价值，其对消化道总的检测敏感度和特异度分别可达91%～93%和83%～87%，对胃食管病变的诊断敏感度和特异度分别为84%～93%和80%～87%，对检出形态特征不明显的病变较普通内镜有更大优势，易于发现肉眼难以识别的可疑病灶并确定其发生部位和范围，可精确指导活检，对提高早期癌的检出率具有重要意义。

六、激光共聚焦内镜的应用

激光共聚焦内镜是近些年发展起来的新型内镜技术，它在传统的电子内镜基础上整合了共聚焦激光显微镜技术，明显提高了对黏膜观察的放大倍率（5000～10 000倍）和精细程度，使得对黏膜的观察接近组织学水平，有学者称之为"光学活检"。

为适应临床需要而设计的微型化的共聚焦显微镜，应用单根光纤同时充当照明点光源和观察针孔，并安装在传统内镜的远端组成共聚焦激光显微内镜。它除可以进行标准的电子内镜检查外，还能进行共聚焦显微镜检查。观察时，光源聚焦点与被观察点在同一平面，且光源针孔与观察针孔同步运动，故名共聚焦。共聚焦显微镜捕获的反射光经数字化处理并重建后得到反映被检测黏膜某一层面的灰阶图像，此点不同于传统的电子内镜成像。

激光共聚焦显微内镜分为两种，一种为使用专用的耦合激光共聚焦镜头的电子内镜，另一种使用探头式激光共聚焦镜头。后者可经内镜活检孔道插入，适用性更好。

使用激光共聚焦内镜时，必须首先注射荧光素，然后通过激光照射黏膜表面，才能捕捉黏膜表面发出的荧光（可见光）成像。目前可供使用的荧光剂包括荧光素钠（fluorescein sodium，价廉、无致突变性）、盐酸吖啶橙（acridine orange hydrochloride）、四环素和甲酚紫等。荧光素钠和四环素通过静脉注射可全身使用，而盐酸吖啶橙与甲酚紫可喷洒于黏膜上局部使用，目前应用最广泛的是荧光素钠与盐酸吖啶橙。

共聚焦内镜不仅可以观察食管鳞状上皮的形态和排列，而且可以清晰地观察食管鳞状上皮内的微血管，即上皮内乳头状毛细血管祥（IPCL）的分布、形态等，此点类似于NBI加放大内镜技术，但共聚焦内镜的放大倍率更高，并且可以精确地测量微血管的直径，故观察更为精细。而NBI技术无法对上皮细胞进行形态学观察。共聚焦内镜可观察到浅表鳞状细胞癌的IPCL延长、血管增粗，直径可达$30\sim42\mu m$，形态和结构也发生变化，甚至正常上皮特征性的IPCL完全消失，代之以充满红细胞的肿瘤血管。

由此可见，共聚焦内镜非常有利于浅表鳞状细胞癌的诊断，不过临床尚需大样本前瞻性研究进一步证实。

七、光学成像的综合应用

光学成像主要应用染色+放大内镜，以及NBI+放大内镜。实际上，无论是染色内镜还是NBI观察，如果不结合放大内镜，都很难取得满意的观察效果，无法真正准确地判断黏膜表面的精细结构。

根据电子染色及放大内镜技术，观察黏膜IPCL、上皮下毛细血管网（SECN）、分支血管（BV）等的特征，可对食管病变的性质及癌变累及深度做出判断。

NBI或BL-LCI均可对食管黏膜的微血管特征做出精细的观察与分类。描述食管黏膜微血管特征的分型系统主要包括井上分型、有马分型及日本内镜学会的AB分型。这些分型系统主要根据食管黏膜的微血管特征做出食管病变性质及浸润深度的判断。

1997年开始，日本内镜学者井上晴洋提出根据食管IPCL的形态，将其分为5型，对应于从正常上皮、炎症上皮、异型增生上皮到癌变的不同类型与病变浸润深度，称为井上分型。进一步细分，井上分型分为五型：I型IPCL，细小圆形卷曲状；H型IPCL，轻度扩张延长，排列尚规整；Ⅲ型IPCL，管径大小不一，排列不规则；W型IPCL，增粗扩张，扭曲呈不规则排列的螺旋状；V型IPCL，呈现多种奇特形态且排列紊乱（图11-5）。

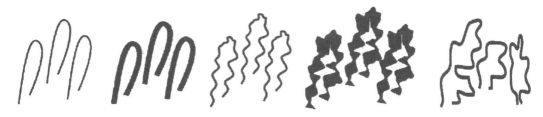

图11-5　井上分型

自左向右分别为I型、H型、Ⅲ型、W型、V型

依据V型IPCL形态学变化进一步分为V-1、V-2、V-3、VN型。其中，V-1型IPCL扩张、呈蛇形，口径各不相同，形状不均一，提示M1浸润可能；V-2型较V-1型血管进一步延长，提示M2浸润可能；V-3型IPCL的正常结构被高度破坏，提示M3或SM1浸润可能；VN型，当IPCL被严重破坏而出现深绿色、粗大的异型血管时，提示肿瘤已经浸润至SM2或更深，无内镜手术指征。

随后，有学者根据上皮癌变过程中微血管表现出不规则分支状血管或网状血管结构，以及血管包绕的无血管区域（AVA）的特征，提出有马分型。而日本食管学会将井上分型和有马分型结合起来，建立了简便统一的AB分型（表11-2）。

表11-2　日本食管学会表浅食管癌IPCL AB分型

IPCL类型	肿瘤性	组织学类型	内镜根除治疗
A	否	正常/低级别上皮内瘤变	适合
B1	是	高级别上皮内瘤变/累及黏膜固有层	适合
B2	是	癌变累及黏膜肌层/SM1	可能适合
B3	是	癌变累及SM2	不适合

除此之外，AB分型中B1、B2、B3型IPCL的早期食管癌的NBI放大表现也明显不同。高级别瘤变或早期食管癌的BLI表现与其他类型也不同。

八、超声内镜的应用

超声内镜检查（EUS）可用于观察食管癌病灶累及层次，以及纵隔有无淋巴结转移，在术前建立肿瘤分期。对肿瘤进行分期的意义在于：①帮助制定、选择适合患者的个体化治疗、最佳治疗方案。②判断预后。③协助对内镜治疗、手术治疗、放疗、化疗、联合治疗等的评价。④有利于患者资料的共享、分析。

EUS可以清晰地显示正常食管组织及食管病变，正常食管组织在超声内镜下显示为5层结构，分别为黏膜层、黏膜肌层、黏膜下层、固有肌层、外膜层；而高频小探头甚至可能显示9层结构。最重要的是，EUS可以显示食管的低回声病变，以及食管周围肿大的淋巴结。

EUS对食管癌T分期的准确率较高，优于CT检查，但EUS不能完全替代CT检查。原因如下：①初学者应用EUS对肿瘤分期的准确率有一个逐渐提高的过程；②EUS显示不同T分期的准确率不同，准确率最低的是T2肿瘤，由于炎症和纤维化等原因易将其诊断为T3肿瘤；③体重减轻和肿瘤大小与EUS分期判断错误有相关性。通常体重下降者EUS分期错误率低，较大肿瘤的准确率低。Heeren PA等发现，病变长度＞5cm的食管癌分期准确率低于病变长度＜5cm者。

相对于CT检查，EUS显示病变累及血管更敏感可靠，但判断进展期食管是否失去手术机会，不同操作者的观察结果有一定差异。

EUS对肿瘤淋巴结转移的诊断远优于CT检查。CT固然可以发现肿大淋巴结并测量其大小，但EUS还可以提供形状、边缘、内部回声等信息，而且可以发现仅2~3mm大小的淋巴结。区分一个肿大的淋巴结是良性还是恶性是影像学的难点，Catalano MF等研究得出了EUS判断淋巴结良恶性的4项指标：大小、形状、边缘和内部回声。恶性淋巴结的特点：直径＞10mm，类圆形，边缘锐利，低回声。这个体系判断淋巴结良恶性的敏感度和特异度分别高达89.1%和91.7%。但是，能否根据形态学区分良恶性淋巴结至今仍无定论。

肿瘤的T分期与N分期是明显相关的，肿瘤侵犯越深，淋巴结转移的发生率就越高。所以T分期可能对N分期有一定的提示作用。

对淋巴结行EUS引导下细针吸取细胞学检查（EUS-FNA）是术前判断淋巴结良恶性的最佳方法。其不仅可以区分良恶性，而且对无明显原发灶的淋巴结转移性肿瘤，可以帮助发现原发肿瘤的来源。当然，EUS有穿透深度的限制，对远处转移（M）无法得出结论性判断，这方面要与CT联合应用。

食管癌分期标准中，腹腔干旁淋巴结转移被定义为M1，提示较高分期，直接影响预后。但有学者对此有异议，认为腹腔干淋巴结转移与区域性淋巴结转移（N1）的预后无明显差别。

EUS确定肿瘤侵犯范围对确定治疗方案有重要意义。许多已经确诊为食管癌的患者，行EUS可以帮助判断能否行内镜治疗、手术治疗，或选择放疗、化疗、支持治疗（如放置支架）。

对于无转移的浅表病变如原位癌和黏膜内癌，经内镜黏膜切除术（EMR）治疗的5年生存率与手术切除无显著性差异，但前者的生活质量明显优于手术治疗。若肿瘤侵犯大血管、心脏或有远处转移（T4或M1），则手术治疗意义不大，可以考虑置入支架及化疗、放疗等。

当食管癌伴有食管的严重变形狭窄时，EUS操作较为困难。如果为插入超声内镜而行扩张操作，非常容易造成穿孔，尤其是斜视的线阵超声内镜，插入风险更大。应用小探头可以解决这个问题，但对远离病灶淋巴结的观察也不十分令人满意。线阵超声内镜对食管良恶性狭窄的判断有一定优势，其可以在狭窄的一侧扫查肿瘤的大部分，或者当狭窄光滑、性质难以确定时，对病变穿刺取材，帮助鉴别。但线阵超声内镜检查狭窄远端周边淋巴结的性能也很不理想。

九、人工智能辅助诊断

近几年来，人工智能（AI）技术辅助诊断消化道癌症在内镜诊断中受到极大关注，已有成功进入临床应用的AI系统，其受到越来越多的肯定。其原理包括对操作者进行观察的规范化约束，以及一些智能诊断技术的应用，如通过智能学习标准的IPCL图形而获得识别IPCL的能力，以及通过表面增强拉曼散射（SERS）提示食管癌变的可能区域。Tang D等采用一种新型深度学习系统诊断早期食管鳞状细胞癌，即构建一个实时深度卷积神经网络（DCNN）系统，用白光成像内镜诊断早期食管鳞状细胞癌。结果显示，在内部验证数据集中，DCNN模型在诊断早期食管鳞状细胞癌方面具有良好的性能，敏感度为0.979，特异度为0.886，阳性预测值为0.777，阴性预测值为0.991，曲线下面积为0.954。该模型在2个外部数据集中也表现出非常普遍的性能，并且与内镜医生相比，表现出了优异的性能。在参考DCNN模型的预测后，内镜医生的诊断能力显著提高。

第二节 内镜治疗

一、内镜黏膜切除术

内镜黏膜切除术（endoscopic mucosal resection，EMR），从大块活检的概念发展而来，被广泛应用于消化道浅表、局限病变的治疗，其治疗效果与外科手术相近，又具有创伤小、保持器官原有结构和功能的优点，且恢复快。

1. 适应证

（1）消化道癌前病变：包括腺瘤和异型增生，或者低级别、高级别的上皮内瘤变。

（2）消化道早期癌：病理类型为分化型癌；内镜和超声内镜判断癌浸润深度陷于黏膜层；病灶大小，隆起型和平坦型应小于2cm，凹陷型小于1cm；病变局部不合并溃疡；在食管，病灶范围小于周径的1/3。

随着技术的提高，EMR的适应证可适当放宽，癌侵犯黏膜下层浅层（SM1），并且超声内镜或CT未发现淋巴结肿大，也可行EMR。病灶大于3cm，可在内镜下分片行EMR，称为pEMR。

2. 禁忌证 内镜提示有明显的黏膜下浸润，如组织僵硬、充气不能变形、有溃疡、凹陷周边不规则、注射后病变不能抬举等，需结合超声内镜、NBI等观察，准确判断是否属于黏膜下癌变，应考虑外科手术治疗。另外，肝硬化、血液病等有出血倾向者亦为禁忌。

3. 操作方法 首先是明确病灶边界，必要时可用鲁氏碘液/甲苯胺蓝染色或NBI观察加以明确。然后在病灶边缘黏膜注射生理盐水+1∶10 000肾上腺素，或者甘油果糖，可以加靛胭脂作为标记。注意调整病灶至镜头视野6点钟方向，可以多点注射，直至病灶有效隆起，总量2～30ml。隆起要充分，又不可过度。不充分或过度都难以用圈套器套住病变，一般越是平坦、直径小的病变，越要注意控制注射量。病灶经注射隆起后，用圈套器抓住病变，通电用混合电流套切，回收标本，然后观察创面是否有残留病变需要处理，是否需要止血。病变大者，可考虑用金属夹子封闭创面，这样可更快愈合。

如果病灶过于平坦，可以采用透明帽辅助切除法，或称为透明帽技术。操作时，将与内镜匹配的透明帽套于内镜端部，将高频电圈套器安装在帽槽内。将内镜插至病变处，调节操作部，使用注射针进行黏膜下注射使黏膜隆起。用透明帽在正常黏膜处吸引黏膜，对圈套器进行塑形，然后再对准病灶吸引，将病灶吸入透明帽内，随后将圈套器套住吸入帽内的病灶，完整切下病灶。最后检查病灶创面有无残留、出血、穿孔等并发症。可以用APC处理创面的裸露血管及残留组织，必要时可用金属夹子封闭创面（图11-6，见彩图53）。

EMR术后禁食24h，如无并发症，24h后开始尝试进流食，术后3天至1周只能进软食，并避免刺激性食物。如患者疼痛明显，可适当延长禁食时间。术后可给予黏膜保护剂如硫糖铝、铝镁合剂等，不必常规使用抗生素。

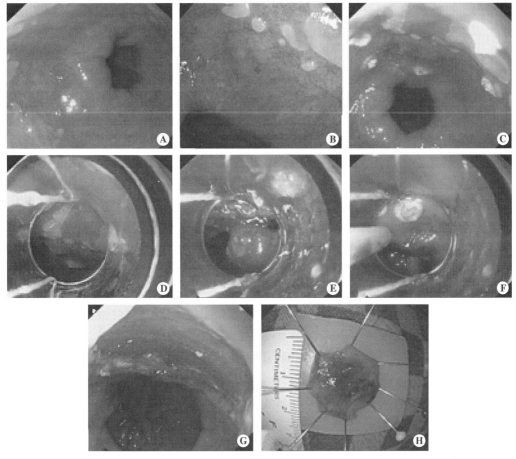

图11-6　透明帽辅助的巴雷特食管EMR

二、内镜黏膜下剥离术

EMR无法一次完整切除的病变可采用内镜黏膜下剥离术（endoscopic submucosal dissection，ESD）治疗。

1996年，日本研制出末端绝缘体电刀（insulation tipped knife，IT刀）、钩刀（hook knife）等专用器械，可将大块黏膜病变完整地切除，用于治疗早期消化道肿瘤，标志着ESD技术的诞生。随后，ESD技术方兴未艾，发展到可以将累及全壁层的病变切除。

1. 适应证

（1）巨大平坦型息肉：对于直径，尤其是侧向直径＞2cm的平坦息肉，建议ESD治疗，可以一次性完整、大块地切除病灶，降低病灶的复发率。

（2）早期消化道肿瘤：包括重度异型增生、原位癌、腺瘤伴有重度异型增生、各种分化类型的黏膜内癌、有溃疡病灶的黏膜内癌（直径＜3cm）。轻度异型增生者可以随访，也可以考虑ESD治疗。

（3）黏膜下肿瘤：超声内镜确定来源于黏膜肌层或位于黏膜下层的肿瘤，通过ESD

治疗可以完整剥离病灶。来源于固有肌层的肿瘤，ESD切除病灶的同时往往伴有消化道穿孔，不主张勉强剥离，但可通过内镜下修补术成功缝合创面，使患者避免接受更大的手术。

（4）EMR术后复发及其他：ESD可以自病灶下方的黏膜下层剥离病灶，从而做到完整、大块地切除肿瘤、手术瘢痕、残留及溃疡等病灶。

2. ESD基本步骤

（1）染色识别边界：同EMR。

（2）标记：用针刀或氩气刀在病灶周围进行电凝标记，标记点至少离开病灶边缘0.5cm。

（3）黏膜下注射：在标记点外侧进行多点黏膜下肾上腺素盐水注射，可以加或不加靛胭脂做标记，每点注射2ml左右，至病灶明显隆起。

（4）环形切开：用各种合适的ESD专用切开刀，如IT刀、钩刀、Flex刀、一次性黏膜切开刀（Dual knife，Dual刀）等，沿病灶边缘外侧0.5cm处环形切开病灶外侧黏膜，注意完整充分地切开病灶，保证没有病变遗漏。近来也有学者主张部分切开边缘，部分分离病变后再切开余下病灶的边缘，这样有助于保持黏膜下水垫，加快切开速度。

（5）黏膜下注射：借助透明帽，通过反复黏膜下注射，使用各种合适的切开刀，从黏膜下层逐步剥离病灶，将其完整地切除。注意随时止血。

（6）创面处理：热止血钳处理创面裸露的血管，检查病灶边缘有无残留。如有少量残留，可以采用APC烧灼去除。必要时可用金属夹子封闭创面。也有学者采用在创面上喷洒生物蛋白凝胶的方法预防延迟出血。

ESD术后处理同样很重要。术后要将切除标本按原来形态展开，测量大小，标记方位，固定后送检。病理学检查可以进一步确定病变的性质、病灶边缘和基底有无累及，后续免疫组化染色检查有助于识别平滑肌瘤、间质瘤或错构瘤，判断黏膜下有无脉管浸润。术后第1天禁食，创面大者可能要禁食48h，常规静脉营养支持，并给予质子泵抑制剂抑制胃酸，黏膜保护剂保护创面，半卧位减少胃酸反流对创面的刺激。密切观察生命体征及颈部有无皮下气肿，有无呕血或黑便。2～3天后，病情平稳者可考虑开放流质饮食。出现迟发性出血者可在内镜下紧急止血。

根据对切除标本的病理检查结果，以下情况需追加治疗：

（1）深部切缘癌细胞阳性，必须行食管癌切除术+淋巴结清扫术。

（2）病灶长度＞5cm，组织类型为低分化癌，淋巴结转移可能性大，需考虑追加手术切除+淋巴结清扫术。

（3）水平切缘癌细胞阳性，癌细胞浸润深度仅限于黏膜层者，可以选择：①追加施行扩大范围的ESD；②APC烧灼治疗，并向患者明确交代病情，密切随访；③追加手术。

（4）水平切缘癌细胞阴性，但浸润深度已达黏膜下层，如果仅为黏膜下层浅层（SM1，黏膜下不超过200μm），可在向患者明确交代病情后密切随访；如果脉管侵袭阳性，则必须追加手术治疗。

ESD术后2个月内，仍需继续口服抗酸剂及黏膜保护剂，以促进医源性溃疡的愈合，术后3个月、6个月内镜随访，了解医源性人工溃疡是否愈合，金属夹子是否脱落，并在术后瘢痕处活检以了解病灶有无复发，有时在术后6个月或1年时再次碘染，以防残余病变遗漏。

出血和穿孔是ESD的主要并发症，尤其术中出血，需要及时有效处理，否则会导致严重后果。因为盲目止血容易造成术中穿孔，出血量较多时必须终止操作，止血失败则必须行外科手术。对于起源于固有肌层的病变，行全壁层切除时有可能会出现穿孔处出血，处理有较大的难度。

三、食管癌的射频消融治疗

射频消融治疗主要用于巴雷特食管（BE）合并异型增生，因为射频治疗快速、操作简便，射频毁损深度浅，因而安全性高，可以快速、安全地治疗大范围的肠上皮化生及轻度异型增生，但累及黏膜下层的病灶可能会有残留。欧美国家早已有运用射频消融治疗BE及可能有局灶癌变的BE的成熟经验。如果已有明确的累及黏膜下层的食管癌变，则不建议使用射频治疗。近年来，国内有学者尝试利用射频消融治疗食管鳞状上皮低级别、高级别上皮内瘤变。

传统上，起源于BE的高级别异型增生和黏膜内癌是通过食管切除术进行治疗的，而非异型增生性BE和低级别异型增生（low-grade dysplasia，LGD）的BE是通过内镜下监测进行处理的。这些方法的问题包括食管切除术的并发症发生率和死亡率较高；接受监测的患者存在癌症漏检或在监测间期发生癌症的风险。为解决这些问题，目前已研发了侵袭性较小的内镜下治疗方法，如APC、冷冻消融、光动力治疗（PDT）、射频消融治疗等。

射频消融术（radiofrequency ablation，RFA）是一种用于根治BE的内镜下治疗方法。初步的环周消融是使用基于球囊的双极电极进行的，而对残留BE的二次治疗是在铰接式平台上使用配备内镜的双极电极进行的。研究表明，这种消融技术可高度有效地移除巴雷特黏膜和相关的异型增生，并预防疾病进展，同时最大限度地减少光动力治疗和APC的已知弊端，如食管狭窄和BE的鳞状上皮下病灶（"隐藏的巴雷特"）。

1. 巴雷特食管射频消融治疗的指征

（1）含高级别异型增生或黏膜内癌的可见病灶：若患者的BE段有包含黏膜内癌（intramucosal carcinoma，IMC）或高级别异型增生（high-grade dysplasia，HGD）在内的可见异常，可采用RFA治疗，但仅在通过EMR切除IMC或可见病灶后方可进行。

EMR可提供相对较大的组织标本，可允许对病灶进行组织病理学分期，从而可选择存在HGD或IMC但淋巴结受累风险较低的患者进行内镜下治疗。对于在组织学中发现存在黏膜下侵犯病灶（＞T1 SM1）的患者，其存在阳性局部淋巴结的风险为15%～30%，应进行手术。另外，对于存在IMC的患者，其淋巴结受累风险极低，因此这些患者适合接受内镜下治疗。

EMR与消融治疗联合的一个原因是，EMR仅可从BE段移除一个局灶性区域，使患者存在发生异时性病灶（来源于残留的巴雷特黏膜）的风险。EMR联合消融治疗有助于克服该局限性。

除对病灶进行分期外，在RFA之前也会进行EMR，以便为RFA提供一层平坦的黏膜，这有助于确保消融的深度达到黏膜肌层。

（2）平坦的高级别异型增生：存在BE和HGD的患者适合接受RFA，因为成功根除异型增生的BE可预防癌症。然而，恰当地对患者进行选择至关重要。患者不应存在可见病灶，因为可见病灶需通过EMR才能更好地进行分期和治疗。

为确保只对具有平坦HGD的患者进行RFA单项治疗，几项研究要求患者在进行RFA前2个月内至少接受2次高分辨率内镜检查，并每隔1～2cm取四象限标本进行活检，以排除癌症。需要注意的是，目前只有回顾性队列研究评估过用RFA治疗平坦IMC的临床研究结果。

（3）低级别异型增生（LGD）：对大多数长期存在LGD的患者，经两位病理科专家确诊后，可以进行RFA。治疗LGD可减缓其向HGD或食管腺癌（EAC）的进展。决定是否对LGD行RFA时，还需考虑的因素有患者的年龄和共存疾病、RFA相关不良事件的风险及患者意愿等。

BE中LGD的自然病程不明。虽然一些研究报道LGD进展为肿瘤的概率较低（与非异型增生性BE相当），但其他一些研究发现，若LGD是由病理科医生确诊的，则随访2年内进展为HGD或EAC的风险可能高达27%。一项研究针对255例LGD患者进行了中位42个月的随访，其间患者接受内镜检查的中位次数为4次，有45例患者（18%）进展为HGD或食管癌，其危险因素包括3位病理科医生一致诊断为LGD（OR=47.14，95%CI 13.10～169.70），以及后续内镜随访中持续存在LGD（OR=9.28，95%CI 4.39～19.64）。

RFA降低了LGD进展为HGD或EAC的风险。一项荟萃分析纳入了3项研究（其中2项为随机试验），在BE伴LGD的患者中比较了RFA和监测的结果，发现RFA组进展为HGD或EAC的风险较低（RR=0.14，95%CI 0.04～0.45）。一项主要针对观察性研究的系统评价纳入了2700例接受RFA或接受监测的BE伴LGD患者，也发现RFA组进展为HGD或EAC的概率较低（1.7% vs. 12.6%）。确诊LGD者的内镜监测参见其他专题介绍。

成本-效用模型显示，即便对RFA的疗效进行最保守的估计，其也是治疗异型增生性BE的首选方法。一项成本-效用分析提示，RFA是LGD的首选疗法，但必须保证确诊LGD（即有1位以上的病理科专家同意诊断）且状态稳定（即在至少间隔6个月采集的活检标本中均发现LGD）。

（4）非异型增生性BE：非异型增生性BE患者进展为癌症的风险较低，目前尚没有客观标志物可识别癌症风险较高的患者，但关注非异型增生性BE风险分层的研究已取得了可喜的结果。是否应对非异型增生性BE患者进行RFA目前仍有很大争议，这受到许多因素的影响。反对者认为，这类患者恶性进展的年均风险较低，而且许多BE患者是老年人，有较重的共存疾病，预期寿命有限。支持治疗的因素包括，RFA的疗效和安全性较好，且可节省费用。

对于多数非异型增生性BE患者，RFA的获益可能太小，不足以支持使用RFA。不过，部分患者可考虑行RFA，如BE段较长且有EAC家族史的50岁以下患者。

2. 消融操作　针对BE的RFA通常从逐步环周消融操作开始，之后对任何残留的BE进行局灶性消融。在RFA中使用的是Barrx FLEX系统（之前使用的是HALOFLEX系统），该系统是由两种不同的消融导管组成的：使用Barrx360消融球囊进行初始环周消融，或使用Barrx90装置进行针对BE的RFA二次局灶性消融。目前还有其他3种局灶性消融装置：Barrx90 ULTRA、Barrx60和通道RFA装置。

（1）环周消融：使用Barrx360导管进行环周RFA涉及在食管内BE病灶处对球囊消融导管进行充气。消融导管包含1个盘旋状的电极阵列，通过此阵列施加射频能量，消融巴雷特黏膜。Barrx360导管使用的是Barrx FLEX能量发生器（之前使用的是HALO360发生器）。

1）确定界标：环周消融的第一步是清洁食管壁。过去使用1%的乙酰半胱氨酸进行该步操作，并用水冲洗以清除过多的黏液。随机试验表明，通过内镜的喷水通道进行标准的水冲洗同样有效。因此，目前多已不再使用乙酰半胱氨酸进行清洗。接下来，记录胃皱襞顶端的位置和BE近端（包括病灶岛）的范围，将其作为测量和消融操作期间的参照。之后置入一根硬质导丝或金属丝，移除内镜，将导丝留在原位。

2）食管测量：导丝就位后，将一根测量导管与Barrx FLEX能量发生器连接，进行校准，并沿导丝置入。测量导管用于在进行环周消融前对食管内径进行测量。该导管由1个165cm长的轴组成，轴上有1cm的刻度，导管远端的末端有4cm长的非顺应性球囊。通过启动脚踏开关，能量发生器使用集成的压力：容积系统将测量球囊充气至气压为4.3psi（1psi=6.89 476×10³Pa）。根据球囊的基线体积和几何结构，可沿整个4cm长的球囊对平均食管内径进行计算。

测量可采用"盲"测，使用导管轴上1cm的刻度作为参照。在进行初次测量时，应将球囊的远端置于巴雷特黏膜近端之上6cm处。完成初次测量后，将导管推进1cm，重复测量过程。重复该测量过程，直至所测量到的直径增加，这提示已进入食管裂孔疝或胃中。

3）消融导管的选择：根据食管内径的测量结果，选择一种恰当的Barrx360消融导管。Barrx360消融导管由1个165cm长的轴组成，其远端末端有1个球囊，球囊包含1个3cm长的双极电极。该电极包含60个电极环，这些电极环的极性交替出现，完全包绕球囊。消融导管有5种外径规格可供选择（充气后为18mm、22mm、25mm、28mm和31mm）。

消融球囊的外径应比所测得的最窄食管内径小。对于曾接受过EMR的患者，应保守地选择消融导管（即多降低1个规格），须谨记：测量球囊可测算4cm长的食管的平均内径，因而EMR瘢痕处的食管内径有可能被高估。例如，如果测得的最小内径为30mm，对于未接受过EMR的患者，宜采用28mm球囊；但对于接受过EMR的患者，应选择25mm球囊。

4）消融方案：目前有两种不同的消融方案可用于环周消融。标准消融方案：施加2次12J/cm²的能量，其间为清洁期。该消融方案使用最广泛，研究也最全面。目前已提出了一种无须清洁期的简化方案。

5）标准环周消融：消融导管是沿导丝置入的，随后沿消融导管向前置入内镜。在内镜直视下，将电极的近端边缘放置在BE最近端之上1cm处。

然后将消融导管充气至气压为3psi。能量发生器激活后，射频能量被传输至电极。能量传输持续的时间通常小于1.5s，之后球囊自动放气。向远端移动重新放置球囊，使球囊的位置与前一次消融的区域有少量重叠（5～10mm）。重复消融过程，直至BE的全长均接受了一次射频能量。无论BE段有多长，均予以一次性治疗。

在对BE全段进行一个周期消融后，退出导丝、消融导管和内镜。一旦退至患者体外，对导管进行充气，并用湿纱布移除电极表面附着的凝固物。之后在内镜的尖端安置一个软质的末梢附着帽，随后将内镜再次置入患者体内。在消融区域，使用帽的软质延伸边缘轻柔地使凝固物从食管壁上脱落。在大部分凝固物被帽移除后，可使用高压手持喷枪经喷水导管喷入强力水流，洗脱残留的凝固物。虽然清洗操作需占用额外的操作时间，但既往研究提示，这可提高消融效果。

在清洁操作之后，使用相同的能量条件对整段BE进行再次消融。使用Barrx360导管进行环周消融治疗需30～40min，具体取决于BE的长度。

对于存在复杂或迂曲BE（如相对狭窄、内镜下切除处狭窄）的患者，建议使用标准方案。标准方案中的清洗步骤能够很好地评估第一次消融过程的完成度，可对球囊位置进行必要的调整，以治疗遗漏的区域。

6）简化的环周消融：一项随机试验证实，当省略两次消融间的清洗期时，环周射频消融更简单且更快速，而安全性和有效性相同。通过省略清洁期，整个操作过程的时间可缩短至25min。在环周消融后3个月时，那些接受简化消融的患者与那些接受标准消融的患者相比，BE表面消退百分比的差异没有统计学意义。此外，两组患者间肿瘤形成和肠上皮化生（intestinal metaplasia，IM）完全根除的情况相似（分别为100%和90%）。

根据这些结果，对于无并发症的BE（无瘢痕或狭窄）患者，建议省略两次环周消融之间的清洁期。

7）随访环周消融：在第一次环周消融治疗后12周，患者应接受一次随访内镜，如果需要应进行额外治疗。如果存在下列情况，需进行环周消融：①存在2cm或2cm以上环周残留的BE；②存在多个岛状或舌状的BE。

8）随访局灶性消融：在12周时的随访内镜检查中，使用Barrx90导管对患者进行二次局灶性消融，用于治疗4个方面的情况。①残留环周长度小于2cm的BE；②Z线的环周治疗（至少1次）；③小的舌状BE；④散在的岛状BE。

（2）局灶性消融：使用Barrx90导管的局灶性RFA也使用射频能量，对小区域的BE进行消融。对于局灶性消融，电流是通过附着于内镜末端的电极阵列输出的。

将电极阵列安置于一个铰接平板上，这使电极可前后移动和左右移动，确保最佳的组织接触。电极阵列可通过一个弹性绑带附着于任何直径为8.6～12.8mm的内镜的远端末端，而不会妨碍内镜的视野和功能。电极阵列长20.6mm、宽13.2mm，其功能性电极表面为20mm×13mm。

FLEX能量发生器既可用于环周消融（Barrx360），也可用于局灶性消融。第一代HALO90能量发生器仅可用于Barrx90导管。

操作步骤：①电极的置入。将Barrx90电极阵列安装在内镜的顶端，并将其放置在内镜影像视野中12点钟的位置。②在视觉引导下置入装置和内镜。当看到喉腔时，将内镜的顶端稍微向下倾斜。轻柔地将内镜推进至食管，在杓状软骨后方通过导管的前缘。

约10%的病例可能难以置入电极阵列。在这些患者中，应排除咽下部憩室（Zenker憩室）。置入装置时一定不能用力过度，因为有发生穿孔的风险。对于这些病例，有时需要向食管中盲插活检钳或喷水导管，以引导内镜进入近端食管。难以置入时，可使用CRE-球囊打开食管上括约肌，即通过人工给球囊充气至低气压，随后将内镜和Barrx90装置与球囊一起推进。

1）标准局灶性消融：在内镜影像视野中，将残留的巴雷特上皮置于12点钟方向，这对应于电极的位置。将电极与黏膜密切接触，向上倾斜并激活。

不将电极与食管壁分离，立即再次激活电极阵列，这将施加"双重"15J/cm^{2}的射频能量。在消融所有残留的BE后，使用电极阵列的前缘小心谨慎地将凝固物从食管壁上推落；之后在患者体外清洁电极表面；最后，如上所述，使用高压手持喷枪和喷水导管冲洗食管的消融区域。

2）使用第一次消融所经过的消融区作为引导，对所有消融区施加第二次的"双重"射频能量（总共施加4次能量），能量强度为15J/cm^2。

除对任何明显可见的BE进行治疗外，还推荐对整个Z线进行消融（即使未观察到明显的舌状BE），以确保根除食管胃结合部的所有BE。

3）简化局灶性消融：一项随机试验比较了标准治疗方案与简化治疗方案，其中简化方案为施加3次强度为15J/cm^{2}的射频能量，其间无清洁期。该操作只需置入1次Barrx90电极。在41例患者中，将两种方案的疗效在成对的BE区域或岛状BE间进行了对比。对于较小的BE区域，施加3次强度为15J/cm^{2}的射频能量并不比标准方案治疗效果差。该研究的一项重要不足在于其仅研究了岛状BE的单次治疗。而临床上也用局灶性消融治疗较大面积的BE黏膜，或用于食管胃结合部的环周消融。此外，通常需要多次局灶性消融才能根除所有巴雷特黏膜。

一项回顾性研究也探讨了简化局灶性消融方案的疗效和安全性，该研究对83例异型增生性BE患者进行了中位16个月的随访，异型增生完全根除率为100%，IM完全根除率为92%。虽然治疗有效，但亦有严重不良事件发生。83例患者中的9例（11%）出现了需要扩张治疗的狭窄（在相关文献报道中，该发生率居高）。治疗狭窄所需内镜扩张中位次数为3次，有3例患者需要8次以上扩张。这可能是因为进行无清洁期的3次15J/cm^{2}连续消融时，消融区域热量堆积，导致深层损伤。尚无针对简化局灶性消融疗法的长期随访研究资料。

简化局灶性RFA疗法总体上是有效的，对内镜医生而言也更实用，这是由于减少了内镜和消融导管的进入次数，还可减轻患者的不适感。不过，简化方法可能会提高狭窄发生率，这一点仍令人担忧。可采取以下方法：在遵循简化消融治疗的同时，将射频能量从15J/cm^{2}降至12J/cm^2，即3×12J/cm^2，无清洁期；仅对小面积的BE采用15J/cm^{2}的简化消融方案。

（3）新的消融设备：Barrx FLEX系统目前加入了3种新的消融导管——Barrx90 Ultra导管、Barrx60导管及可通过内镜置入的通道RFA装置。这3种导管均可与Barrx90导管一起用于BE的二次局灶性RFA；然而，目前尚没有研究对这些装置在临床实践中的使用进行评估。因此，使用这些导管的推荐是根据既往使用Barrx90装置的经验做出的。

1）Barrx90 Ultra装置：电极阵列是以与Barrx90装置相似的方式安装于一个铰接平板上的，这使电极阵列可前后移动和左右移动，确保了最佳的组织接触。电极阵列可通过一根弹性绑带附着于任何直径为推荐的8.6～9.8mm的内镜的远端末端，而不会损害内镜的视野和功能。电极阵列长40mm、宽13mm，功能电极区域的面积为520mm^2；与常规的Barrx90装置相比，Barrx90 Ultra装置电极的表面积是前者的200%。就能量设置和安全性而言，对Barrx90 Ultra的评估不及Barrx90装置充分。

为预防局灶性消融后发生狭窄，推荐施加2次"双重"12J/cm^{2}射频能量，自从Barrx90装置问世以来，这种治疗方案已得到广泛研究。对于Barrx90 Ultra，另一种方案是施加3次强度为12J/cm^{2}的能量。如果存在大的舌状残留BE或短节段的BE，可使用Barrx90 Ultra装置对患者进行二次局灶性消融治疗。

2）Barrx60装置：电极阵列以与Barrx90装置相似的方法安装于一个铰接平板上，这使电极阵列可前后移动和左右移动，确保了最佳的组织接触。电极阵列可通过一根弹性绑带附着于任何具有所推荐的直径为8.6～9.8mm的内镜的远端末端。电极阵列的长和宽分别为15mm和10mm；因此，活性电极的表面积是Barrx90装置的60%。

推荐的治疗方案是施加2次"双重"能量（强度为15J/cm^2），或施加3次强度为12J/cm^{2}的能量。对于存在狭窄的患者，可使用Barrx60装置对小的岛状BE进行治疗。

3）通道RFA装置：是一种穿过内镜的装置，适合穿过内镜的工作通道（其所推荐的直径为2.8mm或更大）。轴的设计为导管提供了可操作性，该装置半透明的特点提供了可视性。电极阵列的长和宽分别为15.7mm和7.5mm，其功能电极的表面积与Barrx60装置大致相同。由于目前仅在动物研究中对通道装置进行了测试，推荐的治疗方案为施加2次"双重"能量（强度为15J/cm^2）并进行清洗，或施加3次强度为12J/cm^{2}的能量。

（4）治疗后的护理：RFA后须进行抗酸治疗，这不仅是为了减轻患者的不适，也是为了促进食管愈合及鳞状上皮再生。研究表明，胃食管反流持续存在对治疗结局有不利影响。因此，所有患者均应以大剂量质子泵抑制剂进行维持治疗。此外，建议在每次治疗后进行额外的抗酸治疗。建议所有患者开具如下处方：埃索美拉唑（一次40mg，一日2次）；在每次消融治疗后，辅助给予2周的雷尼替丁（300mg，睡前服用）及硫糖铝悬液（浓度为200mg/ml，每次5ml，一日4次）。继续使用质子泵抑制剂作为维持治疗。

在RFA后，患者应坚持24h的流质饮食。24h后，患者可自行判断逐渐恢复软质饮食，然后恢复正常饮食，这通常是根据其症状决定的。患者可能经历下列症状：胸部不适、咽痛、吞咽困难或疼痛和（或）恶心，这些症状通常会日益改善。

对于术后疼痛的患者，可按需给予对乙酰氨基酚500～1000mg，最多可达每日4次。如果对乙酰氨基酚不能充分缓解疼痛，可补充使用双氯芬酸50mg，最多可达每日2次。其他镇痛方案包括抗酸剂/利多卡因悬液；添加或不添加可待因的对乙酰氨基酚溶液。部分患者可能还需使用止吐药物。

对于术后表现为严重胸痛和发热的患者，观察并使用最大剂量的抗酸剂和1种镇痛剂进行保守治疗通常已足够。仅在罕见的情况下，当明确怀疑患者存在严重并发症时，才需进行其他检查（如CT）。

（5）疗效：许多设计良好的研究（包括一项随机假手术对照试验）显示，在内镜下和组织学水平，RFA均可高效根除BE，且安全性良好。研究总体显示，IM的完全根除率（CE-IM）为54%～100%，异型增生的完全根除率（CE-D）为80%～100%。虽然长期随访研究仍有限，但5年随访数据显示，在90%以上的患者中，巴雷特黏膜根除得到了维持。

不同研究中CE-IM和CE-D的部分差异可能是所用RFA方案不同造成的（环周RFA vs. 环周｜局灶性RFA，是否对Z线进行标准消融，是否对可见病变进行EMR）。其他因素可能包括前瞻性研究更严格地遵循了RFA方案，基线组织学表现各异（非异型增生性BE、LGD、HGD或IMC），不同研究所纳入的BE段长度各异，以及随访方案存在差异。

（6）EMR联合RFA：若患者BE段存在含IMC或HGD的可见异常，可进行RFA治疗，但仅在内镜下切除IMC或可见病灶后进行。

有研究者担心，患者在内镜下切除后进行RFA可能增加发生并发症的风险。然而，一项研究纳入了90例患者（44例患者在内镜下切除后进行了RFA，46例仅进行了RFA），并未发现两组患者间狭窄的形成率存在差异。在内镜下切除后进行RFA患者的狭窄率为14%，而仅进行RFA患者为9%（OR=1.53，95%CI 0.26～9.74）。

与其他消融方法相比，RFA的一个优势是，其似乎不会干扰后续在内镜下对残留病灶进行切除。研究表明，对于在多次RFA治疗后存留的巴雷特黏膜区域，可能使用结扎-切除术，而无须进行黏膜下抬举。其他内镜下消融技术通常导致黏膜下层瘢痕形成，这将使后续的内镜下切除治疗复杂化。

对残留的异型增生性组织进行内镜下切除的能力，也许可解释如下研究结果的原因，即与其他未将内镜下切除纳入残留BE治疗的RFA研究相比，纳入内镜下切除的研究的成功率更高（83%～100%）。

（7）对生活质量的影响：研究者也对不典型肠上皮化生-异型增生试验中的患者进行了评估，以观察RFA是否对患者的生活质量有影响。基线时，在被分配至RFA和假手术组的患者中，担心食管癌（分别为71% vs. 85%）和食管切除术（分别为61% vs. 68%）的患者的比例相似。在是否存在抑郁/抑郁的严重程度、生活质量受损、担忧、压力和对其食管状况不满意的程度上，两组患者也相似。

在接受RFA或假手术后12个月时，患者会接受一次内镜检查；检查之后会告知患者其活检结果（但不是其随机分组的情况）并完成第2份问卷调查。在随访时，与那些假治疗组的患者相比，RFA组的患者不太可能担心食管癌（66% vs. 22%），也不太可能担心食管切除术（47% vs. 17%）。在是否存在抑郁/抑郁的严重程度、生活质量受损、担忧、压力和对其食管状况不满意的程度上，RFA组患者也有显著改善。

值得关注的是，与那些进行假手术的患者相比，未实现BE根除的RFA组患者在生活质量方面仍表现出改善，包括对食管癌和食管切除术的担心方面。

（8）日后患癌风险：接受RFA治疗BE的患者日后发生EAC的风险较低。一项注册研究对4982例因BE而接受RFA的患者进行了平均2.7年的随访，100例患者发生了EAC[2%，发生率为7.8/（1000患者·年）]。大部分癌症发生于基线HGD的患者（83例），基线LGD患者（12例）和非异型增生性BE患者（3例）也有发生。癌症发生相关因素包括男性、年长、BE段较长，以及基线时病理分级较高。由于这是一项注册性研究，无法保证适应证、标准治疗和随访均恰当，故应谨慎解读结果。RFA后发生食管癌最有力的预测因素为治疗的适应证、异型增生和肠上皮化生的完全缓解率。

隐藏的巴雷特病灶：有研究者担心，在消融后，残留的BE可能隐藏于新生鳞状上皮之下，但目前隐藏的巴雷特病灶的临床意义尚不确定。

在某些病例中，目前已发现在通过RFA、光动力治疗或APC进行消融治疗后，存在来源于新生鳞状上皮之下的腺癌，提示隐藏的腺体具有隐匿性恶性进展的可能性。然而，由于新生的鳞状上皮可保护巴雷特黏膜免于与胃食管反流液接触，因此隐藏的腺体发生恶性进展的潜力可能低于正常巴雷特黏膜。

在RFA前存在的隐藏的巴雷特病灶：观察发现，在未经治疗的情况下，高达28%的患者可能存在隐藏的巴雷特腺体，提示在RFA后发现的隐藏腺体可能在治疗前就已存在；这造成了一定的临床不确定性。

一项回顾性研究纳入了112例完成RFA治疗的患者，其中15%的患者在RFA治疗前或治疗期间存在隐藏腺体的证据。重要的是，71%的患者在RFA治疗期间显示存在隐藏的腺体。隐藏腺体的发现总是与内镜下或活检中发现的巴雷特黏膜共存。在最终评估时，所有患者均未见隐藏腺体，且均被认为完全缓解。

一项假治疗对照研究纳入了127例患者，25%的患者在基线时存在隐藏的腺体。在随访时，那些接受RFA治疗的患者中只有5%被发现存在隐藏的腺体；相比之下，在假治疗组中发现40%的患者存在隐藏的腺体（$P < 0.001$）。总而言之，在一项纳入1004例进行RFA患者的系统评价中，只在1%的患者中发现了隐藏的肠上皮化生。

（9）假阴性结果：另一种担心是，在RFA之后，由于活检时并未对足够深的新生鳞状上皮进行取样，导致未能发现隐藏的巴雷特病灶。一项研究纳入了16例患者，在RFA后对来自新生鳞状上皮的活检标本和内镜下切除标本的取样深度与隐藏腺体的存在进行了研究。在该研究中，每隔2cm对新生鳞状上皮进行了4个象限的常规活检。在每次常规活检取样之后，立刻在同一活检位置进行了第二次"锁孔"活检，以获得更深的标本。此外，在近端食管未经治疗的鳞状上皮处也获取了一套4个象限的常规活检标本。最后，通过内镜下切除获取了来自新生鳞状上皮的组织样本。

该研究发现：

1）当对来自RFA后新生鳞状上皮的标本与未经治疗的鳞状上皮的标本进行比较时，初次活检的深度没有差异（存在固有层的标本数量为37% vs. 36%），提示RFA后的新生鳞状上皮对活检的抵抗性并不比未经治疗的组织更强。

2）锁孔活检和内镜下切除比常规活检的取样深度更深（分别有55%和100%的标本包含固有层）。

3）在任何初次活检、锁孔活检或内镜下切除的标本中，均未检测到隐藏的巴雷特腺体。

该研究显示从RFA后的鳞状黏膜获取的活检标本与那些从正常鳞状黏膜获取的活检标本相似；与其他消融技术相比，该研究报道的RFA后隐藏腺体的比例较低，这并非反映了RFA特定的取样误差。该研究中获得的所有标本（包括取样深入至黏膜下层的内镜下切除的标本）中均不存在隐藏的腺体，这与多数临床研究的结果一致；在这些临床研究中，隐藏的腺体是一种罕见的发现。这提示，RFA可能使所有巴雷特上皮完全根除。

（10）假阳性结果：组织假象和残留的BE也可能导致错误诊断为隐藏的巴雷特腺体。对新生鳞柱状连接部附近的新生鳞状上皮进行活检，可能导致获取从新生鳞状上皮至柱状上皮转换处的上皮，从而导致在组织学中发现位于新生上皮下的腺体状黏膜，这可能被错误地解读为隐藏的巴雷特腺体。在未对残留的岛状BE进行RFA治疗的情况下，对岛状病灶进行切向取样并对标本进行切向切片活检，可能导致误认为发现隐藏的巴雷特病灶。

只有当内镜医生仔细观察窄带图像后确认无岛状BE残留，且活检标本并非取自新生的鳞柱状连接部时，才可诊断隐藏的巴雷特腺体。

3. 贲门肠上皮化生的处理　对于贲门/食管胃结合部（EGJ）复发性肠上皮化生的自然病程，目前的数据有限。由于EGJ复发风险较高，且内镜下几乎无法区分胃黏膜和肠上皮化生，故常在RFA治疗后对该区域进行活检。不过，即使在此区域检测到肠上皮化生，其临床意义也不明确，因为该区域的局灶性肠上皮化生可能反映了治疗不充分，也可能是疾病复发或无特殊意义的正常发现。目前几项研究反映了贲门/EGJ肠上皮化生的相关性：

（1）一项荷兰的队列研究纳入了54例患者，在RFA后对其随访了5年，每次内镜下随访时均在紧邻EGJ之下的位置进行4个象限的活检，每例患者取活检的中位数为20个。随访期间，在35%的患者贲门处检出了局灶性肠上皮化生。在这些患者中，89%的患者贲门局灶性肠上皮化生是仅在单次检测中得出诊断的。总体而言，在1143份活检标本中，53份标本中存在局灶性肠上皮化生。对于所有存在贲门局灶性肠上皮化生的患者，其新生鳞柱状连接部在内镜下的表现均正常；在中位随访61个月后，这些患者均未发生异型增生。这些患者均未再次接受内镜下治疗。在这项研究中，多数贲门的肠上皮化生是在单次活检中观察到的，在进一步的随访中该诊断通常不会重复出现，并且其发生率未随时间的进展而增加。如果贲门肠上皮化生反映的是残留疾病，那么预期在单个患者中将不止一次发现肠上皮化生。如果贲门肠上皮化生是由治疗后持续反流导致的，那么预期发病率将随时间的延长而增加。应注意的是，该研究中的所有患者均接受了大剂量的埃索美拉唑（一次40mg，一日2次）维持治疗。研究显示，在25%的正常人群活检中，可检测到贲门肠上皮化生，通常并不认为这是一种癌前病变。因此，在RFA后，贲门局灶性肠上皮化生的临床相关性尚不清楚，但这些长期数据并未显示其与残留的BE或疾病复发有关。

（2）一项美国的病例系列研究纳入了448例存在不同程度异型增生的BE患者，其中17例患者在实现RFA后的完全缓解后，仅在EGJ发生了BE复发。其中72%的患者存在肠上皮化生。在贲门处存在肠上皮化生或异型增生的患者中，47%的患者新生鳞柱状连接部的内镜下表现是正常的。该研究未提供在检测到局灶性肠上皮化生后随访的结果。这些研究显示，由于缺乏标准指南，对EGJ局灶性肠上皮化生的处理方式有很大差异。在进行内镜下治疗后，EGJ仍是一个存在风险的区域，在随访中应使用高分辨率内镜联合先进的成像技术进行仔细检查，并在紧邻结合部远端的位置进行活检。在单次检测中诊断局灶性肠上皮化生但不伴异型增生的患者似乎无须治疗，因为在随访期间大多数患者不会发生异型增生。如果在EGJ检测到异型增生，通常可通过内镜对其进行处理。

4. 不良事件 据报道，RFA的不良事件包括食管狭窄、上胃肠道出血和胸痛。对于其他内镜下消融技术，目前已报道的狭窄率为0～56%。总体而言，使用RFA治疗BE的研究显示狭窄率较低（0～6%）。一篇针对18项研究的荟萃分析中，最常见的不良事件为狭窄形成（汇总估计发生率为5%）、疼痛（3%）和出血（1%）。在RFA中所见的狭窄通常与既往曾进行内镜下切除，或由于基础反流性疾病在基线时存在食管狭窄有关。

（1）一项研究纳入了12例患者，对RFA治疗前和最后一次消融治疗2个月后食管内径的测量值、活动性和顺应性进行了比较，发现这些参数在两个时间点的差异没有统计学意义，提示RFA并不会损伤食管的功能完整性。

（2）一项假治疗对照研究纳入了127例患者，在RFA患者组中6%的患者出现了狭窄，但所有患者的狭窄均在平均接受2.6次扩张后消退。没有病例发生穿孔或死亡。

（3）一项随机试验纳入了136例患者，在RFA组的患者中有12%（8/68）的患者出现了狭窄，但这些狭窄通常为轻度，所有狭窄均在中位数为1次的扩张后消退。

（4）一项基于社区的登记研究纳入了429例患者，在788次操作后发生了9次狭窄（占病例数的1%、患者数的2%）。所有狭窄均在中位数为3次的扩张后消退。没有病例出现出血（除1例患者呕出血性黏液外）、穿孔或死亡。

在RFA前进行内镜下切除可能增加发生并发症的风险。一项研究纳入了65例患者，在18例既往未进行内镜下切除的患者中没有发生并发症。在47例于环周RFA前进行过内镜下切除的患者中，观察到在以下患者中发生了黏膜撕裂：所使用的RFA导管超过测量的食管最小内径的患者；内镜下切除的范围超过食管圆周的1/3且长度超过2.5cm的患者。在RFA后5例患者发生了食管狭窄，均为那些内镜下切除范围超过食管周径的50%且长度超过2cm的患者。

鉴于此，对于既往接受EMR的患者，建议谨慎选择消融导管的大小。

5. 内镜随访 内镜随访的基本要求：仔细检查新生鳞状黏膜和新生鳞柱状黏膜上皮连接处，以排除柱状黏膜残留。目前检测残留BE的技术：①高分辨率白光内镜，用于在内镜下详细检查治疗区域；②窄带成像或与之相当的技术（如FICE、BLI、I-scan等）。

在RFA后，应由熟练的内镜医生对新生鳞状黏膜进行详细检查，原因如下：首先，这样可发现能接受进一步治疗的小BE区域，因为任何残留BE均有发生EAC的风险。其次，如果活检取样较随意且无意间取到了小的残留岛状BE，则组织学检查可能发现隐藏的巴雷特病灶，从而引起对疗效的怀疑，并错失对内镜下可见的残留巴雷特黏膜进行治疗的机会。

一项研究对在RFA后获得的活检标本中隐藏的巴雷特病灶的发病率进行了评估，在来自内镜下正常的新生鳞状上皮的活检中，发现0.1%的活检标本中存在隐藏的腺体。然而，当有意对小的岛状柱状黏膜进行活检时，在21%的活检标本中检出了隐藏的腺体。该研究在新生鳞状黏膜活检中发现隐藏巴雷特病灶的概率较低；其他以RFA治疗BE的研究中，1000多例患者中隐藏巴雷特病灶的发现率也仅为0～5%。

推荐使用高分辨率内镜和窄带成像（或与之相当的技术）进行随访，仔细地在顺行位置和向后弯曲的位置检查新的鳞柱状连接部，以排除小的岛状巴雷特黏膜的存在。新生鳞柱状上皮交界处肿瘤复发风险最高。尚无可靠的内镜工具可检测该水平的巴雷特黏膜是否已根除。即使窄带成像之类的内镜检查技术也不能帮助内镜医生区分胃黏膜和肠上皮化生。因此，一般会在新生鳞柱状上皮交界处远侧5mm之内取标本活检，以客观判断肠上皮化生是否根除。该活检方法的缺点：若内镜下新生鳞柱状上皮交界处外观正常，而取样部位在贲门，则可能高估非异型增生性肠上皮化生。随访检查中发现贲门存在肠上皮化生可能无明确的临床意义，并赞成对首次内镜随访中在此区域发现的肠上皮化生复行局灶性消融。另外，在后续内镜随访中无须进行补充消融，除非发现有异型增生。

鉴于在多项研究中报道的隐藏巴雷特病灶发病率极低，如果在使用高分辨率内镜伴窄带成像进行详细探查时未发现任何柱状黏膜或黏膜不规则，则没有必要对新生的鳞状黏膜进行广泛活检。

如果发现残留的BE，可每12周重复进行1次消融，直至在视觉上和组织学上将其根除。多数患者将需进行1次环周消融和1～2次局灶性消融，以根除所有的异型增生和巴雷特黏膜。建议最多进行2次环周消融和3次局灶性消融，这对于大多数患者已经足够。

应根据初始异型增生的分级确定肠上皮化生完全根除后的随访间隔：

（1）对于IMC/HGD患者，若异型增生和肠上皮化生均完全根除，推荐逐渐延长内镜随访的间隔，即在末次治疗后3个月、6个月和12个月进行随访，随后在前5年内每年随访一次。若在此期间肠上皮化生根除状态持续，可停止监测或将随访间隔延长至每3～5年1次。其他患者在第1年中每3个月进行1次内镜下监测，在第2年中每6个月1次，之后每年1次。对于异型增生和肠上皮化生完全根除的患者，这种随访方案可能过于严格。

（2）对于LGD/非异型增生性BE患者，推荐在末次治疗后3个月和12个月时进行内镜随访，若发现肠上皮化生根除状态持续，则停止监测。有关RFA持久性的文献显示，在这些患者中疾病进展的风险较小。对于已完成内镜根除治疗且无肠上皮化生表现的LGD患者，尚无统一的推荐监测方案。美国胃肠病协会（American Gastroenterological Association）推荐在前2年内每年监测1次，之后每3年1次。但美国胃肠病学会（American College of Gastroenterology）建议第1年每6个月监测1次，之后每年监测1次。

若异型增生已根除但肠上皮化生仍存在，应在第1年每6个月随访1次，之后2年每年随访1次，而后每3年1次。

6. 治疗展望 近年来，内镜技术的发展显著改善了疗效。已研究了不同的消融疗法，制定了简化消融疗法。省去消融操作间的清洁期后，环周消融费用降低、速度加快，但安全性和疗效不变。将测量球囊和消融球囊置入同一装置，可进一步减少置入内镜和导管的次数，从而优化环周RFA。这种做法可缩短操作时间，减轻患者不适，目前正在开展随机试验研究。另外，简化局灶性消融疗法也可进一步改善疗效。关于局灶性消融的最佳能量设定仍存在争议。在欧洲，局灶性消融主要采用$15J/cm^2$。采用简化3次消融疗法时，能量密度被降至$12J/cm^2$（与美国的标准方案一致），这样或能进一步降低纤维化和狭窄的风险。目前正在通过随机临床试验进行标准疗法（$2×15J/cm^2$—清洁期—$15J/cm^2$）与简化3次消融疗法（$3×12J/cm^2$—无清洁期）的比较。

第三节　光动力治疗和激光消融治疗

（一）光动力治疗

光动力治疗（PDT）用于食管癌的基础研究多以人食管癌细胞系为研究对象，研究发现：①PDT 对人食管癌细胞Eca109和EC9706具有明确的杀伤作用，其对细胞的抑制率具有显著的剂量-效应关系。光敏剂浓度和光照强度间存在交互关系，从临床角度考虑，采用较低的光敏剂浓度经较大的光照强度照射是理想的PDT方案。②改变功率时间的组合不会影响光动力对食管癌细胞杀伤作用，采用在光纤承受范围内大功率短时间的照射方式可达到安全快捷的目的。

PDT主要是通过激光照射癌组织，使癌组织中相对高浓度的光敏剂受激发变为三重态，从而将能量传递给癌细胞内的氧，产生单线态氧，进而生成大量活性氧产物，诱导食管癌细胞线粒体凋亡乃至坏死而达到杀伤癌细胞的效应。在凋亡过程中，出现了细胞色素C释放，caspase-9和caspase-3活化，VEGF、COX-2从基因到蛋白水平低表达，以及NF-κB灭活，这可能是促进食管癌细胞早期凋亡的途径。

体外实验也表明PDT对人食管癌荷瘤裸鼠的肿瘤组织有杀伤作用，使肿瘤生长减慢。腹腔注射和瘤内注射光敏剂两种不同给药途径均有效。PDT杀伤食管癌移植瘤的深度可达0.8cm，动物实验表明PDT安全。

在以上基础研究的支持下，临床近来已有将PDT用于不可切除食管癌的尝试。初步经验表明，PDT可有效缓解食管闭塞，延长患者生存期，改善患者生活质量（图11-7，见彩图54）。

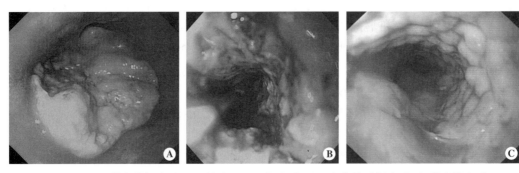

图11-7　PDT前食管闭塞（A）、扩张后PDT（B）和PDT半个月后复查（C）的内镜表现

总之，PDT不仅可以抑制肿瘤生长，延长患者生存时间，改善患者生存质量，同时其并发症发生率也较低，患者耐受性较好，对机体损伤较小。随着毒性更低、疗效更好的新型光敏剂的开发和新型激活方式的采用，加之与手术治疗、放化疗等治疗方法的联合，PDT无疑会在不可切除食管癌的综合治疗中发挥更重要的作用。

（二）激光消融治疗

目前激光消融治疗主要用于进展期食管癌合并管腔狭窄时使管腔再通，作为姑息治疗，常配合其他治疗方法使用。具体内容参见第二十二章。

第四节　内镜下食管狭窄扩张术

食管癌造成患者吞咽困难，常由管腔狭窄或梗阻所致，根据治疗方法的不同，将狭窄分为三种类型。

Ⅰ型：局限性环形狭窄，狭窄长度＜2cm。

Ⅱ型：腔内突出性梗阻，息肉样梗阻。

Ⅲ型：管腔广泛浸润性狭窄，狭窄长度＞2cm。

食管狭窄分度见表11-3。

表11-3　食管狭窄分度

分度	可进饮食	内镜通过性	管腔直径（mm）
0	普通食物	普通胃镜	＞11
1	固体食物	XQ 型镜	9～11
2	糊状食物	XP 型镜	6～9
3	流质食物	无	＜6
4	水；无	导丝	＜1

临床上可用的一些缓和恶性吞咽困难的内镜下方法包括置入人工自膨式金属支架（self-expanding metal stent，SEMS）、扩张、激光治疗、内镜下注射治疗、内镜黏膜切除术、PDT、近距离放疗等。

对于存在恶性狭窄和（或）瘘的患者，优选支架置入术。不存在瘘时，最佳治疗仍存在争议。一项系统评价分析了用于缓解局部晚期食管癌相关吞咽困难的干预措施，结论为，置入SEMS是安全的，且能快速缓解吞咽困难，而热力消融和化学消融治疗在缓解吞咽困难方面与之相当，但再次干预的需求和不良反应均增加。近距离放疗也是一种合适的选择，可能改善患者生存情况和生活质量。下文重点介绍内镜下食管狭窄扩张术。

内镜下扩张术可分为探条扩张术与气囊扩张术。

探条扩张术广泛使用的是Savary-Gilliard扩张器。此扩张器由前端部与体部组成，前端部呈锥形，向前端逐渐变细，其尖端及与体部交界处分别有金属标记，X线透视下可观察到。此扩张器有70cm与100cm两种规格，常用70cm型号。有16种不同直径，常用者如下：15F，对应直径为5mm（下同）；21F，7mm；27F，9mm；33F，11mm；38F，12.8mm；42F，14mm；45F，15mm。

扩张导丝分为两种：一种为Savary-Gilliard导丝，由不锈钢丝制成，长度为200cm，前端长5cm，为弹性头部，遇阻力可发生弹性弯曲，尖端圆钝。无X线透视食管扩张时，在内镜能通过狭窄段时使用此导丝。另一种为内镜逆行胰胆管造影（ERCP）用导丝，由前段光滑部和后段标准部两部分组成，前段有特殊外涂层（通常为Teflon涂层），且遇水特别光滑，适用于通过特别狭窄处。前端有直头和弯头两种，弯头可更好地通过迂曲的狭窄段。

内镜下探条扩张术包括导丝置入和探条扩张两个步骤。导丝置入可在内镜直视下进行，也可在X线下完成；对于重度狭窄，超细内镜难以通过的，扩张宜在X线透视下进行。扩张导丝顺利通过食管狭窄段进入胃腔是决定能否进一步行食管扩张的关键。食管腔完全阻塞，ERCP导丝也无法通过时，则不能施行扩张。

扩张时，首先选择15F（5mm）的带刻度扩张器，前端润滑，然后左手固定导丝末端，右手持扩张器，循导丝的自然弧度逐渐插入，通过感知的阻力判断是否进入狭窄段和已通过狭窄段。扩张器插入深度应为狭窄段长度加上狭窄上口距门齿的距离，最大插入深度为再增加5～10cm，以减少患者的不适感觉。狭窄段一次扩张后，保留导丝位置，推出扩张器，宜左手推进导丝，右手推扩张器，两者同步进行，以保持导丝位置相对不动。推出扩张器后可凭导丝上的刻度判断是否未移动。若有助手，可请助手协助控制导丝，二人协调配合。一次扩张后，可更换更粗的扩张器再次扩张，直至27F扩张器通过后，同时推出扩张器与导丝，完成第一次扩张，然后插入内镜观察能否通过狭窄段，以及狭窄段的出血与穿孔情况。

后续扩张的程序，有学者提倡10天内3次扩张的疗法。首次扩张：15F—21F—27F；术后第4天，第二次扩张：21F—27F—33F，或者27F—33F—38F；术后第10天行第三次扩张：33F—38F—42F。扩张时，需注意遵循扩张器直径从小到大的原则，逐步升级，严禁越级扩张；此外，每次扩张治疗不宜超过3根扩张器。对于3～4度狭窄的患者，扩张到38F的扩张器容易通过，则患者大多可以经口进接近正常的饮食，基本达到治疗目的。

内镜下气囊扩张也可用于治疗食管癌引起的狭窄，不过它还有其他适应证：食管炎性狭窄、食管术后吻合口狭窄、先天性食管狭窄、功能性食管狭窄、贲门失弛缓、瘢痕性食管狭窄。禁忌证为食管化学烧灼伤后2周内，以及食管病变疑有穿孔者。

气囊扩张术分两种方法。

（1）经内镜技术：常规插入胃镜至狭窄段上方，从内镜活检孔道插入扩张气囊，内镜直视下气囊进入狭窄段，最好使气囊中部位于狭窄段的中部，然后气囊充气，通过外接的压力泵控制压力，从而控制气囊的直径，根据患者耐受情况持续30～60s，然后放气，休息数分钟后再次扩张，直至注气时阻力明显减小。

（2）经导丝技术：插入内镜至狭窄段上方，在内镜监视下将导丝通过狭窄段，然后退出内镜，以X线指示，沿导丝将气囊插入狭窄段中部，然后同上法扩张。

气囊扩张并发穿孔者比探条扩张多，尤其是经导丝扩张时，应根据狭窄程度选择合适的气囊，扩张气囊外径通常小于35mm。

第五节　内镜下食管支架置入术

置入食管支架是治疗食管狭窄的常用方法，自膨式金属支架是最常用的食管支架，常用于食管中段、下段恶性狭窄，以及部分上段食管狭窄。金属支架分为裸支架和覆膜支架，裸支架置入后，由于肿瘤组织通过丝网向内生长，20%～30%的患者可再发吞咽困难。覆膜支架的出现，能有效避免肿瘤组织向内生长，还能有效封堵瘘口、穿孔。因此，现在多数学者认为覆膜支架具备更长期缓解食管恶性狭窄的疗效，并且可用于治疗食管气管瘘或食管纵隔瘘。

然而，覆膜支架也有其缺陷，即容易发生移位。对于贲门或食管胃结合部恶性狭窄，覆膜支架比裸支架更容易发生移位。部分覆膜支架，即支架两端各约1cm范围内不覆膜，可在一定程度上减少全覆膜支架移位发生的概率。对于将要用于食管胃结合部附近的支架，更应加强防移位功能，并且需考虑抗反流功能。因此，远端为喇叭口，并有抗反流瓣的部分覆膜支架，能较好地满足临床的需求。

食管上段恶性狭窄是治疗的一大难点。上段食管癌占7%～10%。过去认为上段食管癌很难通过置入支架解除吞咽困难，因为此处置入支架后容易发生穿孔、吸入性肺炎、支架向近端移位及难以忍受的疼痛、异物感、咳嗽等并发症。但是，最近一项大宗病例临床研究改变了认识，其中更有44例患者在高于食管上括约肌的位置发生恶性狭窄。通过内镜或X线透视置入支架，大多数患者吞咽困难症状缓解，其并发症发生率与支架治疗中下段食管恶性狭窄相比，并无显著性差异。尽管如此，支架置入治疗高位狭窄及高位食管瘘，仍然需要准确控制支架上缘的位置，并个体化设计及定制支架，同时需要与患者及家属充分沟通，必要时可能需要取出支架、放弃此种治疗。

食管支架置入，不仅可以治疗食管癌引起的狭窄，也可以治疗食管腔外肿瘤如肺癌、纵隔转移淋巴结等压迫食管导致的狭窄。治疗此种腔外压迫采用何种金属支架尚无定论，一般倾向于使用覆膜支架，必要时可以采用钛夹固定技术降低移位风险。

第六节　腔内放疗

腔内近距离放疗，辅以体外照射，主要在欧美经济发达国家应用。通过内镜或X线透视监测，辐射器通过导丝进入食管，对癌性狭窄部位进行照射，操作简便、快捷，可在门诊进行。

腔内放疗常用放射源为铱-192（^{192}Ir），从7.5Gy到20Gy不等的照射剂量都有缓解吞咽困难的疗效，而且据文献报道，对食管腺癌和鳞状细胞癌的治疗没有差别。

腔内放疗的并发症很少，主要是瘘的形成、轻度胸骨后疼痛、放射性食管炎。放疗后再发吞咽困难占所有患者的10%～40%，主要原因是肿瘤持续存在或放疗引起的狭窄。

（倪金良）

第七节 食管气管瘘及气道狭窄的处理

一、概 述

食管癌患者中食管气管瘘总体发生率为5%～10%，晚期患者发生的瘘更为常见。与无食管气管瘘患者相比，食管癌合并食管气管瘘患者疾病多为晚期，常侵犯食管中上胸段，且肿瘤节段较长。尽管从确诊食管癌到出现瘘发生的平均时间约8个月，但是约6%的食管气管瘘病例可以是食管癌的首发表现之一。

无论其病因如何，食管气管瘘是一种伴有持续性气管支气管细菌污染导致的严重肺部感染和营养消耗的致命性疾病。患者咳嗽剧烈，反复呼吸道感染，如果不及时治疗感染，病情将迅速恶化，甚至导致死亡。在一组207例恶性食管气管瘘病例中，其症状、体征包括咳嗽116例（56%）、误吸77例（37%）、发热52例（25%）、吞咽困难39例（19%）、肺炎11例（5%）、咯血10例（5%）及胸痛10例（5%）等。

在这些患者的初步诊断中，详细的肿瘤治疗史很重要，因为一些抗血管生成药物如贝伐珠单抗及放疗与恶性食管气管瘘的发生密切相关。

二、检 查

临床上，对怀疑食管气管瘘的患者，除行常规食管内镜、支气管镜检查外，还可以行超声支气管镜（EBUS）检查和食管超声内镜检查（EUS）以确定肿瘤的范围、淋巴结受侵情况及十分重要的瘘口与周围大血管的距离。这些检查有利于制定多学科治疗方案。另外，详细的检查有利于制定一个确切的放化疗联合方案，以避免放射性呼吸消化道瘘的发生。

气道内超声通过检测大血管（如肺动脉和主动脉）的早期侵袭，对预测致命性出血风险可能有帮助，对于CT上显示气道侵犯的食管癌患者，可以尽早考虑采用该项检查。近来，Nishino T等报道，凸阵扫描超声支气管镜（CP-EBUS）对诊断晚期食管癌气管支气管侵犯有重要价值，对有切缘手术指征的患者，CP-EBUS可能是确定治疗策略的有效方式。

三、治疗策略和方法

食管气管瘘的治疗历来是食管癌非手术治疗中的棘手问题，须根据不同情况制定不同的治疗策略，实行个体化处理。

（一）治疗原则

（1）食管气管瘘的治疗必须包括控制气道感染和纠正营养不良这两个问题。

（2）治疗取决于患者能否手术切除及身体状况是否适合手术治疗。

（3）及时封堵瘘口和恢复经口进食是两个重要的方面。许多患者需要接受堵瘘支架置入。

（4）可以通过放置胃造瘘管减少胃内容物反流，有时插入空肠造瘘管更容易获得充足的营养。

（5）多数食管癌患者处于疾病晚期，多采取姑息性治疗措施，包括重建进食功能及预防误吸。

（6）一些不常用的治疗措施也可有选择地应用于特定的恶性食管气管瘘患者，如化疗、放疗、外科旁路手术、食管切除术和瘘口的切除及修补等，需谨慎选择使用。

（7）对所有患者，给予最佳支持治疗（包括适当镇静，因为持续的严重误吸常令人无法忍受）是需要的。

（二）支架置入的注意要点

（1）出现明显的气道阻塞后可优先放置气道支架。

（2）食管支架置入后外源性压迫所导致的严重气道阻塞，可以导致呼吸困难。在这种情况下可优先选择硅酮或覆膜金属支架置入呼吸道，以防止肿瘤组织经支架金属丝网孔向内生长导致气道再狭窄。

（3）在食管支架、气道支架或食管气道双支架放置后的并发症包括疼痛、反流、支架移位或断裂、再狭窄、瘘口扩大、大出血、误吸、气道阻塞、肿瘤增生及进食障碍等。

（4）患者可能从支架置入中得到的预期益处有改善吞咽困难、PS评分、生活质量和呼吸困难，以及减少误吸和反复肺部感染，甚至延长潜在生存期等。

（三）支架置入的方式

1. 单纯食管支架置入　是临床治疗食管瘘首选及目前看来疗效最好的措施，尤其是个体化定制覆膜支架的使用，使之对高位食管瘘都值得考虑。然而，它不适合首先处理气管受累狭窄的情形，也不适合作为处理的唯一措施。放置支架后，肿瘤可能有加速向外生长的趋势，可能加剧气管狭窄。有研究显示，在气道狭窄的食管癌患者中≤30%仅接受食管支架置入，是一种安全的治疗方法。

2. 单纯气管支架置入　宜在气管狭窄扩张后实施，否则不能有效改善通气、减轻狭窄、扩张管腔，反而加剧气道狭窄。

3. 食管支架与气管支架双置入　难度较大，不作常规推荐。通常气管支架置入后可改善瘘的症状或气道狭窄所致的呼吸困难，可作为姑息治疗或进行后续放化疗。而食管狭窄导致不能进食及营养不良，可通过肠内外营养加以解决。同时放入气管及食管支架，常常由于食管支架向外膨胀压力更大而压迫气管，导致气管支架不能充分扩张，使得气道狭窄不能充分解决而将患者置于危险境地。因此，在气管支架置入后如需进一步置入食管支架，需特别考虑食管支架对气道的影响，通常要根据狭窄程度选择合适的孔径，不能一味追求食管的充分畅通。

（四）肠内营养支持

肠内营养支持包括鼻肠管置入、内镜下胃造瘘、外科手术造瘘，可单独应用，也可配合其他治疗措施使用。具体内容参见第二十一章。

（五）外科旁路手术

对多中心经验丰富的胸外、食管外科医生的调查研究表明，对经选择的病例，通过外科旁路术可以获得缓解症状及达到延长生存时间的效果，其特点是保留食管气管瘘，利用胸骨后胃代食管术或结肠代食管术来达到经口进食的目的。有研究对21例恶性食管气管瘘患者进行了食管胃颈部吻合的旁路手术（又名Kirschner手术），取得了有益的姑息性疗效。尽管手术死亡风险较高，30天总死亡率为38%，但这一结果促使研究者建议此手术用于无法耐受支架置入或支架置入不成功的病例，以及健康状况良好且未存在可能影响手术的呼吸系统并发症的患者。这类手术治疗结果显示患者中位生存期为55天，重症监护病房（ICU）的停留时间平均为6天，平均住院时间为17天，但上述结果却引起了人们对这些晚期患者生活质量的关注。从医疗保健经济学的视角来看，极高的死亡率结果被认为是不可接受的。

另一组对207例恶性食管气管瘘病例的治疗结果报道中，支持治疗病例（$N=104$）3个月、6个月和12个月的存活率分别为13%、4%和1%，而食管切除治疗病例（$N=29$）存活率分别为17%、3%和0，行食管修复术治疗病例（$N=14$）存活率分别为21%、14%和0，放疗病例（$N=20$）存活率分别为30%、15%和5%，食管旁路术的存活率（$N=20$）分别为46%、20%和7%，结果显示放疗组和食管旁路术治疗组比其他治疗方法组的患者生存时间长。基于这些数据，对于能手术的患者似乎食管旁路术是最佳的姑息性治疗手段。一般情况下，外科旁路术仅适用于巨大瘘口的患者和那些永久性支架置入失败或不适宜置入的患者，且要求患者身体状况良好、能耐受全身麻醉和经口气管插管。

（六）小结

食管气管瘘患者预后差，若不能及时处理，食管气管瘘患者确诊后的中位生存时间仅8周。许多患者在确诊后1个月内死于呼吸道感染和营养不良。积极控制肺部感染和改善营养状况很重要，不仅为进一步治疗提供了机会，而且可以延长患者生存时间，提高患者生活质量。但需要注意的是，食管气管瘘的瘘管类型、支架置入方法等对生存的影响尚存在争议，需要进一步研究。

（王继旺　倪金良）

参 考 文 献

范志宁，李兆申，厉有名，2011.消化道支架.南京：江苏科学技术出版社：41-45.

戈之铮，姜智敏，萧树东，等，2010.自体荧光内镜对消化道肿瘤的诊断价值.胃肠病学，15（5）：267-270.

彭学，柏健鹰，2018.蓝激光内窥镜临床实用图谱.郑州：郑州大学出版社.

孙思予，2011.电子内镜超声诊断及介入技术.第3版.北京：人民卫生出版社：135-143.

余强，井上晴洋，工藤进英，等，2013.上皮乳头内毛细血管袢形态在食管表浅型病变诊治中的应用.中华消化内镜杂志，30（3）：145-149.

邹晓平，于成功，吴毓麟，2009.消化内镜诊疗关键.南京：江苏科学技术出版社：63-64，67，91-94，103-109.

Colt H，Murgu S，2016.支气管镜技术与中央气道病变.王继旺，王洪武，译.南京：江苏凤凰科技出版社：354-364.

Arima M，Arima H，Tada M，2009. Magnifying endoscopy with FICE for screening and differential diagnosis of small squamous cell carcinomas of the esophagus. Stomach and Intestine（Tokyo），44：1675-1687.

Catalano MF，Sivak MV Jr，Rice T，et al.，1994. Endosonographic features predictive of lymph node metastasis. Gastrointest Endosc，40（4）：442-446.

Chen X，Zhao P，Chen F，et al.，2011. Effect and mechanism of 5-aminolevulinic acid-mediated photodynamic therapy in esophageal cancer. Lasers Med Sci，26（1）：69-78.

Dittler HJ，Pesarini AC，Siewert JR，1992. Endoscopic classification of esophageal cancer：correlation with the T stage. Gastrointest Endos，38（6）：662-668.

Duits LC，van der Wel MJ，Cotton CC，et al.，2017. Patients with Barrett's esophagus and confirmed persistent low-grade dysplasia are at increased risk for progression to neoplasia. Gastroenterology，152（5）：993-1001. e1.

Ebi M，Shimura T，Murakami K，et al.，2012. Comparison of staging diagnosis by two magnifying endoscopy classification for superficial oesophageal cancer. Dig Liver Dis，44（11）：940-944.

Everson M，Herrera L，Li W，et al.，2019. Artificial intelligence for the real-time classification of intrapapillary capillary loop patterns in the endoscopic diagnosis of early oesophageal squamous cell carcinoma：a proof-of-concept study. United European Gastroenterol J，7（2）：297-306.

Goda K，Tajiri H，Ikegami M，et al.，2009. Magnifying endoscopy with narrow band imaging for predicting the invasion depth of superficial esophageal squamous cell carcinoma. Dis Esophagus，22（5）：453-460.

Haringsma J，2002. Barrett's oesophagus：new diagnostic and therapeutic techniques. Scand J Gastroenterol Suppl，（236）：9-14.

Hatta W，Koike T，Ogata Y，et al.，2021. Comparison of magnifying endoscopy with blue light imaging and narrow band imaging for determining the invasion depth of superficial esophageal squamous cell carcinoma by the japanese esophageal society's intrapapillary capillary loop classification. Diagnostics（Basel），11（11）：1941.

Heeren PA，van Westreenen HL，Geersing GJ，et al.，2004. Influence of tumor characteristics on the accuracy of endoscopic ultrasonography in staging cancer of the esophagus and esophagogastric junction. Endoscopy，36（11）：966-971.

Inoue H，Kaga M，Ikeda H，et al.，2015. Magnification endoscopy in esophageal squamous cell carcinoma：a review of the intrapapillary capillary loop classification. Ann Gastroenterol，28（1）：41-48.

Japanese esophageal society，2017. Japanese Classification of Esophageal Cancer，11th ed：part Ⅰ. Esophagus，14（1）1-36.

Japanese Society for Esophageal Diseases，1992. Guidelines for the Clinical and Pathologic Studies on Carcinoma of the Esophagus. 8th ed. Tokyo：Kanehara.

Li B，Cai SL，Tan WM，et al.，2021. Comparative study on artificial intelligence systems for detecting early esophageal squamous cell carcinoma between narrow-band and white-light imaging. World J Gastroenterol，27（3）：281-293.

Li YJ，Zhou JH，Du XX，et al.，2014. Dihydroartemisinin accentuates the anti-tumor effects of photodynamic therapy via inactivation of NF-κB in Eca109 and Ec9706 esophageal cancer cells. Cell Physiol Biochem，33（5）：1527-1536.

Mizuta H，Nishimori I，Kuratani Y，et al.，2009. Predictive factors for esophageal stenosis after endoscopic submucosal dissection for superficial esophageal cancer. Dis Esophagus，22（7）：626-631.

Muto M，2013. Endoscopic diagnostic strategy of superficial esophageal squamous cell carcinoma. Dig Endosc，25（Suppl 1）：1-6.

Niepsuj K，Niepsuj G，Cebula W，et al.，2003. Autofluorescence endoscopy for detection of high-grade dysplasia in short-segment Barrett's esophagus. Gastrointest Endosc，58（5）：715-719.

Nishino T，Toba H，Yoshida T，et al.，2021. Endobronchial ultrasound improves the diagnosis of the tracheobronchial invasion of advanced esophageal cancer. Ann Surg Oncol，28（11）：6398-6406.

Osawa H，Miura Y，Takezawa T，et al.，2018. Linked color imaging and blue laser imaging for upper gastrointestinal screening. Clin Endosc，51（6）：513-526.

Shimizu M，Nagata K，Yamaguchi H，et al.，2009. Squamous intraepithelial neoplasia of the esophagus：past，present，and future. J Gastroenterol，44（2）：103-112.

Tang D，Wang L，Jiang J，et al.，2021. A novel deep learning system for diagnosing early esophageal squamous cell carcinoma：a multicenter diagnostic study. Clin Transl Gastroenterol，12（8）：e00393.

Włodarczyk JR，Kużdżał J，2018. Safety and efficacy of airway stenting in patients with malignant oesophago-airway fistula. J Thorac Dis，10（5）：2731-2739.

第十二章

食管癌的外科治疗

外科治疗在食管癌的治疗中占有相当重要的地位，目前食管癌治疗基本上采用以手术为主的综合治疗模式。虽然食管切除的技术和方案已经比较成熟，但是食管切除术具有很高的侵入性，并且可能损害患者生活质量，特别是常规开放手术存在手术创伤大、并发症多等缺点，因此，开发和探索侵入性小的手术方法，将逐渐成为食管癌手术治疗的重点。减少手术创伤的外科治疗方法越来越多，如腔镜辅助手术、机器人辅助手术等微创手术的应用将成为趋势。临床研究已证实，在食管癌的治疗中，与开放性食管切除术相比，食管癌微创切除术，特别是全食管癌微创切除术更安全。21世纪以来，在食管癌的外科治疗上，不但有微创技术在食管癌手术中的广泛应用等进步，还有食管癌手术诊断与治疗理念不断更新，机器人手术在食管外科的应用、淋巴结清扫质量的提高，全腔镜下腔内吻合技术的日趋成熟等发展。因此，外科手术仍是食管癌的治疗方法之一。

对于早期食管癌可以采用单纯手术治疗，中晚期食管癌需要多学科合作，给予多模式治疗，其中手术在多模式治疗中起到很重要的作用，特别是微创手术，本章将重点介绍。另外，内镜切除术已成为早期食管癌的一种有效的微创治疗方法（见第二十四章）。

第一节　外科治疗适应证与禁忌证

1. 适应证

（1）病变未侵及重要器官，肿瘤侵犯胸膜、心包或膈肌仍可手术切除；淋巴结无转移或转移不多，不超过3～6枚区域淋巴结转移；身体其他器官无转移。

（2）放疗未控制或复发病例，无局部明显外侵或远处转移征象。

（3）少数高龄（＞80岁）但身体强健无伴随疾病者也可慎重考虑。

（4）无严重心脑肝肺肾等重要器官功能障碍，无严重伴随疾病，身体状况可耐受开胸手术者。

（5）不能通过内镜切除的高级别上皮内瘤变，可采用手术切除。

2. 禁忌证

（1）一般状况和营养状况很差，呈恶病质状态。

（2）病变严重外侵，侵犯邻近结构如主动脉、椎体、气管等，不能手术切除；多野（两野以上）和7枚以上区域淋巴结转移；全身其他器官转移。

（3）心肺脑肝肾重要脏器有严重功能不全者。

第二节　常用手术方式

一、常规开放手术

1. 左后外侧一切口（Sweet手术）　①右侧卧位，左胸后外侧切口游离胸腔段食管并清扫胸腔野淋巴结（食管旁、隆嵴下、肺门、主动脉窗、下肺韧带），切除食管旁淋巴结及其邻近脂肪组织。切开膈肌游离胃并清扫腹腔野淋巴结（贲门上下、胃左、腹腔干、胃小弯）。②经第6肋间或第7肋间进胸，行主动脉弓上或弓下吻合。③适合于主动脉弓以下（或气管分叉以下）的胸中下段病灶，且不伴有右上纵隔淋巴结转移的患者。④切口少、创伤相对较小和围手术期并发症相对少是其主要优点，可以为胸中下段食管癌手术提供良好暴露，不易误伤主动脉；主要缺点是清扫胸腔上纵隔淋巴结、腹腔部分淋巴结困难，切开膈肌可能对呼吸功能产生一定影响。

2. 左后外侧+左颈两切口　左后外侧一切口行食管胃胸膜顶吻合仍不能切除干净时，加做左颈切口。其适用于病变较早期但发生部位在食管胸上段者，术前检查未发现右上纵隔淋巴结转移；或者胸中下段病变术中探查发现食管上段可疑新发现病灶，需吻合在颈部。

3. 左侧胸腹联合切口　左后外侧切口行食管癌根治手术时，经第7肋间进入胸腔。探查后认为有必要切开腹腔时，延长胸部切口到脐与剑突连线的中点，切断肋弓，从肋弓向食管裂孔方向剪开膈肌，即可显露胸腔和腹腔脏器，以进行较广泛的手术，包括肥胖腹腔脂肪多、严重粘连；需要行脾、胰尾和肝左叶切除手术等。

4. 左后外侧+腹正中两切口　先行腹部正中切口，后改变体位加做左后外侧切口。适合较晚期的贲门癌累及膈下段食管，经腹手术发现食管切缘不干净，需选择开腹后再加左后外侧开胸切口行吻合术；或者需要用结肠间置代替食管的中下段食管癌。食管下段癌，先选择右后外侧+腹正中两切口手术，开腹游离胃时发现病变侵及膈肌脚或可疑侵犯降主动脉，宜改行左后外侧切口以保障手术安全。

5. 右后外侧+腹正中两切口（Ivor-Lewis手术）　①患者先取平卧位，行上腹正中切口游离胃。保留胃网膜右血管弓及胃右血管近端，游离结肠-大网膜及小网膜，结扎切断胃网膜左血管、胃短血管及胃左血管，并同时清扫肝总动脉旁、胃左动脉旁、脾动脉旁及腹腔干动脉旁脂肪淋巴组织。②腹部手术结束后，患者改左侧卧位，根据食管癌部位经右侧第5或第6肋间切口进胸，结扎切断奇静脉弓，自横膈起至隆嵴水平沿心包后方、脊柱主动脉前方，于两侧胸膜间游离食管，分别暴露胸段喉返神经全程，清扫双侧气管食管沟淋巴结。扩充膈肌裂孔，将游离完毕的胃提至胸腔，以机械性切割缝合器切除病灶并制作管状胃，然后行食管胃胸膜顶吻合。③Ivor-Lewis手术右侧开胸途径由于没有主动脉弓的遮挡，在直视下更容易解剖和处理气管膜部、隆嵴、奇静脉、左右两侧喉返神经和胸导管。其易于解剖左右两侧气管食管沟的淋巴结，对于清扫上纵隔淋巴结比左侧要容易得多，但无法清扫主动脉窗淋巴结。开腹游离胃时，对胃左动脉区域淋巴结清扫要比左侧开胸时容易、彻底和安全。不切开膈肌，对术后咳嗽和呼吸功能的影响也要比左侧轻。游离食管时不要超过主动脉弓，对心血管系统的影响少。④Ivor-Lewis手术的缺点是需要翻身和重新消毒，因此较左后外侧一切口更费时费力；食管病变侵及主动脉时，右侧开胸处理更加困难。此外，右胸路径食管癌切除术后胃排空障碍发生率较左胸路径高。其原因可能为右胸路径手术完全破坏了右侧纵隔胸膜的完整性，造成胸胃，加上胸腔的负压作用，容易引起胸胃扩张、胃潴留等胃排空障碍，而膈食管裂孔扩大不足和幽门成角畸形也可能是术后胃排空障碍的重要因素。

6. 右后外侧+上腹正中切口+左（右）颈（三切口） 先在左侧卧位下经右胸后外侧切口完成食管游离和胸部淋巴结清扫；变换为平卧位后重新消毒铺巾，经腹部正中切口游离胃、清扫腹部淋巴结；制作管状胃后经食管床或胸骨后径路拉至颈部行食管、胃吻合，颈部淋巴结清扫，完成完全三野淋巴结清扫，如颈部未发现可疑肿大淋巴结，也可只行胸腹部完全二野淋巴结清扫。其适用于胸上段病变食管癌，虽然手术时间长、创伤大，围手术期并发症比例高，但清扫淋巴结彻底，提高了根治率。

7. 右前外侧+腹正中切口（改良Ivor-Lewis手术） ①经典Ivor-Lewis手术中需由仰卧位变换为左侧卧位并需要重新消毒，费时较长，因此出现了改良Ivor-Lewis手术，该术式要求左侧卧位30°，腹部正中切口加右胸前外切口，术中可通过调整手术床位置以满足手术操作要求，不需要重新消毒。②缺点是显露不及后外侧切口，对肺的牵拉较大；解剖食管时术野显露不良；清扫淋巴结时不彻底，尤其是对隆嵴下及左、右喉返神经链等重点部位的淋巴结清扫，5年生存率不及经典Ivor-Lewis手术。③曾经亦被国内外学者广泛采用，目前有可能被逐渐摒弃。

8. 右前外侧+上腹正中切口+右颈（改良三切口） 适用于胸上段食管癌，优点和缺点与改良Ivor-Lewis手术相似，目前也逐渐被摒弃。

9. 不开胸经颈腹二切口食管内翻剥脱术或经膈肌裂孔食管剥脱术+食管胃颈部吻合术 适用于心肺功能低下不能耐受开胸的早期食管癌患者，优点在于术后对患者呼吸功能影响较轻，患者恢复快。不符合外科手术需要良好显露和肿瘤外科需要根治性切除的基本原则，常常也会发生一些严重并发症，加之近年来腔镜微创手术的逐步开展，这种术式并不值得推崇。

10. 经腹食管裂孔食管癌根治术 经胸手术入路可以作为食管癌患者优先推荐的方式，而对于食管远端或食管胃结合部的早期食管癌患者，尤其是淋巴结转移阴性的患者，或者是存在合并症的患者，经裂孔手术入路也是一种可选择的方式，能明显减少住院时间和降低术后30天死亡率。

目前食管癌外科手术治疗形成的共识认为经典Ivor-Lewis手术方式应该成为大多数食管癌外科治疗的首选，其根治性和安全性是相较于其他术式的最大优点；左后外侧一切口仍然保留重要的地位，尤其是食管下段癌，无右上纵隔淋巴结转移，或者食管癌侵犯膈肌脚及与主动脉关系密切者；右后外侧+上腹正中切口+左（右）颈（三切口）手术方式适用于高位食管癌，可以行完全三野淋巴结清扫；其余手术方式可作为上述三种方式的有益补充。

11. 临床研究　Sweet手术与Ivor-Lewis手术均是食管癌治疗的经典术式，对两种术式的对比研究较多。2016年，杨晓冬等对Sweet手术与Ivor-Lewis手术用于下段食管鳞状细胞癌的疗效进行了比较，结果表明，Sweet手术在减少术后胃排空障碍和伤口感染方面具有一定的优势，Ivor-Lewis手术可以比Sweet手术清扫更多的淋巴结，但是两种术式的远期生存无显著性差异。杨刚华等在胸段食管癌上，对Ivor-Lewis手术和Sweet手术进行了比较，结果表明，Ivor-Lewis手术较Sweet手术的切缘阳性率低（1.6% vs. 6.8%），淋巴结清扫更彻底（16.15±6.41 vs. 13.19±7.26），心律失常发生率低（4.7% vs. 11.7%），具有一定优势，但在远期生存率上并无显著性差异（5年生存率分别为37.5%、31.8%，P=0.691）。贺晓阳等进行的一项荟萃分析表明，与Sweet手术相比，Ivor-Lewis手术在淋巴结清扫、心肺并发症发生率及生存率方面有较大优势。而在手术时间上，传统Sweet手术更具优势。上述对比结果表明，Ivor-Lewis手术较Sweet手术更具优势。

二、腔镜辅助手术

传统胸外科手术切口长、创伤大、恢复慢、术后患者生活质量差，而腔镜辅助手术具有微创及患者恢复快、术后并发症少等优点，同时又具有与传统开胸食管癌根治术相同的治疗效果，发展前景良好。腔镜辅助的食管癌根治术目前方法较多，手术方法尚在规范探索中。

1. 单纯胸腔镜辅助的食管癌根治手术　①主要利用胸腔镜经右侧胸腔来游离胃及清扫纵隔淋巴结，手术方式采取经右胸（胸腔镜）、腹部正中切口、左（右）颈（三切口）食管次全切除、胃代食管、食管胃颈部吻合。胸腔镜组先完成胸腔镜下（经右胸）食管的游离和纵隔区的淋巴结清扫；完成后关胸改平卧位，在开腹下完成胃游离和腹区淋巴结清扫；然后在颈部做切口游离并离断颈段食管，从腹部切口拉出食管和胃，切除肿瘤，制作管状胃并上提至颈部行胃-食管吻合。②胸腔镜体位通常采用左侧卧位和俯卧位两种，采用单肺通气，右肺萎陷后胸腔镜打孔，部位由于术者的习惯会略有差异。例如，可在第7肋间腋中线做1cm长的切口观察孔，注入CO_2制作人工气胸，便于肺萎陷；第4肋间腋中线做0.5cm长的切口主操作孔置入超声刀，第9或10肋间肩胛下角线做1.2cm长的切口协助操作孔，第7肋间肩胛下角线做0.5cm长的切口协助操作孔。俯卧位术者位于患者右侧，可选择于右肩胛下角线第7肋间置入胸腔镜，右肩胛下角线第5肋间和第9肋间为主操作孔，必要时在右腋中线第3肋间线再做0.5cm切口协助操作。③俯卧位与左侧卧位相比，由于重力作用，肺组织下垂，因而能更好地暴露纵隔间隙，更有利于游离食管及清扫淋巴结；但不方便麻醉医生对呼吸道的管理，且术中需要中转开胸，不能迅速改变体位等，而术中大出血时不能及时中转开胸可能是致命的。

2. 胸腹腔镜联合辅助的食管癌根治手术（微创McKeown术）　①胸腔镜组先完成胸腔镜下（经右胸）食管的游离和纵隔区的淋巴结清扫；完成后改平卧位，重新消毒铺巾，腹腔镜完成胃游离和腹区淋巴结清扫，然后在颈部做切口游离并离断颈段食管；腹腔镜组需在剑突下加做3～5cm的正中小切口，拉出食管和胃，切除肿瘤，制作管状胃并上提至颈部行胃食管吻合。②腹腔镜采用头高仰卧位，通常采用4～5个切口在完全腹腔镜下游离胃，切口目前尚无统一标准，文献描述有一定差异，如可在脐上2cm水平左、右旁开1～2cm各做一约5mm切口，右侧为观察孔，放置胸腔镜，左侧为操作孔，放置超声刀以游离胃，腹正中线剑突下2～3cm做一个5～10mm切口，置入五抓拉钩阻挡肝脏，在右侧锁骨中线下肋弓下1～2cm做一个约5mm切口放置抓钳，在左髂前上棘与脐连线中线平脐上3～4cm处做一个长约5mm的切口放置另一抓钳进行组织牵拉。③颈部胸锁乳突肌前缘切口（一般左侧，也可右侧），颈部胸锁乳突肌内侧斜切口，逐层切开并注意保护喉返神经，钝性游离并将胸段食管由胸廓上口提至颈部切口外，再轻柔地将游离的胃自食管床上提至颈部，行食管胃颈部吻合，颈部留置一根引流乳胶管。

3. 纵隔镜腹腔镜联合辅助颈腹两切口治疗食管癌　与不开胸经颈腹两切口食管内翻剥脱术或经膈肌裂孔食管剥脱术+食管胃颈部吻合术类似，利用纵隔镜结合腹腔镜游离食管和胃，然后将胃拉至颈部进行重建。电视纵隔镜辅助颈腹两切口食管癌切除术的适应证选择极为重要，因为其缺点是手术安全性和根治性不够，不利于解剖食管周围结构和清扫纵隔内淋巴，故多选择早期中上段食管癌；术中因不破坏胸膜腔，无须肺萎陷，对心肺功能影响较小，故以往有肺部病变、胸膜粘连、年龄大、肺功能较差、不能耐受开胸手术者均是纵隔镜腹腔镜联合辅助食管癌切除术的适应证。

4. 经食管裂孔的微创腹腔镜食管癌根治术　这种微创食管癌术式的适应证仍然和开胸手术相似，主要推荐用于早期食管下段癌或者早期食管胃结合部癌患者。

5. 完全腔镜手术　不仅通过在全腹腔镜下游离胃和清扫腹腔淋巴结，而且在全腹腔镜条件下制作管状胃和空肠造瘘；然后在全胸腔镜下游离胸段食管，切除肿瘤，清扫纵隔和食管周围淋巴结，行全胸腔镜下食管胃胸内吻合。这实际上是微创化的Ivor-Lewis手术，手术适应证与Ivor-Lewis手术相似，适合更早期的患者。在完全胸腹腔镜下进行，将微创最大化，不仅避免了在腹部开5cm左右切口，同时避免了胸腹腔镜辅助下的中下段食管癌根治手术需行食管胃颈部吻合的缺点，但操作复杂，手术方法尚在探讨研究中，尤其是胸腔内吻合方法，尚缺乏明确的规范化方法。目前尝试的胸腔内吻合方法：①OrVil钉砧系统，完成腹腔操作后，将患者换为左侧卧位，近右胸膜顶以切割缝合器离断食管，经口置入OrVil钉砧系统，球形钉砧面朝上腭，自食管闭合端戳孔处拉出直至暴露钉砧头。将管状胃拉至胸腔，经主操作孔于胸胃顶部切口置入圆形吻合器机身穿出胃壁，与钉砧对接，旋紧击发完成胃食管胸膜顶机械吻合，切割闭合器闭合胃壁切口。②镜下荷包缝合技术行胸腹腔镜联合食管癌切除胸内吻合，将开放手术中荷包缝合理念转化为胸腔镜下手工缝合荷包固定钉砧技术，使用常规圆形吻合器，将操作孔扩大后植入完成胸腔内吻合。该吻合法相对于OrVil钉砧系统更加经济，但操作的难度大，安全性不能保证。

与常规手术相比，腔镜微创食管手术避免了传统开放手术的大切口、肋骨撑开、胸腹壁完整性破坏等缺点，而且将局部视野放大，可清晰暴露食管及周围组织结构，有助于术者完成准确精细的操作，可有效减少术中出血及防止误伤喉返神经、胸导管等正常结构，淋巴结清扫更加彻底。理论上可以减轻手术创伤，降低手术并发症的发生率，有助于加快患者术后的恢复。但是，由于胸腔镜食管癌根治术正处于兴起阶段，且技术难度较大、学习曲线较长，因此其安全性仍然存在一定的争议；胸腹腔镜辅助食管癌根治手术，还需在腹部做5cm左右小切口，食管中下段癌也需要将胃拉至颈部吻合，增加了手术创伤和术后并发症的发生，尤其是吻合口瘘，无法完全展示Ivor-Lewis手术的优势。

6. 临床研究　多项研究对微创食管切除术（MIE）与开放性食管切除术（OE）进行了比较，MIE的安全性和疗效也得到了肯定，在诸多方面，MIE优于OE。与OE相比，MIE具有术中失血少、术后肺部并发症少、住院时间短、ICU时间短等优点；MIE和OE在围手术期死亡率、吻合口瘘发生率、R0切除率和切除淋巴结总数上均无显著性差异。很重要的一点，行MIE者可能较OE者具有更高的5年生存率。Iguchi K等对MIE与OE进行了比较，114例患者被分为MIE组57例、OE组57例。结果显示两组主要并发症的发生率相似。MIE组的5年生存率明显优于MIE组（69.0% vs. 35.5%，P=0.004），5年无复发生存率无显著性差异（52.2% vs. 29.2%，P=0.064）。多变量分析显示，MIE是总生存率（$P < 0.001$）和无复发生存率（P=0.032）的预后因素。

在常规临床实践中，OE与MIE孰优孰劣？Yoshida N等进行了一项回顾性分析，比较OE与MIE在常规临床实践中的短期疗效。该研究显示，不论术前治疗的类型如何，MIE在大多数术后发病率和手术相关死亡率方面，优于或等于OE。值得注意的是，在没有术前治疗的情况下，MIE治疗与任何肺部疾病、长时间通气≥48h、意外插管、手术部位感染和败血症的发生率显著降低相关。MIE和OE的手术相关总死亡率分别为1.7%和2.4%（$P < 0.001$）。从短期疗效来看，在各种情况下，MIE可以替代OE。另外，2019年的一项荟萃分析比较了MIE和OE治疗食管癌的长期预后，该分析纳入5项相关研究总计14 592例食管癌患者，其中50.4%行MIE，49.6%行OE。该研究结果显示，与OE相比，MIE的5年全因死亡率降低18%。该研究提示，与开放手术相比，MIE的远期生存率可能更好，可作为食管癌的标准外科治疗术式。另外，混合MIE也是一种重要的食管癌治疗方式。自2013年开始混合MIE的使用逐渐增多，成为临床上常用的一种术式。Mariette C等开展了一项多中心、开放标签、随机对照临床试验，其中103例中下段食管癌患者接受混合MIE（混合手术组），104例患者接受经胸OE（开放手术组）。混合手术包括两个区域的腹胸手术（也称为Ivor-Lewis手术）——腹腔镜胃游离术联合右侧开胸手术。其中110例患者共记录312件严重不良事件。混合手术组共有37例患者（36%）出现术中或术后严重并发症，而开放手术组为67例（64%）（$P < 0.001$）。混合手术组102例患者中有18例（18%）出现严重的肺部并发症，而开放手术组103例患者中有31例（30%）。3年时，混合手术组的总生存率为67%，而开放手术组为55%；无病生存率分别为57%和48%。该研究结果显示，混合MIE与OE相比，术中和术后主要并发症，特别是肺部并发症的发生率较低，且不影响3年内的总体无病生存率。Nuytens F等报道，与常规手术相比，混合MIE主要通过减少术后并发症和肺部并发症，使食管癌患者获益，但是两种术式的总生存率无显著性差异。随访5年，混合MIE组的5年生存率为59%，而OE组为47%；两组的5年无病生存率分别为52%、44%。近期有报道，与混合MIE相比较，全MIE的肺部感染和总体术后并发症的发生率更低。

三、机器人辅助食管切除术

1. 基本定义　机器人辅助食管切除术（robotic-assisted esophagectomy，RAE）是指在

机器人辅助下完成的微创食管切除术+淋巴结清扫术。机器人辅助微创食管切除术（robot-assisted minimally invasive esophagectomy，RAMIE），与RAE的定义相似，临床上也常用RAMIE这一术语。

2. 手术方式分类　目前RAE手术方式包括下面3类。

（1）机器人辅助腹部操作+经食管裂孔途径食管切除术（robotic-assisted transhiatal esophagectomy，RATHE）：主要采用机器人辅助腹腔操作完成胃的游离，然后将食管裂孔扩大，经裂孔向上游离食管。可同时在腹腔内完成管状胃的制作。行颈部切口，游离颈段食管，然后将带有管状胃的食管提至颈部手术野，行食管胃颈部吻合术。RATHE在无器械进入胸腔的情况下实现了食管的根治性切除，省去了胸部切口，适用于无法耐受经胸途径手术的早期食管癌患者。因该手术无法进行系统的淋巴结清扫，实际上并未开展。

（2）机器人辅助经右胸-腹-颈部路径食管切除颈部吻合术（robotic-assisted minimally invasive McKeown esophagectomy，RAMIME）：右胸切口，颈部吻合，同全胸腹腔镜联合的食管癌根治术，适用于食管中上段肿瘤，目前使用较为广泛。

（3）机器人辅助经右胸和上腹路径食管切除胸内吻合术（robotic-assisted Ivor-Lewis esophagectomy，RAILE）：同为右胸切口，但不做颈部吻合，为胸腔内手工吻合，适用于食管下段肿瘤。

3. 适应证　RAE的适应证等同于传统腔镜辅助下微创食管切除术。要求患者一般状况良好，无严重合并症，心肺功能可以耐受单侧肺通气和开胸手术。

4. 优点　①可以在胸腔内手工吻合，传统腔镜下Ivor-Lewis手术，由于器械角度刚性限制，手工缝合费时费力，多采用器械吻合，在吻合效果不满意时，追加缝合也难以达到确切满意的效果。机器人技术借助三维高清视野、"内手腕"器械的使用及震颤过滤增加了胸内食管胃手工吻合的可行性。与二维比较，三维高清视野有助于减少出血量。②淋巴结清扫具有优势，普通腔镜二维视野、刚性限制及操作空间有限，而机器人辅助下手术操作者可以清晰暴露胸顶部，操作过程也更加精细安全。多项针对机器人与传统腔镜辅助下McKeown术的对比研究结果均显示，前者可以清扫更多的淋巴结，特别是上纵隔淋巴结。在提高双侧喉返神经旁淋巴结清扫效率的同时，不增加术后喉返神经麻痹的发生率。

机器人手术技术在过去十年中有了长足的发展，为食管肿瘤切除术提供了有意义的应用机会。由于技术的进一步发展，机器人手术有望在未来发挥更重要的作用。机器人辅助的食管切除术是将来的发展方向，随着技术的改进及可靠的临床验证结果，临床上也将越来越多地采用机器人辅助的食管切除术。

5. 临床研究　对于传统微创食管切除术与机器人辅助食管切除术的直接比较，已开展了多项临床研究。He ZF等对机器人辅助食管癌根治术与胸腔镜-腹腔镜食管癌根治术进行了比较，研究共入组192例，机器人组94例，胸腹腔镜组98例。机器人组的手术成功率为97.9%（92/94），胸腹腔镜组的手术成功率为98.0%（96/98）（$P=0.996$）。机器人组的淋巴结清扫数量显著高于胸腹腔镜组（29.2 ± 12.5 vs. 22.8 ± 13.3，$P=0.001$），但在手术时间、术中失血量、R0切除率、术后30天死亡率、术后住院时间、ICU住院时间、胸腔引流管拔出时间、两组ICU再入院率、术后并发症发生率等方面均无显著性差异（均$P>0.05$）。机器人组的1年和3年无复发生存率分别为92.4%和87.6%，中位复发时间为15（9～42）个月，胸腹腔镜组的1年和3年无复发生存率分别为81.7%和67.9%，中位复发时间为9（3～42）个月。两组无复发生存率差异有统计学意义（$P=0.041$）。该研究结果显示，机器人手术系统在食管癌根治术中具有良好的肿瘤学效果和手术安全性，值得进一步研究和推广。另外，正在开展的随机ROBOT-2试验也将提供重要的证据。

对于RAE的优劣势，Huang Y等进行了一项荟萃分析，对RAE与MIE治疗食管癌的术中和术后早期结果进行了比较，结果显示RAE有显著增加手术时间、减少出血量的趋势。对于吻合口瘘、乳糜瘘、喉返神经麻痹、心脏并发症、感染性并发症、术中转为开放手术、早期死亡率等，两种方法均未见显著性差异。值得注意的是，与MIE相比，RAE可以显著减少肺部并发症。另外，Sarkaria IS等在一项RAE对比OE的前瞻性试验中发现，RAE可降低术后骤然疼痛程度和减少疼痛干预，减少肺部感染并发症。另外，RAE预估失血量较低，住院时间较短，ICU入院人数较少，淋巴结清扫数量较多，手术时间较长等。上述研究均表明，RAE可以减少肺部并发症。

除此之外，国内陈豪等报道，达芬奇机器人组术后乳糜胸的发生率明显低于胸腔镜组（7.4% vs. 16.4%，$P=0.04$），达芬奇机器人在预防食管癌根治术后乳糜胸方面相较于胸腔镜可能更具优势。卓奇等报道，机器人辅助食管癌根治术安全可行，与胸腔镜食管癌根治术相比，在减少术中出血、喉返神经保护和淋巴结清扫方面，机器人辅助食管癌根治术有明显优势。

随着机器人辅助食管癌根治术的应用增多，机器人设备和技术也在不断改进，如采用四只机械臂（RETML-4）的机器人进行食管切除术和纵隔淋巴结全切除术。近期，Daiko H等采用RETML-4技术在10例食管癌患者证实，RETML-4是可行的。

总之，食管癌治疗方法的演变过程中，根治和微创一直是人们所追求的目标，经右胸行食管癌根治手术更合乎肿瘤根治原则，在此基础上，以右胸为基础的微创食管切除术将成为符合肿瘤学根治与微创原则的食管癌主流手术，但左胸入路不应取消，可谨慎用于某些特定患者。

第三节 术前评估

食管癌患者术前检查包括实验室常规检查和血液学检查、影像学检查、内镜检查、心肺功能检查等几大类。其主要目的是了解患者食管癌的病情和心、肺、肝、脑、肾等器官的功能状态，对患者的食管癌病变进行手术风险、分期及治疗方式选择的评估。

一、术前风险评估

术前风险评估主要是全方位对患者的心、肺、肝、脑、肾等重要器官功能状态和营养状态、出凝血功能状况进行评估。

二、术前分期评估

①食管癌术后pTMN分期是根据手术切除标本确定的病理分期，是肿瘤分期的"金标准"。而食管癌治疗前的临床分期（cTNM）是在治疗前通过有创或无创的方法获取所有临床信息进行的分期，主要是确定病变范围和有无远处脏器转移、淋巴结受累及周围组织局部侵犯，准确的术前分期将有助于选择合理的治疗方案。②主要方法包括食管钡餐造影、食管镜胃镜（内镜）检查、对食管癌患者做出初步大体形态学描述及准确的病理学诊断；而了解肿瘤的浸润深度、区域淋巴结的转移情况及可能的远处转移，就必须借助计算机断层成像（CT）、磁共振成像（MRI）、食管超声内镜检查（endoscopic ultrasonography，EUS）、正电子发射断层成像（PET）或PET/CT、PET/MRI等非侵入性影像学手段。③食管EUS是评价食管癌临床分期最重要的检查手段，对T和N分期的准确性优于CT检查；PET/CT对于N、M的分期准确率高，在评价食管癌远处转移、发现早期食管癌和评估放化疗的效果方面优于普通CT。EUS和PET/CT的联合使用，综合了目前对局部病灶、区域淋巴结、远处转移诊断的解剖成像及分子影像最先进的方法，理论上对食管癌治疗前临床分期最准确；但是两项检查的总费用较为高昂，限制了其在临床上的广泛应用。

三、治疗方式的评估和选择

1. 不可切除和不适合手术的两类食管癌患者 ①不可切除食管癌包括第8版食管癌TNM分期中的T4b、N3和Ⅳ期，即肿瘤侵犯邻近结构如主动脉、椎体、气管等（不能手术切除）或7枚以上区域淋巴结转移或远处转移；不适合手术患者是指因为严重心、肺、肝、肾功能不良等原因而不能耐受手术的患者。②这两类患者的治疗方法包括以放疗和化疗为主的综合治疗、姑息治疗和支持治疗。③对于T4b或N3患者，同期放化疗后可重新检查确定分期，若降低肿瘤T分期及N分期后仍可手术治疗。

2. 以手术为主的食管癌综合治疗方法 ①对于可切除且适合手术的食管癌患者，外科手术仍然为首选手段，但中晚期患者手术远期疗效一直未得到明显提高，尤其是5年生存率，其主要原因为局部复发和转移。②术前辅助放化疗又称为新辅助放化疗，由于能控制局部及全身微小转移灶，对于中晚期食管癌患者，可显著提高3～5年生存率，因此中晚期食管癌患者术前联合放化疗越来越多地被采用。一般建议进行两个周期化疗，放化疗2周后即行手术治疗较为适宜。相当多的学者认为凡超过T2期及有任何淋巴结阳性的食管癌患者，新辅助化疗都可能使其受益，而术前放疗适用于Ⅱb期以上的可手术食管癌患者。③但对于新辅助治疗无效的食管癌患者，则会影响手术切除的时机，甚至导致病情进展；还可能由于放化疗后局部解剖异常而增加手术的难度及围手术期并发症；也可能导致放化疗毒性相关性死亡，如肺部、骨髓造血系统的异常。目前还缺乏新辅助放化疗有效性检测方法，有待于分子生物学或相关基因的研究。④免疫治疗成为新辅助化疗的一部分，目前食管癌新辅助放化疗采用的一种方法为同步放化疗联合免疫治疗，另一种是化疗联合免疫治疗。目前最大的争议在于新辅助化疗联合免疫治疗能否取代经典的新辅助同步放化疗模式。

3. 具体手术方式的选择 包括手术入路选择、淋巴结清扫方式和是否选择微创食管癌切除术（MIE）。

（1）根据术前食管钡餐造影、食管镜胃镜及胸部增强CT检查，可明确病灶的大小、部位及明显异常的淋巴结，从而确定手术入路选择。目前手术入路选择方式已逐步规范化，右胸两切口或三切口手术所占比例逐步增加，而左胸入路手术所占比例已下降。

（2）淋巴结清扫方式也由左胸不完全二野淋巴结清扫逐步过渡到经右胸完全二野淋巴结清扫或选择性三野淋巴结清扫。完全性颈部三野淋巴结清扫仍有争议，由于其三野淋巴结清扫创伤大、手术时间长、并发症多，且对较早期和较晚期的食管癌患者并无益处，因此只适用于那些伴有淋巴结转移，但仍局限于颈胸腹三野内且转移数目不多（＜4枚）的食管癌患者。术前颈部超声或EUS，若发现颈部可疑转移淋巴结，应选择右后外侧开胸＋腹正中＋下颈U形切口，行完全性三野淋巴结清扫。右胸切口完全性二野淋巴结清扫术中冰冻病理结果或术后病理显示右胸膜顶喉返神经旁淋巴结转移，可以在术中加做或3周后择期加做颈部淋巴结清扫。

不同部位的食管癌，淋巴结清扫的范围和程度也不同。对于同一部位的食管癌，不同的食管外科医生对淋巴结切除的程度仍存在争议。比如，在日本，中胸段食管鳞状细胞癌很常见，关于淋巴结切除术，日本食管外科医生认为三野淋巴结切除术优于其他类型的淋巴结切除术。而国内研究报道，对于中胸段和下胸段食管癌患者，与二野淋巴结切除比较，三野淋巴结切除术后的OS或DFS均没有改善。

（3）腔镜下食管切除术统称为微创食管切除术，包括仅采用胸腔镜或腹腔镜的混合手术及同时应用胸腹腔镜的全腔镜手术，对于可切除的各期食管癌胸腔镜手术多数情况下可替代传统开胸手术。一般情况下，食管癌胸腔镜手术的适应证包括食管钡餐造影显示肿瘤长度＜5.0cm及无软组织阴影；CT联合颈部超声或EUS提示食管肿瘤未侵犯食管壁全层或无明显外侵、无明显肿大转移淋巴结的早中期食管癌；估计不能耐受开胸手术的早中期食管癌；无严重胸腹腔疾病或心、肺疾病或既往开胸腹手术史。此外，还要考虑外科医生学习和适应的过程，防止由于经验不足和手术技巧不熟练对手术效果的影响。

第四节 术中重要操作

食管癌手术的主要目的是切除病灶和重建消化道，因此游离胃和食管、切除病灶及食管胃吻合为其主要操作，但另外一些操作对手术的成功及患者的恢复也起重要作用。

一、食管癌淋巴结的术中清扫

对于食管癌的外科治疗，其手术切除的彻底程度和淋巴结清扫的质量是影响患者术后生存的关键因素，因此规范化的淋巴结清扫具有重要的意义。

1. 淋巴结清扫的路径和适宜范围　对食管癌行系统性纵隔淋巴结清扫，必须经右胸切口，只有通过右胸切口才能充分显露自胸膜顶至膈肌裂孔的食管全长，清扫胸段食管左右两侧所有淋巴结。近年来胸腔镜下食管癌切除等微创手术也是基于右胸途径。除少数下段且无右上纵隔淋巴结可疑的食管癌，大部分胸段食管癌应该完成通过右胸-上腹两切口的完全胸腹二野淋巴结清扫，而完全颈胸腹三野淋巴结清扫由于手术范围大、并发症多而始终存在争议，需要根据术前颈部淋巴结的检查状况及术中右喉返神经旁淋巴结的探查结果决定是否行完全或选择性三野淋巴结清扫术。在中国，一组大样本调查资料显示，对于淋巴结清扫，二野淋巴结切除术最常见（64.8%），其次是三野淋巴结摘除术（21.8%）。近来，Datrino LN等进行的一项系统性回顾和荟萃分析研究显示，与二野淋巴结清扫相比，食管癌预防性颈部淋巴结清扫应慎重，因为后者的短期效果更差，且不能提高长期生存率。

2. 淋巴结清扫的数量　原则上要求清扫尽可能多的区域淋巴结，但必须控制手术并发症。因此，新版TNM分期标准除了要求至少清扫12枚淋巴结外，同时指出，应尽可能彻底清扫食管的区域淋巴结，但必须兼顾控制由此而来的手术并发症。统计淋巴结数目必须注意方法，破碎的淋巴结应单独装袋并标注，以免重复计数；而融合肿大的淋巴结只能按一枚计数。

3. 喉返神经旁淋巴结的清扫　双侧喉返神经旁淋巴结的清扫，尤其是右侧喉返神经旁淋巴结的清扫，在胸段食管癌淋巴结清扫中处于非常重要的位置，是淋巴结清扫的重点。右侧喉返神经旁淋巴结最初被称为右侧最上纵隔淋巴结，位于上纵隔胸膜顶下方，毗邻右侧喉返神经起始部。右侧喉返神经旁淋巴结收集食管黏膜下的淋巴引流及隆嵴下的淋巴引流，淋巴液直接或通过右淋巴导管或其他淋巴管引流至右颈静脉三角，同时又与颈部淋巴结有大量的交通。喉返神经旁淋巴结可被认为是颈部淋巴结的前哨淋巴结，此处转移预示着可能有颈部及远处转移，对于是否行三野淋巴结清扫起指导作用。肿瘤分级、淋巴结转移数、脉管癌栓、胸部淋巴结转移数、腹部淋巴结转移数、隆嵴下淋巴结转移及食管周围淋巴结转移均是影响右侧喉返神经旁淋巴结转移的独立因素。但此组淋巴结清扫有导致声带麻痹的可能，尤其是双侧喉返神经旁淋巴结清扫，双侧损伤需终身气管切开，风险较大。因此，右侧喉返神经旁淋巴结清扫是十分必要的，而双侧喉返神经旁淋巴结的清扫应更慎重，除非有明显左侧喉返神经旁淋巴结转移。双侧喉返神经旁淋巴结清扫时则无需骨骼化，但需暴露神经后给予保护，操作时宜使用尖端较细的无损伤神经镊提夹组织，并避免使用电刀、超声刀等。

目前，多位专家与学者建议，对所有食管癌患者进行双侧喉返神经淋巴结清扫。

4. 喉返神经裸化概念的提出　喉返神经裸化，即左右喉返神经淋巴结的彻底清扫。在腔镜辅助下安全有效地完成喉返神经旁淋巴结清扫仍然具有挑战性，主要原因在于二维视野、器械刚性限制及有限的操作空间。机器人腔镜辅助技术的发展恰好弥补了传统腔镜的不足，为有效完成喉返神经旁淋巴结清扫、降低术后神经损伤提供了帮助。RAMIE能够明显提高纵隔淋巴结特别是双侧喉返神经链淋巴结的清扫程度且不增加围手术期的风险，从而避免了因喉返神经麻痹、肺部感染、延迟进食等耽搁后续治疗，为患者术后及时接受精准病理分期指导下的辅助治疗提供了可能。

二、术中管状胃制作

术中管状胸腔胃的制作已成为食管癌根治手术中的常规步骤，尤其是经右胸切口的食管癌根治术，可有效改善胃食管反流、胸胃综合征及吻合口瘘的发生，使患者术后总体生活质量更佳。方法为游离胃大小弯及贲门，保护网膜右血管，保留胃网膜右血管及胃右血管，清扫胃小弯侧淋巴结；在胃底最高处附近，距胃大弯边缘4～5cm处，至幽门1/3近侧（保留胃右动脉最后两个分支），用直线切割缝合器沿大弯弧度平行切除贲门、胃小弯、胃右血管及其周围淋巴结脂肪组织，将胃塑形成内径约4cm的管形，将胃小弯及胃断端行浆肌层缩胃包埋，与食管行端侧吻合。管状胃制作的缺点是增加了手术时间和费用，创面大，渗血多，出现胸胃瘘的概率增加。

三、术中胸导管结扎预防乳糜胸

食管癌手术尤其是经右胸径路的食管癌手术或左胸径路的主动脉弓上吻合，吻合位置较高，游离食管时由于胸导管上、下段与纵隔胸膜相贴，尤其在主动脉弓平面下，胸导管在食管后方，位于奇静脉和主动脉的中间，其损伤的可能性也随之增加。胸导管是全身最大的淋巴管，长30～40cm，直径约3mm，通过6条淋巴干和其他散在的淋巴管收集全身3/4的淋巴。胸导管损伤伴纵隔胸膜破损时可引起左侧或右侧乳糜胸，因此在术中结扎胸导管可一定程度上预防乳糜胸的发生。方法是在充分游离胃及食管后，显露后纵隔，在下肺静脉水平（第8胸椎）至膈上5cm左右、胸主动脉右侧缘剪开纵隔胸膜约1cm；紧贴胸椎，将主动脉与奇静脉之间的组织成束分离；用10号线（或双粗线）将包括胸导管在内的束状组织一并结扎，注意勿过紧或过松，可双重结扎。胸导管的结扎同时会引发肝淋巴回流受阻，出现淤滞，导致肝组织间隙内的游离脂肪酸增多，可影响食管癌患者术后肝功能，对患者免疫功能和营养状况也有不利影响，是否影响患者远期预后、生存质量及肿瘤进展等，目前尚无明确的结论。因此，胸部手术中出现胸导管损伤，乳糜液漏出，或高度怀疑胸导管损伤（肿瘤外侵明显或清扫淋巴结范围较大），可低位结扎胸导管；若无明显胸导管损伤迹象，是否可术中常规结扎胸导管预防术后乳糜胸，有待进一步探讨。

四、放置胃管、空肠营养管、胸腔引流管和纵隔引流管

放置胃管和胸腔引流管的方法无特殊变化。由于右胸切口和微创手术逐渐占据主流，空肠造瘘管目前被较多地使用，相比经鼻放置的营养管，两者都是安全和有效的，但空肠造瘘在术中置管时间（3～6个月）、术后预防鼻咽炎和肺炎等并发症方面更具优势，也更易为患者所接受。方法为开腹或腹腔镜下经皮穿刺置造瘘管于十二指肠悬韧带（Treitz韧带）远端20cm以外。食管手术结束时，不但放置常规的胸腔引流管，还放置一根纵隔引流管。纵隔引流管通常沿游离的食管床放置到吻合口附近，末端距食管胃吻合口下

方1～2cm，从普通胸腔引流管后方同一肋间引出，常用14～16F多孔负压引流管，圆形或椭圆形，接负压吸引球，患者术后恢复进食后无异常则予以拔除。纵隔引流管的目的在于发生吻合口瘘时可以起到充分引流的作用，虽然不能对吻合口瘘的发生起预防作用，但在治疗吻合口瘘引发的胸腔感染、呼吸困难及休克等全身中毒症状中起到关键作用；同时便于携带，可早期拔除胸腔闭式引流管，让患者下床活动，有利于术后康复。

五、食管癌全食管系膜切除概念的提出

食管癌全食管系膜切除的实质是利用食管与邻近结构之间的解剖间隙，最大限度地切除食管及食管周围神经、血管、淋巴脂肪组织，强调将食管系膜作为一个单位完整切除，在切除肿瘤病灶的同时能够彻底清除食管引流区域内的受累淋巴组织，患者获得治愈的机会将显著增加。

食管系膜指的是包裹在食管周围的脂肪组织、神经、血管和淋巴结，可分为三部分：①近端食管系膜，前面为气管前筋膜，后面为椎前筋膜和胸内筋膜，两侧为颈动脉鞘，分为左、右气管旁两部分，有喉返神经、淋巴结及甲状腺下动脉等结构，主要为双侧喉返神经的切除。②中端食管系膜，前面为心包后壁，后面为胸内筋膜，两侧为纵隔胸膜。食管连同胸导管及后纵隔的淋巴结应一并切除，留下食管系膜前缘的心包、食管系膜后缘的主动脉、食管系膜左缘的左侧纵隔胸膜。③远端食管系膜，由于胃和食管血液供应与淋巴引流的交叉，远端食管系膜切除包括贲门周围淋巴结和腹腔淋巴结。贲门部胃左动脉和左膈肌动脉的升支及贲门处的迷走神经前后干的伴行淋巴结链都要予以清除，裸化腹腔动脉干及其分支，彻底清扫胃周淋巴结。

第五节　术后处理

一、术后一般处理

手术后禁食，保证胃管、胸腔引流管和纵隔引流管通畅，观察引流液的色泽、量及性质，及时处理可能的并发症。鼓励患者翻身、拍背、咳嗽及活动，如果纵隔引流管通畅且引流效果好，则早期拔除胸腔引流管，便于患者下床活动。手术后1周左右患者体温、血常规正常，胸片等检查无异，关闭胃管，嘱患者喝水，次日无异常（如发热、胸痛），则拔除胃管及纵隔引流管，进半流食2～3天并逐渐停肠内营养。如为糖尿病患者；手术中食管胃吻合困难；术后有低氧血症、低蛋白血症等异常情况，应先行上消化道造影（口服泛影葡胺），观察有无吻合口异常。

二、术后营养支持

食管癌手术后营养支持的使用原则包括肠外营养（parenteral nutrition，PN）与肠内

营养（enteral nutrition，EN），两者之间应优先选用EN；营养支持时间较长时应设法应用EN；EN不足时可用PN加强；营养需要量较高或期望短期内改善营养状况时可用PN；胃肠完全不能利用的情况下用PN（如严重腹泻）；周围静脉营养与中心静脉营养两者之间应优先选择周围静脉营养；实际应用中，两者是根据临床需要互为补充。具体方法为术中经鼻或空肠造瘘将十二指肠营养管置于Treizt韧带远端20～30cm以外。术后第1天给予常规周围静脉输液，并经鼻肠管滴入生理盐水。术后第2天半量自营养管恒速灌注肠内营养乳剂，如无不适，在2～3天逐渐增加到每天1500～2000ml，同时减少静脉营养用量。也有研究者认为在早期（24h内）即给予肠内营养，更有利于患者术后康复，主张在术后24h内给予整蛋白剂型肠内营养。免疫营养作为食管癌营养支持治疗的内容之一，术后早期应用谷氨酰胺（GLN）营养支持方法，即在静脉营养中增加谷氨酰胺成分。谷氨酰胺是小肠和结肠细胞更重要的能量来源，还能增强淋巴细胞功能，阻止肠道细菌经肠黏膜侵入；谷氨酰胺是免疫细胞增殖的重要能量来源，免疫细胞对谷氨酰胺的利用率大于葡萄糖。食管癌术后谷氨酰胺水平下降非常显著，即使给予了足够的营养，但由于患者处于高分解和高代谢状态，仍常合并严重的谷氨酰胺缺乏。食管癌患者手术后早期应用谷氨酰胺营养支持方法对术后并发症的防治及患者的预后有良好的作用。

三、术后辅助放化疗

术后辅助放化疗一般适用于Ⅱ期或Ⅱ期以上有高危复发因素的食管癌患者，治疗时机宜在术后3周左右。放疗适用于根治性切除并有局部淋巴结转移或局部外侵的食管癌患者；化疗适用于食管腺癌及有脉管癌栓和淋巴结转移的食管鳞状细胞癌患者。

四、食管癌术后加速康复外科理念的提出及应用

有关加速康复外科（enhanced recovery after surgery，ERAS）对食管癌手术的围手术期效果的研究发现，早期经口进食作为ERAS的关键步骤，并不增加吻合口瘘发生概率。而食管癌的ERAS开展是一项系统工程，需要外科、麻醉、护理等多学科配合，包括术前、术中、术后一系列流程，以早期进食为核心，做到食管癌术后快速康复。已有大量的研究证实，ERAS具有减少肺部并发症，促进患者术后快速康复等优势。

第六节　术后主要并发症

食管癌根治手术包括食管切除及消化道重建，手术时间一般较长、操作多，且手术涉及胸腔、腹腔及颈部等多个部位和器官，加之患者通常年龄较大，术前营养状况、免疫功能较差，且常合并有内科慢性疾病，而手术对患者的心、肺和消化系统功能影响严重，术后并发症较多。近几年来，随着右胸两切口、三切口和微创食管癌手术的开展，手术的形式有了很大变化，术后并发症的种类虽然并未有新的增加，但比例却有了较大的变化。

由于食管癌术式较多，不同的手术术后出现的并发症不同。Ding Q等报道434例食管癌患者分别接受Sweet手术（143例）、Ivor-Lewis手术（232例）和微创食管切除术（MIE，59例），三组的术后并发症虽有所不同，但并无显著性差异（$P > 0.05$）。与其他组相比，Ivor-Lewis手术组的淋巴结清扫数量更多（$P < 0.05$）。Ivor-Lewis手术有利于减少复发并提高生存率。与其他手术方法相比，MIE不会增加术后并发症的风险。

一、术后出血

1. 主要原因　早期出血是术中处理血管不妥且未发现而导致。最常见的出血部位是发自胸主动脉的食管固有动脉或支气管动脉；吻合口或应激性溃疡出血；管状胃制作由于切割面长，断面出血的风险也大为增加。手术2周以后发生的上消化道大出血主要为吻合口大动脉瘘。

2. 术后早期出血主要表现　胸腹腔引流管或胃管引流出较多量血性液体甚至血块；未留置腹腔引流管的腹腔出血，可出现腹部膨隆。患者出现失血性休克前期症状，严重时出现失血性休克。血常规检查发现血红蛋白持续性下降趋势；胸腔大量出血患者床边胸片发现胸部阴影并逐渐增大；胸腹腔穿刺某些患者可抽出不凝固血液。

3. 处理　包括使用止血药物、冰盐水＋去甲肾上腺素冲洗胃；急诊胃镜下止血；必要时紧急开胸或开腹止血。开胸止血的指征：术后胸腹腔引流管或胃管引流超过200ml/h，持续3～5h或以上，或术后早期短时间内引流量达800～1000ml或以上；患者出现失血性休克，经积极补液、输血、止血等措施治疗后仍不能好转。主动脉食管瘘可引起致命性上消化道大出血，死亡率接近100%，可能的抢救方法包括主动脉瘘口缝合或修补、人工血管置换、食管外置和胃造瘘。

二、吻合口瘘

吻合口瘘是食管癌手术后最严重的并发症之一，包括胸内吻合口瘘和颈部吻合口瘘，胸内吻合口瘘是食管癌术后死亡的最主要原因之一。目前微创胸腹腔镜下游离胃和食管技术已经较为成熟，但微创胸腔内食管胃吻合技术尚待发展，因此颈部吻合数量有所增加，相应的颈部吻合口瘘的发生增加。与胸内吻合口瘘相比，颈部吻合口瘘发生率高，但死亡率明显低于前者。

1. 发生的主要原因　吻合口血运受损；吻合口张力过大；吻合操作失误；吻合口局部条件差；全身条件差，如低蛋白血症、贫血、糖尿病等；术后其他并发症，如脓胸、呼吸系统并发症、上消化道排空障碍等。

2. 临床表现　多发生在术后3～7天，颈部吻合口瘘表现为颈部切口皮肤红肿、压痛、皮下气肿，并有腐臭脓液流出，切开后可见脓液、食物残渣、口涎、胆汁等，患者伴有或不伴有发热。胸内吻合口瘘发生后，患者多有明显的中毒症状、高热、剧烈胸痛、呼吸困难、术侧液气胸、中毒性休克等，甚至死亡。

3. 辅助检查　①胸片可表现为包裹性积液或液气胸，特点是液气胸，基本可以诊断胸腔吻合口瘘，但吻合口后壁小的、比较局限或瘘入纵隔的病例，可无明显表现。②上消化道造影检查，需在立位和卧位细致观察，可见造影剂从瘘口溢出，对于小的瘘口，有时需反复多次细致观察。造影剂选用碘油或泛影葡胺，以免钡剂呛入气管后沉积于细小支气管深部而难以经咳嗽排出，尤其是目前右胸切口喉返神经损伤及颈部吻合患者，容易误入气管。③胃镜检查非常规检查，对于高度怀疑吻合口瘘，经无创检查未能明确者，则可考虑行胃镜检查。其可以观察到瘘口位置、大小，鉴别是吻合口瘘还是胸胃坏死穿孔，还可经胃镜放置鼻饲管行肠内营养。④如发现有胸腔包裹性积液或液气胸，应及早行胸腔穿刺或放置胸管引流，必要时在B超或CT引导下进行，若能抽出脓液，特别是口服亚甲蓝后胸腔抽出蓝色液体即可确诊为吻合口瘘。

4. 治疗原则和方法 ①颈部吻合口瘘处理较简单，经积极引流、禁食、营养支持很快能愈合。②胸部吻合口瘘的处理原则包括早期诊断、早期治疗，根据具体情况选择手术或保守治疗。绝大部分胸部吻合口瘘患者采取保守治疗，方法有禁食；CT或超声定位下胸腔穿刺置管引流，并应用抗生素和消毒液冲洗；胃镜或介入治疗留置胃管和空肠营养管，持续胃肠减压和营养支持；预防并治疗心肺并发症。只有极少数患者需要行胸部吻合口瘘手术治疗，包括单纯开胸清创放置多根胸腔引流管引流；瘘口较大且水肿、坏死、感染严重，行食管拖出外置，二期行结肠代食管，重建消化道；早期吻合口瘘，患者全身状况较好，胸腔感染不重，可积极行二次开胸瘘口修补或行吻合口切除重新吻合。③除了上述治疗方法外，有报道内镜吻合夹系统（Over-The-Scope-Clip System）用于治疗术后吻合口瘘是安全的。

三、肺部并发症

肺部并发症是食管癌术后最常见的并发症，也是除吻合口瘘外，导致食管癌术后患者死亡的另一个主要原因，包括肺炎、肺不张及呼吸衰竭。Oh TK等报道7039例接受食管癌切除术的患者中有100例（1.4%）出现了致命的呼吸不良事件，其中55例（0.8%）为急性呼吸窘迫综合征（ARDS），45例（0.6%）为呼吸衰竭。目前，由于胸腔镜微创技术、管状胃、右胸切口不损伤膈肌等特点及麻醉水平的提高，并发症发生率有下降的趋势。

1. 主要原因 食管癌患者一般年龄较大、肺功能较差，且多常年吸烟；手术中游离食管和清扫纵隔淋巴结时，常使支气管及肺组织受到不同程度的手术创伤；术中长时间的术侧肺压迫，均可使术侧肺发生广泛的微小肺不张及支气管分泌物增多；同时切开膈肌时膈神经的分支会受到不同程度的损伤而造成膈肌部分麻痹，使患者术后的有效咳嗽功能减弱；术后惧怕疼痛而咳嗽无力及术后胸腔胃的扩张，均增加了肺部并发症的发生可能。另外，一般健康状况不佳、糖尿病、贫血、手术应激、术后误吸和缺乏口腔护理等危险因素也与术后肺炎相关。

2. 临床表现 主要为气促或呼吸困难，咳脓痰、心率加快、发热、烦躁不安，严重时出现发绀、昏迷。肺部并发症如果处理不及时，患者可在术后数日内因呼吸循环衰竭而死亡。

3. 治疗和预防 术前进行深呼吸、咳痰训练，雾化吸入。术后应密切观察患者生命体征变化，鼓励患者咳嗽排痰，加强超声雾化吸入是预防肺部感染及肺不张的重要措施，并适当应用镇痛药物及广谱抗生素控制感染。当出现症状时，应及早复查胸片、行血气分析等，尤其是氧饱和度持续＜90%，呼吸频率＞40次／分时，必要时转入ICU加强监护和给予呼吸机支持治疗。在食管癌手术中开展围手术期口腔护理，可减少肺炎的发生。

四、吻合口狭窄

吻合口狭窄也是食管癌术后较为常见的并发症，有资料显示其发生率有上升的趋势，尤其随着近年来吻合器的广泛使用，吻合口狭窄发生明显增多。

1. 发生原因　包括糖尿病病史、吻合方式（是否使用吻合器）、吻合部位（颈部）、吻合口瘘、术后化疗及术后放化疗；另有研究认为术后进流质时间过长导致吻合口未得到相应的扩张而挛缩也是发生狭窄的重要原因。

2. 临床表现　术后2～3个月出现进食不畅，并逐渐加重，出现呕吐、消瘦、贫血等症状，严重时完全不能进食。

3. 辅助检查　上消化道造影和电子胃镜可明确诊断，胃镜检查还可区别是良性狭窄还是肿瘤复发引起的狭窄。

4. 治疗　包括内镜下扩张、支架置入及微波、激光治疗，重度吻合口狭窄保守治疗无效的可再次手术治疗，但很少采用。

五、乳　糜　胸

乳糜胸是指胸腔内含有大量的乳糜液，乳糜液是富含脂肪及其被肠上皮吸收的消化产物的淋巴液。胸导管收集和运输乳糜液到循环中，胸导管术中损伤且未及时发现可导致乳糜液漏向胸腔。

1. 损伤胸导管的原因　肿瘤明显外侵或清扫淋巴结所致手术创面大；术前放疗，局部组织水肿、质脆，容易损伤；胸导管变异引起的结扎不完全。

2. 临床表现　大多发生在术后3～5天，从胸管引流出大量胸腔积液，早期可呈淡黄色、清亮，进食后尤其是进含脂类饮食后可引出乳白色或稻草色液体，每日量在500～2000ml。已拔出胸管者出现胸腔积液压迫症状，穿刺抽出乳糜。如果乳糜渗漏严重或持续时间长，会出现营养不良、低钠血症、酸中毒、低血容量等现象，同时由于蛋白质、免疫球蛋白、T细胞大量漏到胸腔内导致免疫抑制，可引起机会致病菌感染，不及时处理死亡率很高。

3. 辅助检查　最终确诊的方法仍然是胸液中找到乳糜微粒，用苏丹Ⅲ染色并进行细胞学分析，可以确定乳糜微粒。

4. 治疗　根据乳糜胸的引流量而有区别，保守治疗方法包括禁食、充分有效的胸腔闭式引流、静脉高营养支持治疗。通常引流量在500ml以下的轻度乳糜胸能很快愈合，而500～1000ml的中度乳糜胸愈合时间较长，中度乳糜胸经保守治疗无效或引流量大于1000ml的重度乳糜胸，应采取积极手术治疗。方法是结扎胸导管，术前2h口服或鼻饲牛奶200ml，便于术中寻找瘘口进行缝扎。如果没有找到明显瘘口，则在膈肌上行胸导管低位结扎术，结扎完毕后检查术野无明显渗液，且结扎下方胸导管明显肿胀说明结扎可靠。

六、喉返神经损伤

双侧喉返神经走行于气管食管沟内，食管癌在其周围淋巴结的转移率较高，近年来随右胸切口注重喉返神经旁淋巴结的清扫及颈部吻合增加，喉返神经损伤的并发症也明显增加。一侧喉返神经损伤患者出现声音嘶哑，进流质时易呛咳，而声门关闭不全难以进行有效咳嗽、咳痰，易出现肺部并发症。若为双侧喉返神经损伤，则可引起致命的并发症，易窒息，需终身气管切开。间接喉镜或纤维喉镜检查可见损伤侧声带固定。一侧喉返神经损伤无特殊治疗，神经未切断而是由电刀引起的热损伤或周围组织水肿压迫，声音嘶哑症状多在3～4个月恢复；若神经切断，由于健侧声带的代偿作用，半年后症状有所改善。

七、胃排空障碍

1. 分类　食管癌术后胃排空障碍分为功能性和机械性两类，前者指发生于手术后，无明显器质性病变基础，由原发性胃动力不足导致的以排空障碍为特征的一系列胃肠道功能紊乱综合征，称为功能性胃排空障碍综合征，又称术后胃瘫综合征；后者是指由于器质性原因造成完全性或不完全性胃排空障碍。临床上以功能性胃排空障碍多见，并且由于近年来管状胃的制作和颈部吻合的增加，其发生有上升的趋势。

2. 发生原因　①功能性胃排空障碍发生原因：手术切断双侧迷走神经，术后胃张力和正常生理功能也随之改变；胃大弯上部胃蠕动正常起搏点被切除，胃窦部的异常蠕动起搏点引起胃动过速，扰乱正常胃蠕动；手术时胃上提机械性牵拉，幽门附近游离不充分、吻合口位置高导致机械性牵拉程度增加，胃窦部和幽门呈扁平牵拉状态，结果幽门开启困难并可能处于痉挛状态；胃壁组织挫伤严重，蠕动无力；术后早期胃减压不充分，造成胃过度扩张，减弱了胃的收缩力，增大了对幽门的牵拉作用；胸腔胃从腹腔正压环境变为胸腔负压环境发生胃扩张；高龄、营养不良、低蛋白血症、贫血、糖尿病等。②机械性胃排空障碍发生原因：主要与手术操作有关。根据近年文献报道，造成术后机械性胃排空障碍的原因有胃扭转、幽门受牵拉变扁成角、幽门受纤维粘连带压迫、胃窦部被大网膜缠绕、膈食管裂孔过紧等。

3. 临床表现　食管癌术后拔除胃管进食后，出现胸闷、气短、上腹部饱胀不适、呃逆、嗳气，继而出现恶心、呕吐，呕吐物为酸臭味胃内容物；胃肠减压后症状消失，夹闭胃管后症状重新出现；X线检查见胸胃扩张明显，胃内有较大液平面，造影可见造影剂停留在胃内。

4. 功能性和机械性胃排空障碍鉴别诊断　机械性胃排空障碍发病早，症状较重，胃液引流多，少见胆汁；造影见梗阻部位不在幽门，胃蠕动波正常或增强。功能性胃排空障碍发病时间不定，症状多数较轻，胃液引流少，可见胆汁；造影见梗阻处造影剂形状比较圆钝，看不到胃蠕动波或只有少量造影剂通过。

5. 治疗　机械性胃排空障碍需手术治疗，功能性胃排空障碍保守治疗即能治愈，一般2～4周均能恢复，也有持续长达数月者。保守治疗主要方法有禁食、持续有效胃肠减压；置入空肠营养管给予营养支持；应用抗酸剂、生长抑素等减少消化液分泌；应用促胃肠动力药物；静脉给予红霉素增强胃收缩；胃镜检查，刺激胃壁及幽门扩张，有些患者可治愈。

八、膈　疝

食管癌切除术后的膈疝可能是早期并发症，也可能是晚期并发症。然而，食管切除术后膈疝（PEDH）的发病率尚不清楚。随着接受食管癌切除术患者的增加，PEDH的数量也在增加。

膈疝主要见于左胸切口，右胸切口包括Ivor-Lewis手术膈疝发生率极低，可能与其保持了右侧膈肌的完整性有关。通常在术后早期，也可在术后1年或更长时间发生。主要原因包括左侧膈肌打开后修补手术操作不当，术后继发于剧烈咳嗽、呕吐，或便秘后胸、腹压的异常，膈肌切口感染致愈合不良等。疝内容物多为小肠，但亦可能为结肠、脾脏等。临床表现为突然出现的胸腹部症状，如胸闷、呼吸困难、胸腹痛，有时伴有肠梗阻症状。胸部X线、CT检查可早期明确诊断。由于膈疝发生后很少自然回复，且有可能危及生命，因此多需要积极手术治疗，且以原切口入路为佳，但手术治疗是具有挑战性的。需要注意的是，不同的食管癌手术方式导致的膈疝，手术修复方式可能不同。

九、心血管系统并发症

心血管系统并发症多发生于老年患者，是老年患者食管癌术后最常见并发症。术前多有高血压、冠心病等心脏基础疾病，由于手术、麻醉等因素，加上术后早期血容量不足、疼痛、呼吸功能降低导致低氧血症，继发心血管系统并发症。心律失常最为常见，包括窦性心动过速（缓）、阵发性室上性心动过速、心房颤动、室性期前收缩，其次为心力衰竭。治疗上应积极去除诱因，纠正缺氧，预防肺部并发症，以减少心血管并发症的发生，并选用有效药物，如维拉帕米、毛花苷丙、普罗帕酮等，纠正心律失常。另外，食管癌患者术前若给予放化疗，则心血管并发症的风险显著增加。

十、胸胃坏死穿孔

1. 发生原因　胃壁血供障碍，包括误扎网膜右血管；高位吻合因胃的松解不够，再加上胃的重力作用，胃网膜血管弓受到牵拉；胸胃扭转至绞窄；术中、术后低血压或低氧血症，血管痉挛及血栓形成。胃壁损伤，包括术中对胃壁过度牵拉、捻挫、挤捏或钳夹造成胃壁组织局部严重挫伤及血肿形成；胃壁黏膜应激性溃疡穿孔；术中胸胃悬吊固定或包埋后胃壁牵扯撕裂；管状胃的广泛使用。

2. 临床表现 与吻合口瘘的表现相似，常常不易区别，但由于胸胃坏死穿孔多较大，胃内容溢入胸腔较多，胸内感染严重而不易局限，故症状出现早且重。

3. 诊断 通过上消化道造影可明确，大部分是在第二次剖胸探查时发现。

4. 治疗 胸胃发生坏死穿孔，病情凶险，死亡率高，但若及时处理，预后较胸内吻合口瘘好。因此，在治疗上主张及时诊断和尽早手术，这是降低死亡率的关键。术中对残胃充分松解，坏死范围小者，可剪除坏死边缘单纯缝合修补，并以带蒂组织瓣缝盖；范围大者，切除坏死组织后行更高位的吻合以恢复消化道连续性。也有主张穿孔直径小于0.5cm者，可采用保守治疗。

十一、食管（胸胃）气管或支气管瘘

食管（胸胃）气管或支气管瘘是少见但预后极差的并发症。

1. 主要发生原因 食管癌术后放化疗；术中电刀或超声刀的使用导致气管膜部或胃壁损伤穿孔；管状胃的切缘处理不善等。

2. 临床表现 早期症状为吻合口瘘或胸胃穿孔导致吻合口或胸胃与气管或支气管相通，出现呛咳、发热、肺部感染、呼吸困难等。术后2周（晚期）出现食管（胸胃）气管/支气管瘘者，主要表现为长期咳嗽，进食后加重，咳大量黄色浓痰或痰内带有食物残渣、反复肺部感染，以下叶为主。

3. 诊断 上消化道造影可明确诊断；胃镜或纤维支气管镜可以直接观察到瘘口，并能了解瘘口的大小及位置，具有重要的意义；胸部CT可观察到肺部炎症状况。

4. 治疗 ①食管（胸胃）气管瘘患者早期多难以耐受手术，且瘘口周围严重感染，修补成功率不高，多采用保守治疗。早期（2周内）禁食，给予持续有效的胃肠减压、肠内外营养支持，有效抗感染及抑制胃酸分泌。如果胸腔、肺感染严重，可考虑先行食管颈部外置，待以后再行Ⅱ期消化道重建。②2周后可考虑先行内镜及介入治疗，食管或气道内覆膜支架置入治疗。但食管支架在管状胃内完全封闭瘘口有困难，仅适用于瘘口距吻合口较近的患者，气管支架可改善其生活质量但很难使瘘口愈合。③手术治疗适用于保守治疗和内镜介入治疗无效且患者本身能耐受手术者，方法是修补气管支气管瘘口、关闭食管/胸腔胃瘘口或再行食管重建吻合手术。手术是最有效彻底解决问题的方案，但要严格掌握指征，根据瘘口组织愈合情况及胸内粘连程度相应采取手术方式。

手术在食管癌的治疗中起着重要作用，由于食管切除术是一种高度侵入性的手术，可能会导致严重的术后并发症。外科内镜系统的发展、胸腔镜手术技术的不断进步，有利于开展精细的外科手术，并使微创食管切除术和纵隔淋巴结切除术成为可能。特别是机器人辅助胸腔镜食管切除术对外科医生很有吸引力，可能对食管癌患者有益。这些手术技术的进展，以及围手术期管理的最新进展可显著改善患者的生存，并有望明显降低食管癌手术并发症的发生率和死亡率，改善肿瘤学结果。

（刘 翔 向旭东）

参 考 文 献

曹彬，2020. 全胸腔镜下食管癌切除术与常规手术的对比研究. 中华生物医学工程杂志，26（1）：67-70.

曹伯雄，任光国，肖波，等，2013. 食管癌切除术后吻合口狭窄的原因. 中华胸心血管外科杂志，29（3）：138-139.

陈豪，秦涛，刘译阳，等，2022. 达分奇机器人食管癌根治术后乳糜胸的分析. 医学研究牛学报，35（1）：75-78.

丁清清，薛磊，周文颖，等，2019. 老年食管癌患者不同术式的选择和术后并发症比较. 中华老年医学杂志，38（3）：292-295.

冯玲玲，门玉，惠周光，2019. 早期食管癌内镜下切除术后辅助治疗决策进展. 中华放射肿瘤学杂志，28（11）：867-869.

龚太乾，蒋耀光，王如文，等，2005. 食管癌术后早期并发症及死亡原因分析. 中国胸心血管外科临床杂志，12（3）：173-176.

顾恺时，2003. 顾恺时胸心外科手术学. 上海：上海科学技术出版社.

郭旭峰，李志刚，2018. 机器人手术系统在多学科治疗模式下微创食管癌根治术中应用的思考. 中国胸心血管外科临床杂志，25（8）：646-649.

郭旭峰，孙益峰，杨煜，等，2018. 食管癌根治性放化疗后挽救性手术：单一手术组18例临床分析. 中华胸心血管外科杂志，34（2）：76-78.

韩逸超，张亚杰，李鹤成，2018. 不同食管胃胸内吻合方式在食管癌手术中的应用. 中华胃肠外科杂志，21（9）：995-1000.

何占锋，郑天亮，刘东雷，等，2020. 机器人辅助与胸腹腔镜辅助食管癌根治术的近远期疗效比较. 中华胃肠外科杂志，23（4）：390-395.

贺晓阳，金大成，王兵，等，2021. Ivor Lewis和Sweet术式治疗食管癌疗效及安全性的Meta分析. 现代肿瘤医学，29（18）：3187-3192.

侯前梅，田东，付茂勇，等，2014. 喉返神经在食管癌手术中的应用解剖学研究. 中华胸心血管外科杂志，30（1）：7-10.

贾卓奇，周维茹，李硕，等，2020. 达芬奇机器人食管癌根治术与胸腹腔镜食管癌根治术近期疗效的对比分析. 西安交通大学学报：医学版，41（3）：396-399.

李斌，郭旭峰，张晓彬，等，2019. 机器人辅助微创食管切除术的技术要点分析. 中华胸部外科电子杂志，6（1）：46-55.

李辉，游宾，2018. 多学科合作提高食管胃结合部肿瘤的外科疗效. 中华消化外科杂志，17（8）：782-785.

李辉，章智荣，2019. 食管癌根治术淋巴结清扫的争议与共识. 中华消化外科杂志，18（1）：39-42.

李俊毅，温越，李渊，等，2021. 早期食管癌术后肿瘤复发的多因素分析. 中国微创外科杂志，21（8）：695-699.

李树春，李振东，刘宏伟，等，2018. 应用胃上提和复合喉气管瓣重建下咽颈段食管癌切除后全周缺损163例临床分析. 中华耳鼻咽喉头颈外科杂志，53（9）：661-665.

刘宝兴，李印，秦建军，等，2013. 微创McKeown术与左胸径路食管切除治疗胸中下段食管癌的比较. 中华胸心血管外科杂志，29（6）：342-345.

刘曦，陶开义，毛伟敏，2021. 盘点2020年食管癌外科治疗进展. 肿瘤学杂志，27（5）：331-335.

刘晓，王贵齐，贺舜，等，2014. 探讨非手术食管癌临床分期有效性与预测预后价值. 中华放射肿瘤学杂志，23（1）：17-22.

刘晓于，舒飞，肖泽芬，等，2014. 食管腔内超声参与的非手术食管癌临床分期与预后的相关性研究. 中华放射肿瘤学杂志，23（2）：78-83.

孟凡宇，马海波，张瑞祥，等，2013. 胸腹腔镜联合与常规三切口手术治疗食管癌的同期临床及远期预后对照研究. 中华消化内镜杂志，30（10）：569-573.

倪文婕，于舒飞，杨劲松，等，2019. 局部晚期食管癌根治术后放疗同步周方案化疗的耐受性研究. 中华肿瘤杂志，41（6）：415-420.

容宇，郝雁冰，2020. 微创食管癌根治术与传统根治术治疗合并COPD的食管癌患者术后肺功能比较. 中华普外科手术学杂志，14（4）：392-395.

覃洪斌，王海峰，2018. 食管癌微创手术的发展现状. 微创医学，13（6）：772-775.

王校媛，张金峰，杨英男，等，2019. 食管癌胸腹腔镜下胸内吻合的技术浅谈. 临床外科杂志，27（7）：549-551.

杨刚华，张雷，王林，等，2021. Ivor-Lewis术式与Sweet术式治疗胸段食管癌的疗效比较. 现代肿瘤医学，29（24）：4328-4332.

杨光煜，何苡，胡为才，等，2014. 53例食管癌贲门癌术后吻合口瘘及相关并发症的处理. 中华胸心血管外科杂志，30（1）：11-13.

杨晓冬，詹成，孙奉昊，等，2016. Sweet手术与Ivor郾Lewis手术治疗中下段食管鳞癌的疗效比较. 中华胃肠外科杂志，19（9）：979-984.

于振涛，2018. 腔镜辅助Ivor-Lewis手术现状与思考. 中华消化外科杂志，17（8）：779-781.

于振涛，弓磊，杨月阳，等，2022. 食管癌外科综合治疗进展. 中华消化外科杂志，21（1）：30-33.

张仁泉，康宁，宁郑浩，2020.《机器人辅助食管切除术中国临床专家建议（2019）》解读. 临床外科杂志，28（1）：35-37.

张晓彬，郭旭峰，李斌，等，2019. 机器人辅助微创食管切除术的早期肿瘤学控制结果. 中华胸部外科电子杂志，6（1）：37-45.

张裔良，马龙飞，马晓，等，2013. 常规吻合器行全腔镜Ivor-Lewis食管癌根治术的安全性和近期疗效. 中华胸心血管外科，29（11）：641-648.

甄福喜，骆金华，张憬，2013. 经典Ivor-Lewis手术与改良Ivor-Lewis手术治疗中下段食管癌的比较分析. 中华胃肠外科杂志，16（12）：1180-1182.

郑浩，张仁泉，2021. 浅谈早期食管癌的微创治疗. 临床外科杂志，29（8）：711-713.

郑硕，游宾，胡滨，等，2018. 应重视新辅助治疗后的淋巴结清扫：《食管癌根治术胸部淋巴结清扫中国专家共识（2017版）》解读. 肿瘤研究与临床，30（9）：577-580.

郑希，黄明，袁勇，等，2018. 淋巴靶向化疗在食管癌切除术中应用价值的前瞻性研究. 中华消化外科杂志，17（4）：366-371.

中国抗癌协会食管癌专业委员会，2019. 机器人辅助食管切除术中国临床专家建议（2019版）. 中华外科杂志，57（9）：641-648.

卓泽国，李刚，林一丹，2020. 胃-食管预制机器人胸内手工分层吻合——一种胃-食管胸内吻合的新策略. 中华胸部外科电子杂志，7（3）：146-151.

Abbassi O，Patel K，Jayanthi NV，2021. Three-dimensional vs two-dimensional completely minimally invasive 2-stage esophagectomy with intrathoracic hand-sewn anastomosis for esophageal cancer：comparison of intra-and postoperative outcomes. Surg Innov，28（5）：582-589.

Achim F，Constantinoiu S，2018. Recent advances in minimally invasive esophagectomy. Chirurgia（Bucur），113（1）：19-37.

Baba Y，Yoshida N，Kinoshita K，et al.，2018. Clinical and prognostic features of patients with esophageal cancer and multiple primary cancers：a retrospective single-institution study. Ann Surg，267（3）：478-483.

Bailey L，Khan O，Willows E，et al.，2013. Open and laparoscopically assisted oesophagectomy：a prospective comparative study. Eur J Cardiothorac Surg，43（2）：268-273.

Baiu I，Backhus L，2020. Esophageal cancer surgery. JMMA，324（15）：1580.

Bosch DJ，Van Dalfsen QA，Mul VE，et al.，2014. Increased risk of thromboembolism in esophageal cancer patients treated with neoadjuvant chemoradiotherapy. Am J Surg，208（2）：215-221.

Campos GM，Jablons D，Brown LM，et al.，2010. A safe and reproducible anastomotic technique for minimally invasive Ivor Lewis oesophagectomy：the circular-stapled anastomosis with the trans-oral anvil. Eur J Cardiothorac Surg，37（6）：1421-1426.

Chen S，You B，Li H，2019. Interpretation of Chinese expert consensus on mediastinal lymph node dissection in esophagectomy for esophageal cancer（2017 edition）：base on number or grouping of lymph node. Zhonghua Zhong Liu Za Zhi，41（1）：73-76.

Daiko H，Oguma J，Fujiwara H，et al.，2021. Robotic esophagectomy with total mediastinal lymphadenectomy using four robotic arms alone in esophageal and esophagogastric cancer（RETML-4）：a prospective feasibility study. Esophagus，18（2）：203-210.

Däster S，Soysal SD，Stoll L，et al.，2014. Long-term quality of life after Ivor Lewis esophagectomy for esophageal cancer. World J Surg，38（9）：2345-2351.

Datrino LN，Orlandini MF，Serafim MCA，et al.，2022. Two-versus three-field lymphadenectomy for esophageal cancer. A systematic review and meta-analysis of early and late results. J Surg Oncol，126（1）：76-89.

Davakis S，Syllaios A，Sdralis E，et al.，2020. Hybrid minimally-invasive esophagectomy for esophageal cancer：clinical and oncological outcomes. Anticancer Res，40（3）：1753-1758.

Ding Q，Zhou W，Xue Y，et al.，2019. Comparison of postoperative complications between different operation methods for esophageal cancer. Thorac Cancer，10（8）：1669-1672.

Fabian T，Federico JA，2017. The impact of minimally invasive esophageal surgery. Surg Clin North Am，97（4）：763-770.

Fang W，2017. Interpretation of 2017 National Comprehensive Cancer Network（NCCN）guidelines for the diagnosis and treatment of esophageal squamous cell carcinoma through the new TNM staging of esophageal carcinoma（eighth edition）by the Union for International Cancer Control（UICC）and the American Cancer Commission（AJCC）. Zhonghua Wei Chang Wai Ke Za Zhi，20（10）：1122-1126.

Fujita H，2020. Ways and tradition of Japan in esophageal surgery for cancer. Gen Thorac Cardiovasc Surg，68（10）：1187-1192.

Gisbertz SS，Hagens ERC，Ruurda JP，et al.，2018. The evolution of surgical approach for esophageal cancer. Ann N Y Acad Sci，1434（1）：149-155.

Gockel I，Niebisch S，Ahlbrand CJ，et al.，2016. Risk and complication management in esophageal cancer surgery：a review of the literature. Thorac Cardiovasc Surg，64（7）：596-605.

Gottlieb-Vedi E，Kauppila JH，Malietzis G，et al.，2019. Long-term survival in esophageal cancer after minimally invasive compared to open esophagectomy：a systematic review and meta-analysis. Ann Surg，270（6）：1005-1017.

Grimminger PP，van der Horst S，Ruurda JP，et al.，2018. Surgical robotics for esophageal cancer. Ann N Y Acad Sci，1434（1）：21-26.

Guo XF，Li ZG，2018. Progress in the application of robot assisted minimally invasive esophagectomy. Zhonghua Wai Ke Za Zhi，56（4）：312-315.

Gutschow CA，Hölscher AH，Leers J，et al.，2013. Health-related quality of life after Ivor Lewis esophagectomy. Langenbecks Arch Surg，398（2）：231-237.

He ZF，Zheng TL，Liu DL，et al.，2020. Comparison of short-term and long-term efficacy between robot-assisted and thoracoscopy-laparoscopy-assisted radical esophageal cancer surgery. Zhonghua Wei Chang Wai Ke Za Zhi，23（4）：390-395.

Hirahara N，Matsubara T，Kaji S，et al.，2021. A safe and simple technique for nasogastric tube insertion in patients with thoracic esophageal cancer surgery. World J Surg Oncol，19（1）：317.

Huang Y，Zhao YL，Song JD，2021. Early outcomes with robot-assisted vs. minimally invasive esophagectomy for esophageal cancer：a systematic review and meta-analysis of matched studies. Eur Rev Med Pharmacol Sci，25（24）：7887-7897.

Huang ZD，Gu HY，Zhu J，et al.，2020. The application of enhanced recovery after surgery for upper gastrointestinal surgery：Meta-analysis. BMC Surg，20（1）：3.

Iguchi K，Kunisaki C，Sato S，et al.，2020. Efficacy of video-assisted thoracoscopic esophagectomy for stage Ⅱ/Ⅲ esophageal cancer：analysis using the propensity scoring system. Anticancer Res，40（3）：1587-1595.

Ishiyama K，Oguma J，Kubo K，et al.，2022. Salvage minimally invasive esophagectomy after definitive chemoradiotherapy for esophageal cancer can improve postoperative complications compared with salvage open esophagectomy. Surg Endosc，36（5）：3504-3510.

Jaroszewski DE，Williams DG，Fleischer DE，et al.，2011. An early experience using the technique of transoral OrVil EEA stapler for minimally invasive transthoracic esophagectomy. Ann Thorac Surg，92（5）：1862-1869.

Kikuchi H，Takeuchi H，2018. Future perspectives of surgery for esophageal cancer. Ann Thorac Cardiovasc Surg，24（5）：219-222.

Kitagawa Y，Uno T，Oyama T，et al.，2019. Esophageal cancer practice guidelines 2017 edited by the Japan Esophageal Society：part 1. Esophagus，16（1）：1-24.

Klevebro F，Johar A，Lagergren J，et al.，2019. Outcomes of nutritional jejunostomy in the curative treatment of esophageal cancer. Dis Esophagus，32（7）：doy113.

Konishi T，Shiozaki A，Fujiwara H，et al.，2018. Comparison of feeding jejunostomy via gastric tube versus jejunum after esophageal cancer surgery. Anticancer Res，38（8）：4941-4945.

Lee HL，Cho JY，Cho JH，et al.，2018. Efficacy of the over-the-scope clip system for treatment of gastrointestinal fistulas，leaks，and perforations：a Korean multi-center study. Clin Endosc，51（1）：61-65.

Li B，Zhang Y，Miao L，et al.，2021. Esophagectomy with three-field versus two-field lymphadenectomy for middle and lower thoracic esophageal cancer：long-term outcomes of a randomized clinical trial. J Thorac Oncol，16（2）：310-317.

Low DE，Allum W，de Manzoni G，et al.，2019. Guidelines for perioperative care in esophagectomy：enhanced recovery after surgery（ERAS®）society recommendations. World J Surg，43（2）：299-330.

M Hennessy M，Ivanovski I，Spartalis E，et al.，2019. Diaphragmatic hernia following esophagectomy for esophageal cancer：a systematic review. J BUON，24（5）：1793-1800.

Ma J，Zhan C，Wang L，et al.，2014. The sweet approach is still worthwhile in modern esophagectomy. Ann Thorac Surg，97（5）：1728-1733.

Mahawongkajit P，Techagumpuch A，2021. Gastrostomy in patients with previous abdominal surgery：a comparative study between the laparoscopy-assisted introducer percutaneous endoscopic gastrostomy versus open gastrostomy in advanced esophageal cancer. Dysphagia，36（1）：67-72.

Mariette C，Markar SR，Dabakuyo-Yonli TS，et al.，2019. Hybrid minimally invasive esophagectomy for esophageal cancer. N Engl J Med，380（2）：152-162.

McLaren PJ，Dolan JP，2017. Surgical treatment of high-grade dysplasia and early esophageal cancer. World J Surg，41（7）：1712-1718.

Migliore M，2021. Which is the best approach for minimally invasive oesophagectomy? Eur J Cardiothorac Surg，59（6）：1285-1286.

Motoyama S，2020. Minimally invasive surgery for esophageal cancer in Japan. Ann Thorac Cardiovasc Surg，26（4）：179-183.

Motoyama S，Sato Y，Wakita A，et al.，2021. Lower local recurrence rate after robot-assisted thoracoscopic esophagectomy than conventional thoracoscopic surgery for esophageal cancer. Sci Rep，11（1）：6774.

Nakauchi M，Uyama I，Suda K，et al.，2019. Robot-assisted mediastinoscopic esophagectomy for esophageal cancer：the first clinical series. Esophagus，16（1）：85-92.

Namm JP，Posner MC，2016. Transhiatal esophagectomy for esophageal cancer. J Laparoendosc Adv Surg Tech A，26（10）：752-756.

Nuytens F，Dabakuyo-Yonli TS，Meunier B，et al.，2021. Five-year survival outcomes of hybrid minimally invasive esophagectomy in esophageal cancer：results of the MIRO randomized clinical trial. JAMA Surg，156（4）：323-332.

Oh TK，Song IA，2022. Risk factors and outcomes of fatal respiratory events after esophageal cancer surgery from 2011 through 2018：a nationwide cohort study in South Korea. Esophagus，19（3）：401-409.

Patel K，Abbassi O，Tang CB，et al.，2021. Completely minimally invasive esophagectomy versus hybrid esophagectomy for esophageal and gastroesophageal junctional cancer：clinical and short-term oncological outcomes. Ann Surg Oncol，28（2）：702-711.

Qiu ML，Lin JB，Li X，et al.，2019. Current state of esophageal cancer surgery in China：a national database analysis. BMC Cancer，19（1）：1064.

Sarkar RR，Hatamipour A，Panjwani N，et al.，2021. Impact of radiation on cardiovascular outcomes in older resectable esophageal cancer patients with medicare. Am J Clin Oncol，44（6）：275-282.

Sarkaria IS，Rizk NP，Goldman DA，et al.，2019. Early quality of life outcomes after robotic-assisted minimally invasive and open esophagectomy. Ann Thorac Surg，108（3）：920-928.

Shirakawa Y，Noma K，Maeda N，et al.，2021. Early intervention of the perioperative multidisciplinary team approach decreases the adverse events during neoadjuvant chemotherapy for esophageal cancer patients. Esophagus，18（4）：797-805.

Soutome S，Hasegawa T，Yamguchi T，et al.，2020. Prevention of postoperative pneumonia by perioperative oral care in patients with esophageal cancer undergoing surgery：a multicenter retrospective study of 775 patients. Support Care Cancer，28（9）：4155-4162.

Steenhagen E，van Vulpen JK，van Hillegersberg R，et al.，2017. Nutrition in peri-operative esophageal cancer management. Expert Rev Gastroenterol Hepatol，11（7）：663-672.

Suda K，Nakauchi M，Inaba K，et al.，2016. Minimally invasive surgery for upper gastrointestinal cancer：our experience and review of the literature. World J Gastroenterol，22（19）：4626-4637.

Tagkalos E，van der Sluis PC，Berlth F，et al.，2021. Robot-assisted minimally invasive thoraco-laparoscopic esophagectomy versus minimally invasive esophagectomy for resectable esophageal adenocarcinoma，a randomized controlled trial（ROBOT-2 trial）. BMC Cancer，21（1）：1060.

Takeno S，Takahashi Y，Hashimoto T，et al.，2013. Is the prognostic impact of tumor location in patients with surgically resected esophageal squamous cell carcinoma affected by surgical approach? Eur Surg Res，51（1-2）：91-98.

Takeuchi H，Oyama T，Saikawa Y，et al.，2012. Novel thoracoscopic intrathoracic esophagogastric anastomosis technique for patients with esophageal cancer. J Laparoendosc Adv Surg Tech A，22（1）：88-92.

Tamagawa A，Aoyama T，Tamagawa H，et al.，2019. Influence of postoperative pneumonia on esophageal cancer survival and recurrence. Anticancer Res，39（5）：2671-2678.

Vaghjiani RG，Molena D，2017. Surgical management of esophageal cancer. Chin Clin Oncol，6（5）：705.

van Workum F，Verstegen MHP，Klarenbeek BR，et al.，2021. Intrathoracic vs cervical anastomosis after totally or hybrid minimally invasive esophagectomy for esophageal cancer：a randomized clinical trial. JAMA Surg，156（7）：601-610.

Waters JK，Reznik SI，2022. Update on management of squamous cell esophageal cancer. Curr Oncol Rep，24（3）：375-385.

Wu W，Zhu Q，Chen L，et al.，2014. Technical and early outcomes of Ivor Lewis minimally invasive oesophagectomy for gastric tube construction in the thoracic cavity. Interact Cardiovasc Thorac Surg，18（1）：86-91.

Xie MR，Liu CQ，Guo MF，et al.，2014. Short-term outcomes of minimally invasive Ivor-Lewis esophagectomy for esophageal cancer. Ann Thorac Surg，97（5）：1721-1727.

Yam PC，Tong D，Law S，2014. Comparisons of sixth and seventh edition of the American Joint Cancer Committee staging systems for esophageal cancer. Ann Surg Oncol，21（2）：583-588.

Yamasaki M，Miyata H，Miyazaki Y，et al.，2014. Evaluation of the nodal status in the 7th edition of the UICC-TNM classification for esophageal squamous cell carcinoma：proposed modifications for improved survival stratification：impact of lymph node metastases on overall survival after esophagectomy. Ann Surg Oncol，21（9）：2850-2856.

Ye X，Zhao Y，You B，et al.，2018. The interpretation of the Chinese expert consensus on mediastinal lymph node dissection in esophagectomy for esophageal cancer（2017 edition）. Zhonghua Wei Chang Wai Ke Za Zhi，21（9）：976-982.

Yibulayin W，Abulizi S，Lv H，et al.，2016. Minimally invasive oesophagectomy versus open esophagectomy for resectable esophageal cancer：a meta-analysis. World J Surg Oncol，14（1）：304.

Yoshida N，Yamamoto H，Baba H，et al.，2020. Can minimally invasive esophagectomy replace open esophagectomy for esophageal cancer? Latest analysis of 24, 233 esophagectomies from the Japanese National Clinical Database. Ann Surg，272（1）：118-124.

Yuan LG，Mao YS，2019. Thoracic recurrent laryngeal nerve lymph node metastasis guides the cervical lymph node dissection of patients with esophageal cancer. Zhonghua Zhong Liu Za Zhi，41（1）：10-14.

Zhang R，Kang N，Xia W，et al.，2104. Thoracoscopic purse string technique for minimally invasive Ivor Lewis esophagectomy. J Thorac Dis，6（2）：148-151.

Zhao Y，Mao Y，2018. Advancement of minimally invasive esophagectomy. Zhonghua Wei Chang Wai Ke Za Zhi，21（1）：112-117.

Zheng Y，Li Y，Liu X，et al.，2021. Minimally invasive versus open McKeown for patients with esophageal cancer：a retrospective study. Ann Surg Oncol，28（11）：6329-6336.

第十三章

食管癌的化疗

第一节 化疗在食管癌治疗中的地位及应用

食管癌是常见的恶性肿瘤之一，在欧美等西方国家，自20世纪70年代开始，食管腺癌的发病率显著上升，目前已超过鳞状细胞癌成为食管癌的主要组织学类型。在亚洲，食管癌主要为食管鳞状细胞癌，我国每年食管癌发病人数及死亡人数均超过全球的50%。食管癌的预后较差，超过50%的患者在诊断时已属晚期，总体上5年生存率仅为5%～7%。接受根治性切除术的食管癌患者，5年生存率约30%。即使食管癌患者有机会接受手术治疗，仍有70%～90%的可能出现复发转移。为改善食管癌患者的预后，减少术后的复发转移，食管癌患者的综合治疗变得极其重要。

一、食管癌患者的治疗原则

根据TNM分期不同，食管癌患者的治疗原则不同。2022年日本食管疾病研究会制定了系统性的诊断和治疗指南，得到了较为一致的认可，该指南的制定参照了2009年AJCC TNM分期（第7版）。在该指南中，对于黏膜内癌推荐内镜下治疗；对于侵入固有肌层或外膜和（或）淋巴结转移的肿瘤，推荐辅助或新辅助治疗；而对于侵犯邻近器官或远处转移的肿瘤，则推荐化疗、放疗或放化疗。

2022年食管癌及食管胃结合部癌的NCCN指南建议，手术仍是早期（Ⅰ～Ⅱ期）非颈部食管癌患者的首选。颈部食管癌的治疗首选根治性放化疗（放疗剂量50.4Gy），而对局部晚期食管癌患者建议行术前新辅助放化疗（放疗剂量45～50.4Gy）。欧洲肿瘤内科学会（ESMO）方案与NCCN方案大部分相似。另外，中国食管癌相关诊疗指南基本与上述相似。在所有的指南中，化疗均占有十分重要的地位。在上述指南的基础上，结合最新临床研究进展，归纳如下：

Ⅰ期：首选手术治疗，如心肺功能较差或不愿行手术者，可行根治性放疗，根治性放疗的疗效与手术相似。完全性切除的Ⅰ期食管癌，术后不需要行辅助放疗或化疗。内镜下黏膜切除仅限于黏膜癌，而黏膜下癌则行食管根治切除术。

Ⅱ期：首选手术治疗，如心肺功能较差或不愿行手术者，也可行根治性放疗或联合免疫治疗，完全性切除的T2N0M0食管癌，术后不需要行辅助放疗、化疗或放化疗。完全性切除的T3N0M0和T1～2N1M1食管癌，建议术后行辅助放疗或联合免疫治疗，辅助放疗可能提高5年生存率。对于Ⅱ期食管鳞状细胞癌，欧美学者不建议行术后化疗，国内学者则根据是否存在高危因素而行术后化疗。对于T3N0M0和T1～2N1M0的食管腺癌，也可行术后辅助化疗。

Ⅲ期：对于T3N1～3M0和部分T4N0～3M0（侵及心包、膈肌和胸膜）患者，可选择手术治疗，术后行辅助化疗或联合免疫治疗，建议行新辅助放化疗或联合免疫治疗、新辅助化疗或免疫治疗，不推荐单纯术前放疗；而术前检查发现肿瘤外侵明显，术前放疗可以增加切除率。

Ⅳ期：以姑息治疗为主要手段，建议行以化疗为主的综合治疗，或者化疗联合免疫治疗，治疗目的是延长患者生命，提高患者生活质量。姑息治疗主要包括内镜治疗（包括食管扩张、食管支架等治疗）和镇痛治疗等。

二、化疗在食管癌治疗中的重要性

随着新化疗药物的不断发现，化疗在食管癌综合治疗中的作用不断提升。氟尿嘧啶（5-FU）联合顺铂方案成为食管癌传统化疗的经典方案，随着紫杉类、伊立替康、新型铂类、氟尿嘧啶类、吉西他滨、长春瑞滨、雷替曲塞等药物应用于食管癌，食管癌的化疗变得十分丰富。化疗不但单独应用有效，而且化疗与其他治疗手段的结合，也逐渐显示出多种方法联合治疗的优势。在食管癌综合治疗模式中，化疗在术前、术后、围手术期及晚期食管癌的治疗中均有重要的地位。因此，化疗已成为食管癌的主要治疗手段之一。

根据食管癌治疗的不同阶段，化疗起到的作用不同，可将化疗分为新辅助化疗（术前化疗）、辅助化疗（术后化疗）、根治性化疗、姑息性化疗。基于放疗在食管癌治疗中的作用，化疗常与放疗联合，故又有新辅助放化疗（术前放化疗）、辅助放化疗、根治性放化疗、姑息性放化疗等治疗模式。近期化疗与免疫治疗的联合，或放化疗与免疫治疗的联合，成为新的治疗标准。另外，合适的食管癌患者可采用介入治疗给予化疗药物，食管癌的介入治疗不在本章介绍（参见第十九章），介入与化疗及放疗的联合，在不能手术的食管癌患者的姑息治疗或食管癌的术前治疗中均有重要的作用。

化疗在食管癌患者治疗中起到重要作用的同时，也可能对患者不利，是一把"双刃剑"，如术前化疗，可以起到降期、降低远处转移率风险的作用；但也存在不利之处，患者表现为与化疗毒性相关的并发症与死亡率的增加、耐药肿瘤克隆选择的疾病进展、手术治疗时机的延迟等。

三、化疗的禁忌证

原则上，具有以下情况之一的食管癌患者，不建议行静脉化疗：

（1）ECOG评分＞2（很重要）。

（2）白细胞＜3.0×10⁹/L或中性粒细胞＜1.5×10⁹/L；血小板＜75×10⁹/L；血红蛋白＜90g/L。

（3）ALT或AST值高于5倍正常值上限和（或）胆红素显著升高＞2.5倍正常值上限。

（4）肌酐（Cr）＞1.5倍正常值上限，肌酐清除率（Ccr）≥50ml/min。

（5）明显营养不良者，血清白蛋白＜28g/L，体重指数（BMI）＜20kg/m²且体重下降＞2%。

（6）具有感染发热、出血倾向者。

四、常用的化疗药物

根据患者的病情需要，食管癌的化疗以多药联合为主，少部分患者可采用单药化疗。单药治疗食管癌有效的常用药物有氟尿嘧啶类（5-FU、卡培他滨、替吉奥）、铂类（顺铂、卡铂、奥沙利铂、奈达铂、洛铂）、紫杉类（紫杉醇、多西他赛、紫杉醇脂质体、白蛋白结合型紫杉醇、紫杉醇聚合物胶束、紫杉肽）、伊立替康、雷替曲塞、吉西他滨等，其他可选择的药物有长春瑞滨（NVB）、博来霉素（BLM）、平阳霉素（PYM）、甲氨蝶呤（MTX）等。

单药有效率一般在15%～25%，联合化疗方案的组成以单药治疗有效的药物为基础，有效率一般在25%～45%。目前，食管癌化疗推荐的标准方案为氟尿嘧啶类+铂类（以5-FU+顺铂为代表）、紫杉醇+铂类方案，既可用于治疗局部区域疾病，也可用于晚期食管癌患者的治疗。从目前的临床研究来看，化疗对食管鳞状细胞癌的有效率似乎稍高于食管腺癌，但是食管鳞状细胞癌与食管腺癌患者在长期生存上并无差别。

临床常用的食管癌化疗药物如下。

（1）氟尿嘧啶（5-FU）：与顺铂联合组成FP方案，FP方案与放疗联合，可用于术前、术后放化疗。

（2）顺铂（DDP）：治疗食管癌的单药有效率约21%，与5-FU联合组成FP方案，在该方案中，5-FU采用持续静脉输注，两者存在相互生化调节增效作用。

（3）奈达铂（NDP）：治疗食管癌的单药有效率约25%，体外研究发现NDP抗肿瘤作用优于DDP，且肾毒性、消化道毒性较低，与5-FU具有协同抗肿瘤作用。在日本、中国应用较多。

（4）奥沙利铂（OXA）：目前尚缺乏单药治疗食管癌有效率的数据，与DDP无交叉耐药。因其耐受性好，常与其他药物联合化疗应用于食管腺癌和食管胃结合部癌。

（5）紫杉醇（PTX）：治疗食管癌的单药有效率达32%。PTX与DDP联合，为目前首选方案之一。

（6）多西他赛（TXT）：治疗食管癌的单药有效率达23%。目前，用于术后辅助治疗的报道不多，TXT与DDP、5-FU三者联合（DCF方案）为晚期食管癌治疗的有效方案之一。

（7）卡铂：与紫杉醇联合，组成PC方案，用于晚期食管癌的治疗，是晚期食管癌的常用方案之一。

（8）雷替曲塞：可与放疗联合，用于晚期食管癌的治疗。

（9）吉西他滨、长春瑞滨、丝裂霉素等：目前应用较前减少。

（刘连科）

第二节　食管癌的术后辅助化疗

一、概　　述

食管癌患者仅行手术治疗，5年生存率为8%～30%，手术治疗的远期疗效不佳与许多患者术后2～3年复发有明显的关系，其中食管鳞状细胞癌术后2年内复发或转移率可达70%。研究表明，部分患者手术前已发生微小远处转移，需要给予术后辅助化疗。除术前已发生微小远处转移外，可能存在如下因素：手术切除不彻底，淋巴结清扫不完全；术后患者免疫功能下降，残留的肿瘤细胞可能会快速进入增殖周期。

目前，局限性食管癌的首选治疗是以手术切除为主的综合治疗。其中，化疗起到重要的作用，术后辅助化疗的目的：消灭微小转移灶，杀灭残留的肿瘤细胞，延缓或减少肿瘤的复发和转移，甚至可以根治局部复发和远处转移。因此，术后辅助化疗有利于提高术后患者的生存率，延长患者无病生存期（DFS）及总生存期（OS）等。

二、术后辅助化疗的原则

食管癌术后的辅助化疗，需要结合组织病理类型、手术切缘、淋巴结转移情况及术前是否进行新辅助治疗决定，参照2022年CSCO及NCCN等食管和食管胃结合部癌指南，建议术后辅助化疗适用于如下情况：

（1）侵及食管黏膜下层的T1N0期的患者存在如下条件之一时：食管切除长度不足标准长度；伴有组织学低分化或未分化；年龄＜40岁。

（2）侵及食管肌层的T2N0期患者，伴有脉管及神经浸润。

（3）侵及食管周围或邻近器官或淋巴结转移的患者，分期为T3～4N0或T1～4N1。

（4）临床怀疑可能有远处转移的任何T、任何N、M1或确诊为M1，行手术切除者。

（5）可以行根治性手术，而术后切缘为阳性者。

对于上述（1）及（2），欧美国家很少给予术后辅助化疗；对于Ⅱ期以上有高危因素的患者，多数欧美国家学者建议给予术后辅助治疗，但食管鳞状细胞癌患者术后辅助化疗的支持证据不充分。国内学者在实际工作中，对于存在高危复发因素的食管鳞状细胞癌，多数支持给予术后辅助化疗。

单纯食管根治术后淋巴结阳性的局部晚期食管癌患者给予化疗，可使患者获益。而对于术前曾接受化疗或放化疗的食管癌患者，术后根据癌残留程度判断术前化疗或放化疗是否有效，再决定是用原方案还是更新治疗方案进行术后辅助化疗。有研究报道，对于新辅助化疗后行根治性手术切除的局部晚期食管癌患者，若阳性淋巴结数量较多（≥7个），术后给予化疗，对患者的预后有额外的益处。术后辅助化疗一般在术后3周左右开始，疗程为4～6个周期。

三、辅助化疗方案

由于单一药物化疗缓解期较短、疗效较差，目前临床上很少将单药方案用于食管癌的术后辅助化疗，多药联合方案已成为辅助化疗的常用方案。治疗食管癌的多药联合化疗方案均是由单药治疗食管癌有效的药物组成的。常用的联合方案有5-FU联合顺铂、5-FU联合奥沙利铂及亚叶酸钙、紫杉醇联合顺铂或卡铂，或多西他赛联合顺铂等。

（一）5-FU联合顺铂

虽然目前尚无公认的标准辅助化疗方案，但若患者术前未接受过化疗，推荐以氟尿嘧啶类为基础的化疗。其中，5-FU联合顺铂是早期应用较多的方案之一。

Ando N等进行了一项随机对照研究——JCOG9204试验，将242例食管鳞状细胞癌接受手术切除并行淋巴结清扫的患者，分为单纯手术组122例，辅助化疗组120例。辅助化疗方案：顺铂$80mg/m^2$，d1 + 5-FU $800mg/m^2$，24h持续静脉滴注（CIV 24h），d1～5，21天为1个周期，共行2个周期。结果表明，辅助化疗能提高5年无病生存率，两组差异具有统计学意义（55% vs. 45%，$P=0.037$）；虽然也可提高5年生存率，但两组之间差异未达到统计学意义（61% vs. 52%，$P=0.13$），然而，该研究仍提示辅助化疗有延长患者生存时间的趋势。分层分析发现，辅助化疗可以降低淋巴结转移患者的风险，术后辅助化疗可以减少肿瘤的复发。同样，Lee J等开展了一项小样本的前瞻性研究，对淋巴结阳性（N1）的胸段食管鳞状细胞癌患者进行辅助化疗，化疗方案为顺铂联合5-FU，顺铂$60mg/m^2$，d1 + 5-FU $1000mg/m^2$，CIV 24h，d1～4，21天为1个周期，共行3个周期；辅助化疗组40例，同期单纯手术组52例，结果显示辅助化疗组3年无病生存率高于单纯手术组（47.6% vs. 35.6%，$P=0.049$），估计5年总生存率没有显著性差异（50.7% vs. 43.7%，$P=0.228$）。研究者认为术后辅助化疗可以延长淋巴结阳性的胸段食管鳞状细胞癌患者的无病生存率。亚叶酸钙对5-FU具有生化调变作用，在5-FU+顺铂的基础上，再联合亚叶酸钙，可能会增效。Zhang J等回顾性分析了66例食管癌术后行辅助化疗患者和160例单纯手术患者，化疗方案为5-FU+顺铂+亚叶酸钙，结果显示，辅助化疗不能改善整组患者的生存，但可改善Ⅳ期患者生存，辅助化疗对颈或腹腔淋巴结转移（Ⅳ期亚组）患者最有效，辅助化疗较对照组可以改善患者的1年、3年DFS及OS。

（二）5-FU联合奥沙利铂及亚叶酸钙（食管鳞状细胞癌、食管腺癌及食管胃结合部腺癌）

多项研究支持，5-FU联合奥沙利铂用于术后辅助化疗对食管癌疗效可靠，简便易行，被推荐为食管癌术后辅助化疗的优先方案。

在追求患者疗效的同时也要考虑不良反应，但关于食管癌术后辅助化疗的临床试验极少。随着铂类的升级，寻找与5-FU+亚叶酸钙联用的最佳铂类方案的难题亟待解决。Enzinger PC等进行的一项Ⅱ期随机对照研究——CALGB80403/E1206，纳入222例初治的转移性食管癌或食管胃结合部腺癌患者，将其随机分组给予FOLFOX（奥沙利铂+5-FU+亚叶酸钙）、ECF（表柔比星+顺铂+5-FU）、IC（伊立替康+顺铂）三种化疗方案，并在化疗基础上增加西妥昔单抗周疗。结果显示FOLFOX方案从安全性和有效性两方面可能比ECT/IC方案更好，表明奥沙利铂能很好地替代顺铂。

Yang ZX等回顾性研究对比食管胃结合部癌根治术后接受FOLFOX4（5-FU联合亚叶酸钙、奥沙利铂）方案和FLP（5-FU联合亚叶酸钙、顺铂）方案辅助化疗的患者的疗效，两组中位DFS为35.9个月和16.8个月（$P=0.008$），中位OS分别为41.3个月和25.6个月（$P=0.013$），分层分析显示FOLFOX4方案作为辅助化疗对男性、45～65岁、腺癌或Ⅱ/ⅢA期患者均有显著生存优势。Al-Batran SE等进行的一项Ⅲ期随机对照研究，纳入220例先前未经治疗的晚期胃或食管胃结合部腺癌患者，分别给予FLO（5-FU 2600mg/m²、亚叶酸200mg/m²、奥沙利铂85mg/m²）、FLP（5-FU 2000mg/m²、亚叶酸200mg/m²、顺铂50mg/m²）。结果显示，与FLP相比，FLO减少了化疗相关不良反应。该方案可用于食管腺癌的术后辅助治疗。

（三）紫杉醇联合铂类或多西他赛联合顺铂（食管鳞状细胞癌）

目前认为紫杉醇是治疗食管癌最有效的药物之一，紫杉醇单药用于食管癌的辅助治疗也鲜有报道，较多的是与其他药物的联合。

Zhang L等开展了一项前瞻性Ⅱ期临床试验，紫杉醇联合顺铂用于手术切缘阴性、淋巴结阳性的胸段食管鳞状细胞癌123例患者。其中，术后辅助化疗的患者43例，未接受辅助化疗的80例患者。在接受辅助化疗的患者中37例（86.0%）完成了4～6个周期的化疗。化疗方案为紫杉醇（PTX）150mg/m²，d1 + 顺铂（DDP）50mg/m²，d2，14天为一个周期，共4～6个周期。辅助治疗组3年无病生存率为56.3%，对照组为34.6%（$P=0.006$）；辅助治疗组的3年总生存率为55.0%，对照组为37.5%（$P=0.013$）。结果表明，双周辅助PTX和DDP能改善可完全切除的淋巴结阳性胸段食管鳞状细胞癌患者的3年DFS与OS，多因素分析显示术后化疗效果良好。

Lyu X等综述了52例伴有淋巴结转移的食管鳞状细胞癌，肿瘤位于胸段食管癌的中1/3或下1/3，给予患者以紫杉类为基础的辅助化疗，3年生存率为58.9%，而单独手术组的3年生存率为47.7%，单因素及多因素分析显示术后辅助化疗为生存阳性预测因素。该研究表明以紫杉类为基础术后辅助化疗，与单纯手术组比较，可改善淋巴结转移食管鳞状细胞癌患者的生存。

Hashiguchi T等在紫杉类联合铂类的基础上联合5-FU组成DCF方案，具体为多西他赛（TXT）+ DDP + 5-FU，用于淋巴结转移食管鳞状细胞癌患者的辅助治疗。回顾性分析139例Ⅱ～Ⅲ（非T4）期患者，将其分为手术组（S组，88例）和辅助化疗组（DCF组，51例），DCF方案为TXT 60mg/m²，d1 + DDP 60mg/m²，d1 + 5-FU 500mg/m²，d1～4，每3周重复，化疗2个周期，结果显示S组的5年无病生存率和总生存率分别为55.8%和57.3%，而DCF组分别为52.8%和63.0%，两组之间没有显著性差异。分层分析显示，对于N1期患者，两组之间的DFS和OS没有差异；而N2期患者，DCF组在DFS和OS方面均优于S组；结果表明DCF方案可以改善N2期食管鳞状细胞癌患者的DFS和OS。该研究认为DCF方案有效，可以作为辅助治疗方案，用于淋巴结转移阳性的食管癌患者。

（四）卡培他滨联合奥沙利铂（仅对食管胃结合部腺癌）

食管胃结合部腺癌术后辅助化疗的大型随机对照研究较少，对于食管胃结合部腺癌首推卡培他滨联合奥沙利铂。推荐剂量：卡培他滨$1000mg/m^2$，d1～14，奥沙利铂$130mg/m^2$，d1，每21天为1个周期。Noh SH等设计的CLASSIC试验是在中国、韩国等地的35个癌症中心、医疗中心和医院进行的Ⅲ期随机开放式研究。对接受D_2根治性胃切除术的Ⅱ～ⅢB期胃癌，包括食管胃结合部腺癌患者，术后给予卡培他滨联合奥沙利铂联合化疗（8个周期，为期6个月）并进行观察。研究共纳入1035例患者，其中试验组520例，观察组515例。结果显示，卡培他滨联合奥沙利铂组估计5年无病生存率为68%，而观察组为53%。到临床截止日期，辅助卡培他滨联合奥沙利铂组死亡103例（20%），观察组死亡141例（27%）（$P=0.0015$）。卡培他滨联合奥沙利铂组预估5年总生存率为78%（95%CI 74%～82%），而观察组为69%（95%CI 64%～73%）。严格而言，食管胃结合部腺癌与食管腺癌是有区别的，但是二者在化疗方案的选择上没有差别。也就是说，奥沙利铂联合卡培他滨可用于食管腺癌治疗。

（五）单药辅助化疗

Hirahara N等评估了在食管切除术后患者接受替吉奥（S-1）辅助化疗的可行性，42例食管鳞状细胞癌患者中20例接受新辅助化疗（NAC）、22例未接受NAC，所有患者术后均给予S-1辅助治疗，S-1口服2周、休1周，每3周为1个周期。初步结果显示，不论是否接受NAC，口服S-1安全，可以持续给药。S-1的长期疗效有待进一步评估。

（雷开键　张　倩）

第三节　食管癌的术前化疗

一、概　　述

新辅助化疗是指对非转移性肿瘤进行局部治疗（如手术、放疗）之前全身性应用化疗药物，一般称为术前化疗或诱导化疗。术前新辅助化疗与手术切除相结合已经成为治疗食管癌的重要手段。新辅助化疗（随后进行手术）显示出优于单独手术的结果，并提高了食管癌患者的生存率。新辅助化疗后，食管腺癌患者在DFS和OS上似乎比食管鳞状细胞癌患者获益更多。新辅助化疗（放化疗甚至放疗）在局部晚期食管癌的治疗上占有重要的位置。

新辅助化疗的优势：①肿瘤有完整的血运，有助于保持靶病灶局部药物浓度及氧浓度，改善化疗药物的递送和有效性；②可使肿瘤降期，促进治愈性（R0）切除；③相比于术后治疗，患者一般状况较好，耐受性也好，有利于顺利而完整地进行术前化疗，具有最小的毒性和术后并发症；④减少术中肿瘤种植转移；⑤早期治疗临床微转移病灶，通过预防局部和远处治疗失败来提高生存率；⑥可评估肿瘤对细胞毒性药物的化学敏感性；⑦有助于识别具有侵袭性生物学行为的肿瘤，从而指导进一步治疗；⑧术前化疗，同期给予放疗，化疗与放疗可相互增敏；⑨可以缓解大多数患者的吞咽困难和改善营养状况，并且可以避免放置饲管的需要；⑩食管癌患者对术前新辅助化疗的耐受性优于术后新辅助化疗。

我国指南推荐食管癌 II ～ IVA 期（不包括T4b）进行新辅助化疗。参照相关文献，目前食管癌的新辅助化疗可选择的方案有紫杉醇联合铂类（仅对食管鳞状细胞癌）、5-FU或卡培他滨联合顺铂[仅对胸段食管腺癌或食管胃结合部腺癌，参照2021年CSCO指南和2021年NCCN指南]、5-FU或卡培他滨联合奥沙利铂（仅对胸段食管腺癌或食管胃结合部腺癌）、5-FU或卡培他滨联合奥沙利铂及多西他赛（仅对胸段食管腺癌或食管胃结合部腺癌）、紫杉醇联合5-FU或卡培他滨、伊立替康联合顺铂等，其中以5-FU联合顺铂，以及5-FU或卡培他滨联合奥沙利铂和多西他赛方案最为业界认可。综合食管癌新辅助治疗进展，在化疗的基础上联合免疫治疗药物将成为新辅助治疗的重要手段。

二、治疗方案

（一）5-FU联合顺铂

英国早期的一项随机对照临床试验研究（OE02试验）中，802例可切除的 I ～ III 期食管癌患者被随机分为两组，一组为术前化疗组（CS组，400例），另一组为单纯手术组（S组，402例），术前化疗方案为顺铂80mg/m^2，d1+5-FU1000mg/m^2，d1～4，96h持续静脉滴注，每21天为1个周期，行2个周期化疗。结果显示，CS组的手术R0切除率高于S组（60% vs. 54%，$P < 0.0001$）；CS组的中位OS优于S组（16.8个月 vs. 13.3个月）；CS的2年生存率高于S组（43% vs. 34%）；两组术后并发症无差别。结果表明2个周期的术前顺铂+5-FU联合方案的化疗可以改善可切除食管癌患者的生存，并不增加额外的严重不良反应，上述为OE02研究的中期结果。2009年，Allum WH等报道了OE02研究最新结果，探讨术前化疗对食管癌患者影响的长期随访结果。结果显示CS组的5年生存率高于S组（23.0% vs. 17.1%），对腺癌与鳞状细胞癌疗效一致，均优于对照组；腺癌，CS组的5年生存率22.6%，对照组为17.6%；而鳞状细胞癌CS组5年总生存率为25.5%，对照组为17.0%。长期随访显示术前化疗可以改善可切除食管癌患者的生存，术前化疗联合手术应该作为一种标准治疗模式，但在OE02研究中，其对食管鳞状细胞癌的疗效仅为31%，故研究者认为新辅助化疗对食管鳞状细胞癌的疗效仍需要进一步探讨。

日本临床肿瘤学组试验JCOG9204中发现接受术后化疗（5-FU+顺铂）的食管癌患者的无病生存率优于仅接受手术的患者。在西方，术前放化疗是标准治疗方案，但JCOG9204研究的结果显示生存率远高于这些试验。因此，与单纯手术或术后化疗相比，对于术前化疗是否能提高食管鳞状细胞癌和（或）腺癌患者的生存率仍存在争议。

对此，日本学者 Ando N 等开展了 JCOG9907 临床试验，评估在局部晚期食管鳞状细胞癌患者中，与术后化疗相比，5-FU 联合顺铂术前化疗的生存获益。该研究是一项随机对照试验研究，330 例 Ⅱ／Ⅲ 期（排除 T4）鳞状细胞癌患者被随机分为术后化疗组（NC 组，166 例）和术前化疗组（PC 组，164 例），均给予 2 个周期 5-FU＋顺铂联合化疗方案，具体化疗方案：顺铂 80mg/m²，d1 ＋ 5-FU 800mg/m²，24h 持续静脉滴注，d1～5，每 3 周为 1 个周期。结果显示，进行中期分期时，中位 PFS 未达到；术前化疗组的 2 年总生存率优于术后辅助化疗组，术前化疗组的 5 年生存率明显高于术后辅助化疗组（55% vs. 43%，$P=0.04$）；结果表明术前给予 2 个周期 5-FU＋顺铂化疗联合手术治疗方案，可作为 Ⅱ／Ⅲ 期食管鳞状细胞癌的标准治疗方案，并且没有额外的严重不良事件。

2017 年，英国的一项 Ⅲ 期随机临床试验（OE05），招募了 897 例患者，其中 451 例被分配到顺铂和 5-FU（CF）组，446 例被分配到表柔比星、顺铂和卡培他滨（ECX）组。在术前分别接受 2 个周期的 CF（顺铂 80mg/m²，d1 ＋ 5-FU 1000mg/m²，d1～4，每 3 周为 1 个周期）或 4 个周期的 ECX（表柔比星 50mg/m² ＋ 顺铂 60mg/m²，d1，每 3 周为 1 个周期；在整个 4 个周期中每日给予卡培他滨 1250mg/m²，每日 2 次）。在完成化疗后 4～6 周进行两期食管切除术和二野（腹部和胸部）淋巴结清扫术。研究结果表明，CF 组观察到的 3 年总生存率为 39%，ECX 组为 42%。同时，CF 组与 ECX 组的中位生存期分别为 23.4 个月和 26.1 个月，CF 组和 ECX 组的中位无进展生存期分别为 18.4 个月和 21.4 个月，均无显著性差异。化疗期间和手术后的总体健康相关的生活质量（HRQL）较低，并且在整个试验过程中始终低于随机分组时的水平。中性粒细胞减少是最常报告的不良事件（3 级或 4 级中性粒细胞减少：CF 组为 17%，而 ECX 组为 23%），两组术后并发症患者的比例（CF 组 56%，ECX 组 62%）相似。与 2 个周期的 CF 相比，给予 4 个周期 ECX 新辅助治疗可能会增加肿瘤消退的水平，但不会提高总体或无病生存优势，ECX 的化疗毒性和严重不良事件报告的频率更高，并且不能被视为标准治疗方案。该试验的结果提出了最佳术前化疗周期数的问题，在肿瘤没有良好病理反应的情况下，给予 2 个以上的周期可能会不必要地延迟手术。故研究者认为，对于食管腺癌患者，2 个周期的 CF 仍应作为新辅助化疗方案的标准选择。

（二）5-FU 联合奥沙利铂及亚叶酸钙

奥沙利铂（反式 -1, 1, 2- 二氨基环己烷草酸铂）是第三代铂类化合物，已被美国 FDA 批准用于治疗晚期结直肠癌。由于毒性较低，奥沙利铂通常优于顺铂，具有更好的安全性。临床前研究表明，奥沙利铂是一种放射增敏剂，与 5-FU 有协同作用。

Al-Batran SE 等于 2008 年开展了一项随机、对照试验，比较了在晚期胃癌或食管胃结合部腺癌患者中 5-FU 联合亚叶酸钙及奥沙利铂（FLO）与 5-FU 联合亚叶酸钙及顺铂（FLP）的疗效。220 例未经治疗的晚期胃或食管胃结合部腺癌患者被随机分配为 2 组，化疗方案为 5-FU ＋亚叶酸钙＋奥沙利铂，具体为 5-FU 2600mg/m²，24h 持续静脉滴注 ＋ 亚叶酸 200mg/m² ＋奥沙利铂 85mg/m²，每 2 周为 1 个周期；或 5-FU ＋亚叶酸钙＋顺铂方案，具体为 5-FU 2000mg/m²（24h 持续静脉滴注，每周 1 次）＋ 亚叶酸 200mg/m²（每周 1 次）＋顺铂 50mg/m²（每2周为1个周期）。研究结果表明，与FLP组相比，FLO组具有更少的治疗相关不良事件，FLO的中位PFS有改善的趋势（分别为3.9个月、5.8个月），而中位OS（分别为8.8个月、10.7个月）没有显著性差异。同时，在94例年龄大于65岁的患者中，FLO治疗显著提高了缓解率（41.3% vs. 16.7%，$P=0.012$）。PFS和OS均优于FLP组，PFS分别为6.0个月、3.1个月（$P=0.029$）和OS分别为13.9个月、7.2个月。另外，与FLP相比，FLO也降低了毒性。FLO可能特别适用于晚期胃癌或食管胃结合部腺癌老年患者，通常适用于不能耐受更强效三联化疗或含顺铂联合化疗的患者。基于该方案在食管胃结合部腺癌的研究结果，认为该方案适合食管腺癌的治疗。

（三）5-FU联合奥沙利铂及多西他赛

Cunningham D 等于2006年开展了一项临床试验，评估在胃或食管癌患者中围手术期使用表柔比星、顺铂和输注5-FU（ECF）化疗方案的疗效。研究结果表明，与单独手术相比较，可手术的胃或食管下段腺癌患者围手术期接受ECF方案化疗缩小了肿瘤，降低了肿瘤分期，并显著改善了PFS和OS。2012年Homann N等在三个德国中心前瞻性地收集了胃或食管胃结合部腺癌且之前未接受过化疗患者的数据，这些患者接受了至少1个周期术前5-FU、亚叶酸、奥沙利铂和多西他赛（FLOT）方案化疗并随后进行了治愈性手术。使用FLOT方案术前化疗与胃或食管癌患者的显著病理学完全缓解（pCR）率相关。同时，在观察期内（45.8个月），使用FLOT化疗导致pCR率相对较高，并且达到pCR的患者DFS和OS均显著延长。

英国MRC OE05试验在食管腺癌中对常规顺铂/5-FU（CF）方案与4个周期的表柔比星/顺铂/卡培他滨（ECX）方案进行了比较。两种方案的R0切除率和术后并发症相似，中位生存期（CF组18个月 vs. ECX组21个月）也没有显著性差异，研究者质疑表柔比星在食管癌中的作用。与ECF/ECX方案相比，FLOT方案是否会转化为更好的生存结果仍需要进一步的随机试验研究。

一项胃或食管胃结合部转移性腺癌患者的Ⅱ期临床试验结果确定了FLOT方案的有效性和安全性。2016年Al-Batran SE等开展了一项随机Ⅱ/Ⅲ期临床试验，比较了在手术切除前接受基于多西他赛的三联化疗与基于蒽环类的三联化疗治疗的胃或食管胃结合部腺癌患者的组织病理学消退情况。具体化疗方案：ECF/ECX组，顺铂60mg/m²，d1 + 表柔比星50mg/m²，d1 + 5-FU 200mg/m²，每日1次，连续输注21天，或口服卡培他滨1250mg/m²，d1～21，每3周为1个周期（包括术前3个周期和术后3个周期）。FLOT组，多西他赛50mg/m²，d1 + 奥沙利铂85mg/m²，d1 + 亚叶酸200mg/m²，d1 + 5-FU 2600mg/m²，d1，每2周为1个周期（包括术前4个周期和术后4个周期）。与ECF/ECX相比，FLOT与获得病理学完全消退的患者比例更高度相关（6% vs. 16%，$P=0.02$）；FLOT组发生3～4级不良事件的患者百分比更低（ECF组患者为40%，FLOT组患者为25%）。该研究结果显示，围手术期FLOT方案化疗有效且可行，并且可能是局部晚期、可切除的胃或食管胃结合部腺癌患者的一种选择。

2019年，该团队继续评估了FLOT化疗方案作为局部晚期可切除胃或食管胃结合部腺癌患者围手术期治疗的安全性和有效性。研究将716例患者随机分为FLOT组（356例）

和ECF/ECX组（360例）。结果显示，与ECF/ECX组相比，FLOT组的中位生存期增加了15个月（35个月 vs. 50个月，$P=0.012$）；FLOT组的DFS优于ECF/ECX组（30个月 vs. 18个月，$P=0.0036$）；同时，ECF/ECX组2年、3年和5年总生存率为59%、48%和36%，而FLOT组为68%、57%和45%，估计的2年、3年和5年生存率提高了9%；此外，FLOT组手术R0切除率高于ECF/ECX组（85% vs. 78%，$P=0.0162$）。两组发生治疗相关严重不良事件（包括手术住院期间发生的事件）的患者比例相似，ECF/ECX组为27%（96例），FLOT组为27%（97例）。与围手术期使用ECF/ECX的化疗相比，使用FLOT的围手术期化疗提高了胃腺癌或食管胃结合部腺癌患者的总生存率，提示胃腺癌和食管胃结合部腺癌的标准治疗正在转向FLOT方案。Schirren R等在2020年进行的一项回顾性研究表明，FLOT应该是术前接受新辅助/围手术期化疗的局部晚期胃癌或食管胃结合部癌患者的首选治疗方案。同时，由于FLOT方案的相关毒性，推荐将其用于具有良好体能状态的特定患者，对于大多数具有良好至中等体能状态的患者而言，首选的围手术期方案是FOLFOX。

在英国医学研究委员会ST03试验中，对围手术期ECX与ECX联合贝伐珠单抗用于局部晚期可切除胃、食管和食管胃结合部腺癌患者进行了比较。1063例患者被随机分为术前表柔比星、顺铂、卡培他滨组（533例）和化疗联合贝伐珠单抗组（530例）。具体方案：单独化疗组（对照组）的患者接受了表柔比星、顺铂和卡培他滨3个周期的手术前化疗和3个周期的术后化疗，具体为表柔比星50mg/m²，d1+顺铂60mg/m²，d1和卡培他滨1250mg/m²，d1～21。化疗联合靶向治疗组（研究组）患者接受与对照组相同的治疗，在每个化疗周期的第1天接受贝伐珠单抗7.5mg/kg，并在化疗结束后再接受6个周期的贝伐珠单抗维持治疗，每3周为1个周期。结果显示，单独化疗组的3年生存率为50.3%，化疗加贝伐珠单抗组为48.1%。该研究结果与Al-Batran SE等研究中ECF/ECX组观察到的3年生存率（48%）相一致，没有提供任何证据表明贝伐珠单抗与围手术期表柔比星、顺铂和卡培他滨化疗联合用于可切除胃、食管胃结合部或食管下段腺癌的患者。同时，化疗+贝伐珠单抗组的术后吻合口瘘发生率更高（单独化疗组10% vs. 化疗+贝伐珠单抗组24%），贝伐珠单抗可能与伤口愈合受损有关。同样，基于该方案在食管胃结合部癌的研究结果，认为该方案适合食管腺癌的治疗。

（四）紫杉醇联合顺铂

张良泽等于2017年回顾性分析了20例食管鳞状细胞癌患者的临床病理资料。所有患者均每2周接受紫杉醇联合铂类化疗，并给予手术治疗。具体方案为紫杉醇或紫杉醇脂质体120～150mg/m²，d1+顺铂或奈达铂50mg/m²，d2，14天为1个周期，共化疗3～8个周期，中位化疗4个周期。观察指标为原发灶病理反应评估（参考2009年日本第10版食管癌分类标准），分为四级。①无反应（0级）：治疗无反应，肿瘤细胞无改变；②轻度反应（1级）：肿瘤细胞轻度退行性改变（残留肿瘤细胞＞1/3），核分裂象少，少许炎性细胞浸润及血管增生；③中度反应（2级）：肿瘤细胞大部分消失（残留肿瘤细胞＜1/3），残余肿瘤呈变性改变，且多被肉芽组织包裹，较多炎性细胞浸润；④重度反应（3级）：肿瘤细胞完全消失，瘤床纤维组织增生，血管减少，慢性炎性细胞浸润，瘢痕形成。结果显示，20例患者化疗后均接受了手术治疗，术后出现轻度病理反应13例，中度病理反应7例，无重度病理反应者，无治疗后进展患者。有5例（25.0%）患者化疗后出现了T分期的降期，其中4例为中度病理反应，1例为轻度病理反应；所有患者均为R0切除。紫杉醇联合铂类双周方案术前化疗的主要不良反应包括白细胞计数下降（90.0%）、中性粒细胞计数下降（75.0%）、恶心呕吐（50.0%）等，其中Ⅲ、Ⅳ级不良反应主要为白细胞计数下降（20.0%）和中性粒细胞计数下降（65.0%），经对症处理及调整化疗药物后均好转。全组患者术后并发症的发生率为25.0%（5/20），围手术期并发症经对症处理后均好转，与既往研究比较，似乎并未增加术后并发症的发生率。该试验结果表明，紫杉醇联合铂类双周方案用于进展期食管鳞状细胞癌患者的术前化疗是安全有效的，患者的耐受性尚可，具有较好的临床疗效，也并未增加手术并发症，但仍需进一步开展随机对照研究探索紫杉醇联合铂类双周方案在食管鳞状细胞癌患者术前化疗中的价值。

（五）荟萃分析

Sjoquist KM等进行了一项荟萃分析，纳入9项随机对照研究共1981例食管癌患者，比较食管癌各亚型术前新辅助化疗对食管癌患者治疗的影响，新辅助化疗联合手术较单纯手术可以降低死亡风险，其中对食管腺癌较食管鳞状细胞癌疗效更明显，新辅助化疗可带来生存益处，改善患者的OS、2年生存率。在该研究中，新辅助化疗的方案为5-FU联合顺铂、5-FU联合依托泊苷、5-FU联合博来霉素等。

Ronellenfitsch U等纳入14项随机对照试验，包括2422例胃食管腺癌患者，评估胃食管腺癌术前化疗对生存和其他结局的影响。化疗方案包括5-FU联合顺铂、5-FU联合顺铂+表柔比星、5-FU联合顺铂+多西他赛等。与单独手术相比，局部胃食管腺癌的术前化疗可提高患者生存率、R0切除可能性，延长总生存期、无病生存期，并且与更有利的治疗后肿瘤分期相关，但与围手术期并发症无关。

Kidane B等进行的一项荟萃分析纳入了13项随机试验，包括2362例胸段食管癌患者（含任何细胞类型的食管癌患者），以确定术前化疗在可切除胸段食管癌患者治疗中的作用。与单纯手术相比，术前化疗可提高总生存率和R0切除率。但没有证据表明总切除率、肿瘤复发率或非致命性并发症在术前化疗中更有效。对于可切除的胸段食管癌患者，与单独手术切除相比，以顺铂为基础的术前化疗加手术切除具有生存优势，但证据质量中等。该研究发现，一些毒性和术前死亡率与化疗有关。

目前，手术仍然是非转移性食管癌或食管胃结合部癌的主要治疗方法。现在已经清楚地认识到增加新辅助治疗比单独手术更能改善结果，然而，尚不清楚新辅助放化疗是否优于单独的新辅助化疗，需要进一步的研究证实。同时，2019年FDA批准帕博利珠单抗治疗晚期食管鳞状细胞癌患者，开启了食管鳞状细胞癌免疫治疗时代，但目前新辅助免疫治疗对食管鳞状细胞癌是否有益尚缺乏充分的循证医学证据，仍需要进一步评估。

（雷开键　朱红佳）

第四节　晚期食管癌的一线化疗

　　我国食管癌高发，发病率及死亡率均居世界首位。食管癌起病隐匿，多数患者就诊时已发展至中晚期，失去了最佳手术治疗的机会。因此，全身化疗在无法手术切除的局部晚期、复发或转移性食管癌中起着不可或缺的作用。然而，晚期食管癌尚缺乏有效的药物治疗，化疗的目的在于改善患者的生活质量，适当延长患者生存时间。

　　直到20世纪90年代初，治疗食管癌的常用化疗药物包括氟尿嘧啶（5-FU）、顺铂（DDP）、博来霉素、丝裂霉素、多柔比星（ADM）等，单药有效率在10%～25%。后来被评估具有单一药物活性的较新药物包括口服5-FU前药（卡培他滨和S-1）、紫杉类（紫杉醇和多西他赛）和伊立替康等，其总有效率为15%～45%。后采用联合药物化疗，疗效得到适当的提高。5-FU和顺铂的联合治疗方案是临床常用的食管癌标准化疗方案。然而，研究表明该方案治疗晚期食管癌的有效率仅为20%～45%。在顺铂+5-FU基础上联合新药，如紫杉醇（PTX）、多西他赛（TXT）、伊立替康（CPT-11）等，显示出较好的有效率并可改善患者生存期。另外，不含5-FU的联合化疗方案的研究逐渐增多，多西他赛、紫杉醇、伊立替康、长春瑞滨、卡培他滨、S-1等均可与顺铂（或奈达铂）联合，这些联合方案的疗效并不低于甚至高于5-FU+顺铂方案，有效率可达35%～50%。

　　局部晚期或转移性食管癌常用的一线化疗方案分为六种情况。

　　（1）单药方案：有多西他赛、紫杉醇、伊立替康、长春瑞滨、卡培他滨、S-1等。

　　（2）两药联合方案：有5-FU（或卡培他滨）+顺铂（或奥沙利铂）、伊立替康+顺铂（或5-FU）、紫杉醇+顺铂或卡铂、紫杉醇（或多西他赛）+5-FU（或卡培他滨）、多西他赛+顺铂或伊立替康等。

　　（3）三药联合方案：常用的有DCF方案，即多西他赛+顺铂+5-FU；DCF改良方案，即多西他赛+奥沙利铂+5-FU（或卡培他滨）；ECF方案，即表柔比星+顺铂+5-FU；ECF改良方案，即表柔比星+奥沙利铂（或顺铂）+5-FU或卡培他滨等。

　　（4）化疗联合靶向治疗：氟尿嘧啶类+顺铂联合曲妥珠单抗（trastuzumab）；紫杉醇和顺铂联合尼妥珠单抗（nimotuzumab）等。

　　（5）化疗联合免疫治疗：氟尿嘧啶类+奥沙利铂联合纳武利尤单抗（nivolumab）；氟尿嘧啶类+顺铂联合帕博利珠单抗（pembrolizumab）；紫杉醇+顺铂联合卡瑞利珠单抗（camrelizumab）等。

　　（6）化疗联合靶向及免疫治疗：紫杉醇脂质体+奈达铂联合阿帕替尼（apatinib）及卡瑞利珠单抗（camrelizumab）等。

一、单药化疗

　　1. 氟尿嘧啶类　常用氟尿嘧啶类药物有5-FU、卡培他滨、S-1。三者均是对晚期食管癌单药治疗有效的药物之一。目前很少单药用于食管癌的治疗，常与其他药物或治疗方法联合用于食管癌的治疗。

2. 紫杉醇（paclitaxel，PTX） 是一种抑制细胞有丝分裂的四环二萜类化合物，在食管癌患者的治疗中发挥着重要作用。Ilson DH等探究了单药紫杉醇每周1h输注治疗晚期食管癌的疗效。这项研究是由纪念斯隆-凯特琳癌症中心领导的一项多中心合作试验。23个中心参与收集了102例晚期食管癌患者。具体方案为，在1h输注紫杉醇80mg/m²后，每周给予紫杉醇80mg/m²，4周为1个周期。结果显示，95例患者可评估毒性，86例完成至少2个治疗周期的患者可评估反应。在没有化疗的患者中，10例（15%）出现了部分缓解（PR），腺癌（8/50，16%）和鳞状细胞癌（2/15，13%）患者出现了类似的反应。在接受化疗的患者中见到有限的反应（1/21，5%）。中位有效时间为172天，中位生存期274天。治疗耐受性良好，血液学3或4级毒性较小。由此可见，每周1次的紫杉醇在食管癌中的活性有限，但中位生存期、适度活动度和治疗耐受性表明，对于不能耐受联合化疗的患者，每周1次的紫杉醇可能是一种选择。

3. 多西他赛（DOX） DOX的作用机制与PTX相同，稳定微管作用是PTX的两倍。Albertsson M等进行了一项关于原发性局部晚期、复发或转移性食管癌患者每3周单独使用多西他赛或每周联合吉西他滨的Ⅱ期临床研究。1997年3月至1999年6月，52例患者（腺癌13例、鳞状细胞癌39例）参加了初步的第二阶段研究（研究Ⅰ）。2000年9月至2003年3月，共计65例患者（腺癌41例、鳞状细胞癌21例、未分化癌3例）参加了第二阶段研究（研究Ⅱ）。研究Ⅰ结果显示52例入选患者中有38例可评估，其中完全缓解（CR）2例（5%）、PR 10例（26%）、疾病稳定（SD）9例（24%）、疾病进展（PD）17例（45%）。毒性主要涉及白细胞减少，在某些情况下需要住院和抗生素治疗。研究Ⅱ显示，65例登记的患者中有46例（71%）可评估。在这些患者中，3例（7%）CR，8例（17%）PR，10例（22%）SD，25例（54%）PD，总有效率为24%，另有22%的患者病情稳定。毒性主要表现为白细胞减少和疼痛。由此可见，多西他赛作为单药治疗食管癌是有效的，无论对初治还是既往治疗过的复发性食管癌患者都有较好的疗效，总体应答率为31%，安全性良好。添加吉西他滨耐受性良好，但不会增加疗效。尽管这些单剂研究的结果似乎令人鼓舞，但将多西他赛与其他药物和方式相结合有望提高应答率。

二、联合化疗

（一）氟尿嘧啶类＋铂类

1. 5-FU+顺铂（鳞状细胞癌，2A类） 5-FU联合顺铂（FP方案）已成为晚期食管癌最常用的化疗方案之一。FP方案的具体剂量为顺铂80mg/m²，d1 + 5-FU 800mg/（m²·d），持续静脉滴注，d1～5，3周为1个周期。

Lorenzen S等进行了一项关于西妥昔单抗联合顺铂+5-FU（CET-CF）与单用顺铂+5-FU（CF）一线治疗转移性食管鳞状细胞癌的随机Ⅱ期研究。共计纳入62例符合条件的患者，其中32例接受CET-CF治疗，30例接受CF治疗。除皮疹（6% vs. 0%）和腹泻（16% vs. 0%）外，西妥昔单抗未加重3/4级毒性。根据RECIST标准，CET-CF组和CF组的总体缓解率分别为19%和13%，疾病控制率分别为75%和57%。中位随访时间为21.5个月，CET-CF组和CF组的中位PFS分别为5.9个月和3.6个月，中位OS分别为9.5个月和5.5个月。由此可见，西妥昔单抗可以安全地与CF化疗方案联合，并有可能增加标准CF化疗的疗效。

2. 氟尿嘧啶类＋顺铂（HER-2阴性腺癌，1A类） Ajani JA等采用5-FU＋顺铂（FP）方案一线治疗晚期胃或食管胃结合部腺癌患者508例，结果显示OS为7.9个月，3/4级中性粒细胞减少为40.0%，发热性中性粒细胞减少为6.9%，3/4级口腔炎为13.6%；所有级别的腹泻发生率为38.4%、肾不良事件为33.5%。另外，治疗相关死亡率为4.9%。研究者认为FP方案是晚期胃或食管胃结合部腺癌的一线治疗选择。该方案适合晚期食管腺癌患者。

多年的临床研究已证明FP方案对晚期转移性食管鳞状细胞癌与腺癌均有效，2021年CSCO指南1A类推荐用于HER-2阴性的腺癌患者（PS评分0～2），2A类推荐用于鳞状细胞癌患者。

3. 氟尿嘧啶类＋奥沙利铂（HER-2阴性腺癌，2A类） 奥沙利铂是第三代铂类药物，与顺铂相比，具有中等毒性。根据对食管鳞状细胞癌和食管腺癌的几项前瞻性试验结果，奥沙利铂被认为是一种有前景的药物，尽管食管鳞状细胞癌人群少于食管腺癌人群。Al-Batran SE等进行了一项5-FU、亚叶酸钙联合奥沙利铂或顺铂治疗转移性胃或食管胃结合部腺癌的Ⅲ期临床试验；将初治的晚期胃或食管胃结合部腺癌患者随机分为FLO组（5-FU 2600mg/m²，24h持续静脉滴注，亚叶酸钙200mg/m²，奥沙利铂85mg/m²，每2周1次）和FLP组（5-FU 2000mg/m²，24h持续静脉滴注，亚叶酸钙200mg/m²，每2周一次，顺铂50mg/m²，每2周一次）。主要研究终点是PFS。FLO组和FLP组的中位PFS有改善的趋势（分别为5.8个月和3.9个月，P=0.077），而中位OS（分别为10.7个月和8.8个月）无显著性差异。然而，在65岁以上的患者（n=94）中，与FLP相比，FLO的有效率（41.3% vs. 16.7%，P=0.012）、治疗失败时间（5.4个月 vs. 2.3个月，P＜0.001）、PFS（6.0个月 vs. 3.1个月，P=0.029）和OS（13.9个月 vs. 7.2个月）均有显著改善。FLO组与FLP组相应的不良反应如下：（任何级别）贫血（54% vs. 72%）、恶心（53% vs. 70%）、呕吐（31% vs. 52%）、脱发（22% vs. 39%）、乏力（19% vs. 34%）、肾毒性（11% vs. 34%）、血栓栓塞事件（0.9% vs. 7.8%）和与治疗相关的严重不良事件（9% vs. 19%）。由此可见，奥沙利铂相对于顺铂而言，毒副作用显著减轻，改善了患者的PFS。上述研究的治疗方案也适合晚期食管癌的治疗。

除了FLO方案可以用于晚期食管癌的治疗外，卡培他滨联合奥沙利铂（CAPOX）方案及S-1联合奥沙利铂（SOX）方案均可用于晚期食管腺癌的治疗。CAPOX方案：卡培他滨以2000mg/（m²·d）口服，每日分2次服用，共14天，然后按3周计划休息7天；奥沙利铂130mg/m²，静脉滴注，每3周给药1次。SOX方案：S-1以80mg/（m²·d），口服，每日分2次服用，连续14天，然后按3周计划休息7天；奥沙利铂130mg/m²，静脉滴注，每3周给药1次。多项临床试验发现，CAPOX和SOX方案对晚期胃或食管胃结合部腺癌同样有效，OS约为11个月。另外，还发现两种方案的患者耐受性均良好。食管腺癌可参照该方法治疗。

综上所述，奥沙利铂由于具有较轻的毒副作用及更好的抗肿瘤效应，因此，2021年CSCO指南2A类证据及NCCN指南均推荐氟尿嘧啶类＋奥沙利铂作为HER-2表达阴性食管腺癌患者的一线治疗。

（二）紫杉类＋铂类（鳞状细胞癌，2A类）

1. 紫杉醇＋顺铂　最初，Ilson DH等进行了一项关于紫杉醇联合顺铂治疗晚期食管癌的Ⅱ期临床试验，对38例食管癌、食管胃结合部癌患者（33例腺癌和5例鳞状细胞癌）进行了治疗，其中36例患者患有转移性疾病。具体治疗方案：紫杉醇200～250mg/m^2，24h持续静脉滴注，d1＋顺铂75mg/m^2，d2，每21天为1个周期，该方案可以门诊治疗。前16例患者接受250mg/m^{2}紫杉醇治疗，但由于毒性和治疗相关死亡，剂量降至200mg/m^2。研究对32例患者的反应进行了评估，其中对6例患者在仅接受1个周期治疗后（由于毒性或治疗相关死亡）进行了毒性评估。结果显示，14例患者出现部分缓解（44%），46%（13/28）的腺癌患者和25%（1/4）的鳞状细胞癌患者出现缓解。中位缓解持续时间为3.9个月，中位生存期为6.9个月。治疗前25例吞咽困难患者中，18例（72%）吞咽困难完全缓解，2例（8%）部分缓解。毒性反应包括35%的患者出现3/4级疲劳和47%的患者出现4级中性粒细胞减少，19例患者（50%）因毒性需要住院治疗，4例患者（11%）死于治疗相关并发症。由此可见，紫杉醇联合顺铂治疗食管腺癌具有明显的活性，但由于治疗引起的毒性和死亡需要住院治疗，本试验中紫杉醇和顺铂联合使用不推荐。

由于严重的毒性反应，随后有学者对紫杉醇和顺铂的治疗剂量进行了调整。Petrasch S等探究了紫杉醇联合顺铂治疗局部晚期、复发或转移性食管癌的疗效。具体方案：紫杉醇90mg/m^2，静脉滴注3h以上，然后顺铂50mg/m^2，静脉滴注，每2周重复1次。总共有来自7个不同中心的24例患者参加了这项Ⅱ期试验。中位年龄57岁（范围39～72岁），患者多为男性（男女比例为20∶4）。18例患者为鳞状细胞癌，6例患者为腺癌。肿瘤位于食管上段者6例、中段者5例、下段者13例。在研究开始时，14例患者出现远处转移（UICC Ⅳ期）；14例患者中有5例在初次食管切除术后复发。另有10例UICC Ⅲ期患者入选，其中2例局部复发。所有患者之前均未接受过化疗或放疗。因酗酒患者依从性差，4例化疗后不能再复诊。所以，对余下的20例食管鳞状细胞癌或腺癌患者的疗效进行了评估。结果显示，20例患者中有9例仅有局部复发或为Ⅲ期肿瘤，11例可评价患者有转移性疾病，最终，参加试验的20例可评估患者中有13例已经死亡。总缓解率为40%（8/20），其中临床完全缓解率为15%（3/20），15%（3/20）的患者无变化或轻微反应。从治疗开始的中位生存期为7.0个月，有效患者的中位生存期为11个月。联合化疗对50%（7/14）的鳞状细胞癌患者和17%（1/6）的腺癌患者有效。临床受益反应[定义为吞咽困难缓解和（或）体重显著增加]在70%的患者中实现。只有10%的患者出现CTC 3级白细胞减少，无4级白细胞减少和严重血小板减少，CTC 4级神经毒性发生率为5%。由此可见，紫杉醇联合顺铂对预后不良的食管鳞状细胞癌患者效果更佳，不良反应也可接受。王晓龙等关于紫杉醇联合顺铂治疗晚期食管癌的疗效与安全性的荟萃分析共纳入22项随机对照试验，共计1853例食管癌患者。该分析结果显示，观察组（紫杉醇联合顺铂）治疗晚期食管癌的近期有效率（65.55% vs. 43.76%，$P < 0.01$）明显高于对照组（5-FU联合顺铂）；远期疗效，观察组中位生存时间（7.8个月）长于对照组（4.8个月），差异有统计学意义（$P < 0.01$）。主要不良反应：观察组轻度骨髓抑制发生率高于对照组，其余无明

显差别。由于紫杉醇、顺铂不会产生交叉耐药性，因而两药联合应用可进一步提高临床治疗效果。目前，该方案已经在临床应用中显示出了良好的耐受性及较好的疗效。

随后的研究发现紫杉醇联合顺铂方案（TP方案）的具体用药：紫杉醇135～175mg/m²，d1＋顺铂75mg/m²，d1，每3周为1个周期。考虑到大剂量顺铂的严重不良反应，可将顺铂分为连续3天给药，即25～30mg/m²，d1～3。Zhang X等采用TP方案（紫杉醇175mg/m²，d1＋顺铂30mg/m²，d1～3）一线治疗晚期食管癌，PFS为4.2个月，OS约为10.5个月。

紫杉醇联合顺铂治疗晚期食管腺癌的资料有限，基于紫杉醇单药治疗对食管腺癌有效，对于不能切除、复发或转移性食管腺癌患者采用紫杉醇顺铂联合治疗。

2. 紫杉醇+卡铂　是目前食管癌化疗的常用方案之一，常用剂量为紫杉醇175mg/m²，d1＋卡铂AUC=5，d1，每3周为1个周期。Prithviraj GK等将该方案作为一线方案治疗134例晚期食管癌患者，结果显示，疾病控制率为62.6%，完全缓解率为11%，部分缓解率为28%，疾病稳定率为33%。中位OS为15.5（95%CI 1.06～1.5）个月。3级或以上毒性的发生率为26.1%，最常见的3级毒性是中性粒细胞减少和神经病变，发生率分别为14.2%和3.7%。该研究结果表明，紫杉醇联合卡铂方案治疗转移性或不可切除的食管癌的耐受性良好，OS和PFS与其他治疗方案相当。

3. 紫杉醇+奈达铂　Du JP等关于紫杉醇（PTX）联合奈达铂（NDP）治疗食管癌的一项回顾性研究显示，该研究纳入310例复发或转移性食管鳞状细胞癌患者，PTX 175mg/m²，d1＋NDP 80mg/m²，d1，每3周为1个周期，共6个周期。总有效率为47.7%，其中完全缓解率为6.1%，部分缓解率为41.7%。所有患者的中位进展时间为6.8（95%CI 6.2～7.4）个月。观察到的主要不良反应是累积性中性粒细胞减少，29%的患者出现4级毒性。该方案最常见的非血液学毒性是疼痛和累积性周围神经病变，26%的患者出现2级或3级毒性。由此可见，紫杉醇联合奈达铂治疗复发或转移性食管鳞状细胞癌具有显著的抗肿瘤活性和较轻的毒副作用。

综上所述，紫杉类+铂类对晚期食管鳞状细胞癌效果更佳，且毒副作用可控，因此，2021年CSCO指南2A类推荐紫杉类+铂类用于晚期食管鳞状细胞癌患者。

4. 白蛋白结合型紫杉醇+顺铂（鳞状细胞癌，3类）　Wang HY等对白蛋白结合型紫杉醇联合顺铂（NAB-TP）和溶剂型紫杉醇联合顺铂（SB-TP）一线治疗晚期食管鳞状细胞癌患者的疗效和安全性进行了回顾性研究。具体方案是，自2009年6月至2015年6月，32例患者接受NAB-TP方案治疗，第1、8天（30min）给予白蛋白结合型紫杉醇125mg/m²，第2天给予顺铂（75mg/m²），每3周为1个周期。43例患者在第1天和第8天静脉注射溶剂型紫杉醇（80mg/m²）和顺铂（75mg/m²）。主要终点是客观缓解率（ORR），次要终点包括疾病控制率（DCR）、无进展生存期（PFS）、总生存期（OS）和安全性。最终疗效评估结果是，NAB-TP的有效率（50% vs. 30%，P=0.082）和疾病控制率（81% vs. 65%，P=0.124）均高于SB-TP。NAB-TP和SB-TP的中位OS相似（12.5个月 vs. 10.7个月，P=0.269）。然而，NAB-TP组的中位PFS（6.1个月）明显长于SB-TP组（5.0个月）（P=0.029）。两组最常见的不良反应包括贫血、白细胞减少、中性粒细胞减少、发热性中性粒细胞减少和血小板减少，但两组间差异无统计学意义。NAB-TP组3级周围神经病变、关节痛和肌痛的发生率明显减少（$P > 0.05$）。两组均没有与治疗相关的死亡事件。由此可见，白蛋白结合型紫杉醇联合顺铂被认为是治疗晚期食管鳞状细胞癌的有效且可耐受的选择。因此，2021年CSCO指南3类推荐白蛋白结合型紫杉醇+顺铂用于晚期食管鳞状细胞癌患者。

5. 多西他赛联合顺铂　Kim JY等进行了一项关于多西他赛联合顺铂一线治疗转移性食管鳞状细胞癌的多中心Ⅱ期研究。未经治疗的转移性食管鳞状细胞癌患者，经组织学证实至少有一处可测量的病变，均符合研究条件。研究共纳入39例患者（男性/女性=39/0），中位年龄是65岁。具体方案：多西他赛70mg/m^{2}和顺铂70mg/m^2，在21天计划的第1天静脉给药，给药周期数中位数为3。结果显示，34例患者的疗效可以评估，其中完全缓解3例（7.7%）、部分缓解10例（25.6%）、疾病稳定11例（28.2%）、疾病进展10例（25.6%）。意向治疗（ITT）的目标肿瘤缓解率为33.3%，中位PFS为5.0个月，中位OS为8.3个月。多西他赛和顺铂的相对剂量强度分别为92%和91%。这种治疗相对耐受，3/4级中性粒细胞减少占20.5%/10.3%，3级感染占2.6%。由此可见，多西他赛联合顺铂化疗在转移性食管鳞状细胞癌患者中显示出有希望的抗肿瘤活性和可控制的毒性。

（三）三药联合方案（mDCF方案）

多西他赛、顺铂和5-FU三药联合方案（DCF方案）是治疗晚期胃或食管胃结合部（EGJ）腺癌的标准一线三药化疗方案，但具有明显的毒副作用。因此，为了在不降低疗效的同时，减少药物毒副作用，Shah MA等在一项随机的多中心Ⅱ期研究中检验了改良DCF（mDCF）方案的安全性和有效性。具体方案：先前未经治疗的转移性胃腺癌或EGJ腺癌患者被随机分配接受mDCF（5-FU 2000mg/m^2，持续静脉滴注48h以上 + 多西他赛40mg/m^2，静脉滴注，d1 + 顺铂40mg/m^2，静脉滴注，d3；每2周1次），或DCF[多西他赛75mg/m^2，d1 + 顺铂75mg/m^2，d1 + 氟尿嘧啶750mg/m^2，静脉滴注5天，同时给予粒细胞集落刺激因子（G-CSF）支持；每3周1次]。2006年11月至2010年6月，共有85例可评估患者入组（男性61例，女性24例；中位年龄58岁；Karnofsky体能状况90%；EGJ腺癌28例，胃癌57例）。mDCF（n=54）不良反应包括前3个月54%的3～4级毒性（22%需要住院治疗）和治疗过程中76%的3～4级毒性。DCF组（n=31）的毒性提前出现，3个月内3～4级毒性发生率为71%（52%需要住院治疗），疗程内3～4级毒性发生率高达90%。mDCF和DCF的6个月无进展生存率分别为63%（95%CI 48%～75%）和53%（95%CI 34%～69%）。mDCF组的中位OS（18.8个月 vs. 12.6个月，P=0.007）明显得到改善。由此可见，mDCF方案的安全性和有效性均优于DCF方案。因此，对于转移性胃腺癌或EGJ腺癌患者，mDCF应被视为标准的一线方案。2021年CSCO指南也1A类推荐三药联合方案（mDCF）适用于PS评分良好、可配合定期行不良行为评估的晚期胃或EGJ腺癌患者。食管腺癌患者也可以采用此方案治疗。

（雷开键　王　婷）

第五节　晚期食管癌的二线或后线治疗

目前，二线或后续治疗方案的选择取决于既往治疗和体能状态，在晚期食管癌中可供选择的二线治疗方案较多，其中单药有多西他赛（TXT）、紫杉醇、伊立替康等；联合方案有伊立替康联合5-FU+亚叶酸钙、伊立替康+S-1、雷莫芦单抗联合紫杉醇等。

1. TXT单药　Ford HE等在积极控制症状（ASC）的基础上，采用TXT单药二线治疗对铂类联合5-FU耐药的晚期食管腺癌、食管胃结合部腺癌及胃腺癌患者，评价疗效及健康相关的生活质量（HRQL）。TXT剂量为75mg/m^2，d1，每3周重复，最多为6个周期。168例患者被随机分为TXT组、ASC组各84例。结果显示，TXT组的中位OS为5.2（95%CI 4.1～5.9）个月，而ASC组为3.6（95%CI 3.3～4.4）个月；TXT组的3/4级中性粒细胞减少、感染、发热性中性粒细胞减少发生率均高于ASC组；TXT组的疼痛、恶心/呕吐、便秘等发生率更低，两组的总体HRQL无差别，而疾病特异性HRQL显示TXT组吞咽困难和腹痛明显减少。结果表明，TXT单药可用于二线治疗对铂类和5-FU耐药的食管腺癌与胃腺癌患者。

2. 紫杉醇单药　Ilson DH等关于晚期食管癌患者每周输注1h紫杉醇的研究中，可参与评估患者有86例，其中在11例患者中观察到部分缓解（PR）（13%，95%CI 6%～20%）。在未接受过化疗的患者中，10例患者出现PR（13%，95%CI 6%～24%），腺癌（8/50，16%）和鳞状细胞癌（2/15，13%）的有效率相当。在先前接受过化疗的患者中观察到有限的疗效（1/21，5%）。中位反应持续时间为172天，中位生存期为274天，治疗耐受性良好，血液学3或4级毒性较少，中位生存期、中位活性和治疗耐受性结果均表明，对于无法耐受联合化疗的晚期食管癌患者，每周使用紫杉醇可能是一种选择。

Shirakawa T等比较了紫杉醇（PTX）单药与多西他赛（TXT）单药二线治疗食管鳞状细胞癌（ESCC）的疗效，所有患者为5-FU/DDP耐药，TXT剂量为70mg/m^2，d1，每3周为1个周期；PTX为100mg/m^2，每周1次，连用6周，休1周，每7周为1个周期。共163例患者，其中TXT组132例、PTX组31例，PTX组的中位PFS、OS分别为2.3个月、6.1个月，TXT组分别为2.3个月、5.3个月；TXT组的3/4级中性粒细胞减少发生率为32.6%，而PTX组为16.1%，TXT组中有6.1%为发热性中性粒细胞减少。结果表明PTX和TXT二线治疗ESCC均有效，但毒性不同。

3. 伊立替康单药　Shuichi H等比较伊立替康和紫杉醇对既往氟尿嘧啶和铂类联合化疗失败后无严重腹膜转移的晚期胃癌及食管胃结合部癌患者疗效的研究中发现，在符合分析条件的219例患者中，紫杉醇组108例患者的中位OS为9.5个月，伊立替康组111例患者的中位OS为8.4个月（P=0.38）。紫杉醇组的中位PFS为3.6个月，伊立替康组为2.3个月（P=0.33）。紫杉醇组的缓解率为20.9%，伊立替康组的缓解率为13.6%（P=0.24）。常见的3/4级不良事件是中性粒细胞减少（紫杉醇组28.7%、伊立替康组39.1%）、贫血（紫杉醇组21.3%、伊立替康组30.0%）和厌食（紫杉醇组7.4%、伊立替康组17.3%）。该研究显示，紫杉醇和伊立替康单药均可被推荐为晚期胃食管癌的首选二线治疗用药。

4. 伊立替康联合5-FU+亚叶酸钙　Sun JS等关于一项伊立替康（CPT-11）单药或伊

立替康联合5-FU+亚叶酸钙（mFOLFIRI）治疗一线化疗难治或进展性胃或食管胃结合部腺癌患者的研究中，29例患者随机接受CPT-11单药治疗，30例患者接受mFOLFIRI联合治疗。CPT-11单药和mFOLFIRI联合的中位PFS分别为2.2个月、3.0个月（P=0.481），两组的中位OS分别为5.8个月、6.7个月（P=0.514）。在CPT-11组和mFOLFIRI组中分别观察到3/4级毒性事件21次和28次。该小样本研究结果显示mFOLFIRI方案疗效确切，患者耐受性良好，因此可用于晚期食管腺癌的二线治疗。

5. 伊立替康+S-1 Huang J等进行了伊立替康联合S-1与S-1单药在复发或转移性食管癌患者中的作用对比研究（ESWN 01），符合标准的123例患者被随机分配接受伊立替康联合S-1方案（n=61）或S-1单药治疗（n=62）。结果显示伊立替康加S-1组的中位PFS显著优于S-1单药治疗组（3.8个月 vs. 1.7个月，P=0.006）。伊立替康加S-1组的客观缓解率为24.6%，S-1单药治疗组为9.7%（P=0.002）。伊立替康加S-1组的患者3/4级白细胞减少（16.4% vs. 0%）、中性粒细胞减少（14.8% vs. 1.6%）和恶心（4.9% vs. 0%）的发生率增加。两组在3/4级腹泻方面没有显著性差异，也没有观察到与治疗相关的死亡。在复发或转移性食管癌患者中，与S-1单药治疗相比，伊立替康与S-1联合治疗同样可耐受，但后者显著延长了PFS。

6. 曲氟尿苷/替匹嘧啶 Mori Y等在一项Ⅱ期试验中，采用曲氟尿苷/替匹嘧啶单药治疗42例不能切除的晚期、复发性食管鳞状细胞癌患者，这些患者为5-FU、铂类和紫杉类药物难治性或不可耐受。结果显示，3个月和6个月的无进展生存率分别为15.4%（90%CI 7.4%~26.0%）和7.7%（90%CI 2.6%~16.6%），中位PFS和中位OS分别为1.3（95%CI 1.0~1.8）个月和4.5（95%CI 3.6~5.7）个月，有效率为0，疾病控制率为23.8%（95%CI 13.5%~38.5%）。主要3/4级毒性为中性粒细胞减少（47.6%）、白细胞减少（35.7%）和贫血（21.4%）。未发生与治疗相关的死亡。研究表明曲氟尿苷/替匹嘧啶单药治疗难治性食管鳞状细胞癌是可行的，并显示出适度的活性，可以作为晚期食管癌二线以上治疗的选择。

对于晚期、复发、转移性食管癌，应予以姑息治疗，其目的是提高患者生活质量、延长患者生存期。由于在随机临床试验中，部分研究显示对于晚期食管癌患者，化疗较最佳支持治疗没有显示出生存优势，所以不必过度强调化疗，一般4~6个周期。然而，化疗有效的患者，可以再维持治疗4~6个周期，但务必关注不良反应的发生。化疗无效者建议给予新的药物组成方案，符合条件者可考虑进行包括靶向治疗在内的临床试验，或给予最佳支持治疗。另外，化疗联合靶向药物用于食管癌治疗的研究也逐渐增多，关于化疗联合靶向药物的相关内容需要进一步总结。

（雷开键）

参 考 文 献

王晓龙，童强，杨光义，2017. 紫杉醇联合顺铂治疗晚期食管癌的疗效与安全性的Meta分析. 临床消化病杂志，29（4）：213-218.

张良泽，李伟伟，崔成旭，等，2017. 紫杉醇联合铂类双周方案在食管鳞癌术前化疗中的应用探索. 中华肿瘤杂志，39（3）：216-219.

Ajani JA，Buyse M，Lichinitser M，et al.，2013. Combination of cisplatin/S-1 in the treatment of patients with advanced gastric or gastroesophageal adenocarcinoma：results of noninferiority and safety analyses compared with cisplatin/5-fluorouracil in the First-Line Advanced Gastric Cancer Study. Eur J Cancer，49（17）：3616-3624.

Al-Batran SE，Hartmann JT，Probst S，et al.，2008. Phase Ⅲ trial in metastatic gastroesophageal adenocarcinoma with fluorouracil，leucovorin plus either oxaliplatin or cisplatin：a study of the Arbeitsgemeinschaft Internistische Onkologie. J Clin Oncol，26（9）：1435-1442.

Al-Batran SE，Hofheinz RD，Pauligk C，et al.，2016. Histopathological regression after neoadjuvant docetaxel，oxaliplatin，fluorouracil，and leucovorin versus epirubicin，cisplatin，and fluorouracil or capecitabine in patients with resectable gastric or gastro-oesophageal junction adenocarcinoma（FLOT4-AIO）：results from the phase 2 part of a multicentre，open-label，randomised phase 2/3 trial. Lancet Oncol，17（12）：1697-1708.

Al-Batran SE，Homann N，Pauligk C，et al.，2019. Perioperative chemotherapy with fluorouracil plus leucovorin，oxaliplatin，and docetaxel versus fluorouracil or capecitabine plus cisplatin and epirubicin for locally advanced，resectable gastric or gastro-oesophageal junction adenocarcinoma（FLOT4）：a randomised，phase 2/3 trial. Lancet，393（10184）：1948-1957.

Albertsson M，Johansson B，Friesland S，et al.，2007. Phase Ⅱ studies on docetaxel alone every third week，or weekly in combination with gemcitabine in patients with primary locally advanced，metastatic，or recurrent esophageal cancer. Med Oncol，24（4）：407-412.

Alderson D，Cunningham D，Nankivell M，et al.，2017. Neoadjuvant cisplatin and fluorouracil versus epirubicin，cisplatin，and capecitabine followed by resection in patients with oesophageal adenocarcinoma（UK MRC OE05）：an open-label，randomised phase 3 trial. Lancet Oncol，18（9）：1249-1260.

Allum WH，Stenning SP，Bancewicz J，et al.，2009. Long-term results of a randomized trial of surgery with or without preoperative chemotherapy in esophageal cancer. J Clin Oncol，27（30）：5062-5067.

Ando N，Iizuka T，Ide H，et al.，2003. Surgery plus chemotherapy compared with surgery alone for localized squamous cell carcinoma of the thoracic esophagus：a Japan Clinical Oncology Group Study—JCOG9204. J Clin Oncol，21（24）：4592-4596.

Ando N，Kato H，Igaki H，et al.，2012. A randomized trial comparing postoperative adjuvant chemotherapy with cisplatin and 5-fluorouracil versus preoperative chemotherapy for localized advanced squamous cell carcinoma of the thoracic esophagus（JCOG9907）. Ann Surg Oncol，19（1）：68-74.

Bang，YJ，Van Cutsem，E，Feyereislova，A，et al.，2010. Trastuzumab in combination with chemotherapy versus chemotherapy alone for treatment of HER2-positive advanced gastric or gastro-oesophageal junction cancer（ToGA）：a phase 3，open-label，randomised controlled trial. Lancet，376（9742）：687-697.

Bouché O，Raoul JL，Bonnetain F，et al.，2004. Randomized multicenter phase Ⅱ trial of a biweekly regimen of fluorouracil and leucovorin（LV5FU2），LV5FU2 plus cisplatin，or LV5FU2 plus irinotecan in patients with previously untreated metastatic gastric cancer：a Federation Francophone de Cancerologie Digestive Group Study—FFCD 9803. J Clin Oncol，22（21）：4319-4328.

Cunningham D，Allum WH，Stenning SP，et al.，2006. Perioperative chemotherapy versus surgery alone for resectable gastroesophageal cancer. N Engl J Med，355（1）：11-20.

Cunningham，D，Stenning SP，Smyth，EC，et al.，2017. Peri-operative chemotherapy with or without bevacizumab in operable oesophagogastric adenocarcinoma（UK Medical Research Council ST03）：primary analysis results of a multicentre，open-label，randomised phase 2-3 trial. Lancet Oncol，18（3）：357-370.

Enzinger PC，Burtness BA，Niedzwiecki D，et al.，2016. CALGB 80403（Alliance）/E1206：a randomized phase Ⅱ study of three chemotherapy regimens plus cetuximab in metastatic esophageal and gastroesophageal junction cancers. J Clin Oncol，34（23）：2736-2742.

Enzinger PC，Ilson DH，Kelsen DP，1999. Chemotherapy in esophageal cancer. Semin Oncol，26（5 Suppl 15）：12-20.

Ford HER，Marshall A，Bridgewater JA，et al.，2014. Docetaxel versus active symptom control for refractory oesophagogastric adenocarcinoma（COUGAR-02）：an open-label，phase 3 randomised controlled trial. Lancet Oncol，15（1）：78-86.

Hashiguchi T，Nasu M，Hashimoto T，et al.，2014. Docetaxel，cisplatin and 5-fluorouracil adjuvant chemotherapy following three-field lymph node dissection for stage Ⅱ/Ⅲ N1，2 esophageal cancer. Mol Clin Oncol，2（5）：719-724.

Hindson J，2021. Nivolumab plus chemotherapy for advanced gastric cancer and oesophageal adenocarcinoma. Nat Rev Gastroenterol Hepatol，18（8）：523.

Hirahara N，Matsubara T，Kaji S，et al.，2022. Feasibility study of adjuvant chemotherapy with S-1 after curative esophagectomy following neoadjuvant chemotherapy for esophageal cancer. BMC Cancer，22（1）：718.

Hironaka S，Ueda S，Yasui H，et al.，2013. Randomized，open-label，phase Ⅲ study comparing irinotecan with paclitaxel in patients with advanced gastric cancer without severe peritoneal metastasis after failure of prior combination chemotherapy using fluoropyrimidine plus platinum：WJOG 4007 trial. J Clin Oncol，31（35）：4438-4444.

Homann N，Pauligk C，Lulezy K，et al.，2012. Pathological complete remission in patients with oesophagogastric cancer receiving preoperative 5-fluorouracil，oxaliplatin and docetaxel. Int J cancer，130（7）：1706-1713.

Huang J，Xu B，Liu Y，et al.，2019. Irinotecan plus S-1 versus S-1 in patients with previously treated recurrent or metastatic esophageal cancer（ESWN 01）：a prospective randomized，multicenter，open-labeled phase 3 trial. Cancer Commun（Lond），39（1）：16.

Ilson DH，Forastiere A，Arquette M，et al.，2000. A phase Ⅱ trial of paclitaxel and cisplatin in patients with advanced carcinoma of the esophagus. Cancer J，6（5）：316-323.

Ilson DH，Wadleigh RG，Leichman LP，et al.，2007. Paclitaxel given by a weekly 1-h infusion in advanced esophageal cancer. Ann Oncol，18（5）：898-902.

Kang YK，Kang WK，Shin DB，et al.，2009. Capecitabine/cisplatin versus 5-fluorouracil/cisplatin as first-line therapy in patients with advanced gastric cancer：a randomised phase Ⅲ noninferiority trial. Ann Oncol，20（4）：666-673.

Kelly RJ，Ajani JA，Kuzdzal J，et al.，2021. Adjuvant nivolumab in resected esophageal or gastroesophageal junction cancer. N Engl J Med，384（13）：1191-1203.

Kidane B，Coughlin S，Vogt K，et al.，2015. Preoperative chemotherapy for resectable thoracic esophageal cancer. Cochrane Database Syst Rev，2015（5）：CD001556.

Kidane B，Korst RJ，Weksler B，et al.，2019. Neoadjuvant therapy vs upfront surgery for clinical T2N0 esophageal cancer：a systematic review. Ann Thorac Surg，108（3）：935-944.

Kim GM，Jeung HC，Rha SY，et al.，2012. A randomized phase Ⅱ trial of S-1-oxaliplatin versus capecitabine-oxaliplatin in advanced gastric cancer. Eur J Cancer，48（4）：518-526.

Kim JY，Do YR，Park KU，et al.，2010. A multi-center phase Ⅱ study of docetaxel plus cisplatin as first-line therapy in patients with metastatic squamous cell esophageal cancer. Cancer Chemother Pharmacol，66（1）：31-36.

Lee J，Lee KE，Im YH，et，al，2005. Adjuvant chemotherapy with 5-fluorouracil and cisplatin in lymph node-positive thoracic esophageal squamous cell carcinoma. Ann Thorac Surg，80（4）：1170-1175.

Lorenzen S，Schuster T，Porschen R，et al.，2009. Cetuximab plus cisplatin-5-fluorouracil versus cisplatin-5-fluorouracil alone in first-line metastatic squamous cell carcinoma of the esophagus：a randomized phase Ⅱ study of the Arbeitsgemeinschaft Internistische Onkologie. Ann Oncol，20（10）：1667-1673.

Luo H，Lu J，Bai Y，et al.，2021. Effect of camrelizumab vs placebo added to chemotherapy on survival and progression-free survival in patients with advanced or metastatic esophageal squamous cell carcinoma·the ESCORT-1st randomized clinical trial. JAMA，326（10）：916-925.

Lyu X，Huang J，Mao Y，et al.，2014. Adjuvant chemotherapy after esophagectomy：is there a role in the treatment of the lymph node positive thoracic esophageal squamous cell carcinoma？ J Surg Oncol，110（7）：864-868.

Matsuura N，Yamasaki M，Yamashita K，et al.，2021. The role of adjuvant chemotherapy in esophageal cancer patients after neoadjuvant chemotherapy plus surgery. Esophagus，18（3）：559-565.

Mori Y，Kikuchi O，Horimatsu T，et al.，2022. Multicenter phase Ⅱ study of trifluridine/tipiracil for esophageal squamous carcinoma refractory/intolerant to 5-fluorouracil，platinum compounds，and taxanes：the ECTAS study. Esophagus，19（3）：444-451.

Noh SH，Park SR，Yang HK，et，al，2014. Adjuvant capecitabine plus oxaliplatin for gastric cancer after D2 gastrectomy（CLASSIC）：5-year follow-up of an open-label，randomised phase 3 trial. Lancet Oncol，15（12）：1389-1396.

Ohtsu A，Shimada Y，Shirao K，et al.，2003. Randomized phase Ⅲ trial of fluorouracil alone versus fluorouracil plus cisplatin versus uracil and tegafur plus mitomycin in patients with unresectable，advanced gastric cancer：The Japan Clinical Oncology Group Study（JCOG9205）. J Clin Oncol，21（1）：54-59.

Petrasch S，Welt A，Reinacher A，et al.，1998. Chemotherapy with cisplatin and paclitaxel in patients with locally advanced，recurrent or metastatic oesophageal cancer. Br J Cancer，78（4）：511-514.

Prithviraj GK，Baksh K，Fulp W，et al.，2015. Carboplatin and paclitaxel as first-line treatment of unresectable or metastatic esophageal or gastric cancer. Dis Esophagus，28（8）：782-787.

Rigas JR，Dragnev KH，Bubis JA，2005. Docetaxel in the treatment of esophageal cancer. Semin Oncol，32（2 Suppl 4）：S39-S51.

Ronellenfitsch U，Schwarzbach M，Hofheinz R，et al.，2013. Preoperative chemo（radio）therapy versus primary surgery for gastroesophageal adenocarcinoma：systematic review with meta-analysis combining individual patient and aggregate data. Eur J cancer，49（15）：3149-3158.

Schirren R，Novotny A，Friess H，et al.，2020. Histopathologic response is a positive predictor of overall survival in patients undergoing neoadjuvant/perioperative chemotherapy for locally advanced gastric or gastroesophageal junction cancers-analysis from a large single center cohort in germany. Cancers（Basel），12（8）：2244.

Shah MA，Janjigian YY，Stoller R，et al.，2015. Randomized multicenter phase Ⅱ study of modified docetaxel，cisplatin，and fluorouracil（DCF）versus DCF plus growth factor support in patients with metastatic gastric adenocarcinoma：a study of the US gastric cancer consortium. J Clin Oncol，33（33）：3874-3879.

Shirakawa T，Kato K，Nagashima K，et al.，2014. A retrospective study of docetaxel or paclitaxel in patients with advanced or recurrent esophageal squamous cell carcinoma who previously received fluoropyrimidine- and platinum-based chemotherapy. Cancer Chemother Pharmacol，74（6）：1207-1215.

Sjoquist KM，Burmeister BH，Smithers BM，et al.，2011. Survival after neoadjuvant chemotherapy or chemoradiotherapy for resectable oesophageal carcinoma：an updated meta-analysis. Lancet Oncol，12（7）：681-692.

Sun JM，Shen L，Shah MA，et al.，2021. Pembrolizumab plus chemotherapy versus chemotherapy alone for first-line treatment of advanced oesophageal cancer（KEYNOTE-590）: a randomised, placebo-controlled, phase 3 study. Lancet, 398（10302）: 759-771.

Sym SJ, Hong J, Park J, et al., 2013. A randomized phase Ⅱ study of biweekly irinotecan monotherapy or a combination of irinotecan plus 5-fluorouracil/leucovorin（mFOLFIRI）in patients with metastatic gastric adenocarcinoma refractory to or progressive after first-line chemotherapy. Cancer Chemother Pharmacol, 71（2）: 481-488.

Wang HY, Yao ZH, Tang H, et al., 2016. Weekly nanoparticle albumin-bound paclitaxel in combination with cisplatin versus weekly solvent-based paclitaxel plus cisplatin as first-line therapy in Chinese patients with advanced esophageal squamous cell carcinoma. Onco Targets Ther, 9: 5663-5669.

Wilke H, Muro K, Van Cutsem E, et al., 2014. Ramucirumab plus paclitaxel versus placebo plus paclitaxel in patients with previously treated advanced gastric or gastro-oesophageal junction adenocarcinoma（RAINBOW）: a double-blind, randomised phase 3 trial. Lancet Oncol, 15（11）: 1224-1235.

Yang ZX, Wang L, Wang YD, et al., 2011. Comparison of efficacy between FOLFOX4 regimen and FLP regimen as adjuvant chemotherapy for carcinoma of esophagogastric junction. Tumor, 15（9）: 113-117.

Zhang B, Qi L, Wang X, et al., 2020. Phase Ⅱ clinical trial using camrelizumab combined with apatinib and chemotherapy as the first-line treatment of advanced esophageal squamous cell carcinoma. Cancer Commun（Lond）, 40（12）: 711-720.

Zhang J, Zhang YW, Chen ZW, et al., 2008. Adjuvant chemotherapy of cisplatin, 5-fluorouracil and leucovorin for complete resectable esophageal cancer: a case-matched cohort study in east China. Dis Esophagus, 21（3）: 207-213.

Zhang L, Li W, Lyu X, et al., 2017. Adjuvant chemotherapy with paclitaxel and cisplatin in lymph node-positive thoracic esophageal squamous cell carcinoma. Chin J Cancer Res, 29（2）: 149-155.

Zhang X, Jia J, Lu M, et al., 2019. Nimotuzumab plus paclitaxel and cisplatin as a 1st-line treatment for esophageal cancer: long term follow-up of a phase Ⅱ study. J Cancer, 10（6）: 1409-1416.

第十四章

食管癌的分子靶向治疗

分子靶向治疗药物具有靶向选择性、高效性、低毒性的特点，在肺癌、结直肠癌、慢性粒细胞白血病、胃肠间质瘤等肿瘤中取得了惊人的疗效。作为一种新型的治疗手段，靶向治疗在食管癌的治疗中也将发挥重要作用。目前，食管癌的靶向治疗主要集中在表皮生长因子受体（epidermal growth factor receptor，EGFR）、血管内皮生长因子/血管内皮生长因子受体（vascular endothelial growth factor/vascular endothelial growth factor receptor，VEGF/VEGFR）、哺乳动物雷帕霉素靶蛋白（mammalian target of rapamycin，mTOR）、HGF/c-Met通路等。虽然FDA批准了两种靶向疗法药物用于转移性食管腺癌（EAC）和食管鳞状细胞癌（ESCC），另外还有一些新开发的多种单克隆抗体和酪氨酸激酶抑制剂（TKI）单独使用或与传统治疗方法联合使用，且能改善部分ESCC患者的预后，但是总体上，食管癌分子靶向治疗的进展十分有限，治疗结果多令人失望。

第一节　靶向表皮生长因子受体家族的治疗

表皮生长因子受体（EGFR）家族包括HER-1（ErbB1、EGFR）、HER-2（ErbB2、neu）、HER-3（ErbB3）及HER-4（ErbB4）。主要有两大类药物，一类靶向EGFR（即HER-1），一类靶向HER-2。

一、靶向EGFR的治疗

HER-1又称为EGFR，是原癌基因 c-erbB1的表达产物，是一种糖蛋白，属于受体酪氨酸激酶（receptor tyrosine kinase，RTK），是上皮生长因子细胞增殖和信号转导的受体，为Ⅰ型跨膜生长因子受体。EGFR与肿瘤细胞的增殖、分化、凋亡、黏附、侵袭、转移和血管生成等密切相关。研究表明在许多实体肿瘤中存在EGFR的高表达或异常表达。食管癌患者中40%～80%存在EGFR高表达，EGFR高表达患者的预后常常很差，EGFR高表达可以作为预后和疗效预测因子。在2004年的一项研究中，EGFR阳性（高表达）食管癌患者的中位OS为16个月，不足 EGFR 阴性患者（35个月）的一半，突出了这种分子在疾病进展和严重程度中的重要性。EGFR高表达与食管癌的恶性程度有关，抑制EGFR

信号通路可抑制肿瘤细胞的生长，EGFR可成为食管癌治疗的作用靶点。靶向EGFR的药物主要分为两大类：一类是作用于受体胞外区域的单克隆抗体，阻断配体结合及活化，进而抑制食管癌的致癌作用，如西妥昔单抗、帕尼单抗及尼妥珠单抗等。另一类是作用于受体胞内区的小分子TKI，后者抑制细胞内的酪氨酸激酶活性，从而抑制癌症的发生和发展，如吉非替尼、厄洛替尼、拉帕替尼等。

（一）抗EGFR（ErbB1）单克隆抗体

此类靶向治疗的药物主要有西妥昔单抗、帕尼单抗和尼妥珠单抗。

1. 西妥昔单抗（cetuximab） 是一种重组人鼠嵌合的IgG1单克隆抗体，靶向EGFR，在细胞外结合EGFR并抑制配体结合和细胞增殖信号转导，很早就被FDA批准用于转移性结直肠癌（mCRC）的治疗。

多项临床试验对西妥昔单抗联合化疗的疗效和不良反应进行了研究。在一项前瞻性随机研究中，Lorenzen S等报道32例转移性食管鳞状细胞癌患者接受西妥昔单抗+顺铂+5-FU治疗，对照组30例接受顺铂+5-FU治疗。除皮疹和腹泻之外，西妥昔单抗并不加重3/4级不良反应，西妥昔单抗联合组与对照组的DCR分别为75%和57%，PFS分别为5.9个月和3.6个月，OS分别为9.5个月和5.5个月。结果表明，西妥昔单抗联合化疗能明显提高疗效且安全。近年来多项研究显示，西妥昔单抗可延长可切除食管鳞状细胞癌患者的PFS和OS，且不增加毒性或术后发病率。

Janjigian YY等在一项Ⅱ期临床试验中给入组的一线治疗失败的食管癌患者行西妥昔单抗联合顺铂+伊立替康治疗。结果显示，仅有1例PR，且只持续了10个月，4例SD，11例PD，中位PFS为1.4个月，中位OS为6个月。该结果显示，西妥昔单抗联合顺铂+伊立替康作为二线治疗方案，疗效不佳。

Ruhstaller T等探讨了28例可切除的局部晚期食管癌患者，术前接受西妥昔单抗联合顺铂、多西他赛及同步放疗的临床试验，68%的患者表现为完全和接近完全病理退缩，且安全性良好，其中皮肤毒性是最主要的副作用，也未发现西妥昔单抗增加术后死亡率，认为方案可行。基于该方案高的组织病理应答率及R0切除率，建议开始Ⅲ期临床研究。

也有学者在Ⅱ期临床试验中评估了西妥昔单抗治疗食管腺癌和食管胃结合部癌的疗效及不良反应，初步研究显示西妥昔单抗联合铂类+5-FU缓解率较高，不良反应主要为中性粒细胞减少及皮疹。

总之，上述结果提示食管癌患者可能是西妥昔单抗治疗的适应人群，尤其是与其他疗法联合使用时。西妥昔单抗在食管癌的疗效可能与病理类型相关，似乎在食管鳞状细胞癌患者中的疗效较为肯定。然而，由于西妥昔单抗联合标准治疗对食管癌患者的疗效在多项临床研究中存在争议，因此西妥昔单抗在食管癌中的治疗地位还需要进一步探讨，下一步集中在EGFR高表达的食管癌患者，或者与其他药物联合开展临床试验。

2. 帕尼单抗（panitumumab） 是一种完全人源化的IgG2单克隆抗体，靶向作用于EGFR。早期Stephenson JJ等报道了帕尼单抗治疗10例晚期食管癌的疗效，其中1例部分缓解，缓解时间为19.1个月，认为帕尼单抗对食管癌患者可能有效。随后有学者开展了一项可切除的食管癌患者接受术前放化疗（CRT）的研究，将帕尼单抗添加至卡铂+紫杉醇联合方案中治疗了90例患者，结果显示病理学完全缓解（pCR）率为22%，腺癌和鳞状细胞癌患者的pCR率分别达到14%和47%，95%的患者实现了R0切除术；主要3级毒性反应为皮疹（12%）、疲劳（11%）和非发热性中性粒细胞减少（11%），总体耐受性良好。

然而，多项临床试验并不支持帕尼单抗用于食管癌的治疗。一项针对局部晚期、可切除的远端食管腺癌患者的Ⅱ期研究中纳入了70例患者，具体方案为患者在第1、3、5、7和9周接受多西他赛（40mg/m²）、顺铂（40mg/m²）和帕尼单抗（6mg/kg）（DCP），联合放疗（5040cGy，180cGy/d×28天），后者从第5周开始。48.5%的毒性≥4级，淋巴细胞减少（43%）最为常见，手术死亡率为3.7%，3.7%出现成人呼吸窘迫综合征。中位随访26.3个月时，中位OS为19.4个月，3年总生存率为38.6%。结果显示，DCP用于新辅助CRT是有效的（pCR+接近pCR=53.7%），但毒性显著，研究者不建议在未经选择的人群中进一步评估该方案。除了该研究得出在以多西他赛为基础的晚期食管癌化疗中加入帕尼单抗并不能改善疗效且增加毒性的结论之外，Yoon H等及另外的一项Ⅱ期随机研究也显示，伊立替康联合帕尼单抗作为晚期食管腺癌的二线治疗疗效不佳，在改良FOLFOX6（mFOLFOX6）一线化疗中加入帕尼单抗或西妥昔单抗治疗晚期胃食管腺癌患者也没有益处。

除了上述研究之外，Okines AF等在Ⅱ/Ⅲ期REAL-3研究中评估了帕尼单抗联合表柔比星、奥沙利铂和卡培他滨（EOC）方案一线治疗无法手术、转移性或局部晚期食管腺癌的疗效，具体方案：EOC对照组为表柔比星50mg/m²，d1+奥沙利铂130mg/m²，d1+卡培他滨1250mg/（m²·d），d1～21，每21天为1个周期，共8个周期。帕尼单抗组为表柔比星50mg/m²，d1+奥沙利铂100mg/m²，d2+卡培他滨1000mg/（m²·d），d1～21+帕尼单抗9mg/kg，d1，每21天为1个周期，共8个周期。最初的Ⅱ期试验结果显示该方案的有效率为56%，但毒性较大，主要是3级腹泻，进而导致在Ⅲ期临床试验中降低了药物剂量。由于较低的生存率，在Ⅲ期试验中，入组533例患者后试验被提前终止。Ⅲ期临床试验的结果显示，帕尼单抗组OS为8.8个月，对照组为11.3个月。帕尼单抗组的3/4级腹泻率（17% vs. 11%）、皮肤毒性（14% vs. 1%）、血栓（12% vs. 7%）均高于对照组，研究者认为该方案对未经治疗的胃食管癌患者的OS没有改善，与标准EOC方案相比较，OS反而缩短，调整后的EOC方案中奥沙利铂和卡倍他滨的剂量降低，可能是OS缩短的原因之一。

总之，帕尼单抗用于食管癌的治疗也存在争议，目前没有帕尼单抗用于食管鳞状细胞的报道，下一步如何筛选出食管癌患者中帕尼单抗的适合人群也是需要解决的问题之一。

3. 尼妥珠单抗（nimotuzumab） 是一种新型基因工程人源化的IgG1类单克隆抗体，作用机制类似于西妥昔单抗，通过与EGFR特异性结合阻断EGFR与其配体的结合，阻断由EGFR介导的下游信号转导通路，从而抑制肿瘤细胞增殖，诱导分化，促进细胞凋亡，抑制血管生成，从分子水平逆转肿瘤细胞的恶性生物学行为。尼妥珠单抗具有靶向性强、特异性高和毒副作用低等特点，并能显著增强放化疗效果。与西妥昔单抗相比，尼妥珠单抗毒性更小，皮疹发生率更低。

尼妥珠单抗单药治疗晚期食管癌，很少有报道。更多的研究是尼妥珠单抗与化疗或放疗联合用于治疗晚期食管癌。本部分主要介绍尼妥珠单抗联合化疗的临床研究，对于尼妥珠单抗联合放疗或放化疗治疗食管癌的研究，具体参见第二十三章。

早期，Lu M等在一项单中心前瞻性Ⅱ期研究中对59例食管癌患者进行紫杉醇+顺铂（TP）联合尼妥珠单抗一线治疗。56例患者可评价疗效，ORR达到51.8%，DCR为92.9%；局部治疗（放疗或手术）后化疗将转移性疾病和局部晚期疾病患者的疾病控制持续时间分别延长至8.2个月和23个月以上。有远处转移者治疗后的OS为14.0（95%CI 6.8～21.2）个月。最常见的3/4级毒性是中性粒细胞减少（46.4%）、恶心（48.3%）、脱发（78.6%）、厌食（42.8%）、呕吐（55.4%）、关节痛（62.5%）。结果表明，在标准TP方案中添加尼妥珠单抗是安全的，并且耐受性良好。

Han X等对尼妥珠单抗联合化疗治疗局部晚期或转移性食管癌进行了研究，共入组21例患者，其中1例（4.8%）CR、7例（33.3%）PR、9例（42.9%）SD、4例（19%）PD；ORR为38.1%，DCR为81%，中位PFS为7个月，中位OS为18个月。贫血和白细胞减少的发生率分别为71.4%和81%；2例患者出现严重的骨髓抑制，并伴发恶心、乏力和厌食。在随访期间，未观察到长期药物相关性毒性。研究者认为，尼妥珠单抗联合化疗治疗局部晚期或转移性食管癌取得了良好的疗效，且耐受性良好、无毒性累积。目前，国内多家中心参加的一项尼妥珠单抗联合化疗治疗晚期食管癌的Ⅲ期临床试验已完成入组，期待最终结果。

（二）EGFR酪氨酸激酶抑制剂

EGFR酪氨酸激酶抑制剂（EGFR-TKI）是一类口服小分子化合物。其进入细胞内，可结合酪氨酸激酶胞内区的ATP结合位点，通过对酪氨酸激酶磷酸化的抑制，阻断酪氨酸自身磷酸化，从而抑制EGFR激活，阻断信号转导，促进细胞凋亡，减少肿瘤浸润与转移，即使在结合配体存在的情况下，也可以防止细胞内信号转导。此类药物包括作用于EGFR的吉非替尼、厄洛替尼等。EGFR-TKI治疗食管癌是否需要检测EGFR突变，目前没有定论。

1. 吉非替尼（gefitinib） 是一种选择性EGFR-TKI，该酶通常表达于上皮来源的实体瘤。对EGFR酪氨酸激酶活性的抑制可妨碍肿瘤的生长、转移和血管生成，并增加肿瘤细胞的凋亡，且可提高化疗、放疗及激素治疗的抗肿瘤活性。

近来已有多项研究评估吉非替尼在治疗食管癌方面的疗效，吉非替尼不但可以单药用于食管癌患者的治疗，而且还可以与放化疗联合，但更多的文献支持单药用于食管癌的治疗。Janmaat ML等进行了一项Ⅱ期临床试验，采用吉非替尼单药二线治疗36例食管癌（26例腺癌、9例鳞状细胞癌、1例鳞腺癌）。口服吉非替尼500mg/d，虽未见有效患者，但PFS为59天，中位OS为164天。EGFR高表达患者的DCR为66.7%，中位疾病进展时间（TTP）为153天，中位OS为233天，不良反应主要为腹泻、皮疹、转氨酶升高及呕吐，研究结果显示吉非替尼对女性、EGFR高表达的食管癌患者可能具有更高的应答率。Ferry DR等进行了一项开放的两个中心、非对照的Ⅱ期临床试验，对27例晚期食管腺癌患者进行吉非替尼二线治疗，口服吉非替尼500mg/d，结果显示其DCR达到37%，不良反应较轻。Rodriguez CP等采用同步放化疗联合吉非替尼治疗80例T3、N1或M1a的食管癌和食管胃结合部癌患者，吉非替尼与术前同步放化疗一起给予4周，术后再恢复吉非替尼治疗，结果显示吉非替尼不增加治疗毒性，但增加皮疹、腹泻发生。估计3年总生存率为42%，可能较同步放化疗患者具有生存优势，但术后吉非替尼维持治疗很难进行。上述结果说明吉非替尼二线治疗晚期食管癌具有轻度的活性。另一项Ⅱ期临床试验对58例复发或转移性食管癌和食管胃结合部癌患者进行了研究，给予吉非替尼250mg/d，持续8周，结果显示7%的患者PR，17%的患者SD，临床获益者持续时间为6.1个月，所有患者的中位OS为5.5个月，1年和2年的生存率分别为24.6%和12.5%，结果表明吉非替尼对复发或转移性食管癌患者的疗效有限，但耐受性可，研究者认为进一步研究需要很好地选择患者。

然而，Dutton SJ等在一项吉非替尼对比安慰剂作为二线方案治疗食管癌的多中心、双盲、安慰剂对照的随机Ⅲ期临床试验中，将化疗后进展的224例食管癌患者（其中食管鳞状细胞癌占25%）随机分组为吉非替尼组和安慰剂组，结果显示两组之间的OS并无显著性差异（吉非替尼3.73个月 vs. 安慰剂3.67个月），PFS也无显著性差异（吉非替尼1.57个月 vs. 安慰剂1.17个月），另外，鳞状细胞癌与腺癌的DCR也无显著性差异（P=0.478）。除吉非替尼组可改善吞咽痛外，总体生活质量、进食等其他方面在两组之间均无显著性差异。由此得出结论，吉非替尼作为二线方案用于不加选择的食管癌患者的治疗，不能延长OS，然而，对于生命期望值较短、难以治疗的食管癌患者，吉非替尼有缓解症状的作用。

COG试验是一项随机Ⅲ期试验，研究吉非替尼在化疗耐药的食管腺癌（EAC）和食管鳞状细胞癌（ESCC）患者中的作用。接受吉非替尼或安慰剂的患者没有生存差异（3.73个月 vs. 3.67个月）。然而，亚组分析表明，通过FISH检测EGFR拷贝数增加（CNG），340例中20.2%的患者为EGFR FISH阳性；与FISH阴性患者比较，吉非替尼显著延长了阳性患者的OS；EGFR扩增的患者（7.2%）也可以从吉非替尼治疗中获益。Rodriguez CP等开展了一项治疗局部晚期食管和食管胃结合部癌的Ⅱ期研究，探讨了围手术期同步化疗及放疗后维持吉非替尼治疗的效果。入组条件为T3、N1或M1a食管或食管胃结合部鳞状细胞或腺癌，化疗方案为顺铂[20mg/（m² · d）]和5-FU[1000mg/（m² · d）]4天连续静脉输注，从术前放疗的第1天开始（1.5Gy，每日2次，总量30Gy）。术后4～6周进行手术，术后6～10周进行相同疗程的同步放化疗。吉非替尼250mg/d于术前同步放化疗4周给予，术后重新开始治疗2年。研究有80例患者入组。其中，42例（53%）出现皮疹，44例（55%）出现腹泻。3年Kaplan-Meier估计值（吉非替尼治疗与非吉非替尼治疗的患者）显示总生存率分别为42%、28%（P=0.06），48%的患者对吉非替尼维持治疗不能耐受。经历吉非替尼相关腹泻的患者似乎结果有改善。尽管吉非替尼并未加重同步放化疗毒性，但维持治疗被证明是困难的。

国内有学者也在晚期食管癌患者中评价吉非替尼单药的临床疗效和毒性。在一项纳入41例晚期食管癌患者的研究中，患者每日口服250mg吉非替尼，结果显示，2例PR（4.9%），14例SD（34.1%），25例PD（61.0%），ORR为4.9%，DCR为39.0%。中位TTP为2.2个月，中位OS为6.1个月。大多数药物相关毒性为1～3级非血液学毒性，其中

1～2级皮疹的发生率为51.2%，3～4级皮疹的发生率为17.1%，1～2级腹泻的发生率为26.8%，3～4级腹泻的发生率为7.3%，1～2级恶心和呕吐的发生率为14.6%。研究者认为，吉非替尼可以提高一线化疗失败的晚期食管癌患者的生存率和生活质量。另外，对老年食管鳞状细胞癌患者，Xu Y等也开展了一项吉非替尼联合放疗的Ⅱ期研究，入组20例患者，其中5例CR，13例PR，2例SD，ORR为90%，中位OS为14个月，中位PFS为7个月，该研究表明吉非替尼联合放疗有效且可耐受，但是该研究的样本量偏小。

总体而言，吉非替尼治疗食管鳞状细胞癌有适当的疗效，可提高晚期食管鳞状细胞癌患者的生存率，但需要大样本研究的进一步验证。另外，研究发现吉非替尼除具有抗肿瘤活性外，还能增强EGFR阳性肿瘤细胞的放射敏感性，因此吉非替尼与放疗联合值得进一步研究。

2. 厄洛替尼（erlotinib） 不但可单药使用，而且可与化疗药物、放疗或放化疗联合应用于食管癌的治疗，早期开始的研究主要为厄洛替尼联合放化疗。Dobelbower RC等进行了一项Ⅰ期临床试验，厄洛替尼联合放疗+5-FU+顺铂治疗食管癌，结果表明厄洛替尼150mg/d的用量安全、患者耐受性好，不良反应以1～2级为主。随后，Li G等报道了厄洛替尼联合同步放化疗治疗24例局部晚期食管癌的Ⅱ期临床试验结果，化疗药物为紫杉醇和顺铂，结果2年的总生存率、DCR、无复发生存率分别为70.1%、87.5%、57.4%，发生的3～4级不良反应主要为白细胞减少和血小板减少，发生率分别为16.7%、8.3%，研究者认为该方案耐受性好，疗效可。

另外，也有厄洛替尼联合放疗治疗晚期食管癌的研究报道，Zhai Y等采用同步厄洛替尼与放疗联合，治疗放化疗不能耐受的18例局部晚期食管鳞状细胞癌患者，临床分期为Ⅱ～Ⅳ期，中位OS为21.1个月，中位PFS为12个月，2年的总生存率、无进展生存率、局部无复发生存率分别为44.4%、38.9%、66.7%，结果表明该方案有效、耐受性好。另一项前瞻性、多中心Ⅱ期临床试验，采用厄洛替尼联合放疗治疗17例老年胸部食管癌或食管胃结合部癌患者，患者不适合以铂类为基础的化疗，结果显示中位生存期为7.3个月，估计PFS为4.5个月，估计1年生存率为29%，5例患者有3～4级治疗相关的毒性，并且发现*EGFR*扩增和从不吸烟的食管癌患者，其生存期明显延长。Zhang XB等采用厄洛替尼联合放疗治疗33例老年食管癌患者（＞70岁），中位生存时间为16.3个月，1年、2年的总生存率分别为66.3%、49.7%，大多数毒性为1～2级，且可控，结果提示厄洛替尼联合放疗治疗老年食管癌患者安全、有效。

多项临床试验证实，厄洛替尼联合化疗治疗晚期转移性食管腺癌有效。Wainberg ZA等进行了一项Ⅱ期临床试验，采用厄洛替尼联合mFOLFOX6方案，治疗转移性或晚期食管腺癌和食管胃结合部癌患者33例，结果显示2例CR、15例PR，ORR为51.5%，中位PFS为5.5个月，中位OS为11.0个月，最常见的3～4级不良反应为腹泻（24%）、恶心/呕吐（11%）、皮疹（8%）、外周神经毒性（8%），表明该方案有效、毒性可耐受，值得进一步研究。

另外，也有厄洛替尼单药用于晚期食管癌治疗的研究报道，Ilson DH等采用厄洛替尼单药二线治疗转移性食管癌患者30例，其中6例患者EGFR表达阴性，24例EGFR高表达，24例患者中仅2例有效，均为EGFR高表达患者，鳞状细胞癌与腺癌的疾病进展时间不同，前者33个月，后者16个月，厄洛替尼二线治疗转移性食管癌的疗效较差。

总之，虽然已有多项研究显示厄洛替尼治疗食管癌有较高的有效性和安全性，但尚未有明确的令人信服的报道，故仍需要进一步的大样本、多中心、随机的临床研究证实。

3. 埃克替尼 是一种强效、高选择性的EGFR抑制剂，可选择性抑制EGFR及其3个突变体，在化学结构、分子作用机制、疗效等方面与厄洛替尼和吉非替尼类似，但具有更高的安全性。Huang J等筛选了281例食管鳞状细胞癌患者，并对其中54例EGFR过表达或基因扩增患者进行了Ⅱ期多中心单臂试验。结果显示1例CR、8例PR、16例SD，ORR与DCR分别为16.7%和46.3%，且耐受性可。结果表明，埃克替尼对晚期、一线治疗失败且EGFR过表达或扩增的食管鳞状细胞癌患者具有抗肿瘤活性。对EGFR过表达或扩增的食管鳞状细胞癌患者，埃克替尼可能成为潜在的分子靶向治疗药物。但是，埃克替尼的治疗效果仍需进一步研究。

虽多项研究显示EGFR-TKI联合放化疗具有较好的有效性和安全性，但仍需要进行大样本、多中心的随机临床试验证实。

虽然目前已有多个小样本临床试验表明，EGFR-TKI联合化疗或放疗（见第二十三章）较单纯放化疗可能延长OS及PFS，且似乎并未明显增加其不良反应，但EGFR-TKI在食管癌中的应用价值，仍需要更大型的Ⅲ期随机对照临床试验证实。

二、靶向HER-2治疗

人表皮生长因子受体2（human epidermal growth factor receptor 2，HER-2）是EGFR家族的成员，是一种酪氨酸激酶，定位于细胞膜并转导细胞外-细胞内信号以调节细胞生长和分化及癌症的发展。HER-2也称为ErbB2。HER-2信号转导涉及各种细胞功能，包括细胞生长、存活和分化。HER-2介导的主要信号转导途径涉及丝裂原活化蛋白激酶（MAPK）和磷脂酰肌醇3-激酶（PI3K）。HER-2过表达与许多上皮细胞癌症的恶性程度关系密切，已被证明是一种不良预后指标。据报道HER-2在20%～30%的食管腺癌病例中过表达，而在食管鳞状细胞癌中为5%～13%。目前，曲妥珠单抗和拉帕替尼是靶向HER-2的两种主要治疗药物。

（一）曲妥珠单抗

曲妥珠单抗（trastuzumab）是一种重组DNA衍生的抗HER-2人源化IgG1单克隆抗体，选择性地作用于HER-2的细胞外部位，从而阻断癌细胞的生长，另外，它还可以刺激免疫细胞去摧毁癌细胞。

Bang YJ等进行了一项随机、开放、多中心的国际性Ⅲ期临床试验（ToGA试验），ToGA试验是第一个使用曲妥珠单抗联合化疗治疗不能手术的局部晚期、复发和（或）转移性HER-2阳性[IHC 3+和FISH阳性（HER-2：CEP17≥2）]的胃癌和食管胃结合部癌的研究，在亚洲、中美洲和南美洲及欧洲的24个中心共纳入594例HER-2阳性患者。594例患者被随机分组，采用曲妥珠单抗联合5-FU/卡培他滨+顺铂或单纯化疗。两组患者的中位随访时间分别为19个月和17个月，结果显示，曲妥珠单抗组和对照组的中位随访时间分别为18.6个月和17.1个月；曲妥珠单抗组和对照组的ORR分别为47.3%、35%（$P=0.0017$），DCR分别为78.9%、69.3%，OS分别为13.8个月、11.1个月（$P=0.0046$），中位PFS分别为6.7个月、5.5个月（$P=0.0002$）。曲妥珠单抗联合化疗较单纯化疗能显著改善各项疗效指标，而且除心脏毒性、腹泻外，其他不良反应两组之间无显著性差异。两组中最常见的不良反应是恶心（67% vs. 63%）、呕吐（50% vs. 46%）和中性粒细胞减少（53% vs. 57%）。总体3级或4级不良事件发生率（68% vs. 68%）和心脏不良事件发生率（6% vs. 6%）在两组间无显著性差异。由此可见，在晚期胃癌或食管胃结合部癌患者中，与单纯化疗相比，曲妥珠单抗联合化疗能显著提高患者总生存率。此外，与HER-2蛋白低表达患者（IHC 0或1+，FISH阴性）相比，曲妥珠单抗联合化疗显著提高了HER-2蛋白高表达（IHC 2+和FISH阳性或IHC 3+）患者的总生存率。该研究表明，曲妥珠单抗可以作为一线药物用于治疗局部晚期、复发和（或）转移性HER-2阳性胃癌或食管胃结合部癌患者。ToGA试验是第一个在胃癌和食管胃结合部癌的治疗中取得阳性结果的Ⅲ期临床研究，证实了对于HER-2阳性的胃癌和食管胃结合部癌患者，曲妥珠单抗联合化疗可作为一项新的标准治疗。参照此项研究，推荐曲妥珠单抗联合氟尿嘧啶类+顺铂可作为HER-2阳性食管腺癌患者的一线治疗。

在ToGA试验结果的基础上，HELOISE研究评估了标准治疗剂量（负荷剂量为8mg/kg，后每3周6mg/kg）和更高剂量曲妥珠单抗的疗效，结果未发现显著性差异，研究者认为曲妥珠单抗+化疗用于晚期胃癌或食管胃结合部腺癌一线治疗的标准剂量为负荷剂量8mg/kg，后每3周6mg/kg。另外，早期，Gravalos C等开展的一项曲妥珠单抗联合顺铂治疗转移性胃癌、食管胃结合部腺癌的Ⅱ期临床研究，治疗22例HER-2阳性患者，有效率为32%，DCR为64%，提示曲妥珠单抗有较好的疗效。Safran H等开展了曲妥珠单抗联合紫杉醇、顺铂+放疗治疗食管腺癌的Ⅰ期临床研究，具体方案为顺铂每周25mg/m^2，紫杉醇每周50mg/m^2，均连续给药6周，放疗剂量为50.4Gy。曲妥珠单抗第1周的最大首剂量为4mg/kg，以后每周2mg/kg，连续5周。结果表明，曲妥珠单抗不增加治疗毒性，可足量给药。随后，Safran H等采用曲妥珠单抗联合紫杉醇、顺铂+放疗治疗HER-2高表达的局部晚期食管腺癌患者19例，中位生存时间为24个月，2年生存率为50%，结果显示该方案有效，并不增加毒性。

2010年FDA批准靶向HER-2的单克隆抗体曲妥珠单抗联合化疗一线治疗HER-2阳性转移性胃癌和食管胃结合部癌，该方案也成为HER-2阳性晚期胃和食管胃结合部腺癌患者的标准一线治疗方法。

目前，有关曲妥珠单抗治疗食管腺癌的研究仍缺乏大样本的临床试验结果，但若晚期食管腺癌患者HER-2阳性，推荐使用曲妥珠单抗。

（二）帕妥珠单抗

帕妥珠单抗（pertuzumab）是另一种针对HER-2的人源化单克隆抗体，专门开发用于防止HER-2二聚化。帕妥珠单抗与HER-2细胞外结构域上的不同表位结合，可起到空间阻断HER-2二聚化的作用，与曲妥珠单抗联合使用时具有协同抗肿瘤活性。有关帕妥珠单抗在食管腺癌治疗上的意见不一。食管腺癌（EAC）的HER-2阳性率为15%～43%，Stroes CI等开展了一项Ⅱ期研究，对局部晚期EAC患者进行曲妥珠单抗+帕妥珠单抗联合新辅助放化疗（nCRT）治疗。33例患者完成治疗，均接受了R0切除，13例患者（39%）获得pCR，3年无进展生存率和总生存率分别为57%、71%。研究者认为，在HER-2阳性EAC患者的nCRT中加入曲妥珠单抗和帕妥珠单抗是可行的；与历史对照组相比，显示出潜在的活性。然而，Tabernero J等在一项Ⅲ期临床研究（JACOB研究）中，采用帕妥珠单抗（试验组，388例）或安慰剂（对照组，392例）+曲妥珠单抗联合化疗一线治疗HER-2阳性转移性胃癌或食管胃结合部癌患者。该研究显示，与安慰剂相比，在曲妥珠单抗和化疗中添加帕妥珠单抗并不能显著提高HER-2阳性转移性胃癌或食管胃结合部癌患者的总生存率。

（三）拉帕替尼

拉帕替尼（lapatinib）是一种口服的小分子EGFR-TKI，具有可逆性，通过作用于细胞内EGFR（ErbB1）和HER2（ErbB2）的ATP位点，阻止肿瘤细胞磷酸化和激活，阻止ErbB1和ErbB2的同二聚体和异二聚体形成，进一步阻断下调信号。LOGiC研究为一项多中心安慰剂对照Ⅲ期临床试验，治疗方案为拉帕替尼+奥沙利铂+卡培他滨，评估一线治疗HER-2阳性（FISH法）晚期或转移性胃癌、食管癌或食管胃结合部腺癌的疗效。结果显示无论是OS还是PFS，拉帕替尼组与对照组均无显著性差异。拉帕替尼组和安慰剂组的中位OS分别为12.2个月和10.5个月，对应的PFS分别为6.0个月和5.4个月。然而，拉帕替尼组的有效率明显高于对照组（P=0.031）。LOGiC亚组分析显示，亚洲人群和60岁以下患者明显获益，另外，增加拉帕替尼，除了腹泻和皮肤毒性加重外，其余毒性并不增加。

（四）德卢替康-曲妥珠单抗

德卢替康-曲妥珠单抗（trastuzumab deruxtecan）是一种新一代抗体药物偶联物（ADC），靶向HER-2。Doi T探索了德卢替康-曲妥珠单抗在晚期胃癌或胃食管癌患者中的安全性和耐受性，发现德卢替康-曲妥珠单抗可以改善和控制大多数患者的疾病发展。即使在HER-2低表达（HER-2阴性）的肿瘤中，德卢替康-曲妥珠单抗也显示出抗肿瘤活性。研究者建议，德卢替康-曲妥珠单抗在Ⅱ期临床试验的最佳剂量为5.4～6.4mg/kg。

（肖春妹　张　肖　江　浩）

第二节　靶向血管内皮生长因子及其受体的治疗

血管内皮生长因子及其受体（VEGF/VEGFR）家族，在肿瘤血管新生过程中起到非常重要的作用，可促进血管和淋巴管内皮细胞增殖，形成新的血管，并促进肿瘤生长和转移。VEGFA是参与肿瘤血管生成的主要配体，并与VEGFR-1和VEGFR-2以高亲和力结合，尽管大多数促血管生成作用是由VEGFR-2介导的。作用于VEGF/VEGFR的药物，可抑制血管的形成，从而抑制肿瘤生长和转移。VEGF在食管癌的病理性血管生成过程中起关键调节作用，是食管癌生长和转移的重要原因之一。不论是食管腺癌，还是食管鳞状细胞癌，VEGF均存在高表达，食管腺癌患者VEGF过表达率为30%～60%，这与不良预后有关。VEGF在食管鳞状细胞癌患者中过表达率为24%～74%，与食管鳞状细胞癌的侵袭密切相关，阻断VEGF/VEGFR通路可影响血管的形成，主要有两类药物：一是作用于VEGF的单克隆抗体，二是作用于VEGF的小分子酪氨酸激酶抑制剂（VEGF-TKI）。下面重点介绍作用于VEGF的单克隆抗体。

（一）贝伐珠单抗

贝伐珠单抗是一种针对VEGFA的重组人源化单克隆抗体，它可以通过阻止VEGFA与VEGFR-2结合来增加血管通透性并抑制肿瘤生长。Shah MA等报道，贝伐珠单抗联合顺铂+多西他赛+5-FU一线治疗胃癌和食管胃结合部腺癌的Ⅱ期临床研究，有效率为67%，中位疾病进展时间为12个月，中位生存时间为16.8个月，贝伐珠单抗不增加化疗的毒性，提示贝伐珠单抗是安全有效的，靶向治疗在改善食管腺癌患者病情方面具有一定的效果。

Uronis HE等开展的一项研究采用贝伐珠单抗联合卡培他滨和奥沙利铂治疗37例转移性或无法切除的胃食管腺癌患者，结果35例可评价疗效，中位PFS为7.2个月，中位OS为10.8个月，缓解率为51.4%，不良反应可耐受，说明该方案安全、有效。另一项研究结果也表明，在mFOLFOX6中添加贝伐珠单抗具有良好的耐受性，并且与更长的PFS和OS相关。该研究纳入未经治疗的胃、食管胃结合部或食管远端转移性腺癌患者39例，接受mFOLFOX6（亚叶酸400mg/m²，5-FU 400mg/m²，静脉注射 + 5-FU 2400mg/m²，46h持续静脉滴注，奥沙利铂85mg/m²）和贝伐珠单抗（10mg/kg），每2周1次，直至疾病进展或不耐受。每8周通过CT评估RECIST的反应。其中位周期数为12（范围4～86）。确认的有效率为56.4%（3例完全缓解，19例部分缓解）。中位PFS为7.8个月，中位OS为14.7个月。治疗相关的3/4级毒性包括中性粒细胞减少（33.3%）、神经病变（20.5%）、血栓栓塞（7.7%）、血小板减少（7.7%）、贫血（2.6%）、高血压（2.6%）和蛋白尿（2.6%）。没有观察到胃肠道（GI）穿孔或3/4级GI出血事件。

围手术期化疗为局部晚期胃食管腺癌的标准治疗手段，Okines AF等在化疗的基础上联合贝伐珠单抗，化疗方案为表柔比星+顺铂+卡培他滨（ECX）方案。99例胃食管腺癌患者接受围手术期治疗，87%完成术前化疗，结果显示，在化疗方案ECX的基础上增加贝伐珠单抗用于胃食管腺癌围手术期治疗，该方案可行，毒性可耐受，对手术结果无负性影响。然而，Idelevich E等开展了一项前瞻性Ⅱ期临床研究，贝伐珠单抗+顺铂+5-FU作为新辅助治疗方案用于治疗局部晚期可手术切除的食管癌（22例食管腺癌，6例食管鳞状细胞癌）患者，结果有效率为39%，R0切除率为43%，中位OS为17个月，表明该方案有效、耐受性好，但似乎不提高手术切除率和总生存率。在一项Ⅱ～Ⅲ期临床试验中，EAC患者接受了贝伐珠单抗联合化疗，而对照组患者仅接受了化疗。与对照组相比，试验组的3年总生存率较低（48.1% vs. 50.3%），并且更容易出现伤口愈合并发症。在接受食管胃切除术的患者中，化疗加贝伐珠单抗组的术后吻合口瘘发生率较高。由于贝伐珠单抗对伤口愈合的不良影响，其不宜用于食管胃腺癌术中的常规治疗。

在贝伐珠单抗的基础上，再联合厄洛替尼用于食管癌的治疗，期望疗效更好，但结果令人失望。Bendll JC等进行了一项前瞻性研究，将贝伐珠单抗与厄洛替尼两种靶向治疗药物联用，并与放化疗联合，化疗药物为紫杉醇、卡铂、5-FU，用于局部晚期食管或食管胃结合部癌的术前新辅助治疗，病理类型为鳞状细胞癌、腺癌或腺鳞状细胞癌。研究共入组62例患者，其中44例完成新辅助治疗，29%患者获得pCR，35%获得病理学部分缓解，不良反应以白细胞减少、中性粒细胞减少、黏膜炎、腹泻、食管炎为主。结果显示，在新辅助放化疗方案中加入贝伐珠单抗和厄洛替尼，患者并无生存获益，虽然总的不良反应发生率没有增加，但靶向药物特异性毒性很明显，研究者不建议进一步试验。

贝伐珠单抗治疗食管癌的研究，主要以食管胃结合部癌为主，针对食管腺癌的临床研究很少，虽然多项研究结果显示贝伐珠单抗安全有效，但仍缺乏大型的临床试验结果。

（二）雷莫芦单抗

雷莫芦单抗（ramucirumab）是一种更新的靶向VEGFR-2的IgG1单克隆抗体，在临床前环境中显示出强大的活性。一项评估晚期、耐药性胃食管腺癌患者的Ⅲ期试验将患者随机分配接受雷莫芦单抗或安慰剂，结果显示雷莫芦单抗组具有显著的总体生存优势（5.2个月 vs. 3.8个月，$P=0.047$）。Wilke H等评估了相同的患者群体，采用雷莫芦单抗联合紫杉醇与安慰剂联合紫杉醇在胃及食管胃结合部腺癌二线治疗中进行了比较，665例患者被随机分为两组，其中330例接受雷莫芦单抗联合紫杉醇治疗，335例接受安慰剂加紫杉醇治疗。结果显示，雷莫芦单抗联合紫杉醇组的中位OS明显长于安慰剂联合紫杉醇组（9.6个月 vs. 7.4个月，$P=0.017$）。雷莫芦单抗联合紫杉醇组与安慰剂联合紫杉醇组，均有超过5%的患者发生了3级或更高级别不良事件，包括中性粒细胞减少（41% vs. 19%）、白细胞减少（17% vs. 7%）、高血压（14% vs. 2%）、疲劳（12% vs. 5%）、贫血（9% vs. 10%）和腹痛（6% vs. 3%）。与安慰剂联合紫杉醇相比，雷莫芦单抗联合紫杉醇显著延长了OS，可视为晚期胃食管癌患者的新标准二线治疗。

FDA已批准雷莫芦单抗联合紫杉醇作为晚期胃食管腺癌的二线疗法，因此，对于食管腺癌的二线治疗，可以考虑用该方案。

（肖春妹　刘连科）

第三节　靶向mTOR的治疗

哺乳动物雷帕霉素靶蛋白（mTOR）是一种丝氨酸/苏氨酸蛋白激酶，负责调节蛋白质合成、核糖体蛋白翻译和帽依赖性翻译。mTOR信号的失调在肿瘤发生、血管生成、细胞生长和转移中起着至关重要的作用。磷酸化哺乳动物雷帕霉素靶蛋白（p-mTOR）水平升高与食管癌的预后不良有关。其中，p-mTOR在食管腺癌中的表达率为20%，与较低的生存率有关；而 p-mTOR 在食管鳞状细胞癌（ESCC）中的表达率为 49.7%，预后更差，提示 mTOR 可以作为食管癌治疗的靶点之一，特别是成为 ESCC 的治疗靶点。Li S 等一项纳入 915 例 ESCC 患者的回顾性研究结果表明，mTOR、p-mTOR 阳性表达与肿瘤浸润深度、TNM 分期、分化程度、淋巴结转移等不利条件显著相关。mTOR 和 p-mTOR 可以作为 ESCC 预后不良的有价值的预测因子。

依维莫司（everolimus）是一种口服可生物利用的 mTOR 抑制剂，可与其细胞内受体 FKBP12 高亲和力结合，具有出色的抗肿瘤作用。体外研究表明，在大多数 ESCC 细胞中，mTOR 通路异常激活，依维莫司单独或与顺铂联合对这些细胞产生治疗作用。目前，mTOR 抑制剂依维莫司已被批准上市，依维莫司对食管癌的治疗最早由 Okamoto I 等报道，他们在进行的一项实体瘤的 I 期临床研究中发现，有 1 例食管癌患者接受依维莫司每日 10mg 表现出显著的肿瘤退缩。

第四节　靶向 HGF/c-Met 通路的治疗

c-Met 是肝细胞生长因子（HGF）的受体。Met 主要在上皮细胞中表达，而 HGF 由周围的间充质细胞产生和分泌。这种配体/受体介导的上皮和基质之间的相互作用在生理条件下是显著的，并且在调节肿瘤细胞生长、侵袭、转移和血管生成中起重要作用。许多肿瘤组表达 c-Met 和 HGF/SF（散射因子）以逃避多种调节机制。c-Met 在食管腺癌（EAC）中过度表达，这与 EAC 治疗预后不良有关。Yang Y 等的研究结果表明，c-Met 在食管癌组织中的蛋白表达水平高于邻近组织，并且 c-Met 高表达与临床分期、浸润深度和淋巴结转移有关。因此，相当多的靶向 c-Met/HGF 通路的药物也在被开发和发挥作用，它们要么阻止 HGF 和 c-Met 结合，要么直接靶向 c-Met，随后抑制 c-Met/HGF 信号通路。

克唑替尼是一种针对间变性淋巴瘤激酶（ALK）和 c-Met 的双靶点 TKI。据报道，克唑替尼可通过抑制 c-Met 扩增对食管癌产生特定影响，但大规模临床研究尚未验证其效果。近期开展了一项对 570 例 EAC 的 Met 的前瞻性分析，在 35/570 的腺癌（29/523 胃和 6/47 食管）中发现了扩增。9 例患者接受了克唑替尼治疗。2 个周期后的 ORR 为 33.3%（95%CI 7.5%～70%），最佳总体缓解率为 55.6%（95%CI 21.2%～86.3%），中位 PFS 为 3.2（95%CI 1.0～5.4）个月，OS 为 8.1（95%CI 1.7～24.6）个月，克唑替尼在选定的患者中显示出令人鼓舞的效果。

AMG337 是一种 c-Met 小分子抑制剂，可有效抑制 c-Met/HGF 结合。目前，已完成的 I 期和 II 期临床试验证实 AMG337 在 Met 扩增的 EAC 患者中显示出抗肿瘤活性。其他小分子 TKI，如替拉替尼（telatinib）和伏立诺他（vorinostat），正处于不同阶段的临床试验中。

利妥木单抗（rilotumumab）是一种人源化单克隆抗体，靶向 HGF 以抑制其与 c-Met 的相互作用。评估利妥木单抗联合表柔比星、顺铂和卡培他滨治疗 Met 阳性胃/食管胃结合部腺癌的 III 期临床试验表明，利妥木单抗不能有效治疗 Met 阳性表达的胃或食管胃结合部腺癌。利妥木单抗仍然没有在靶向治疗 ESCC 或 EAC 中获得一席之地。

（王　婷　刘连科）

第五节　其　　他

其他治疗食管癌的靶向治疗药物有重组人血管内皮抑制素。另外，索拉非尼、阿帕替尼、安罗替尼、帕唑帕尼及神经营养性酪氨酸受体（NTRK）抑制剂等研究较多。

一、重组人血管内皮抑制素

重组人血管内皮抑制素注射液（Endostar，恩度）为血管生成抑制类生物制品，重组人血管内皮抑制素通过抑制血管内皮细胞的迁移并增加血管内皮细胞生长抑制剂的活性，阻断VEGF活性和随后的肿瘤生长或转移。2005年，重组人血管内皮抑制素注射液获得中国国家食品药品监督管理局的批准，可与顺铂或其他化疗药物一起用于治疗小细胞肺癌。

重组人血管内皮抑制素注射液用于食管癌的治疗，除了个案报道外，也有小样本研究，刘杨等采用重组人血管内皮抑制素注射液联合多西他赛和奈达铂治疗晚期ESCC患者40例，分别给予多西他赛和奈达铂联合重组人血管内皮抑制素注射液（联合组）或不联合重组人血管内皮抑制素注射液（对照组）。结果显示，联合组、对照组的有效率分别为50.00%、35.00%（$P<0.05$），两组的中位PFS分别为7.55个月、5.12个月（$P<0.05$）。研究者认为，重组人血管内皮抑制素注射液联合多西他赛和奈达铂治疗晚期ESCC疗效较好。

但是，也有学者得到了另外的结果，刘莺等将重组人血管内皮抑制素注射液联合多西他赛和顺铂作为一线治疗方案用于晚期ESCC患者，观察疗效及不良反应。27例经组织学证实的晚期ESCC患者中，16例接受多西他赛/顺铂方案化疗，11例接受重组人血管内皮抑制素注射液/多西他赛/顺铂方案化疗。结果显示，多西他赛/顺铂组的PR率为37.5%，总有效率为37.5%（CR+PR），中位TTP为142天，OS为310.5天。重组人血管内皮抑制素注射液/多西他赛/顺铂组的CR率为9%，PR率为36.4%，总有效率为45.4%（CR+PR）；中位TTP为210天，OS为371天。两组比较TTP及OS差异均无统计学意义。该研究未发现重组人血管内皮抑制素注射液联合多西他赛和顺铂一线治疗晚期ESCC延长TTP及OS的证据，但是，该研究的样本量偏少。

除了重组人血管内皮抑制素注射液联合化疗外，重组人血管内皮抑制素注射液也可以与其他靶向治疗药物或免疫药物联合。重组人血管内皮抑制素注射液联合放疗治疗食管癌也有报道，但更多的是重组人血管内皮抑制素注射液联合放化疗的研究（见第二十三章），这些研究结果几乎都支持重组人血管内皮抑制素注射液可以联合放化疗用于食管癌的治疗。

二、索拉非尼

索拉非尼（sorafenib）是一种口服的多激酶抑制剂，作用靶点为RAF、VEGFR-2、

VEGFR-3、PDGFR-β、KIT和FLT-3，通过抑制这些激酶的活性抑制肿瘤细胞生长和肿瘤血管生成。ECOG 5203研究报道，索拉非尼联合DP（多西他赛+顺铂）治疗晚期胃癌或食管胃结合部（EGJ）癌的研究纳入44例患者，治疗方案为索拉非尼400mg，每日2次，d1～21+多西他赛75mg/m²，d1+顺铂75mg/m²，d1，每21天重复。结果显示，中位PFS为5.8个月，中位OS为13.6个月。这种联合方案的效果是可以接受的，中性粒细胞减少是唯一观察到的不良反应。另一项Ⅱ期临床试验显示，索拉非尼可抑制晚期ESCC、晚期胃或食管胃结合部（EGJ）癌的进展并延长PFS，患者中位PFS为3.6个月，中位OS为9.7个月。结果表明，索拉非尼治疗晚期食管癌和晚期EGJ癌患者可以稳定病情且有延长PFS趋势。考虑食管腺癌的生物学行为与EGJ癌相近，食管腺癌患者可以考虑应用索拉非尼，但索拉非尼在食管癌的临床应用价值仍需进一步探讨。

三、阿帕替尼

阿帕替尼是一种小分子VEGFR-2酪氨酸激酶抑制剂，可竞争性结合VEGFR胞内酪氨酸ATP结合位点，高度选择性地抑制VEGFR-2酪氨酸激酶活性，阻断VEGF结合后的信号转导，从而强效抑制肿瘤血管生成。研究发现阿帕替尼也抑制HER-2的活性。2014年，阿帕替尼被国家食品药品监督管理总局批准上市，用于既往至少接受过两种系统化疗后进展或复发的晚期胃腺癌或食管胃结合部腺癌患者。

在晚期食管癌患者开展了多项阿帕替尼相关的研究，结果显示阿帕替尼在食管癌治疗上不但单药安全、有效，而且与其他药物联合也是安全、有效的。本部分内容重点介绍阿帕替尼单药或与其他抗肿瘤药物联合用于食管癌的治疗。对于阿帕替尼联合放疗的治疗，参见第二十三章。

最初，Li J等于2017年在一项Ⅱ期研究中发现，阿帕替尼作为晚期ESCC的二线或三线治疗是有效的。该试验纳入既往一线化疗失败的晚期ESCC患者62例，这类患者尚无标准化疗可用。结果显示，62例患者中15例获得PR、31例为SD，缓解率为24.2%、DCR为74.2%。中位PFS和OS分别为115天和209天。3/4级毒性（59.7%）是可以接受的。有3/4级毒性的患者表现出比没有毒性的患者更长的PFS（136天 vs. 63天，P=0.044）。

随后，Li J等报道了一项阿帕替尼联合多西他赛治疗晚期ESCC的临床研究，共纳入化疗组或阿帕替尼联合化疗组的晚期食管癌患者33例。阿帕替尼500mg，口服，每日1次；多西他赛的给药剂量为75mg/m²，d1，每3周1次。阿帕替尼联合组的中位PFS显著长于化疗组。贫血（11.1%）和中性粒细胞减少（5.6%）是化疗组中观察到的最常见的3/4级不良事件。在阿帕替尼联合组中，最常见的3/4级不良事件是贫血（13.3%）、高血压（6.7%）和蛋白尿（6.7%）。该研究表明这种联合治疗可作为晚期ESCC患者的二线或二线以上治疗方案。

阿帕替尼除了联合化疗药物外，单药治疗食管癌的疗效也获得了认可。Yanwei L等进行了一项阿帕替尼单药治疗的Ⅱ期研究，该研究纳入32例不可切除的转移性食管癌患者，阿帕替尼剂量为500mg/d，口服或管饲给药。30例患者被纳入安全性和生存分析（即接受阿替尼治疗），26例患者被纳入疗效分析（至少1次影像学随访）。26例患者中，2例

PR（7.7%）、14例SD（53.8%），DCR为61.5%；中位PFS和OS分别为4.63个月、6.57个月。治疗相关不良事件（TRAE）发生率为50.0%，最常见的是高血压（26.7%）、腹泻（20.0%）和手足皮肤反应（10.0%），未发现4级不良事件。该研究也支持阿帕替尼是晚期食管癌二线或二线以上的有效治疗药物。

阿帕替尼单药还可用于食管癌的维持治疗，Liang LJ等首次报道1例62岁一线治疗失败的ESCC患者，接受6个周期的阿帕替尼联合多西他赛，然后接受单药阿帕替尼维持治疗，截至报道，PFS为7.5个月。服用阿帕替尼2周后，出现3级高血压，随后阿帕替尼的剂量从850mg减少至500mg。该报道表明阿帕替尼联合多西他赛对ESCC有效，同时也显示阿帕替尼可尝试用于食管癌治疗有效后的维持治疗。

阿帕替尼除了与多西他赛联合外，也可与其他化疗药物联合。Chi D等有关阿帕替尼和S-1/卡培他滨组成的口服联合治疗在确定性放化疗（dCRT）后有残留疾病的ESCC患者中也表现出较满意的疾病控制及可耐受的毒性特征。该研究纳入39例ESCC患者。患者在dCRT后接受阿帕替尼联合S-1/卡培他滨治疗。39例患者中PR 5例（12.8%）、SD 29例（74.4%），DCR为87.2%。中位PFS和OS分别为27.5个月和38.1个月。最常见的不良事件为1～2级。阿帕替尼联合S-1治疗也有可能成为一线化疗失败后晚期ESCC患者的有效治疗选择。而且有研究表明对于原发肿瘤得到控制且无严重侵犯气管、支气管或主要血管的化疗难治性ESCC患者，阿帕替尼具有安全、有效的治疗潜力。

另外，Jia J等在一项Ⅰ期临床试验中，探索了阿帕替尼联合伊立替康治疗晚期ESCC的疗效和不良反应，采用标准3+3设计。伊立替康的剂量固定为150mg/m²，每2周重复1次；阿帕替尼的每日剂量从250mg增加到500mg，再增加到750mg。研究共入组12例患者，最常见的不良事件为白细胞减少（91.7%）、疲劳（91.7%）、贫血（66.7%）和腹泻（58.3%）。在9例可评价病例中，DCR为66.7%（6/9）。中位PFS和OS分别为（3.6±1.2）个月和（6.6±3.4）个月。在与伊立替康联合时，阿帕替尼的最大剂量为每日500mg。

阿帕替尼除了与化疗药物联合，还可以与PD-1抑制剂联合。在2021年的ASCO会议上报告的有关新辅助卡瑞利珠单抗联合化疗和阿帕替尼治疗局部晚期胸段ESCC的一项单臂、开放标签、Ⅰb期临床研究，共入组30例患者，其中5例患者接受了2个计划周期的新辅助治疗，1例患者因3级ALT升高而错过了第2个周期的治疗。此外，所有其他24例患者都接受了4个计划周期的新辅助治疗。结果显示，共11例患者（11/30，36.7%）发生了3级新辅助治疗TRAE，未报告4级或5级TRAE，最常见的3级TRAE是中性粒细胞减少（7/30，23.3%）。29例患者在新辅助治疗后接受了微创食管切除术（McKeown手术）（1例患者因发现骨转移而未接受手术治疗）。由不良反应（高血糖、关节炎、贫血、白细胞减少、口腔黏膜毛细血管内皮增生）引起的与治疗相关的手术延迟有5例次。在接受食管切除术的29例患者中，15例患者（15/29，51.7%）达到主要病理学缓解（mPR），其中7例患者获得pCR（7/29，24.1%）。接受4个周期新辅助治疗的24例患者中，pCR 7例（7/24，29.2%），mPR 14例（14/24，58.3%）。没有记录与手术相关的死亡率。研究表明，新辅助卡瑞利珠单抗联合化疗加阿帕替尼是局部晚期ESCC患者安全且可耐受的治疗方法。

也有学者开展了阿帕替尼联合其他药物作为一线治疗方案的临床研究。在一项Ⅱ期试验中，阿帕替尼、PD-1抑制剂卡瑞利珠单抗和化疗联合，作为一线治疗方案用于晚期

ESCC。尽管仍在评估患者的生存数据，但联合用药组合已显示出有希望的疗效。张晓东等启动了一项Ⅱ期临床研究（ClinicalTrial.gov NCT03251417），探讨伊立替康和阿帕替尼联合治疗在一线化疗或放化疗中失败的不可切除或转移性ESCC患者的疗效，期待该研究的结果。

最近，Zhao J等采用阿帕替尼联合紫杉醇+顺铂（TP）作为新辅助化疗方案治疗局部晚期食管癌患者126例，其中对照组（TP）61例，阿帕替尼组65例。与对照组相比，在新辅助治疗中加入阿帕替尼可显著增加ORR（80.0% vs. 54.1%，$P=0.004$），并且阿帕替尼可提高pCR率（15.4% vs. 4.92%，$P=0.101$）。另外，两组的不良事件发生率相似，未观察到3级或4级不良事件。与阿帕替尼相关的不良事件包括高血压、蛋白尿和手足综合征，均较轻。两组R0切除率均为100%。在手术时间、术中出血和术后并发症方面均没有观察到显著性差异，也未发生严重并发症。该研究显示，阿帕替尼在食管癌的治疗上安全、有效。

目前CSCO指南推荐，阿帕替尼用于食管腺癌和食管胃结合部腺癌二线及以上治疗（1类证据）；也推荐用于ESCC的治疗（2B类证据）。

四、安罗替尼

安罗替尼（AL3818）是一种口服的多靶点、小分子受体酪氨酸激酶抑制剂，靶向VEGFR-2、VEGFR-3、成纤维细胞生长因子受体1～4（FGFR1～FGFR4）、血小板衍生生长因子受体α和β（PDGFR-α、PDGFR-β）、c-Kit、Ret和c-Met，对肿瘤生长和血管生成具有抑制作用。

安罗替尼单药已被纳入CSCO食管癌指南，用于ESCC的二线及以上治疗（2A类推荐）。这是基于安罗替尼治疗ESCC的关键性研究——ALTER-1102，后者是一项随机、双盲、安慰剂对照、多中心的Ⅱ期临床试验。该试验纳入165例患者，将其随机分配到安罗替尼组（$n=110$）或安慰剂组（$n=55$）。研究结果显示，安罗替尼对比安慰剂治疗二线及以上晚期ESCC患者的中位PFS分别为3.02个月、1.41个月，延长达1.61个月（HR=0.46）；DCR分别为64%、18%（$P<0.0001$），也达到了主要研究终点。安罗替尼组中最常见的3级或4级治疗相关不良事件是高血压（17例，16%）、食欲下降（6例，6%）和低钠血症（4例，4%）。研究者认为，与安慰剂相比，在既往治疗、复发或转移性ESCC患者中使用安罗替尼可显著改善PFS和DCR，并且不良反应可控，安罗替尼可用于晚期ESCC的治疗。基于这项研究，安罗替尼单药治疗被2019版CSCO食管癌指南作为二线及以上治疗转移性ESCC的2级专家推荐。

2019年，邵岚等的研究证实安罗替尼治疗复发或转移性ESCC有效，该项回顾性研究纳入了22例复发或转移性ESCC患者，其中ⅢB期2例，Ⅳ期20例；安罗替尼二线治疗9例，三线及以上治疗13例。所有患者给予盐酸安罗替尼胶囊12mg，口服，每日1次，不能耐受者下调剂量至10mg/d。服药2周停药1周，3周为1个疗程。结果显示，安罗替尼治疗的ORR为9.1%，DCR为77.3%；PFS为4.13个月。患者耐受性好，不良反应均为1～2级（如乏力、高血压、食欲下降、体重下降等），经对症处理后改善。张学文等的研究同样证实安罗替尼联合放疗治疗晚期不可切除的食管癌，可显著提升临床疗效，降低死亡率。该研究纳入了晚期不可切除的 ESCC 患者 56 例，将其按治疗方式的不同分为 2 组，对照组（28 例）和研究组（28 例），两组放疗方案均为 5 次/周，每次 2Gy（总剂量为每 7~8 周 55~65Gy），研究组患者加用安罗替尼治疗，结果显示治疗 1 年后研究组生存率为 89.26%，显著高于对照组的 53.57%（$P<0.001$）；研究组临床总有效率为 96.43%，显著高于对照组的 71.43%（$P=0.01$）。

同样，有报道，安罗替尼联合 S-1 在不愿意或不耐受静脉化疗的复发或转移性食管癌患者中取得了较满意的疾病控制和生存期。

目前，臧远胜等进行了一项单臂、单中心的 II 期临床试验（NCT04278222），旨在探讨安罗替尼加特瑞普利单抗作为晚期胃癌或食管胃结合部癌（APICAL-GE）患者一线治疗的疗效，该研究正在进行中，同样期待该研究的结果。

临床实践中，安罗替尼无论单药还是联合化疗或免疫治疗，均观察到较好的疗效，而且安罗替尼的不良反应相对较小，长期口服的患者仍可耐受。

五、帕唑帕尼

帕唑帕尼（pazopanib）是一种口服药物，通过抑制 VEGFR、PDGFR 和 c-Kit 阻止血管生成。一项多中心、开放标签的临床研究旨在探讨帕唑帕尼与紫杉醇和卡铂联合使用的可行性。该研究共纳入 34 例晚期实体瘤患者（其中包括 3 例食管癌患者），予以紫杉醇 175mg/m² 和卡铂（AUC=5）与帕唑帕尼 20mg 联合应用。结果显示，2 例食管癌患者获得了 CR，1 例食管胃结合部癌患者获得了 PR。

六、NTRK 抑制剂

NTRK 基因融合已被认定为多癌种（包括肺癌）的致癌驱动因子，是目前首个被发现并被认可的全癌种共发的可用药的突变基因，在多种肿瘤中都有发现，是肿瘤治疗的理想靶点。2020 年报道了恩曲替尼（entrectinib）治疗 54 例先前未接受原肌球蛋白受体激酶（TRK）靶向治疗的 NTRK 融合阳性肿瘤患者的疗效，ORR 为 57.4%，中位 PFS 和 OS 分别为 11 个月和 21 个月。不久后，报道了拉罗替尼（larotrectinib）的临床数据，拉罗替尼治疗 NTRK 基因融合的 17 种肿瘤患者，ORR 高达 79%，部分晚期肿瘤患者的病灶完全消失，结果显示，不论癌种，拉罗替尼均显示出良好的疗效。基于上述研究结果，恩曲替尼可用于治疗 NTRK 基因融合阳性的晚期复发实体瘤成人和儿童患者，也可用于治疗携带 ROS1 基因突变的转移性非小细胞肺癌患者。同样，拉罗替尼也可以用于治疗 NTRK 基因融合阳性的晚期复发实体瘤成人和儿童患者。虽然，食管鳞状细胞癌的 NTRK 重排（基因融合）很少见，有报道 NTRK1 重排发生率约为 1.5%，但推荐采用 NTRK 抑制剂进行治疗。另外，NCCN 指南已推荐 NTRK 抑制剂拉罗替尼或恩曲替尼治疗 NTRK 融合阳性的食管癌患者。

NTRK 抑制剂不但对 NTRK 基因融合有效，有报道 NTRK 抑制剂对 NTRK1 基因扩增也可能有效。Hempel D等报道1例食管鳞状细胞癌患者，该患者的肿瘤组织中含有*NTRK1*基因扩增，后接受拉罗替尼治疗，剂量为100mg，每日2次。治疗后，患者ECOG体能状况评分改善（由3分改善为1分），体重增加明显，3个月后检查发现患者食管的肿瘤消失。另外，治疗期间未发生不良事件。

总之，食管癌的靶向治疗仍需进一步的临床研究，靶向药物如何联合放化疗以达到最佳疗效是将来研究的重点。一些靶向药物仍处于临床前阶段，目前正在测试其疗效。这些药物的共同点是作用于食管癌细胞膜上的关键靶受体，最终抑制相关下游效应，达到治疗效果，有望把食管癌的治疗推向新的阶段，从而延长食管癌患者的生存期和提高其生存质量，多种靶向治疗药物的联合也可能是食管癌患者治疗的重要方向。而且目前食管癌的靶向治疗主要集中在食管腺癌，其疗效并不尽如人意，对于食管鳞状细胞癌靶向治疗的疗效也不尽如人意，这说明针对单一靶点治疗的药物不足以遏制食管癌的病情进展，未来食管癌的靶向治疗重点将放在多靶点联合应用、靶点药物联合放化疗、寻找更加特异的靶向治疗药物上。

（刘连科　肖春妹　王军业）

参 考 文 献

刘杨，邵鹏，李若楠，等，2021. 恩度治疗晚期食管鳞癌的临床观察. 食管疾病，3（4）：262-264.

刘莺，刘文静，王居峰，等，2010. 恩度联合多西紫杉醇和顺铂一线治疗晚期食管鳞癌的疗效. 肿瘤防治研究，37（12）：1426-1429.

邵岚，王文娴，宋正波，等，2019. 安罗替尼治疗复发转移性食管鳞癌的疗效及安全性观察. 浙江医学，41（23）：2514-2517.

张学文，2020. 安罗替尼联合放疗治疗晚期不可切除食管癌的临床研究. 临床医药文献电子杂志，7（34）：88.

Agus DB，Gordon MS，Taylor C，et al.，2005. Phase Ⅰ clinical study of pertuzumab，a novel HER dimerization inhibitor，in patients with advanced cancer. J Clin Oncol，23（11）：2534-2543.

Almhanna K，Rosa M，Henderson-Jackson E，et al.，2016. Her-2 expression in gastroesophageal intestinal metaplasia，dysplasia，and adenocarcinoma. Appl Immunohistochem Mol Morphol，24（9）：633-638.

Aparicio T，Cozic N，de la Fouchardiere C，et al.，2021. The activity of crizotinib in chemo-refractory MET-amplified esophageal and gastric adenocarcinomas：results from the AcSé-crizotinib program. Target Oncol，16（3）：381-388.

Bang YJ，Van Cutsem E，Feyereislova A，et al.，2010. Trastuzumab in combination with chemotherapy versus chemotherapy alone for treatment of HER2-positive advanced gastric or gastro-oesophageal junction cancer（ToGA）：a phase 3，open-label，randomised controlled trial. Lancet，376（9742）：687-697.

Bendell JC，Meluch A，Peyton J，et al.，2012. A phase Ⅱ trial of preoperative concurrent chemotherapy/radiation therapy plus bevacizumab/erlotinib in the treatment of localized esophageal cancer. Clin Adv Hematol Oncol，10（7）：430-437.

Burris HR 3rd，Dowlati A，Moss RA，et al.，2012. Phase Ⅰ study of pazopanib in combination with paclitaxel and carboplatin given every 21 days in patients with advanced solid tumors. Mol Cancer Ther，11（8）：1820-1828.

Cancer Genome Atlas Research Network，2017. Integrated genomic characterization of oesophageal carcinoma.

Nature，541（7636）：169-175.

Casak SJ，Fashoyin-Aje I，Lemery SJ，et al.，2015. FDA approval summary：ramucirumab for gastric cancer. Clin Cancer Res，21（15）：3372-3376.

Catenacci DVT，Tebbutt NC，Davidenko I，et al.，2017. Rilotumumab plus epirubicin，cisplatin，and capecitabine as first-line therapy in advanced MET-positive gastric or gastro-oesophageal junction cancer（RILOMET-1）：a randomised，double-blind，placebo-controlled，phase 3 trial. Lancet Oncol，18（11）：1467-1482.

Chi D，Chen B，Guo S，et al.，2021. Oral maintenance therapy using apatinib combined with S-1/capecitabine for esophageal squamous cell carcinoma with residual disease after definitive chemoradiotherapy. Aging（Albany NY），13（6）：8408-8420.

Chu L，Chen Y，Liu Q，et al.，2021. A phase Ⅱ study of Apatinib in patients with chemotherapy-refractory esophageal squamous cell carcinoma（ESO-Shanghai 11）. Oncologist，26（6）：e925-e935.

Creemers A，Ebbing EA，Pelgrim TC，et al.，2018. A systematic review and meta-analysis of prognostic biomarkers in resectable esophageal adenocarcinomas. Sci Rep，8（1）：13281.

Cunningham D，Stenning SP，Smyth EC，et al.，2017. Peri-operative chemotherapy with or without bevacizumab in operable oesophagogastric adenocarcinoma（UK Medical Research Council ST03）：primary analysis results of a multicentre，open-label，randomised phase 2-3 trial. Lancet Oncol，18（3）：357-370.

Doebele RC，Drilon A，Paz-Ares L，et al.，2020. Entrectinib in patients with advanced or metastatic NTRK fusion-positive solid tumours：integrated analysis of three phase 1-2 trials. Lancet Oncol，21（2）：271-282.

Doi T，Shitara K，Naito Y，et al.，2017. Safety，pharmacokinetics，and antitumour activity of trastuzumab deruxtecan（DS-8201），a HER2-targeting antibody-drug conjugate，in patients with advanced breast and gastric or gastro-oesophageal tumours：a phase 1 dose-escalation study. Lancet Oncol，18（11）：1512-1522.

Dutton SJ，Ferry DR，Blazeby JM，et al.，2014. Gefitinib for oesophageal cancer progressing after chemotherapy（COG）：a phase 3，multicentre，double-blind，placebo-controlled randomised trial. Lancet Oncol，15（8）：894-904.

Ferry DR，Anderson M，Beddard K，et al.，2007. A phase Ⅱ study of gefitinib monotherapy in advanced esophageal adenocarcinoma：evidence of gene expression，cellular，and clinical response. Clin Cancer Res，13（19）：5869-5875.

Fuchs CS，Tomasek J，Yong CJ，et al.，2014. Ramucirumab monotherapy for previously treated advanced gastric or gastro-oesophageal junction adenocarcinoma（REGARD）：an international，randomised，multicentre，placebo-controlled，phase 3 trial. Lancet，383（9911）：31-39.

Gao CF，Vande Woude GF，2005. HGF/SF-Met signaling in tumor progression. Cell Res，15（1）：49-51.

Grávalos C，Gómez-Martín C，Rivera F，et al.，2011. Phase Ⅱ study of trastuzumab and cisplatin as first-line therapy in patients with HER2-positive advanced gastric or gastroesophageal junction cancer. Clin Transl Oncol，13（3）：179-184.

Han X，Lu N，Pan Y，et al.，2017. Nimotuzumab combined with chemotherapy is a promising treatment for locally advanced and metastatic esophageal cancer. Med Sci Monit，23：412-418.

Han X，Wang Z，Hu B，et al.，2017. Autophagy inhibition contributes to Endostar sensitization in esophageal squamous cell carcinoma. Oncol Lett，14（6）：6604-6610.

Hecht JR，Bang YJ，Qin SK，et al.，2016. Lapatinib in combination with capecitabine plus oxaliplatin in human epidermal growth factor receptor 2-positive advanced or metastatic gastric，esophageal，or gastroesophageal adenocarcinoma：TRIO-013/LOGiC—a randomized phase Ⅲ trial. J Clin Oncol，34（5）：443-451.

Hempel D，Wieland T，Solfrank B，et al.，2020. Antitumor activity of larotrectinib in esophageal carcinoma with NTRK Gene amplification. Oncologist, 25（6）: e881-e886.

Hirashima K, Baba Y, Watanabe M, et al., 2010. Phosphorylated mTOR expression is associated with poor prognosis for patients with esophageal squamous cell carcinoma. Ann Surg Oncol, 17（9）: 2486-2493.

Hirashima K, Baba Y, Watanabe M, et al., 2012. Aberrant activation of the mTOR pathway and anti-tumour effect of everolimus on oesophageal squamous cell carcinoma. Br J Cancer, 106（5）: 876-882.

Hong DS, DuBois SG, Kummar S, et al., 2020. Larotrectinib in patients with TRK fusion-positive solid tumours: a pooled analysis of three phase 1/2 clinical trials. Lancet Oncol, 21（4）: 531-540.

Hong DS, LoRusso P, Hamid O, et al., 2019. Phase Ⅰ study of AMG 337, a highly selective small-molecule MET inhibitor, in patients with advanced solid tumors. Clin Cancer Res, 25（8）: 2403-2413.

Hu S, Xie G, Zhang DX, et al., 2012. Synthesis and biological evaluation of crown ether fused quinazoline analogues as potent EGFR inhibitors. Bioorg Med Chem Lett, 22（19）: 6301-6305.

Huang J, Fan Q, Lu P, et al., 2016. Icotinib in patients with pretreated advanced esophageal squamous cell carcinoma with EGFR overexpression or EGFR gene amplification: a single-arm, multicenter phase 2 study. J Thorac Oncol, 11（6）: 910-917.

Huang J, Xiao J, Fang W, et al., 2021. Anlotinib for previously treated advanced or metastatic esophageal squamous cell carcinoma: a double-blind randomized phase 2 trial. Cancer Med, 10（5）: 1681-1689.

Idelevich E, Kashtan H, Klein Y, et al., 2012. Prospective phase Ⅱ study of neoadjuvant therapy with cisplatin, 5-fluorouracil, and bevacizumab for locally advanced resectable esophageal cancer. Onkologie, 35（7-8）: 427-431.

Ilson DH, Kelsen D, Shah M, et al., 2011. A phase 2 trial of erlotinib in patients with previously treated squamous cell and adenocarcinoma of the esophagus. Cancer, 117（7）: 1409-1414.

Inoue M, Hager JH, Ferrara N, et al., 2002. VEGF-A has a critical, nonredundant role in angiogenic switching and pancreatic β cell carcinogenesis. Cancer Cell, 1（2）: 193-202.

Iyer R, Chhatrala R, Shefter T, et al., 2013. Erlotinib and radiation therapy for elderly patients with esophageal cancer - clinical and correlative results from a prospective multicenter phase 2 trial. Oncology, 85（1）: 53-58.

Janjigian YY, Vakiani E, Ku GY, et al., 2015. Phase Ⅱ trial of sorafenib in patients with chemotherapy refractory metastatic esophageal and gastroesophageal（GE）junction cancer. PLoS One, 10（8）: e0134731.

Janmaat ML, Gallegos-Ruiz MI, Rodriguez JA, et al., 2006. Predictive factors for outcome in a phase Ⅱ study of gefitinib in second-line treatment of advanced esophageal cancer patients. J Clin Oncol, 24（10）: 1612-1619.

Janser FA, Adams O, Butler V, et al., 2018. Her2-targeted therapy induces autophagy in esophageal adenocarcinoma cells. Int J Mol Sci, 19（10）: 3069.

Jia J, Yu J, Sun Z, et al., 2021. Phase 1 dose-escalation study of apatinib and irinotecan in esophageal squamous cell carcinoma patients. Transl Cancer Res, 10（2）: 627-636.

Kordes S, van Berge Henegouwen MI, Hulshof MC, et al., 2014. Preoperative chemoradiation therapy in combination with panitumumab for patients with resectable esophageal cancer: the PACT study. Int J Radiat Oncol Biol Phys, 90（1）: 190-196.

Li G, Hu W, Wang J, et al., 2010. Phase Ⅱ study of concurrent chemoradiation in combination with erlotinib for locally advanced esophageal carcinoma. Int J Radiat Oncol Biol Phys, 78（5）: 1407-1412.

Li J, Jia Y, Gao Y, et al., 2019. Clinical efficacy and survival analysis of apatinib combined with docetaxel in advanced esophageal cancer. Onco Targets Ther, 12: 2577-2583.

Li J, Wang L, 2017. Efficacy and safety of apatinib treatment for advanced esophageal squamous cell carcinoma. Onco Targets Ther, 10: 3965-3969.

Li J，Yao X，Kortmansky JS，et al.，2017. Phase Ⅱ study of modified FOLFOX6 with bevacizumab in metastatic gastroesophageal adenocarcinoma. Am J Clin Oncol，40（2）：146-151.

Li S，Wang Z，Huang J，et al.，2016. Clinicopathological and prognostic significance of mTOR and phosphorylated mTOR expression in patients with esophageal squamous cell carcinoma：a systematic review and meta-analysis. BMC Cancer，16（1）：877.

Liang LJ，Wen YX，Xia YY，et al.，2018. Apatinib combined with docetaxel as a salvage treatment for metastatic esophageal squamous cancer：a case report. Onco Targets Ther，11：5821-5826.

Ling Y，Yang Y，Lu N，et al.，2007. Endostar，a novel recombinant human endostatin，exerts antiangiogenic effect via blocking VEGF-induced tyrosine phosphorylation of KDR/Flk-1 of endothelial cells. Biochem Biophys Res Commun，361（1）：79-84.

Lockhart AC，Reed CE，Decker PA，et al.，2014. Phase Ⅱ study of neoadjuvant therapy with docetaxel，cisplatin，panitumumab，and radiation therapy followed by surgery in patients with locally advanced adenocarcinoma of the distal esophagus（ACOSOG Z4051）. Ann Oncol，25（5）：1039-1044.

Lorenzen S，Schuster T，Porschen R，et al.，2009. Cetuximab plus cisplatin-5-fluorouracil versus cisplatin-5-fluorouracil alone in first-line metastatic squamous cell carcinoma of the esophagus：a randomized phase Ⅱ study of the Arbeitsgemeinschaft Internistische Onkologie. Ann Oncol，20（10）：1667-1673.

Lu M，Wang X，Shen L，et al.，2016. Nimotuzumab plus paclitaxel and cisplatin as the first line treatment for advanced esophageal squamous cell cancer：a single centre prospective phase Ⅱ trial. Cancer Sci，107（4）：486-490.

Malka D，François E，Penault-Llorca F，et al.，2019. FOLFOX alone or combined with rilotumumab or panitumumab as first-line treatment for patients with advanced gastroesophageal adenocarcinoma（PRODIGE 17-ACCORD 20-MEGA）：a randomised，open-label，three-arm phase Ⅱ trial. Eur J Cancer，115：97-106.

Maron SB，Xu J，Janjigian YY，2020. Targeting EGFR in esophagogastric cancer. Front Oncol，10：553876.

Nahta R，Hung MC，Esteva FJ，2004. The HER-2-targeting antibodies trastuzumab and pertuzumab synergistically inhibit the survival of breast cancer cells. Cancer Res，64（7）：2343-2346.

Okamoto I，Doi T，Ohtsu A，et al.，2010. Phase Ⅰ clinical and pharmacokinetic study of RAD001（everolimus）administered daily to Japanese patients with advanced solid tumors. J Clin Oncol，40（1）：17-23.

Okines AF，Ashley SE，Cunningham D，et al.，2010. Epirubicin，oxaliplatin，and capecitabine with or without panitumumab for advanced esophagogastric cancer：dose-finding study for the prospective multicenter，randomized，phase Ⅱ/Ⅲ REAL-3 trial. J Clin Oncol，28（25）：3945-3950.

Okines AFC，Langley RE，Thompson LC，et al.，2013. Bevacizumab with peri-operative epirubicin，cisplatin and capecitabine（ECX）in localised gastro-oesophageal adenocarcinoma：a safety report. Ann Oncol，24（3）：702-709.

O'Reilly MS，Boehm T，Shing Y，et al.，1997. Endostatin：an endogenous inhibitor of angiogenesis and tumor growth. Cell，88（2）：277-285.

Petty RD，Dahle-Smith A，Stevenson DAJ，et al.，2017. Gefitinib and EGFR gene copy number aberrations in esophageal cancer. J Clin Oncol，35（20）：2279-2287.

Rodriguez CP，Adelstein DJ，Rice TW，et al.，2010. A phase Ⅱ study of perioperative concurrent chemotherapy，gefitinib，and hyperfractionated radiation followed by maintenance gefitinib in locoregionally advanced esophagus and gastroesophageal junction cancer. J Thorac Oncol，5（2）：229-235.

Ruhstaller T，Thuss-Patience P，Hayoz S，et al.，2018. Neoadjuvant chemotherapy followed by chemoradiation and surgery with and without cetuximab in patients with resectable esophageal cancer：a randomized，open-label，phase Ⅲ trial（SAKK 75/08）. Ann Oncol，29（6）：1386-1393.

Sabatini DM，2006. mTOR and cancer：insights into a complex relationship. Nat Rev Cancer，6（9）：

729-734.

Safran H，Dipetrillo T，Akerman P，et al.，2007. Phase Ⅰ/Ⅱ study of trastuzumab，paclitaxel，cisplatin and radiation for locally advanced，HER2 overexpressing，esophageal adenocarcinoma. Int J Radiat Oncol Biol Phys，67（2）：405-409.

Scheuer W，Friess T，Burtscher H，et al.，2009. Strongly enhanced antitumor activity of trastuzumab and pertuzumab combination treatment on HER2-positive human xenograft tumor models. Cancer Res，69（24）：9330-9336.

Shah MA，Jhawer M，Ilson DH，et al.，2011. Phase Ⅱ study of modified docetaxel，cisplatin，and fluorouracil with bevacizumab in patients with metastatic gastroesophageal adenocarcinoma. J Clin Oncol，29（7）：868-874.

Shah MA，Xu RH，Bang YJ，et al.，2017. HELOISE：Phase Ⅲb randomized multicenter study comparing standard-of-care and higher-dose trastuzumab regimens combined with chemotherapy as first-line therapy in patients with human epidermal growth factor receptor 2-positive metastatic gastric or gastroesophageal junction adenocarcinoma. J Clin Oncol，35（22）：2558-2567.

Spratlin JL，Cohen RB，Eadens M，et al.，2010. Phase Ⅰ pharmacologic and biologic study of ramucirumab （IMC-1121B），a fully human immunoglobulin G1 monoclonal antibody targeting the vascular endothelial growth factor receptor-2. J Clin Oncol，28（5）：780-787.

Stephenson JJ，Gregory C，Burris H，et al.，2009. An open-label clinical trial evaluating safety and pharmacokinetics of two dosing schedules of panitumumab in patients with solid tumors. Clin Colorectal Cancer，8（1）：29-37.

Stroes CI，Schokker S，Creemers A，et al.，2020. Phase Ⅱ feasibility and biomarker study of neoadjuvant trastuzumab and pertuzumab with chemoradiotherapy for resectable human epidermal growth factor receptor 2-positive esophageal adenocarcinoma：TRAP study. J Clin Oncol，38（5）：462-471.

Sun W，Powell M，O'Dwyer PJ，et al.，2010. Phase Ⅱ study of sorafenib in combination with docetaxel and cisplatin in the treatment of metastatic or advanced gastric and gastroesophageal junction adenocarcinoma：ECOG 5203. J Clin Oncol，28（18）：2947-2951.

Syed YY，2018. Anlotinib：first global approval. Drugs，78（10）：1057-1062.

Tabernero J，Hoff PM，Shen L，et al.，2018. Pertuzumab plus trastuzumab and chemotherapy for HER2-positive metastatic gastric or gastro-oesophageal junction cancer（JACOB）：final analysis of a double-blind，randomised，placebo-controlled phase 3 study. Lancet Oncol，19（10）：1372-1384.

Tai W，Mahato R，Cheng K，2010. The role of HER2 in cancer therapy and targeted drug delivery. J Control Release，146（3）：264-275.

Tebbutt NC，Price TJ，Ferraro DA，et al.，2016. Panitumumab added to docetaxel，cisplatin and fluoropyrimidine in oesophagogastric cancer：ATTAX3 phase Ⅱ trial. Br J Cancer，114（5）：505-509.

Uronis HE，Bendell JC，Altomare I，et al.，2013. A phase Ⅱ study of capecitabine，oxaliplatin，and bevacizumab in the treatment of metastatic esophagogastric adenocarcinomas. Oncologist，18（3）：271-272.

Van Cutsem E，Karaszewska B，Kang YK，et al.，2019. A multicenter phase Ⅱ study of AMG 337 in patients with MET-amplified gastric/gastroesophageal junction/esophageal adenocarcinoma and other MET-amplified solid tumors. Clin Cancer Res，25（8）：2414-2423.

Waddell T，Chau I，Cunningham D，et al.，2013. Epirubicin，oxaliplatin，and capecitabine with or without panitumumab for patients with previously untreated advanced oesophagogastric cancer（REAL3）：a randomised，open-label phase 3 trial. Lancet Oncol，14（6）：481-489.

Wainberg ZA，Lin LS，DiCarlo B，et al.，2011. Phase Ⅱ trial of modified FOLFOX6 and erlotinib in patients with metastatic or advanced adenocarcinoma of the oesophagus and gastro-oesophageal junction. Br J Cancer，105（6）：760-765.

Wang Z. Neoadjuvant camrelizumab combined with chemotherapy and apatinib for locally advanced thoracic esophageal squamous cell carcinoma（ESCC）：a single-arm，open-label，phaseⅠb study. J Clin Oncol，39（Suppl 15）：4047.

Wild CP，Hardie LJ，2003. Reflux，Barrett's oesophagus and adenocarcinoma：burning questions. Nat Rev Cancer，3（9）：676-684.

Wilke H，Muro K，Van Cutsem E，et al.，2014. Ramucirumab plus paclitaxel versus placebo plus paclitaxel in patients with previously treated advanced gastric or gastro-oesophageal junction adenocarcinoma （RAINBOW）：a double-blind，randomised phase 3 trial. Lancet Oncol，15（11）：1224-1235.

Xu Y，Xie Z，Shi Y，et al.，2016. Gefitinib single drug in treatment of advanced esophageal cancer. J Cancer Res Ther，12（Suppl）：C295-C297.

Xu Y，Zheng Y，Sun X，et al.，2015. Concurrent radiotherapy with gefitinib in elderly patients with esophageal squamous cell carcinoma：preliminary results of a phase Ⅱ study. Oncotarget，6（35）：38429-38439.

Yang Y，Wu N，Shen J，et al.，2016. MET overexpression and amplification define a distinct molecular subgroup for targeted therapies in gastric cancer. Gastric Cancer，19（3）：778-788.

Yanwei L，Feng H，Ren P，et al.，2020. Safety and efficacy of apatinib monotherapy for unresectable， metastatic esophageal cancer：a single-arm，open-label，phase Ⅱ study. Oncologist，25（10）：e1464-e1472.

Yoon H，Karapetyan L，Choudhary A，et al.，2018. Phase Ⅱ study of irinotecan plus panitumumab as second-line therapy for patients with advanced esophageal adenocarcinoma. Oncologist，23（9）：1004-e1102.

Yu Z，Wang H，Song Q，et al.，2021. Prognostic value and characterization of NTRK1 variation by fluorescence in situ hybridization in esophageal squamous cell carcinoma. J Cancer Res Clin Oncol，147（10）：3113-3121.

Zhai Y，Hui Z，Wang J，et al.，2013. Concurrent erlotinib and radiotherapy for chemoradiotherapy-intolerant esophageal squamous cell carcinoma patients：results of a pilot study. Dis Esophagus，26（5）：503-509.

Zhang B，Qi L，Wang X，et al.，2019. Phase 2 study of camrelizumab（anti-PD-1 antibody）combined with apatinib and chemotherapy for the first-line treatment of advanced esophageal squamous cell carcinoma. J Clin Oncol，37（Suppl 15）：4033.

Zhang XB，Xie CY，Li WF，et al.，2012. Phase Ⅱ study of radiotherapy plus erlotinib for elder patients with esophageal carcinoma. Zhonghua Yi Xue Za Zhi，92（23）：1615-1617.

Zhao J，He M，Li J，et al.，2022. Apatinib combined with paclitaxel and cisplatin neoadjuvant chemotherapy for locally advanced esophageal squamous cell carcinoma. Cancer Biother Radiopharm，37（4）：324-331.

Zhao J，Lei J，Yu J，et al.，2020. Clinical efficacy and safety of apatinib combined with S-1 in advanced esophageal squamous cell carcinoma. Invest New Drugs，38（2）：500-506.

Zhu H，Yang X，Ding Y，et al.，2015. Recombinant human endostatin enhances the radioresponse in esophageal squamous cell carcinoma by normalizing tumor vasculature and reducing hypoxia. Sci Rep，5：14503.

第十五章

食管癌的放疗

第一节　放疗在食管癌治疗中的地位

肿瘤放疗是利用放射线如放射性核素产生的 α、β、γ射线和各类X线治疗机或加速器产生的X线、电子线、质子束及其他粒子束等治疗恶性肿瘤的一种方法。

放疗已经历了一个多世纪的发展历史，在伦琴发现X线、居里夫人发现镭之后，放射线很快就用于临床治疗恶性肿瘤，放疗是恶性肿瘤重要的局部治疗方法。大约70%的癌症患者在治疗过程中需要采用放疗，约40%的癌症可以用放疗达到根治目的。放疗在肿瘤治疗中的作用和地位日益突出，已成为治疗恶性肿瘤的主要手段之一。

放疗仅有几十年的历史，但发展较快。由于超高压治疗机的使用、辅助工具的改进和经验的积累，治疗效果得到显著提高。放疗几乎可用于所有的癌症治疗，对许多癌症患者而言，放疗几乎是唯一可选用的治疗方法。

成千上万的患者单用放疗或并用放疗、手术治疗、化疗和生物治疗后，达到了治愈目的。医生在患者手术前，可以用放疗来缩小肿瘤，使之易于切除；手术后，可用放疗来抑制残存癌细胞的生长。

在我国，手术仍是治疗食管癌的主要手段，但局部晚期食管癌患者的预后不尽如人意，ⅡA～Ⅲ期食管鳞状细胞癌患者接受单纯手术治疗后的5年生存率仅为20.64%～34%，多数患者在术后3年内出现转移或局部复发。中晚期食管癌单纯手术治疗的不良预后促使医生们探索在治疗方案中加入放疗、化疗或放化疗。目前的证据显示，术后化疗或放疗可以改善小部分食管癌患者的预后，术前放疗也可能对部分患者有效，因此对多数食管癌而言，仍需要积极探讨有效的治疗方法。近二十年来，研究发现新辅助治疗，包括术前放化疗和术前化疗，尤其是前者有望改善食管癌患者预后。

食管癌患者应用放疗的具体方案应根据病理形态、病期分期、病变部位、患者一般状况及有无淋巴结转移等情况决定。有资料表明，病变长度小于3cm（0～Ⅰ期）的早期食管癌单纯放疗5年生存率在80%以上。胸上段及胸中段食管癌放疗的生存率不低于手术治疗，而胸下段放疗的生存率稍低于手术治疗。所以，对于颈段和胸上段食管癌，应首先选用放疗。胸下段食管癌应以手术治疗为首选，胸中段食管癌应选择放疗和手术综合治疗。单纯药物治疗食管癌疗效仍差，只能姑息治疗。放射增敏及物理增敏方法的研究提高了放射线和某些化疗药物对食管癌的敏感性，也可以作为综合治疗手段使用。

食管癌放疗不良反应小、危险性小，又有肯定的疗效，所以适应证范围宽。一般状况中等，无锁骨上淋巴结转移，无声带麻痹，无远处转移，病变短于7cm，狭窄不显著，无穿孔前X线征象，无显著胸背痛者，均可视为根治性放疗的适应证。为缓解症状、减轻痛苦、改善生存质量可行姑息性放疗。在放疗过程中，由于患者一般状况的改变和病情的变化，治疗方案也要随之改变。另外，随着质子治疗技术的发展，质子治疗将会为食管癌的放疗起到辅助作用，但是目前在食管癌上缺乏质子治疗的数据。

第二节　放疗前检查

一、血液生化检查

对于食管癌，目前无特异性血液生化检查指标。食管癌患者血液碱性磷酸酶或血钙升高考虑骨转移的可能，血液碱性磷酸酶、AST、乳酸脱氢酶或胆红素升高考虑肝转移的可能。

二、影像学检查

1. 食管造影检查　是可疑食管癌患者影像学诊断的首选检查，应尽可能采用低张双对比方法。对隐匿性等早期食管癌无明确食管造影阳性征象者应进行食管镜检查，对食管造影提示有外侵可能者，应进行胸部CT检查，食管造影是食管癌患者定期复查的重要项目，必要时行内镜或支气管镜检查。

2. CT检查　胸部CT检查目前主要用于食管癌临床分期、确定治疗方案和治疗后随访，增强扫描有利于提高诊断准确率。CT能够观察肿瘤外侵范围，T分期的准确率较高，CT上以食管壁厚≥0.5cm判断为病变存在，可以帮助临床判断肿瘤切除的可能性及制订放疗计划；对有远处转移者，可以避免不必要的探查手术。

1981年Moss首先提出食管癌CT的T分期标准，与临床分期对照，一致性较差。1989年Tio分期：T1，食管壁厚5～10mm，无明显纵隔侵犯；T2，食管壁厚10～15mm；T3，食管壁厚>15mm；T4，明显侵犯纵隔和邻近结构如主动脉、气管。CT诊断食管癌T分期的敏感度为25%～87%，特异度为60%～94%。术前CT分期与手术标本的TNM分期相比，局部晚期病变（T3～4）的符合率高达54%～94%，表浅病变（T1～2）的准确率低于33%。CT对评估食管旁淋巴结有无转移并无太大意义：①因为淋巴结即使已有转移，直径也不太大，部分转移淋巴结直径≤10mm（一般正常≤7mm）。②食管旁区域淋巴结转移并不是手术禁忌。CT预测食管癌患者气管支气管受侵的准确率高达85%～100%。

CT与手术标本的病理结果相比，对N分期准确率为40%～86%，敏感度为55%～77%，特异度为79%～97%。CT诊断远处转移，准确率为63%～90%，敏感度为8%～53%，特异度为86%～100%，腹腔淋巴结的准确率为67%～81%。

彰俊杰等提出改良T分期标准，与术后病理T分期有较好的一致性：T1，壁厚5～10mm；T2，壁厚10～20mm；T3，壁厚＞10mm，与周围组织间隙消失，溃疡型＞5mm；T4，包括任何T，和周围组织、淋巴结融合。刘明等分析472例X线造影和CT片，长度0～15cm，平均5.897cm，中位数6.0cm；浸润深度0～7.0cm，平均2.051cm，中位数2.0cm。食管癌病变长度与浸润深度呈正相关，相关系数$R=0.459$（$P<0.001$）；但不呈直线关系。

3. PET/CT 不作为常规应用。早期发现，PET预测淋巴结转移准确率48%～92%，敏感度42%～52%，特异度79%～100%。PET的局限性表现为不能评估T分期，原因是PET无法显示食管壁的解剖层次。

PET有助于鉴别放化疗后肿瘤未控制、复发和瘢痕组织，有助于发现胸部以外更多的远处转移。与CT+EUS比较，PET特异度较高（90%～98%，$P=0.025$），而敏感度相似（43% vs. 46%）。近来有研究显示，PET对探测食管癌原发部位的敏感度高达95%，而对探测淋巴结的敏感度只有33%～46%。很重要的一点，PET有助于食管癌患者治疗方案的调整，一项纳入30例食管癌患者的研究显示，10%的病例因扫描阳性，照射野需改变，有的要加锁骨上野，有的要加腹腔淋巴引流区照射野，提示了PET在食管癌放疗计划中的潜在作用。PET还可以用来判断放化疗后原发瘤和淋巴结对治疗的反应，敏感度分别达78%和75%。

随着PET与CT的图像融合，即PET/CT，其临床应用越来越多，其中很重要的一点是，PET/CT更有助于放疗计划的制订。

4. EUS 即超声内镜检查，正常食管在EUS时管壁从内向外显示高低回声5层结构，即黏膜表层（上皮、基底膜、黏膜固有层）、黏膜肌层、黏膜下层、固有肌层、外膜或浆膜层（图15-1）。

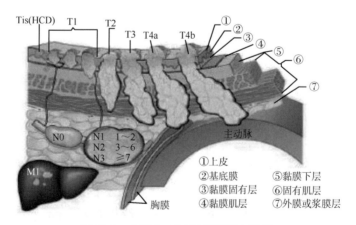

图15-1 食管在EUS时管壁层次显示

　　Rice TW等对359例食管癌进行分析，黏膜内癌区域淋巴结转移率为2.8%，黏膜下癌区域淋巴结转移率为20.8%（P=0.033）。按浸润深度分期：T1期，侵及1、2、3层，4层完整、无增厚；T2期，侵及第4层，不规则增厚，第5层完整、光滑；T3期，第4层断裂，第5层向外突出，断裂不规则；T4期，侵及邻近脏器组织，与其分界不清。判断转移淋巴结的标准：直径大于1cm，形态呈类圆形或圆形，边界清楚，低回声，内部回声均质。原位癌区域淋巴结转移率为0，T1期区域淋巴结转移率为11%，T2期淋巴结转移率为43%，T3期淋巴结转移率为77%，T4期淋巴结转移率为67%（P=0.001）。

　　EUS对食管癌T分期的诊断：T分期准确率81%～92%，敏感度82%～85%，特异度82%～91%。其中准确率T1 83%～100%，T2 61%～81%，T3 89%～95%，T4 82%～100%；EUS诊断早期食管癌（Tis，T1）的准确率高达97%。EUS用于诊断食管癌T分期存在局限性：①食管癌病变梗阻严重时，超声探头无法通过管腔；②探头频率低，一般为5.0～7.5MHz，超声图像分辨率低，清晰度差，区别T1a与T1b病变困难；③裸体探头易受肿瘤组织挤压，形成图像伪影。

　　EUS对食管癌N分期的诊断：与手术标本或活检结果相比，EUS诊断淋巴结转移准确率71%～88%，敏感度31%～68%，特异度75%～89%；N0和N1的准确率分别为64%～75%和68%～97%。

　　EUS是目前食管癌治疗前确定临床TNM分期的重要检查，EUS诊断食管癌分期（TNM）总的准确率仅达60%，其中Ⅱ、Ⅲ、Ⅳ期的准确率分别为70%、95%、71%。EUS的准确率与肿瘤大小有关：对原发肿瘤大于5cm的准确率为82%，原发肿瘤小于5cm的准确率为52%（P=0.05）。EUS对N的分期：对原发肿瘤大于5cm的淋巴结准确率为88%，原发肿瘤小于5cm的淋巴结准确率为59%（P=0.05）；对M的分期：原发肿瘤大于5cm和小于5cm的准确率分别为92%和56%（P=0.001）。

　　5. MRI 基于正常食管壁的MRI表现，尤其是快速自旋回波序列（FSE）T_2WI的观察结果，拟定的食管癌T分期判断标准如下：T1～2期，病灶周边肌层线状低至中等信号影完整；T3期，病灶周边肌层线状低至中等信号影中断或消失；T4期，病灶与邻近结构间脂肪间隙消失并伴邻近结构受侵征象；MRI对癌肿浸润至黏膜层及黏膜下层，即T1期和T2期的区分尚有一定困难；正常食管壁为3层不同信号：T_2WI上最内层高信号影为黏膜层和黏膜下层，中间层低至中等信号影为肌层，最外层高信号影即外膜。超顺磁性氧化铁（SPIO）增强MRI检查为新型的检查技术，成像原理为利用正常淋巴结内有巨噬细胞，而转移淋巴结内巨噬细胞数量明显减少，吞噬SPIO能力减弱，在T_2上表现为高信号，是一种功能成像。Nishimura H等指出，SPIO增强MRI诊断食管癌淋巴结转移的敏感度、特异度、准确率分别为100%、95.4%、96.2%。Will O等综合分析MRI增强扫描和MRI平扫对各种肿瘤淋巴结转移的诊断准确性指出，SPIO增强MRI检查诊断淋巴结转移的整体敏感度、特异度分别为88%、96%，而MRI平扫的敏感度、特异度则分别为63%、93%。

　　6. 内镜检查 是食管癌诊断中最重要的手段之一，对食管癌的定性定位诊断和手术方案的选择有重要作用；是对拟行手术治疗的患者必需的常规检查项目。此外，内镜检查前必须充分准备，建议应用去泡剂和去黏液剂，仔细观察各部位，采集图片，对可疑部位应用碘染色和放大技术进一步观察，进行指示性活检，这是提高早期食管癌检出率的关键。提高食管癌的发现率，是现阶段降低食管癌死亡率的重要手段之一。

7. 超声检查 主要用于发现腹部脏器、腹部及颈部淋巴结有无转移。

第三节 根治性放疗及同步放化疗

根治性放疗的适应证：患者一般状况在中等以上（KPS评分＞70分）；病变长度比较短，以不超过8cm为宜；没有穿孔或窦道瘘管形成，没有穿孔前兆或胸背剧痛；食管病变处狭窄不明显，可以进半流食或普食；无锁骨上和腹腔淋巴结转移，无声带麻痹，无远处转移；初次治疗（仅指放疗）；争取有细胞学或病理学诊断依据（特别是表浅癌）。

食管癌根治性放疗的照射剂量：目前国内常规剂量为60Gy/30次/6周；NCCN指南推荐的剂量为50.4Gy（1.8Gy/次，28次）同步化疗。临床上，单纯放疗：95%PTV（60～64）Gy/（30～32）次（2Gy/次）。同步放化疗剂量：95%PTV（50.4～60）Gy/（28～33）次（1.8Gy/次）。为了获得更好的疗效，推荐中晚期食管癌进行同步放化疗。

食管癌后程加速超分割放疗国内外已有许多报道，其方法为放疗总剂量开始的2/3（40Gy左右）采用常规分割照射，后1/3剂量改用加速超分割照射。与常规分割相比，分割次数增加，总疗程缩短，总剂量相同。荟萃分析表明，后程加速超分割放疗比常规分割放疗提高了食管癌的3年生存率。

一、照射野的设计

根据食管钡餐造影和CT检查结果，在模拟定位机上吞钡定位；有条件者采用治疗计划系统（TPS）优化照射野；近年来CT模拟定位计划系统的应用，可以使食管癌放疗设野更精确，对颈段及胸廓入口处食管肿瘤尤为适用。照射野的长度，在模拟机下观察，一般超出病变上下端各3～4cm，宽度根据CT检查结果而定，如无明显外侵一般为5～6cm；如果外侵明显或伴淋巴结转移，照射野适当放宽至6～8cm。常规采用三野照射，即前1个垂直野，后2个角度野；患者仰卧位，机架角正负120°～130°，根据二维TPS显示，此种方法剂量分布比较合理，使脊髓和肺的照射量在正常耐受范围内；颈和胸上段食管由于与脊柱距离近，采用常规三野照射时往往脊髓难以避开，此时可以采用2个前野角度照射，机架角正负45°～50°。或用左后右前斜野以避开脊髓为原则；有时上段食管癌患者由于脊柱弯曲，上端几乎靠近脊柱，两后斜野照射时上端脊髓无法避开，如遇这种病例可以采用不规则野，将上端靠脊柱侧用铅块遮挡。若用CT模拟定位，采取三维CRT技术，会取得优化的放疗计划，治疗更理想（图15-2和图15-3）。

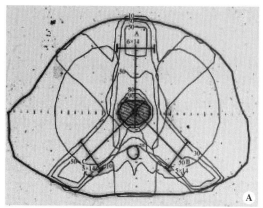
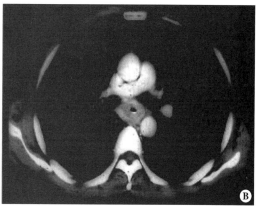
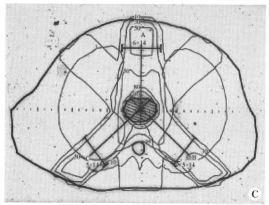

图15-2 常规放疗计划示意

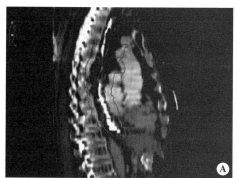
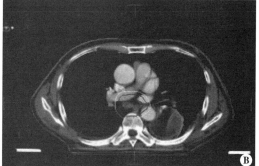
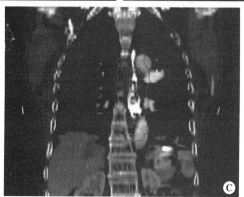

图15-3 三维适形放疗

二、照 射 剂 量

有关食管癌的根治性放射剂量，根据多年研究认为，适宜剂量为60～70Gy，有研究者分别以4个剂量组进行统计发现：41～50Gy组，5年生存率为3.5%，10年生存率为0；51～60Gy组，5年生存率为9.2%，10年生存率为5%～6%；61～70Gy组，5年和10年生存率分别为15.9%和6.6%；大于70Gy剂量组，5年和10年生存率分别为4.6%和1.1%。中国医学科学院肿瘤医院总结经放疗手术切除标本的病理检查结果发现，无癌率在40Gy以上为24%，50Gy以上为33.3%，60Gy以上为31.8%，70Gy以上为33%。可见食管癌放疗局部切除标本的无癌率与剂量增加并不完全成正比。60Gy以上再增加剂量并未明显提高生存率。

三、较早期食管癌（临床 Ⅰ～ⅡA期）

1. 适应证

（1）拒绝手术或因心肺疾病等不能手术者。

（2）CT显示没有明显肿大/转移淋巴结者。

（3）颈段和胸上段食管癌。

2. 勾画靶区的标准　根治性放疗大体肿瘤体积（GTV）：包括原发肿瘤（GTVp）及转移淋巴结（GTVn）。GTVp为可见的食管病灶，应综合影像学（食管造影、增强CT、MRI或PET/CT）和内镜结果确定。GTVn为可见淋巴结，指CT或MRI显示的短径≥10mm（食管旁、食管气管沟≥5mm）的淋巴结，或PET/CT显示SUV高，或者虽低于上述标准，但淋巴结明显坏死、环形强化与原发灶相仿、偏心钙化者，也可作为GTVn。临床靶体积（CTV）：根据NCCN指南，根治性放疗推荐选择性淋巴结照射（ENI）；对于靶区范围过大，或患者PS评分较差、病期较晚、心肺功能不能耐受者，可考虑累及野照射（IFI）。IFI时，CTV定义为GTVp前后、左右方向均外放5～6mm，上下方向各放30mm，GTVn各方向均外放5～6mm（外放后将解剖屏障包括在内时需做调整）。ENI时，除食管原发病灶和转移淋巴结区外，尚需包括淋巴结转移率较高的相应淋巴引流区域。

GTVp：以影像学（如食管造影片）和内镜[食管镜和（或）腔内超声内镜]可见的肿瘤长度，结合CT片（纵隔窗和肺窗）显示原发肿瘤的（左右前后）大小为GTVp。

CTV1：在GTV左右前后方向均外放0.5～0.8cm（平面），外放后将解剖屏障包括在内时需做调整。

PTV1：CTV1+0.5cm。

CTV2：包括预防照射的淋巴引流区。

上段：锁骨上淋巴引流区、食管旁、2区、4区、5区、7区。

中段：食管旁、2区、4区、5区、7区的淋巴引流区。

下段：食管旁、4区、5区、7区和胃左、贲门周围的淋巴引流区。

病变上下（在GTVp上下方向）各外放3cm。

PTV2：在CTV2基础上各外放0.5～0.7cm。

3. 放疗剂量　95%PTV 60Gy/30次（2Gy/次）+选择性腔内放疗，或95% PTV2 50Gy/25次/5周＋95% PTV1 20Gy/10次。

四、中晚期食管癌 [原发肿瘤较大（≥T3）和（或）CT扫描片显示肿大淋巴结（Ⅱb～Ⅳ期）]

1. 勾画靶区的标准　GTVp：以影像学（如食管造影片）和内镜 [食管镜和（或）腔内超声内镜] 可见的肿瘤长度，结合CT片（纵隔窗和肺窗）显示原发肿瘤的（左右前后）大小为GTVp；CT片显示肿大淋巴结（如肿大淋巴结远离原发病灶）和（或）触诊可确定的转移淋巴结部位如锁骨上淋巴结、气管旁淋巴结为GTVn。

CTV：包括GTVp和GTVn＋预防照射的淋巴引流区（各段食管癌靶区勾画的标准与CTV2相同）。

PTV：在CTV基础上各外放0.5cm。

2. 单纯放疗剂量　95% PTV 60Gy/30次（2Gy/次）。

推荐中晚期食管癌进行同步放化疗。建议方案：顺铂（25～30）mg/m² ×（3～5）天；5-FU（450～500）mg/m² ×5天（推荐24h静脉连续输注），每28天为1个周期×2。1～3个月后巩固化疗3～4个周期。

同步放化疗时的放疗剂量：95% PTV 60Gy/30次（2Gy/次）。

第四节　术后放疗及术后同步放化疗

2019年NCCN指南不推荐食管鳞状细胞癌根治术后做辅助治疗，但根据国际上大宗病例报道的复发率、前瞻性分层研究的结果和大宗病例的回顾性分析结果，对淋巴结阳性和（或）Ⅲ期食管癌均有一致的结果，即术后放疗的生存率高于单纯手术组，且放疗部位的复发率明显降低，推荐术后放疗或放化疗。

一、完全切除手术后（根治性手术）Ⅱa期（T2～3N0M0淋巴结阴性组）

对于完全切除术后Ⅱa期患者推荐进行术后预防性放疗。

1. 勾画靶区的标准　胸上段（CTV）：上界为环甲膜水平；下界为隆嵴下3cm，包括吻合口、食管旁、气管旁、下颈、锁骨上、2区、4区、5区、7区等相应淋巴引流区。

胸中段（CTV）：上界为胸1椎体的上缘，包括锁骨头水平气管周围的淋巴结，包括相应纵隔的淋巴引流区（如食管旁、气管旁、下颈、锁骨上、2区、4区、5区、7区等相应淋巴引流区），下界为瘤床下缘2～3cm。

PTV：在CTV基础上各外放0.5cm。

2. 处方剂量 95% PTV（54～60）Gy/（27～30）次/（5.4～6）周。

二、Ⅱb～Ⅲ期

对于Ⅱb～Ⅲ期患者推荐放化疗同时进行（同步放化疗）。

1. 上段食管癌患者的照射范围（CTV）与淋巴结阴性组相同 上界：环甲膜水平。下界：隆嵴下3～4cm。包括吻合口、食管旁、气管旁、锁骨上、2区、4区、5区、7区等相应淋巴引流区。

2. 中下段食管癌 CTV：原发病变的长度+病变上下各外放5cm+相应淋巴引流区（按此标准勾画靶区时，中段食管癌患者的上界建议设在T1上缘，便于包括2区的淋巴引流区）。

PTV：在CTV基础上各外放0.5cm。

3. 处方剂量 95% PTV（54～60）Gy/（27～30）次（2Gy/次）。靶体积内的剂量均匀度为95%～105%的等剂量线范围内，PTV 93%～107%。

4. 推荐化疗方案 顺铂+5-FU，化疗剂量同单纯放疗，28天为1个周期，共2个周期。1～3个月后，进行3～4个周期的巩固化疗。

第五节 术前放疗及术前放化疗

一、勾画靶区的标准

GTVp：以影像学（如食管造影片）和内镜[食管镜和（或）腔内超声]可见的肿瘤长度，结合CT片（纵隔窗和肺窗）显示原发肿瘤的（左右前后）大小为GTVp。

CTV：在GTVp左右前后方向均外放0.5～0.8cm（平面）。

包括预防照射的淋巴引流区：上段，锁骨上淋巴引流区、食管旁、2区、4区、5区、7区；中段，食管旁、2区、4区、5区、7区的淋巴引流区；下段，食管旁、4区、5区、7区和胃左、贲门周围的淋巴引流区。病变上下（在GTV上下方向）各外放3～5cm。

PTV：在CTV基础上各外放0.5～0.7cm。

二、处方剂量

95% PTV为40Gy/20次（2Gy/次）。靶体积内的剂量均匀度为95%～105%的等剂量线范围内，PTV 93%～107%。

中国医学科学院肿瘤医院胸外科及放疗科于1977年6月至1989年4月进行了食管癌术前放疗随机分组研究，得出结论：术前放疗+手术减少淋巴结转移率，使肿瘤明显缩小，降期显著，减少局部和区域复发，提高手术切除率，提高患者生存率，不增加手术并发症。其入组条件：食管癌病变长5～8cm，胸中段，能进半流质以上食物，无手术禁忌证，采用信封法随机分组，随诊至1996年2月。术前放疗：8MV X线，照射范围为全纵隔及左胃动脉淋巴结，采用前、后野对穿照射，剂量为40Gy（20次/4周），放疗后2～4周手术。418例患者入组，其中术前放疗+手术组195例，单纯手术组223例。结果显示，切除率在单纯手术组为85.8%，术前放疗+手术组为90.3%（P=0.0857）。手术方式：根治术在单纯手术组为66.4%，术前放疗+手术组为73.3%；术后病理分期可见降期；病理淋巴结阳性率：术前放疗+手术组为22.2%，单纯手术组为40.8%（P＜0.0001），1年、3年、5年生存率，术前放疗组分别为72.10%、47.6%和42.8%，单纯手术组分别为62.4%、40.0%和33.1%（P=0.042）；局部和（或）区域复发，单纯手术组为41.4%，术前放疗组为22.7%（P＜0.01）；手术并发症，如手术死亡、吻合口瘘两组无显著性差异。RTOG 0246试验为2003年9月5日至2006年3月17日开展的一项多中心前瞻性Ⅱ期试验，采用以紫杉醇为基础的同步放化疗联合选择性手术治疗可以切除的局部晚期食管癌。该研究纳入43例无转移食管癌患者，其中40例可分析，治疗前分期为T3～4N1。结果显示，根治性放化疗联合选择性外科手术挽救治疗局部晚期食管癌是可行的，以后的Ⅲ期研究将随机比较放化疗后选择性手术与必需性手术。美国马里兰大学医学中心报告了一项同步放化疗后手术的研究结果。术前采用同步放化疗（放疗剂量为50.4Gy，化疗方案为顺铂+5-FU，放疗中进行2个周期的化疗），中位时间间隔7周后手术。多因素分析显示，T分期、病变长度、组织学及手术时间间隔对总生存率没有影响，只有术后pCR是唯一可以提高生存率的因素，而组织学是唯一可以预测术后病理结果的因素，显示鳞状细胞癌比腺癌有更高的术后pCR率（56% vs. 35%）。腺癌中，淋巴结阴性者和阳性者的pCR率分别为45%和28%（P=0.049），因此，淋巴结状态也是预测术后病理结果的指标之一。此外，在这组患者中，术后病理残存肿瘤组的3年总生存率也达到了36%（RTOG 8501试验的3年总生存率为30%）。此外，该中心又进一步对Ⅳ期食管癌进行了分层研究，Ⅳ期包括M1a（有腹腔淋巴结转移）和M1b（有其他部位淋巴结转移，但不包括结外转移）。Ⅳ期（27例）与Ⅲ期病例的OS相比，无显著性差异（25.2个月 vs. 27个月）。此外，这组Ⅳ期病例中，61%的受累淋巴结没有在术前通过PET或CT检测出来，因此，术前精确辨别M1a和M1b的淋巴结病变将会进一步指导放疗，提高对可手术、无结外转移的Ⅳa和Ⅳb期患者的疗效。

　　浙江省肿瘤医院胸部肿瘤外科陈奇勋教授等对新辅助放化疗后手术治疗及手术治疗后辅助放化疗的作用进行了比较研究。研究共纳入42例患者。23例被随机分配接受放化疗及之后的手术治疗，19例接受手术治疗及术后辅助放化疗。化疗方案为卡铂（AUC=2）及紫杉醇（50mg/m²），每周6次，治疗6周。研究发现，42例患者中，最常见的血液系统不良反应为白细胞减少（9.5%）、中性粒细胞减少（11.9%）、血小板减少（14.3%）和贫血（16.6%）。最常见的非血液系统不良反应为食欲缺乏（14.3%）、乏力（11.9%）和颈部吻合口瘘（19.1%）。新辅助治疗组100%患者达到肿瘤切缘干净的完全切除（R0），辅助治疗组为90.4%。放化疗后进行切除手术的23例患者有8例（34.8%）达到pCR。两组术后并发症和治疗相关死亡率相当。新辅助治疗组18个月时无进展生存率为78.7%，辅助治疗组为63.6%，超出本研究的设计目标。初步研究结果表明，可切除的局部进展期鳞状细胞癌患者中术前新辅助放化疗优于术后辅助放化疗，治疗的不良反应发生率尚可接受。

加拿大多伦多大学 Sunnybrook 医学中心的研究人员通过对 2013 年 6 月前 Medline、Embase 和 Cochrane 中心注册的相关试验研究及文献进行系统性的荟萃分析与综述，比较食管癌患者中不同治疗方案的疗效，包括单纯手术、新辅助化疗（NAC）、新辅助放疗（N-RT）和新辅助放化疗（nCRT）等方案，纳入的均为随机对照试验（RCT）。最终，13 项随机试验被纳入研究，共包含 6710 例患者。直接配对荟萃分析提示，nCRT 较 NAC 方案或可更好地改善患者 OS，但差异并没有达到显著的统计学意义，HR 为 0.83（95%CI 0.59～1.18）。当采用药物治疗管理（MTM）方法进一步结合直接和间接证据后，nCRT 显著优于 NAC 方案，HR 为 0.84（95%CI 0.71～0.97）。本次研究得出结论：相对于 NAC 及 N-RT，nCRT 方案是治疗局部可切除食管癌的最理想模式，可显著改善 OS，同时并没有增加术后死亡率。

第六节　食管癌的姑息性放疗

1. 目的　缓解进食困难，减轻痛苦（如骨转移的镇痛放疗、转移淋巴结压迫症状、脑转移放疗等），延长生存期。

2. 相对禁忌证　食管穿孔（已有食管穿孔特别是食管气管瘘或即将出现大出血患者，如果放入支架或鼻饲管，可姑息性放疗）；恶病质且 KPS 评分＜50 分；已有明显症状且多个脏器转移者，后者如果 KPS 评分＞70 分，有进食困难的症状，远处器官转移没有明显症状，也可试探性放疗或同步放化疗。

3. 食管病变局部放疗　一般以 IFI 为主，GTVp 影像学检查所见肿瘤，GTVn 影像学检查所见肿大淋巴结；CTV：同根治性放疗一样外放；PTV：同根治性放疗一样外放。

4. 放疗剂量　给予姑息性放疗剂量，一般以 50Gy/25F 为宜，根据病情变化可以增减剂量，如果病情好转，达到根治性放疗的条件，可以增加至根治剂量；如果病情进展可以降低剂量，甚至停止放疗。

5. 骨转移放疗　食管癌骨转移比较常见，全身各部位骨均可能出现转移，骨转移主要表现为疼痛、压迫症状（如压迫脊髓）、病理性骨折等。脊柱转移因为脊髓的剂量限制，一般放疗剂量：DT 为 40Gy/20F 或 30Gy/10F，可以缓解症状。如为单个椎体转移，全身病情比较稳定，病变比较局限，在保证脊髓耐受剂量的前提下，可行立体定向放疗（SBRT），根据情况可给予比较高的放疗剂量，DT 为 50Gy/5F（仅供参考）。身体其他部位骨转移，如没有明显危及器官，可以给予比较高的放疗剂量，或者行立体定向放疗。

6. 肺转移放疗　多发性肺转移如果没有明显转移灶所引起的症状，则不建议行局部放疗；如有明显的肿块引起比较严重的临床症状（侵犯支气管引起咯血，侵犯或压迫支气管导致呼吸困难等），可行局部病灶放疗以缓解症状，放疗剂量及分次数根据具体情况给予。转移数目较少者，全身病情控制比较好，如果转移数目在 3～5 个或以下，单个病灶直径不是特别大，可以行肺转移灶立体定向放疗，放疗剂量及分次数可根据具体情况给予，DT 为 50Gy/5F（仅供参考）。

7. 肝转移放疗　广泛肝转移一般不考虑放疗，如肝转移病灶比较局限，数目较少，可以考虑行转移病灶SBRT，剂量DT为50Gy/5F（仅供参考）。

8. 脑转移放疗　食管癌脑转移也比较常见，多发脑转移可行全脑放疗，放疗剂量DT为30Gy/10F或40Gy/20F，也可同时行转移灶局部加量，或全脑放疗结束后局部转移灶加量。如果转移灶数目较少（3～5个，越少越好），可行转移灶立体定向放疗，放疗剂量及分次数可根据具体情况而定。

9. 转移淋巴结放疗　食管癌纵隔淋巴结、颈部淋巴结、上腹部淋巴结转移比较常见，不同部位淋巴结转移根据具体情况采取不同的放疗方式，可以行常规放疗、适形放疗、调强放疗或立体定向放疗。

食管癌出现转移是比较常见的，不要轻易放弃，在局部治疗和全身治疗相结合的情况下（尤其在靶向治疗和免疫治疗参与的情况下），很多患者能取得比较好的治疗效果，症状得到缓解，生存期延长，有一部分患者甚至可以临床治愈。Martin EJ等对1593例接受放疗（RT）的食管癌患者进行了回顾性研究，并与364例接受食管支架治疗的患者相比较，结果表明，与接受RT的患者相比，接受支架治疗的患者在6个月时任何严重不良反应的累积发生率更高（21.7% vs. 12.4%，$P < 0.0010$）。接受支架治疗的患者发生严重不良反应的风险增加，包括瘘管、穿孔和出血（均为$P < 0.0500$）。另外，与支架置入相比，RT与更快速和持久的疼痛缓解相关（$P < 0.0010$）；但是，考虑到治疗前吞咽困难评分，随着时间的推移，吞咽困难的缓解，两种治疗方法没有显著性差异（$P=0.1029$）。

第七节　超分割照射

分割技术包括超分割（hyperfraction，HF）、加速超分割（accelerated hyperfraction，AF）和低分割（hypofraction）技术，目前已在临床上应用。以往常用常规分割（convention fraction），即每周5天，休息2天，每日1次，每次剂量约2Gy。其原理在于5天放射，2天休息，每周共5次是较为合适的治疗，它使肿瘤受损达到较高程度，但又使靶区内的正常细胞有可能得到部分修复，利用正常细胞与肿瘤细胞"受量耐受性差"作为治疗根据。但这种常规分割24h重复1次，不论剂量调为3Gy/次也好或更高，但有一定限度，连续4Gy/d高剂量则正常组织修复乏力，从临床动物试验结果看到，肿瘤细胞经过照射后约4h即已开始进行修复，因此每天1次照射至第2天再开始，受打击的肿瘤细胞通过"4R"（修复、再氧化、再分布和再增殖）已经达到了一定水平的恢复。如果在其修复周期3～24h，再给予一定的辐射打击，则可以加重其损伤程度和减少修复百分比，使致死性损伤更多，双链断裂（DS）更多，使阻滞于G_1期的细胞减少。基于此，近十几年来在国内外开展了超分割治疗，其基本条件为每天照射2次，每次间隔4～6h，每次剂量在1.1～1.4Gy，其余条件：总剂量、每周5次均与常规分割无差别。经过十几年的试验和临床观察已看到局部控制率、复发率、生存率比常规分割均有显著提高，其近期副作用比常规分割明显大，而长期损伤和迟发反应、明显后遗症和常规分割无显著性差异。国内外经过双盲随机、单盲随机、非随机回顾性对比均取得同一临床结果，在动物实验中也得到了确认。加速超分割的原理和基本出发点与常规分割相同，但在每天放疗次数、每次剂量上有所区别。它每天至少照射3次以上（偶有应用4次的报道），间隔3～4h，3次剂量总和达3Gy以上（一般在4.5Gy以下），自20世纪80年代开展加速超分割以来，其近期疗效和远期疗效均优于常规分割。其近期、远期并发症与超分割相同，近期反应略大于超分割。但无论是超分割还是加速超分割，都是建立在肿瘤细胞和正常细胞组织间放射生物学特点差异基础上的，放疗剂量的调整、局部控制的好坏完全离不开这些基本条件，因此这种方法仍有一定限度。在美国M. D. Anderson癌症中心和一部分地区试用辅助野超分割（hyperfraction boost field）治疗，其方法为全程每天照射2次，治疗中首次使用较大剂量，间隔4～6h后加入辅助小野，抛开该大野中的淋巴预防区，其效果在于增加对原发灶的打击，对淋巴区照射则限于常规分割剂量，增加了原发灶的损伤。几年来试验结果显示其优点明显，原发灶控制与超分割和加速超分割很接近，且近期反应较轻，很受临床欢迎。

第八节　其他放疗方法

一、腔　内　照　射

近年来由于使用了后装技术、放射源的微型化、微机控制及计算机计算剂量，因而腔内照射又有了较快的发展。腔内照射的特点是放射源的表面剂量高，随着深度增加剂量急剧下降，剂量分布很不均一。其优点是周围组织及器官受量小；缺点是肿瘤深部剂量不足。因而，腔内治疗主要用于辅助治疗或姑息治疗。中国医学科学院肿瘤医院在河南林县（今为林州市）单纯用腔内照射了203例食管癌，当时该地不具有体外照射条件，只单纯用腔内放疗，1年生存率为34.5%（70/203），3年生存率为13.8%（28/203），5年生存率为8.4%（17/203）。初步看来其结果不劣于外照射，但本组早期病例较多，病变长度小于3cm者有45例（占22.2%），病变长度3.1～5cm者有92例（占45.3%）。

二、体外照射加腔内照射

从放疗失败原因来看，88.9%是局部未控制、复发或穿孔，因此通过腔内照射提高局部剂量有可能提高生存率，但这方面工作报道不多。山西省肿瘤医院进行前瞻性随机分组研究发现，单纯外照射，采用10MV X线，肿瘤剂量70Gy/7周；外照射加腔内照射组，外照射50Gy/5周，然后每周做腔内照射1次，为铯-137源，151.5mCi（5.5×10^7Bq）照射3～4次，剂量为1962～3616cGy。结果显示，外照射加腔内照射组疗效优于单纯外照射组，虽然差异无统计学意义，但值得进一步研究。

三、术　中　放　疗

日本神户大学医学部附属医院回顾性研究了127例根治性食管切除术加或不加术中放

疗（IORT）病例。其中94%为鳞状细胞癌/腺癌，49%为Ⅲ期患者。IORT组和非IORT组患者分别占64%和36%，两组患者除了IORT外还接受术前或术后放化疗。IORT的靶区定义为上腹部淋巴结区，包括左右贲门淋巴结、胃左动脉淋巴结和腹腔动脉淋巴结。单次剂量为22～25Gy，能量为9～12MeV电子线。结果显示，IORT组和非IORT组的5年总生存率分别为45%和37%（P=0.34）。在Ⅲ期患者中，IORT组和非IORT组的5年区域淋巴结控制率分别为88%和58%（P=0.01）。两组的治疗后严重并发症无明显差异，IORT组没有2级以上的晚期或急性反应。因此，IORT对于Ⅲ期食管癌，特别是在控制腹部淋巴结方面是一种安全有效的方法。

第九节　放疗与靶向治疗药物

实验表明EGFR在DNA损伤修复活化、抗凋亡及放疗后肿瘤细胞再增殖中起关键作用。而EGFR在食管腺癌或鳞状细胞癌中普遍高表达，EGFR的高表达与食管癌细胞的增殖、浸润、细胞毒性药物和射线抵抗及预后不良密切相关。因此，理论上单用EGFR信号通路阻断剂或联合放化疗可以提高抗肿瘤效果。临床常用的EGFR信号通路靶向药物由两大类组成：①靶向EGFR胞外域的单克隆抗体，如西妥昔单抗、帕尼单抗、尼妥珠单抗和马妥珠单抗等；②靶向EGFR胞内的酪氨酸激酶抑制剂（TKI），如吉非替尼、厄洛替尼和埃克替尼等。放疗联合靶向治疗药物的相关内容，参见第十四章。

以下介绍几项有意义的临床试验研究，作用于EGFR的两种单克隆抗体，均与放化疗（放疗）联合，却得到不同意义的结果。

SCOPE1试验是一项Ⅱ/Ⅲ期多中心随机对照研究，一组接受50Gy放疗剂量同步顺铂联合卡培他滨化疗，而另一组在此基础上联合西妥昔单抗靶向治疗，两组24周的中位OS分别为25.4个月和22.1个月（P=0.035），且接受放化疗联合西妥昔单抗治疗的患者出现更多3级及以上毒副作用（79% vs. 63%，P=0.004）。另一项Ⅲ期多中心随机对照试验RTOG 0436，观察TP方案同步放疗联合西妥昔单抗靶向治疗的疗效，放疗剂量50.4Gy。结果显示，西妥昔单抗治疗组的24个月和36个月总生存率分别为45%（95%CI 37%～53%）、34%（95%CI 26%～41%），对应的对照组分别为44%（95%CI 36%～51%）、28%（95%CI 21%～35%）；患者的临床完全缓解率和OS均无差异。该结果表明，西妥昔单抗联合同步放化疗方案未能进一步提高疗效，反而增加了毒副作用。

Ma NY等报道了66例食管鳞状细胞癌患者，其中52例患者接受了尼妥珠单抗联合放化疗，14例患者接受了尼妥珠单抗联合放疗，全组中位OS和中位PFS分别为26.0个月和16.7个月，2年生存率、无进展生存率和局部控制率分别为54%、37%和80%。NCT00686114等临床研究表明厄洛替尼联合放化疗的方案可取得满意的2年生存率，患者耐受情况良好，为局部晚期食管癌的治疗提供了推荐标准外的有效替代方案。

因此，对于同步放化疗是否可以联合西妥昔单抗或尼妥珠单抗，目前研究尚未达成一致结论，部分研究提示患者有肿瘤降期和局部控制的获益。更多的放疗联合靶向药物治疗的内容参见第二十三章。

第十节　放疗与免疫治疗药物

近年来，免疫治疗在多种实体肿瘤中发挥了越来越重要的作用。研究显示免疫治疗也为食管癌的治疗提供了新的思路。确定性放化疗是不可切除局部晚期食管癌的标准治疗方案，但确定性放化疗后局部和远处复发率高达50%。目前大多数临床研究着眼于在晚期食管癌中使用单药免疫治疗的疗效，那么同步放化疗与免疫治疗联合的方案是否能取得更好的疗效呢？

放疗除了直接杀死肿瘤细胞外，对肿瘤及其微环境也有一定的免疫调节作用，可以介导肿瘤的免疫反应，将T细胞聚集到微环境中，分泌细胞因子，增强肿瘤抗原表达。肿瘤中PD-L1的表达增加可抑制放疗诱导的效应T细胞的抗肿瘤特性。在食管鳞状细胞癌中，抗PD-1抗体联合放疗可能使抗肿瘤反应最大化，联合治疗不仅能增加肿瘤抗原的表达，还可以增强检查点抑制剂诱导的抗肿瘤反应。

随着抗PD-1单抗和PD-L1单抗进入临床，开展了多项放疗联合抗PD-1单抗或PD-L1单抗治疗食管癌的临床试验，其中，PD-1常用药物有帕博利珠单抗、纳武利尤单抗、信迪利单抗、卡瑞利珠单抗等。PD-L1常用药物有阿替利珠单抗、德瓦鲁单抗等。已有的Ⅰb～Ⅲ期放疗联合抗PD-1单抗或PD-L1单抗的临床试验，基本上都取得了阳性结果，支持放疗与免疫检查点抑制剂联合用于食管癌的治疗。有关放化疗联合免疫药物治疗食管癌的相关内容参见第十七章、第二十三章。

虽然已有的临床研究结果支持放疗联合免疫检查点抑制剂，但是在食管癌的治疗中，应用免疫检查点抑制剂联合放化疗的临床试验仍处于初步研究阶段，部分小样本研究证实了放化疗与免疫治疗结合的可行性和潜在的远景，但还有很多问题需要思考和探索。目前关于食管癌免疫治疗的大量临床试验正在进行中，免疫治疗有望在食管癌患者中获得进一步的突破，为食管癌患者带来福音。

第十一节　放疗不良反应及处理

一、全身反应

由于肿瘤组织崩解、坏死物质被吸收，在照射数小时或1～2天后，患者可出现全身反应，表现为虚弱、乏力、头晕、头痛、厌食，个别有恶心、呕吐等，特别是腹部照射和大面积照射时，反应较重。注意事项：①照射前不宜进食，以免形成条件反射性厌食。②照射后完全静卧休息30min。③进清淡饮食，多食蔬菜和水果，并鼓励多饮水，促进毒素排出。④参加集体文娱活动，以转移注意力。此外，每周检查血常规一次，当白细胞计数下降至$4×10^9$/L以下时，需要给予升白细胞药物，如白细胞计数明显下降需暂停放疗。若血小板计数下降，也需要给予相应的处理，同样，若血小板下降明显，也需要暂停放疗。

二、皮 肤 反 应

皮肤对射线的耐受量与所用放射源、照射面积和部位有关。钴-60治疗机和直线加速器产生的γ射线和高能X线穿透力强，皮肤受量小，反应轻；X线治疗机产生的低能X线和感应加速器产生的电子束皮肤受量大，反应严重。临床上大面积照射时或照射皮肤的皱褶及潮湿处，可出现一定程度的皮肤反应，皮肤反应分为三度：Ⅰ度反应，表现为红斑，有烧灼和刺痒感，继续照射时皮肤由鲜红渐变为暗红色，以后有脱屑，称干反应；Ⅱ度反应，表现为高度充血、水肿、水疱形成，有渗出液、糜烂，称湿反应；Ⅲ度反应，表现为溃疡形成或坏死，侵犯至真皮，造成放射性损伤，难以愈合。放疗后数日或更长时间，照射部位可出现皮肤萎缩，毛细血管扩张、淋巴引流障碍、水肿及深棕色斑点、色素沉着，称后期反应。照射野皮肤保护措施：①内衣宜柔软、宽大，吸湿性强。②保持乳房下、腋窝、腹股沟及会阴部皮肤清洁干燥，防止干反应发展为湿反应。③照射野皮肤用温水和柔软的毛巾轻轻沾洗，忌用肥皂，不可涂酒精、碘酊、红汞、油膏，并避免冷热刺激（如热水袋）。④照射野不可贴胶布，以免所含氧化锌产生二次射线，加重皮肤损伤。

三、放射性食管炎

放射性食管炎常于放疗开始后2周出现，表现为吞咽困难加重或进食疼痛，主要由放疗引起的食管黏膜充血、水肿所致。多数患者随水肿和肿瘤的消退上述症状逐渐好转，不需要特殊处理，仅注意调节饮食即可。少数患者症状持续时间长，疼痛明显，严重影响进食，医务人员应给患者做细致的解释工作，减轻患者的精神压力，同时加强支持疗法，并辅以口服黏膜表面麻醉剂和黏膜保护剂，如氢氧化铝凝胶等保护食管黏膜，亦可用普鲁卡因加庆大霉素配以生理盐水口服，以起到黏膜麻醉和消炎的效果。

四、放射性气管损伤

放射性气管损伤较少见，一般发生于放疗后3～4周，主要症状为干咳，轻者不需要处理，咳嗽严重影响正常休息和生活时，应给予对症处理。

五、食 管 穿 孔

食管穿孔是食管癌的严重并发症之一。放疗期间出现胸骨后持续疼痛、体温升高、脉搏增快、呼吸困难时，均应考虑食管穿孔。此时应立即通知医生进行必要的检查，以确定诊断。一旦确诊，应立即中断放疗，并积极采用相应的治疗措施，如输液、禁食、大量应用抗生素等，必要时插鼻饲管或行胃造瘘。

六、食管气管瘘

当放疗达到一定剂量时，患者若出现进食时呛咳、体温升高、胸骨后疼痛、憋气、呼吸困难等应高度警惕发生食管气管瘘的可能，一经确认应立即中止放疗、禁食，并行胃造瘘或插鼻饲管，防止其他继发症的发生。

七、出　　血

出血多见于溃疡型食管癌，主要因溃疡形成导致黏膜破坏、血管暴露、肿瘤侵蚀或放疗中肿瘤脱落。若发生出血，应中断放疗，让患者绝对卧床休息，保持侧卧位，保持镇静（必要时应用镇静剂），及时清除口腔内血液和分泌物，保持呼吸道通畅，防止误吸造成窒息。尽量使患者免受各种刺激，定时测量血压、脉搏等生命体征，及时选用氨甲苯酸、酚磺乙胺、垂体后叶素、巴曲酶等止血药物，补液和输血，并保留静脉通道。

第十二节　放疗前准备及随访

一、放疗前准备工作

1. 患者及家属的思想准备　多数患者得知患癌症后有较多的顾虑和恐惧，心情不愉快，思想负担重，要帮助患者解决思想上的问题，争取患者的合作、理解。与患者家属交代病情、放疗中可能出现的问题和不良反应，如有不适，应及时告知医生，争取早做处理。

2. 医生的准备　①对诊断进行核实，要有病理和细胞学的诊断，最近的食管X线、胸部CT、B超声检查，或CT检查颈部/锁骨上和腹腔淋巴结以明确分期和治疗性质，食管腔内超声的检查。②食管的定位CT检查：全面了解肿瘤的大小和肿瘤的范围，以明确治疗性质、照射范围、照射野的设计、放疗剂量、放疗次数等。③放疗前的对症治疗：营养状态不良、脱水或有其他并发症者应及时积极处理；X线片显示有尖刺、胸背痛或白细胞计数升高者应积极抗感染治疗。

二、食管癌患者随访

对于新发食管癌患者应建立完整的病案和相关资料档案，治疗后定期随访和进行相应的检查。所有患者应终身随诊。对于无症状的食管癌患者，第1年内每4个月1次，第2～3年每6个月1次，此后每年1次；随诊内容包括病史和体检，根据临床情况决定是否行血常规、血生化、内镜和影像学检查；对于接受内镜黏膜切除术的患者，第1年内每个月1次，此后每年1次；随诊内容包括病史询问、体检和内镜检查，其他根据情况决定是否行血常规、血生化和影像学检查。

（张　胜）

参 考 文 献

韩春，万均，周道安，等，1997. 100例食管癌后程加速放疗的研究. 中华放射肿瘤学杂志，6（1）：16-18.

韩春，杨香然，高献书，等，1999. 食管癌后程加速放射治疗前瞻性随机研究. 中华放射肿瘤学杂志，9（3）：65.

侯栋梁，时高峰，高献书，等，2012. 磁共振弥散加权成像在食管癌大体肿瘤靶区勾画中的应用价值. 中华放射肿瘤学杂志，21（4）：343-347.

李艾恩，林玉宗，胡燕华，等，2002. 后程加速超分割放射治疗食管癌的临床分析. 中华放射肿瘤学杂志，3（1）：56.

李维贵，张德洲，马俊杰，等，2004. 食管癌根治术后放射治疗临床疗效分析. 中华放射肿瘤学杂志，13（4）：342-343.

陆进成，钱普东，查文武，等，2005. 食管癌根治术后预防性放射治疗随机研究的Meta分析. 循证医学，5（3）：166-168，171.

牛印怀，宋金丽，岳春迪，等，1999. 后程加速超分割治疗食管癌技术的临床应用. 武汉：第四届全国放射肿瘤学学术会议.

施学辉，吴根娣，刘新伟，等，1997. 后程加速超分割放射治疗食管癌的长期疗效. 中华放射肿瘤学杂志，6（1）：12-15.

田华，王澜，韩春，等，2012. 磁共振弥散加权成像在食管癌精确放疗中的应用价值. 中华放射肿瘤学杂志，21（3）：223-226.

汪洋，施学辉，姚伟强，等，2000. 连续加速超分割与后程加速超分割治疗食管癌. 中华放射肿瘤学杂志，9（3）：152-155.

汪洋，赵快乐，施学辉，等，2003. 老年食管癌后程加速超分割放射治疗的疗效分析. 中华放射肿瘤学杂志，12（3）：82-85.

王奇峰，王贵齐，张月明，等，2010. 食管腔内超声检查预测食管癌放射敏感性的临床研究. 中华放射肿瘤学杂志，19：（1）18-22.

杨长滨，毛瑛兰，1999. 后程加速超分割放射治疗食管癌的疗效观察. 武汉：第四届全国放射肿瘤学学术会议.

邹长林，胡美龙，2001. 后程加速超分割放射治疗食管癌疗效荟萃分析. 中华放射肿瘤学杂志，10（1）：18-20.

Conroy T，Galais MP，Raoul JL，et al.，2014. Definitive chemoradiotherapy with FOLFOX versus fluorouracil and cisplatin in patients with oesophageal cancer（PRODIGE5/ACCORD17）：final results of a randomised，phase 2/3 trial. Lancet Oncol，15（3）：305-314.

Cooper JS，Guo MD，Herskovic A，et al.，1999. Chemoradiotherapy of locally advanced esophageal cancer：long-term follow-up of a prospective randomized trial（RTOG 85-01）. Radiation Therapy Oncology Group. JAMA，281（17）：1623-1627.

Crosby T，Hurt CN，Falk S，et al.，2013. Chemoradiotherapy with or without cetuximab in patients with oesophageal cancer（SCOPE1）：a multicentre，phase 2/3 randomised trial. Lancet Oncol，14（7）：627-637.

Donahue JM, Nichols FC, Li Z, et al., 2009. Complete pathologic response after neoadjuvant chemoradiotherapy for esophageal cancer is associated with enhanced survival. Ann Thorac Surg, 87(2): 392-398; discussion 398-399.

Hanawa M, Suzuki S, Dobashi Y, et al., 2006. EGFR protein overexpression and gene amplification in squamous cell carcinomas of the esophagus. Int J Cancer, 118(5): 1173-1180.

Hurt CN, Nixon LS, Griffiths GO, et al., 2011. SCOPE1: a randomised phase Ⅱ/Ⅲ multicentre clinical trial of definitive chemoradiation, with or without cetuximab, in carcinoma of the oesophagus. BMC Cancer, 11: 466.

Kachnic LA, Winter K, Wasserman T, et al., 2011. Longitudinal quality-of-life analysis of RTOG 94-05 (Int 0123): a phase Ⅲ trial of definitive chemoradiotherapy for esophageal cancer. Gastrointest Cancer Res, 4(2): 45-52.

Kato K, Cho BC, Takahashi M, et al., 2019. Nivolumab versus chemotherapy in patients with advanced oesophageal squamous cell carcinoma refractory or intolerant to previous chemotherapy(ATTRACTION-3): a multicentre, randomised, open-label, phase 3 trial. Lancet Oncol, 20(11): 1506-1517.

Kelly RJ, Ajani JA, Kuzdzal J, et al., 2021. Adjuvant nivolumab in resected esophageal or gastroesophageal junction cancer. N Engl J Med, 384(13): 1191-1203.

Kojima T, Shah MA, Muro K, et al., 2020. Randomized phase Ⅲ KEYNOTE-181 study of pembrolizumab versus chemotherapy in advanced esophageal cancer. J Clin Oncol, 38(35): 4138-4148.

Li C, Zhao S, Zheng Y, et al., 2021. Preoperative pembrolizumab combined with chemoradiotherapy for oesophageal squamous cell carcinoma(PALACE-1). Eur J Cancer, 144: 232-241.

Lowe VJ, Booya F, Fletcher JG, et al., 2005. Comparison of positron emission tomography, computed tomography, and endoscopic ultrasound in the initial staging of patients with esophageal cancer. Mol Imaging Biol, 7(6): 422-430.

Ma NY, Cai XW, Fu XL, et al., 2014. Safety and efficacy of nimotuzumab in combination with radiotherapy for patients with squamous cell carcinoma of the esophagus. Int J Clin Oncol, 19(2): 297-302.

Martin EJ, Bruggeman AR, Nalawade VV, et al., 2020. Palliative radiotherapy versus esophageal stent placement in the management of patients with metastatic esophageal cancer. J Natl Compr Canc Netw, 18(5): 569-574.

Nishimura H, Tanigawa N, Hiramatsu M, et al., 2006. Preoperative esophageal cancer staging: magnetic resonance imaging of lymph node with ferumoxtran-10, an ultrasmall superparamagnetic iron oxide. J Am Coll Surg, 202(4): 604-611.

Ott PA, Bang YJ, Berton-Rigaud D, et al., 2017. Safety and antitumor activity of pembrolizumab in advanced programmed death ligand 1-positive endometrial cancer: results from the KEYNOTE-028 study. J Clin Oncol, 35(22): 2535-2541.

Rice TW, Adelstein DJ, Chidel MA, et al., 2003. Benefit of postoperative adjuvant chemoradiotherapy in locoregionally advanced esophageal carcinoma. J Thorac Cardiovasc Surg, 126(5): 1590-1596.

Saglam EK, Kilciksiz S, Ozseker N, et al., 2007. Treatment outcome and prognostic factors in non-metastatic esophageal carcinoma. Saudi Med J, 28(7): 1086-1090.

Scheer RV, Fakiris AJ, Johnstone PA, 2011. Quantifying the benefit of a pathologic complete response after neoadjuvant chemoradiotherapy in the treatment of esophageal cancer. Int J Radiat Oncol Biol Phys, 80(4): 996-1001.

Shah MA, Kojima T, Hochhauser D, et al., 2019. Efficacy and safety of pembrolizumab for heavily pretreated patients with advanced, metastatic adenocarcinoma or squamous cell carcinoma of the esophagus: the phase 2 KEYNOTE-180 study. JAMA Oncol, 5(4): 546-550.

Suntharalingam M，Winter K，Ilson D，et al.，2017. Effect of the addition of cetuximab to paclitaxel，cisplatin，and radiation therapy for patients with esophageal cancer：the NRG oncology RTOG 0436 phase 3 randomized clinical trial. JAMA Oncol，3（11）：1520-1528.

Swisher SG，Hofstetter W，Komaki R，et al.，2010. Improved long-term outcome with chemoradiotherapy strategies in esophageal cancer. Ann Thorac Surg，90（3）：892-898；discussion 898-899.

Swisher SG，Winter KA，Komaki RU，et al.，2012. A phase Ⅱ study of a paclitaxel-based chemoradiation regimen with selective surgical salvage for resectable locoregionally advanced esophageal cancer：initial reporting of RTOG 0246. Int J Radiat Oncol Biol Phys，82（5）：1967-1972.

Tachibana M，Yoshimura H，Kinugasa S，et al.，2003. Postoperative chemotherapy vs chemoradiotherapy for thoracic esophageal cancer：a prospective randomized clinical trial. Eur J Surg Oncol，29（7）：580-587.

Wang X，Hobbs B，Gandhi SJ，et al.，2021. Current status and application of proton therapy for esophageal cancer. Radiother Oncol，164：27-36.

Westerterp M，van Westreenen HL，Reitsma JB，et al.，2005. Esophageal cancer：CT，endoscopic US，and FDG PET for assessment of response to neoadjuvant therapy—systematic review. Radiology，236（3）：841-851.

Will O，Purkayastha S，Chan C，et al.，2006. Diagnostic precision of nanoparticle-enhanced MRI for lymph-node metastases：a meta-analysis. Lancet Oncol，7（1）：52-60.

Wu SX，Wang LH，Luo HL，et al.，2018. Randomised phase Ⅲ trial of concurrent chemoradiotherapy with extended nodal irradiation and erlotinib in patients with inoperable oesophageal squamous cell cancer. Eur J Cancer，93：99-107.

Xiao ZF，Yang ZY，Liang J，et al.，2003. Value of radiotherapy after radical surgery for esophageal carcinoma：a report of 495 patients. Ann Thorac Surg，75（2）：331-336.

Xiao ZF，Yang ZY，Miao YJ，et al.，2005. Influence of number of metastatic lymph nodes on survival of curative resected thoracic esophageal cancer patients and value of radiotherapy：report of 549 cases. Int J Radiat Oncol Biol Phys，62（1）：82-90.

第十六章

食管癌的生物治疗

食管癌居我国居民恶性肿瘤发病率的第5位，在免疫治疗药物（抗PD-1单抗、抗PD-L1单抗、抗CTLA-4单抗）没有被应用于食管癌治疗之前，食管癌居我国居民恶性肿瘤死亡率的第4位，每年死亡患者超过22万人。肿瘤早期发现患者不足20%，5年生存率约为40%；中晚期患者约占80%，5年生存率低于20%。对于不能手术的中晚期食管癌患者或术后复发转移的患者，放化疗的临床效果仍不十分理想。近些年来，生物疗法尤其是抗肿瘤免疫效应细胞、细胞因子及靶向治疗药物的临床应用显著改善了食管癌患者的预后。肿瘤生物治疗是指通过给予肿瘤患者某些生物反应调节剂（biological response modifier，BRM）以直接杀伤肿瘤细胞或间接抑制、干扰肿瘤细胞生长、转化或转移以取得抗肿瘤效应的一种治疗方法。目前，生物治疗已成为继手术、放疗和化疗之后的第四大肿瘤治疗手段。

生物疗法在恶性肿瘤治疗中的尝试最早可追溯至19世纪，当时医生给肿瘤患者注射来自感染性微生物或肿瘤的提取物，个别患者出现了肿瘤消退。20世纪70年代，人们对以卡介苗（BCG）和自体或异体肿瘤细胞疫苗应用为代表的免疫疗法进行了广泛的临床研究，但未能取得一致性的结论。自20世纪80年代起，随着生物学研究的快速发展及分子生物学技术和单克隆抗体（monoclonal antibody，McAb）技术的日渐成熟和广泛应用，人们对于肿瘤抗原、T细胞活化与杀伤机制、细胞信号转导机制及肿瘤细胞生物遗传学改变的理解与认识不断深入，肿瘤生物治疗开始步入一个快速发展阶段，大批重组细胞因子和单克隆抗体类生物药、小分子化合物药、基因药物及细胞药物陆续进入临床应用，极大地丰富了肿瘤治疗的模式和内容，明显提高了临床疗效。免疫治疗和靶向治疗是两种最主要的生物治疗模式，目前已得到广泛关注，其中免疫疗法在食管癌治疗中已展示出巨大的应用前景，因此本章选择食管癌的免疫疗法（除免疫检查点抑制剂抗体类药物免疫治疗之外）进行重点介绍。免疫检查点抑制剂抗体类药物免疫治疗内容，不作为本章的重点，将在第十七章详细介绍。

第一节 食管癌免疫特征

人体具有内在的抗肿瘤免疫机制。诺贝尔生理学或医学奖获得者Burnet早在1950年就曾预测，"作为人类进化的必然要求，人体内应当存在灭活或清除具有潜在危险的突变细胞的机制，而它很可能就是机体免疫系统的作用"。经过长期的科学研究，免疫系统的抗肿瘤免疫监视功能终获证实。正常生理条件下，人体免疫系统可识别肿瘤细胞表面的抗原，并通过抗原提呈细胞，尤其是树突状细胞（DC）吞噬，提呈给T细胞和B细胞，最终杀伤肿瘤细胞。虽然人体存在完善的抗肿瘤免疫机制，但是恶性肿瘤发生率仍然很高，研究发现这可能与肿瘤细胞免疫逃逸机制有关。目前研究认为，抗原识别受损在食管癌逃避免疫系统监视中发挥重要作用，深入探索食管癌新型肿瘤抗原，靶向开发治疗手段，高效逆转食管癌免疫逃逸是食管癌生物治疗成功的关键。

一、肿瘤抗原

肿瘤抗原是指细胞癌变过程中出现的新抗原及过度表达的抗原物质的总称。肿瘤抗原的筛选与鉴定是肿瘤免疫学研究的主要内容，也是特异性抗肿瘤免疫治疗需首要解决的问题。目前，主要利用基因差异显示技术筛选肿瘤优势表达的抗原，再用肿瘤特异性细胞毒性T细胞（cytotoxic T lymphocyte，CTL）克隆或抗体对肿瘤抗原的T细胞表位或B细胞表位进行鉴定。鉴于T细胞介导的免疫应答在肿瘤免疫中占据主导地位，肿瘤抗原T细胞表位的筛选与鉴定是肿瘤免疫治疗研究工作的重点。

1. 根据抗原特异性的不同分类

（1）肿瘤特异性抗原（tumor specific antigen，TSA）：是肿瘤细胞特有的，或只存在于某种肿瘤细胞而不存在于正常组织细胞的抗原，如癌-睾丸抗原（cancer-testis antigen，CTA）。

（2）肿瘤相关抗原（tumor associated antigen，TAA）：是在肿瘤细胞和机体正常组织细胞中均有表达，但在前者表达水平明显升高的一类抗原，如CEA、AFP等抗原。严格地讲，TAA属于人体自身抗原，通常免疫原性较弱。

2. 根据肿瘤发生情况的不同分类

（1）化学或物理因素诱发的肿瘤抗原：指由化学致癌剂或放射线诱发的肿瘤所表达的一类抗原，通常特异性高、免疫原性弱、个体差异大。

（2）病毒诱发的肿瘤抗原：指DNA或RNA病毒感染所诱发的肿瘤表达的由病毒基因编码的一类蛋白质抗原，也称为病毒肿瘤相关抗原。这类抗原的特点是免疫原性强、个体间差异小。

（3）自发性肿瘤抗原：指无明确诱因的肿瘤表达的抗原。绝大多数人类肿瘤属于自发性肿瘤，其中部分肿瘤的抗原特点与化学诱发肿瘤类似，而另一部分肿瘤抗原特点与病毒肿瘤相关抗原类似。

（4）胚胎抗原（fetal antigen，FA）：是在胚胎分化发育阶段由胚胎组织细胞产生的正常蛋白质分子。其随着胚胎发育成熟逐渐减少，出生后消失，或仅在部分组织中极微量表达，甚或仅在非常局限的组织中表达，当细胞癌变时，该类抗原又重新大量表达，如CEA、AFP、PSA、gp100、HER-2/neu、CTA等。

二、食管癌相关抗原

迄今所发现的大部分食管癌抗原为TAA，实质上属于自身抗原的范畴，免疫原性较弱。TSA则更具临床应用潜力，如CTA比较容易刺激人体产生特异性的细胞免疫应答。近年来已在食管癌细胞中发现多种CTA的表达。Foghanifard MM等研究发现CTA LAGE1、MAGE-A4和NY-ESO1分别在39%、90.2%和41%的食管鳞状细胞癌（ESCC）患者中高表达，其中41%的患者至少过表达其中一种抗原；MAGE-A4表达水平与淋巴结转移和肿瘤分期直接相关，LAGE1和NY-ESO1的基因表达水平与MAGE-A4的表达密切相关，提示MAGE-A4可能属于特异性的ESCC生物标志物，并且可能是一种具有致癌作用的ESCC增殖相关抗原；LAGE1、MAGE-A4和NY-ESO1均有潜力成为ESCC免疫治疗的靶点。Alcakanat A等利用免疫组化技术检测了213例食管癌患者的肿瘤标本，结果发现GAGE、NY-ESO-1和MAGE-A分别在42例（20%）、44例（21%）和111例（52%）患者的食管癌组织中有表达，而SSX在所有病例中的表达均为阴性。在CTA表达阳性的126例（59%）患者中，有70例（33%）、41例（19%）和15例（7%）分别表达了1种、2种或3种CTA。MAGE-A表达与GAGE、NY-ESO-1的表达相关，NY-ESO-1表达与GAGE的表达相关。在表达2种以上CTA的标本中，MAGE-A与GAGE共表达比较常见。这些抗原主要表达在癌细胞胞质及胞核中，但在不同的癌细胞之间也存在异质性。同时，研究者还发现这3种肿瘤抗原的表达与患者疾病进展情况、TNM分期及生存时间等没有相关性。另外，Chen YT等也报道了类似的表达情况。

Weinert BT等运用实时荧光定量PCR对16例ESCC患者的活检标本中74种肿瘤抗原基因（其中64种为CT基因）的表达情况进行了检测，结果显示69%（11/16）的活检标本中表达5种以上的CTA，63%（10/16）的标本中表达10种以上的CTA。表达频率最高的基因包括 *MAGE-A*、*MAGE-B*、*CSAG*、*IL13Rα2*、*BRDT*、*HCA661* 等，尤其是 *MAGE-13*。同时还发现DNA甲基化转移酶抑制剂 5-氮杂-2′-脱氧胞苷（5-aza-CdR）可以增强癌细胞中CTA的表达。

Xu J等收集了119例ESCC患者癌组织RNA测序数据，联合公共数据库分析筛选出21个癌-睾丸基因。其中CDCA5在ESCC组织中异常上调，与不良预后显著相关（HR=1.85，95%CI 1.14～3.01，*P*=0.013）。免疫组化染色证实CDCA5表达升高与较高的TNM分期和较短的总生存率相关。从功能上看，CDCA5可以增强ESCC细胞的增殖、侵袭、迁移和抗凋亡能力，并降低对顺铂的敏感性。此外，体内试验表明沉默CDCA5可以抑制肿瘤生长。从机制上讲，*CDCA5*启动子中的H3K27乙酰化可能导致ESCC肿瘤发生过程中CDCA5的激活。*CDCA5*基因敲除可导致G_2/M期阻滞，并改变细胞周期中基础调控因子的表达。

Okabayashi K等采集ESCC患者血清进行IgG-Ab筛选，并通过功能性cDNA表达克隆鉴定出新型CTA BORIS。免疫组化研究显示，50例ESCC组织中有28例（56%）表达BORIS蛋白。在pT1期ESCC患者中，BORIS表达与淋巴结转移显著相关（*P*=0.036）。此外，BORIS阳性ESCC患者的总生存率较低（5年生存率：BORIS阴性者为70.0%，BORIS阳性者为29.9%，*P*=0.028）。多变量Cox风险模型表明BORIS是一个独立的不良预后因素

（HR=4.158，95%CI 1.494～11.57，P=0.006）。使用siRNA下调BORIS可降低ESCC细胞增殖和侵袭能力。

大量食管癌CTA的发现为进行特异性抗食管癌免疫治疗创造了有利条件。通过对食管癌患者的手术或活检肿瘤组织标本进行检测和分析，确定CTA的类型，然后依据患者HLA亚型选择抗原分子中的T细胞表位，设计合成相应的短肽，从而制备成抗原肽疫苗或树突状细胞疫苗进行主动免疫治疗；或在体外诱导、活化、扩增抗原特异性CTL，或利用可识别该表位的T细胞受体（TCR）编码基因修饰的患者CD8⁺T细胞，将其过继输注入患者体内进行被动免疫治疗。

三、机体对肿瘤的免疫应答

肿瘤发生后，机体可产生针对肿瘤抗原的特异性免疫应答，包括B细胞介导的体液免疫和T细胞介导的细胞免疫，同时也会产生由巨噬细胞（Mϕ细胞）、NK细胞、NKT细胞和γδT等参与的非特异性免疫应答。特异性或非特异性免疫应答之间并非完全隔离，而是在多方面存在着密切的联系。同时，由于肿瘤细胞遗传学或表观遗传学改变的复杂性，不同病理类型的肿瘤甚至同一类型不同个体的肿瘤之间在免疫原性方面存在较大差别，况且不同个体的遗传背景和免疫功能状态也存在客观差异，所以，不同机体针对肿瘤产生免疫应答的类型和强度存在较大的异质性。

（一）特异性免疫应答

1. 体液免疫应答 机体B细胞识别、结合肿瘤抗原后发生活化，分泌特异性抗体，继而可通过补体依赖的细胞毒性（complement dependent cytotoxicity，CDC）、抗体依赖的细胞毒性（antibody dependent cytotoxicity，ADCC）、抗体介导的调理作用、抗体对肿瘤细胞相关受体或黏附分子的封闭等方式杀伤肿瘤细胞，或抑制肿瘤细胞的生长与转移。

2. 细胞免疫应答 肿瘤抗原特异性的细胞免疫应答主要由T细胞介导。CD4⁺或CD8⁺T细胞的活化需要双信号刺激：TCR与抗原提呈细胞上的主要组织相容性复合体（MHC）- Ⅰ/Ⅱ分子-抗原肽复合物结合，为T细胞活化提供第一信号；CD28分子与抗原提呈细胞上的共刺激分子CD80、CD86结合，为T细胞的活化提供第二信号。只有同时具备以上2个信号，CD4⁺或CD8⁺T细胞才能充分活化为免疫效应细胞；如缺乏第二信号，将导致T细胞无能。

CD4⁺T细胞介导的免疫应答：从肿瘤细胞上脱落的肿瘤抗原被抗原提呈细胞，如Mϕ细胞、树突状细胞等摄取、处理、加工成多肽分子，与MHC-Ⅱ类分子结合后表达于抗原提呈细胞表面。CD4⁺Th1细胞的TCR识别并结合抗原提呈细胞上的MHC-Ⅱ-抗原肽复合物，同时在共刺激分子提供的协同刺激信号的辅助下，CD4⁺Th1细胞活化，分泌IL-2、干扰素（IFN）-γ、TNF-α、粒细胞-巨噬细胞集落刺激因子（GM-CSF）等细胞因子，既可以直接杀伤肿瘤细胞，又可以促进CD8⁺T细胞的活化与增殖，还能诱导、增强Mϕ细胞介导的抗肿瘤炎症反应。

CD8⁺T细胞介导的免疫应答：肿瘤抗原在肿瘤细胞或抗原提呈细胞（交叉提呈）内

加工成多肽后与MHC-Ⅰ类分子结合，表达于肿瘤细胞或抗原提呈细胞表面。CD8$^+$T细胞一方面通过TCR与MHC-Ⅰ-抗原肽复合物结合，另一方面通过CD28分子与肿瘤或抗原提呈细胞上的CD80、CD86分子结合，从而发生活化并增殖分化为CD8$^+$CTL，当其再次遇到表达相应MHC-Ⅰ-抗原肽复合物的肿瘤细胞时，便会通过释放穿孔素、颗粒酶、颗粒溶素及淋巴毒素等直接杀伤肿瘤细胞，或通过其高表达的FasL与肿瘤细胞上的Fas结合来诱导后者凋亡，还可以通过分泌IFN-γ间接杀伤肿瘤细胞。

（二）非特异性免疫应答

非特异性免疫应答又称为固有免疫应答或天然免疫应答，在机体抗肿瘤免疫中也发挥重要作用，特别是对无或弱免疫原性、MHC分子低表达的肿瘤，其作用尤为重要。参与的细胞主要包括Mφ细胞、NK细胞、γδT细胞、NKT细胞、中性粒细胞、嗜酸性粒细胞等。

1. Mφ细胞 静息的Mφ细胞不能杀伤肿瘤细胞，在T细胞分泌的IFN-γ、TNF-α、GM-CSF等细胞因子的作用下，Mφ细胞发生活化，表面的调理/非调理性受体表达增加，胞内溶酶体数目、反应性氧/氮中间物和各种溶菌酶浓度显著升高，分泌功能增强。当遇到肿瘤细胞后，活化的Mφ细胞通过以下机制发挥抗肿瘤作用：

（1）通过补体或抗体介导的调理作用吞噬和杀伤肿瘤细胞。

（2）通过ADCC作用杀伤肿瘤细胞。

（3）将胞内活性氧/氮中间物、酶类等细胞毒性分子释放至胞外，使肿瘤细胞发生损伤和破坏，并通过分泌TNF-α诱导肿瘤细胞凋亡。

（4）摄取、处理、加工肿瘤抗原，以MHC-Ⅰ/Ⅱ类分子-抗原肽复合物的形式提呈给CD8$^+$或CD4$^+$T细胞；同时，通过自身表达的CD80、CD86分子为T细胞的活化提供第二信号，启动特异性免疫应答；并且还会通过分泌IL-1、IL-12等促进T细胞活化增殖。

近来，Wang H等采用常规病理学、免疫组化和免疫荧光检测107例食管癌组织，其中34例（31.8%）检测出多核巨细胞（MGC，属于M1巨噬细胞），并发现MGC与淋巴结转移减少（$P=0.011$）、较低的pTNM分期（$P=0.044$）、良好的生存率（$P=0.04$）、鳞状细胞癌类型而非其他组织病理学亚型（$P=0.020$）及更好的分化（$P=0.063$）相关。该结果显示，MGC有利于患者生存，并有可能作为预后的指标。

2. NK细胞 即自然杀伤细胞（natural killer cell），来源于人体骨髓淋巴干细胞，其发育成熟依赖于骨髓、胸腺免疫微环境，主要分布于外周血和脾脏，是一个CD3$^-$CD16$^+$CD56$^+$淋巴样细胞群，是机体固有免疫应答的主要参与者，无须预先致敏即可对肿瘤细胞进行非MHC限制性杀伤。当肿瘤细胞HLA-Ⅰ类分子表达下降或缺失时，NK细胞表面杀伤细胞免疫球蛋白样受体（KIR）和杀伤细胞凝集素样受体（KLR）丧失识别"自我"的能力；同时，自然细胞毒性受体（NCR）和NKG2D等识别肿瘤细胞表达上调的HLA-Ⅰ类相关的A/B分子，从而启动对肿瘤细胞的杀伤。NK细胞还可通过其FcR识别肿瘤细胞结合抗体分子而发挥ADCC作用。其主要通过释放穿孔素、颗粒酶介导对肿瘤细胞的直接杀伤，或通过FasL/Fas和TNF-α/TNFR-Ⅰ等途径诱导肿瘤细胞的凋亡。

3. γδT细胞 γδT细胞的TCR是由γ链和δ链构成的异二聚体，识别由CD1分子（非多态性MHC-Ⅰ类分子）提呈的抗原。与αβT细胞相比，γδT细胞的TCR具有较低的多样性，识别的抗原类型较为有限。γδT细胞表达CD2、CD3、LFA-1、CD16、CD25、CD45等分化抗原，不表达CD4和CD8，主要分布于人体皮肤和黏膜组织，血液内数量很少，不超过T细胞总数的5%。γδT细胞主要通过释放穿孔素、颗粒酶等直接杀伤靶细胞，还可以通过分泌 IFN-γ、TNF-α、GM-CSF等多种细胞因子间接发挥抗肿瘤作用。

四、自身免疫耐受机制

自身免疫耐受是机体维持内环境稳定、防止发生自身免疫病的固有机制，它的建立和维持涉及中枢免疫耐受和外周免疫耐受两个环节。大量研究表明，免疫耐受是导致肿瘤发生、发展的重要原因。对于人体自身免疫耐受机制的了解，将有助于探讨、分析和发现导致肿瘤免疫耐受发生的原因，提出针对性的治疗措施。

（一）中枢免疫耐受

淋巴干细胞在胸腺或骨髓中发育、成熟的过程中，TCR和B细胞受体（B cell receptor，BCR）基因发生重排，导致T、B细胞抗原识别的多样性，同时，它们均会经历一个阴性选择的过程，使具有自身抗原反应性的T、B细胞克隆被清除。

1. B细胞的阴性选择　骨髓基质细胞可异位表达外周器官组织普遍存在的各种自身抗原（非组织特异性抗原）。骨髓中的前B细胞在发育过程中，众多的V、D、J胚系基因片段进行重排。重排成功的前B细胞最先表达mIgM，如果此时它能与骨髓中的自身抗原结合，那么该前B细胞将发生凋亡；只有那些对自身抗原无反应的前B细胞才能继续发育成熟，进入外周淋巴组织。

2. T细胞的阴性选择　淋巴干细胞由骨髓通过血流进入胸腺，在CD44$^-$CD25$^+$CD3$^-$CD4$^-$CD8$^-$的早期T细胞阶段，*TCRβ*基因发生重排，当发育至CD44$^-$CD25$^-$CD3$^+$CD4$^-$CD8$^-$阶段时，发生*TCRα*基因重排；当细胞发育至CD4$^+$CD8$^+$阶段时，已能表达完整的TCR分子。CD4$^+$CD8$^+$T细胞的TCR如能识别并结合胸腺皮质上皮细胞上的MHC-Ⅰ类或MHC-Ⅱ类分子，那么该细胞就会继续发育成CD8$^+$或CD4$^+$的单阳性细胞，如不能识别，则该细胞将发生凋亡（阳性选择）。

在胸腺转录因子自身免疫调节因子（autoimmune regulator，AIRE）的帮助下，胸腺上皮细胞异位表达绝大多数外周器官组织普遍存在的自身抗原（非组织特异性抗原），将其加工处理后与MHC-Ⅰ/Ⅱ分子结合，提呈至胸腺上皮细胞表面。如果未成熟的CD8$^+$或CD4$^+$细胞能通过其TCR与胸腺上皮细胞上的MHC-Ⅰ/Ⅱ分子-自身抗原肽复合物高强度结合，那么该细胞将会被诱导凋亡；只有那些对自身抗原低亲和力或无亲和力的T细胞才能继续发育成熟，离开胸腺经血流迁移至外周淋巴器官和组织中。此即清除自身反应性T细胞克隆的阴性选择。

（二）外周免疫耐受

鉴于骨髓基质细胞或胸腺上皮细胞并非异位表达人体全部的自身抗原如组织特异性

的分化抗原，部分具有自身反应性的T、B细胞在中枢免疫器官中缺乏与自身抗原相互作用的机会，结果这些细胞便逃避了阴性选择；同时，那些对自身抗原亲和力较低的T、B细胞也会免于被清除。这些清除"豁免"的T、B细胞最后也会迁移至外周淋巴器官。它们具有对自身抗原发生免疫反应的潜力，一旦活化将有可能导致自身免疫病，因此，机体需要通过一定的机制限制其活性。

大量研究表明，不成熟树突状细胞（iDC）和自身抗原反应性$CD4^+CD25^+$调节性T细胞（regulatory T cell，Treg细胞）及非典型HLA-Ⅰ类分子在维持机体外周免疫耐受中发挥着关键作用，并推测在胸腺的阴性选择中，自身抗原反应性$CD4^+CD25^+$Treg细胞应在凋亡豁免之列。

总之，自身免疫耐受的形成一方面是由于人体外周血或淋巴器官中自身抗原反应性T、B细胞克隆缺失或极度稀少，另一方面是因为机体外周器官组织中存在对抗自身抗原反应性T、B细胞作用的免疫抑制性细胞及其分泌的细胞因子。

迄今已发现的肿瘤相关抗原绝大多数属于自身抗原（如CEA、AFP等），患者体内缺乏可对其做出特异性反应的T、B细胞克隆，难以在患者体内诱发强烈的免疫反应，因此不太适合用作肿瘤疫苗。另外，恶变细胞在生长、增殖过程中，往往会大量分泌IL-10、VEGF、前列腺素E_2（PGE_2）等免疫抑制因子，招募$CD4^+CD25^+FoxP3^+$Treg细胞浸润至肿瘤组织，不仅会抑制树突状细胞活化，还会诱导免疫效应细胞凋亡；恶变细胞还经常低表达HLA-Ⅰ类分子，高表达HLA-G、HLA-E、HLA-F等分子，降低肿瘤细胞的免疫原性并抑制机体的免疫应答。肿瘤细胞通过这些机制在其周围建立起一个导致免疫耐受的微环境，这是导致主动或被动免疫治疗难以发挥理想疗效的重要原因。

利用肿瘤抗原T细胞表位特异性的TCRαβ编码基因或肿瘤抗原B细胞表位特异性的嵌合抗原受体编码基因修饰患者的$CD8^+$T细胞，能获得大量重定向的具有特异性肿瘤杀伤活性的免疫效应细胞，可以解决由中枢免疫耐受所导致的患者体内缺乏肿瘤抗原特异性T细胞克隆的问题。利用化疗药物环磷酰胺（CTX）和氟达拉滨（FLU）或抗CD25 McAb清除患者体内的$CD4^+CD25^+$Treg细胞，或利用McAb封闭T细胞上的CTLA-4分子，可以改善患者全身或局部存在的肿瘤免疫耐受状态，增强患者的抗肿瘤免疫反应，并能为随后主动或被动免疫治疗有效发挥作用创造有利条件。这些免疫治疗策略的有效作用已在众多的临床应用观察中得到初步体现，相信随着进一步的完善和优化，会有更加广阔的应用空间。

五、肿瘤免疫逃逸的机制

人体免疫系统能够对肿瘤产生免疫应答，可是许多肿瘤仍能在机体内生长，甚至威胁宿主的生命。大量研究表明，先天性或获得性免疫缺陷病或长期服用免疫抑制剂的患者罹患肿瘤的概率远高于正常人群，这说明肿瘤逃逸与人体的免疫功能状态有关。但更为重要的是，肿瘤细胞本身会借助多种手段逃避机体的免疫攻击。

（一）肿瘤抗原免疫原性弱和抗原调变

肿瘤细胞表达的抗原与正常蛋白质结构相同或差异很小，机体对其处于天然的免疫耐受状态；或者虽然其免疫原性很强，但随着肿瘤细胞遭受免疫系统的攻击，肿瘤抗原的表达逐渐减少甚至完全丢失（抗原调变），则这些肿瘤细胞难以被免疫效应细胞杀伤。

在抗肿瘤免疫治疗中，抗原调变现象比较普遍，是导致治疗失败的原因之一。为克服这个问题，人们开始考虑尽量选用那些不易发生调变的抗原作为治疗靶点，如增殖潜能相关蛋白（proliferation potential-related protein，PP-RP）是一种具有促进肿瘤生长作用的蛋白分子，很少发生调变；况且，如果发生了调变，肿瘤细胞的增殖也相应减慢，因此，比较适合用作肿瘤免疫治疗的靶抗原。Yoshitake Y等对26例食管癌患者的肿瘤组织进行检测后发现，癌细胞中PP-RP mRNA表达水平是相邻正常食管组织细胞表达水平的396.2倍，22例患者肿瘤细胞的PP-RP免疫组化染色结果为阳性，而正常食管上皮细胞为阴性。PP-RP分子中有10个可被HLA-A24限制性CTL识别的表位，从HLA-A24$^+$食管癌患者体内分离出的CTL对PP-RP$^+$HLA-A24$^+$肿瘤细胞系具有细胞毒活性，将PP-RP特异性CTL输注至动物体内，可以抑制人食管癌细胞移植瘤的生长。

（二）肿瘤细胞MHC-Ⅰ类分子表达降低或缺失

很多肿瘤低表达或不表达MHC-Ⅰ类分子，其发生机制是肿瘤细胞中MHC-Ⅰ类分子和（或）MHC-Ⅰ类抗原加工元件（antigen processing machinery，APM）成分的编码基因发生结构改变或表达失调，其中，引起基因表达失调的一个原因是肿瘤细胞内DNA甲基化转移酶活性升高，导致上述基因和（或）其启动子发生甲基化。APM成分的失调可发生在表遗传学、基因转录或转录后等不同水平上。MHC-Ⅰ类分子的减少或缺失将导致肿瘤抗原不能被有效提呈，肿瘤特异性CTL无法被激活。有研究表明，IFN-γ、5-aza-CdR等可以促进肿瘤细胞表达MHC-Ⅰ类分子，增强其对抗原特异性CTL杀伤的敏感性。

（三）肿瘤细胞HLA-G分子表达上调

HLA-G属于非典型HLA-Ⅰ类分子，正常情况下，其分布具有严格的组织限制性，主要在人体免疫"豁免"器官、正在发育中的器官及造血细胞中表达。HLA-G含7个亚型，其中4个为膜结合型（G1～G4），3个为可溶型（G5～G7），另外还有1个可溶型是HLA-G1的蛋白裂解物（sHLA-G1）。HLA-G分子可与T细胞、B细胞、NK细胞及Mφ细胞上的抑制性受体如ILT2、ILT4或KIR2DL4等结合，从而发挥免疫抑制作用；溶解型HLA-G分子可诱导T细胞趋化因子受体表达下调；HLA-G还能诱导活化的CD8$^+$T细胞和NK细胞发生凋亡，并抑制树突状细胞成熟、迁徙、抗原提呈及其在T细胞和NK细胞之间的联络功能。总之，HLA-G分子可降低机体的免疫监视功能并导致机体对肿瘤的免疫耐受。

大量研究已发现，HLA-G分子在部分实体瘤和造血系统恶性肿瘤中高表达，与疾病进展和预后密切相关。

（四）肿瘤细胞缺乏共刺激分子

绝大多数肿瘤细胞很少表达CD80和CD86分子，无法为T细胞提供第二活化信号，因而，即使其表达了高免疫原性肿瘤抗原且能被MHC-Ⅰ类分子所提呈，CTL也不能完全活化，无法发挥对肿瘤细胞的杀伤作用。

（五）肿瘤细胞分泌免疫抑制分子

肿瘤细胞通过分泌IL-10、VEGF、TGF-β 等分子，在肿瘤局部构建一个免疫抑制性微环境，招募和活化肿瘤抗原反应性CD4$^+$CD25$^+$Treg细胞，抑制树突状细胞和T、B细胞活化和成熟；同时，肿瘤细胞还会表达FasL，通过与活化T细胞上高表达的Fas结合，诱导肿瘤抗原特异性T细胞凋亡，从而抑制抗肿瘤免疫应答。

目前，采取措施纠正患者全身或肿瘤组织局部存在的免疫抑制状态已成为临床肿瘤免疫治疗的一个关键策略。

（六）肿瘤细胞的漏逸

漏逸是指肿瘤细胞增殖的速度远大于免疫细胞的动员速度，或肿瘤细胞的数量超出免疫效应的限度，机体不能完全清除大量生长的肿瘤细胞，导致病情持续进展。利用手术和放化疗等手段最大限度地降低患者的肿瘤负荷，然后再实施免疫治疗，将会显著增加肿瘤获得有效控制的机会。

第二节 常见的肿瘤免疫治疗

肿瘤免疫治疗是通过激发和增强机体的免疫功能，达到控制和杀灭肿瘤细胞的目的。根据体内抗肿瘤免疫效应机制的不同，肿瘤免疫治疗大体可分为主动免疫治疗和被动免疫治疗两大类。但是，为了增强免疫治疗的效果，在一些临床免疫治疗方案中，主动和被动免疫疗法往往兼而有之，并且有时还会采取一些打破肿瘤免疫耐受、阻断肿瘤逃逸的免疫调节措施。

一、主动免疫治疗

肿瘤主动免疫治疗（active immunotherapy）是通过注射肿瘤疫苗，使患者体内产生针对肿瘤抗原的特异性免疫应答，从而控制肿瘤发展或防止肿瘤复发与转移。其中，有效激发患者机体产生肿瘤抗原特异性CTL反应是主动免疫治疗的主要目标。

（一）肿瘤抗原的选择

在对肿瘤患者实施主动免疫治疗前，首要的工作是选择用作疫苗的肿瘤抗原。一种理想的肿瘤抗原通常应同时具备3个特征。

1. 在患者肿瘤细胞中高表达 用作肿瘤疫苗的抗原需在患者肿瘤细胞中优势表达，这一方面可避免治疗脱靶，另一方面可保证效应T细胞对肿瘤细胞的杀伤效率和杀伤强度。

2. 在患者正常组织细胞中不表达或局限性低表达 为防止肿瘤主动免疫治疗过程中

患者发生严重的自身免疫病或相关不良反应，最理想的情况是靶抗原在患者正常组织细胞中不表达，但实际上这很难做到，比较可行的办法是选用在人体正常组织中低表达或局限性表达的肿瘤抗原，如仅限于人体生殖器官组织中表达的CTA等。

3. 免疫原性强　肿瘤抗原的免疫原性是指该抗原刺激患者机体产生免疫应答，诱导肿瘤抗原特异性抗体或致敏淋巴细胞的能力。肿瘤抗原的免疫原性因人而异，最主要的原因是患者的HLA遗传背景不同，这一方面会导致患者肿瘤细胞或树突状细胞对特定肿瘤抗原肽的提呈能力和效率不同，另一方面会导致经过胸腺中的阴性选择后，患者体内存在的肿瘤抗原特异性T细胞克隆的种类和数量差异，结果是患者对特定肿瘤抗原的刺激产生响应的效率和规模也不同。从这个角度讲，采用个体化的肿瘤抗原组合是十分必要的。

（二）肿瘤疫苗的类型

1. 蛋白多肽疫苗　主要用于皮内或皮下接种，也可用于树突状细胞负载。常用的免疫佐剂包括非完全弗氏佐剂、含胆固醇的疏水性普鲁士蓝，以及含CpG寡核苷酸（ODN）、GM-CSF、IL-2、IFN-γ或抗Toll样受体（TLR）抗体的其他佐剂等。Yasuda T等在一项 II 期研究中，采用3种HLA-A*24-限制性肿瘤特异性多肽抗原，分别为上调肺癌10（URLC10）、细胞分裂周期相关蛋白（CDCA）及癌中过表达含KH结构域蛋白1（KH domain-containing protein overexpressed in cancer 1），治疗根治性切除、病理阳性淋巴结（pN+）的食管鳞状细胞癌（ESCC）患者33例。结果显示，疫苗组和对照组的5年无复发生存率无显著性差异（32.5% vs. 45.3%）。疫苗组的5年食管癌特异性生存率显著高于对照组（60.0% vs. 32.4%，P=0.045）；在CD8和PD-1双阴性肿瘤患者，两组差异更加明显（68.0% vs. 17.7%，P=0.010）。该研究显示，此类肽疫苗可能会提高ESCC患者的生存率。

2. T细胞表位肽疫苗　CD8$^+$T细胞识别的表位肽由HLA- I 类分子提呈，含8～10个氨基酸残基，如源自MAGE-A4（230～239）的HLA*A2限制性表位肽（GVYDGREHTV）和源自NY-ESO-1/LAGE-2（157～165）的HLA*A2限制性表位肽（SLLMWITQ/A/I/L/V）等；CD4$^+$T细胞识别的表位肽由HLA- II 类分子提呈，通常含13～17个氨基酸残基，如源自MAGE-C2（43～57）的HLA*DR15限制性表位肽（SSTLYLVFSPSSFST）等。已有学者开展了 *TCR* 基因转导T细胞转移的人体临床试验，Kageyama S等对10例表达MAGE-A4的复发性食管癌患者给予MAGE-A4肽疫苗接种。结果显示，7例患者在治疗后2个月内出现肿瘤进展，在基线检查时有微小肿瘤病变的3例患者均存活了27个月以上。

为了更好地制备T细胞表位肽疫苗，可以通过对患者的肿瘤组织进行分子生物学分析或免疫组化检测，发现高表达肿瘤特异性抗原或相关性抗原后，可在T细胞表位数据库（http://www.archive.cancerimmunity.org/peptidedatabase/Tcellepitopes.htm）检索与患者HLA型相匹配的表位肽序列，然后委托专业技术公司进行化学合成。为了能诱导多克隆CTL活化，提高主动免疫治疗的效果，将多种表位肽进行组合应用是必要的。

3. 蛋白质疫苗　指利用完整的蛋白质抗原作为疫苗，如用于前列腺癌治疗的前列腺特异性抗原（prostate specific antigen，PSA），这类抗原通常是利用基因工程技术生产的。与T细胞表位肽相比，蛋白质抗原的优势是具有刺激多克隆T细胞活化的潜力，其不足之处在于提呈效率较低。

4. DNA疫苗　为了使肿瘤疫苗能持续地刺激机体产生免疫应答，可以将肿瘤抗原的编码基因插入复制缺陷型病毒（如腺病毒）的基因组中，然后将重组病毒给患者接种，使病毒感染细胞不断地表达并提呈肿瘤抗原；还可以将肿瘤抗原编码基因插入表达质粒中，然后将重组质粒转染患者体细胞（如淋巴细胞），再将转化的细胞回输患者体内。

5. 肿瘤细胞疫苗　肿瘤患者的肿瘤细胞包含自身全套的肿瘤抗原，本应是最理想的肿瘤疫苗，可是关键的问题在于患者自身肿瘤细胞的免疫原性往往很低，单纯将肿瘤细胞裂解物或经放射线照射或丝裂霉素处理的肿瘤细胞接种，往往难以激发有效的免疫应答。因此，通常要在肿瘤全细胞裂解物中加入细胞因子（如GM-CSF、IL-1、IL-4）、CpG-ODN等佐剂，或利用HLA-Ⅰ/Ⅱ分子/GM-CSF的编码基因修饰肿瘤细胞，灭活后再给患者接种，以增强患者的免疫应答，提高主动免疫治疗的效果。

6. 树突状细胞疫苗　树突状细胞是人体功能最强大的抗原提呈细胞，在机体特异性免疫应答中发挥关键作用。将负载肿瘤抗原的树突状细胞皮下注射或经静脉回输已成为一种最常见的抗肿瘤免疫治疗方式。同时，利用负载肿瘤抗原的树突状细胞体外刺激活化患者的T细胞，然后将肿瘤抗原特异性T细胞克隆筛选出来，大量扩增后回输患者体内，也是目前临床比较常用的一种过继细胞疗法（adoptive cellular therapy，ACT）。

2010年，第一个基于树突状细胞的药物sipuleucel-T（Provenge）被美国FDA批准用于转移性激素抵抗性前列腺癌（HRPC）的治疗。sipuleucel-T是将含有树突状细胞患者的外周血单个核细胞（PBMC）与GM-CSF和前列腺酸性磷酸酶（PAP）的融合蛋白（PA2024）共同孵育后得到的。经静脉回输的sipuleucel-T实际上是一种树突状细胞、NK细胞和PAP表位特异性T细胞的混合物。在有512例转移性HRPC患者参加的随机性、安慰剂对照的多中心Ⅲ期临床观察试验中，与对照组患者相比，sipuleucel-T治疗组患者的死亡风险降低22%，中位生存期延长4个多月。sipuleucel-T的成功上市，被*Science*杂志的"向癌症进军40年"特刊评为里程碑性成果。以sipuleucel-T为代表的细胞药也已被公认为继生物药和小分子药之后人类医药即将迎来的第三大支柱。除了sipuleucel-T之外，多种树突状细胞相关的疫苗已开展或即将开展临床研究。

二、被动免疫治疗

肿瘤被动免疫治疗（passive immunotherapy）是给患者输注肿瘤抗原特异性抗体或抗体偶联物（与生物毒素、放射性核素、化疗药物等连接）、细胞因子（如IFN-α、IL-2、IFN-γ等）和免疫效应细胞等，由这些外源性免疫效应物质在患者体内发挥抗肿瘤作用。该疗法对患者自身的免疫功能状态要求不高，即使患者免疫功能低下，仍能比较快地发挥治疗作用。

三、抗体治疗

目前，人们已经可以利用McAb技术持续大量生产肿瘤抗原特异性的高亲和力抗体，或利用基因重组技术生产人鼠嵌合McAb或完全人源化的McAb，为抗体治疗在临床上的广泛应用创造了有利条件。其中，人鼠嵌合McAb的免疫原性比鼠源McAb低，体内应用时具有更长的半衰期，对靶抗原的亲和性又优于人源化McAb，所以，人鼠嵌合McAb的应用最为广泛。肿瘤抗体治疗既可以应用未修饰的"裸"抗体，也可以应用结合放射性核素、生物毒素或化疗药物的抗体偶联物或融合蛋白。

（一）McAb的应用

在食管的治疗上，单克隆抗体的临床研究和应用逐渐增多，主要集中在靶向治疗抗体药物及免疫治疗抗体药物上。靶向治疗抗体药物包括针对HER-2阳性的食管腺癌和食管胃结合部腺癌的抗HER-2单克隆抗体（曲妥珠单抗），以及针对EGFR的单克隆抗体（尼妥珠单抗，用于食管鳞状细胞癌）（详见第十四章）。免疫治疗抗体药物包括抗PD-1或PD-L1单克隆抗体，用于治疗食管癌（详见第十七章）。以后，肯定会有更多单克隆抗体药物进入临床应用，将丰富肿瘤靶向治疗的手段，改善食管癌患者的预后。

（二）McAb偶联物或融合蛋白的应用

将肿瘤特异性McAb与放射性核素（如^{131}I）、生物毒素（如白喉毒素、蓖麻毒素）或其他抑制细胞生长的药物偶联，或利用基因工程技术制备含McAb的抗原结合域和生物毒素的毒性结构域的融合蛋白，这些McAb偶联物或融合蛋白具有定向结合到肿瘤细胞而发挥细胞毒作用。相关的多个药物也已进入临床应用观察中。

四、细胞因子治疗

细胞因子治疗是指给患者应用IL-2、IFN-α、TNF-α等细胞因子，增强患者的抗肿瘤免疫反应，调节肿瘤细胞增殖与分化，诱导肿瘤细胞凋亡，或者利用G-CSF、血小板生成素（TPO）、红细胞生成素（EPO）等集落刺激因子改善放化疗所导致的骨髓造血抑制，提高患者对放化疗的耐受。早期，细胞因子用于治疗实体瘤的临床研究较多，总体上，其用于食管癌的研究较少。

IFN-α具有抗病毒、抗肿瘤、抑制造血细胞增殖及免疫调节等功能。研究发现，在食管癌的治疗中IFN-α与5-FU具有协同作用。

IL-2曾经是临床肿瘤免疫治疗最常用的细胞因子药物，研究较多，但随着对肿瘤免疫的认识增加，目前对IL-2在食管癌等肿瘤的研究明显减少。

五、过继细胞治疗

过继细胞治疗（ACT）即在体外活化制备具有肿瘤杀伤作用的免疫效应细胞，然后将其输注至患者体内，以达到清除肿瘤细胞或控制肿瘤发展的目的。

（一）CIK和DC-CIK细胞

细胞因子诱导的杀伤细胞（cytokine-induced killer cell，CIK细胞）是利用IFN-γ、

CD3 McAb和IL-2将PBMC进行诱导培养所产生的一种异质性细胞群，主要效应细胞的表型为CD3$^+$CD56$^+$，以非MHC依赖性方式杀伤肿瘤细胞。CIK细胞的特点是扩增速度快、杀瘤谱广、细胞毒活性强。目前，CIK已成为非特异性ACT抗肿瘤治疗中最常用的一种免疫效应细胞。

DC-CIK细胞是指CIK细胞与树突状细胞（dendritic cell，DC）共同培养的细胞，致使CIK负载DC，成为DC-CIK细胞。研究发现，将DC-CIK细胞输入恶性肿瘤患者体内，DC-CIK细胞不但可以消除患者体内残留的肿瘤细胞、预防肿瘤复发，甚至还有可能改善晚期肿瘤患者的生存质量。DC-CIK细胞治疗是一种疗效较好的ACT，可能在临床应用上逐渐得到重视。随着对DC-CIK细胞的研究进展，DC-CIK细胞的疗效可能更加明显。

（二）TIL

TIL即肿瘤浸润淋巴细胞，是指存在于肿瘤组织中的淋巴细胞。从患者新鲜切除的肿瘤组织中分离出TIL后，利用IL-2进行活化扩增可得到一个异质性细胞群，其中部分CD8$^+$T细胞可以MHC限制性方式特异性杀伤患者自体肿瘤细胞。如果先将分离出的TIL进行克隆化培养，筛选出患者肿瘤细胞反应性CTL克隆，然后再进行扩增，会得到大量具有肿瘤特异性杀伤活性的TIL。大量研究表明，过继输注至患者体内的TIL具有抗肿瘤作用。迄今ACT最令人振奋的抗肿瘤疗效出现在利用TIL对恶性黑色素瘤的治疗上。目前，也开展了TIL治疗食管癌的临床研究，Daiko H等开展了一项探索性临床研究，探讨S-588410癌症多肽疫苗诱导的TIL及其对食管癌患者肿瘤微环境（TME）的影响。S-588410是一种癌症多肽疫苗（CPV），包含5种HLA-A*24：02限制性多肽，来源于5种癌-睾丸抗原DEPDC1、MPHOSPH1、URLC10、CDCA1和KOC1，后者均在食管癌中过表达。在所有的15例患者中，5种多肽中至少有1种诱导了CTL反应。结果表明，S-588410在15例食管癌中诱导肿瘤免疫反应。疫苗接种可诱导TME中的CD8$^+$PD-1$^+$ TIL和PD-L1表达，提示S-588410与抗PD-(L)1抗体结合可以在临床上提供有效的治疗。

（三）CTL

CTL治疗是在体外诱导培养DC，负载肿瘤抗原后刺激患者的淋巴细胞，通过克隆化培养，从中筛选出肿瘤抗原特异性的CTL克隆，将其大量扩增后回输至患者体内。食管癌的CTL治疗仍在探索中。

（四）重定向的CTL

重定向的CTL（redirected cytotoxic T lymphocyte，red-T细胞）是一类基因修饰的可以靶向新的抗原表位的T细胞。在肿瘤抗原特异性免疫效应细胞过继输注疗法中，肿瘤抗原表位特异性T细胞的体外大量制备一直是一个难题，其原因已在前文有关TIL和CTL的介绍中提及。而red-T细胞设计理念的出现有望解决这个问题。根据重新靶向的抗原表位类型的不同，可将red-T细胞分为两种：一种是利用肿瘤抗原B细胞表位特异性的嵌合抗原受体编码基因修饰的T细胞，即CAR-T细胞（chimeric antigen receptor-engineered T lymphocyte）；另一种是利用肿瘤抗原T细胞表位特异性的TCR编码基因修饰的T细胞，即TCR-T细胞（TCR-reconstructed T lymphocyte）。

将上述基因的表达载体转染患者T细胞后，成功表达该基因的T细胞将被赋予识别新抗原表位的能力。鉴于患者外周血中T细胞含量丰富，所以能比较容易地大量制备肿瘤抗原特异性效应T细胞以满足临床治疗的需要。尤为重要的是，针对某一肿瘤抗原的T细胞修饰基因构建一旦完成，便可以在表达该抗原的不同肿瘤患者的治疗中加以广泛应用。

1. CAR-T细胞　用于制备CAR-T细胞的基因是一种重组基因，其表达产物是一种可识别某种肿瘤抗原B细胞表位的跨膜蛋白。该跨膜蛋白的胞外区为抗原识别结合域，N端通常是一个单链抗体可变区片段（scFv），由能特异性识别该抗原的抗体轻链可变区（V_L）和重链可变区（V_H）经一条短肽首尾相连而成。scFv通过一个铰链区与跨膜区相连。跨膜区常选用CD4或CD8、CD28的跨膜序列。胞质区为信号域，通常由CD28[和（或）4-1BB、OX40、ICOS等]和CD3ζ链（或FcεRⅠ的γ链）的胞内区肽段顺序连接构成。

CAR-T细胞用于抗肿瘤治疗具有两方面的优势。首先，CAR-T细胞能直接识别肿瘤抗原B细胞表位，因此，它对靶细胞的识别杀伤是MHC非限制性的，能够解决由MHC分子低表达所导致的肿瘤逃逸问题。其次，与传统的T细胞只能识别蛋白质抗原不同，CAR-T细胞既可以识别蛋白质抗原，也可以识别糖类和糖脂类抗原，能极大地增加ACT中抗原靶点选择的多样性。

目前，FDA已批准2款CAR-T细胞治疗用于治疗非霍奇金淋巴瘤，分别是axicabtagene ciloleucel（Yescarta）和tisagenlecleucel（Kymriah）。axicabtagene ciloleucel（axi-cel）针对复发或难治性大B细胞淋巴瘤、至少接受过二线化疗失败的患者，其总缓解率为83%，其中58%可达到完全缓解；在27周的随访期内，患者无病缓解率达39%。tisagenlecleucel（tisa-cel）治疗弥漫大B细胞淋巴瘤患者总缓解率和完全缓解率分别是52%和40%。总计93%的接受axi-cel治疗的患者发生细胞因子释放综合征（CRS），其中13%的患者达到3～4级，大部分患者在接受治疗后2天发生。而58%的tisa-cel治疗患者在3天后发生CRS，其中严重者占11%。这些副作用均可以用药物干预控制。

对于实体瘤，目前有数十项利用CAR-T细胞治疗实体瘤的方案已进入临床试验观察阶段，但在CAR-T细胞治疗真正大范围进入临床使用前仍有一些问题需要解决。比如，CAR-T细胞治疗常发生脱靶效应，未能起到设计的治疗作用。其次，有时T细胞在对抗原响应时会过度激活，产生过量的细胞因子而造成严重副作用。最后，很多肿瘤免疫微环境处于抑制状态，T细胞浸润不足或功能障碍，即使是经过工程化改造的CAR-T细胞同样难以浸润肿瘤杀伤癌细胞。随着治疗策略的逐步优化，相信CAR-T细胞治疗有潜力在抗肿瘤免疫治疗中占据主导位置。

2. TCR-T细胞　是转导了新的TCRα链和β链编码基因的T细胞，这两个基因克隆于人源或鼠源的肿瘤抗原特异性CTL。将α、β链编码基因分别插入表达载体（如质粒、反转录病毒等）中，然后利用该重组载体转染患者T细胞，如果T细胞能有效表达新的TCRα、β链，那么该T细胞便具备了识别相应肿瘤抗原的新属性，可对表达该抗原的肿瘤细胞进行特异性杀伤。

与 TIL 和 CTL 相似，TCR-T 细胞识别的是肿瘤抗原的 T 细胞表位，以 MHC 限制性方式杀伤表达 HLA- Ⅰ类分子-抗原肽复合物的肿瘤细胞。体外实验研究表明，TCR-T 细胞具有强大的特异性杀伤肿瘤细胞的活性。动物实验结果显示，TCR-T 细胞过继输注可导致小鼠移植瘤的消退。目前，已有多项 TCR-T 细胞抗肿瘤治疗方案进入临床试验观察阶段。

与 CAR-T 细胞治疗一样，TCR-T 细胞治疗也存在诱发自身免疫病和细胞因子相关的急性毒性反应的风险。除此之外，还应特别注意 TCR-T 细胞的 TCR 的 α 链和 β 链在形成异二聚体时存在不确定性，即新导入的 TCR 基因编码的 α 链（β 链）有可能与该细胞固有表达的 TCR 的 β 链（α 链）形成异二聚体，从而导致 TCR-T 细胞上会再出现两种新的 TCR，它们存在靶向患者正常组织而引起严重自身免疫病的风险。因此，在将一种新构建的 TCR-T 细胞应用到临床之前，必须在这方面进行充分评估。

（五）CAR-NK 细胞

CAR-T 细胞存在导致 CRS 和免疫细胞相关神经毒性的严重副作用，另外，体外改造培养扩增 T 细胞技术难度较大，临床应用进展缓慢。为克服这些缺陷，研究者将目光转向了其他的固有免疫细胞群体，如 NK 细胞。NK 细胞是人体固有免疫的重要组成部分，不需要预先致敏便可杀伤癌细胞，不受 MHC 限制，处于机体抗肿瘤的最前线。NK 细胞在 ACT 中不会诱发移植物抗宿主病（GVHD）。CAR-NK 细胞除了 CAR 介导的靶向杀伤之外，还可以通过 NK 细胞自身抗肿瘤的特性，识别并杀伤 CAR 靶标下调或缺失的肿瘤细胞，提高免疫治疗效果。CAR-NK 细胞治疗很少发生免疫排斥反应，而且 NK 细胞不分泌炎性因子，没有 CRS 的困扰。最后，NK 细胞在体外分离和扩增相比 CAR-T 细胞简单，且 NK 细胞的寿命比 T 细胞明显缩短，因此免除了 CAR-T 细胞治疗需插入自杀载体以防止过继细胞过度扩增的麻烦。

与 CAR-T 细胞治疗类似，CAR-NK 细胞治疗在血液瘤领域展示出巨大的应用价值。例如，多发性骨髓瘤（MM）细胞高表达 CD138，与瘤细胞增殖、抗凋亡相关。研究人员使用生物工程技术连接 CD3ζ 胞内段和柔性 CD8 铰链区构建靶向 CD138 的 CAR，使用慢病毒转染 NK 细胞，构建成 CAR-NK 细胞，其在体外和动物模型中表现出良好的抗 MM 效果。Chu J 等靶向 MM 细胞高表达的另一种表面抗原——CS1，联合 CD3ζ 和 CD28 胞内刺激域构建靶向 CS1 的 CAR，其同样在动物实验中表现出显著的疗效。对于实体瘤，研究者在 CAR-NK 细胞对胶质瘤、黑色素瘤、乳腺癌、卵巢癌和前列腺癌疗效方面同样做出了有益的尝试。胶质瘤高表达 EGFR 及一种可自激活的突变体（EGFRvⅢ），Han J 等开发了集合 CD3ζ 和 CD28 胞内刺激域及单链柔性片段的二代 CAR 用于靶向 EGFR 及 EGFRvⅢ，其在动物模型上可显著缩小肿瘤，并延长患者生存期。Murakami T 等将 CD3ζ、CD28 和 4-1BB 胞内段集成开发出三代 EGFRvⅢ -CAR 装载入 KHYG-1 NK 细胞，体外实验发现其可诱导胶质瘤细胞凋亡。生长因子受体酪氨酸激酶 Erb2（HER-2）在胶质瘤中同样高表达，靶向 HER-2 开发的包含 CD3ζ 和 CD28 胞内域的二代 CAR 同样在体内外实验中表现良好。针对乳腺癌，目前已分别开发出靶向 EpCAM、HER-2、EGFR

和EGFRvⅢ、组织因子（TF）的4种CAR，在临床前试验中均表现出抗乳腺癌效力。Uherek C等设计了载有CD8铰链和CD3ζ胞内刺激域的第一代CAR-NK细胞，靶向杀伤表达HER-2的卵巢癌细胞。Li Y等开发了靶向肿瘤细胞间皮素的CAR-NK用于杀伤卵巢癌细胞。到目前为止，已有多项治疗实体瘤的临床试验启动。一项针对转移性实体瘤，验证靶向NKG2D的CAR-NK细胞安全性的Ⅰ期临床已开始招募患者（NCT03415100）。其他靶点，如多种肿瘤的黏蛋白1（MUC1）（NCT02839954）、激素抵抗性前列腺癌的前列腺特异性膜抗原（PSMA）（NCT03692663）、卵巢癌的间皮素（NCT03692637）等相关的临床试验均在进行中。

虽然有多种ACT，但是不同细胞治疗的作用机制不同。Li C等开展了一项对比研究，对112例实体瘤患者给予DC/CIK细胞治疗，116例患者接受DC激活的细胞毒性T细胞（DC-ACT细胞）治疗，结果发现，DC和CIK、DC-ACT细胞通过不同途径发挥抗肿瘤活性。

第三节　食管癌生物治疗的临床研究

一、IFN-α的应用

IFN-α单药治疗食管癌的研究很少，基本上是与5-FU联合，或与5-FU+顺铂（DDP）联合，用于食管癌的治疗，并且取得了肯定的疗效。这些研究均为早期研究。

Kelsen D等在一项Ⅱ期试验中，采用干扰素α-2a（IFN-α2a）联合5-FU治疗40例晚期局部区域性、转移性表皮样食管癌或食管腺癌患者，37例患者可评估疗效，其中10例有效（27%）。中位缓解时间为7.4个月。该方案的毒性较大，但可耐受，是一种有效的方案。随后，Walder S等利用5-FU与IFN-α2a联合治疗21例无法手术的局部晚期或远处转移的食管癌患者，有效率达25%，其中2例达CR的患者缓解时间超过2年。

Ilson DH等利用IFN-α2a（3×10^6U/d，d1～28）、5-FU[750mg/（$m^2 \cdot d$），d1～5]和DDP[100mg/（$m^2 \cdot d$），d1]治疗无法手术或已发生转移的食管癌患者，每28天为1个周期，3个周期后，每隔1个周期使用DDP 1次。27例患者平均每例接受了4个周期的治疗，其中26例患者可评估疗效。总有效率达50%（13/26），其中CR 2例，PR 11例，中位缓解时间为29周（11～74周）；对鳞状细胞癌治疗有效率达73%（8/11），优于对腺癌的疗效（33%，5/15），结果显示三种药物联合取得了非常显著的疗效。

在一项应用IFN-α2b、DDP和5-FU治疗Ⅲ～Ⅳ期食管癌的临床观察研究中，23例患者中有1例获CR，14例获PR，总有效率达65%；中位生存时间为8.6个月，30个月预期生存率达31%。治疗过程中患者的不良反应主要为白细胞和血小板减少、感染和腹泻等，均比较轻微、可耐受。

Posner MC等研究发现，应用IFN-α、DDP、5-FU联合放疗可增加食管癌患者实施手术的机会。利用该组合方案治疗41例患者，术前有3例死亡，1例出现病情进展；37例患者顺利接受了手术，其中36例患者的肿块被完全切除，术后病理检查结果显示，10例患者无肿瘤残留，23例仅有镜下残留，治疗有效率约为80%（33/41）。全部患者的中位生存期约为27个月，而治疗有效患者的中位生存期达36个月。

另外，Temeck BK等开展了一项Ⅱ期临床试验，对11例局部晚期食管癌患者采用IFN-α、5-FU+亚叶酸钙联合顺铂方案进行新辅助化疗。11例食管癌患者术后接受2～3个周期的联合化疗。9例患者接受了治愈性手术治疗。11例患者中位生存期为11.8个月，中位复发时间为7个月。该研究虽然样本量较小，但值得进一步探讨。

二、TNF-α的应用

肿瘤坏死因子（tumor necrosis factor，TNF）是Garswell EA等在1975年发现的一种能使肿瘤发生出血性坏死的物质。TNF主要由活化的单核/巨噬细胞、T细胞和NK细胞产生，其中巨噬细胞产生TNF-α，淋巴细胞主要产生TNF-β（又称淋巴毒素，LT），二者氨基酸序列同源性虽仅为36%，但却拥有相同的受体。在机体受到病毒感染等刺激所产生的TNF中，TNF-α的活性占70%～95%。TNF受体（TNFR）广泛存在于人体正常细胞和肿瘤细胞的表面，分为两型：Ⅰ型TNFR（TNFR-1），即CD120a，由439个氨基酸残基构成，几乎表达于所有类型的细胞上，主要介导细胞溶解和凋亡；Ⅱ型TNFR（TNFR-2），即CD120b，由426个氨基酸残基构成，仅表达于免疫细胞和内皮细胞上，与信号转导和T细胞增殖有关。TNF-α可通过多种机制发挥抗肿瘤活性，包括诱导肿瘤细胞凋亡、坏死，抑制肿瘤血管形成，免疫调节及直接的细胞毒性作用，其中后者是通过在肿瘤细胞内活化磷脂酶A2产生羟自由基而引起DNA断裂实现的。由于TNF-α的作用对靶细胞没有严格的选择性，全身应用时毒副作用大，所以临床上以局部应用为主。

Chang KJ等将TNF-α编码基因插入复制缺陷型腺病毒基因组，制备重组病毒（TNFerade），随后将TNFerade注射至食管癌患者瘤体内，接着利用放射线照射肿瘤以活化TNF-α基因，控制TNF-α分子在肿瘤内部的表达，诱导肿瘤细胞的凋亡与坏死。研究者利用TNFerade（4×10^8～4×10^{11}PU，1次/周，连续5周）、DDP、5-FU联合放疗治疗24例有手术可能的局部晚期食管癌患者，其中Ⅱ期5例、Ⅲ期19例、腺癌20例、鳞状细胞癌4例。未观察到剂量限制性毒性。最常见的潜在相关的不良反应包括乏力（54%）、发热（38%）、恶心（29%）、呕吐（21%）、食管炎（21%）和寒战（21%）等，均与病毒用量无关。最高剂量为4×10^{11}PU时，8例患者中有5例发生血栓栓塞事件。治疗后9～15周，22例患者经评估发现具备手术条件，其中1例因术中发现肿瘤不能完全切除而终止手术。患者病理学完全缓解（pCR）率为29%（6/21），中位生存期为47.8个月，中位无病生存期为26.4个月；3年和5年生存率及无病生存率分别为54%和41%（生存率）、38%和38%（无病生存率）。该研究认为术前TNFerade联合放化疗在剂量高达4×10^{10}PU时是有效和安全的，并与长期生存相关。研究者认为疗效优于单纯放化疗，这种疗法值得进一步研究。该研究以腺癌为主，具有局限性。

三、食管癌疫苗的应用

Kageyama S等利用NY-ESO-1作为肿瘤疫苗治疗了25例晚期食管癌患者，其中13例为低剂量组（100μg/次，中位接种次数为8次），12例为高剂量组（200μg/次，中位接种次数为9.5次）。在低剂量组中，治疗前血清NY-ESO-1抗体阴性的10例患者中有5例在治疗后抗体转阳，治疗前抗体阳性的3例患者中有2例在治疗后抗体滴度明显升高；在高剂量组中，治疗前抗体阴性的5例患者在治疗后抗体全部转阳，治疗前抗体阳性的7例患者在治疗后其抗体滴度均明显升高。与低剂量组患者相比，高剂量组患者的生存期明显延长。

Wada H等以含胆固醇的疏水性普鲁士蓝（cholesterol-bearing hydrophobized pullulan，CHP）作为佐剂，将NY-ESO-1重组蛋白疫苗给8例晚期食管癌患者进行了皮下接种（NY-ESO-1 100μg + CHP 2mg，每2周1次，共4次），治疗后在7例患者中诱导出特异性抗体，在7例患者中诱导出CD4$^+$T细胞反应，并在6例患者中诱导出CD8$^+$T细胞反应。在可进行疗效评估的6例患者中，1例PR、2例SD。

TTK蛋白激酶（TTK）、胰岛素样生长因子ⅡmRNA结合蛋白3（IMP3）和淋巴细胞抗原6复合物K（LY6K）是在人ESCC细胞中高表达的CTA。日本Yamanashi大学从这3种蛋白中各筛选出1条HLA-2402限制性抗原肽，分别为TTK-567（SYRNEIAYL）、IMP3-508（KTVNELQNL）和LY6K-177（RYCNLEGPPI），将3种短肽混合后作为肿瘤疫苗给60例晚期ESCC患者进行了接种。与HLA-2402$^-$患者（25例）相比，HLA-2402$^+$患者（35例）的总生存期没有延长，但无进展生存期显著延长。接种肿瘤疫苗后，分别有63%、60%和45%的HLA-2402$^+$患者出现了LY6K、TTK或IMP3特异性CTL反应；出现特异性CTL反应的患者生存期明显延长，其中对2种以上抗原肽均产生特异性反应患者的生存期延长尤为显著。

Ogasawara M等在15例晚期或复发性食管癌患者中，评估了Wilms肿瘤1（WT1）肽冲击树突状细胞（DC）疫苗联合OK-432的安全性和可行性。未观察到与疫苗接种相关的严重不良事件。客观缓解率和疾病控制率分别为20%和40%。中位无进展生存期和总生存期分别为4.1个月和7.0个月。WT1肽冲击DC疫苗增强了WT1特异性免疫，可能与临床疗效有关。这些结果表明，基于DC的免疫治疗联合常规化疗对晚期食管癌患者是安全可行的。除了WT1肽冲击DC疫苗单药外，也有学者将该疫苗与多西他赛联合用于治疗晚期食管癌，但很遗憾的是，联合用药疗效不佳。

Yasuda T等采用3种HLA-A*24限制性肿瘤特异性肽抗原的佐剂疫苗单药治疗ESCC，其中对照组（CG）30例，疫苗组（VG）33例。结果显示，CG和VG之间的无复发生存率无显著性差异（5年无复发生存率：32.5% vs. 45.3%），但随着诱导抗原特异性CTL的肽数量的增加，复发率显著降低。VG组的5年生存率显著高于CG组（60.0% vs. 32.4%，$P=0.045$），并且在CD8和PD-L1双阴性食管癌患者中，这种差异更为显著（68.0% vs. 17.7%，$P=0.010$）。研究者认为，他们的癌症特异性肽疫苗可能提高ESCC患者的生存率，这将在Ⅲ期随机对照研究中得到验证。

虽然，目前有关食管癌疫苗的资料偏少，但是上述研究似乎显示食管癌疫苗将在未来的食管癌治疗中发挥重要作用。

四、溶瘤病毒的应用

溶瘤病毒治疗可能是继免疫检查点抑制剂（ICI）免疫治疗成功后的又一突破。溶瘤病毒的作用机制很简单，其在癌细胞中选择性复制，然后诱导肿瘤细胞溶解。2015年10月，第一种溶瘤病毒 talimogene laherparepvec（T-Vec）显示出临床益处，并被批准用于晚期黑色素瘤患者。一项 I／II 期研究评估了新型端粒酶特异性溶瘤病毒 Telomelysin（OBP-301）联合局部区域性放疗治疗老年 ESCC 的疗效，结果显示了 OBP-301 的有效性和可耐受性。值得关注的是，一些溶瘤病毒的临床试验正在食管癌患者中开展。

五、γδT 细胞的应用

低表达或缺失 MHC-I 类分子是肿瘤细胞逃避效应 αβT 细胞免疫攻击的一种常见机制。γδT 细胞可以非 MHC 限制性方式杀伤肿瘤细胞，因此，在对低表达 MHC-I 分子的食管癌进行治疗时，γδT 细胞可能具有应用价值。

Sato Y 等采用过继性 γδT 细胞治疗复发或转移性食管癌（r/mEC）患者，开展了两项 I 期临床试验，一项针对难治性 r/mEC（γδT 单药治疗），一项针对未经治疗的 r/mEC（γδT 联合 DCF 方案），化疗方案为标准的多西他赛、顺铂和 5-FU（DCF）。单药治疗组患者接受 8 次自体 γδT 细胞注射（每周 1 次 ×4 次，每 2 周 1 次 ×4 次），联合治疗组患者每 28 天为 1 个周期，在每个治疗周期的第 15 天和第 22 天各接受自体 γδT 细胞注射 1 次。26 例患者参加 γδT 细胞单药治疗，未出现严重不良事件，中位总生存期为 5.7（95%CI 4.3～10.0）个月，中位无进展生存期为 2.4（95%CI 1.7～2.8）个月。18 例患者接受 DCF 联合 γδT 细胞治疗，所有治疗相关不良事件均与 DCF 化疗相关，而与 γδT 细胞不相关。后者的中位总生存期为 13.4（95%CI 6.7～未达到）个月，中位无进展生存期为 4.0（95%CI 2.5～5.7）个月；ORR 和 DCR 分别为 39% 和 78%。该研究显示，γδT 细胞免疫治疗联合或不联合化疗对 r/mEC 患者是安全可行的，虽然研究者未能证实 γδT 单药疗法的任何临床益处，但是在 DCF 联合 γδT 细胞单药治疗中观察到了生存益处。

虽然，过继性 γδT 细胞单药治疗未获得临床益处，但是在食管癌微环境中观察到了 γδT 细胞的存在，提示 γδT 细胞可能在食管癌的免疫微环境中起作用，具体作用有待进一步探讨。

六、LAK 细胞的应用

Yamaguchi Y 等研究发现，过继输注淋巴因子激活的杀伤细胞（LAK 细胞）可以改善食管癌患者术后的免疫功能，有助于患者的顺利康复。食管癌经胸切除患者术后通常会经历一个免疫抑制阶段，主要表现为患者体内 IL-4、IL-6 和免疫抑制酸性蛋白（immunosuppressive acidic protein，IAP）等免疫抑制性蛋白分泌增多，Th 细胞和 CTL 数量下降，以及刀豆素 A 诱导的免疫抑制细胞活性升高。术后输注 LAK 细胞可以纠正这种免疫抑制状态，提升患者外周血中 Th 细胞和 CTL 数量，显著减少患者术后发生肺炎或手术部位感染的概率。

Ueda Y 等利用 LAK 细胞与 MAGE-1 和 MAGE-3 相关多肽冲击的 DC 疫苗治疗了 2 例食管原发恶性黑色素瘤患者。患者均先接受了食管癌根治术及随后的辅助化疗（达卡巴嗪＋尼莫司汀＋长春新碱＋ IFN-α），其中 1 例患者术后 21 个月出现腹部淋巴结转移，接受

LAK细胞和DC治疗后，病情稳定达5个多月；另1例患者在辅助化疗结束后立即接受了免疫治疗，治疗后16个月未见肿瘤复发，术后49个月时仍存活。细胞治疗后，2例患者外周血淋巴细胞对肿瘤抗原多肽的反应均明显增强，MAGE-3多肽特异性的皮肤迟发型超敏反应均转为阳性。

七、CTL的应用

Toh U等从晚期肿瘤患者的活检标本中分离培养肿瘤细胞，灭活后用于刺激患者外周血淋巴细胞（PBL），并在IL-2存在的条件下将刺激后的PBL扩增2周，以制备自体肿瘤细胞刺激活化的CTL（autologous tumor-cell stimulated cytotoxic T lymphocyte，AuCTL）。他们通过内镜引导在患者瘤体内直接注射或经动脉局部灌注AuCTL（0.5×10^9个/次，1次/周，共6周），共有35例患者接受了治疗，其中食管癌13例。在12例患者的活化PBL中检测到了自体肿瘤细胞特异性CTL反应，其中7例（58.3%）患者获得PR或SD。在其他23例患者中，8例（34.8%）获得SD，活检发现这些患者的肿瘤组织中浸润的效应T细胞显著增多。另外11例肿瘤患者作为对照，接受了LAK/NK细胞过继输注治疗，其中只有2例（18.2%）获得SD。该临床观察结果提示，食管癌患者局部应用肿瘤特异性免疫效应细胞是安全、可行的，并且其临床疗效优于非特异细胞免疫治疗的全身应用。

八、CIK和DC-CIK细胞的应用

Yuan X等进行的一项荟萃分析系统地评价了CIK细胞和DC-CIK细胞联合化疗治疗食管癌的疗效和安全性，共纳入17项研究（1416例参与者）。结果显示，CIK/DC-CIK细胞联合化疗与单独化疗之间存在显著性差异。治疗组中使用CIK/DC-CIK细胞治疗1～2周后，$CD3^+$、$CD4^+$、$CD3^+/CD8^+$和NK细胞的数量显著增加（均$P < 0.05$）。与常规治疗相比，食管癌患者接受化疗联合免疫治疗组的1年总生存期显著延长（$P < 0.0001$），生活质量改善（$P=0.001$）。此外，IL-2、TNF-α和IL-12的表达水平显著升高（$P=0.0003$），免疫球蛋白水平升高（$P < 0.000\ 01$）。治疗组的肿瘤标志物分子、癌胚抗原（CEA）、糖类抗原（CA）-199和CA-125的血清水平低于对照组（$P < 0.000\ 01$）。未发现致命的不良反应（$P=0.04$）。该结果显示，化疗联合CIK/DC-CIK细胞免疫治疗食管癌是安全有效的。免疫治疗可以同时提高抗肿瘤免疫应答。DC-CIK细胞可以增加外周血中的T细胞亚群、CIK细胞、NK细胞和免疫球蛋白，以增强抗肿瘤免疫。因此，联合治疗可增强免疫功能，提高食管癌患者的治疗效果。

除了外周血之外，CIK细胞也可来自脐血。2014年，Wang L等采用脐血来源的CIK细胞与放疗联合治疗1例食管癌患者，获得了肯定的疗效。随后，Zhang Z等采用脐血来源的CIK细胞（CB-CIK细胞）治疗15例晚期实体瘤患者，给予不同周期的CB-CIK细胞治疗，其中1例食管癌患者获得了CR。急性毒性反应包括发热、轻微发热、头晕和其他神经毒性反应，很少见。研究者认为，CB-CIK细胞为健康状况不佳的患者或无法忍受重复采血的老年患者提供了一种潜在的治疗方法。

近期，Liu Y等在一项回顾性临床研究中，探讨了基于CIK的免疫治疗对ESCC患者长期生存的影响。该研究纳入87例接受综合治疗的ESCC患者，其中43例为对照组、44例为CIK细胞治疗组。结果显示，在早期ESCC患者中，CIK细胞治疗组的总生存率和无进展生存率显著高于对照组。与对照组相比，晚期ESCC患者却在OS和PFS方面没有受益于CIK细胞治疗。该研究表明，CIK细胞联合常规治疗有可能延长患者的长期生存期，并可作为早期ESCC的综合治疗方法。另外，早些时间，Liu Y等进行的一项荟萃分析包含994例食管癌患者，结果显示，与常规治疗相比，常规治疗与CIK/DC-CIK细胞免疫治疗相结合显著延长了1年总生存率、ORR和DCR（1年总生存率，$P=0.0005$；ORR和DCR，$P < 0.000\ 01$）。联合治疗患者的生活质量（QoL）也显著改善（$P=0.02$）。CIK/DC-CIK细胞免疫治疗后，CD3$^+$和CD3$^-$CD56$^+$亚群的淋巴细胞百分比（$P < 0.01$）及IFN-γ、IL-2、TNF-α和IL-12水平（$P < 0.000\ 01$）显著升高，CD4$^+$CD25$^+$CD127$^-$亚群的百分比显著降低，而对CD4$^+$、CD8$^+$、CD4$^+$/CD8$^+$和CD4$^+$CD3$^+$CD56$^+$的分析未显示出显著性差异（$P > 0.05$）。结果表明，CIK/DC-CIK细胞免疫治疗联合常规治疗是安全的，可显著延长食管癌患者的生存时间，增强其免疫功能，提高治疗效果。

九、TCR-T细胞的应用

Shirakura Y等对利用TCR-T细胞治疗食管癌的可行性进行了初步探讨。他们将MAGE-A4143～151特异性TCR的α、β链编码基因导入多克隆T细胞，然后将TCR基因修饰的T细胞输注至接种了MAGE-A4$^+$HLA-A＊2402$^+$人食管癌KE4细胞的免疫缺陷小鼠体内，结果发现基因修饰的T细胞成功浸润肿瘤组织中，并以抗原特异性方式抑制了食管癌移植瘤的生长。

对于表达MAGE-A4的HLA-A＊2402$^+$食管癌患者来说，过继输注MAGE-A4特异性TCR-T细胞有可能是一种比较好的治疗策略。

十、CAR-T细胞的应用

CAR-T细胞用于食管恶性肿瘤的治疗，目前局限于临床前阶段。多种细胞表面分子可用作靶点，如B7-H3（CD276）。B7-H3是一种跨膜蛋白，是B7家族成员之一，在食管癌细胞中过表达。靶向B7-H3的CAR-T细胞治疗可以有效治疗小鼠异体移植ESCC。另外，对鸟苷基环化酶C（GUCY2C）定向的CAR-T细胞在食管癌中的治疗作用也开展了动物实验研究。

第四节　食管癌生物治疗的实施策略

食管癌已成为我国的一种常见病，大多数患者的预后仍不理想，需要积极探索新的有效治疗手段。与传统的放化疗相比，生物疗法最突出的优势体现在两个方面：一是特异性高、毒副作用低，患者更容易耐受；二是更有潜力彻底清除肿瘤微小残留灶或转移灶，降低肿瘤复发、转移的机会。大量临床研究已证实，在食管癌的治疗中生物疗法疗效肯定，但与治疗黑色素瘤、淋巴瘤、肾细胞癌等恶性肿瘤时所取得的突出疗效相比，仍有较大的差距。近30多年来，人们对肿瘤生物疗法进行了大量有益的探索，取得了许多有价值的研究成果，尤其是随着DC疗法和CAR-T细胞疗法的逐渐成熟并陆续进入临床应用，肿瘤抗原特异性生物疗法正展现出前所未有的活力。同时，人们对于机体免疫平衡调控机制、肿瘤免疫耐受机制和肿瘤逃逸机制的理解与认识日渐深入，一批以增强患者抗肿瘤潜能为目的的免疫调节策略应运而生，为进一步提高食管癌生物治疗的疗效提供了更加广阔的空间。

一、免疫调节策略

大量研究已表明，采取某些措施清除患者体内的免疫抑制细胞或封闭T细胞上的活化抑制性受体，可以打破机体对肿瘤的免疫耐受，增强患者抗肿瘤免疫应答，并能提高过继输注的特异性或非特异性免疫效应细胞的抗肿瘤效果。因此，在进行食管癌主动（如多肽疫苗或DC疫苗）或被动（如ACT）免疫治疗之前，对患者预先进行适当的免疫调节应该是有益的。

（一）清除 $CD4^+CD25^{high}$ Treg 细胞

有多种方法清除 $CD4^+CD25^{high}$ Treg 细胞，除了抗CD25单克隆抗体方案，还有CTX+FLU方案、IL-2-白喉毒素融合蛋白方案，但是这两种方法均未用于食管癌的治疗。Okita R等研究发现，低浓度人鼠嵌合抗人CD25单克隆抗体巴利昔单抗（basiliximab）（≤0.1μg/ml）可选择性去除人PBMC中的 $CD4^+CD25^{high}$ 细胞，提高唑来膦酸（ZOL）联合IL-2（100U/ml）活化的杀伤细胞（ZOL/IL-2 activated killer cell，ZAK细胞）分泌IFN-γ的水平。在一项针对7例结直肠癌和2例食管癌患者的临床应用试验中，第1天给患者静脉滴注低剂量的巴利昔单抗（0.01mg/kg），第8天输注ZAK细胞，每14天为1个周期，共3个周期。患者没有出现明显的不良反应，2例结直肠癌患者的CEA水平明显降低。

（二）阻断CTLA-4分子

CTLA-4（CD152）是表达在T细胞和单核细胞上的活化诱导的 I 型跨膜蛋白，是共刺激分子CD80和CD86的抑制性受体，CTLA-4与这些共刺激分子的亲和力远高于CD28分子。在静息T细胞接受双信号刺激而活化后，CTLA-4表达上调，通过竞争性结合抗原提呈细胞上的CD80、CD86分子，抑制TCR介导的活化信号转导、IL-2分泌及T细胞的进一步增殖，从而对T细胞的活化发挥负向调节作用。另外，$CD4^+CD25^+$ Treg细胞组成性表达CTLA-4，一方面可通过与活化T细胞上的B7分子结合而直接向T细胞内传递抑制性信号，另一方面也可以通过与DC上的B7分子相互作用，在DC内诱导产生一种色氨酸代谢限速酶吲哚胺-2, 3-双加氧酶（indolamine 2, 3 dioxygenase，IDO），使DC介导对T细胞活化的抑制作用。CTLA-4对T细胞活化的抑制作用是机体保持免疫活动的动态平衡及维持自身免疫耐受的一种内在机制。

伊匹单抗（ipilimumab）是一种完全人源化的抗CTLA-4单克隆抗体，基于在食管癌上的临床疗效，已获批用于食管癌的治疗（参见第十七章）。

（三）阻断PD-1或PD-L1分子

对阻断PD-1或PD-L1分子用于食管癌的治疗，已开展了大量的药物临床试验，也获得了肯定的疗效（详见第十七章）。

（四）其他

目前，对抗CD47单克隆抗体在其他实体瘤中的治疗作用已开展临床试验，但在食管癌中的治疗作用还未见报道。

二、阻断肿瘤逃逸的策略

1. 诱导肿瘤细胞表达HLA-Ⅰ类分子　HLA-Ⅰ类分子和（或）HLA-Ⅰ类分子加工相关成分的表达下调或缺失是肿瘤逃逸的一种主要机制。IFN-γ具有活化NK细胞、增强机体抗肿瘤免疫的功能；同时有许多研究发现，IFN-γ还可诱导肿瘤细胞表达HLA-Ⅰ类分子。另外，众多研究表明，DNA甲基化转移酶抑制剂5-aza-CdR可以增强肿瘤细胞HLA-Ⅰ类分子和CTA的表达。因此，一个包含了IFN-γ（全身应用）或5-aza-CdR（局部应用）的食管癌生物治疗方案将是非常有吸引力的。

2. 降低肿瘤负荷时肿瘤细胞漏逸（sneaking through）　肿瘤细胞漏逸也是导致肿瘤逃逸的一个重要因素。先利用放疗和（或）化疗尽量降低食管癌患者体内的肿瘤负荷，再施以免疫治疗，可能会减少发生肿瘤细胞漏逸的机会，使患者从免疫治疗中更多获益。

三、食管癌疫苗的应用策略

1. 抗原肽的选择　用于免疫接种的肿瘤抗原肽的正确选择是保证食管癌主动免疫治疗有效的先决条件，用作食管癌疫苗的抗原肽必须同时满足以下3个条件：

（1）在食管癌患者绝大多数的肿瘤细胞中表达。

（2）为组织特异性抗原或CTA（如NY-ESO-1、MAGE-A4等）。

（3）抗原肽的T细胞表位与患者的HLA型相匹配。

2. T细胞表位肽的组合应用　在利用T细胞表位肽作为食管癌疫苗时，为提高疫苗的效力，增强患者肿瘤特异性免疫应答的强度与效率，应将多种短肽组合应用，并且最好是HLA-Ⅰ/Ⅱ类分子提呈的T细胞表位肽兼而有之。

3. 免疫佐剂的选择　皮下接种的食管癌疫苗在人体内激发特异性免疫反应，依赖于DC对抗原的有效摄取、处理、加工及DC的充分成熟和顺利归巢。为保证DC对肿瘤抗原肽的有效提呈，需要为其提供一个适宜的局部微环境。已有大量研究表明，采用含GM-CSF、CpG-ODN或抗TLR9抗体的不完全弗氏佐剂可以增强肿瘤抗原的提呈效率。另外，利用GM-CSF和食管癌抗原肽编码基因修饰的DC进行静脉输注也是一个颇具潜力的主动免疫治疗策略。

四、ACT 应用策略

ACT包括特异性细胞免疫疗法（如TIL、CTL、CAR-T、TCR-T细胞疗法等）和非特异性细胞免疫疗法（如CIK和NK细胞疗法等），从其作用机制看，前者在杀伤正常表达HLA-Ⅰ类分子和高表达肿瘤抗原的癌细胞方面具有优势，而后者对不表达HLA-Ⅰ类分子和肿瘤抗原的癌细胞的杀伤则更具特色。

有大量的研究表明，在不同的肿瘤细胞之间及在不同的治疗阶段，食管癌细胞表达肿瘤抗原的类型、强度及表达HLA-Ⅰ类分子的水平均有所不同，导致它们对特异性或非特异性细胞免疫治疗的敏感性存在客观差异。因此，在利用ACT治疗食管癌过程中，将特异性ACT或非特异性ACT（如TCR-T和CIK细胞疗法）交替进行可能更有利于对肿瘤的控制。当然，在利用ACT抗食管癌治疗之前或实施过程中，采取一定的打破肿瘤免疫耐受或阻断肿瘤逃逸的免疫调节措施也是非常必要的。

随着更多食管癌特异性抗原的发现及治疗策略的不断优化，有理由相信食管癌生物治疗一定会取得更加突出的疗效。

（解西河　花庆岭　刘　虎）

参 考 文 献

高美华，薛静波，王静，等，2008. 细胞与分子免疫学. 东营：中国石油大学出版社.

Akcakanat A，Kanda T，Tanabe T，et al.，2006. Heterogeneous expression of GAGE，NY-ESO-1，MAGE-A and SSX proteins in esophageal cancer：implications for immunotherapy. Int J Cancer，118（1）：123-128.

Akhoundi M，Mohammadi M，Sahraei SS，et al.，2021. CAR T cell therapy as a promising approach in cancer immunotherapy：challenges and opportunities. Cell Oncol，44（3）：495-523.

Bukur J，Jasinski S，Seliger B，2012. The role of classical and nonclassical HLA class Ⅰ antigens in human tumors. Semin Cancer Biol，22（4）：350-358.

Carswell EA，Old LJ，Kassel RL，et al.，1975. An endotoxin-induced serum factor that causes necrosis of tumors. Proc Natl Acad Sci USA，72（9）：3666-3670.

Chang KJ，Reid T，Senzer N，et al.，2012. Phase Ⅰ evaluation of TNFerade biologic plus chemoradiotherapy before esophagectomy for locally advanced resectable esophageal cancer. Gastrointest Endosc，75（6）：1139-1146. e2.

Chen YT，Panarelli NC，Piotti KC，et al.，2014. Cancer-testis antigen expression in digestivetract carcinomas：frequent expression in esophageal squamous cell carcinoma and its precursor lesions. Cancer Immunol Res，2（5）：480-486.

Chu J，Deng Y，Benson DM，et al.，2014. CS1-specific chimeric antigen receptor（CAR）-engineered natural killer cells enhance in vitro and in vivo antitumor activity against human multiple myeloma. Leukemia，28（4）：917-927.

Cui K，Hu S，Mei X，et al.，2021. Innate immune cells in the esophageal tumor microenvironment. Front Immunol，12：654731.

Daher M，Garcia LM，Li Y，et al.，2021. CAR-NK cells：the next wave of cellular therapy for cancer. Clin Transl Immunology，10（4）：e1274.

Daiko H，Marafioti T，Fujiwara T，et al.，2020. Exploratory open-label clinical study to determine the S-588410 cancer peptide vaccine-induced tumor-infiltrating lymphocytes and changes in the tumor microenvironment in esophageal cancer patients. Cancer Immunol Immunother，69（11）：2247-2257.

Forghanifard MM，Gholamin M，Farshchian M，et al.，2011. Cancer-testis gene expression profiling in esophageal squamous cell carcinoma：identification of specific tumor marker and potential targets for immunotherapy. Cancer Biol Ther，12（3）：191-197.

Gilham DE，Debets R，Pule M，et al.，2012. CAR-T cells and solid tumors：tuning T cells to challenge an inveterate foe. Trends Mol Med，18（7）：377-384.

Gu YM，Zhuo Y，Chen LQ，et al.，2021. The clinical application of neoantigens in esophageal cancer. Front Oncol，11：703517.

Han J，Chu J，Keung Chan W，et al.，2015. CAR-Engineered NK cells targeting wild-type EGFR and EGFRvⅢ enhance killing of glioblastoma and patient-derived glioblastoma stem cells. Sci Rep，5：11483.

Huang TX，Fu L，2019. The immune landscape of esophageal cancer. Cancer Commun（Lond），39（1）：79.

Ilson DH，Sirott M，Saltz L，et al.，1995. A phase Ⅱ trial of interferon alpha-2A，5-fluorouracil，and cisplatin in patients with advanced esophageal carcinoma. Cancer，75（9）：2197-2202.

Kageyama S，Ikeda H Miyahara Y，et al.，2015. Adoptive transfer of MAGE-A4 T-cell receptor gene-transduced lymphocytes in patients with recurrent esophageal cancer. Clin Cancer Res，21（10）：2268-2277.

Kageyama S，Wada H，Muro K，et al.，2013. Dose-dependent effects of NY-ESO-1 protein vaccine complexed with cholesteryl pullulan（CHP-NY-ESO-1）on immune responses and survival benefits of esophageal cancer patients. J Transl Med，11：246.

Kantoff PW，Higano CS，Shore ND，et al.，2010. Sipuleucel-T immunotherapy for castration-resistant prostate cancer. N Engl J Med，363（5）：411-422.

Kelsen D，Lovett D，Wong J，et al.，1992. Interferon alfa-2a and fluorouracil in the treatment of patients with advanced esophageal cancer. J Clin Oncol，10（2）：269-274.

Kono K，Iinuma H，Akutsu Y，et al.，2012. Multicenter，phase Ⅱ clinical trial of cancer vaccination for advanced esophageal cancer with three peptides derived from novel cancer-testis antigens. J Transl Med，10：141.

Li C，Zhu D，Zhao Y，et al.，2020. Dendritic cells therapy with cytokine-induced killer cells and activated cytotoxic T cells attenuated Th2 bias immune response. Immunol Invest，49（5）：522-534.

Li Y，Hermanson DL，Moriarity BS，et al.，2018. Human iPSC-derived natural killer cells engineered with chimeric antigen receptors enhance anti-tumor activity. Cell Stem Cell，23（2）：181-192. e5.

Liu Y，Mu Y，Zhang A，et al.，2017. Cytokine-induced killer cells/dendritic cells and cytokine-induced killer cells immunotherapy for the treatment of esophageal cancer in China：a meta-analysis. Onco Targets Ther，10：1897-1908.

Liu Y，Zhang Z，Tian Y，et al.，2022. Long-term clinical efficacy of cytokine-induced killer cell-based immunotherapy in early-stage esophageal squamous cell carcinoma. Cytotherapy，24（5）：526-533.

Matsuda T，Takeuchi H，Sakurai T，et al.，2018. Pilot study of WT1 peptide-pulsed dendritic cell vaccination with docetaxel in esophageal cancer. Oncol Lett，16（1）：1348-1356.

Murakami T，Nakazawa T，Natsume A，et al.，2018. Novel human NK cell line carrying CAR targeting EGFRvⅢ induces antitumor effects in glioblastoma cells. Anticancer Res，38（9）：5049-5056.

Oderup C，Cederbom L，Makowska A，et al.，2006. Cytotoxic T lymphocyte antigen-4-dependent down-modulation of costimulatory molecules on dendritic cells in CD4$^+$CD25$^+$ regulatory T-cell-mediated suppression. Immunology，118（2）：240-249.

Ogasawara M，Miyashita M，Yamagishi Y，et al.，2020. Immunotherapy employing dendritic cell vaccination for patients with advanced or relapsed esophageal cancer. Ther Apher Dial，24（5）：482-491.

Okabayashi K，Fujita T，Miyazaki J，et al.，2012. Cancer testis antigen BORIS is a novel prognostic marker for patients with esophageal cancer. Cancer Sci，103（9）：1617-1624.

Okita R，Yamaguchi Y，Ohara M，et al.，2009. Targeting of CD4$^+$CD25^{high} cells while preserving CD4$^+$CD25^{low} cells with low-dose chimeric anti-CD25 antibody in adoptive immunotherapy of cancer. Int J Oncol，34（2）：563-572.

Posner MC，Gooding WE，Landreneau RJ，et al.，1998. Preoperative chemoradiotherapy for carcinoma of the esophagus and gastroesophageal junction. Cancer J Sci Am，4（4）：237-246.

Ramos CA，Dotti G，2011. Chimeric antigen receptor（CAR）-engineered lymphocytes for cancer therapy. Expert Opin Biol Ther，11（7）：855-873.

Sato Y，Mori K，Hirano K，et al.，2021. Adoptive γδT-cell transfer alone or combined with chemotherapy for the treatment of advanced esophageal cancer. Cytotherapy，23（5）：423-432.

Shirakura Y，Mizuno Y，Wang L，et al.，2012. T-cell receptor gene therapy targeting melanoma-associated antigen-A4 inhibits human tumor growth in non-obese diabetic/SCID/γcnull mice. Cancer Sci，103（1）：17-25.

Staudt RE，Carlson RD，Snook AE，2022. Targeting gastrointestinal cancers with chimeric antigen receptor（CAR）-T cell therapy. Cancer Biol Ther，23（1）：127-133.

Teixeira Farinha H，Digklia A，Schizas D，et al.，2022. Immunotherapy for esophageal cancer：state-of-the art in 2021. Cancers（Basel），14（3）：554.

Temeck BK，Liebmann JE，Theodossiou C，et al.，1996. Phase II trial of 5-fluorouracil，leucovorin，interferon-alpha-2a，and cisplatin as neoadjuvant chemotherapy for locally advanced esophageal carcinoma. Cancer，77（12）：2432-2439.

Toh U，Yamana H，Kido K，et al.，2003. Autologous tumor specific immunotherapy of refractory cancers with ex vivo-generated T cells stimulated by autologous tumor cell. Gan To Kagaku Ryoho，30（11）：1566-1570.

Ueda Y，Shimizu K，Itoh T，et al.，2007. Induction of peptide-specific immune response in patients with primary malignant melanoma of the esophagus after immunotherapy using dendritic cells pulsed with MAGE peptides. JPN J Clin Oncol，37（2）：140-145.

Uherek C，Tonn T，Uherek B，et al.，2002. Retargeting of natural killer-cell cytolytic activity to ErbB2-expressing cancer cells results in efficient and selective tumor cell destruction. Blood，100（4）：1265-1273.

Wada H，Sato E，Uenaka A，et al.，2008. Analysis of peripheral and local anti-tumor immune response in esophageal cancer patients after NY-ESO-1 protein vaccination. Int J Cancer，123（10）：2362-2369.

Wadler S，Fell S，Haynes H，et al.，1993. Treatment of carcinoma of the esophagus with 5-fluorouracil and recombinant alfa-2a-interferon. Cancer，71（5）：1726-1730.

Wadler S，Haynes H，Beitler JJ，et al.，1996. Phase II clinical trial with 5-fluorouracil，recombinant interferon-alpha-2b，and cisplatin for patients with metastatic or regionally advanced carcinoma of the esophagus. Cancer，78（1）：30-34.

Wang H，Zhou J，Li J，et al.，2021. A study of multinucleated giant cells in esophageal cancer. Clin Immunol，222：108600.

Wang L，Huang S，Dang Y，et al.，2014. Cord blood-derived cytokine-induced killer cellular therapy plus radiation therapy for esophageal cancer：a case report. Medicine（Baltimore），93（28）：e340.

Weinert BT，Krishnadath KK，Milano F，et al.，2009. Real-time PCR analysis of gene sencoding tumor antigens in esophageal tumors and a cancer vaccine. Cancer Immun, 9: 9.

Whitehurst AW, 2014. Cause and consequence of cancer/testis antigen activation in cancer. Annu Rev Pharmacol Toxicol, 54: 251-272.

Xu J, Zhu C, Yu Y, et al., 2019. Systematic cancer-testis gene expression analysis identified CDCA5 as a potential therapeutic target in esophageal squamous cell carcinoma. EBio Medicine, 46: 54-65.

Xuan Y, Sheng Y, Zhang D, et al., 2021. Targeting CD276 by CAR-T cells induces regression of esophagus squamous cell carcinoma in xenograft mouse models. Transl Oncol, 14(8): 101138.

Yamaguchi Y, Hihara J, Hironaka K, et al., 2006. Postoperative immunosuppression cascade and immunotherapy using lymphokine-activated killer cells for patients with esophageal cancer: possible application for compensatory anti-inflammatory response syndrome. Oncol Rep, 15(4): 895-901.

Yasuda T, Nishiki K, Hiraki Y, et al., 2022. Phase II adjuvant cancer-specific vaccine therapy for esophageal cancer patients curatively resected after preoperative therapy with pathologically positive nodes; Possible significance of tumor immune microenvironment in its clinical effects. Ann Surg, 275(1): e155-e162.

Yoshitake Y, Nakatsura T, MonjiM, et al., 2004. Proliferation potential-related protein, an ideal esophageal cancer antigen for immunotherapy, identified using complementary DNA microarray analysis. Clin Cancer Res, 10(19): 6437-6448.

Yuan X, Zhang AZ, Ren YL, et al., 2021. Cytokine-induced killer cells/dendritic cells and cytokine-induced killer cells immunotherapy for the treatment of esophageal cancer: a meta-analysis. Medicine(Baltimore), 100(13): e24519.

Zhang Z, Wang L, Luo Z, et al., 2015. Efficacy and safety of cord blood-derived cytokine-induced killer cells in treatment of patients with malignancies. Cytotherapy, 2015, 17(8): 1130-1138.

Zhao Q, Yu J, Meng X, 2019. A good start of immunotherapy in esophageal cancer. Cancer Med, 8(10): 4519-4526.

Zhao X, Pan X, Wang Y, et al., 2021. Targeting neoantigens for cancer immunotherapy. Biomark Res, 9(1): 61.

第十七章

食管癌的免疫抗体药物治疗

第一节 单药治疗

近20年来，食管癌内科治疗进展甚少，患者中位生存期仅约11个月，5年生存率不足5%。然而，随着免疫检查点抑制剂临床应用研究日益拓宽，食管癌免疫抑制剂逐渐从后线治疗推向术后辅助治疗，正不断改善食管癌患者的生存期、延缓疾病进展时间。

一、后线治疗

免疫治疗用于食管癌患者，开始于PD-1单抗在晚期化疗耐药或不可耐受食管癌患者的小样本尝试。

2017年，Kudo T等报道了纳武利尤单抗（PD-1单抗的一种）治疗化疗耐药或无法耐受化疗的食管癌患者的Ⅱ期临床研究结果，主要终点为客观有效率（ORR）。研究共入组日本食管鳞状细胞癌患者65例（64例可纳入主要终点评价），ORR为17%（11/64）。观察到的3级以上不良事件包括食欲下降（3%）、呼吸困难（2%）、低钠血症（2%）、肺部感染（6%）和间质性肺炎（3%）等。该研究的局限性在于仅纳入日本食管鳞状细胞癌患者、未设立对照、未获得详尽的未经治疗的肿瘤样本信息；作为探索性研究，其为纳武利尤单抗对比单药化疗（多西他赛、紫杉醇）的后续Ⅲ期临床随机对照研究提供了疗效和安全性参考。2018年，Doi T等报道了帕博利珠单抗（PD-1单抗的一种）治疗晚期食管癌的Ⅰb期（KEYNOTE-028）研究数据。研究共入组23例PD-L1阳性食管癌患者，病理类型包含鳞状细胞癌（18/23，78%）和腺癌（5/23，22%），22例患者（22/23，96%）至少接受过一线化疗。结果显示，帕博利珠单抗导致的治疗相关不良反应总发生率为39%（9/23），主要包括食欲下降、淋巴细胞计数下降和皮疹，未观察到4级或以上不良反应；7例患者获得部分缓解（7/23，30%），中位反应持续时间15个月（6～26个月）。2019年，Shah MA等公布了更大样本的KEYNOTE-180研究数据。该非随机单臂Ⅱ期研究旨在探索帕博利珠单抗在食管鳞状细胞癌、进展期食管或食管胃结合部腺癌患者中的疗效和安全性。研究入组121例至少经过二线全身治疗失败的患者，包含鳞状细胞癌63例，腺癌58例。全人群ORR为9.9%（12/121），鳞状细胞癌亚组为14.3%（9/63），腺癌亚组为5.2%（3/58）；PD-L1阳性（CPS>10）亚组ORR达13.8%（8/58），阴性亚组仅为6.3%（4/63）。15例患者（12.4%）出现3～5级不良反应，仅5例患者因不良反应中断治疗。此外，SHR-1210的Ⅰ期研究数据显示，30例中国食管鳞状细胞癌患者SHR-1210暴露的3级不良反应发生率为10%（3/30），未见4或5级不良反应；总体人群ORR为33.3%（10/30），PD-L1表达阳性（>5%肿瘤细胞膜表面染色呈阳性）患者疗效似乎优于阴性患者（7/15 vs. 1/9）。上述研究结果表明，PD-1单抗在食管癌患者后线治疗中的安全性良好、有适度的疗效，肿瘤组织PD-L1或可成为生物标志物。研究结果为后续更大规模的临床研究奠定了基础。

上述结果表明，任何一种PD-1单抗单药在食管癌的后线治疗中均表现出一定的疗效，总体有效率9.9%～33.3%；并且这些药物总体上安全可控，故均可在临床常规治疗中选择应用。

二、二线治疗

食管癌二线治疗目前主要以单药PD-1抑制剂治疗为主，已有多项Ⅲ期随机对照临床研究证实了PD-1抑制剂在晚期食管癌中二线治疗的疗效和安全性。KEYNOTE-181、ATTRACTION-3、ESCORT、RATIONALE-302等研究奠定了免疫检查点抑制剂在食管癌二线治疗中的地位。

（一）纳武利尤单抗

ATTRACTION-3（NCT02569242）率先证实了在食管鳞状细胞癌二线治疗中，与多西他赛或紫杉醇单药化疗相比，纳武利尤单抗可延长患者中位生存期。ATTRACTION-3试验对比了纳武利尤单抗和化疗在一线治疗失败的无法手术的晚期或复发性食管鳞状细胞癌患者中的疗效和安全性。该研究纳入8个国家或地区90家医院的一线治疗失败的食管鳞状细胞癌患者419例，多数为亚裔患者（401/419，96%），极少数为白种人（18/419，4%）。209例患者接受了纳武利尤单抗治疗（240mg，静脉输注30min，每2周为1个周期），208例患者接受化疗（研究者选择多西他赛75mg/m²，静脉输注至少60min，d1，每3周为1个周期；或者紫杉醇100mg/m²，静脉输注至少60min，每周1次，持续给药6周后停药1周，每7周为1个周期）。在至少17.6个月的随访时间里，纳武利尤单抗组的中位OS明显长于化疗组（10.9个月 vs. 8.4个月，HR 0.77，$P=0.019$），且与PD-L1的表达无关；纳武利尤单抗可延长中位反应持续时间（6.9个月 vs. 3.9个月），但并未提高ORR（19% vs. 22%）或延长无疾病进展时间（1.7个月 vs. 3.4个月，HR=1.08，95%CI 0.87～1.34）。最常见3～4级不良反应，纳武利尤单抗组为贫血（4/210，2%），化疗组为中性粒细胞减少（58/209，28%）。纳武利尤单抗组有38例（18%）、化疗组有131例（63%）出现了3级以上的不良反应；纳武利尤单抗组中有2例出现治疗相关性死亡（间质性肺疾病和局限性肺炎各1例），化疗组有3例严重不良事件（肺炎、脊髓脓肿、间质性肺疾病各1例）。从研究结果来看，与紫杉醇相比，纳武利尤单抗可显著延长晚期食管鳞状细胞癌患者的总生存期，并有良好的安全性，但生存获益与PD-L1的表达情况无关。在生活质量方面，纳武利尤单抗治疗组较紫杉醇组同样也有显著改善。

基于ATTRACTION-3中的生存获益及良好的安全性，2020年6月10日FDA批准纳武利尤单抗用于食管鳞状细胞癌的二线治疗，并获NCCN指南Ⅰ级推荐。然而，研究未纳入中国大陆地区食管鳞状细胞癌患者，该人群中的有效性仍待进一步验证；所以，纳武利尤单抗在CSCO指南中仅为Ⅱ级推荐。

与作为二线治疗方案的紫杉类相比，纳武利尤单抗单药可以显著提高晚期食管鳞状细胞癌患者的总体生存率，纳武利尤单抗可以成为晚期食管鳞状细胞癌患者的标准二线治疗。与安慰剂相比，对于接受新辅助放化疗的术后伴有残留病灶的可切除食管癌患者，纳武利尤单抗可以显著改善PFS，可以是新辅助放化疗后再手术的辅助治疗选择。作为一线治疗，纳武利尤单抗与放化疗联合在晚期食管癌上的疗效已得到确认。

（二）帕博利珠单抗

早期，在一项Ⅰb期多队列研究KEYNOTE-028中首次证实了帕博利珠单抗治疗晚期食管癌的疗效和安全性。Ⅱ期临床研究KEYNOTE-180进一步证实了帕博利珠单抗作为三线及以上方案治疗晚期食管癌的疗效及可控的不良反应。随后的Ⅲ期临床试验KEYNOTE-181进一步探索了在一线治疗失败的食管癌患者中免疫治疗的疗效和安全性。该研究共纳入一线治疗失败的食管癌患者628例，其中包括鳞状细胞癌401例（63.9%）、HER-2阴性的食管腺癌和Siewert-Ⅰ型食管胃结合部腺癌共227例（36.1%）。在这项研究中，628例患者按照1∶1的比例被随机分为帕博利珠单抗组和化疗组，对比帕博利珠单抗与研究者选择的化疗（紫杉醇、多西他赛或伊立替康）之间的疗效差异。具体治疗方案为帕博利珠单抗200mg，d1，每3周为1个周期，最多给药35个周期（约2年）；化疗组接受由研究者选择的化疗方案：紫杉醇80～100mg/m²，d1、d8、d15，每4周为1个周期，或多西他赛75mg/m²，d1，每3周为1个周期，或伊立替康180mg/m²，d1，每2周为1个周期，最长给药时间为2年。主要研究终点为鳞状细胞癌患者、PD-L1阳性（CPS≥10）患者和意向性人群的OS；次要终点为PFS、OS和安全性。结果显示，在PD-L1 CPS≥10的患者中，帕博利珠单抗组的OS较化疗组明显延长（9.3个月 vs. 6.7个月，$P=0.0074$），12个月的生存率同样有所提高（43% vs. 20%）。帕博利珠单抗组和化疗组的中位生存期分别为8.2个月、7.1个月（HR=0.78，$P=0.0095$）；在所有食管癌患者中，两组的中位生存期均为7.1个月（HR=0.89，$P=0.056$）。帕博利珠单抗治疗组的3级以上不良反应发生率为18.2%，化疗组为40.9%。这一结果表明，在一线治疗失败后的转移性食管鳞状细胞癌和PD-L1 CPS≥10的患者中，与化疗相比，帕博利珠单抗免疫治疗显著延长了OS，安全性更好，而且治疗的依从性也相对较好。在KEYNOTE-181研究的进一步分析中，在鳞状细胞癌亚组，帕博利珠单抗治疗组OS获益（10.3个月 vs. 6.7个月）最为显著，HR值达0.64（95%CI 0.46～0.90）；在不同人种中，帕博利珠单抗可显著降低亚裔患者死亡风险（HR=0.59，95%CI 0.39～0.90），但并不降低非亚裔患者风险（HR=1.06，95%CI 0.86～1.30）。遗憾的是，帕博利珠单抗未能降低腺癌患者的死亡风险（HR=1.12，95%CI 0.85～1.47）。

基于KEYNOTE-181的研究结果，帕博利珠单抗于2019年7月30日获FDA批准用于食管CPS≥10鳞状细胞癌患者二线治疗。据此结果，帕博利珠单抗在中国《中国临床肿瘤学会（CSCO）食管癌诊疗指南2020》中获得了Ⅰ级推荐。

（三）卡瑞利珠单抗

2020年5月13日Lancet Oncol发表了ESCORT（NCT03099382）研究结果。该项多中心随机对照Ⅲ期临床研究，旨在评价卡瑞利珠单抗（PD-1单抗的一种）在食管鳞状细胞癌二线治疗的疗效和安全性。用药方案：卡瑞利珠单抗200mg，静脉滴注30min，每2周为1个周期；化疗方案：基于研究者选择，多西他赛75mg/m²，静脉滴注至少60min，d1，每3周为1个周期，或伊立替康180mg/m²，静脉滴注至少60min，d1，每2周为1个周期。该研究共入组中国43家医院的一线治疗失败或化疗不耐受的食管鳞状细胞癌患者448例，228例患者接受卡瑞利珠单抗治疗，220例患者接受研究者决定的化疗（多西他赛或伊立替康）。结果显示，接受卡瑞利珠治疗的患者中位生存期为8.3个月，显著长于接受化疗患者的6.2个月（HR=0.71，95%CI 0.57～0.87，双侧P=0.001）。亚组分析显示，ECOG评分为1、远处转移器官超过1个、PD-L1＞1%及无淋巴结转移的亚组获益显著，其他亚组有获益趋势但需要更多的病例数支持。最常见的3级以上不良反应是贫血（卡瑞利珠单抗组3% vs. 化疗组5%）、肝功能异常（2% vs. ＜1%）及腹泻（1% vs. 4%）。两组间与治疗相关的严重治疗相关不良事件发生率相近，卡瑞利珠组为16%（37/228），化疗组为15%（32/220）；治疗相关死亡率均较低，卡瑞利珠组为3%（7/228），化疗组为1%（3/220）。值得注意的是，卡瑞利珠单抗所致反应性毛细血管增生症为其主要特征之一，总体发生率为80%（182/228），但多数为1级（71%），3级以上不足1%，且可自行消退。该研究表明，二线应用卡瑞利珠单抗治疗可显著延长食管鳞状细胞癌患者的生存期，不良反应可控；而且与化疗相比，卡瑞利珠单抗可以显著降低生活质量下降的风险。根据ESCORT研究结果，《中国临床肿瘤学会（CSCO）食管癌诊疗指南2020》新增卡瑞利珠单药二线治疗晚期食管鳞状细胞癌为Ⅰ级推荐；由于该研究仅为中国多中心研究，故在欧美未获批二线治疗适应证。

（四）替雷利珠单抗

2021年6月30日第23届ESMO世界胃肠道肿瘤大会上，Ajani JA等报道了来自中国的另一个PD-1单抗（替雷利珠单抗）二线治疗食管鳞状细胞癌的国际多中心Ⅲ期随机对照临床研究（NCT03430843）结果。RATIONALE-302研究共纳入11个国家/地区132个中心的一线治疗失败的食管鳞状细胞癌患者共512例，包含亚裔304例（59%）、欧盟及北美108例（21%）。入组患者按1∶1的比例随机被分入替雷利珠单抗组和研究者选择的化疗（紫杉醇、多西他赛或伊立替康）组，研究主要终点为意向性人群的OS，主要的次要终点为CPS≥10亚群的OS，次要终点还包括无疾病进展期（PFS）、客观缓解率（ORR）、缓解持续时间（DOR）。结果显示，在总体人群中，替雷利珠单抗组OS为8.6个月，显著长于化疗组的6.3个月（HR 0.70，95%CI 0.57～0.85，P=0.0001）；难能可贵的是，PD-1抑制剂首次在欧美人群中显示出优于化疗的生存获益（11.2个月 vs. 6.3个月，

HR=0.55，95%CI 0.35～0.87）。欧美人群中，替雷利珠单抗组的ORR（20.0%）和DOR（5.1个月）均优于化疗组（ORR 11.3%，DOR 2.1个月）。RATIONALE-302为首个食管鳞状细胞癌全球多中心研究，首次证明了西方食管鳞状细胞癌患者可从二线免疫检查抑制剂中获益。替雷利珠单抗能否在相应国家/地区获得相应适应证，有待更多数据披露。

（五）其他

从上述研究中可以看出，单药免疫检查点抑制剂（PD-1/PD-L1）改善了部分晚期转移性食管癌二线及二线以上治疗后患者的生存期，但是依然获益有限。另外，沈琳等开展的一项探索替雷利珠单抗对比化疗用于晚期二线食管鳞状细胞癌的全球、多中心、随机、安慰剂对照、双盲Ⅲ期临床研究，目前初见成效，最终结论仍在等待中。

三、一线治疗

虽然免疫检查点抑制剂在食管癌二线治疗中获得成功，但其单药在一线治疗中的资料偏少。已有的研究表明，患者在免疫检查点抑制剂一线免疫治疗晚期食管癌中的获益也得到了验证，主要是PD-1抑制剂与化疗药物联合（见本章第二节）。当然，也有与另外一种免疫抑制剂联合（即PD-1单抗联合CTLA-4单抗）用于食管癌治疗的研究报道。

1. CheckMate-648研究　2021年6月ASCO上，Chau I等报道了全球多中心随机对照Ⅲ期临床研究结果。研究旨在评估在未经治疗的食管鳞状细胞癌患者中，纳武利尤单抗联合伊匹单抗（CTLA-4单抗）或化疗，是否较对照组（氟尿嘧啶/顺铂化疗）延长OS或PFS。结果发现，与对照组相比，纳武利尤单抗联合化疗，在全人群中有OS获益（13.2个月 vs. 10.7个月；HR=0.74，99.1%CI 0.58～0.96；P=0.0021），在PD-L1≥1%亚群中获益更为显著（15.4个月 vs. 9.1个月；HR=0.54，99.5%CI 0.37～0.80；P＜0.0001）；全人群（47% vs. 27%）和PD-L1≥1%亚群（53% vs. 20%）的ORR均更高。纳武利尤单抗联合伊匹单抗（食管癌首个双免疫疗法），在全人群中（12.8个月 vs. 10.7个月；HR=0.78，98.2%CI 0.62～0.98；P=0.011）或PD-L1≥1%亚群中（13.7个月 vs. 9.1个月；HR=0.64，98.6%CI 0.46～0.90；P=0.001）均有OS获益；在PD-L1≥1%亚群中ORR明显优于对照组（35% vs. 20%），在全人群中ORR相近（28% vs. 27%）。全人群或PD-L1≥1%亚群的中位DOR，以纳武利尤单抗联合伊匹单抗最长（11.1个月 vs. 11.8个月），其次为纳武利尤单抗联合化疗（8.2个月 vs. 8.4个月），最短为单纯化疗（7.1个月 vs. 5.7个月）。3级以上不良反应发生率，以纳武利尤单抗联合伊匹单抗最低（102/322，32%），次之为单纯化疗（108/304，36%），最高为纳武利尤单抗联合化疗（147/310，47%）。CheckMate-648证实，与其他PD-1单抗一样，纳武利尤单抗在食管鳞状细胞癌的一线治疗中具有增效作用；纳武利尤单抗联合伊匹单抗两种免疫药物具有生存时间较长及不良反应较少的优势，首次证明了食管鳞状细胞癌"去化疗"的合理性。据CheckMate-648研究结果，纳武利尤单抗有望在相应国家/地区获得一线治疗食管鳞状细胞癌的适应证。

2. CheckMate-032研究　是一项开放、多队列的Ⅰ～Ⅱ期研究，食管癌队列为美国和欧洲5个国家入组患者。入组标准为局部晚期或转移性胃、食管胃结合部和食管腺癌，既往至少接受过一线化疗后进展，有可评估病灶，ECOG PS 评分 0～1 分。允许既往接受过曲妥珠单抗治疗的 HER-2 阳性患者入组。主要研究终点为 ORR，次要研究终点为 OS、PFS、DOR 和安全性。该研究共入组 160 例患者，其中 59 例患者接受纳武利尤单抗 3mg/kg 治疗（NIVO3 组），49 例患者接受纳武利尤单抗 1mg/kg + 伊匹单抗 3mg/kg 治疗（NIVO1+IPI3 组），52 例患者接受 NIVO 3mg/kg + IPI 1mg/kg 治疗（NIVO3+IPI1 组）。研究者评估，NIVO3 组、NIVO1+IPI3 组和 NIVO3+IPI1 组的 ORR 分别为 12%、24% 和 8%；三组的中位 DOR 分别为 7.1 个月、7.9 个月和尚未达到；三组 SD 持续 12 周的患者分别有 67%、63% 和 67%；三组的中位 PFS 分别为 1.4 个月、1.4 个月和 1.6 个月；三组的 12 个月无进展生存率分别为 8%、17% 和 10%；三组的中位 OS 分别为 6.2 个月、6.9 个月和 4.8 个月；三组的 12 个月总生存率分别为 39%、35% 和 24%。三组的 TRAE 发生率分别为 69%、84% 和 75%。最常见的 TRAE 包括乏力、瘙痒、皮疹、腹泻、食欲减低、ALT 和 AST 水平增高。三组的 3～4 级 TRAE 发生率分别为 17%、47% 和 27%。该研究提示纳武利尤单抗或纳武利尤单抗联合伊匹单抗可作为晚期食管癌的潜在治疗选择。

四、辅助治疗

目前，仅有纳武利尤单抗凭借 CheckMate-577 的临床研究结果获 NCCN 指南推荐（Ⅰ级），用于食管癌、食管胃结合部癌联合放化疗后行 R0 切除的高危患者。CheckMate-577 是一项全球、多中心、随机、双盲、安慰剂对照的Ⅲ期临床研究，旨在评估纳武利尤单抗作为辅助治疗用于新辅助同步放化疗（CRT）后序贯手术，术后未达到 pCR 的可切除局部晚期食管癌、食管胃结合部癌患者的疗效与安全性。该研究将 794 例高危Ⅱ～Ⅲ期食管癌、食管胃结合部癌行 R0 切除术后（术前新辅助放化疗但未获 pCR）患者，按 2∶1 的比例随机分至纳武利尤单抗（试验组，532 例）或安慰剂治疗（对照组，262 例）。试验组接受纳武利尤单抗周期性给药 1 年（240mg/2 周，共 16 周；随后 480mg/4 周，直至疾病进展或出现不可耐受的毒性），对照组以安慰剂替代。分层因素包括组织学类型（腺癌或鳞状细胞癌）、病理淋巴结状态（≥ypN1 或 ypN0）及肿瘤细胞 PD-L1 表达（≥1% 或 <1%）。研究的主要终点为无病生存期（DFS），次要终点为 OS 和 1 年、2 年、3 年总生存率，探索性终点为无远处转移生存期（DMFS）和安全性。

经过 24.4 个月的随访，试验组中位 DFS 为 22.4 个月，较对照组 11.0 个月显著延长（HR=0.69，96.4%CI 0.56～0.86；$P < 0.001$）。与安慰剂相比，纳武利尤单抗组的疾病复发或死亡风险下降 31%（HR=0.69，95%CI 0.56～0.85；P=0.0003）。亚组分析显示，根据不同病理类型划分，鳞状细胞癌（29.7 个月 vs. 11.0 个月；HR=0.61，95%CI 0.42～0.88）较腺癌（19.4 个月 vs. 11.1 个月；HR=0.75，95%CI 0.59～0.96；$P < 0.001$）获益更明显。按肿瘤部位划分，食管肿瘤（24 个月 vs. 8.3 个月；HR=0.61，95%CI 0.47～0.78）较食管胃结合部肿瘤（22.4 个月 vs. 20.6 个月；HR=0.87，95%CI 0.63～1.21）获益更明显；Ⅱ期或Ⅲ期肿瘤均获益，HR 分别为 0.72（95%CI 0.51～1.02）和 0.68（95%CI 0.53～0.88）。并且，在预设亚组中均观察到纳武利尤单抗组的获益，不论 PD-L1 表达（≥1% 或 <1%）和组织学类型（鳞状细胞癌患者获益趋势更大）。安全性方面，纳武利尤单抗治疗可控、

可耐受，未发现新的不良反应，绝大多数TRAE为1或2级，任意级别严重TRAE的发生率为8%。另外，2021年ASCO胃肠道肿瘤大会公布的CheckMate-577研究描述性分析显示，纳武利尤单抗辅助治疗不影响患者术后生活质量。从基线期到53周，纳武利尤单抗和安慰剂治疗组的FACT-E总分、ECS、EQ-5D-3L VAS和EQ-5D-3L效用指数在大多数时间点均较基线有明显增加的趋势，但两组无显著性差异。

基于CheckMate-577结果，纳武利尤单抗于2021年5月20日被FDA批准用于接受过术前新辅助联合放化疗且未能获得pCR的R0切除术后食管癌患者[也就是说病理学评估有肿瘤残存（非pCR）]，成为全球首个食管癌辅助免疫治疗的药物。同样，《中国临床肿瘤学会（CSCO）食管癌诊疗指南2021》也已将纳武利尤单抗首次纳入食管癌术后辅助治疗的推荐（1A类证据，Ⅱ级推荐）。

虽然纳武利尤单抗被批准用于食管癌的辅助治疗，但是由于较多的患者不能从纳武利尤单抗辅助治疗中获益，因此需要探索相关的生物标志物，用于筛查和识别可能从纳武利尤单抗获益的患者。

五、CTLA-4抗体

细胞毒性T细胞相关抗原4（cytotoxic T lymphocyte associated antigen 4，CTLA-4），又名CD152，是一种白细胞分化抗原，是T细胞上的一种跨膜受体，与CD28共同享有B7分子配体，是参与激活或抑制T细胞免疫反应的重要分子。CTLA作为T细胞上的免疫抑制信号，与免疫应答第二信号分子CD28同源，并且与CD28竞争性结合B7分子（CD80和CD86），因此能够直接抑制T细胞的增殖和活化。作为最重要的免疫检查点之一的CTLA-4，尽管CTLA-4抑制剂研究起步早于PD-1/PD-L1，但目前仍然只有伊匹单抗获批上市。

1. 伊匹单抗　是抗CTLA-4的IgG2单克隆抗体。2011年，CTLA-4抑制剂伊匹单抗被美国FDA批准成为首个用于黑色素瘤的免疫检查点抑制剂。CTLA-4很少单药用于治疗食管癌，主要是与PD-1单抗联合用于食管癌的治疗。

2. 替西木单抗（tremelimumab）　是一种抗CTLA-4单克隆IgG2抗体，目前探索CTLA-4抗体在食管癌治疗方面作用的研究较少，有研究提示替西木单抗对晚期胃及食管腺癌具有一定的抗肿瘤作用。在一项单中心、非随机Ⅱ期临床试验中报告了替西木单抗治疗胃及食管腺癌的数据。该研究纳入标准为至少接受一种铂类化疗后失败的患者，共有18位患者参加了该研究。受试者每3个月接受一次替西木单抗治疗，并且每3个月评估一次疗效，直到疾病进展。结果显示，1例患者PR，4例患者SD，其余患者为PD，中位OS为4.8个月，ORR为5%。虽然替西木单抗在获得PR的受试者中显示出持久的抗肿瘤作用，但是总体结果表明，替西木单抗单药疗效似乎不如晚期胃及食管腺癌的二线治疗疗效，在食管鳞状细胞癌中的作用尚未知。

总体而言，免疫疗法已经是癌症的一种重要治疗方法，目前有多项临床试验正在评估免疫治疗作为单一方法治疗、联合治疗及辅助治疗食管癌的效果及安全性。相信在不久的将来，随着对免疫检查点与肿瘤微环境相互作用的进一步研究，会有越来越多的数据证实免疫疗法在食管鳞状细胞癌治疗中的价值。

六、PD-L1单抗类药物

与PD-1类似，PD-L1可以阻断PD-L1与T细胞表面的PD-1结合介导的免疫抑制，重新激发T细胞识别杀伤肿瘤细胞，从而抑制肿瘤生长。与PD-1单抗不同的是，它与肿瘤细胞或肿瘤浸润免疫细胞上表达的PD-L1结合，而PD-1单抗则是与PD-1结合。首先，只阻断PD-1-PD-L1通路，并不影响PD-1-PD-L2通路，理论上来说，或可避免间质性肺炎等免疫相关不良反应的发生。其次，PD-L1单抗除了可以抑制PD-1-PD-L1通路外，还可以通过阻断B7.1和PD-L1的共抑制功能，有利于全面激活T细胞功能和细胞因子产生。理论上来说，PD-1单抗耐药的情况下，更换PD-L1单抗后，可能会重新对免疫治疗敏感。但就当前临床研究来看，王洁等通过"镜像法则"对PD-1单抗和PD-L1单抗的相关研究进行了比较，结果显示PD-1单抗总体疗效优于PD-L1单抗，不良反应方面差异没有显示出统计学意义。两者仍需进一步比较疗效及不良反应。其中，阿替利珠单抗、度伐利尤单抗，以及PD-L1单抗等药物值得关注。近年来，对多种PD-L1单抗用于食管癌患者的疗效开展了临床试验，已有了初步结果。

（林小燕　郑建伟　王军业）

第二节　食管癌的化疗联合免疫治疗

一、概　　述

在过去的几十年里，食管癌的内科治疗主要以全身化疗和支持对症治疗为主，常用的化疗方案为氟尿嘧啶类药物联合铂类、紫杉醇类联合铂类等，有效率比较低，患者获益不大。KEYNOTE-181、ATTRACTION-3、ESCORT等临床研究证实单药免疫检查点抑制剂（PD-1/PD-L1）改善了部分晚期转移性食管癌二线及二线治疗后患者的生存期，但是依然获益有限。目前KEYNOTE-590、ORIENT-15、ESCORT-1st、CheckMate-648、RATIONAL E-205和JUPITER06等临床研究均取得了成功，它们都是将免疫检查点抑制剂添加至标准化疗中，用于一线治疗晚期食管癌。

另外，上述研究也表明，化疗与免疫检查点抑制剂具有协同作用。协同作用的可能潜在机制包括化疗促进了肿瘤细胞内的DNA破坏，促进肿瘤细胞免疫原性死亡，减少抗血管生成，促进髓系免疫抑制细胞的选择性消耗和淋巴细胞减少，从而减少调节性T细胞并为效应T细胞增殖创造空间。因此，化疗是克服低肿瘤突变负荷和增强抗肿瘤免疫的潜在有效措施。CheckMate-577研究证实了经新辅助放化疗后未达到pCR的患者，术后辅助纳武利尤单抗治疗，可以延长无病生存期。目前也有化疗联合免疫治疗的临床研究在进行围手术期的疗效和安全性探索。

二、新辅助治疗

对于局部晚期食管癌，常规推荐进行新辅助治疗，术前同步放化疗循证医学证据也比较充分，已有临床研究证实，术前同步放化疗联合手术治疗比单纯手术治疗更能让患者有生存获益。围手术期化疗对于远端食管癌和食管胃结合部癌是一个可选的方案。随着免疫检查点抑制剂在食管癌后线治疗的地位确定，陆续有多种PD-1单抗类药物在食管癌术前进行化疗联合免疫检查点抑制剂的新辅助治疗研究。Sihag S等为了确定局部晚期食管癌患者接受新辅助免疫治疗和放化疗后进行食管癌切除术的安全性和可行性，回顾性分析了接受新辅助免疫治疗和放化疗（$n=25$）或单纯放化疗（$n=143$）的患者，主要终点为30天时主要并发症的风险（Clavien-Dindo分级系统3级），采用多变量对数二项回归模型在组间进行评估，以获得调整后的相对风险比。次要终点为手术间隔时间、30天再入院率和30天死亡率。所有患者都成功完成了新辅助治疗，并进行了R0食管切除术。年龄、性别、表现状态、临床分期、组织学亚型、手术类型和手术方式在各组间相似。新辅助免疫治疗与发生主要肺疾病的风险统计学上的显著增加无关（HR=1.43，95%CI 0.53～3.84，$P=0.5$），包括吻合口瘘（HR=1.34，95%CI 0.45～3.94，$P=0.6$）或其他并发症（HR=1.29，95%CI 0.26～6.28，$P=0.8$）。免疫检查点抑制剂组到手术的中位间隔（四分位数范围）为54天（47～61天），而对照组为53天（47～66天）（$P=0.6$）。微创入路成功率为72%。免疫检查点抑制剂组的30天死亡率和再入院率分别为0和17%，对照组分别为1.4%和13%。初步证明在新辅助免疫治疗和标准放化疗的局部进展期食管癌患者中行食管切除术安全可行。

张亚伟等将紫杉类（多西他赛或紫杉醇）联合铂类（顺铂或卡铂）药物的新辅助化疗联合免疫治疗（帕博利珠单抗或卡瑞利珠单抗或信迪利单抗）用于局部晚期食管癌，共纳入38例患者，其中35例进行了R0切除（92.11%），出现术后并发症10例（26.32%），术后pCR13例（34.21%），16例达到主要病理反应（42.11%）。由于在新辅助治疗过程中仍有部分患者出现疾病进展而无法手术，因此，食管鳞状细胞癌患者的新辅助化疗联合免疫治疗值得进一步探索，但需要慎重进行患者筛选。

目前也有一些其他临床研究，如卡瑞利珠单抗联合白蛋白紫杉醇+卡铂（NICE研究）、卡瑞利珠单抗联合白蛋白紫杉醇+顺铂（Nic-ESCC2019）、信迪利单抗注射液联合紫杉醇+卡铂正在进行中，等待结果公布。

另外，也开展了PD-L1单抗联合化疗的食管癌新辅助治疗研究。van den Ende T等对40例可切除的食管腺癌（rEAC）患者给予新辅助化疗联合阿替利珠单抗（一种PD-L1抑制剂）治疗，其中85%的患者接受了所有周期的阿替利珠单抗治疗。在6例患者中观察到免疫相关不良事件，83%的患者接受了手术，pCR率为25%（10/40）。该结果显示，新辅助化疗联合阿替利珠单抗治疗rEAC是可行的。

三、辅 助 治 疗

1. 术后纳武利尤单抗辅助治疗　对于手术后复发风险高的食管癌患者，目前还没有标准辅助治疗方案。Kelly RJ等开展的CheckMate-577研究，评估了纳武利尤单抗作为食管或食管胃结合部癌术后辅助治疗的作用。研究共入组794例经新辅助放化疗后进行R0切除的患者，按照2∶1的比例随机分组。试验组治疗方案：术后4～16周给予纳武利尤单抗240mg，d1，30min，每2周重复；自第17周开始480mg，d1，30min，每4周重复，治疗时间最长1年。该研究中位随访时间为24.4个月，其中532例患者接受纳武利尤单抗治疗，262例患者接受相同治疗时间窗的安慰剂。接受纳武利尤单抗治疗的患者中位DFS为22.4（95%CI 16.6～34.0）个月，而接受安慰剂的患者中位DFS为11.0（95%CI 8.3～14.3）个月（疾病复发或死亡HR=0.69，96.4%CI 0.56～0.86，$P<0.001$）。治疗过程中发生的3级或4级不良事件在纳武利尤单抗组和安慰剂组分别有71例（13%）和15例（6%）。在纳武利尤单抗组和安慰剂组分别有9%和3%的患者因不良事件而终止研究。该研究表明接受纳武利尤单抗辅助治疗的患者DFS明显长于接受安慰剂的患者。

2. 其他进行中的研究 对高复发风险的食管鳞状细胞癌切除术后的辅助治疗，以铂类为基础的双药化疗（每3周为1个周期，共2个周期）序贯替雷利珠单抗（200mg，每3周为1个周期，持续1年）对比替雷利珠单抗（200mg，每3周为1个周期，持续1年）的临床试验（AIRES/NCCES02）目前仍在进行。

四、食管癌的一线治疗

对于化疗联合免疫检查点抑制剂一线治疗晚期食管癌，归纳如下：

（1）HER-2过表达（阳性）食管腺癌：氟尿嘧啶类药物（氟尿嘧啶、卡培他滨）+铂类（顺铂、奥沙利铂）+曲妥珠单抗+帕博利珠单抗（2021.4版NCCN指南）。

（2）HER-2不表达（阴性）食管腺癌，且PD-L1 CPS≥1：氟尿嘧啶类药物（氟尿嘧啶、卡培他滨）+奥沙利铂+纳武利尤单抗（2021.4版NCCN指南）。

（3）HER-2不表达（阴性）食管腺癌或者鳞状细胞癌，且PD-L1 CPS≥10：氟尿嘧啶类药物（氟尿嘧啶、卡培他滨）+铂类（顺铂、奥沙利铂）+帕博利珠单抗（2021.4版NCCN指南）。

（4）HER-2不表达（阴性）食管腺癌，且PD-L1 CPS1～9：氟尿嘧啶类药物（氟尿嘧啶、卡培他滨）+铂类（顺铂、奥沙利铂）+帕博利珠单抗（2021.4版NCCN指南）。

（5）鳞状细胞癌或者HER-2阴性食管腺癌，且PD-L1 CPS≥10：氟尿嘧啶类药物（氟尿嘧啶、卡培他滨）+顺铂+帕博利珠单抗（2021年CSCO指南）。

（6）食管鳞状细胞癌：卡瑞利珠单抗+紫杉醇+顺铂（2021年CSCO指南）。

（7）食管鳞状细胞癌：卡瑞利珠单抗+阿帕替尼+紫杉醇脂质体+奈达铂（2021年CSCO指南）。

（一）帕博利珠单抗联合FP方案

帕博利珠单抗（pembrolizumab）是一种针对PD-1的人源化IgG4单克隆抗体，目前已成为全球获批适应证最多、覆盖瘤种最广的PD-1/PD-L1免疫检查点抑制剂。

Kato K等在26个国家的168个医疗中心进行了一项来自全球多中心的大型Ⅲ期随机

对照研究（KEYNOTE-590），探索帕博利珠单抗联合化疗与单纯化疗作为一线方案治疗晚期食管癌的疗效和安全性。该研究于2017年7月25日至2019年6月3日期间纳入26个国家/地区168个中心的局部晚期/不可切除或转移性食管癌或Siewert-Ⅰ型食管胃结合部（EGJ）癌患者共749例，包含鳞状细胞癌（ESCC）548例（73%，286例CPS≥10）、食管腺癌102例（14%）及Siewert-Ⅰ型EGJ癌91例（12%）。入组患者被随机分为帕博利珠单抗联合化疗组（联合组，373例）和安慰剂联合化疗组（对照组，376例）。双主要研究终点包括PD-L1阳性（CPS≥10）的ESCC亚群的OS，ESCC亚群、PD-L1阳性亚群及意向性人群的OS和PFS；次要终点为意向性人群的ORR。具体用药方案为帕博利珠单抗200mg，d1，每3周为1个周期；化疗方案为顺铂80mg/m²，d1，每3周为1个周期 + 5-FU 800mg/（m²·d），d1~5（持续静脉滴注120h）（共4000mg/m²），每3周为1个周期，其中顺铂最多可用6个周期，6个周期后继续应用卡瑞利珠单抗或安慰剂联合5-FU治疗至最多35个周期。

结果显示，该研究达到了主要终点；与对照组比较，帕博利珠单抗联合化疗组显著提高了未经治疗的晚期ESCC（PD-L1 CPS≥10）的ORR（45.0% vs. 29.3%），延长了OS（13.5个月 vs. 9.4个月）和PFS（7.5个月 vs. 5.5个月）；与对照组比较，联合组可降低ESCC且PD-L1阳性人群（OS=13.9个月 vs. 8.8个月，$P<0.0001$）、ESCC人群（OS=12.6个月 vs. 9.8个月，$P=0.0006$）、PD-L1阳性人群（13.5个月 vs. 9.4个月，$P<0.0001$）及意向性人群（12.4个月 vs. 9.8个月，$P<0.0001$）死亡风险。不论是在ESCC患者（6.3个月 vs. 5.8个月，$P<0.0001$）、PD-L1 CPS≥10患者（7.5个月 vs. 5.5个月，$P<0.0001$），还是在全部随机人群（6.3个月 vs. 5.8个月，$P<0.0001$）中，帕博利珠单抗联合化疗的PFS均显著优于安慰剂联合化疗组。在安全性方面，帕博利珠单抗联合化疗组3级以上不良反应发生率为72%（266例），安慰剂联合化疗组为68%（250例）。所有随机患者，无论组织学如何，在接受治疗的总人群中均具有可控的安全性。各预设亚组应用帕博利珠单抗联合化疗一线治疗均有显著获益，优于KEYNOTE-180和KEYNOTE-181结果。这一现象与其他肿瘤研究中所见到的免疫检查点抑制剂后线治疗效果差于早期应用相一致，可能与多线化疗暴露导致抵抗性或抑制性免疫微环境有关。亚组分析还显示，联合治疗可降低亚洲人群的死亡风险（HR=0.64，95%CI 0.51~0.81），但对非亚裔人群却无此作用（HR=0.83，95%CI 0.66~0.1.05）。地理差异与生存获益间的相关性，可能与ESCC为亚洲患者主要病理类型且免疫检查点抑制剂疗效较好有关。

KEYNOTE-590研究首次证明了一线化疗方案（FP方案）基础上联合免疫治疗具有增效作用，可显著延长食管癌患者一线治疗的PFS，并且该方案安全可控。据此，帕博利珠单抗获FDA批准及2021.4版NCCN指南推荐用于HER-2阴性不同亚群的食管癌患者。2021年CSCO指南1A类及NCCN指南1类证据推荐帕博利珠单抗联合氟尿嘧啶类+顺铂可作为HER-2阴性（PD-L1 CPS≥10）的晚期ESCC患者的一线治疗。

（二）纳武利尤单抗联合FOLFOX/XELOX方案（CheckMate-649食管腺癌）

针对PD-1/PD-L1途径的免疫检查点抑制剂已经彻底改变了许多不同癌症的治疗格局；纳武利尤单抗是一种抗PD-1的人源性IgG4单克隆抗体，已被美国FDA批准用于非小细胞肺癌、黑色素瘤、肾癌等患者。至于ESCC，根据肿瘤PD-L1的表达情况，进行了一项单臂、多中心的Ⅱ期试验（ONO-4538-07），以评估纳武利尤单抗在以氟尿嘧啶、铂类和紫杉烷为主的化疗失败后的活性。结果显示纳武利尤单抗具有良好的抗肿瘤效果。

由于缺乏数据支持联合化疗作为晚期ESCC的一线治疗策略，在这种背景下，Moehler M等在29个国家的175家医院和癌症中心进行了一项关于既往未治疗、不可切除、非HER-2阳性的胃、食管胃结合部或食管腺癌的国际性、多中心、随机、开放标签的Ⅲ期随机对照试验（CheckMate-649），比较了标准FOLFOX（亚叶酸钙、5-FU和奥沙利铂）或XELOX（奥沙利铂-卡培他滨）化疗联合或不联合纳武利尤单抗治疗胃腺癌和食管胃结合部腺癌的疗效。在随机分组的1581例患者中，61%患者的PD-L1合并CPS≥5，70%患者的癌症原发部位为胃，30%为食管胃结合部，21%的患者接受过手术。

与单纯化疗相比，PD-L1 CPS≥5的患者接受化疗联合纳武利尤单抗治疗后，主要终点OS（14.4个月 vs. 11.1个月，HR=0.77）和PFS（7.7个月 vs. 6.0个月，HR=0.68）均有所改善；与单独化疗相比，进展或死亡的风险降低了32%。CPS＞1的患者（HR=0.77）和所有患者（HR=0.80）接受纳武利尤单抗治疗后，OS也有显著改善，但CPS＜1的患者并无改善。在CPS≥5的患者中，缓解率从接受单纯化疗后的45%提高至接受化疗联合纳武利尤单抗治疗后的60%，所有CPS亚组的缓解率均有所提高。本试验未观察到新的安全性信号，但化疗联合纳武利尤单抗治疗组的严重3或4级不良事件发生率高于单纯化疗组（17% vs. 10%）。两组中最常见的与任何级别治疗相关的不良反应（≥25%）为恶心、腹泻和周围神经病。

CheckMate-649研究将一线化疗（FOLFOX或XELOX）联合纳武利尤单抗确定为晚期胃腺癌和食管胃结合部腺癌的新标准治疗。在既往未经治疗的晚期胃、食管胃结合部或食管腺癌患者中，联合化疗相比于单独化疗而言，纳武利尤单抗是第一个显示出优越的OS、PFS和可接受安全性的PD-1抑制剂。由此可见，纳武利尤单抗联合化疗代表了这些患者的新标准一线治疗。2021年CSCO指南1A类证据及NCCN指南1类证据推荐纳武利尤单抗联合氟尿嘧啶类+奥沙利铂可作为HER-2表达阴性（PD-L1 CPS≥5）的晚期胃、食管胃结合部或食管腺癌患者的一线治疗。晚期食管腺癌的一线治疗，可以考虑参考CheckMate-649研究结果。

（三）卡瑞利珠单抗联合TP方案

卡瑞利珠单抗（camrelizumab）是一种人源化、选择性的抗PD-1的IgG4-κ单克隆抗体。免疫疗法与细胞毒性药物的联合在多种肿瘤类型中显示出令人鼓舞的抗肿瘤活性，但是缺乏数据支持这种方法作为晚期ESCC的一线治疗策略。在这种背景下，Luo HY等进行了这项随机、双盲、安慰剂对照的多中心Ⅲ期临床试验（ESCORT-1st研究），以评估卡瑞利珠单抗加化疗与安慰剂加化疗对未治疗的晚期ESCC的疗效和不良事件。

ESCORT-1st研究是一项全球首个针对晚期ESCC一线免疫联合化疗的Ⅲ期临床研究。该研究于2018年12月3日至2020年5月12日（最终随访，2020年10月30日）期间入组中国60家医院的进展期/转移性ESCC患者共596例，将其按1∶1的比例随机分配至卡瑞利珠单抗联合6个周期紫杉醇/顺铂方案（联合组）或安慰剂联合相同化疗方案（对照组）

进行治疗。治疗方案为紫杉醇175mg/m^2，d1＋顺铂75mg/m^2，d1＋卡瑞利珠单抗/安慰剂200mg，d2，每3周为1个周期，最多6个周期后调整为单药卡瑞利珠单抗或安慰剂维持治疗，直至不可耐受或疾病进展。

结果显示，卡瑞利珠单抗联合化疗组、安慰剂联合化疗组的中位生存期分别为15.3个月和12.0个月（单侧P=0.001），PFS中位数分别为6.9个月和5.6个月（单侧$P<0.001$）。联合治疗还显示出更高的ORR（72.1% vs. 62.1%）和更长的DOR（7.0个月 vs. 4.6个月）。其中两组分别发生了189例（63.4%）和201例（67.4%）3级或更高级别的治疗相关不良事件，包括9例（3.0%）和11例（3.7%）与治疗相关的死亡。

该研究结果发现，在晚期或转移性ESCC患者中，在化疗基础上联合卡瑞利珠单抗可有效延长OS和PFS。与帕博利珠单抗及纳武利尤单抗等不同的是，卡瑞利珠单抗的增效作用与PD-L1表达之间未发现存在相关性。因此，在晚期或转移性ESCC患者中，与安慰剂联合化疗相比，在化疗中加入卡瑞利珠单抗显著提高了总体生存率和无进展生存率。《中国临床肿瘤学会（CSCO）食管癌诊疗指南2021》推荐卡瑞利珠单抗联合紫杉醇＋顺铂可作为晚期或转移性ESCC患者的一线治疗（1A类证据，Ⅱ级推荐）。

（四）卡瑞利珠单抗联合阿帕替尼＋紫杉醇脂质体＋奈达铂

对于晚期ESCC患者，有效的治疗选择有限。在常用的化疗方案中加入免疫检查点抑制剂和小分子抗血管生成剂可能会产生协同效应。因此，Zhang B等研究了卡瑞利珠单抗联合阿帕替尼及化疗作为晚期ESCC一线治疗的疗效和安全性。在这项单臂、前瞻性Ⅱ期试验中，不能切除的局部晚期、复发或转移性ESCC患者接受卡瑞利珠单抗200mg，d1＋紫杉醇脂质体150mg/m^2，d1＋奈达铂50mg/m^2，d1＋阿帕替尼250mg，口服，d1～14，每2周重复1次，最多9个周期，然后接受卡瑞利珠单抗和阿帕替尼维持治疗，直到出现疾病进展或不可耐受的毒性。主要终点是ORR，次要终点包括DCR、PFS、OS和安全性。最终，在2018年8月7日至2019年2月23日期间纳入30例符合条件的患者。中位年龄为61.5岁，23例（76.7%）为男性，大多数患者表现为远处转移（24/30，80.0%）。复发前的治疗包括9例手术切除和4例放疗患者。中位随访时间为24.98个月，ORR为80.0%，DCR高达96.7%；中位有效时间为9.77个月，中位PFS为6.85个月，中位OS为19.43个月，而且最长生存时间在截止时间尚未达到，其中5例疗效评价达到CR的患者PD-L1 CPS评分均在10以上。最常见的3或4级治疗相关不良事件是白细胞减少（83.3%）、中性粒细胞减少（60.0%）和天冬氨酸转氨酶升高（26.7%）。治疗相关的严重不良反应包括发热性中性粒细胞减少、白细胞减少、食欲减退1例（3.3%），血胆红素升高1例（3.3%），中毒性表皮坏死松解症1例（3.3%）；没有发生与治疗相关的死亡。

本项单臂研究提示以上方案作为晚期ESCC一线治疗方案疗效肯定，且安全可控，但仍需进一步的随机Ⅲ期研究证实。基于卡瑞利珠单抗＋阿帕替尼＋紫杉醇脂质体＋奈达铂作为一线治疗晚期食管癌患者显示出可行的抗肿瘤活性和可控的安全性。因此，2021年CSCO指南推荐卡瑞利珠单抗＋阿帕替尼＋紫杉醇脂质体＋奈达铂用于晚期ESCC患者（3类证据）。

（五）目前正在进行中的研究

CheckMate-648是当前唯一评估双免疫药物联合一线治疗晚期ESCC的Ⅲ期临床研究，JUPITER06目前仍在进行中。

五、食管癌的二线或二线以上治疗

化疗联合免疫检查点抑制剂用于食管癌二线或二线以上治疗，研究较少，但仍有小样本及个案报道。除了免疫治疗联合化疗外，免疫治疗联合靶向治疗也有报道。比如，食管癌的二线及二线以上治疗，对PS评分0～2分的患者，可以推荐卡瑞利珠单抗联合阿帕替尼（鳞状细胞癌，3类证据，Ⅲ级推荐）。这一推荐是基于一项卡瑞利珠单抗联合阿帕替尼二线治疗晚期食管鳞状细胞癌的单臂、多中心、Ⅱ期临床研究结果。该研究共纳入52例一线化疗后进展或不耐受的不可切除局部晚期、复发或转移性食管鳞状细胞癌，给予卡瑞利珠单抗联合阿帕替尼治疗，主要研究终点是研究者评估的ORR。结果显示，中位随访7.5个月，经影像学再次确认的ORR为34.6%，DCR为93.3%。安全性方面，23例（44%）患者发生3级及以上治疗相关不良事件，最常见的3级及以上治疗相关不良事件为天冬氨酸转氨酶（19%）、γ-谷氨酰转移酶（19%）及丙氨酸转氨酶（10%）增加，未发生治疗相关性死亡，整体安全性可控。卡瑞利珠单抗联合阿帕替尼联合用于晚期食管鳞状细胞癌的二线治疗显示出了令人鼓舞的疗效，可以作为临床新选择。

在食管癌的治疗上，除了化疗联合免疫治疗外，放疗也可联合免疫治疗，并且后者也有肯定的研究结果。更常见的是，在二者联合的基础上，再联合化疗，即放化疗，已成为局部晚期食管癌治疗的常规手段。有关放疗、放化疗联合免疫治疗用于食管癌的相关内容参见第二十三章。

（王育生　赵　健　林小燕）

参 考 文 献

郑荣寿，孙可欣，张思维，等，2019. 2015年中国恶性肿瘤流行情况分析. 中华肿瘤杂志，41（1）：19-28.

Ajani JA，D'Amico TA，Bentrem DJ，et al.，2019. Esophageal and esophagogastric junction cancers，Version 2. 2019，NCCN Clinical Practice Guidelines in Oncology. J Natl Compr Canc Netw，17（7）：855-883.

Ajani JA，Kato K，Doki Y，et al.，2018. CheckMate 648: a randomized phase 3 study of nivolumab plus ipilimumab or nivolumab combined with fluorouracil plus cisplatin versus fluorouracil plus cisplatin in patients with unresectable advanced，recurrent，or metastatic previously untreated esophageal squamous cell carcinoma. J Clin Oncol，36（Suppl 4）：TPS193.

Alley EW，Lopez J，Santoro A，et al.，2017. Clinical safety and activity of pembrolizumab in patients with malignant pleural mesothelioma（KEYNOTE-028）：preliminary results from a non-randomised，open-label，phase 1b trial. Lancet Oncol，18（5）：623-630.

Ascierto PA，Melero I，Bhatia S，et al.，2017. Initial efficacy of anti-lymphocyte activation gene-3（anti-LAG-3; BMS-986016）in combination with nivolumab（NIVO）in pts with melanoma（MEL）previously treated with anti-PD-1/PD-L1 therapy. J Clin Oncol, 35 (15_suppl): 9520.

Bray F, Ferlay J, Soerjomataram I, et al., 2018. Global cancer statistics 2018: GLOBOCAN estimates of incidence and mortality worldwide for 36 cancers in 185 countries. CA Cancer J Clin, 68 (6): 394-424.

Chau I, Doki Y, Ajani JA, et al., 2021. Nivolumab (NIVO) plus ipilimumab (IPI) or NIVO plus chemotherapy (chemo) versus chemo as first-line (1L) treatment for advanced esophageal squamous cell carcinoma (ESCC): first results of the CheckMate 648 study. J Clin Oncol, 39 (Suppl 18): LBA4001.

Chen J, Luo S, Qin S, et al., 2019. Pembrolizumab vs chemotherapy in patients with advanced/metastatic adenocarcinoma (AC) or squamous cell carcinoma (SCC) of the esophagus as second-line therapy: analysis of the Chinese subgroup in KEYNOTE-181. Ann Oncol, 30 (5): v294.

Chen QY, Li YN, Wang XY, et al., 2020. Tumor fibroblast-derived FGF2 regulates expression of SPRY1 in esophageal tumor-infiltrating T cells and plays a role in T-cell exhaustion. Cancer Res, 80 (24): 5583-5596.

Chen W, Zheng R, Baade PD, et al., 2016. Cancer statistics in China, 2015. CA Cancer J Clin, 66 (2): 115-132.

Cho BC, Kato K, Takahashi M, et al., 2019. LBA11 Nivolumab versus chemotherapy in advanced esophageal squamous cell carcinoma (ESCC): the phase III ATTRACTION-3 study. Ann Oncol, 30 (Suppl 5): v873-v874.

Chu L, Chen Y, Liu Q, et al., 2021. A phase II study of apatinib in patients with chemotherapy-refractory esophageal squamous cell carcinoma (ESO-Shanghai 11). Oncologist, 26 (6): e925-e935.

Doi T, Piha-Paul SA, Jalal SI, et al., 2018. Safety and antitumor activity of the anti-programmed death-1 antibody pembrolizumab in patients with advanced esophageal carcinoma. J Clin Oncol, 36 (1): 61-67.

Du X, Liu M, Su J, et al., 2018. Uncoupling therapeutic from immunotherapy-related adverse effects for safer and effective anti-CTLA-4 antibodies in CTLA4 humanized mice. Cell Res, 28 (4): 433-447.

Du X, Tang F, Liu M, et al., 2018. A reappraisal of CTLA-4 checkpoint blockade in cancer immunotherapy. Cell Res, 28 (4): 416-432.

Duan J, Cui L, Zhao X, et al., 2020. Use of immunotherapy with programmed cell death 1 vs programmed cell death ligand 1 inhibitors in patients with cancer: a systematic review and meta-analysis. JAMA Oncol, 6 (3): 375-384.

Enzinger PC, Burtness BA, Niedzwiecki D, et al., 2016. CALGB 80403 (Alliance)/E1206: a randomized phase II study of three chemotherapy regimens plus cetuximab in metastatic esophageal and gastroesophageal junction cancers. J Clin Oncol, 34 (23): 2736-2742.

FDA, 2021. FDA approves nivolumab for resected esophageal or GEJ cancer. [2022-12-21]. https: //www. fda. gov/drugs/resources-information-approved-drugs/fda-approves-nivolumab-resected-esophageal-or-gej-cancer.

Garnett CT, Schlom J, Hodge JW, 2008. Combination of docetaxel and recombinant vaccine enhances T-cell responses and antitumor activity: effects of docetaxel on immune enhancement. Clin Cancer Res, 14 (11): 3536-3544.

Ghoneim HE, Fan Y, Moustaki A, et al., 2017. *De novo* epigenetic programs inhibit PD-1 blockade-mediated T cell rejuvenation. Cell, 170 (1): 142-157.

Herbst RS, Baas P, Kim DW, et al., 2016. Pembrolizumab versus docetaxel for previously treated, PD-L1-positive, advanced non-small-cell lung cancer (KEYNOTE-010): a randomised controlled trial. Lancet, 387 (10027): 1540-1550.

Huang J, Xiao J, Fang W, et al., 2021. Anlotinib for previously treated advanced or metastatic esophageal squamous cell carcinoma: a double-blind randomized phase 2 trial. Cancer Med, 10 (5): 1681-1689.

Huang J, Xu B, Mo H, et al., 2018. Safety, activity, and biomarkers of SHR-1210, an anti-PD-1 antibody, for patients with advanced esophageal carcinoma. Clin Cancer Res, 24 (6): 1296-1304.

Huang J, Xu JM, Chen Y, et al., 2020. Camrelizumab versus investigator's choice of chemotherapy as second-line therapy for advanced or metastatic oesophageal squamous cell carcinoma(ESCORT): a multicentre, randomised, open-label, phase 3 study. Lancet Oncol, 21(6): 832-842.

Huang T, Tan XY, Huang HS, et al., 2021. Targeting cancer-associated fibroblast-secreted WNT2 restores dendritic cell-mediated antitumour immunity. Gut, 71(2): 333-344.

Janjigian YY, Shitara K, Moehler M, et al., 2021. First-line nivolumab plus chemotherapy versus chemotherapy alone for advanced gastric, gastro-oesophageal junction, and oesophageal adenocarcinoma (CheckMate 649): a randomised, open-label, phase 3 trial. Lancet, 398(10294): 27-40.

Kang X, Xu J, Zhang R, et al., 2021. 1435TiP Adjuvant immunotherapy for resected esophageal squamous cell carcinoma with high risk of recurrence(AIRES): a multicenter, open-label, randomized, controlled phase Ⅲ trial. Ann Oncol, 32: S1072-S1073.

Kato K, Cho BC, Takahashi M, et al., 2019. Nivolumab versus chemotherapy in patients with advanced oesophageal squamous cell carcinoma refractory or intolerant to previous chemotherapy(ATTRACTION-3): a multicentre, randomised, open-label, phase 3 trial. Lancet Oncol, 20(11): 1506-1517.

Kelly RJ, Ajani JA, Kuzdzal J, et al., 2021. Adjuvant nivolumab in resected esophageal or gastroesophageal junction cancer. N Engl J Med, 384(13): 1191-1203.

Kelly RJ, Ajani JA, Kuzdzal J, et al., 2021. Adjuvant nivolumab(NIVO)in resected esophageal or gastroesophageal junction cancer(EC/GEJC)following neoadjuvant chemoradiotherapy(CRT): expanded efficacy and safety analyses from CheckMate 577. J Clin Oncol, 39(Suppl 15): 4003.

Kitagawa Y, Uno T, Oyama T, et al., 2019. Esophageal cancer practice guidelines 2017 edited by the Japan Esophageal Society: part 1. Esophagus, 16(1): 1-24.

Kojima T, Shah MA, Muro K, et al., 2020. Randomized phase Ⅲ KEYNOTE-181 study of pembrolizumab versus chemotherapy in advanced esophageal cancer. J Clin Oncol, 38(35): 4138-4148.

Koyama S, Akbay EA, Li YY, et al., 2016. Adaptive resistance to therapeutic PD-1 blockade is associated with upregulation of alternative immune checkpoints. Nat Commun, 7: 10501.

Kudo T, Hamamoto Y, Kato K, et al., 2017. Nivolumab treatment for oesophageal squamous-cell carcinoma: an open-label, multicentre, phase 2 trial. Lancet Oncol, 18(5): 631-639.

Lagergren J, Smyth E, Cunningham D, et al., 2017. Oesophageal cancer. Lancet, 390(10110): 2383-2396.

Li J, Liu J, Li Z, et al., 2021. Camrelizumab plus chemotherapy as neoadjuvant therapy for resectable, locally advanced esophageal squamous cell carcinoma(NIC-ESCC2019): a multicenter, open-label, single-arm, phase 2 study. J Clin Oncol, 39(Suppl 15): 4028.

Li Z, Sun Y, Ye F, et al., 2021. First-line pembrolizumab plus chemotherapy versus chemotherapy in patients with advanced esophageal cancer: Chinese subgroup analysis of KEYNOTE-590. J Clin Oncol, 39 (Suppl 15): 4049.

Lim SH, Hong M, Ahn S, et al., 2016. Changes in tumour expression of programmed death-ligand 1 after neoadjuvant concurrent chemoradiotherapy in patients with squamous oesophageal cancer. Eur J Cancer, 52: 1-9.

Liu J, Li Z, Fu X, et al., 2020. 127P A prospective phase Ⅱ clinical trial exploring neoadjuvant immunotherapy combined with chemotherapy in resectable thoracic esophageal squamous cell cancer(TESCC)with multi-station lymph node metastases(NICE study): preliminary results. Ann Oncol, 31(Suppl 4)S: 1292.

Luo H, Lu J, Bai Y, et al., 2021. Effect of camrelizumab vs placebo added to chemotherapy on survival and progression-free survival in patients with advanced or metastatic esophageal squamous cell carcinoma: the ESCORT-1st randomized clinical trial. JAMA, 326(10): 916-925.

Meng X, Wu T, Hong Y, et al., 2022. Camrelizumab plus apatinib as second-line treatment for advanced oesophageal squamous cell carcinoma（CAP 02）：a single-arm，open-label，phase 2 trial. Lancet Gastroenterol Hepatol，7（3）：245-253.

Mikuni H，Yamamoto S，Kato K，2021. Nivolumab for the treatment of esophageal cancer. Expert Opin Biol Ther，21（6）：697-703.

Moehler M，Högner A，Wagner AD，et al.，2022. Recent progress and current challenges of immunotherapy in advanced/metastatic esophagogastric adenocarcinoma. Eur J Cancer，176：13-29.

Muro K，Lordick F，Tsushima T，et al.，2019. Pan-Asian adapted ESMO Clinical Practice Guidelines for the management of patients with metastatic oesophageal cancer：a JSMO-ESMO initiative endorsed by CSCO，KSMO，MOS，SSO and TOS. Ann Oncol，30（1）：34-43.

Nie J，Wang C，Liu Y，et al.，2019. Addition of low-dose decitabine to Anti-PD-1 antibody camrelizumab in relapsed/refractory classical hodgkin lymphoma. J Clin Oncol，37（17）：1479-1489.

Noone AM，Cronin KA，Altekruse SF，et al.，2017. Cancer incidence and survival trends by subtype using data from the surveillance epidemiology and end results program，1992-2013. Cancer Epidemiol Biomarkers Prev，26（4）：632-641.

Pennathur A，Gibson MK，Jobe BA，et al.，2013. Oesophageal carcinoma. Lancet，381（9864）：400-412.

Pfannenstiel LW，Lam SS，Emens LA，et al.，2010. Paclitaxel enhances early dendritic cell maturation and function through TLR4 signaling in mice. Cell Immunol，263（1）：79-87.

Reck M，Rodríguez-Abreu D，Robinson AG，et al.，2016. Pembrolizumab versus chemotherapy for PD-L1-positive non-small-cell lung cancer. N Engl J Med，375（19）：1823-1833.

Ribas A，Puzanov I，Dummer R，et al.，2015. Pembrolizumab versus investigator-choice chemotherapy for ipilimumab-refractory melanoma（KEYNOTE-002）：a randomised，controlled，phase 2 trial. Lancet Oncol，16（8）：908-918.

Senovilla L，Vitale I，Martins I，et al.，2012. An immunosurveillance mechanism controls cancer cell ploidy. Science，337（6102）：1678-1684.

Shah MA，Adenis A，Enzinger PC，et al.，2019. Pembrolizumab versus chemotherapy as second-line therapy for advanced esophageal cancer：phase 3 KEYNOTE-181 study. J Clin Oncol，37（Suppl 15）：4010.

Shah MA，Kojima T，Hochhauser D，et al.，2019. Efficacy and safety of pembrolizumab for heavily pretreated patients with advanced，metastatic adenocarcinoma or squamous cell carcinoma of the esophagus：the phase 2 keynote-180 study. JAMA Oncol，5（4）：546-550.

Sharma A，Subudhi S K，Blando J，et al.，2019. Anti-CTLA-4 immunotherapy does not deplete FOXP3（＋）regulatory T cells（Tregs）in human cancers-response. Clin Cancer Res，25（11）：3469-3470.

Shen L，Lu ZH，Wang JY，et al.，2021. LBA52 sintilimab plus chemotherapy versus chemotherapy as first-line therapy in patients with advanced or metastatic esophageal squamous cell cancer：first results of the phase Ⅲ ORIENT-15 study. Ann Oncol，32：S1330.

Siegel RL，Miller KD，Fuchs HE，et al.，2021. Cancer statistics，2021. CA Cancer J Clin，71（1）：7-33.

Sihag S，Ku GY，Tan KS，et al.，2021. Safety and feasibility of esophagectomy following combined immunotherapy and chemoradiotherapy for esophageal cancer. J Thorac Cardiovasc Surg，161（3）：836-843. e1.

Spranger S，Gajewski TF，2018. Impact of oncogenic pathways on evasion of antitumour immune responses. Nat Rev Cancer，18（3）：139-147.

Sun JM，Shen L，Shan MA，et al.，2021. Pembrolizumab plus chemotherapy versus chemotherapy alone for first-line treatment of advanced oesophageal cancer（KEYNOTE-590）：a randomised，placebo-controlled，phase 3 study. Lancet，398（10302）：759-771.

Sung H，Ferlay J，Siegel RL，et al.，2021. Global cancer statistics 2020：GLOBOCAN estimates of incidence and mortality worldwide for 36 cancers in 185 countries. CA Cancer J Clin, 71 (3): 209-249.

Tang F, Du X, Liu M, 2018. Anti-CTLA-4antibodies in cancer immunotherapy: selective depletion of intratumoralregulatory T cells or checkpoint blockade? Cell Biosci, 8: 30.

Tsakonas G, Specht L, Kristensen CA, et al., 2020. Randomized phase Ⅱ study with cetuximab in combination with 5-FU and cisplatin or carboplatin vs. cetuximab in combination with paclitaxel and carboplatin for treatment of patients with relapsed or metastatic squamous cell carcinoma of the head and neck (CETMET Trial). Cancers (Basel), 12 (11): 3110.

Tsavaris N, Kosmas C, Vadiaka M, et al., 2002. Immune changes in patients with advanced breast cancer undergoing chemotherapy with taxanes. Br J Cancer, 87 (1): 21-27.

van den Ende T, de Clercq NC, van Berge Henegouwen MI, et al., 2021. Neoadjuvant chemoradiotherapy combined with atezolizumab for resectable esophageal adenocarcinoma: a single-arm phase Ⅱ feasibility trial (PERFECT). Clin Cancer Res, 27 (12): 3351-3359.

van Heijl M, van Lanschot JJ, Koppert LB, et al., 2008. Neoadjuvant chemoradiation followed by surgery versus surgery alone for patients with adenocarcinoma or squamous cell carcinoma of the esophagus (CROSS). BMC Surg, 8: 21.

Weber J, Mandala M, Del Vecchio M, et al., 2017. Adjuvant nivolumab versus ipilimumab in resected stage Ⅲ or Ⅳ melanoma. N Engl J Med, 377 (19): 1824-1835.

Wu Z, Zheng Q, Chen H, et al., 2021. Efficacy and safety of neoadjuvant chemotherapy and immunotherapy in locally resectable advanced esophageal squamous cell carcinoma. J Thorac Dis, 13 (6): 3518-3528.

Xu R, Wang F, Cui C, et al., 2021. 1373MO JUPITER-06: a randomized, double-blind, phase Ⅲ study of toripalimab versus placebo in combination with first-line chemotherapy for treatment naive advanced or metastatic esophageal squamous cell carcinoma (ESCC). Ann Oncol, 32: S1041.

Yang H, Liu H, Chen Y, et al., 2018. Neoadjuvant chemoradiotherapy followed by surgery versus surgery alone for locally advanced squamous cell carcinoma of the esophagus (NEOCRTEC5010): a phase Ⅲ multicenter, randomized, open-label clinical trial. J Clin Oncol, 36 (27): 2796-2803.

Yanwei L, Feng H, Ren P, et al., 2020. Safety and efficacy of apatinib monotherapy for unresectable, metastatic esophageal cancer: a single-arm, open-label, phase Ⅱ study. Oncologist, 25 (10): e1464-e1472.

Zhang B, Qi L, Wang X, et al., 2020. Phase Ⅱ clinical trial using camrelizumab combined with apatinib and chemotherapy as the first-line treatment of advanced esophageal squamous cell carcinoma. Cancer Commun (Lond), 40 (12): 711-720.

Zhang C, Palashati H, Tan Q, et al., 2018. Immediate and substantial evolution of T-cell repertoire in peripheral blood and tumor microenvironment of patients with esophageal squamous cell carcinoma treated with preoperative chemotherapy. Carcinogenesis, 39 (11): 1389-1398.

Zhang Y, Du X, Liu M, et al., 2019. Hijacking antibody-induced CTLA-4 lysosomal degradation for safer and more effective cancer immunotherapy. Cell Research, 29 (8): 609-627.

第十八章

食管癌的中医治疗

第一节　食管癌的中医病因病机

食管癌属于中医的"噎膈"范畴。噎，即噎塞，指吞咽哽噎不顺；膈，即饮食不下，或食入即吐，是根据食管癌进食困难的特点而命名的。其中，"膈"是病情严重阶段，是中医四大难症"风""痨""臌""膈"之一，预后危重。

中医认为食管癌是多种因素共同作用而致病，常与情志因素、饮食不节、素体不足有密切的关系。其病位在食管，属胃气所主，与肝、脾关系最为密切。噎膈主要病机为七情所伤，肝胃气滞，痰气交阻，痰瘀互结，阻于食管；或酒食伤脾，运化失调，湿阻内生，阻碍食管气机；或年老体弱，脏腑虚衰，津血枯竭，导致食管狭窄，滞涩不畅，噎塞不通，噎膈乃成。正如《诸病源候论》曰："忧恚则气结，气结则不宣流，使噎。噎者，塞不通也。"

第二节　食管癌的辨治思路

辨证论治是中医学治疗食管癌的主要方法，也体现了中医治疗的优势。根据中医学对食管癌病因病机的认识，辨证时，首辨虚实标本，次辨整体与局部。

食管癌初起以标实为主，气滞、痰浊、瘀血互相搏结，阻于食管，治疗重在治标祛邪，以理气行滞、化痰散结、活血化瘀为主要治法，兼顾扶正培本。晚期食管癌，由于疾病迁延日久，气血阴阳耗伤，邪气内蕴，以本虚标实为主，治疗当扶正为主，以益气养血、滋阴温阳为治法，兼配祛邪散结之品。此外，食管癌的辨证还要注意整体与局部的关系。由于患者局部有肿块生长，属实证，而从整体来看，气血阴阳津液亏虚，属虚证。从食管与胃的关系来讲，食管属实，在胃多虚。因此，治疗时需要明辨虚实标本、整体与局部的关系才能够掌握辨治关键，取得较好的临床效果。

中医药治疗食管癌有一定疗效，能缓解患者的临床症状，改善患者生活质量，减轻放化疗的毒性不良反应，值得临床进一步研究。

第三节　食管癌中医治疗方法

中医药治疗食管癌以辨证论治为基础，根据患者具体的症状辨识证型，然后确定具体的治疗方法，选择中药饮片、单味中药、中药注射剂及针灸等治疗。

一、食管癌的辨证论治

根据近年来研究，食管癌的中医证型主要有痰气交阻证、阳虚气逆证、津亏热结证、瘀血内结证，其中痰气交阻证最常见。

1. 痰气交阻证　吞咽梗阻，胸膈痞满，甚则疼痛，情志舒畅时症状可减轻，伴嗳气呃逆，呕吐痰涎，口干咽燥，大便艰涩，舌质红，苔薄腻，脉弦滑。治法：开郁化痰，润燥降气。代表方：启膈散加减。

2. 阳虚气逆证　神疲乏力，水谷不下，畏寒肢冷，手足不温，面浮足肿，面色㿠白，形寒气短，精神疲惫，时吐涎沫，食欲不振，舌淡，苔白滑，脉细弱。治法：温阳降逆。代表方：丁香柿蒂汤加减。

3. 津亏热结证　饮食难入，入而复出，甚则水饮难进，心烦口干，胃脘灼热，大便干结如羊屎，形体消瘦，皮肤干枯，小便短赤，舌质光红，干裂少津，脉细数。治法：滋阴养血，润燥生津。代表方：沙参麦冬汤加减。

4. 瘀血内结证　饮食难入，或食而复出，甚则呕吐物如赤豆汁，胸膈疼痛，固定不移，肌肤枯燥，形体消瘦，舌质紫暗，脉细涩。治法：滋阴养血，破血行瘀。代表方：通幽汤加减。

二、常用的中药方剂

1. 启膈散　出自《医学心悟》，属"通噎膈，开关之剂"，方中药物包括沙参、丹参、茯苓、川贝母、郁金、砂仁壳、荷叶蒂、杵头糠等。程钟龄在《医学心悟》中指出："噎膈，燥证也，宜润。""凡噎膈症，不出胃脘干槁四字，槁在上脘者，水饮可行，食物难入。槁在下脘者，食虽可入，久而复出。夫胃既槁矣，而复以燥药以投之，不愈益其燥乎？"因此方中用沙参滋阴润燥兼清肺胃，川贝母甘苦微寒，清热润肺，化痰散结，合为君药；茯苓甘淡补脾和中，渗湿化痰，砂仁壳行气开胃，醒脾消食，郁金芳香宣达，为血中之气药，行气解郁，破瘀凉血，清心解郁，丹参活血祛瘀，合为臣药；荷叶蒂苦平，醒脾和胃，杵头糠甘辛性平，开胃下气，软坚消肿，二药共为佐使。以上诸药共奏润燥解郁，化痰降逆之功。

启膈散是治疗食管癌的常用中药方剂，尤其在早中期患者以痰气交阻为主证时可以选择本方。启膈散使用时，有几个症状是必须具备的：吞咽困难，进食梗阻；呕吐痰涎，色白量多；舌淡红，苔白腻，脉弦滑。痰气交阻则导致吞咽困难，情志愉快则气机通畅，而情志抑郁则气机郁滞，因此吞咽困难随情绪波动；而呕吐痰涎，舌淡红，苔白腻，脉弦滑为痰浊蕴结之象。在临床使用启膈散时，掌握这3个症状可以帮助正确选择，提高临床疗效。

许多研究证实，启膈散确实能够改善患者症状，具有一定的抗肿瘤作用。司富春研究证实启膈散可抑制人表皮生长因子（hEGF）刺激的EC9706细胞生长，并指出启膈散抑制磷脂酶C（PLC）-γ1和PI3K介导的生长信号转导是其抑制EC9706细胞生长的重要机制。其体内实验也证实启膈散对人食管癌EC9706细胞裸鼠移植瘤Fac-Ⅷ因子相关抗原标记的微血管密度和VEGF的表达具有抑制作用，从而抑制肿瘤血管生成，其作用机制与抑制EGFR、PDGFR、VEGF及PLC-γ1蛋白表达相关。

临床研究发现，采用化疗+启膈散加减联合治疗具有协同效果，可提高患者免疫力，改善吞咽梗阻、疼痛、呕吐等症状，减轻患者痛苦。

2. 沙参麦冬汤　出自《温病条辨》，药物包括沙参、玉竹、生甘草、冬桑叶、麦冬、生扁豆、花粉。方中沙参、麦冬清养肺胃，玉竹、花粉生津解渴，生扁豆、生甘草益气培中、甘缓和胃，配以桑叶，轻宣燥热，合而成方，有清养肺胃、生津润燥之功。用于燥伤肺胃阴液、津液亏损所致吞咽困难、咽干口渴、干咳痰少而黏，或发热、脉细数、舌红少苔者。因食管属胃所主，而胃阴亏虚可导致食管失于濡润，出现吞咽困难、口干咽燥、舌红苔少、脉细数等症，多用于食管癌手术后或放疗后见上述症状者。近年来，有研究证实沙参麦冬汤能明显抑制食管癌细胞生长、诱导细胞凋亡。临床研究亦证实，沙参麦冬汤在新辅助化疗中能够显著减轻化疗对淋巴细胞亚群的影响，提高患者免疫力，同时减轻患者化疗过程中的不良反应，增强疗效。

3. 通幽汤　出自《脾胃论》，是"金元四大家"之一李东垣所创，用于治疗瘀血内结型食管癌，方中药物有桃仁、红花、生地黄、熟地黄、当归、炙甘草、升麻。"治幽门不通，上冲，吸门不开，噎塞，气不得上下，治在幽门闭，大便难，此脾胃初受热中，多有此证，名之曰下脘不通。"方中桃仁、红花活血化瘀，生地黄、熟地黄、当归滋阴养血润燥，升麻升清降浊。近年来研究证实，通幽汤能够抑制EGFR和PLC-γ蛋白表达和酪氨酸磷酸化，以及PKCα、豆蔻酰化的富含丙氨酸的蛋白激酶C底物（MARCKS）、PI3K、AKT1和NF-κBp50蛋白的表达，抑制hEGF刺激的食管癌EC9706细胞生长。并且，有研究证实，通幽汤及活血行气、滋阴养血拆方对食管鳞状细胞癌细胞的抑制作用不同，其促进P53、Cyto-c、caspase-3、Bax凋亡蛋白表达，作用强弱依次为全方＞活血行气拆方＞滋阴养血拆方，这也证实了活血行气、滋阴养血类药物的协同作用。临床研究亦发现，参芪通幽汤联合PPF（顺铂＋平阳霉素＋氟尿嘧啶）化疗方案治疗中晚期食管癌近期疗效显著，且能提高远期生存率，可以明显减轻恶心呕吐、骨髓抑制、神经感觉障碍、血小板减少和白细胞减少等不良反应发生率。

三、常用的中药

1. 壁虎　又称守宫、爬壁虎、爬墙虎、蝎虎、天龙，壁虎为壁虎科动物无蹼壁虎、多疣壁虎及其他几种壁虎的干燥全体，咸，寒。有小毒。具有攻毒疗疮、散结止疼、活血化瘀之效，常用于中风瘫痪、风湿关节痛、骨髓炎、淋巴结结核、恶性肿瘤等疾病。

近年来，大量的临床和基础研究证实，壁虎治疗恶性肿瘤效果显著，尤其对食管癌、胃癌、肝癌等消化道肿瘤，研究证实壁虎活性多肽可以显著抑制食管癌 EC9706 细胞增殖，并且诱导细胞凋亡，其机制与调控线粒体凋亡通路相关蛋白表达有关。用法用量：炒研细粉，每服 1～3g；冲服或入丸、散。

2. 冬凌草 又名冰凌草，系唇形科香茶菜属植物，味甘苦，性微寒。冬凌草为民间常用草药，具有清热解毒、消炎止痛、健胃活血等功效。冬凌草是近年来抗肿瘤研究较多的药物，实验研究和临床研究证实其对多种恶性肿瘤有较好的疗效，其作用机制可能与抑制肿瘤细胞增殖、增加对凋亡细胞的吞噬等有关。周丽等用冬凌草治疗 76 例老年晚期食管癌患者，治疗组给予冬凌草糖浆口服，对照组拒绝任何抗肿瘤治疗。结果治疗组6 个月、12 个月生存率分别为 66.7% 和 31.5%；而对照组分别为 40.9% 和 9.1%，两组比较差异有统计学意义（$P < 0.01$）。用法用量：15～20g，煎服。

3. 仙鹤草 又名龙芽草、脱力草，为蔷薇科植物龙牙草的干燥地上部分，性味苦、涩，平。具有收敛止血、截疟、止痢、解毒的功能。用于咯血吐血、崩漏下血、疟疾、血痢、脱力劳伤、痈肿疮毒等。目前仙鹤草常用于食管癌、胃癌、结肠癌等消化道恶性肿瘤及癌前病变。马丽萍等研究证实，仙鹤草水提液体外能诱导 Eca109 细胞凋亡，其机制可能与下调 Bcl-2 蛋白表达及上调 P53 蛋白表达有关。用法用量：15～30g，煎服。

4. 蟾蜍 为蟾蜍科动物中华大蟾蜍或黑眶蟾蜍的全体。夏、秋捕捉，先采去蟾酥，然后将蟾蜍杀死晒干，称为干蟾，蟾蜍自然脱下的角质衣膜，称为干蟾皮或蟾衣，其耳后腺或皮肤腺分泌物称为蟾酥。蟾蜍类药物性味辛凉，有小毒，入阳明经，具有清热解毒、活血化瘀、开窍醒神等功效，可破症结、行水湿、化毒、杀虫、定痛，用于治疗疮发背、阴疽瘰疬、恶疮、癥瘕癖积、鼓胀、水肿、小儿疳积、咽喉肿痛、中暑神魂、痧胀腹痛腹泻等症。蟾蜍药用价值最早于梁代陶弘景所著《名医别录》就有记载。目前蟾蜍类药物广泛用于抗肿瘤、镇痛、利水消肿、增强机体免疫力等。研究证明，华蟾素注射液在食管癌患者的应用效果较好，可显著降低血清相关肿瘤标志物 CA-50、鳞状细胞癌抗原和癌胚抗原的含量，其作用主要机制可能与诱导 PTEN 表达，下调 FAK/PI3K/AKT 信号通路，抑制食管癌 KYSE520 细胞的迁移和侵袭有关。用法用量：外用，烧存性研末敷或熬膏摊贴；内服，煎汤，1 只；或入丸、散，1～3g。

5. 藤梨根 为猕猴桃科植物猕猴桃的根，性味酸、涩，凉，具有清热解毒、祛风利湿、活血散瘀的功效，用于多种消化道肿瘤、乳腺癌、风湿骨痛及黄疸等症。近年来，实验研究证实藤梨根有较好的抗肿瘤作用。王涛等使用藤梨根正丁醇提取物干预食管癌 EC9706 细胞，运用 RT-PCR 检测并与对照组相比，发现藤梨根提取物干预组的细胞中 miRNA-451 表达水平明显上调，表明藤梨根提取物对食管癌 EC9706 细胞的抑制作用可能与上调 miRNA-451 的表达水平有关。用法用量：15～30g，煎服。

四、常用的中药注射剂

目前有多种中药注射剂可用于食管癌的治疗，或与放疗、化疗联合，包括康莱特注射液、消癌平注射液、榄香烯注射液、鸦胆子油乳注射液、艾迪注射液、华蟾素注射液、香菇多糖注射液、参麦注射液等。中药注射剂具有增强放化疗的疗效、减轻放化疗不良反应的作用。

1. 康莱特注射液　有效成分为薏苡仁油，起到益气养阴、消癥散结的作用。抗肿瘤机制为诱导肿瘤细胞凋亡，抑制肿瘤血管形成和肿瘤生长；配合放化疗有一定的增效减毒作用；对骨髓起到保护作用。另外，对中晚期肿瘤患者具有一定的止痛和抗恶病质作用；改善患者生存质量，增强患者免疫功能。用法为缓慢静脉滴注200ml，每日1次，21天为1个周期，间隔3～5天后可进行下一周期。联合放化疗时，可酌减剂量。临床上，康莱特联合化疗或放疗用于治疗食管癌，可提高化疗或放疗的疗效。郑毛根等报道康莱特联合放疗治疗96例75岁及以上、未手术的老年食管癌患者，还可增强患者的免疫力，减少放疗对白细胞的影响，有利于增加食欲，提高生活质量。对于不愿意或不适于手术治疗的中老年食管癌患者，康莱特注射液是较好的治疗选择。

2. 消癌平注射液　有效成分为通关藤，起到清热解毒、化痰软坚的作用。抗肿瘤机制为既能直接抑制杀伤多种肿瘤细胞，同时又能够增强机体的免疫力。用法为静脉滴注200ml/次，用5%或10%葡萄糖注射液稀释后滴注，每次20～100ml，每日1次或遵医嘱给药。临床上，消癌平注射液联合放疗化疗，可对后者起到较好的辅助治疗作用。李凯等采用5-FU+DDP联合消癌平注射液治疗晚期食管癌45例，具体方案：5-FU 500mg/m²，d1；DDP 30mg/m²，d1～3；消癌平注射液60ml，静脉滴注，d1～15，与化疗同步；每3周为1个周期。结果显示消癌平注射液可明显改善临床症状，提高生活质量，减轻骨髓抑制等化疗不良反应，提高患者对化疗的顺应性，最终表现为疗效的提高。最近，吴敏等报道，在放化疗的基础上联合消癌平注射液，消癌平注射液的用法为60ml，静脉滴注，d1～21，每4周为1个周期。后者可有效降低放疗的不良反应，提高患者放疗耐受性及近期疗效，明显提高患者的生活质量。另外，消癌平注射液也可用于食管癌根治术后的辅助治疗。

3. 榄香烯注射液　有效成分为β-榄香烯、γ-榄香烯、δ-榄香烯混合液。抗肿瘤机制为降低肿瘤细胞有丝分裂能力，诱发肿瘤细胞凋亡，抑制肿瘤细胞生长。榄香烯注射液对胸腹腔内肿瘤细胞的DNA、RNA及蛋白质合成均有明显的抑制作用。榄香烯注射液可直接作用于细胞膜，使肿瘤细胞破裂，可以改变和增强肿瘤细胞的免疫原性，诱发和促进机体对肿瘤细胞的免疫反应。榄香烯注射液联合放化疗常规方案可用于食管癌的治疗，也可用于食管癌引起的癌性胸腔积液、腹水等。榄香烯注射液可以增强疗效，降低放化疗的不良作用。榄香烯注射液可以静脉滴注，也可以胸腹腔内灌注。静脉滴注，每次0.4～0.6g，每日1次，2～3周为1个周期。顾本兴等采用榄香烯乳联合顺铂同步放化疗后PF巩固化疗，治疗34例中晚期食管癌，具体方案：采用三维适形放疗，常规分割，靶区总剂量55.8～66.6Gy；放疗同时给予DDP（30mg/m²，d1～3，21天为1个周期）化疗2个周期。同步放化疗结束后给予不多于4个周期PF方案（DDP 30mg/m²，d1～3，5-FU 500mg/m²，d1～5）巩固化疗。放疗期间应用榄香烯乳500mg，每日1次，每周5次，巩固化疗期间第1～5天给予榄香烯乳500mg。结果表明，榄香烯乳联合放化疗有助于提高近期疗效，减轻血液学毒性。另外，榄香烯注射液也可用于恶性胸腔积液、腹水患者的灌注，每次200～400mg/m²，每周1～2次或遵医嘱。

4. 鸦胆子油乳注射液　有效成分为精制鸦胆子油，起到抗癌扶正的作用。抗肿瘤机制为对癌细胞 G_0、G_1、G_2、M 期有杀伤抑制作用，通过抑制拓扑异构酶 II 活性抑制肿瘤细胞 DNA 合成，可影响膜系统和线粒体，使之变性、坏死。鸦胆子油乳注射液可用于晚期食管癌，食管癌引起的癌性胸腔积液、腹水等。鸦胆子油乳注射液可以静脉滴注，也可以胸腹腔内灌注。静脉滴注，用 0.9% 氯化钠注射液 250～500ml 稀释，每次 10～30ml，每日 1 次，每 1 个月为 1 个周期。胸腹腔化疗每次 40～60ml，间隔 10 日 1 次。胸腔引流管内注射，于引流尽后注入 80ml，封闭胸管，连用 7 天为 1 个周期。谢春英等采用鸦胆子油乳注射液联合同步放化疗治疗 40 例老年食管癌患者，鸦胆子油乳 20～30ml 加入 0.9% 氯化钠注射液 250ml 中静脉滴注，每日 1 次，贯穿整个放化疗过程。结果显示鸦胆子油乳注射液可提高食管癌患者局部控制率及生存率，且不增加毒性不良反应。

5. 艾迪注射液　有效成分为斑蝥、人参、黄芪、刺五加，起到清热解毒、消瘀散结的作用。抗肿瘤机制为影响癌细胞 DNA 和 RNA 的生物合成，诱导癌细胞凋亡，影响癌基因表达，抑制癌细胞侵袭及转移。诱导体内产生白细胞介素、干扰素等，诱生肿瘤坏死因子，增强 LAK 细胞、NK 细胞活性等，提高机体免疫力。可用于晚期食管癌的治疗，以及食管癌术后的巩固治疗。可与化疗药物配合使用，减少化疗药物用量，提高疗效，减少毒副作用。艾迪注射液以静脉滴注为主，采用 0.9% 氯化钠注射液或 10% 葡萄糖注射液 400～450ml 稀释，每次 50～100ml，每日 1 次；手术前后使用，10 天为 1 个周期；晚期恶病质患者，连用 30 天为 1 个周期。施庆彤等术前给予食管癌患者艾迪注射液，具体为艾迪注射液 1.2ml/kg + 5% 葡萄糖/0.9% 氯化钠注射液 500ml，静脉滴注，每日 1 次，连用 5 天；结果发现艾迪注射液可抑制食管癌复发和转移。另外，艾迪注射液联合化疗治疗食管癌，可减少化疗的不良反应，有利于提高患者的生活质量。

6. 华蟾素注射液　以中华大蟾蜍为主要原料，起到清热解毒、消肿止痛、活血化瘀、软坚散结的作用。抗肿瘤机制为通过影响 DNA 合成，抑制癌细胞生长与增殖；与抗肿瘤药物合用有协同作用，促进机体免疫和细胞免疫功能。华蟾素注射液的用法为每日或隔日 1 次，每次 10～20ml，用 5% 葡萄糖注射液 500ml 稀释，缓慢静脉滴注；每 4 周为 1 个周期。肌内注射：每日 2 次，每次 2～4ml；每 4 周为 1 个周期。刘怀民等采用华蟾素联合长春瑞滨 + 顺铂方案（NP 方案）治疗 35 例中晚期食管癌，华蟾素注射液 20ml，每日 1 次，连用 2 周，每 3 周为 1 个周期。结果表明，华蟾素注射液有利于提高化疗的疗效，减少不良反应的发生，有利于改善患者的生存质量。

第四节　中医临证要点

1. 强调甘润通降　食管与胃相连，属胃气所主，而胃为阳土，喜润恶燥。中医认为，六腑以通降为顺，传化物而不藏。胃只有得到滋润濡养，才能够完成受纳腐熟水谷的功能。由于食管癌气滞痰凝血瘀互相搏结，阻碍气机，食管窄隘不畅。食管癌患者出现吞咽不顺，心下痞硬，嗳气频，恶心呕吐，胸骨后灼热不适，伴有口干便干，身体消瘦，舌红少苔，脉细数，为邪实正虚之象，胃阴不足，痰气互结。在治疗时注意甘润通降，和胃降逆，而不可过于温燥化痰散瘀，以免损伤人体正气。甘润通降法常用的方剂有沙参麦冬汤、麦门冬汤、益胃汤、旋覆代赭汤、橘皮竹茹汤，临床可以根据患者的证型适当加减治疗。

2. 注意服药方法　食管癌患者无论有无进行手术治疗、放化疗，胃气已受损伤，受纳不能正常，必须非常注意服药方法，以免胃气不能受纳，导致患者呕吐而影响疗效。患者服用中药时，一般建议少量频服，以避免呕吐，以无明显不适为度。同时，在药物配伍中，可以适当佐以和胃降逆止呕的药物。

3. 强调中西医结合　中医学与西医学均具有优势和不足，在治疗食管癌时要充分利用两种医学的优势，以达到最佳的治疗效果。西医学在微观分子中达到抑癌抗癌的效果，而中医则运用整体观点，通过扶助正气，增强体质，提高人体的抗病能力，改善生活质量。中医药联合化疗、放疗可以减少相应的不良反应，如可以减轻化疗药物的胃肠道反应、骨髓抑制、周围神经毒性，可以减轻放疗所引起的放射性损伤。对于不适合、不耐受或不接受手术、放疗、化疗等治疗的晚期食管癌患者，可采用以中医治疗为主的最佳支持治疗。

第五节　名老中医治疗经验

中医学是一门以实践为主体的经验医学，近年来对中医名老专家诊治食管癌的临床经验的总结，丰富了中医学的实践，学习与传承他们的经验既可促进中医学的发展，又可更好地促进中医药治疗食管癌的实践。根据恶性肿瘤的临床特点，中医认为正气亏虚在肿瘤发病占有重要地位，强调扶正祛邪相结合，既包括中药活血化瘀、清热散结、行气通滞和补气养血、温肾助阳、补脾和胃等相结合，也包括现代医学放化疗治疗和中医药维持治疗相结合。

一、国医大师周仲瑛治疗经验

周仲瑛教授从整体出发，立足辨证，辨证辨病相结合，从癌毒论治，用乌梅丸治疗食管癌化疗所致寒热错杂型腹泻取得了显著的疗效。周老认为食管癌患者因长期进食不畅，致使气血生化乏源，加之癌毒日久伤阴耗气，故患者会出现阴阳两虚的症状，表现为消瘦、少气懒言、畏寒、低热、自汗或盗汗等。加之化疗药物性味寒凉，属攻伐之品，易伤阳耗气，损伤脾胃，致使水谷运化失常，遂成泄泻。周仲瑛教授根据其临床不良反应，如腹泻、呕吐、纳差、畏寒、脘腹冷痛、口苦、咽干、口舌生疮等，认为食管癌化疗所致腹泻的病机为阴阳两虚、寒热错杂、上热下寒，临证采用乌梅丸加减治疗，疗效显著。

周仲瑛教授治疗一例男性患者，49岁，食管镜确诊为胸中段食管癌，病理示（胸中段食管）鳞状细胞癌。化疗过程中，患者出现严重腹泻，呈水样便，无黏液脓血，8～9次/日，伴恶心呕吐，畏寒，口干口苦，口腔糜烂。口服蒙脱石散大便次数可减为4～

5 次/日，但余症未除，且停药后病情反复，随求助于周老。就诊时，患者每日解水样便 4～5 次，少气懒言，面色萎黄，畏寒，胃脘部喜温喜按，口干口苦，口腔糜烂疼痛，时有两颊发热，舌暗红少津，脉虚大无力。证属阴阳两虚，寒热错杂，热毒痰瘀互结。治法：温阳补虚止泻，清热养阴生津，兼以散结消癌。处方：乌梅丸改汤剂加减。具体方药：乌梅 15g，辽细辛 9g，干姜 9g，川黄连 6g，黄柏 9g，制附子 6g（先煎），蜀椒 9g，桂枝 9g，生黄芪 30g，潞党参 15g，薏苡仁 15g，炒白术 10g，白芍 10g，生地黄 10g，半枝莲 30g，白花蛇舌草 20g，红豆杉 20g，山慈菇 15g。共 14 剂，每日 1 剂，温水煎服，早晚各服 1 次。2 周后患者复诊，自诉精神好转，大便已成形，1～2 次/日，怕冷好转，口腔糜烂已愈，仍觉口苦口干，两颊发热。观其舌，舌质偏红，少苔，脉细数。阳气已复，津液不足，原方去附子、细辛，加大麦冬 15g、南沙参 15g，以加强养阴生津之效，仍以 14 剂。2 个疗程后，诸证皆除。此后共完成 4 次化疗，其间均服周老中药调养，未再出现腹泻。

二、国医大师熊继柏治疗经验

熊继柏教授善用小陷胸汤治疗恶性肿瘤，认为食管癌属于中医"噎膈"的范畴，基本病机为气、痰、瘀交结，阻隔于食管、胃脘所致，症可见吞咽梗阻、胸痛，苔黄腻、脉滑略数，为肝气郁结、痰热交阻、胃气上逆之证。熊教授常以小陷胸汤清热化痰、宽胸散结，合用治疗噎膈病之专方启膈散润燥解郁、降逆化痰。

熊继柏教授治疗一例男性患者，76 岁，食管癌化疗后，症见吞咽梗阻、胸痛，舌红、苔黄腻、脉滑略数。辨证为肝气郁结、痰热交阻、胃气上逆之证。治法：清热化痰、润燥解郁、降逆和胃。以小陷胸汤合启膈散为主。处方：沙参 15g，砂仁 10g，丹参 15g，郁金 15g，浙贝母 30g，茯苓 15g，荷叶蒂 10g，黄连 5g，炒瓜蒌壳 6g，法半夏 10g，三棱 8g，莪术 8g，穿山甲 6g，夏枯草 15g，甘草 6g。30 剂，日 1 剂，水煎服，分 2 次温服。二诊：服用前方后，上症已减，舌脉如前。效不更方，续前小陷胸汤合启膈散加味。前方基础上加枳实、白花蛇舌草。30 剂，日 1 剂水煎服，分 2 次温服。经随访得知，患者转归良好。

三、国医大师朱良春治疗经验

朱良春教授认为，食管癌在辨证上有虚实之分。早中期多表现为气滞、痰聚、血瘀、毒踞的实证，晚期则因病程缠绵日久，进食困难，频繁呕吐而致气阴两亏，呈现邪实正虚，虚实夹杂之证。治疗中，朱良春教授根据病机选方用药，同时配合使用其独特的运用虫类药的经验，以"降逆和胃、消坚破结、解毒化瘀、养阴培本"为大法，自拟"扶正降逆通幽汤"加减治疗。方中仙鹤草补虚解毒，生黄芪补虚益气，旋覆花、代赭石、法半夏、陈皮降逆和胃止呕，壁虎、蜂房解毒散结、攻坚破积，生白术、生薏苡仁健脾渗湿，黄芪加薏苡仁益气健脾，补益人体正气，避免攻伐太过。诸药合用，共奏扶正降逆和中，解毒化痰祛瘀之功。研究结果表明，扶正降逆通幽汤治疗食管癌近期疗效显著，中医证候、生存质量、生命质量治疗后均明显优于治疗前，临床症状改善，生活质量得到提高。

四、刘沈林教授治疗经验

刘沈林教授认为，食管癌病理变化与气结、痰瘀、津亏这三个方面关系最密切，通过临证药物组方配伍可获满意的临床疗效。

刘沈林教授曾治疗一例女性患者，患者诉进食不畅7月余，食管癌术后近3个月。7个月前患者无明显诱因下开始出现进食不畅，后症状间断反复并加重，吞咽困难，遂至当地医院行胃镜检查示食管肿瘤，至某省肿瘤医院择期手术治疗，术后病理回示，食管中下段溃疡性肿块，鳞状细胞癌。术后前期患者进食情况较前有所好转，但近1个月以来症状再次反复，遂至门诊寻求术后中医治疗。患者神清，精神不佳，吞咽梗阻，进食不畅，形体消瘦，胸骨后隐痛，泛吐痰涎，恶心偶作，口干口苦，纳寐一般，小便正常，大便干结，舌红无苔有裂纹，脉细数。中医诊断：噎膈病（胃阴亏损证）；西医诊断：食管鳞状细胞癌术后。治宜以甘凉濡润之品，和降胃气，化痰散瘀。处方：旋覆花（包煎）10g，代赭石（先煎）15g，陈皮6g，法半夏10g，炒枳壳10g，紫苏梗10g，三棱10g，莪术10g，南沙参15g，麦冬15g，玉竹15g，延胡索10g，黛蛤散（包煎）15g，急性子10g，石见穿15g，炙甘草5g。14剂，每日1剂，分两次水煎服。另予天龙粉、三七粉每次各1g，每日2次以藕粉调服。二诊：药后患者吞咽梗阻好转，胸骨后隐痛不显，痰涎量减少，恶心未作，但口干、大便干结及舌象均未见明显改变，且乏力倦怠明显，上方去黛蛤散、旋覆花、代赭石、延胡索，加枇杷叶10g，百合10g，黄芪30g。余不变，守方继进。三诊：药后患者吞咽梗阻不显，进食较畅，疲乏改善，痰涎基本消失，口干口苦好转，大便渐成形，舌质红，苔少无裂纹。上方基础上去紫苏梗、枇杷叶、急性子。余不变，守方继进。

五、沈舒文教授治疗经验

沈舒文教授认为治疗食管癌当把握虚实，治分三期，在食管癌患者咽食障碍时以润降胃气、解毒化瘀为主，认为"润则食下"，在疾病初显哽噎时兼开痰气，当咽食困难时兼破毒瘀，反胃常镇降止呕，疼痛用虫类药通络解毒。后期癌瘤盘根结实，胃土虚败，以补脾胃，以润为降，促进纳谷为要。

沈舒文教授曾治疗一例女性患者，因"咽部干涩偶伴吞咽不畅4个月"就诊。患者于半年前出现咽食哽噎，遂入院检查，确诊为食管鳞状细胞癌，Ⅱ级。并行放疗3次，化疗2次。此后患者出现明显的咽部干涩，偶伴吞咽不畅，食欲减退，精神差，神困乏力，面色萎黄，舌质暗淡、苔薄白，脉沉细数。诊断为食管癌；辨证为气阴不足，毒瘀交阻；治以益气养阴，解毒化瘀，化痰软坚。处方：黄芪30g，黄精15g，白术15g，麦冬10g，石斛15g，山慈菇30g，石见穿30g，硇砂4g（研冲），陈皮10g，白英20g，浙贝母15g，豆蔻5g（后下），佛手10g，鸡血藤20g，炙甘草6g。6剂，水煎服，每日1剂。二诊：咽喉干涩有所减轻，但仍偶有吞咽不畅，身困乏力，食纳二便均调，舌脉如前。上方去石斛、鸡血藤，加壁虎 4g，淫羊藿 6g。100 剂，每日 1 剂，水煎服。三诊：患者诉服药后，上述诸症均减轻，现偶感咽喉部不适干涩，饮水后明显，无其他不适感，纳食二便均正常，精神好转，舌淡、苔薄白，脉沉细。证属痰瘀交阻，肺胃气虚。治以开痰降气，补脾胃，养气阴。处方：沙参 15g，麦冬 10g，浙贝母 15g，黄精 15g，山慈菇 30g，石见穿 20g，硇砂 4g（研冲），佛手 10g，紫苏梗 10g，姜半夏 10g，紫苏叶 15g，厚朴 10g，瓜蒌 12g，白术 15g，急性子 15g，炙甘草 5g。6 剂，每日 1 剂，水煎服。四诊：患者诉口干思饮，咽喉部不适干涩明显减轻，无其他不适。处方：黄芪 30g，沙参 15g，麦冬 10g，黄精 15g，山慈菇 30g，石见穿 30g，硇砂 4g（研冲），浙贝母 15g，佛手 10g，鸡血藤 20g，姜半夏 10g，紫苏叶 15g，急性子 15g，瓜蒌 12g，旋覆花 10g，炙甘草 6g。12 剂，每日 1 剂，水煎服。

六、顾奎兴教授治疗经验

顾奎兴教授认为正气亏虚、脏腑功能失调是食管癌的发病基础，痰瘀互结、癌毒内蕴是食管癌的病机关键，在治疗时要顾护脾胃，采取扶正祛邪的方法，可化痰逐瘀、软坚散结、清热解毒、消癌抑瘤，中西医结合治疗。

顾奎兴教授曾治疗一例男性食管癌，77 岁，因"进食不畅 1 月余"就诊，胃镜示，距离门齿 23～26cm 见增殖性病灶，表面高低不平，溃疡形成，质硬，触之易出血，食管管腔狭窄，胃底贲门无异常。内镜病理：（食管）鳞状细胞癌，Ⅱ级。因患者年事已高，患者本人及家属拒绝手术及放化疗，遂行中医治疗。就诊时可见神疲乏力，吞咽不畅有梗阻感，时有疼痛，以进食硬物为甚，尚可进软食，稍有饮水呛咳，咽干不适，纳谷欠馨，大便干结，寐差。舌质暗红，舌下脉络微怒张，苔白腻，脉弦滑。诊断：噎膈，证属脾气虚弱，痰瘀互结，癌毒内蕴证，治疗以益气健脾，理气化痰，化瘀解毒为法。处方：太子参 9g，生白术 9g，云茯苓 15g，八月札 12g，全瓜蒌 15g，莪术 9g，藤梨根 30g，石见穿 30g，生薏苡仁 30g，山慈菇 15g，干蟾皮 9g，蜈蚣 6g，威灵仙 15g，玄参 30g，大枣 15g。14 剂，水煎，每日 1 剂，早晚 2 次分服。患者上药服用半月，诉进食梗阻感较前缓解，饮水顺畅，口干，纳食尚可，大便通畅，舌质红、苔薄，脉弦滑。此痰瘀互结，郁久生热伤阴，治守原法，效不更方，酌加养阴之品以清热。原方加生地黄 15g，麦冬 9g。患者门诊随诊 1 年余，坚持中医治疗，诸症好转，多次复查 CT 示病灶平稳，未见明显进展。

西医在食管癌的治疗中起到主导作用，但是食管癌的预后仍不能令人满意。越来越多的研究显示，中医药在食管癌的预防和治疗中具有一定作用，临床前和临床研究发现，中医药不但可以逆转食管癌的癌前病变，而且可以抑制食管癌复发和转移，提高患者的免疫力。特别是，中医药与现代医学化疗、放疗相结合可以降低不良反应的发生率，能够减轻胃肠道反应，缓解骨髓抑制，同时增强患者体质，改善生活质量。目前，在临床实践中，诸多名中医有很多疗效颇佳的病案，但尚缺少设计合理的系统性研究，有待进一步探讨。

（杜　斌　刘连科）

参 考 文 献

邓超，祁志荣，2021. 中西医结合食管癌治疗方案专家共识（2021年版）. 中日友好医院学报，35（1）：3-7.

冯玉龙，王祥麒，2009. 启膈散加减联合化疗治疗食管癌40例. 河南中医，29（6）：577-578.

弓树德，施义，2018. 国医大师周仲瑛运用乌梅丸治疗食管癌化疗所致寒热错杂型腹泻经验浅析. 浙江中医药大学学报，42（4）：287-289.

顾本兴，胡建斌，刘海，等，2013. 榄香烯乳联合顺铂同步放化疗后PF巩固化疗治疗中晚期食管癌. 中国肿瘤临床，40（10）：600-603.

郭麒，喻嵘，肖碧跃，等，2020. 国医大师熊继柏运用小陷胸汤合方治疗恶性肿瘤经验. 湖南中医药大学学报，40（3）：271-273.

国宏莉，李江华，李斌，等，2011. 藤梨根诱导人食管癌Eca-109细胞凋亡的调节机制. 实用癌症杂志，26（2）：120-123.

国家中医药管理局中华本草编委会，2000. 中华本草. 第9分册. 上海：上海科学技术出版社：356.

黄毓娟，惠建平，宇文亚，等，2016. 沈舒文治疗食管癌经验. 中医杂志，57（24）：2086-2088.

李凯，邹华伟，2007. 消癌平联合化疗治疗晚期食管癌的临床观察. 中华肿瘤防治杂志，14（16）：1272-1273.

李明焕，于金明，2012. 康莱特注射液联合放疗抗肿瘤研究进展. 中国肿瘤临床，39（16）：1148-1150.

李志鹏，李伟兵，包玉花，2020. 顾奎兴教授辨治食管癌经验. 南京中医药大学学报，36（6）：892-894.

梁光裕，2005. 蟾蜍治疗恶性肿瘤临床研究初探. 中国医学研究与临床，3（4）：24.

刘怀民，郑玉玲，刘晓莉，等，2011. 华蟾素联合化疗治疗中晚期食管癌. 中国实验方剂学杂志，17（5）：235-237.

刘艳秋，游松，田代真一，等，2006. 冬凌草甲素增强U937细胞吞噬小体过程中ERP途径的调节作用. 中国药理学通报，22（1）：110-113.

刘忠昌，贾永森，包巨太，2011. 通幽汤及其拆方对食管鳞癌细胞的抑制作用及其机理研究. 江苏中医药，43（7）：86-88.

吕行直，李瑞芳，李钟杰，等，2019. 壁虎活性多肽对线粒体通路诱导的人食管癌Ec 9706细胞增殖与凋亡的影响. 中国临床药理学杂志，35（6）：543-546.

马丽萍，赵培荣，王留兴，等，2007. 仙鹤草水提液对食管癌Eca109细胞生长的抑制作用. 郑州大学学报（医学版），42（1）：149-150.

缪珠雷，张康，杨鸣泽，等，2010. 蟾蜍抗肿瘤及增强免疫效应研究. 中国中药研究，35（2）：211-214.

盛杰霞，邓旭，包军，等，2019. 华蟾酥毒基通过FAK/PI3K/Akt通路抑制食管癌Kyse-520细胞迁移和侵袭. 中国药理学通报，35（1）：139-145.

施庆彤，吴鸿雁，曹彬，2014. 艾迪注射液对食管癌VEGF表达和MVD的影响. 江苏医药，40（13）：1545-1547.

司富春，2008. 启膈散及其拆方对人食管癌Eca109细胞裸鼠移植瘤血管生成的抑制作用. 世界华人消化杂志，28（16）：3139-3145.

司富春，2010. 启膈散、沙参麦冬汤、通幽汤和补气运脾汤对hEGF刺激的人食管癌EC9706细胞生长信号转导的调节. 世界华人消化杂志，28（18）：2956-2965.

司富春，岳静宇，2012. 食管鳞癌的中医证候聚类分析. 中医杂志，53（22）：1944-1947.

宋佳玉，王晓兰，王建刚，等，2011. 壁虎醇提物对人食管癌EC-109细胞增殖抑制作用及其机制研究. 中药材，34（7）：1020-1023.

田虎，田思胜，2019. 首届国医大师治疗恶性肿瘤经验分析. 时珍国医国药，30（1）：193-194.

王涛，关徐涛，王冰，等，2019. 藤梨根提取物通过调控miR-451干预人食管鳞癌EC9706细胞的增殖. 中国老年学杂志，39（7）：1666-1669.

王同甫，张振，姚传山，等，2019. 沙参麦冬汤联合化疗对于食管癌患者预后的分析. 中国中西医结合消化杂志，27（2）：119-121，127.

魏世民，2019. 启膈散联合TP化疗方案治疗食管鳞癌临床观察. 光明中医，34（18）：2751-2754.

吴婕，袁守军，杨德宣，等，2007. 冬凌草甲素抑制BGC823细胞的生长及MMP-2、MMP-9的表达. 解放军药学学报，23（5）：344-347.

吴敏，2014. 三维适形放疗联合化疗及消癌平治疗局部晚期食管癌的临床疗效观察. 中国实用医药，15（9）：146-147.

吴艳秋，郁兆婧，朱建华，2016. 朱良春教授运用扶正降逆通幽汤治疗食管癌经验撷菁. 云南中医学院学报，39（2）：84-87.

谢春英，娄思源，罗晓东，2011. 鸦胆子油乳注射液结合同步放化疗治疗老年食管癌患者40例. 中国老年学杂志，31（9）：3408-3409.

徐海平，吴慧娟，王福海，2014. 华蟾素注射液在食管癌患者中的应用效果及对血清相关指标的影响. 海南医学院学报，20（6）：750-752.

臧云彩，谢秋利，张帆，等，2020. "外受风寒"、"内伤寒饮"对食管癌发病的影响. 中医肿瘤学杂志，2（3）：15-17.

张辉，付吕平，2018. 参芪通幽汤合PPF化疗方案治疗中晚期食管癌近远期疗效观察. 现代中西医结合杂志，27（21）：2369-2372.

张旭，韩树堂，张其德，2021. 刘沈林教授中医治疗食管癌经验撷粹. 天津中医药大学学报，40（3）：290-293.

郑毛根，赵艾君，陈志全，2006. 康莱特联合放疗对75岁以上未手术的老年食管癌患者安全性与疗效的评价. 中国老年学杂志，26（8）：1127-1128.

周丽，周建炜，梁振宇，等，2011. 冬凌草治疗老年晚期食管癌临床观察. 中华实用诊断与治疗杂志，25（8）：795-796.

Cao L，Wang X，Zhu G，et al.，2021. Traditional Chinese medicine therapy for esophageal cancer：a literature review. Integr Cancer Ther，20：15347354211061720.

第十九章

食管癌的介入治疗

食管癌的介入治疗主要解决患者的进食困难问题。除此之外，还可以针对肿瘤骨转移行经皮骨成形术联合 ^{125}I 粒子植入术治疗，对于常见的锁骨上淋巴结转移放化疗后进展引起的疼痛，还可以通过局部 ^{125}I 粒子植入治疗减轻疼痛。少数经验丰富的肿瘤治疗中心还开展了区域性动脉灌注化疗治疗食管癌。进食困难可以由食管癌生长引起食管狭窄所致，也可以由治疗原因引起，如放疗导致的放射性食管炎。而通过介入治疗，如食管支架置入术或球囊扩张术，可以改善患者进食困难症状，进而可纠正患者的营养不良症状，以利于患者接受放化疗或改善晚期不能手术患者的生存质量。一项荟萃分析认为，对于局灶性晚期食管癌患者，支架置入能够明显改善进食困难症状并且使患者能够在新辅助放化疗治疗期间经口获得营养。部分或完全覆盖的自膨式金属支架被欧洲胃肠内镜学会（European Society for Gastrointestinal Endoscopy，ESGE）推荐为恶性食管梗阻姑息治疗的最佳选择。

当然，对于完全性食管梗阻，如导丝也不能通过则可以考虑采用经皮胃造瘘术或空肠造瘘术作为姑息性的支持治疗。

第一节　食管支架置入术

一、适　应　证

（1）不可手术切除的食管癌伴进食梗阻。
（2）食管癌合并食管气管瘘或食管纵隔瘘。
（3）食管癌治疗后复发所致的食管狭窄。
（4）外科手术或行放化疗前需营养支持。
（5）食管癌术后恶性吻合口瘘。
（6）纵隔恶性肿瘤引起的食管外压性梗阻等。

二、禁　忌　证

（1）不能纠正的凝血功能障碍。

（2）心肺功能障碍，无法耐受手术。

（3）败血症。

（4）严重气道受压的风险，为相对禁忌证，可同时置入气管支架。

（5）颈段食管癌，为相对禁忌证，因支架置入后有较高的移位率及难以忍受的异物感。

三、术 前 准 备

（1）完善食管造影、内镜检查、CT或MRI检查，了解病变的部位、侵犯的深度和长度、狭窄程度。

（2）完善血常规、肝肾功能、凝血功能、肿瘤标志物检查，完善肝炎、梅毒、HIV等抗原抗体检查，完善心电图、超声心动图、肺功能等检查。

（3）术前禁食4h、禁水2h。

（4）知情同意。告知患者（及其家属）支架置入的优缺点、可能出现的并发症，以及其他可替代治疗方案，如肠外营养、胃造瘘、鼻饲管联合^{125}I粒子链近距离放疗等，征得同意并获取书面同意书后，术前20～30min给患者肌内注射地西泮10mg，用于镇静；注射消旋山莨菪碱（654-2）20mg，用于松弛食管平滑肌、减少消化道液体分泌。

四、器 械 准 备

（1）准备的基本材料包括牙托、猎人头导管、导丝、支架释放系统、吸痰器。

（2）必要时需准备球囊导管。

五、操 作 方 法

（1）食管支架置入可在X线透视引导下或内镜直视下或内镜联合X线透视引导下操作，有条件者优先推荐内镜联合X线透视引导下操作。本节主要介绍X线透视引导下操作。

（2）采用1%的利多卡因以雾化吸入方式进行咽部局部麻醉。

（3）患者取右侧卧位，经口含入约10ml造影剂吞咽后确认狭窄的部位和长度，透视下在患者体表进行定位。

（4）在Cobra导管配合下，经口送入0.035in（1in=2.54cm）的亲水涂层导丝，通过狭窄部位进入胃腔内。

（5）经导丝送入标记导管，经导管注入造影剂，测量狭窄段的长度。

（6）经导管更换支撑导丝后固定导丝，退出导管。

（7）先将支架释放系统头端涂抹液状石蜡以便于推送；再经导丝送入食管，并跨过狭窄段（如果支架释放系统无法通过狭窄，可先用球囊导管在狭窄处进行预扩张）。

（8）可经释放系统注入造影剂，明确支架和狭窄段的关系，支架长度需超出狭窄两端各2cm左右。

（9）在精确定位后，固定释放系统的内芯，后撤外鞘，释放支架。

（10）撤出支架释放系统和导丝，并即刻行食管造影，评估支架的位置和通畅性、瘘口是否完全封堵及有无并发症等。

六、术后处理

（1）患者术后观察4～6h，若无特殊情况可进食流质；食管气管瘘患者术后1天食管造影复查后，方可决定是否进食。

（2）支架置入术后1～3天行食管造影复查，了解支架的扩张程度、位置和通畅性。

（3）若支架已完全扩张且位置良好，则可进半流质软食，再过渡至低纤维正常饮食。

（4）支架置入术后，建议患者睡觉时头部抬高30°，睡前避免进食过多，以减少胃内容物反流和误吸。可用抗酸剂预防和改善症状。

（5）为避免食物堵住支架，建议进食时充分咀嚼食物和避免纤维素过多的食物，并建议在用餐时和用餐后多饮水和碳酸饮料，冲走食物残渣。对于镍钛合金支架，则避免进食过冷的食物，以防支架移位。

（6）部分患者在支架置入后有胸骨后不适或疼痛，可自行消失，一般不需要处理；必要时给予镇痛药。

七、疗效评价

疗效评价分为手术成功率和临床症状改善两个方面。

（1）据报道手术成功率可达96%～100%。

（2）临床症状改善常用Stooler吞咽困难分级法评价：0，正常进食；1，能进食软食；2，能进食半流质软食；3，只能进食流质；4，完全不能进食。

八、并发症及其处理

1. 胸痛　胸骨后疼痛是食管支架置入后最常见的早期症状，一项前瞻性队列研究报告显示，食管支架置入2周内大约60%的患者会出现胸骨后剧烈疼痛。疼痛的产生与支架扩张压迫食管壁、局部组织水肿和胃酸反流致局部炎症反应等有关，术前使用食管平滑肌松弛剂（如山莨菪碱）有助于缓解疼痛，必要时需使用阿片类镇痛药。如疼痛持续，无法缓解，患者不能耐受，则需要移除支架。

2. 支架移位　文献报道不同的支架移位发生率在4%～36%。当支架释放跨过食管胃结合部时，支架发生移位的概率较高，可能是由于支架远端游离于胃腔而不能固定在胃壁。此外，由放化疗导致肿瘤体积的缩小，也是支架发生移位的原因。总体而言，全覆膜支架的移位率要高于部分覆膜支架和裸支架。支架部分移位可考虑在同轴放置一枚新支架，若完全移位应考虑内镜下取出。若支架移位导致肠梗阻或穿孔等并发症，则需手术取出支架。少数患者移位的支架可从肛门自行排出体外。

3. 复发梗阻 肿瘤或非肿瘤组织可能出现支架内生长或外生长，采用裸支架阻止支架内生长和外生长的发生率在5%～31%；而采用部分覆膜支架其发生率在10%～14%。采用全覆膜支架能有效防止肿瘤支架内生长，也能降低外生长的发生率。解决方法为再次放置支架或采用内镜下激光等治疗。如因食物堵塞导致梗阻，可通过反复食管冲洗或内镜下异物取出处理。

4. 胃食管反流 当支架放置位置跨过食管胃结合部时，由于支架影响食管下端括约肌的功能，部分患者可能会出现胃食管反流的症状。嘱患者少食多餐、餐后2h内不宜平卧、休息时取半卧位，应用质子泵抑制剂、胃黏膜保护剂等可改善症状，也可选用抗反流支架减少胃食管反流的发生。

5. 气管压迫和食管穿孔 少见（0～7%）。主要发生在支架放置在食管上1/3段时，可能与食管气管并列走行的解剖结构有关。出现气管压迫的患者，可予以置入气管支架或取出食管支架。对于出现食管穿孔者，可再次置入新的支架。

6. 出血 支架置入术后少量出血，通常是自限性的，发生率3%～8%，主要原因是肿瘤局部破裂出血、食管黏膜撕裂出血等，食管支架两端膨胀张力压迫食管可致局部缺血、坏死、溃疡。支架置入后迟发性大出血，发生率3%～6.8%，可由支架顺应性差、支架与食管壁成角、大血管波动与呼吸运动使支架与食管摩擦、支架移位切割血管、食管坏死穿孔或食管主动脉瘘引起。发生出血，需监测生命体征，可给予抗酸、止血等治疗；如大出血，需尽快建立静脉通道，补充血容量、输血，必要时可行内镜止血或介入止血，或外科手术治疗。

7. 其他 颈段食管狭窄患者置入支架后可引起喉部异物感。其他如食管气管瘘、感染、邻近器官受压等发生率极低。

九、可回收覆膜支架的取出

食管癌患者行支架置入后需取出的适应证包括单纯的外科术前或放、化疗前需要予以食物营养支持。支架置入后发生并发症，如支架移位或变形、气管压迫或剧烈疼痛不能耐受，也需要将支架取出。

操作方法：

（1）咽部雾化吸入局部麻醉后，经口将0.035in导丝通过支架送至食管远端或者胃腔内。

（2）沿导丝将带有扩张管的鞘管输送至支架的近端。

（3）将导丝和扩张器从鞘管内退出后，于鞘管内送入带钩导管，直至其头端金属部分位于支架腔内。

（4）后撤鞘管，拉动带钩导管使金属钩勾住可回收支架上端内缘的尼龙线。当导管至鞘的头端时，从鞘内后退带钩导管，使支架近端收缩。

（5）将鞘管、带钩导管及支架从食管内一并撤出。

（6）支架取出后立即行食管造影复查，注意有无食管穿孔等并发症。支架取出术后

2h，患者可进食流质，再逐步过渡至普食。

放置3～4周可回收覆膜支架联合放疗治疗恶性食管狭窄，与置入永久支架比较，在减少术后并发症和需要再次相关介入治疗方面更有优势。

十、支架的选择和研究进展

随着时代的发展，可供食管狭窄置入的支架种类越来越多。结合支架的发展史与既往临床应用经验和教训，食管癌引起的狭窄不宜应用裸支架，应采用全覆膜支架或部分覆膜支架，因为尽管支架移位率增加，但肿瘤或组织内生长和外生长明显减少，从而减少支架堵塞机会，同时也便于需要时取出支架。

由于单纯支架置入只能解决进食困难的问题，对肿瘤本身没有治疗作用。因此，有学者已经开始研究支架置入与其他治疗方法的联合应用。我国学者发表的一项多中心随机Ⅲ期临床试验证实，与普通支架相比，负载^{125}I粒子支架可延长不能手术切除的食管癌患者生存期，而两组并发症和发生率均无显著性差异。在一项采用一体化可携带^{125}I粒子双链鼻饲营养管治疗食管癌合并Ⅳ级吞咽困难的研究中，技术成功率100%，2个月后拔出鼻饲管时，造影剂可顺利通过闭塞段的有70%。与捆绑式^{125}I粒子鼻饲营养管相比，操作更便捷，可作为食管支架置入术的补充或有效的替代疗法。

另外，有学者比较了覆膜支架置入联合区域性动脉灌注化疗与单纯支架置入治疗恶性食管气管瘘的疗效，结果显示，支架置入联合区域性动脉灌注化疗能延长恶性食管气管瘘患者的中位生存期，并减少支架再狭窄率。支架置入术联合经区域性动脉灌注化疗与单纯化疗治疗食管癌的对照研究显示，联合治疗组的生存质量评分、总有效率均高于单纯化疗组。食管癌动脉灌注化疗后严重并发症虽少见，但后果严重，该技术仅在少数经验丰富的中心开展。

第二节 食管球囊扩张术

因为肿瘤的生长会导致食管再狭窄，所以球囊扩张通常只能短期改善食管癌引起的食管狭窄，通常不作为治疗的首选。但对于食管胃结合部癌，支架置入后的并发症，如支架移位、反流性食管炎等较其他部位常见，且有时支架置入难度大，可考虑行食管球囊扩张术。

一、适 应 证

（1）不可切除的食管胃结合部癌且狭窄长度≤4cm，为放化疗做准备。

（2）不可切除的食管胃结合部癌且狭窄长度≤4cm，放化疗后狭窄复发。

（3）外科手术前需营养支持的食管中度狭窄的食管癌。

（4）食管重度狭窄，支架置入术前行球囊预扩张。

（5）食管癌术后吻合口狭窄。

二、禁 忌 证

（1）不能纠正的凝血功能障碍的患者。

（2）严重恶病质的重症患者。

（3）有食管穿孔的患者。

（4）近期消化道手术史或颈部、咽部畸形的患者为相对禁忌证。

三、术 前 准 备

（1）签署手术同意书，获取患者知情同意权。

（2）行食管造影和（或）内镜检查、CT或MRI检查，了解病变的部位、长度和狭窄程度。

（3）术前禁食4h、禁水2h。

（4）血常规检查（了解红细胞压积、血小板计数）和凝血功能检查（了解PT和APTT），必要时予以纠正。

（5）术前肌内注射地西泮10mg和654-2 20mg。

四、器 械 准 备

（1）需准备的基本材料包括牙托、猎人头导管、导丝、球囊导管、球囊扩张压力泵、吸痰器。

（2）必要时需准备覆膜支架。

五、操 作 方 法

（1）采用1%的利多卡因以雾化吸入方式进行咽部局部麻醉。

（2）患者取右侧卧位，经口含入约10ml造影剂吞咽后确认狭窄的部位和长度，并在透视下在患者体表进行定位。

（3）经口送入0.035in的交换导丝通过狭窄部位至食管远端或胃腔内（可采用导管配合）。

（4）经导丝送入球囊导管，并跨过狭窄段。

（5）利用球囊扩张压力泵经球囊导管缓慢注入稀释的造影剂，充盈球囊直至"球囊""腰征"消失或充盈压力达到10atm（1atm=101 325Pa）。若"腰征"位于狭窄段的中间位置，则表明球囊位置良好。球囊完全充盈时间持续30s至1min。

（6）用注射器抽吸出球囊内的造影剂至抽瘪球囊；可根据需要再次充盈球囊扩张2～3次。

（7）扩张满意后，抽瘪球囊，撤出球囊导管和导丝，并即刻行食管造影，评估食管狭窄的扩张改善程度和有无并发症如食管穿孔等。

六、术后处理

（1）术后需观察2～4h，注意观察患者的脉搏、血压和体温。由于球囊扩张术后常规行食管造影，因此食管穿孔通常能够及时发现并处理。但有极少数为迟发性食管穿孔，可表现为疼痛、呼吸困难、发热或心动过速，应进行胸片检查和食管造影，必要时可行胸腹部CT检查。

（2）术后2h，患者即可进食，先进食流质、半流质再逐渐过渡至普食。若进食顺畅，鼓励进固体食物，因为进食也是食管扩张的过程。

（3）两次扩张的时间间隔以1周左右为宜，过于频繁会加重食管损伤，间隔过久扩张效果差。

七、疗效和安全性评价

食管球囊扩张术的疗效与狭窄原因有关，对食管良性短段狭窄疗效较好，有效率可达90%以上。

临床疗效评价指标：

1. 主观指标　同食管支架置入术所采用的五级评分法。文献报道术后1个月内进食改善率达87%。

2. 客观指标　食管造影显示食管狭窄段内径改善程度和患者体重有无增加。

3. 安全性评价　为便于更好地对食管穿孔进行临床处理，有学者对食管球囊扩张术后发生食管破裂的患者进行分型。

1型：食管壁内破裂，渗出的造影剂能自然流回食管腔内。

2型：包裹性的透壁食管破裂，渗出的造影剂位于包裹内。

3型：未包裹的透壁食管破裂，造影剂能渗出弥散至纵隔、胸膜或腹膜腔。

对照该分型食管发生明确穿孔属于3型。2型食管破裂，若包裹破裂，可造成迟发性穿孔。

八、并发症及其处理

食管球囊扩张主要的并发症为食管穿孔、出血和肺部误吸。

1. 食管穿孔　食管球囊扩张术后食管穿孔的发生率与病因有很大关系，一项纳入820例患者，行1869次扩张的研究中，良性狭窄球囊扩张术后穿孔发生率为1.6%，恶性食管狭窄行扩张术后穿孔发生率为0.8%。其中由于吞服腐蚀性物质所导致的食管狭窄其扩张术后发生穿孔的风险最高，达6.4%。当患者有疼痛、呼吸困难、发热或心动过速时，要考虑发生食管穿孔的可能性。一旦发生食管穿孔，需尽早采取治疗。对于小的穿孔且无明显纵隔感染，可考虑保守治疗包括禁食、肠外营养和使用广谱抗生素，必要时可行覆膜支架置入术；而对于较大的穿孔和（或）有明显纵隔等感染，需要外科手术治疗。

2. 出血　由于球囊扩张后，球囊表面可带有少许血丝，一般不需要处理。少数患者可因手术应激反应出现胃黏膜出血，需用止血药和抗酸剂。

3. 肺部误吸　采取头低足高位，头偏向一侧，或侧卧位，轻叩背部，或利用吸引器清除异物；若发生感染，应采用抗生素治疗，并复查胸片。

九、球囊扩张建议

由于食管癌球囊扩张发生食管穿孔概率略高于良性食管狭窄，因此扩张时需谨慎，特别是当患者接受过放疗、化疗或激光治疗后，选用球囊的直径一般≤20mm。对于支架置入前需行球囊预扩的患者，只需适度用球囊扩张即可。

第三节　其他介入治疗方法

食管癌导致的食管狭窄基本可以通过支架置入术或球囊扩张术解决。对于老年体弱不能耐受支架置入术，或狭窄位于食管胃结合部食管支架移位患者，或预期寿命较长的患者，^{125}I粒子链鼻饲营养管可作为有效补充或支架的替代治疗。经皮胃造瘘术或空肠造瘘术等也可作为一种替代治疗。对于食管癌伴脊椎转移，还可以采用经皮椎体成形术联合^{125}I粒子植入术，有减轻或解除疼痛、加固椎体、治疗肿瘤的作用。对于常见的食管癌纵隔及锁骨上淋巴结转移放化疗后进展的病例，还可以针对转移性淋巴结行局部^{125}I粒子植入治疗改善症状。对食管癌纵隔淋巴结转移引起的上腔静脉综合征，还可以考虑上腔静脉支架置入术。本节主要简单介绍经皮胃造瘘术和经皮椎体成形术（骨水泥手术）联合^{125}I粒子植入术。

一、经皮胃造瘘术

传统全身麻醉下外科手术胃造瘘术创伤大、并发症多，目前已极少用。经皮胃造瘘术作为外科手术胃造瘘的替代手段，应用已越来越广泛，可分为内镜引导经皮胃造瘘术、X线引导经皮胃造瘘术及CT引导经皮胃造瘘术。其中内镜引导经皮胃造瘘术应用较广泛，但存在麻醉风险，手术操作相对CT引导经皮胃造瘘术复杂，且对于存在食管完全阻塞、胃位置变异、间位结肠等危险因素的患者不适用。而X线引导经皮胃造瘘术尽管成功率高、花费小，但对穿刺深度、角度不能精确掌控，增加了手术难度和风险。

CT引导经皮胃造瘘术有以下几方面优势：①清晰显示解剖结构的关系；②食管完全梗阻、胃大部切除术后残胃、间位结肠为内镜下胃造瘘术禁忌，而CT引导经皮胃造瘘术可安全有效地完成且仅需局部麻醉，无全身麻醉相关并发症的风险，患者耐受性及接受度高；③成功率高，并发症极少。以下主要介绍CT引导经皮胃造瘘术。

1. 适应证　食管癌导致的食管完全梗阻（透视或内镜下均不能完成球囊扩张或支架置入术）。

2. 禁忌证

（1）无合适的穿刺路径（如肝脾大、间位结肠）。

（2）不能纠正的凝血功能障碍。

（3）肠梗阻。

（4）由门静脉高压导致的胃或腹壁静脉曲张。

（5）大量腹水。为了减少管周渗漏，须术前穿刺放液，并且行胃固定术。

其中（4）、（5）为相对禁忌证。

3. 术前准备

（1）签署手术同意书，让患者知情同意。

（2）血常规检查（了解血细胞容积、血小板计数）和凝血功能检查（了解PT和APTT），必要时予以纠正。

（3）CT或超声检查定位，避开肝左叶或横结肠。

（4）手术前晚禁食，并置入胃管，抽吸胃液，促进胃排空。

4. 操作方法

（1）手术前通过胃管注入空气300～500ml，注气后对上腹部进行CT扫描，确定胃腔充分充盈并贴近腹前壁，确定穿刺点范围，穿刺点应选择远端胃体，位于胃小弯和大弯中间，以降低穿刺到动脉的风险。

（2）于左侧肋弓下腹直肌鞘外侧区置CT定位器，CT扫描选择合适的穿刺点（胃前壁最接近腹壁处），然后消毒、铺巾，2%利多卡因局部麻醉。

（3）用胃壁固定器在造瘘口两侧1cm处进行穿刺，有落空感后，行CT扫描确定穿刺针针尖位于胃腔内。

（4）胃壁固定器及丝线固定胃壁和腹壁。

（5）再次用2%的利多卡因对造瘘口处皮肤至胃壁进行麻醉，造瘘口处切开并钝性分离皮肤及皮下组织，沿预定方向穿刺置入持撑套（附带穿刺针，外部有可撕脱导引鞘），行CT扫描确认可撕脱导引鞘头端位于胃腔内。

（6）退出穿刺针，快速将造瘘管沿可撕脱导引鞘送入胃腔，经注射器连接口向胃造瘘管内注入造影剂和生理盐水1∶1的混合液约50ml，然后行CT扫描，确认胃造瘘管头端位于胃腔且混合液未向胃腔外扩散。

（7）经注射器连接口向胃造瘘管前端球囊内注入5ml生理盐水，撕脱并拔出可撕脱导引鞘，锁牢皮肤垫盘并固定于皮肤上。

5. 术后处理

（1）术后注意观察生命体征和进行腹部查体，及早发现患者胃内容物外渗所致腹膜炎的征象。常规腹部平片上易见气腹征，症状一般在1～3天后缓解。

（2）术后24h内夹闭胃造瘘管，如有需要，可外接引流袋或进行间歇吸引。如果夜间引流量不多，腹部检查阴性，第二天早上可尝试经造瘘管喂饲。

（3）长期护理：胃造瘘管一般不用经常更换。医生、患者和护理人员如果未发现有问题，一般4～6个月更换一次。

（4）注入流质和（或）营养液后应保持半卧位，以防误吸。为防造瘘管堵塞，食物不宜太干，每次注入流质和（或）营养液前后均温开水冲管。

（5）造瘘管更换：先套入专用支撑器，抽吸球囊内液体，退管后换入新管，再予以球囊、压板固定。

（6）造瘘管的拔出：造瘘管可以根据病情留置半年以上，但至少2周。拔出后遗留瘘管可用凡士林纱布填塞或缝合。

二、经皮椎体成形术联合 ^{125}I粒子植入术

此项技术包括经皮椎体成形术和 ^{125}I粒子植入术两部分，经皮椎体成形术是骨水泥成形术的一种，当用于骶骨、髋臼和其他承重长骨时，又称为经皮骨成形术。

1. 适应证 椎体转移性肿瘤。

2. 禁忌证

（1）椎体骨折线越过椎体后缘，或椎后缘骨质破坏广泛。

（2）椎体压缩程度超过75%。

（3）凝血功能障碍，有出血倾向。

（4）体质虚弱，不能耐受手术。

3. 术前准备

（1）行血常规、凝血功能、胸片、CT和MRI检查，判断患者受累椎体的部位及数量、椎体塌陷的程度、溶骨破坏的程度、椎体后壁的完整性、椎弓根侵犯程度、脊髓受压情况等，并明确穿刺路径。

（2）术前谈话，知情同意，告知可能的替代治疗选择，签署手术同意书。

（3）术前4h禁食，术前2h禁水。

（4）将CT图像导入治疗计划系统（TPS），勾画靶区，与放疗医生和物理治疗师确定靶区和周边处方剂量，根据 ^{125}I粒子的活度、间距及排列分布，计算所需粒子数及粒子空间分布。

4. 操作方法

（1）患者取俯卧位，常规消毒、铺巾。

（2）确定穿刺点，后前位透视，使两侧椎弓根对称显示，穿刺点位于棘突旁开2～3cm处。

（3）用2%利多卡因从皮肤穿刺点向椎弓根方向全层浸润麻醉。

（4）穿刺针与身体矢状面成30°～40°，当穿刺针抵达椎弓根后缘骨皮质时，透视下用外科锤敲击穿刺针越过椎弓根内缘，进入椎体中央，侧位透视位于椎体前1/3交界处。可根据植入 ^{125}I粒子的需要调整穿刺针方向及角度。

（5）布针完成后植入 ^{125}I粒子。

（6）拔出针芯，向针管推注造影剂5ml，数字减影血管造影（DSA）记录造影剂在椎体内的弥散情况及静脉回流情况。负压抽吸尽椎体内遗留造影剂及血液，使椎体内压力

降低（单纯骨水泥注射，可省略此步骤）。

（7）骨水泥配制：骨水泥配比建议按照厂家推荐方案，一般混合后1～3min进入黏稠期，是注射的最佳时间。

（8）注射骨水泥：注射时应在侧位透视下全程监视。严防骨水泥向椎体外渗漏，推注时不断旋转针尖方向使骨水泥填充趋于良好。注射完毕后将穿刺针退至骨皮质，插入针芯，旋转穿刺针，避免骨水泥将针黏住，在骨水泥硬化前拔针。骨水泥注射量一般为2～9ml，胸椎平均为4.5ml，腰椎平均为6.0ml。注射骨水泥完毕后15～20min，待骨水泥完成聚合反应后行CT扫描复查。

（9）骨水泥注射过程中观察患者的血压、心率、血氧饱和度及双下肢感觉运动等指标。

5. 术后处理

（1）术后观察患者症状、体征改变及是否有术后感染、骨水泥渗漏等近期并发症发生。

（2）术后应用Frankel分级法评估患者的神经功能状态，包括运动、感觉、自主神经功能等。

（3）通过患者术前术后的CT，测量病椎的前缘高度、中线高度和后缘高度在手术前后的改变。

三、光动力治疗

严格而言，食管癌的光动力治疗（PDT）也是食管介入治疗的一种。本部分仅介绍PDT的部分临床研究内容，有关PDT的其他内容，参加其他章节。近来，Ding Y等比较了PDT和食管支架置入治疗中晚期食管癌恶性梗阻所致吞咽困难的安全性和有效性。45例患者中20例接受PDT，25例行食管支架置入术。结果显示，根据吞咽困难Stooler分级标准，两组患者在治疗后第3天、1个月和3个月的吞咽困难分级变化无显著性差异（均$P > 0.05$）。在治疗后第3天，支架组中Stooler分级为0的患者比例显著高于PDT组（40% vs. 0，$P < 0.05$）。治疗后1个月和3个月，Stooler分级为0的两组之间无显著性差异（$P > 0.05$）。与PDT组相比，支架组的阻塞症状出现较早（$P < 0.05$）。该研究表明，食管支架置入后能快速改善吞咽困难症状，在改善吞咽困难症状基础上还能延长患者出现食管再梗阻的时间，PDT治疗晚期食管癌可能更安全、更有效。

（郝明志　刘　圣）

参 考 文 献

丁瑜，李伟，李彬，等，2020. 光动力疗法与食管支架置入术改善中晚期食管癌所致吞咽困难的对比分析. 中华医学杂志，100（5）：378-381.

郭启勇，腾皋军，杨建勇，等，2020. 介入放射学. 第4版. 北京：人民卫生出版社.

焦德超，雷钦宇，韩新巍，等，2020. 一体化可携带[125]I粒子双链鼻饲管用于治疗食管癌合并Ⅳ级吞咽困难. 中国介入影像与治疗学, 17（9）: 518-522.

雷甜甜, 杨鼎瑜, 陆清, 等, 2016. 食管癌支架置入术后移位原因分析及处理. 中华胃肠内镜电子杂志, 3（3）: 132-136.

廖小勇, 文毅, 邱干, 等, 2019. 食管支架置入术在中晚期食管癌治疗中的应用进展. 现代消化及介入诊疗, 24（5）: 550-553.

刘传佳, 张学军, 2016. 支架置入联合动脉灌注治疗中晚期食管癌的临床研究. 介入放射学杂志, 25（7）: 628-630.

单明, 王传卓, 畅智慧, 等, 2012. 食管支架致上消化道大出血的危险因素. 介入放射学杂志, 21（2）: 131-135.

王增林, 候小丹, 2016. CT引导经皮胃造瘘术在临床中的应用. 黑龙江医药, 29（5）: 940-941.

严烁, 曹燕, 姜昊声, 等, 2015. 覆膜支架联合介入化疗治疗恶性食管气管瘘的对照研究. 介入放射学杂志, 24（4）: 323-327.

杨祚璋, 许建波, 马世兴, 等, 2006. 脊柱转移癌经皮椎体成形术联合^{125}I粒子植入治疗. 中华放射医学与防护杂志, 26（2）: 178-179.

姚全军, 胡鸿涛, 黎海亮, 等, 2015. CT引导下经皮胃造口术的临床应用. 中国医学影像技术, 31（8）: 1242-1245.

张耀勇, 宋太民, 郭宏强, 等, 2004. 食管癌动脉灌注化疗后严重并发症的预防和治疗. 介入放射学杂志, 13（5）: 417-420.

中国医院协会介入医学中心分会, 2020. 食管癌支架置入临床应用专家共识. 中华介入放射学电子杂志, 8（4）: 291-296.

中华医学会消化内镜学分会, 中国医师协会内镜医师分会, 北京医学会消化内镜学分会, 2020. 中国食管良恶性狭窄内镜下防治专家共识意见（2020, 北京）. 中华胃肠内镜电子杂志, 7（4）: 165-175.

Baerlocher MO, Asch MR, Dixon P, et al., 2008. Interdisciplinary Canadian guidelines on the use of metal stents in the gastrointestinal tract for oncological indications. Can Assoc Radiol J, 59（3）: 107-122.

Blackmon SH, Santora R, Schwarz P, et al., 2010. Utility of removable esophageal covered self-expanding metal stents for leak and fistula management. Ann Thorac Surg, 89（3）: 931-937.

Conio M, Repici A, Battaglia G, et al., 2007. A randomized prospective comparison of self-expandable plastic stents and partially covered self-expanding metal stents in the palliation of malignant esophageal dysphagia. Am J Gastroenterol, 102（12）: 2667-2677.

Coron E, David G, Lecleire S, et al., 2016. Antireflux versus conventional self-expanding metallic stents（SEMS）for distal esophageal cancer: results of a multicenter randomized trial. Endosc Int Open, 4（6）: E730-E736.

de Bucourt M, Collettini F, Althoff C, et al., 2012. CT fluoroscopy-guided percutaneous gastrostomy with loop gastropexy and peel-away sheath trocar technique in 31 amyotrophic lateral sclerosis patients. Acta Radiol, 53（3）: 285-291.

Didden P, Kuipers EJ, Bruno MJ, et al., 2012. Endoscopic removal of a broken self-expandable metal stent using the stent-in-stent technique. Endoscopy, 44 Suppl 2 UCTN: E232.

Ebigbo A, Karstensen JG, Aabakken L, et al., 2019. Esophageal stenting for benign and malignant disease: European Society of Gastrointestinal Endoscopy（ESGE）Cascade Guideline. Endosc Int Open, 7（6）: E833-E836.

Homann N, Noftz MR, Klingenberg-Noftz RD, et al., 2008. Delayed complications after placement of self-expanding stents in malignant esophageal obstruction: treatment strategies and survival rate. Dig Dis Sci, 53（2）: 334-340.

Katsanos K, Sabharwal T, Adam A, 2010. Stenting of the upper gastrointestinal tract: current status.

Cardiovasc Intervent Radiol，33（4）：690-705.

Kawasaki R，Sano A，Matsumoto S，2003. Long-term outcomes and complications of metallic stents for malignant esophageal stenoses. Kobe J Med Sci，49（5-6）：133-142.

Liang DH，Hwang E，Meisenbach LM，et al.，2017. Clinical outcomes following self-expanding metal stent placement for esophageal salvage. J Thorac Cardiovasc Surg，154（3）：1145-1150.

Mao A，2016. Interventional therapy of esophageal cancer. Gastrointest Tumors，3（2）：59-68.

Parthipun A，Diamantopoulos A，Shaw A，et al.，2014. Self-expanding metal stents in palliative malignant oesophageal dysplasia. Ann Palliat Med，3（2）：92-103.

Raymondi R，Pereira-Lima JC，Valves A，et al.，2008. Endoscopic dilation of benign esophageal strictures without fluoroscopy：experience of 2750 procedures. Hepatogastroenterology，55（85）：1342-1348.

Reijm AN，Didden P，Bruno MJ，et al.，2016. Early pain detection and management after esophageal metal stent placement in incurable cancer patients：a prospective observational cohort study. Endosc Int Open，4（8）：E890-E894.

Ross WA，Alkassab F，Lynch PM，et al.，2007. Evolving role of self-expanding metal stents in the treatment of malignant dysphagia and fistulas. Gastrointest Endosc，65（1）：70-76.

Sabharwal T，Irani FG，Adam A，2007. Quality assurance guidelines for placement of gastroduodenal stents. Cardiovasc Intervent Radiol，30（1）：1-5.

Sabharwal T，Morales JP，Irani FG，et al.，2005. Quality improvement guidelines for placement of esophageal stents. Cardiovasc Intervent Radiol，28（3）：284-288.

Sami SS，Haboubi HN，Ang Y，et al.，2018. UK guidelines on oesophageal dilatation in clinical practice. Gut，67（6）：1000-1023.

So H，Ahn JY，Han S，et al.，2018. Efficacy and safety of fully covered self-expanding metal stents for malignant esophageal obstruction. Dig Dis Sci，63（1）：234-241.

Stivaros SM，Williams LR，Senger C，et al.，2010. Woven polydioxanone biodegradable stents：a new treatment option for benign and malignant oesophageal strictures. Eur Radiol，20（5）：1069-1072.

Turkyilmaz A，Eroglu A，Aydin Y，et al.，2010. Complications of metallic stent placement in malignant esophageal stricture and their management. Surg Laparosc Endosc Percutan Tech，20（1）：10-15.

Vasilikostas G，Sanmugalingam N，Khan O，et al.，2014. 'Stent in a stent'—an alternative technique for removing partially covered stents following sleeve gastrectomy complications. Obes Surg，24（3）：430-432.

Zhou WZ，Song HY，Park JH，et al.，2015. Full-thickness esophageal perforation after fluoroscopic balloon dilation：incidence and management in 820 adult patients. AJR Am J Roentgenol，204（5）：1115-1119.

Zhu HD，Guo JH，Mao AW，et al.，2014. Conventional stents versus stents loaded with（125）iodine seeds for the treatment of unresectable oesophageal cancer：a multicentre，randomised phase 3 trial. Lancet Oncol，15（6）：612-619.

第二十章

食管癌的局部物理治疗

　　手术、放疗和化疗是目前治疗食管癌的"三驾马车"，但很多食管癌患者确诊时已进入中晚期，或者治疗后复发，出现进食梗阻、转移灶压迫等症状，常规治疗手段难以迅速缓解症状，特别是进食梗阻往往严重影响患者的营养状况。而一些局部治疗手段在姑息治疗中可以发挥意想不到的效果，热疗、冷冻治疗、食管支架置入及光动力治疗等已经成为有效的食管癌局部治疗方式。

第一节　热　疗

　　热疗（hyperthermia）是使用相关设备在肿瘤组织中积聚能量产生热效应，引起肿瘤细胞损伤甚至死亡的一种治疗方法。由于肿瘤组织结构有别于正常组织，热量更易聚集且发散困难，故在一定温度内，热疗在损伤肿瘤组织时对正常组织影响小。临床应用中，热疗既可以单独应用也可以与放疗和（或）化疗结合。

一、机　　制

（一）热与肿瘤细胞

1. 对细胞膜的影响　细胞膜在常温下呈液晶相，细胞膜的能量转换、物质运送、信息传递等功能都与膜的流动性密切相关。热量直接作用于细胞膜，加快细胞膜上脂质分子活动、加大分子间距，使细胞膜液晶相发生改变，从而增加细胞膜的流动性和通透性。另外，热量可使附在膜上的细胞内外离子交换和能量代谢的蛋白质，特别是酶系统活性降低、失活或膜蛋白脱落异位，引起细胞内外离子浓度及pH改变，抑制膜结构参与能量代谢和物质合成，造成细胞损伤甚至死亡。肿瘤细胞膜胆固醇水平较正常细胞低，流动性更强，细胞膜上部分酶系统的热稳定性差，使其热敏感性要高于正常细胞。

2. 对其他细胞结构的影响　加热能抑制DNA、RNA和蛋白质的合成，特别是DNA的合成，使细胞内难以进行大分子合成，无法修复损伤，即使热疗停止后亦可长时间发挥作用。温度升至43℃以上便可导致细胞内的蛋白质变性。在热疗后，肿瘤细胞线粒体膜、溶酶体膜和内质网膜等细胞器均发生破坏，由于溶酶体酸性水解酶释放导致胞膜破裂，细胞质外溢，肿瘤细胞死亡。此外，热疗还可损伤细胞骨架，主要表现为细胞形态、有丝分裂器、细胞内原生质膜等的改变。

3. 对细胞凋亡的影响　热疗的温度往往不能直接引起细胞死亡，但是可以诱导细胞凋亡。Rong Y等研究发现，Dunn骨肉瘤细胞在43.5℃下持续加热1h即发生细胞凋亡现象。目前认为，加热可以增强Bax表达、降低Bcl-2/Bax值、激活 p53 基因、诱导TNF-α和HSP70，从而诱导肿瘤细胞凋亡。

（二）热与肿瘤血管

肿瘤组织内毛细血管壁由单层内皮细胞和缺乏弹性基膜的外膜形成，且结构上迂曲、扩张，有较多血窦、盲端和动静脉瘘，因此血流缓慢且容易受组织挤压而闭塞。当温度升高时，正常组织血管床开放、扩张，血流加快，散发热量，而肿瘤组织血管床缺乏正常调节机制，血流淤滞，散热困难。当加热时，肿瘤组织的温度可高于相邻正常组织5～10℃，这个温度差使热能杀灭癌细胞而又不会损伤正常组织细胞。

肿瘤的生长、侵袭需要肿瘤新生血管供应养分，热量可以抑制肿瘤新生血管的形成，其机制如下：①下调血管内皮生长因子（VEGF）和合成；②抑制肿瘤细胞基质金属蛋白酶（MMP）的表达、合成；③直接损伤肿瘤血管内皮细胞。

（三）热与机体免疫

在肿瘤组织局部热疗中，存在热疗的异位效应，即肿瘤原发灶热疗后引起原发灶和转移灶均退缩、消失，或转移灶热疗后与原发灶一起退缩、消失。Stawarz B等对15例治疗前CD4+/CD8+细胞比值低下的前列腺癌患者行微波热疗，治疗后5例生存期超过5年，3例完全缓解，所有患者CD4+/CD8+细胞比值升高，提示热疗可改善患者机体免疫状况。

二、热疗类型及其临床应用

由于食管癌是位于人体腔道内的肿瘤，腔内热疗能更贴近病灶，可以使肿瘤获得更高的温度，而且周边正常组织中热量衰减较快而受损较少。根据热源产生机制的不同，热疗可分为以下几种。

（一）微波热疗

微波热疗机通过交变磁场或者电场，将电能转换为热能。常用微波频率为915MHz，有效深度为3cm，常用于表浅肿瘤的局部加热，如乳腺癌局部复发、头颈部肿瘤颈部淋巴结转移；若将辐射的微波进行聚焦，也可治疗深部肿瘤。

（二）射频热疗

射频热疗即射频消融，原理是在两个电容极板辐射器之间加入射频电场，人体组织的带电离子在这一电磁场内做高频运动，形成射频电流，组织内分子快速运动、摩擦产生热量，从而给自身组织加热。常用频率有 500kHz（组织间加热）、13.6MHz、27.12MHz（深部加热）等，通过调整电容极板的大小，可以治疗不同深度和大小的肿瘤。由于脂肪组织对射频能量吸收较强，故易形成皮下硬结。

多项研究显示，射频消融术（RFA）可用于巴雷特食管的治疗，是一种有效的方法。既往研究显示伴有低级别异型增生（LGD）的巴雷特食管发生食管腺癌的风险增加。Phoa KN 等开展的一项随机临床试验，对伴有 LGD 的巴雷特食管患者行内镜下 RFA 治疗，共 136 例确诊为伴有 LGD 的巴雷特食管患者，将其随机分为 RFA 治疗组 68 例和对照组 68 例。结果显示，RFA 治疗后，进展为高级别异型增生或癌症的绝对风险下降了 25%，其中 RFA 治疗组为 1.5%，而对照组为 26.5%（$P < 0.001$）；进展为癌症的绝对风险下降了 7.4%，其中 RFA 治疗组为 1.5%，而对照组为 8.8%（$P=0.03$）。RFA 治疗组的患者中，92.6% 的异型增生和 88.2% 的肠上皮化生被彻底根除，而对照组对应值分别为 27.9% 和 0（$P < 0.001$）；RFA 治疗的患者中，19.1% 发生治疗相关的不良反应，显著高于对照组（$P < 0.001$）。最常见的不良事件是狭窄，8 例（11.8%）接受消融治疗的患者发生狭窄，均通过内镜扩张而解决。RFA 可以降低伴有 LGD 的巴雷特食管进展成癌症的风险，因此，确诊为伴有 LGD 的巴雷特食管患者可考虑给予 RFA 治疗。另外，对该项研究的长期随访结果发现，经过中位随访 73 个月后，RFA 可以显著降低确诊为伴有 LGD 的巴雷特食管患者的恶性进展风险，91% 患者的巴雷特食管和 96% 患者的 LGD 显示持续清除。

Haidry RJ 等采用 RFA 治疗局限于黏膜层的食管鳞状上皮高级别异型增生（HGD）及早期食管癌（ESCC），在给予 RFA 之前，所有患者的可见病灶均行 EMR 切除；开始 RFA 治疗后，每 3 个月随访 1 次，然而，该结果显示 RFA 对鳞状上皮 HGD/ESCC 的作用仍不清楚。

（三）高能聚焦超声

高能聚焦超声是将上百束超声波通过超声通道从不同方向聚集于某一点，将超声能量转化为热能，使聚焦点的温度迅速上升到 70～100℃，造成肿瘤细胞变性坏死。超声设备创造了点点成线、线线成面、面面成体的累积治疗方式，可瞬间杀灭 3mm×3mm×10mm 的肿瘤细胞。传统热疗的温度局限于 41～45℃，超声聚焦的出现显著提升了热疗的效果。超声波在聚集过程中脂肪不过热、测温容易、穿透性好、指向性强，不足之处为不能透过脂肪和骨组织，必须依靠水为介质，治疗部位的体表必须与水接触才能透过超声，因此治疗癌肿受限。

（四）热疗联合放疗

热疗与放疗同时进行可增强放疗对细胞的效应，起到优势互补、协同增敏的作用。其协同作用的机制有三个方面：①射线在体内通过引起细胞 DNA 链断裂发挥其杀伤肿瘤细胞效应，DNA 链断裂后需要 DNA 修复酶的修复，加热使 DNA 修复酶类变性，使肿瘤细胞 DNA 链修复受到抑制；②射线对 G_2 后期和 M 期细胞最敏感，而 S 期肿瘤细胞由于谷胱甘肽合成增加，对射线抗拒，对热疗最敏感；③肿瘤组织中的乏氧细胞对放射敏感性差，但对热疗的敏感性不变，加热后肿瘤血流量增加、氧分压升高，改善乏氧，增加放射敏感性。因此，热疗联合放疗可起到明显的协同作用。郭克锋等将48例中晚期食管癌随机分成单纯放疗组和综合治疗组（放疗联合热疗），综合治疗组的近期有效率为95.8%，明显高于单纯放疗组的70.8%。李征等的荟萃分析纳入15篇随机对照研究共1279例患者，放疗联合热疗组的1～5年生存率、1年局部控制率及总有效率均明显高于单纯放疗组，且两组不良反应相当。

第二节　冷冻治疗

1845年，英国医生James Arnott首创使用−24℃的冰盐水治疗溃疡性肿瘤，开创了近代冷冻治疗肿瘤的先河，由于冷源技术的限制，随后逐渐被废弃。1961年，美国神经外科医生Irving Cooper和工程师Arnold Lee合作，发明了新型探针状液氮冷冻器用于冷冻脑组织。冷冻治疗的真正突破始于1993年，美国Endocare公司利用美国国家航空航天局（NASA）的数十项火箭和导弹技术专利，首创低温手术系统（cryocare surgical system）。该系统使用常温的高压氩气作为冷媒，高压氦气作为热媒，实质上属于冷冻-热疗，其优点可概括为功率强大、使用方便、定位准确、疗效确切。1999年南方医科大学张积仁教授首次将其引进中国，并形象地命名为氩氦刀。

一、机　　制

一般而言，当冷冻温度低于−20℃时，大多数组织细胞即受到损伤；低于−40℃则对大多数肿瘤细胞造成致命损伤。快速冷冻、缓慢融解、反复冻融可以使冷冻区域获得最大程度的凝固性坏死。

1. 靶区冷冻消融效应　快速冷冻时直接破坏细胞，尤其是细胞骨架，导致细胞死亡。同时，细胞外冰晶溶化后再次冰晶形成可以使细胞变形、细胞膜损伤和破裂，直接导致细胞死亡。肿瘤细胞膜内外渗透压改变，细胞内液外渗而致细胞渗透性脱水和皱缩，改变细胞内外电解质浓度，使离子通道发生功能障碍，导致细胞内外电解质和渗透压失衡。细胞骨架结构中的膜蛋白及骨架蛋白结构低温下稳定性差，蛋白质变性，引起癌细胞死亡。

2. 血管冷冻栓塞效应　冷冻活体组织引起小血管收缩，融化时小血管继发性扩张、渗透性增加，导致血流缓慢、淤滞。毛细血管微血栓形成，微循环障碍导致局部缺血、缺氧，引起细胞死亡。微小血管的冷凝栓塞效应对于靶区外围的亚临床病灶也有明显的治疗作用。

3. 抗肿瘤免疫激活效应　冷冻治疗后肿瘤细胞坏死，促使肿瘤免疫控制因子停止分泌，逆转免疫抑制状态，引起血清肿瘤标志物，如CEA、AFP、PSA的水平下降。治疗过程可调控肿瘤抗原，促进淋巴细胞增殖，IL-2、IL-6、肿瘤坏死因子和抗肿瘤免疫抗体分泌增加，提高抗肿瘤免疫能力。

二、设备及适应证

目前最常用的冷冻剂是氩气，最低理论温度可以达到-260℃，温度低、安全、来源广、无须回收。此外，液氮、氟利昂、高压氧、固态二氧化碳等亦可用作冷源。根据冷源的不同，临床使用的冷冻设备可分为以下几种：

1. 低温手术系统（即氩氦刀） 是美国一家公司专利技术研发的冷冻治疗系统，该系统基于物理学焦耳-汤姆孙原理（Joule-Thomson principle），即当流体通过狭小的孔径从高压力区域进入低压力区域时将被节流，大多数气体，如氩气和氧气遭遇节流后温度将下降，而某些气体，如氢气和氦气，温度反而上升；如果使气体反复进行节流膨胀，温度不断降低，最后可使气体液化。

氩氦刀并非技术术语，特指美国一家公司生产的低温手术系统；而"氩氦刀治疗技术"也专指使用美国氩氦刀进行的冷冻治疗。

氩氦刀可控制4或8把冷刀。冷刀刀杆内部中空，可循环高压常温氩气（冷媒）或高压常温氦气（热媒）。温差电偶直接安装在刀尖，可连续实时监测刀尖肿瘤组织温度。氩气快速制冷技术，可借高压氩气在刀尖内部急速膨胀，在30s内冷冻病变组织至-100℃以下。又可借氦气在刀尖内部急速膨胀，快速加热处于结冰状态的病变组织，促使其爆裂和快速升温以再次打击。

2. 液氮冷冻 气体氮的沸点是77K（-196℃），在正常大气压下温度低于-196℃就会形成液氮，如果加压，可以在比较高的温度下得到液氮。液氮是惰性的，无色、无臭，无腐蚀性，不可燃，温度极低；氮构成了大气的大部分（体积比78.03%，重量比75.5%），来源广泛；氮是不活泼的，不支持燃烧，安全性好；汽化时大量吸热接触造成冻伤。

常用的液氮冷冻机分为灌注式和喷射式，冷冻头温度可达-180℃。

三、应　用

冷冻治疗可广泛应用于肺癌、肝癌等实体肿瘤的局部治疗，在食管癌中多数用作姑息治疗，采用细长冷冻头，经食管镜（内镜）插至肿瘤区域，可致组织坏死，坏死组织脱落后即可达到疏通食管管腔、缓解吞咽困难的目的。杨树森等使用腔内冷冻软管探头治疗40例食管癌、贲门癌术后吻合口狭窄，治疗后的吞咽困难缓解率达到98%。刘树鹏等的一项回顾性研究纳入了140例根治性切除术后的转移性食管癌患者，105例患者接受氩氦刀经皮冷冻消融治疗食管癌转移病灶，35例接受化疗。结果显示，冷冻治疗组患者总生存期可达到（44±20）个月，中位生存期为42个月，而化疗组患者的总生存期为（23±24）个月，冷冻治疗组患者总生存期显著长于化疗组（$P=0.0006$）；冷冻治疗组中，鳞状细胞癌患者的总生存期可达（45±19）个月，与腺癌患者的总生存期（33±18）个月相比，两组间差异具有统计学意义（$P=0.0435$）；接受多次冷冻治疗的患者总生存期可达（50±17）个月，中位生存期为49个月，单次冷冻治疗患者的总生存期为（37±20）个月，中位生存期为31.5个月。Shah T等研究发现，对于局部晚期或存在远处转移的食管癌（腺癌及鳞状细胞癌）患者，放化疗前的一次冷冻治疗可显著改善患者的进食哽噎，并且未观察到增加放化疗的毒性。近来，Hanada Y等采用喷雾冷冻治疗缓解食管癌患者的吞咽困难，56例患者的结果显示，在合适的患者中，喷雾冷冻治疗似乎是一种有效且安全的方法，并且多数患者避免了支架置入。

内镜下冷冻治疗是一个有前景、不断发展的领域，这一领域已在巴雷特食管治疗中得到证实，也用于早期和转移性食管癌，但后者的疗效尚需要进行更大规模的随机对照试验验证。

第三节　食管支架置入治疗

20世纪60年代，外科医生开始在食管内置入塑料或树胶管解除食管梗阻。1977年，Arkinson M用圆柱形塑料管治疗不能手术切除的食管肿瘤，但由于塑料管内径小、弹性差，经常发生堵管、移位和穿孔等并发症。80年代出现了镍钛合金网状食管支架，1983年，Frimberger E首先用螺旋式金属支架治疗食管狭窄。1990年，Domschke W等首先用Wallstent支架治疗食管癌性狭窄。1991年，韩国Song HY等首次报道食管硅酮覆膜支架，继之出现了涤纶、硅、橡胶、聚乙烯等覆膜支架。进入21世纪以来，我国多位学者应用捆绑^{125}I放射性粒子的食管支架治疗不能手术的中晚期食管癌患者，亦取得了显著的临床疗效。

一、常用食管支架的类型

食管支架按材料可分为聚酯塑料、硅酮、不锈钢合金、可降解生物材料等，按置入时间可分为暂时性和永久性支架，按扩张方式可分为扩张式和记忆式支架，按是否覆膜分为覆膜支架和裸支架。此外，还有一些特殊功能的支架，如防反流、可降解、加热、药物缓释、放射性粒子捆绑支架等。临床常用的国外生产的支架有Gianturco-Rosch-Z、Song、Choo、Ultraflex、Wallstent、Esophacoil、Niti-S、Flamingo、EllaPolyflex等，国内则主要为镍钛形状记忆合金编织支架和Z形不锈钢丝支架。以下将简述部分临床上常用的食管支架。

1. 不锈钢金属支架　属于这一类的支架主要有Wallstent支架及Z形支架等。Wallstent支架是由不锈钢合金丝构成的网眼管状结构，抗压力强，不易变形，针对食管下段及贲门的特殊结构设计有Flamingo、Wallstent支架。Z形支架的不锈钢丝呈Z形排列，钢性骨架之间采用软连接，在良好支撑力的基础上使支架质感柔软，具有良好的纵向顺应性，可适应弯曲变形的病变部位。

2. 记忆金属支架　镍钛记忆金属在4℃以下时可任意缩小变形而无弹性，而随着温度的升高支架逐渐恢复弹性，发挥良好的扩张能力。支架与组织生物相容性好，扩张后与病变组织之间保持良好的顺应性，并可维持较好的径向张力。另外，由于支架良好的柔软性，患者的异物感较轻。

3. 聚酯塑料支架　采用聚酯塑料编制网眼，内覆硅酮膜。支架上口开口较大，呈喇叭口状以减少移位，支架中段及远端开口内径相同。钡线置于支架两端及中间以利于X线检查定位，为方便内镜下检查对应钡线位置支架采用蓝色标记。此种支架可回收，支架两端息肉形成再狭窄的概率较小，但移位发生率较高。在食管良恶性狭窄、食管气管瘘、术后吻合口瘘等治疗中取得了良好的效果，较之金属支架，支架两端息肉形成再狭窄及胸痛、出血等并发症发生率低。

4. 放射性支架 放射性食管支架是将普通食管支架与腔内近距离照射技术相结合，对食管癌具有治疗功能的支架，目前主要是将食管支架与^{125}I放射性粒子捆绑。滕皋军等通过一项前瞻性、多中心、单盲、随机对照试验证实，^{125}I食管内照射支架较自膨式金属覆膜支架在治疗无法手术切除的食管癌性梗阻时，可持久而显著改善吞咽困难症状，并可以延长患者生存期，试验组与对照组的生存期分别为177（95%CI 153～201）天、147（95%CI 124～170）天，两组的主要不良反应率相当，主要为胸痛、食管气管瘘、吸入性肺炎、出血等。^{125}I放射性支架还可以与其他治疗方法联合，Zhang QZ等将45例晚期食管癌患者随机分为治疗组和对照组，治疗组患者采用^{125}I粒子食管覆膜支架联合高压氧治疗，对照组患者使用^{125}I粒子整合食管覆盖支架治疗。结果显示，治疗组的局部病变完全缓解（CR）率为19.2%，部分缓解（PR）率为61.5%，总有效率为80.7%。对照组局部病变的CR率和PR率分别为10.5%和52.6%，总有效率为63.1%。治疗组的总有效率高于对照组，具有统计学意义（$P < 0.05$）。该结果显示，^{125}I粒子食管覆膜支架联合高压氧治疗晚期食管癌具有良好的近期和远期疗效。

5. 药物缓释支架 是将抗肿瘤药物被覆在支架表面而起到治疗肿瘤的作用。早在1998年，有报道使用含33%紫杉醇的金属覆膜支架治疗无法切除的食管癌，结果验证了其安全性，但未验证其优效性。Lei L等研发了一种含氟尿嘧啶的缓释食管支架膜，生物相容性好、机械性能稳定，药物单向释放最适载药浓度为20%～60%，支架置入兔食管后血药浓度极低，支架周边食管组织浓度随距离增加逐渐降低，并受支架载药量调控，具有良好的临床应用前景。

6. 可加热支架 金属有良好的导热性，因此，有学者尝试对金属支架加热来治疗食管癌导致的恶性食管狭窄。Akiyama S等将Ultraflex支架加热到50℃并保持10min，同时联合放化疗治疗晚期食管癌，总有效率为76%，加热治疗3次及以上的总有效率为89%，热疗联合放化疗的4例患者均获得部分缓解，证明联合支架热疗可有效抑制肿瘤生长并提高患者生活质量。

二、支架置入的常见并发症

1. 胸骨后疼痛 是支架置入后最常见的并发症，严重胸痛发生率可达20%左右，主要原因为支架对食管壁的缓慢扩张撕裂及支架置入后胃食管反流增加，大多可以通过对症治疗缓解。胃食管反流多见于支架放置于食管下段或贲门处病变的患者，应用防反流食管金属支架后胃食管反流的发生得到了有效控制。

2. 支架移位和脱落 多与患者进食不当及支架本身有关。患者在支架置入后1～2周最好以流质、半流质食物为主，少食多餐。对于镍钛合金支架应忌过冷、过热食物以防其变形脱落，金属支架移位相比塑料支架移位发生率较低，且不同编制方式的金属支架移位率也有不同。支架移位后多采用内镜下调整或移除支架。

3. 管腔再狭窄　无覆膜或部分覆膜支架再狭窄率高，多由肿瘤组织生长进入网眼所致。全覆膜支架的狭窄常发生于支架上下两端，由食管蠕动与上下口之间的剪切力所导致的组织增生形成再狭窄。再狭窄发生后可放置新的支架，也可通过内镜下氩气刀或激光等处理。

4. 其他　如出血、穿孔、食管气管瘘等。出血可给予止血药预防，穿孔、瘘则可再次置入覆膜支架或外科治疗。

（曹彦硕　鲁智豪）

第四节　光动力治疗

光动力治疗（photodynamic therapy，PDT）于20世纪70年代末问世，是一种针对增殖性病变的高选择性治疗技术，近年来研究增多。光动力作用指在光敏剂的介入下，通过光的作用使靶器官或组织发生功能或形态变化，甚至导致细胞损伤和坏死。由于PDT作用必须有氧的参与，所以又称光敏化-氧化作用，在化学上称这种作用为光敏化作用，在医学上称为光动力作用。

一、机　　制

光敏剂具有亲肿瘤的特性且在肿瘤组织中半衰期较长，肿瘤组织中光敏剂的浓度高于周围正常组织，给予吸收了光敏剂的病变组织特定波长的光照后光敏剂获得能量，由基态转化为激发态，在氧分子的参与下，通过一系列光化学反应生成具有细胞毒性的活性氧，通过氧化损伤作用破坏靶部位细胞器的结构和功能，引起肿瘤细胞凋亡与坏死。PDT依赖三个要素的共同作用：光敏剂、光源及组织中的氧。

1. 光敏剂　根据来源和结构，可将光敏剂分为血卟啉、叶绿素和染料三类。早期研发的光敏剂多为基于血卟啉衍生物（hematoporphyrin derivative，HpD）的混合卟啉。由美国Roswell Park肿瘤研究所研制的Photofrin（porfimer sodium，卟吩姆钠，也称为光敏素光卟啉等）是HpD精制纯化的产物，二血卟啉酯（DHE）等有效成分含量在90%以上。Photofrin于1993年在加拿大获准用于PDT治疗膀胱癌，这也是全球第一个获批的光敏剂。小分子药物 5-氨基酮戊酸（5-ALA）是第二代光敏剂，其本身是不具有光敏活性的前体药，经过一系列血红素合成酶的作用生成内源性光敏物质原卟啉 IX（Pp IX）。5-ALA 及其酯类衍生物可制成多种类型的制剂。5-ALA 安全性好，代谢迅速，然而其穿透力较差，临床更多选择Photofrin治疗食管癌。

2. 光源　根据治疗部位的特殊需要可选择相干光源，即激光（波长单一，激发光敏剂的效率和组织的穿透深度均较非相干光源优越）或非相干光源，如发光二极管（LED）

等。由于LED技术的发展，其价格远低于激光，近年用于体表PDT的国产LED光源可与光导纤维耦合传输，通过选用不同的光纤输出端头（如微透镜弥散球状柱状光纤）行表面腔道和组织间照光，光导纤维还可以通过内镜将光导入空腔脏器。

3. 氧环境 照光时组织细胞中的氧分子含量和靶组织的微环境等都对疗效有直接影响。激发态氧分子是PDT作用的关键，在PDT过程中，氧被不停消耗，随着微血管破坏，瘤组织供氧量越发匮乏，乏氧的肿瘤细胞对PDT的敏感性降低，而高浓度氧能加快PDT反应速度。

二、临床应用

（一）PDT单独用于食管癌

随着技术的发展、新型光动力设备及光敏剂的应用，PDT取得了更大的发展空间。PDT已经成为肿瘤治疗的重要手段之一，在食管癌的治疗中均取得了较好的效果。

1. 早期食管癌的治疗 食管切除术是早期食管癌治疗的金标准，虽切除率高，但风险较大，且并发症较多。1993年Overholt B等报道了PDT治疗14例早期食管癌，获得了100%的CR率。2011年Tanaka T等报道将PDT用于38例早期食管鳞状细胞癌患者，其中31例为黏膜内癌，7例为黏膜下癌，治疗后CR率达87%，5年生存率为76%，其中74%未见复发，未见严重并发症及治疗相关性死亡。结果表明，PDT可以作为早期食管癌（浅表性食管癌）的候选方案之一，也可以作为ESD的替代治疗方法。

对于早期食管癌，PDT适用于肿瘤病变未穿透肌肉层、肿瘤大小<3cm、食管环周<3/4、不适合挽救性手术、无淋巴结及远处转移者。

2. 中晚期食管癌的治疗 研究发现，PDT对早、中期食管癌的疗效显著优于晚期食管癌。Moghissi K等前瞻性研究了84例晚期食管癌患者和18例早期食管癌患者，在PDT后根据死亡率、发病率、患者对治疗的满意度、症状缓解和存活率对结果进行评估。随访中，所有患者均对治疗表示满意，且未发现PDT相关性死亡。所有晚期食管癌患者均有显著的症状和吞咽困难改善，中位OS为9.5个月。早期食管癌患者在PDT前后没有明显症状，中位OS为60.5个月。韩国的一项回顾性研究评价了31例接受PDT的食管鳞状细胞癌（包括原位癌）患者，31例患者中有11例（35.5%）接受姑息治疗，结果显示CR 15例（48.4%），PR 16例（51.6%），2例患者CR后复发，CR和PR患者的总生存期（OS）分别为31.9个月、28.2个月；CR的无病生存期（DFS）为21.9个月。随访期间有6例患者死亡，其中5例患者与疾病进展有关。11例患者出现并发症，包括良性狭窄（35.5%），但仅有1例并发症相关死亡。另外，一项意大利的研究中，62例患者接受PDT，其中原位癌18例（29.0%）、T1期30例（48.4%）、T2期7例（11.3%）、7例（11.3%）为术后局部复发患者。两次PDT后有残留病灶的患者接受了放疗。中位生存随访32个月后，仅接受PDT患者的CR率为37%（23/62），同时接受放疗患者的CR率为82%（51/62）。仅接受PDT患者中，Tis/T1期患者（21/48，44%）CR率高于T2期患者（2/7，29%）和局部复发患者（0/7，0）。仅接受PDT的CR患者中有52%无局部肿瘤复发；追加放疗后，Tis和

T1期患者的中位局部PFS为49个月，T2期为30个月，局部复发患者PFS为14个月。对PDT表现CR的患者中位OS为50个月，高于对PDT无反应的患者。这项研究表明PDT是早期食管癌的有效治疗方案，CR率约40%；并且在对PDT反应不完全的情况下，额外的放疗是有效的，有可能治愈额外45%的患者。Yi E等将PDT用于31例食管癌患者，其中11例以姑息治疗为目的，20例以根治性治疗为目的。结果显示，CR 15例（48.4%），PR 16例（51.6%）；CR患者的OS为31.9个月，PR患者的OS为28.2个月；CR患者的DFS为21.9个月。

3. 用于姑息治疗　匹兹堡大学医学团队对77例不能手术的梗阻性食管癌患者进行了姑息性PDT，90.8%的患者在PDT后4周的平均吞咽困难评分改善；6例出血患者的出血得到控制。英国约克郡激光中心团队也评估了PDT在65例无法手术的食管癌患者的姑息治疗中的作用，结果发现所有患者的吞咽困难均得到缓解。Yoon HY等对20例食管癌吞咽困难的患者进行研究，在PDT后4周，90%的患者观察到吞咽困难评分显著改善，从（2.75±0.91）分改善到（1.05±0.83）分。复发性吞咽困难患者接受支架置入的平均时间为63天。主要并发症发生率为10%，主要表现为食管狭窄，可通过在狭窄处放置改良的可扩张支架进行治疗。这些病例的中位生存期为（7.0±0.6）个月。

同样，Zeng R等将HiPorfin PDT用于32例晚期梗阻性食管癌患者，有效率为78.1%（25/32），疗效显著者为56.3%（18/32）。吞咽困难评分从（3.43±0.73）分降至（1.79±0.53）分（$P<0.05$）。无3级或以上毒性。中位生存期估计为16个月。PDT是晚期食管癌患者梗阻的有效治疗方法，可以有效缓解吞咽困难。PDT可以延长晚期食管癌患者的生存期。

4. 用于食管癌的挽救性治疗　临床上研究较多的是，PDT作为挽救性方法用于局部治疗失败的食管癌患者。Hatogai K等回顾性分析了1998～2008年肿瘤局限于T2期行同步放化疗局部治疗失败的113例食管鳞状细胞癌患者。接受挽救性PDT后，CR率为58.4%，PDT后的5年无进展生存率和总生存率分别为22.1%、35.9%。同步放化疗前淋巴结转移与否与OS显著相关，而同步放化疗前T1或T2期对PFS的影响无显著性差异。PDT相关死亡率为1.8%。

Yano T等采用PDT作为挽救性方案用于放化疗后原发肿瘤局部治疗失败的食管鳞状细胞癌（ESCC）患者，经组织学确诊病变局限于黏膜下层，均无远处转移；共治疗25例患者，CR率为76%，其中1例（4%）在PDT后33天发生治疗相关性死亡；无3级以上不良事件。随访48个月，3年无进展生存率和总生存率分别为40%、38%。另外，Yano T等又报道采用PDT挽救性治疗37例食管癌患者，结果显示，CR 22例（59.5%），5年的无进展生存率、总生存率分别为20.7%、36.1%；局部治疗失败的24例患者的5年无进展生存率、总生存率分别为17.6%、34.6%。同样，Amanuma Y等对放化疗（CRT）或放疗后原发肿瘤局部失败、局限于T1～2期的34例食管癌患者，给予挽救性PDT。结果显示，有效率为68%，T1期患者为81%，T2期患者为46%。3级食管狭窄1例。整体中位随访时间为26.0个月，其中PDT后达到局部完全缓解（L-CR组）患者的中位生存时间为54.3个月，未达到L-CR的患者（非L-CR组）为19.8个月。L-CR组的2年生存率为79%，非L-CR组为40%（$P=0.0389$）。L-CR组的中位PFS为21.2个月，非L-CR组为1.9个月（$P<0.001$）。CRT或放疗后局部治疗失败，给予挽救性PDT后获得L-CR的食管癌患者预后更好。

除上述外，还有一些小型试验报道局部缓解率更高一些。日本学者开展了一项挽救性PDT用于食管癌放化疗后局部失败的多中心Ⅱ期研究，招募了26例符合条件的患者，所有患者均接受了PDT，治疗结束后对23例患者进行评估，L-CR率为88.5%（95%CI 69.8%～97.6%）。另外一项Ⅱ期临床研究招募了12例同步放化疗或放疗后局部失败的食管癌患者，经PDT后，10例患者（83.3%）获得了L-CR。2例原位癌患者通过反复PDT后获益，所有患者的2年总生存率为80.0%，因此，PDT对于放疗后局部失败的食管癌患者是一种有益的补充治疗。

第一次PDT失败后，可以给予第二次PDT。Yamashita H等在一项研究中，对82例局部放化疗或局部放疗失败的食管癌患者给予第一次PDT，其中27例PDT失败的患者接受第二次PDT。第一次和第二次PDT的L-CR率分别为63.0%和40.7%。第二次PDT后，局部CR和非CR患者的2年总生存率分别为79.5%和40.5%。11例L-CR患者中有5例存活，无复发。未发生≥3例不良事件。本研究显示，第二次PDT具有良好的安全性和可以接受的疗效，因此，第二次PDT可能是第一次PDT局部失败后的有效治疗方法。另外，Tamaoki M等报道，接受第一次他拉泊芬钠光动力治疗（tPDT）后局部复发或残留的食管癌患者，可以重复给予tPDT（多次）。结果表明，重复tPDT是食管癌局部失败的一种有效和安全的治疗方法，即使是在挽救性tPDT后。

综上所述，对于放化疗失败的患者，PDT作为一种补救性方法，显示出了良好的疗效和安全性，是一种很好的治疗选择。

（二）与其他治疗方法联合应用

1. 与放疗联合　PDT与放疗联合具有协同作用。有研究报道，不能手术的梗阻性食管癌患者中，单独接受PDT的患者CR率为37%，同时接受放疗的患者CR率为82%。结果表明，患者在对PDT反应不完全的情况下，额外的放疗是有效的，并且有治愈的可能。另外，也有研究发现，对于放疗后局部未完全缓解的患者，放疗后8～12周行PDT，可以显著提高疗效。

2. 与化疗联合　PDT与化疗联合可以显著提高疗效，且二者具有协同作用。张晓娜等进行了一项回顾性分析，观察了PDT、PDT联合化疗和单纯化疗治疗90例晚期食管癌的近期疗效。90例Ⅲ～Ⅳ期食管癌患者入组，其中27例单独接受PDT，33例接受PDT联合化疗，30例单独接受化疗。在PDT联合化疗组中，化疗方案为5-FU+DDP，在PDT后给予4个周期，而单独化疗组仅给予5-FU+DDP化疗4个周期。90例患者均随访2年。单纯PDT组、联合治疗组和单纯化疗组的症状缓解率分别为85.2%、93.9%和60.0%。内镜下评估，三组对应的有效率分别为85.2%、90.9%和63.3%，无显著性差异；2年生存率分别为29.6%、54.5%和16.7%，联合治疗组的中位生存时间较长（Ⅲ期分别为13个月、22个月、10个月；Ⅳ期分别为5个月、7个月、4个月），具有显著性差异（P=0.046）。该研究显示PDT联合化疗治疗晚期食管癌优于单纯PDT和单纯化疗，PDT联合化疗的治疗模式有2年生存优势。

PDT的特点是微创性和选择性毒性，但与化疗联合使用会带来非选择性毒性。肿瘤乏氧是影响化疗及PDT疗效的原因之一，纳米光敏剂及新型光敏剂的问世有望克服这一难题。

3. 与免疫治疗联合　PDT除可通过活性氧直接杀伤肿瘤细胞外，还可诱导多种抗肿瘤作用。免疫检查点阻断治疗可增强抗肿瘤作用，特别是PDT后肿瘤细胞的大量坏死引发的免疫应答，包括免疫效应细胞的重新分布和激活、细胞因子的表达和分泌、记忆T细胞的转化。尽管目前缺乏大样本临床研究，但已有病例报道表明PDT联合免疫治疗是一种有前景的策略。有学者报道了1例化疗失败的食管癌，接受PDT联合免疫治疗显著获益。在PDT 1周后，食管激光照射区观察到大量坏死组织，1个月后内镜观察发现肿瘤样组织减少，原发肿瘤明显消退，内镜可通过阻塞区域。内镜病理显示仅有少量鳞状细胞癌，且伴有一定程度的坏死。该患者在1个月内恢复了正常饮食，并且较长时间高质量生存。在治疗7个月后，内镜检查显示食管沿线仅有一些瘢痕形成和结节改变。

PDT联合免疫治疗具有增效作用：一是由于PDT产生的肿瘤相关抗原和与光动力损伤相关的分子模式可以促进抗原提呈细胞的积累和成熟，并重新编程肿瘤微环境，使免疫检查点治疗更容易；二是由于免疫检查点有助于调节免疫反应的强度和时间范围。T细胞免疫球蛋白黏蛋白3（TIM-3）在CD8细胞毒性T细胞中高度表达，T细胞的活化通过阻断TIM-3与其在肿瘤细胞表面的配体结合，在识别和破坏肿瘤细胞中发挥作用。

4. 与非化疗药物的联合　巴雷特食管（BE）是指食管远端黏膜鳞状上皮被柱状上皮替代的病理现象，是食管癌的癌前病变。其中，肠上皮化生是BE癌变的基础，可进一步发展为轻度不典型增生、重度不典型增生乃至腺癌。一个多中心随机双盲临床试验将208例食管重度不典型增生患者随机分为PDT+奥美拉唑联合组、奥美拉唑单药组，结果显示，PDT组的重度不典型增生消除率明显高于单药组（77% vs. 39%）；随访2年PDT组的癌变率低于单药组（13% vs. 28%），随访5年结果仍然如此（15% vs. 29%）。

另外，由于PDT本身的抗血管作用，联合使用其他抗血管类药物，如抗VEGF抗体贝伐珠单抗，可能增强其抗肿瘤作用。

总之，PDT是不可切除食管癌的一种很好的治疗手段，具有侵袭性最小和保留器官功能的巨大优势，PDT通过诱导血管损伤和局部急性炎症反应防止肿瘤进展和生长。PDT不仅可以用于早期食管癌的治疗，还可用于晚期食管癌的姑息治疗，如缓解吞咽困难。随着PDT的应用增多，PDT与其他治疗药物和方法的联合应用也逐渐增多。

（张　皓）

参 考 文 献

高社干，董彩红，单探幽，2020. 食管癌光动力治疗临床应用专家共识. 食管疾病，2（1）：1-7.

郭克锋，柳玉花，李宗民，2011. 三维适形放疗联合射频热疗治疗中晚期食管癌的疗效观察. 实用癌症杂志，26（1）：76-77.

李征，米登海，杨克虎，等，2012. 放疗联合热疗治疗食管癌的Meta分析. 中华肿瘤防治杂志，19（9）：671-675.

刘树鹏，姚飞，曾健滢，等，2014. 经皮全面冷冻治疗手术失败转移性食管癌回顾性分析. 中华临床医师杂志，8（4）：595-599.

王东，王义善，2014. 氩氦冷冻及其在肺癌治疗中的应用近况. 实用医药杂志，31（2）：175-176.

徐克成，牛立志，2007. 肿瘤冷冻治疗学. 上海：上海教育出版社：29.

杨瑞森，刘奇，张利民，等，1999. 经内镜冷冻治疗食管贲门癌术后吻合口狭窄. 中华消化内镜杂志，
16（4）：238.

张晓娜，李黎波，罗荣城，等，2008. 中晚期食管癌光动力治疗联合化疗的回顾性研究. 热带医学杂志，
8（4）：320-322.

朱海东，郭金和，滕皋军，2011. 食管支架成形术治疗食管狭窄现状及研究进展. 介入放射学杂志，
20（6）：494-498.

Akiyama S，Kawasaki S，Kodera Y，et al.，2006. A new method of thermo-chemotherapy using a stent for
patients with esophageal cancer. Surg Today，36（1）：19-24.

Amanuma Y，Horimatsu T，Ohashi S，et al.，2021. Association of local complete response with prognosis
after salvage photodynamic therapy for esophageal squamous cell carcinoma. Dig Endosc，33（3）：355-363.

Arantes V，Campanati RG，2019. Is LCI the best for virtual chromoendoscopy? Endosc Int Open，7（11）：
E1522-E1527.

Arkinson M，Ferguson R，1977. Fibreoptic endoscopic palliative intubation of inoperable oesophagogastric
neoplasms. Br Med J，1（6056）：266-267.

Bhuvaneswari R，Yuen GY，Chee SK，et al.，2007. Hypericin-mediated photodynamic therapy in
combination with Avastin（bevacizumab）improves tumor response by downregulating angiogenic proteins.
Photochem Photobiol Sci，6（12）：1275-1283.

Corti L，Skarlatos J，Boso C，et al.，2000. Outcome of patients receiving photodynamic therapy for early
esophageal cancer. Int J Radiat Oncol Biol Phys，47（2）：419-424.

Deja M，Hildebrandt B，Ahlers O，et al.，2005. Goal-directed therapy of cardiac preload in induced whole-
body hyperthermia. Chest，128（2）：580-586.

Dhaliwal A，Saghir SM，Mashiana HS，et al.，2022. Endoscopic cryotherapy：indications，techniques，and
outcomes involving the gastrointestinal tract. World J Gastrointest Endosc，14（1）：17-28.

Dolmans DE，Fukumura D，Jain RK，2003. Photodynamic therapy for cancer. Nat Rev Cancer，3（5）：380-387.

Domschke W，Foerster EC，Matek W，et al.，1990. Self-expanding mesh stent for esophageal cancer
stenosis. Endoscopy，22（3）：134-136.

Dong GC，Hu SX，Zhao GY，et al.，1987. Experimental study on cytotoxic effects of hyperbaric oxygen and
photodynamic therapy on mouse transplanted tumor. Chin Med J（Engl），100（9）：697-702.

Frimberger E，1983. Expanding spiral—a new type of prosthesis for the palliative treatment of malignant
esophageal stenoses. Endoscopy，15（Suppl 1）：213-214.

Halpern AL，McCarter MD，2019. Palliative management of gastric and esophageal cancer. Surg Clin North
Am，99（3）：555-569.

Hanada Y，Leggett CL，Iyer PG，et al.，2022. Spray cryotherapy prevents need for palliative stenting in
patients with esophageal cancer-associated dysphagia. Dis Esophagus，35（1）：doab051.

Hatogai K，Yano T，Kojima T，et al.，2016. Salvage photodynamic therapy for local failure after
chemoradiotherapy for esophageal squamous cell carcinoma. Gastrointest Endosc，83（6）：1130-1139.

Ishida N，Osawa S，Miyazu T，et al.，2020. Photodynamic therapy using talaporfin sodium for local failure
after chemoradiotherapy or radiotherapy for esophageal cancer：a single center experience. J Clin Med，9（5）：1509.

Issels RD，2008. Hyperthermia adds to chemotherapy. Eur J Cancer，44（17）：2546-2554.

Lei L，Liu X，Guo S，et al.，2010. 5-Fluorouracil-loaded multilayered films for drug controlled releasing
stent application：drug release，microstructure，and ex vivo permeation behaviors. J Control Release，146（1）：

45-53.

Li LB, Xie JM, Zhang XN, et al., 2010. Retrospective study of photodynamic therapy vs photodynamic therapy combined with chemotherapy and chemotherapy alone on advanced esophageal cancer. Photodiagnosis Photodyn Ther, 7(3): 139-143.

Litle VR, Luketich JD, Christie NA, et al., 2003. Photodynamic therapy as palliation for esophageal cancer: experience in 215 patients. Ann Thorac Surg, 76(5): 1687-1692.

Luketich JD, Christie NA, Buenaventura PO, et al., 2000. Endoscopic photodynamic therapy for obstructing esophageal cancer: 77 cases over a 2-year period. Surg Endosc, 14(7): 653-657.

Maier A, Tomaselli F, Matzi V, et al., 2001. Photosensitization with hematoporphyrin derivative compared to 5-aminolaevulinic acid for photodynamic therapy of esophageal carcinoma. Ann Thorac Surg, 72(4): 1136-1140.

Mariucci S, Rovati B, Manzoni M, et al., 2011. Lymphocyte subpopulation and dendritic cell phenotyping during antineoplastic therapy in human solid tumors. Clin Exp Med, 11(4): 199-210.

Moghissi K, Dixon K, 2003. Photodynamic therapy(PDT)in esophageal cancer: a surgical view of its indications based on 14 years experience. Technol Cancer Res Treat, 2003, 2(4): 319-326.

Moghissi K, Dixon K, Thorpe JA, et al., 2000. The role of photodynamic therapy(PDT)in inoperable oesophageal cancer. Eur J Cardiothorac Surg, 17(2): 95-100.

Overholt B, Panjehpour M, Tefftellar E, et al., 1993. Photodynamic therapy for treatment of early adenocarcinoma in Barrett's esophagus. Gastrointest Endosc, 39(1): 73-76.

Overholt BF, Wang KK, Burdick JS, et al., 2007. Five-year efficacy and safety of photodynamic therapy with Photofrin in Barrett's high-grade dysplasia. Gastrointest Endosc, 66(3): 460-468.

Phoa KN, van Vilsteren FG, Weusten BL, et al., 2014. Radiofrequency ablation vs endoscopic surveillance for patients with Barrett esophagus and low-grade dysplasia: a randomized clinical trial. JAMA, 311(12): 1209-1217.

Pouw RE, Klaver E, Phoa KN, et al., 2020. Radiofrequency ablation for low-grade dysplasia in Barrett's esophagus: long-term outcome of a randomized trial. Gastrointest Endosc, 92(3): 569-574.

Rong Y, Mack P, 2000. Apoptosis induced by hyperthermia in Dunn osteosarcoma cell line in vitro. Int J Hyperthermia, 16(1): 19-27.

Shah T, Kushnir V, Mutha P, et al., 2019. Neoadjuvant cryotherapy improves dysphagia and may impact remission rates in advanced esophageal cancer. Endosc Int Open, 7(11): E1522-E1527.

Sharma A, Moore WH, Lanuti M, et al., 2011. How I do it: radiofrequency ablation and cryoablation of lung tumors. J Thorac Imaging, 26: 162-174.

Song HY, Choi KC, Cho BH, et al., 1991. Esophagogastric neoplasms: palliation with a modified gianturco stent. Radiology, 180(2): 349-354.

Stawarz B, Zielinski H, Szmigielski S, et al., 1993. Transrectal hyperthermia as palliative treatment for advanced adenocarcinoma of prostate and studies of cell-mediated immunity. Urology, 41(6): 548-553.

Tamaoki M, Yokoyama A, Horimatsu T, et al., 2021. Repeated talaporfin sodium photodynamic therapy for esophageal cancer: safety and efficacy. Esophagus, 18(4): 817-824.

Tanaka T, Matono S, Nagano T, et al., 2011. Photodynamic therapy for large superficial squamous cell carcinoma of the esophagus. Gastrointest Endosc, 73: 1-6.

Vaupel P, 2004. Tumor microenvironmental physiology and its implications for radiation oncology. Semin Radiat Oncol, 14(3): 198-206.

Wang XY, Maswikiti EP, Zhu JY, et al., 2022. Photodynamic therapy combined with immunotherapy for an advanced esophageal cancer with an obstruction post metal stent implantation: a case report and literature review. Photodiagnosis Photodyn Ther，37：102671.

Wu H，Minamide T，Yano T，2019. Role of photodynamic therapy in the treatment of esophageal cancer. Dig Endosc，31（5）：508-516.

Yamashita H，Kadota T，Minamide T，et al.，2022. Efficacy and safety of second photodynamic therapy for local failure after salvage photodynamic therapy for esophageal cancer. Dig Endosc，34（3）：488-496.

Yano T，Kasai H，Horimatsu T，et al.，2017. A multicenter phase Ⅱ study of salvage photodynamic therapy using talaporfin sodium（ME2906）and a diode laser（PNL6405EPG）for local failure after chemoradiotherapy or radiotherapy for esophageal cancer. Oncotarget，8（13）：22135-22144.

Yi E，Yang CK，Leem C，et al.，2014. Clinical outcome of photodynamic therapy in esophageal squamous cell carcinoma. J Photochem Photobiol B，141：20-25.

Yoon HY，Cheon YK，Choi HJ，et al.，2012. Role of photodynamic therapy in the palliation of obstructing esophageal cancer. Korean J Intern Med，27（3）：278-284.

Zeng R，Liu C，Li L，et al.，2020. Clinical efficacy of HiPorfin photodynamic therapy for advanced obstructive esophageal cancer. Technol Cancer Res Treat，19：1533033820930335.

Zhang A，Xu LX，Sandison GA，et al.，2006. Morphological study of endothelial cells during freezing. Phys Med Biol，51（23）：6047-6060.

Zhang QZ，Li GL，Shang JB，et al.，2021. Clinical study of a 125I particle-integrated esophageal covered stent and hyperbaric oxygen in the treatment of advanced esophageal cancer. Rev Esp Enferm Dig，113（8）：576-579.

Zhu HD，Guo JH，Mao AW，et al.，2014. Conventional stents versus stents loaded with（125）iodine seeds for the treatment of unresectable oesophageal cancer：a multicentre，randomised phase 3 trial. Lancet Oncol，15（6）：612-619.

第二十一章

食管癌的营养支持治疗

一、概　述

就生存和生活质量而言，食管癌被认为是一种长期预后较差的疾病。与其他较常见的恶性肿瘤，如乳腺癌或皮肤癌相比，食管癌生存率较低的原因除与疾病本身有关之外，也与食管有自身的独特解剖学结构及靠近心肺系统等特点，容易引起手术治疗及非手术治疗的严重事件有关。另外，食管癌患者很容易出现营养不良，从而导致生活质量及疗效下降，进一步影响生存时间，故预后较差。

食管癌患者因为咽下不适或吞咽困难而导致经口摄食不足或能量摄取不够，在诊断时往往存在营养风险或合并营养不良；食管癌患者的营养不良主要指的是蛋白质、能量及其他营养物质的不足。中国抗癌协会肿瘤营养专业委员会发起的INSCOC研究显示，在所有癌症类型中，食管癌患者营养不良发生率居首位，达到67%～85%，食管癌是发生体重减轻和营养不良风险最高的癌症类型。其他研究也显示，相比肺癌、头颈癌、胃癌、胰腺癌，食管癌的营养不良发生率最高。初始诊断时，80%的食管癌患者存在超过10%～15%的体重减轻。食管癌死亡患者的营养不良发生率几乎为100%。许多食管癌患者死于营养不良，而不是食管癌疾病本身。

大多数食管癌患者确诊时无法治愈，因此，对于这类患者的选择常常是在接受营养支持治疗的基础上，再开展其他方式的治疗，营养治疗常是这类患者治疗成功的基石。越来越多的文献支持并且强调单独营养治疗，或营养治疗与手术、药物联合，能够提高患者治疗的耐受性、生活质量和长期预后；营养治疗也可以减轻放化疗的不良反应，从而促进患者的恢复。因此，营养支持对食管癌治疗的影响具有积极的意义。

食管癌是一种消耗性疾病，大多数晚期患者出现营养不良，表现为恶病质。营养支持治疗变得十分重要。目前晚期食管癌的营养治疗对于患者和临床医生而言，面临着诸多挑战。多方面的因素，如吞咽困难、癌症相关恶病质、食管重建技术、不可切除的病灶、食管狭窄、化疗和放疗的副作用，以及手术并发症等，均对伴有营养不良风险的食管癌患者的营养维持有严重影响，导致多数患者无法做到合理的营养支持治疗，甚至适当的营养维持都很难做到。恶性肿瘤患者的姑息治疗越来越重要，营养治疗为姑息治疗的重要部分，故应该加强重视。

二、营养不良的病因

1. 自身因素

（1）机械因素：吞咽困难导致的摄入不足及饮食习惯的改变等引起的营养不良，严重者可出现恶病质。

（2）肿瘤消耗：肿瘤消耗引起的代谢并发症可导致营养不良，或机体对肿瘤组织的炎症反应所致的消化吸收障碍也会引起营养不良。

（3）心理因素：食管癌患者的心理因素异常，表现为抑郁、焦虑和恐惧，会减少热量的摄入，进一步加重营养不良。手术治疗会给患者带来很大压力，可引起食欲下降，从而影响营养不良。

2. 治疗因素 营养不良可能由不同的治疗方式导致，可以分为手术相关与非手术治疗（主要是化疗与放疗）相关两大类。手术治疗的患者可能会出现疼痛、乏力、食欲减退、消化功能紊乱、手术并发症等症状，营养不良会增加对伤口愈合、康复、术后适应、感染率、住院时间的负面影响。非手术治疗中，化疗药物对快速增殖细胞影响明显，胃肠道细胞为快速增殖细胞，因而化疗对胃肠道细胞影响较大。化疗药物会影响食物的摄入，诱发黏膜炎、肠炎、溃疡、消化道出血等，影响食管的消化与吸收，导致或进一步加剧营养不良；化疗会引起白细胞减少和免疫系统抑制等副作用，从而增加患者感染率和代谢率，进一步消耗体内的营养与能量，从而加重营养不良。放疗不仅对肿瘤自身产生影响，还会影响周围组织的代谢。与化疗联合，放疗会对这些组织产生累积效应。放疗的不良作用包括口腔黏膜炎、食管炎、吞咽疼痛等，这些副作用会导致患者进食困难、摄入量不足而引起营养不良。放疗联合化疗会加剧营养不良。

三、营养不良发生机制

营养不良的类型主要为消瘦型营养不良，主要表现为肌肉、脂肪消耗。最常见的营养不良表现是肿瘤恶病质。肿瘤恶病质临床表现为进行性体重下降、厌食、早饱、消瘦、无力、去脂体重减轻、骨骼肌萎缩、贫血、低白蛋白血症、水肿等，统称为厌食恶病质综合征（anorexia-cachexia syndrome，ACS）。肿瘤恶病质与复杂和未知的多种体液和机械因素导致的营养不良有关。

肿瘤患者常出现代谢紊乱，糖代谢紊乱表现为糖类转化增加、胰岛素抵抗和乳酸浪费。蛋白质代谢紊乱，包括蛋白分解代谢降低、合成减少、转化率升高，表现为骨骼肌萎缩、低蛋白血症、内脏蛋白消耗和机体呈现负氮平衡。脂肪代谢紊乱与肿瘤产生脂质动员因子有关，表现为内源性脂肪分解增加、脂肪酸氧化增加、三酰甘油转化率增加、外源性三酰甘油水解减弱，机体脂肪储存减少。另外，由肿瘤引起的全身炎症反应增加了能量消耗，促进了体重减轻，这种全身性炎症是由肿瘤局部作用或作为肿瘤组织坏死和缺氧的次级宿主反应引起的，刺激白细胞介素、肿瘤坏死因子-α、干扰素、造血生长因子和急性期蛋白的分泌。

四、营养风险筛查与评估

对肿瘤患者营养不良的筛选与评估，主要是通过询问病史、体重变化情况、体能状态、活动能力、进食情况等判断患者是否存在营养不良。其中，体重下降是非常重要的一项指标。与营养风险筛查相关的重要指标有血浆白蛋白、前白蛋白、CRP、BMI等，熟悉这些指标对判断患者的营养状态很重要。

（一）营养风险筛查

营养风险（nutritional risk）指现存的或潜在的营养和代谢状况对疾病或手术相关的临床结局（感染有关的并发症、费用、住院天数等）产生负面影响的可能，并非发生营养不良（不足）的风险。

营养诊断是营养治疗的基础，而营养风险筛查（nutritional risk screening）则是营养诊断的第一步。食管癌患者营养不良发生风险高，建议对所有确诊为食管癌的患者进行营养风险筛查。

营养风险筛查是临床医护人员用来判断肿瘤患者是否需要进一步进行全面营养评定和制订营养治疗计划的一种快速、简便的方法。营养风险筛查是所有肿瘤患者营养状态个体评估的重要组成部分，特别是对于那些高风险的患者，如确诊为中晚期食管癌的患者。由于食管癌患者营养不良在Ⅰ～Ⅳ期均常见，其营养状况与肿瘤类型、部位、大小、分期等有关。因此，所有食管癌患者均应给予营养风险筛查，当然也包括食管癌术后、化疗后、放疗后等患者。在临床实践中，一个很重要的问题是如何早期发现营养不良，这就需要重视营养不良的风险筛选与评估。

目前在临床上针对肿瘤患者进行营养不良风险筛查的常用量表，有多种评分系统，包括主观全面评定（subjective global assessment，SGA）、患者参与的主观全面评定（patient-generated subjective global assessment，PG-SGA）、营养风险筛查2002（nutritional risk screening 2002，NRS 2002）、营养不良通用筛查工具（malnutrition universal screening tool，MUST）、营养风险指数（nutritional risk index，NRI）、微型营养评定（mini-nutritional assessment，MNA）等。SGA、NRS 2002是最常用的营养筛查工具。其中，SGA应用最广泛，为美国肠外肠内营养学会（ASPEN）所推荐；而NRS 2002（欧洲学者于2002年提出）操作简便、循证医学证据充分，为欧洲临床营养和代谢学会（原名欧洲肠外肠内营养学会）、中华医学会肠外肠内营养学分会所推荐，也被部分专业机构认为是包括食管癌在内的肿瘤住院患者最合适的营养风险筛查方法。SGA着重于体重、皮下脂肪厚度变化、摄食、胃肠道反应，对近期营养状况变化比较敏感。NRS 2002包括4个方面的内容：①原发疾病对营养状况影响的严重程度；②近3个月体重的变化；③近1周饮食摄入量的变化；④BMI。另外，NRS 2002将年龄作为营养风险的因素之一，70岁以上判定营养风险程度为1分。

对于营养筛查有营养风险的患者，应进一步进行营养状况评价，以判断患者有无营养不良并评估其严重程度。

（二）营养评估

营养评估（nutritional assessment）是由营养专业人员对患者的营养代谢、机体功能等进行全面检查和评估，用于制订营养治疗计划，考虑适应证和可能的副作用。可采用SGA进行营养评价。问卷调查采用国际通用问卷调查表，0～1分表示目前无须营养支持，需要在以后的治疗中继续评估；2～3分表示依据症状调查及实验室检查结果，营养师、护士或其他医护人员对患者及家属进行药物治疗指导；4～8分表示根据症状调查表与护士或医生联系，需要营养师进行营养支持；9分及以上表示迫切需要改善不适症状和（或）营养支持治疗。

当前没有专门针对食管癌患者的营养评估工具。PG-SGA是专门为肿瘤患者设计的营养状况评估量表，由患者自我评估及医务人员评估两部分组成，目前在食管癌患者的营养状况评估中已广泛应用，是美国营养协会（America Dietetic Association，ADA）和中国抗癌协会肿瘤营养专业委员会与支持治疗专业委员会推荐用于肿瘤患者营养评估的首选量表。PG-SGA评估结果包括定性评估及定量评估两种。定性评估将患者分为营养良好、可疑或中度营养不良、重度营养不良三类；定量评估将患者分为0～1分（营养良好）、2～3分（可疑营养不良）、4～8分（中度营养不良）、≥9分（重度营养不良）四类。对于接受抗肿瘤治疗（手术、放化疗）的食管癌患者及姑息治疗患者，在治疗前、治疗中及治疗后都应定期接受营养评估，根据评估结果并结合患者一般状况、脏器功能、治疗相关不良反应等因素及时调整营养治疗方案。研究显示，无论是接受根治性治疗的患者，还是接受姑息治疗的患者，早期营养治疗和心理干预均可改善患者的营养状态，提高生命质量，增加对治疗的耐受性，减少治疗不良反应。

有学者开展了一项横断面研究，对食管癌患者使用PG-SGA进行营养评估并探讨评估结果与KPS评分或ECOG评分的相关性。该研究结果显示，PG-SGA评分与食管癌患者的KPS评分（$R=-0.717$）和ECOG评分（$R=0.672$）具有显著相关性。杨家君等采用PG-SGA对常见消化道恶性肿瘤患者的营养状况进行评估，结果发现，PG-SGA评分与肿瘤TNM分期呈正相关，肿瘤分期越晚，PG-SGA评分越高。该研究认为，PG-SGA可以较好地反映常见消化道恶性肿瘤患者的营养状况，而且与患者的肿瘤分期、住院时间及住院费用相关。北京大学肿瘤医院沈琳等开展了一项包含药物治疗、营养治疗和心理干预的前瞻性、随机、多学科Ⅲ期临床研究，纳入328例初诊晚期食管鳞状细胞癌和胃腺癌患者，以2∶1的比例将其随机分配至早期营养+心理干预+一线标准治疗组（$n=214$）或一线标准治疗组（$n=114$）；结果显示联合治疗组较标准治疗组总生存期延长（14.8个月vs. 11.9个月，$P=0.029$），死亡风险降低32%。近期，Cao J等在一项研究中纳入1482例食管癌患者，所有患者均进行PG-SGA评分、NRS 2002评分、Karnofsky评分，以及人体测量指标和实验室指标的检测，结果表明，PG-SGA评分≥4分和NRS 2002评分≥3分患者的营养不良发生率分别为76%和50%。PG-SGA评分≥4分的患者、未接受任何营养支持的患者比例为60%。女性的营养不良发生率显著高于男性。吸烟、饮酒、家族史、放疗或化疗、病理分期等可能是营养状况的危险因素，而营养支持可以降低营养不良的风险。该研究显示，可以采取有效的营养风险评估方法和营养干预措施，提高食管癌患者的生活质量。

（三）其他营养评估指标

许多实验室指标可用于营养不良的评估，常用的指标：BMI ＜ 18.5kg/m²，血清白蛋白（ALB）＜ 30g/L、前白蛋白（PA）＜ 200mg/L、血红蛋白（Hb）＜ 110g/L，淋巴细胞计数＜ 0.80×10⁹/L 等。另外，血尿素、肌酐、血清C反应蛋白（CRP）及免疫功能等可作为非特异性参考指标。

根据营养不良评估结果制订营养支持计划，同时需要考虑并发疾病、年龄和最近的营养摄入量，这样有利于针对肿瘤患者的不同情况，选取最佳的营养支持方案。在营养支持计划实施的过程中，需要动态、定期进行营养评估。

五、营养支持治疗方法

临床上，营养支持主要有肠内营养和肠外营养两种途径。

肠内营养（enteral nutrition，EN）是经胃肠道提供代谢需要的营养物质及其他各种营养素的营养支持方式。常采用口服和经导管输入两种，其中后者包括鼻胃管、鼻十二指肠管、鼻空肠管、胃空肠造瘘管。EN的特点是给药方便、费用低廉、符合生理、营养素直接经肠吸收等。另外，EN有助于维持肠黏膜结构和屏障功能完整性。

肠外营养（parenteral nutrition，PN）是从静脉内供给营养作为手术前后及危重患者的营养支持，全部营养素经肠外供给称为完全肠外营养（total parenteral nutrition，TPN）。PN是将各种营养要素经静脉给予，以满足人体的需要。临床上，PN可与EN结合，以增加患者的营养供给。

1. 肠内营养支持　口服是摄入足够能量的重要因素，基于患者口服摄入和补充的耐受能力，全面的营养支持计划允许发生改变。在实际治疗过程中，患者摄入量的变化是常见的，为实现合理的营养支持，需要对患者的营养状态进行动态、连续的评估。Mariette C 等认为如果患者不能耐受75%的目标能量，则需要进行营养支持。患者不能耐受少于50%的目标能量时，则应考虑管饲和管通道选择的评估。食管切除术后早期应采用口服进行营养支持，但鉴于吻合口的近端解剖学特点，连续重建胃肠道会延误口服摄入。对于类似患者，若可以利用胃肠道喂养，相对于肠外营养支持，也应尽早开始，以减少术后感染并发症和缩短住院时间。Liao M 等观察到，早期肠内营养可以缩短住院时间和降低CRP水平，但并不影响死亡率和并发症。

2. 肠外营养支持　是对肠内营养的补充，对于不适合肠内营养支持的患者，肠外营养支持成为主要的手段。美国重症医学会（SCCM）和ASPEN均指出，肠外营养支持适用于ICU的重症营养不良，以及肠内支持有禁忌证的患者。无论是长期还是短期给予，肠外营养相关的并发症显著增多。Fujita T 等研究了154例胸段食管癌患者，并对比了术后肠外营养支持和肠内营养支持的疗效。与肠内营养组相比，肠外营养组威胁生命的并发症显著增加，而且住院时间更长。但是，也有观点不同的研究报道。Hamai Y 等在一项前瞻性随机试验中，对食管癌术后患者给予肠内营养或完全肠外营养的疗效进行了比较。

51例患者随机接受肠内营养或完全肠外营养治疗，两组之间的血清二胺氧化酶（DAO）活性的变化率及营养状况指数的变化率（即总蛋白、白蛋白、总胆固醇、微量元素浓度），以及感染性和非感染性并发症等均无显著性差异。研究者认为食管癌术后患者，肠内营养和（或）完全肠外营养均可用于早期营养管理，直至食管切除术后恢复口服。

六、营养不良与食管癌治疗

（一）营养不良与手术治疗

肿瘤患者营养不良会对伤口愈合、康复、术后适应水平、感染率和住院时间产生负面的影响。甚至，患者确诊时的体重明显下降也对手术有明显的影响，可导致营养储备和组织修复能力变差，出现手术耐受性差、术后恢复慢、术后并发症增加等。50%～80%的食管癌患者确诊时伴有营养不良，营养不良会增加食管癌患者术后并发症的风险，导致术后恢复的延迟和影响生活质量。Marin FA等探讨了食管癌病情严重程度与术前营养状况、主要的术后并发症和死亡率的关系。研究对象为1995～2004年接受食管切除术的25例患者和胃/空肠造瘘术的75例患者。结果显示，100例患者中，95%有吞咽困难、78%在癌症确诊前有体重减轻。TNM分期Ⅲ～Ⅳ期患者较Ⅰ～Ⅱ期患者具有更高的体重指数、更常见的低蛋白血症。食管梗阻与较低的体重指数相关。食管切除术患者较胃/空肠造瘘术患者更易发生术后并发症，感染更常见于胃/空肠造瘘术患者，而胸膜肺炎更常见于食管切除术患者。在胃/空肠造瘘术组，低体重指数和淋巴细胞计数与早期感染和术后并发症有关。低血浆蛋白水平更常见于胃/空肠造瘘术组，且与术后并发症和死亡率相关；而低淋巴细胞计数与食管切除术患者的死亡率有关。研究表明疾病严重程度（或晚期诊断）与营养状态差和姑息性手术相关，营养状态差者引起更加复杂的术后效果和死亡率。因此，推荐营养不良的患者应早期诊断和营养干预。Asaka S等调查了69例接受食管癌切除术的患者，探讨年龄、伴发糖尿病、体重指数、血清白蛋白水平、Onodera预后营养指数、肺活量百分比（%VC）、第一秒用力呼气量（FEV_1）等参数与术后并发症的发病率和术后住院时间的关系。结果显示，食管癌患者手术治疗后术后并发症和术后住院时间在很大程度上依赖于患者肺功能、年龄、营养筛查的体重指数。因此，结合患者年龄、体重指数、肺功能（%VC、FEV_1）等参数进行营养筛查，对于避免食管癌术后并发症是可行的。

D'Journo XB等随访205例食管癌患者根治术后1年时的体重减少对长期预后的影响，1年体重丢失超过10%者定义为有影响的营养不良。结果发现55%患者体重减少超10%以上，体重减少超10%以上为1年无病生存患者的不良预后因素。该研究提示要重视食管癌术后的营养支持治疗，同时也提示了围手术期的营养支持治疗应达到的目标。

（二）营养不良与化疗

化疗为治疗食管癌的重要手段，但化疗可引起诸多不良反应，如骨髓抑制、白细胞减少、贫血、口腔炎、食欲缺乏、恶心/呕吐、腹泻等，这不但影响化疗的疗效，而且还影响患者的生活质量。减少化疗相关的毒副作用，有助于提高化疗的疗效，提高患者的生活质量。

化疗除可以导致或促进患者发生营养不良之外，化疗药物还会导致体内一些微量成分失衡，如顺铂可以诱导锌从尿液中排出，从而降低其血清浓度。Akutsu Y等对18例接受以顺铂为基础的化疗的食管癌患者进行了研究，由于食管完全狭窄而不能吞咽食物或水的18例患者被分为两组，对照组10例接受完全肠外营养，干预组8例接受添加微量元素的完全肠外营养。在治疗的第0、14和28天，均测定血清中锌、铁、铜、锰、三碘甲腺原氨酸（T_3）和甲状腺素（T_4）的浓度。结果显示，对照组的血清铜浓度从135.4μg/ml（第0天）显著降低到122.1μg/ml（第14天），最后降至110.6μg/ml（第28天，$P=0.015$）。锰的浓度也从1.34μg/ml（第0天）显著下降至1.17μg/ml（第14天），最后到1.20μg/ml（第28天，$P=0.049$）。锌、铁、T_3、T_4的水平没有显著改变。对于干预组，补充微量元素有效预防了这些微量元素血清浓度的下降。因此，添加微量元素的完全肠外营养应优先推荐给行化疗的患者，以维持营养平衡。

（三）对食管癌放化疗的影响

对于不能手术的局部食管癌晚期患者，放化疗是主要的治疗方法，放化疗联合可引起胃肠道反应、放射性食管炎、溃疡型食管穿孔等，这些毒副作用导致患者进食减少，加上患者本身因吞咽困难而严重影响营养的摄入，致使患者出现营养严重不足，最终影响治疗效果，并增加治疗相关并发症。食管癌放化疗及放疗引起的食管瘘通常需要额外的治疗，而且死亡率高。Watanabe S等对138例接受放疗的食管癌患者进行多因素分析发现，低BMI是食管瘘形成的独立危险因素（$P=0.0055$）。预测食管瘘形成的最佳BMI临界值为20kg/m²（$P=0.0121$，OR=4.130）。因此，给予营养支持可以降低化疗的毒副作用，有利于提高患者的生活质量。研究发现营养状况是食管癌患者放化疗预后的重要影响因素，因此，对患者进行营养支持以改善营养状况是十分必要的。Clavier JB等于2003～2006年回顾性分析了143例食管鳞状细胞癌和食管腺癌的资料，平均随访时间为20.8个月，结果显示3年、5年局部无复发生存率分别为58.3%、50.9%。单因素分析结果显示，可通过的食管狭窄是一个预后因素。3年、5年的局部区域无复发生存率分别为42.4%、34.9%。多因素分析结果显示，可通过的食管狭窄和分期为ⅡB期以下可作为独立的预后因素，3年、5年的无病生存率分别为30.5%、25.9%，此外，营养风险指数（NRI）≥97.5、PS=0为独立的预后因素，中位生存时间为22.1个月，3年、5年的总生存率分别为34.4%、19.8%。根据NRI分类，分为无营养不良、中度营养不良、重度营养不良，三者的中位生存时间分别为29.5个月、19.7个月、12个月（$P=0.0004$）。基线NRI对生存有重要影响。

Zemanova M等评估了临床参数和营养要素对新辅助放化疗后手术治疗的食管癌患者的疾病进展时间（TTP）、总生存期（OS）的影响。对107例患者的回顾性研究结果显示，单因素分析中预后不良的因素有低体能状况（PS）、严重吞咽困难、需要鼻胃插管、治疗前高于平均水平的体重丢失、放化疗期间体重丢失＞5%、放化疗前后的血清白蛋白≤35g/L。进一步分析发现，与仅获得膳食建议的患者比较，采用口服营养补充（ONS）支持的患者有较高的概率达到全量放化疗和根治性切除术。在多变量分析中，血清白蛋白水平、鼻胃插管、治疗前体重丢失是OS的独立预后因素。放化疗和鼻胃插管后的血清白蛋白水平是疾病进展时间的预后因素。该研究结果表明，对于新辅助放化疗后手术治疗的食管癌患者，血清白蛋白水平可作为一个有用的预后因素。对这些患者给予适当的营养支持可增加全量放化疗和根治性切除的机会。Bollschweiler E 等为探讨食管癌患者的营养状态对放化疗疗效的影响，对143例行根治性放化疗的食管癌患者的资料进行了回顾性研究，提出营养不良是一个不良的预后因素。

七、对食管癌治疗的营养支持

（一）手术患者的营养支持治疗

食管癌术后第1年，营养不良就很常见。患者食管癌术后体重的减轻预示着预后不良，对食管癌术后患者给予营养支持不仅是预防，而且长期的营养支持可以减少围手术期的发病率和死亡率。目前建议术后早期给予肠内营养，这有利于改善食管癌手术后患者的营养状况。

Ligthart-Melis GC 等探讨了营养师提供强化营养支持（INS）对食管癌术后患者结局的影响，共观察了65例患者。与对照组相比，INS干预组严重术后并发症明显减少，且INS组术前体重获得较对照组多。结果表明，营养师提供INS可维持食管癌患者的术前体重、减少严重的术后并发症。Fujita T 等将154例食管切除术患者随机分为肠内或肠外营养组，比较手术并发症的发生率及临床管理路径完成率。结果表明，两组比较，手术并发症的发生率没有差别，早期肠内营养组发生危及生命的手术并发症较少，而且临床管理路径的完成率较高，术后住院时间也较短。Shen Y 等使用NRS 2002对食管癌治疗患者进行术前营养风险筛查，共有56例NRS 2002评分≥3分且明显吞咽困难的患者术前接受了肠外营养或肠内营养，结果表明肠内营养组术后住院时间和营养支持费用明显低于肠外营养组（P=0.000）。肠内营养组首次排气和排便时间较肠外营养组短（P=0.001）。肠内营养组胃肠道并发症发生率低于肠外营养组（P=0.039）。该研究提示对于NRS 2002评分≥3分且明显吞咽困难的食管癌患者，术前通过胃管提供肠内营养是安全且容易操作的，并且可缩短胃肠功能恢复时间，减少胃肠并发症的发生率，最终加速术后恢复。因此对于胸食管切除术患者，早期肠内营养可降低危及生命的手术并发症的发生率和提高临床路径的完成率。Barlow R 等开展了一项前瞻性多中心随机对照试验，探讨术后早期肠内营养（EEN）支持对临床结局、住院时间的影响，入组121例胃肠道癌手术切除患者（其中54例食管癌、38例胃癌、29例胰腺癌）。结果显示，接受EEN患者的术后并发症（32.8%）明显少于对照组（50.9%，P=0.044），术后并发症表现为伤口感染、胸部感染和吻合口瘘；而且接受EEN患者的中位住院时间明显短于对照组。这些发现表明EEN能改善临床预后，减少术后并发症，缩短住院时间。Ohkura Y 等开展了一项随机对照试验确定食管癌术后最佳的肠内营养配方。67例食管癌患者被随机分配到MINE组和HINE E-GEL组。MINE组是一种聚合体配方，包含了强化乳清肽、ω-3脂肪酸、二十碳五烯酸和二十二碳六烯酸（DHA）。HINE E-GEL是一种无蛋白、低渗透负荷的牛奶低聚物配方，其碳水化合物-脂肪-蛋白质能量比与MEIN组相似。结果显示，与MINE组相比，HINE E-GEL组诱导腹泻频率的倾向较低，使更多患者坚持术后肠内营养计划。此外，HINE E-GEL的短期和长期营养状况维持在某些营养指标上具有相当或潜在的优势。考虑到食管癌患者消化系统手术后消化功能受损，低聚物配方对消化系统的负担更小，吸收更好。

最近，Mei LX等进行了一项纳入14项研究、共有1947例接受食管癌切除患者的系统性综述和荟萃分析，结果显示早期口服有利于减少住院时间、缩短至首次胀气时间和至排便时间，且不增加死亡率。早期口服也不会增加肺炎和术后并发症的风险。该研究说明，食管切除术后早期口服似乎是安全有效的，这可能是食管切除术后首选的营养方式。然而，仍需要更多高质量的研究进一步验证这一结论。

（二）放化疗患者的营养支持

不能手术的晚期食管癌患者，放疗或放化疗是综合治疗的重要部分，放疗或放化疗会引起放射性食管炎、溃疡性食管穿孔等，从而导致患者进食减少，进一步引起患者严重营养不良。营养不良会降低食管癌细胞对放化疗及免疫治疗的敏感性，从而影响疗效，增加药物治疗不良反应及手术治疗并发症；营养不良还可能增加治疗费用，降低疗效及生活质量。Sun ZW等研究发现，接受化疗的同时接受肠内营养支持的患者相比于单纯化疗的患者，化疗后3～4级血液学毒性发生率显著降低（15.4% vs. 42.1%，P=0.004）。此外，营养组化疗后3～4级非血液学毒性发生率也较低，但无统计学意义（0 vs. 9.2%，P=0.123）。采用Logistic回归模型进行多因素分析，营养治疗是食管癌患者化疗后血液毒性3级及以上的独立影响因素。对接受新辅助放化疗的食管癌患者，研究发现口服营养补充剂比仅依靠饮食更有助于改善预后。Miyata H等研究了91例接受新辅助化疗（氟尿嘧啶、顺铂和多柔比星）的食管癌患者，随机接受肠内营养（EN，n=47）或肠外营养（PN，n=44），两组患者在化疗期间总膳食摄入的热量相等。化疗后两组之间的血清白蛋白水平和体重改变没有显著性差异，两组的疗效也没有差异，但EN组的3～4级白细胞减少、中性粒细胞减少均显著少于PN组，两组之间有显著性差异；EN组的淋巴细胞减少、血小板减少的发生率也低于PN组，但没有显著性差异。结果表明，与PN组比较，食管癌患者在化疗期间给予EN可以降低化疗相关的血液学毒性的发生率。因此，给予合理的营养支持有助于减少食管癌患者化疗后的不良反应，有利于提高疗效。

术前营养可以加速患者术后康复，这已经达成共识。需要注意的是，由于食管癌患者接受多模式治疗，特别是接受新辅助化疗（NAC）或新辅助放化疗（nCRT），带来的免疫抑制、恶心和呕吐可能导致患者免疫和营养状况不佳，不利于手术。因此，对接受NAC或nCRT的食管癌患者进行术前营养治疗是必要的。

八、营养对免疫功能的影响

食管癌患者无论是放化疗还是手术治疗，都可能会加剧营养不良，从而损害免疫功能，使患者感染率增加和器官功能衰竭，并可能促进肿瘤复发和转移。对食管癌患者治疗的同时加强营养支持，能抑制炎症反应，有助于患者恢复机体免疫功能。为探讨在化疗期间肠内营养对免疫状态的影响，Motoori M等将91例接受新辅助化疗的食管癌患者随机分为肠内营养（EN）组和肠外营养（PN）组。在化疗第1个周期的基线和第14天均检测相关免疫指标，包括总淋巴细胞计数（TLC）、1型和2型$CD4^+T$细胞比（Th1/Th2值）、单核细胞HLA-DR的表达、NK细胞活性、植物凝集素刺激淋巴细胞增殖等参数。结果显示PN组在第14天，3~4级中性粒细胞减少较0~2级中性粒细胞减少的患者，表现出显著低的TLC、HLA-DR表达、Th1/Th2值。Th1/Th2值是与中性粒细胞减少严重程度显著相关的唯一因素。比较EN组与PN组之间的免疫参数，第14天的HLA-DR表达在EN组显著性升高。结果提示基线Th1/Th2值可以预测中性粒细胞减少的严重性，EN可以显著性减少接受新辅助化疗食管癌患者单核细胞HLA-DR的表达。

Seike J等研究了营养支持对食管癌大部切除术患者营养状态和免疫功能的影响，30例患者被随机分配到TPN组和EN组。两组均在术后第1天开始营养支持。在术后1、3、7天，均测量血清白蛋白、C反应蛋白和Th1/Th2值。结果表明免疫功能、营养状态或炎症反应在TPN和EN组均没有明显差异。因此，围手术期食管癌患者无论用TPN或EN进行营养支持都是安全的。Kanekiyo S等发现，围手术期给予免疫营养可改善食管癌患者术后早期营养状况，减少术后感染并发症。Carr RA等研究发现，接受Ivor-Lewis食管切除术的食管癌患者，给予标准化的围手术期营养方案治疗，可以预防无意的体重减轻，并改善食管癌术后的预后。

九、免疫营养剂与食管癌

免疫营养支持是通过使用一些特异性免疫营养物质如精氨酸、核苷酸和ω-3脂肪酸等，增强机体的免疫功能。研究表明，免疫营养支持不仅可以改善患者的营养状况、免疫功能和生活质量，而且可以延长患者的生存时间。在选择性的手术患者，可显著减少术后感染并发症的发生率，可以缩短住院时间。使用免疫营养物质，非但不会促进肿瘤细胞的生长，反而会抑制其生长。这可能是由于免疫营养促进了肿瘤细胞的分裂，致使S期细胞增多，从而有利于放化疗的进行。

Long H等探讨了肠外营养中添加ω-3多不饱和脂肪酸（PUFA）是否可减少食管癌患者手术后的炎症反应、增强免疫功能。所有患者在营养风险筛查（NRI）测试中总≥3分，表明患者存在营养风险，需要接受营养支持。60例患者被随机分为两组，两组均接受等热量、等氮的PN，其中一组补充ω-3 PUFA。在手术时和术后24h、72h、144h测定炎症的主要指标：血清降钙素原（PCT）水平和$CD4^+/CD8^+$值。结果表明，补充ω-3 PUFA组PCT水平明显降低、$CD4^+/CD8^+$值明显增高。研究说明食管癌患者术后给予添加ω-3 PUFA的肠外营养可以减轻炎症，提高免疫功能。对于补充ω-3 PUFA能否改善食管癌术后患者的预后仍需进一步研究。

Takeuchi H等就胸段食管鳞状细胞癌患者术前和（或）术后早期肠内免疫增强配方是否可减少患者术后并发症的问题进行了一项研究，早期肠内免疫增强配方中添加精氨酸、ω-3脂肪酸和RNA。研究显示，含精氨酸、ω-3脂肪酸和RNA的免疫营养剂的实验组淋巴细胞计数明显增加，切口感染发生率低，全身炎症反应综合征（SIRS）的持续时间短。该研究表明，围手术期的免疫增强配方可减少手术伤口感染和术后SIRS，且围手术期的免疫增强配方优于术后控制肠内配方，可减少食管癌切除患者的手术切口感染与术后SIRS，后者可能导致患者术后的严重并发症。

食管癌患者术前免疫营养药物饮食（IMPACT）可显著减少术后感染并发症，但最佳方案仍不清楚。Nakamura M等评估了IMPACT的最佳剂量和基于IMPACT剂量的术后并发症发生率。通过此项前瞻性非随机研究，将20例食管癌患者随机分为两组，分别在术前给予500ml/d（IMP500）、1000ml/d（IMP1000）的免疫营养饮食，维持7天。结果表明，IMP500组和IMP1000组的术后死亡和并发症的发病率没有明显差异；在围手术期，两组之间的炎症、免疫及营养参数的变化没有明显差异。IMP500组没有严重不良反应，但IMP1000组有4例腹泻（40%）、4例食欲缺乏（40%）。在IMP1000组，仅4例患者（40%）可以口服1000ml，其他患者由于腹泻及其他不适而减少IMPACT用量。结果表明，食管癌患者IMPACT的最佳推荐剂量为500ml/d。

Mudge L等探讨了免疫营养剂对接受重大的胃肠手术，尤其是食管癌切除患者的疗效，为以后的合作研究提供了方向。对接受重大手术的胃肠道恶性肿瘤患者，术前使用免疫营养剂可明显缩短患者的住院时间及降低术后并发症的发生率。只有三项小型随机对照临床试验评估仅接受食管癌手术患者应用免疫营养剂的疗效，结果无法确定免疫增强配方是否正向影响这组患者的关键临床结果，如死亡率、住院和ICU时间、术后并发症。目前，还没有足够的证据支持食管癌手术患者常规使用免疫营养剂。Li XK等开展了一项平行、随机、双盲的临床对照试验，探讨食管癌患者围手术期的肠内免疫营养（EIN）对食管切除术患者临床和免疫学结果的疗效。研究共纳入112例食管癌患者，将其随机分为EIN组和EN组，最终对53例EIN患者和50例EN患者进行了分析。结果显示，免疫营养是一种安全可行的营养治疗方法，对食管切除术后的免疫反应具有积极的调节作用。另外，EIN组和EN组之间的临床和生存结果没有显著性差异。Luo C等评估了接受NAC的食管癌患者，在NAC后、术前给予免疫营养治疗是一种改善食管癌患者术后免疫状态的有效策略，可减少感染的发生。

但是，也有少数报道认为，与标准营养相比，术前和（或）术后使用免疫营养对接受食管切除术患者未能提供益处。另外，一项系统性综述和荟萃分析表明，肠内免疫营养也不改善临床结果（如肺炎、手术部位感染、吻合口瘘和术后住院）或免疫指标[如C反应蛋白、IL-6、IL-8、TNF-α]。

免疫营养剂未来的研究重点在以下几方面：①免疫营养剂是否影响食管癌患者的关键临床指标；②术前采用免疫营养剂者是否术后（围手术期）仍需继续营养支持以降低术后并发症的风险；③免疫营养剂是否可以在食管癌发生脓毒症患者中安全使用。

十、营养不良的药物治疗

在营养治疗中，药物治疗作为一种补充的辅助手段，目的是减轻食管癌患者的厌食症和恶病质。主要药物包括止吐类、激素类、合成代谢类固醇、促孕剂、大麻素类及试验性的细胞因子抑制剂类。

（1）止吐类药物：常用的有5-HT$_3$受体拮抗剂、糖皮质激素。

（2）激素类药物：包括3类。①生长激素类似物：胃促生长素（ghrelin）是由28个氨基酸组成的肽链，主要由胃底部细胞和胰腺的 ε 细胞分泌，可起到刺激饥饿和促生长激素分泌等作用；②雄激素类药物：合成代谢类固醇，具有蛋白同化作用；③孕激素类药物：醋酸甲地孕酮可以促进患者食欲、增加体重。

（3）大麻素类药物：氧雄龙（oxandrolone）被FDA批准用于治疗恶病质。氧雄龙是一种能产生雄性表征的类固醇内酯，具有促进合成代谢和抑制过度分解代谢的作用。

（4）非甾体抗炎药物：具有抑制系统炎症的作用，COX-2抑制剂可以降低TNF-α的水平，影响体力状态。

（5）抗体类药物：抗IL-6抗体可以缓解疲劳，增加血红蛋白和白蛋白，还处在临床试验阶段。抗IL-6抗体可能具有临床应用前景。

虽然有许多药物可用于营养不良的治疗，但是目前没有治疗营养不良的特异性药物。

十一、早期营养心理干预

除了营养状况受损，24%～64%的胃食管癌患者存在心理困扰，这也与营养不良和更糟糕的生存结果有关。营养与心理在患者抗癌治疗的耐受性和增强他们长期与疾病斗争的信心方面起着重要作用。更重要的是，营养和心理状态与免疫功能密切相关，可能影响患者靶向治疗或免疫治疗的疗效。Lu Z等开展了一项Ⅲ期临床研究以探索早期营养心理干预联合一线标准治疗在晚期食管癌及胃癌中的意义。结果显示，早期营养心理干预联合一线标准治疗组的中位生存期较一线标准治疗组延长（14.8个月 vs. 11.9个月，HR=0.68，P=0.021），死亡风险降低了32%。同时，早期营养心理干预联合一线标准治疗组的营养和心理状况也得到了改善。该研究表明早期营养心理干预联合标准治疗可以优化抗癌效果。

十二、营养支持团队

手术和化疗药物联合行食管癌治疗时，营养支持可以改善患者对治疗的耐受性、生活质量和长期预后。肿瘤患者的营养支持治疗已成为多学科综合治疗的重要组成部分，食管癌患者可以从多学科治疗方法中受益。营养治疗由营养支持团队完成，营养支持团队包括医生和营养师，是多学科治疗不可分割的一部分，专业的团队在治疗期间会增加解决问题的可能性。研究表明，医生、营养师、临床专业护理人员和康复专家等积极参与食管癌患者的营养治疗，可以提高生活质量和减少再次住院率。

十三、全程营养管理

癌症患者在治疗期间的营养状况是不断变化的，因此营养干预方法和制剂的选择应及时调整，不断修订。全程营养管理是指根据患者住院和出院期间的营养状况、饮食摄入量和饮食状况，动态调整营养干预方法、饮食结构和剂量，形成系统、规范、个性化的定量营养管理模式。全程营养管理需要建立一个专业的营养团队，建立个人营养管理档案，根据患者营养状况的动态变化，及时评估干预效果，调整营养支持方案。

Qin Y等将85例接受同步放化疗的食管癌患者分成两组，干预组（45例）接受全程营养管理；对照组（40例）接受一般营养管理，结果显示两组血清白蛋白和总蛋白的变化均有显著性差异（$P < 0.05$）。干预前后的并发症（如放射性食管炎、皮肤症状并发症）及生活质量均有显著性差异（$P < 0.05$）。其他指标变化则无显著性差异。该研究表明，全程营养管理可改善同期放化疗食管癌患者的营养状况，减轻放射性食管炎和放射性皮肤反应的严重程度，提高生活质量，缓解抑郁症状。

十四、食管癌患者营养支持治疗建议

参照ASPEN发布的肿瘤患者营养支持治疗的指南，结合临床实际，食管癌患者营养支持治疗建议如下：

（1）所有食管癌患者均可能存在营养风险，应该进行营养筛查和评估，诊断出需要营养支持的患者。

（2）无营养不良的食管癌患者，营养支持在手术、化疗、放疗等治疗过程中并不需要常规使用。对于营养良好的患者，没有证据支持预防性给予营养支持可延长肿瘤患者的生存期。

（3）针对营养不良的食管癌患者，积极开展营养支持，可以减少并发症，改善生活质量。对于出现营养不良的食管癌患者，为了延长生命，建议给予营养支持。

（4）食管癌患者的消化道功能正常，口服摄入不能满足机体的营养需求时，建议给予肠内营养。不能消化及吸收的食管癌患者，建议给予营养支持，以肠外营养为主。

（5）在进行积极治疗的食管癌患者中，如果存在营养不良（体重下降）或有营养不良的风险时，需要进行营养支持。

（6）食管癌患者化疗、放疗时，若摄食受到严重影响、长期不能进食或营养吸收不够，能量摄入低于能耗60%超过10天或预计将达到7天以上时，应给予营养支持。

（7）2016年欧洲临床营养和代谢学会关于癌症患者营养的指南一般建议如下：能量25～30kcal/（kg·d）、蛋白质1～1.5g/（kg·d），以及维生素和微量元素的正常推荐膳食量。如果患者1周以上不能进食，或者1～2周以上估计能量摄入小于需求的60%，则需要人工营养。对于有严重营养风险的患者，强烈建议在大手术前10～14天使用营养支持。

（8）食管癌放化疗患者，在中性粒细胞减少期间，应接受关于食物的膳食咨询，特别是食物可能具有感染风险、食管安全问题等。

（9）食管癌放化疗患者，出现口服摄入较差、明显的吸收不良时，进行营养支持治疗是恰当的。

（10）对于中度或重度营养不良的食管癌患者，术前进行7～14天的营养支持是有益的，但需要评估营养支持与延迟手术之间的利弊。

（11）肠外营养中添加药用剂量的谷氨酰胺，可能对食管癌患者有益处。

（12）对于预期生存超过40～60天、KPS评分＞50分、没有严重器官功能障碍的食管癌患者，给予营养支持可能获益。

（13）在姑息治疗终末期的食管癌患者中，通常很少给予营养支持，因为患者生存获益很小，但可能有利于提高患者的生存质量。

十五、存在的问题

营养支持在恶性肿瘤患者中未得到足够的重视。仍有观点认为，营养支持有促进肿瘤生长和转移的可能。但几十年的实践表明，营养支持促进恶性肿瘤生长的观点不正确，营养支持促进肿瘤生长的证据不充分。晚期食管癌患者普遍存在食欲丧失，给予营养支持，部分患者食欲反而变差，以至于患者不愿接受肠内营养；另外，食管癌患者治疗中通常需要大量静脉补液，这可能影响肠外营养的给予，从而导致需要营养支持的食管癌患者不能得到足够的营养干预。

多项研究指出营养支持是食管癌患者治疗的基石。免疫营养和激素治疗等研究仍处于初级阶段，但可能未来能够提出更多的治疗途径使各阶段的患者均获益。在既往的研究中，营养治疗一直致力于提供足够的能量以防止患者体重损失和提高患者对治疗方案的耐受性。研究发现，简单的能量供给可能对营养不良患者是不足的，因为这些患者的新陈代谢发生了变化，导致他们体内能量利用不充分，故未来的营养治疗研究重点可能在于改变这种紊乱的代谢变化。

基于营养支持对食管癌的预后影响显著，临床医生需要密切关注食管癌患者的营养问题，需要针对不同期别的患者探索出不同的营养支持方案，以便更好地为患者服务。个体化治疗为以后的发展趋势，目前，食管癌患者营养支持的个体化治疗还处在开始阶段。

（汪子书　汪婷婷）

参 考 文 献

黎介寿，2010.临床营养支持的发展趋势.肠外与肠内营养，17（1）：1-4.

李苏宜，2011.营养治疗是食管癌综合治疗重要组成部分.肿瘤学杂志，17（6）：401-403.

Akutsu Y，Kono T，Uesato M，et al.，2012. Are additional trace elements necessary in total parenteral nutrition for patients with esophageal cancer receiving cisplatin-based chemotherapy? Biol Trace Elem Res，150（1-3）：109-115.

Anandavadivelan P，Lagergren P，2016. Cachexia in patients with oesophageal cancer. Nat Rev Clin Oncol，13（3）：185-198.

Arends J，Bachmann P，Baracos V，et al.，2017. ESPEN guidelines on nutrition in cancer patients. Clin Nutr，36（1）：11-48.

Asaka S，Naritaka Y，Sagawa M，et al.，2009. A study of nutrition screening for patients with surgically treated esophageal cancer. Gan To Kagaku Ryoho，36（12）：1961-1963.

August DA，Huhmann MB，American Society for Parenteral and Enteral Nutrition（A. S. P. E. N.）Board of Directors，2009. A. S. P. E. N. clinical guidelines：nutrition support therapy during adult anticancer treatment and in hematopoietic cell transplantation. JPEN J Parenter Enteral Nutr，33（5）：472-500.

Barlow R，Price P，Reid TD，et al.，2011. Prospective multicentre randomised controlled trial of early enteral nutrition for patients undergoing major upper gastrointestinal surgical resection. Clin Nutr，30（5）：560-566.

Bollschweiler E，Herbold T，Plum P，et al.，2013. Prognostic relevance of nutritional status in patients with advanced esophageal cancer. Expert Rev Anticancer Ther，13（3）：275-278.

Cao J，Xu H，Li W，et al.，2021. Nutritional assessment and risk factors associated to malnutrition in patients with esophageal cancer. Curr Probl Cancer，45（1）：100638.

Clavier JB，Antoni D，Atlani D，et al.，2014. Baseline nutritional status is prognostic factor after definitive radiochemotherapy for esophageal cancer. Dis Esophagus，27（6）：560-567.

D'Journo XB，Ouattara M，Loundou A，et al.，2012. Prognostic impact of weight loss in 1-year survivors after transthoracic esophagectomy for cancer. Dis Esophagus，25（6）：527-534.

Fietkau R，Lewitzki V，Kuhnt T，et al.，2013. A disease-specific enteral nutrition formula improves nutritional status and functional performance in patients with head and neck and esophageal cancer undergoing chemoradiotherapy：results of a randomized，controlled，multicenter trial. Cancer，119（18）：3343-3353.

Fujita T，Daiko H，Nishimura M，2012. Early enteral nutrition reduces the rate of life-threatening complications after thoracic esophagectomy in patients with esophageal cancer. Eur Surg Res，48（2）：79-84.

Hamai Y，Hihara J，Emi M，et al.，2021. Prospective randomized trial of early postoperative enteral and total parenteral nutrition for treating esophageal cancer. Anticancer Res，41（12）：6237-6246.

Jordan T，Mastnak DM，Palamar N，et al.，2018. Nutritional therapy for patients with esophageal cancer. Nutr Cancer，70（1）：23-29.

Kanekiyo S，Takeda S，Iida M，et al.，2019. Efficacy of perioperative immunonutrition in esophageal cancer patients undergoing esophagectomy. Nutrition，59：96-102.

Kondrup J，Rasmussen HH，Hamberg O，et al.，2003. Nutritional risk screening（NRS 2002）：a new method based on an analysis of controlled clinical trials. Clin Nutr，22（3）：321- 336.

Li XK，Cong ZZ，Wu WJ，et al.，2021. Enteral immunonutrition versus enteral nutrition for patients undergoing esophagectomy：a randomized controlled trial. Ann Palliat Med，10（2）：1351-1361.

Li XK，Zhou H，Xu Y，et al.，2020. Enteral immunonutrition versus enteral nutrition for patients undergoing oesophagectomy：a systematic review and meta-analysis. Interact Cardiovasc Thorac Surg，30（6）：854-862.

Liao M，Xia Z，Huang P，et al.，2020. Early enteral feeding on esophageal cancer patients after esophageal resection and reconstruction. Ann Palliat Med，9（3）：816-823.

Ligthart-Melis GC，Weijs PJM，te Boveldt ND，et al.，2013. Dietician-delivered intensive nutritional support is associated with a decrease in severe postoperative complications after surgery in patients with esophageal cancer. Dis Esophagus，26（6）：587-593.

Long H，Yang H，Lin Y，et al.，2013. Fish oil-supplemented parenteral nutrition in patients following esophageal cancer surgery：effect on inflammation and immune function. Nutr Cancer，65（1）：71-75.

Lu Z，Fang Y，Liu C，et al.，2021. Early interdisciplinary supportive care in patients with previously untreated metastatic esophagogastric cancer：a phase Ⅲ randomized controlled trial. J Clin Oncol，39（7）：748-756.

Luo C，Xie K，Zhang C，et al.，2022. Efficacy of immunonutritional supplement after neoadjuvant chemotherapy in patients with esophageal cancer. J Cardiothorac Surg，17（1）：41.

Mabvuure NT，Roman A，Khan OA，2013. Enteral immunonutrition versus standard enteral nutrition for patients undergoing oesophagogastric resection for cancer. Int J Surg，11（2）：122 -127.

Mariette C, De Botton ML, Piessen G, 2012. Surgery in esophageal and gastric cancer patients: what is the role for nutrition support in your daily practice? Ann Surg Oncol, 19(7): 2128-2134.

Marin FA, Lamônica-Garcia VC, Henry MA, et al., 2010. Grade of esophageal cancer and nutritional status impact on postsurgery outcomes. Arq Gastroenterol, 47(4): 348-353.

Mei LX, Liang GB, Dai L, et al., 2022. Early versus the traditional start of oral intake following esophagectomy for esophageal cancer: a systematic review and meta-analysis. Support Care Cancer, 30(4): 3473-3483.

Miller KR, Bozeman MC, 2012. Nutrition therapy issues in esophageal cancer. Curr Gastroenterol Rep, 14(4): 356-366.

Miyata H, Yano M, Yasuda T, et al., 2012. Randomized study of clinical effect of enteral nutrition support during neoadjuvant chemotherapy on chemotherapy-related toxicity in patients with esophageal cancer. Clin Nutr, 31(3): 330-336.

Motoori M, Yano M, Yasuda T, et al., 2012. Relationship between immunological parameters and the severity of neutropenia and effect of enteral nutrition on immune status during neoadjuvant chemotherapy on patients with advanced esophageal cancer. Oncology, 83(2): 91-100.

Mudge L, Isenring E, Jamieson GG, 2011. Immunonutrition in patients undergoing esophageal cancer resection. Dis Esophagus, 24(3): 160-165.

Mudge LA, Watson DI, Smithers BM, et al., 2018. Multicentre factorial randomized clinical trial of perioperative immunonutrition versus standard nutrition for patients undergoing surgical resection of oesophageal cancer. Br J Surg, 105(10): 1262-1272.

Nakamura M, Iwahashi M, Takifuji K, et al., 2009. Optimal dose of preoperative enteral immunonutrition for patients with esophageal cancer. Surg Today, 39(10): 855-860.

Nieman DR, Peters JH, 2013. Treatment strategies for esophageal cancer. Gastroenterol Clin North Am, 42(1): 187-197.

Ohkura Y, Ueno M, Shindoh J, et al., 2019. Randomized controlled trial on efficacy of oligomeric formula (HINE E-GEL) versus polymeric formula(MEIN) enteral nutrition after esophagectomy for esophageal cancer with gastric tube reconstruction. Dis Esophagus, 32(5): doy084.

Qiu Y, You J, Wang K, et al., 2020. Effect of whole-course nutrition management on patients with esophageal cancer undergoing concurrent chemoradiotherapy: a randomized control trial. Nutrition, 69: 110558.

Seike J, Tangoku A, Yuasa Y, et al., 2011. The effect of nutritional support on the immune function in the acute postoperative period after esophageal cancer surgery: total parenteral nutrition versus enteral nutrition. J Med Invest, 58(1-2): 75-80.

Shen Y, Zhou Y, He T, et al., 2021. Effect of preoperative nutritional risk screening and enteral nutrition support in accelerated recovery after resection for esophageal cancer. Nutr Cancer, 73(4): 596-601.

Sun ZW, Jia J, Yang Y, et al., 2020. Enteral nutrition support reduces toxicity of chemotherapy in patients with advanced or metastatic esophageal cancer. Beijing Da Xue Xue Bao Yi Xue Ban, 18: 52(2): 261-268.

Sunpaweravong S, Puttawibul P, Ruangsin S, et al., 2014. Randomized study of antiinflammatory and immune-modulatory effects of enteral immunonutrition during concurrent chemoradiotherapy for esophageal cancer. Nutr Cancer, 66(1): 1-5.

Takeuchi H, Ikeuchi S, Kawaguchi Y, et al., 2007. Clinical significance of perioperative immunonutrition for patients with esophageal cancer. World J Surg, 31(11): 2160-2167.

Watanabe S, Ogino I, Kunisaki C, et al., 2019. Relationship between nutritional status and esophageal fistula formation after radiotherapy for esophageal cancer. Cancer Radiother, 23(3): 222-227.

Xiao-Bo Y，Qiang L，Xiong Q，et al.，2014. Efficacy of early postoperative enteral nutrition in supporting patients after esophagectomy. Minerva Chir，69（1）：37-46.

Zemanova M，Novak F，Vitek P，et al.，2012. Outcomes of patients with oesophageal cancer treated with preoperative chemoradiotherapy，followed by tumor resection：influence of nutritional factors. J BUON，17（2）：310-316.

第二十二章

食管癌的姑息治疗

食管癌是我国的常见肿瘤，根据我国癌症中心的最新数据，我国食管癌5年生存率为30%左右，近2/3的患者在确诊时已为局部晚期或出现转移，近50%的手术患者会出现复发或转移，因此，多数患者无法接受完全性手术切除。对于不能接受完全性手术切除的患者，部分患者可以接受确定性化疗、确定性放疗及确定性放化疗治疗（三种治疗方法均可联合免疫治疗抗体类药物），三种治疗方法也是姑息治疗中很重要的部分。对于不适合手术切除的患者，给予姑息性手术切除，总体上对生存率没有改善，故选择姑息性手术要慎重。近几年来，随着免疫治疗抗体类药物的发展，少部分晚期食管癌患者可获得较长时间的生存，免疫治疗抗体类药物将会对食管癌的姑息治疗产生一定程度的影响。

食管癌作为一种区域性及全身性疾病，在食管癌的病情发展及治疗过程中，患者可能会出现消瘦、出血、疼痛、梗阻、吞咽困难、食管气管或支气管瘘、食管纵隔瘘等加重病情或危及生命的情况。在较大程度上，缓解这些相关症状可能成为治疗的重点，这些相关症状部分可以通过积极的抗肿瘤治疗得到缓解，其中姑息治疗在控制这些症状方面具有特别重要的作用。已有研究表明，通过一些局部或全身性的姑息治疗措施，可以减轻食管癌患者的痛苦，改善生活质量，并且延长生存期。本章重点介绍食管癌患者的对症治疗及支持治疗。

一、食管癌局部狭窄的治疗

局部狭窄是食管癌最常见的临床表现，在食管癌的自然病程中几乎100%会出现；根据狭窄性质，分为良性狭窄和恶性狭窄，前者主要见于术后吻合口瘢痕性狭窄，发生率为0.5%～16%。早期食管癌行内镜下大面积黏膜剥脱术后瘢痕性狭窄发生率为56%～76%，包括吻合口反流所致炎性瘢痕性狭窄、放疗后瘢痕性狭窄等；后者主要由肿瘤生长、术后或放疗后肿瘤复发等肿瘤原因所致；相对而言，恶性狭窄占食管癌狭窄的绝大多数，随着肿瘤生长增大，患者吞咽困难进行性加重，对患者生活质量和长期生存的影响也更大。

对于良性狭窄，一般不建议放置食管支架，内镜下或X线透视下食管扩张术是主要的治疗方法，也是相关指南推荐的一线治疗方法，建议采用导丝引导的扩张器（探条或球囊）或者内镜直视下可控的扩张器（球囊）来提高治疗的安全性。食管扩张术疗效明确，患者获益明确，但通常可能需要几个重复过程。我国学者使用Savary-Gilliard探条扩张器对术后及吻合口复发所致的食管狭窄进行扩张，有效率达到90%以上。食管穿孔是扩张术最主要的并发症，其发生率估计为0.1%～1%。常见的高风险因素包括存在大的裂孔疝、曲折的食管或复杂的狭窄。

对恶性狭窄，由于有限的疗效和对潜在穿孔的警惕，为了减少相关风险，目前很少进行扩张。通常，如果患者一般状况良好，手术切除、根治性放疗、化疗、免疫、靶向药物等个体化的抗肿瘤综合治疗是食管癌恶性狭窄的优先选择，不仅可以解除梗阻，恢复或改善进食，还可以延长生存期；而对于拒绝或不适合以上抗肿瘤治疗的患者，支架置入、内镜下治疗、姑息性放疗、胃管置入及肠外营养等是主要的治疗方法。这些治疗方法是相对有效的，在具体的疗效、副作用及耐受性方面有所不同，具体选择需要根据梗阻部位、程度及患者体质、意愿等多方面因素确定。

1. 支架置入　自1983年Frimberger E应用自膨式金属支架（SEMS）治疗食管狭窄以来，随着技术的进步，放置食管支架已成为解决食管癌狭窄的重要手段；它的作用在于重建食管生理性管道，迅速恢复或改善进食，改善营养状况，提高患者的生存质量，延长生存期，并为其他抗肿瘤治疗（如放疗、化疗）创造机会。因此，支架置入被欧洲胃肠内镜学会（European Society for Gastrointestinal Endoscopy，ESGE）最新版的食管癌支架置入术指南推荐为恶性食管梗阻姑息治疗的最佳选择。但食管支架置入也会产生一些并发症，如支架压迫气管导致刺激性咳嗽，影响排痰功能，继发肺部感染等。因此，中国医院协会介入医学中心分会制定的2020年版《食管癌支架置入的临床应用专家共识》，也明确规定了支架置入的禁忌证：①无法纠正的凝血功能障碍；②心肺功能障碍无法耐受手术；③败血症；④严重气道受压的风险，为相对禁忌，可同时置入气管支架；⑤颈段食管癌，为相对禁忌，因支架置入后有较高的移位率及难以忍受的异物感。目前临床上常用的主要有裸支架、部分覆膜自膨式金属支架（PCSEMS）和全覆膜自膨式金属支架（FCSEMS）。为保证支架顺利置入及安全性，需要在术前进行常规检查，包括内镜检查、食管造影（含碘造影剂或钡剂）、平扫加增强CT或MRI检查，通过这些检查，了解食管癌病变的长度、部位、大小、形态食管梗阻程度、浸润深度、范围，以及相邻器官的侵犯关系和淋巴结转移情况等，肿瘤有无穿孔、溃疡及出血；对于可疑食管气管瘘的患者，尽量应用含碘造影剂，以免钡剂吸入引起急性肺部炎症。CT重建图像可以显示病变长度及肿瘤上缘与主动脉弓的距离，可以协助确定最佳的支架长度；增强CT/MRI可明确食管癌是否侵犯主动脉，如果侵犯主动脉，置入食管支架可能出现主动脉破裂大出血，需谨慎操作，或选择胃或空肠营养管置入或胃造瘘等替代治疗方案。在支架置入前，结合狭窄段的具体部位、长度、形态、食管直径及狭窄上下缘的定位制订具体计划，并做好准确的体表标记，选择合适的全覆膜或半覆膜支架，通常支架至少比病变长度长3～4cm，使支架置入食管后支架远端超过狭窄段15～20mm，近端高出病变20mm左右，确保支架覆盖整个病变范围，但对于肿瘤邻近主动脉弓者，食管支架近端应超出主动脉弓上缘，以避免随着主动脉搏动，支架上极机械摩擦导致食管穿孔，甚至主动脉穿孔大出血。上段狭窄一般不宜放支架，因置入后容易移位滑脱，且大多导致严重疼痛、剧烈咳嗽等明显不适；但支架置入并非绝对禁忌，一般要求上段狭窄支架置入时，支架上缘不超过第7颈椎水平（支架上缘与梨状隐窝下缘的距离＞2.0cm），以便顺利置管并减少对会厌功能的影响，避免压迫气管；支架上缘预计可至食管入口附近者，应选择直径更小且上缘无喇叭口的支架。

在食管支架置入前，一般要求患者禁食6h，禁水2h，确保食管和胃排空，术前可给予镇静药物或镇痛药物以控制术中可能出现的不适。食管支架置入可在胃镜下或X线透视引导下进行，两者各有优势。X线引导放置的优点是可以实时显示导丝和支架的位置，动态监控支架释放过程及支架膨胀情况，以及时调整支架位置，定位准确，操作简单快捷，对于重度狭窄、胃镜无法通过的患者更有优势；内镜直视下放置食管支架的优点是直观，操作简便，没有X线辐射，可以直视下及时调整支架位置，及时发现并处理术中出血等并发症。对于怀疑有出血、穿孔、肿瘤偏心生长或重度狭窄胃镜难以通过的特殊患者，胃镜联合X线透视引导下操作具有更高的成功率和安全性。

覆膜金属支架是在支架网状结构上覆盖了一层聚乙烯膜或聚氨酯或硅酮的金属支架，覆膜支架可以有效避免裸支架置入后肿瘤通过网口向内生长导致食管再狭窄，因此，目前临床应用以覆膜支架为主；ESGE推荐放置PCSEMS或FCSEMS用于缓解恶性吞咽困难，SEMS优先于激光治疗、光动力治疗和食管旁路搭桥手术。部分覆膜支架的末端未覆膜，置入后一些组织向内生长可以降低移位的可能性。相对而言，完全覆膜的支架更容易移位，但是在支架置入后耐受性差的情况下更方便取出。ESGE不推荐放置塑料支架用于缓解恶性食管狭窄。随机对照试验结果也显示，覆膜支架优于自膨式塑料支架（self-expandable plastic stent，SEPS），后者有更高的移位发生率。最近的研究显示，PCSEMS和FCSEMS在治疗恶性吞咽困难、复发性吞咽困难及其他不良事件的发生率方面无显著差异。

我国学者也在早期开展了覆膜金属支架置入改善食管恶性狭窄的工作，同样也取得了较好的效果。但支架置入可能出现各种并发症，包括胸痛、支架移位、胃食管反流、复发性吞咽困难、出血、食管穿孔、食管气管瘘、气管受压、肺炎及发热等。

胸骨后胀痛及食管反流是支架置入术后最常见的并发症，前者发生率几乎100%。胸痛症状经过镇痛处理及一段时间的适应后，可明显减轻或消失。对于食管反流，亦以对症处理为主，可给予质子泵抑制剂、胃黏膜保护剂和胃酸中和药治疗，必要时可选择置入防反流的支架。少量出血可以给予静脉止血治疗；如出血量较大，应尽快给予内镜直视下止血。食管支架的置入可以改善食管梗阻状况，但随着食管肿瘤的生长，会引起食管的再狭窄，此时可以通过再次置入食管支架来缓解食管狭窄。

近年来我国学者研究在覆膜支架上均匀布置^{125}I粒子后将支架置入食管狭窄处，通过局部近距离射线照射杀灭肿瘤并缓解狭窄。^{125}I粒子是一种放射性核素，外径0.8mm，长4.5mm，粒子间距离在1.5cm左右，其半衰期为59.43天，主要发射27.4keV和31.4keV的X线与35.5keV的γ射线杀灭肿瘤细胞；目前通过在带膜食管支架上捆绑^{125}I粒子，局部照射食管恶性狭窄部的肿瘤，从而延缓肿瘤生长，延缓再狭窄发生的时间。Zhu HD等纳入中国16家医院160例晚期食管癌患者，通过在自膨式钛镍合金支架上捆绑^{125}I粒子治疗食管的恶性狭窄，取得了较好的效果。其先根据食管病变长度及放疗计划系统来定层数及每层安装粒子的数量。然后将^{125}I粒子安装到支架的囊袋中，再进行支架置入。80例置入放射性^{125}I粒子支架组的患者OS为177天，80例采用常规支架的对照组患者OS为147天，结果显示置入粒子支架组患者生存期更长，两者间有显著性差异（$P=0.0046$）。但是，Liu等对比了置入普通自膨式支架和内置放射性^{125}I粒子的放疗支架2种方式的预后差异，结果发现放疗支架可能增加穿孔和出血风险，建议慎用于复发性食管癌患者。

对于不能耐受食管支架的患者，给予经皮胃镜下胃造瘘术，或腹腔镜下空肠造瘘术，或内镜下置胃营养管或空肠营养管也可解决患者的营养问题。

2. 内镜下消融治疗　是应用物理或光化学等方法破坏和杀灭肿瘤组织及细胞从而解除食管梗阻的方法；目前临床相对常用的包括氩等离子体凝固术（APC）、掺钕钇铝石榴石（Nd：YAG）激光治疗和光动力治疗（PDT）；这些消融治疗手段一般可以相对较快地缓解吞咽困难，但是缓解时间相对较短，并且大多需要多次内镜下治疗。APC是一种非接触式热烧蚀技术。高频电流通过氩等离子体把热效应传到肿瘤组织，引起局部高温凝固效应，杀灭肿瘤细胞的同时还可以止血；缺点是组织穿透力相对有限（2～5mm）。Rupinski M等在一项小型随机试验中对93例恶性吞咽困难患者（未行其他治疗）采用APC、APC+近距离放疗（BT）或APC+PDT治疗。该研究有27例患者仅接受APC治疗，每2～4天进行1次，直到吞咽困难改善，患者平均接受治疗5.1次。中位无吞咽困难时间仅35天。同时研究发现，吞咽困难缓解时间在联合治疗组（APC+BT或APC+PDT）中更持久。APC患者的毒性反应报道很少。

内镜下激光疗法以Nd：YAG激光治疗最为常用。一项单中心10年回顾性研究报道了恶性吞咽困难患者用塑料支架、SEMS和激光治疗的效果。70例患者接受激光治疗，其中大部分患者接受过化疗或放疗（10%）或扩张治疗（54%）。在该研究中，激光治疗每隔2～4天1次，直至食管再次通畅，并可能每3～4个月进行重复。在83%的患者中，平均2.5（范围1～7）次，患者继续平均维持治疗4.3次。症状好转持续了大约14周，共出现并发症3例（穿孔2例，大出血1例）。食管支架治疗组也获得了类似的效果，但并发症发生率高于激光组。然而，应该注意的是，支架组患者先前已接受过其他治疗，包括激光治疗。

PDT内镜下通过特定波长的激光激活肿瘤组织内选择性滞留的光敏剂，与氧发生作用产生活性氧自由基从而杀灭肿瘤细胞。作用机制可分为单态氧作用、血管栓塞和免疫效应等。对部分早期食管癌可以达到根治效果，单用或联合其他治疗手段可有效解除食管癌梗阻；Lightdale CJ等报道了采用PDT或Nd：YAG激光治疗236例恶性吞咽困难的随机临床研究，结果显示两种疗法同样有效，1个月时PDT组有更高的客观缓解率（32% vs. 20%，$P<0.05$），以及完全缓解例数（9例 vs. 2例）。轻度毒性反应包括皮肤反应等在PDT组中更为常见，而Nd：YAG组常出现严重毒性反应，如可观察到更多食管穿孔（7% vs. 1%，$P<0.05$）。该结果显示PDT是更好的消融治疗方法。

需要指出的是，以上内镜下各种消融治疗的疗效、不良反应受多种因素影响，尤其是既往治疗措施，并且能够参考的数据基本是一些回顾性研究或小样本量的随机试验，因而很难准确说哪一种治疗更好。相对而言，多数观点认为，晚期食管癌恶性梗阻的内镜下消融治疗应该在放疗及内科（化疗、靶向、免疫）抗肿瘤药物治疗失败、不适合或拒绝以上抗肿瘤治疗措施之后进行；其次，考虑到食管癌患者大多经济条件有限，目前内镜下消融治疗大多费用较高，因此，做消融治疗时必须考虑患者的经济因素；最后，考虑到每个患者的具体情况不同，在内镜治疗前最好进行多学科诊疗（MDT）讨论。

3. 食管腔内放疗　有学者进行了单剂量（12Gy）的腔内放疗对比支架置入以改善食管恶性狭窄的研究，结果显示，腔内放疗的近期疗效较支架置入差，但远期疗效较支架置入好。另外，Homs MY 等报道 202 例食管癌伴恶性吞咽困难患者被随机分成支架置入组或剂量为12Gy的食管BT组。支架置入组吞咽困难缓解更迅速，BT组患者吞咽困难症状缓解率稍低，但更持久；BT组并发症略少，且有更好的生活质量。因此，BT是一种相对有效的治疗措施。依据美国的BT相关指南，患者接受的照射剂量通常在7～28Gy（每次分割为5～7Gy），小部分放化疗后仍表现出吞咽困难且预期生存3个月以上的患者可能是BT的合适人群。Bergquist H等和Hanna WC等也报道了类似的研究，BT（3次分割21Gy）与SEMS比较，两者疗效基本相当，但支架置入缓解症状更快，BT组生活质量保持较好。Welsch J等报道了对比BT、外照射放疗（EBRT）和EBRT+BT的回顾性分析结果，EBRT组和EBRT+BT组 6个月无吞咽困难生存率约为90%，而单纯BT组为37%。此外，治疗的患者 EBRT±BT组仅有7%～8%经历了吞咽困难的恶化，而单独BT组35%出现吞咽症状恶化。BT的并发症包括溃疡性食管炎、穿孔和瘘。

4. 鼻饲管置入　目前主要用于抗肿瘤治疗中暂时性缓解吞咽困难，不鼓励给晚期或终末期患者长期管饲；但是，对于不适合支架置入、内镜下消融及腔内放疗等基本治疗的患者，或经济困难的患者，鼻饲管置入仍然是一种有效的选择；对于肿瘤侵犯贲门或胃体，或食管局部放疗后的患者，为防止反流，一般建议放置于幽门后。总之，关于恶性吞咽困难，目前首选放疗、化疗、免疫治疗等抗肿瘤措施缓解梗阻，经过标准的抗肿瘤治疗后仍不缓解或缓解后再发的吞咽困难，可以考虑以上支架置入等对症治疗手段；具体的吞咽困难症状的处理应个体化综合考虑：症状严重程度；全身治疗的必要性；先前接受过的治疗措施；患者的预期寿命和个人愿望。综合以上因素，可以相对容易、安全地改善大多数患者的吞咽困难，提高患者生活质量。

二、食管气管或支气管瘘和食管纵隔瘘/胸腔瘘的治疗

食管癌穿孔并发气管或支气管瘘和纵隔瘘是一种晚期食管癌并发症，5%～15%的食管癌患者会发生食管气管瘘。国外报道发生率为 4.5%～8.1%。其确诊主要依靠食管造影或胃镜。一旦确诊穿孔，一般处理原则是禁食，尽早闭合瘘口，控制感染，抗酸，充分营养支持，维持水、电解质及酸碱平衡，否则大部分患者将死于反复呼吸道感染导致的肺部感染及脓毒血症。食管癌穿孔并发气管或支气管瘘和纵隔瘘患者的中位生存期为1～6周。食管癌患者发生食管瘘的主要原因：①部分放化疗敏感的食管癌在放疗和（或）化疗后肿瘤快速退缩致食管与气管或支气管之间组织缺损；②肿瘤放疗导致局部组织坏死，发生率为2.55%～7.6%；③癌肿自然生长侵袭穿通食管、气管壁；④既往置入支架长期压迫局部组织导致坏死，尤其在喇叭口附近；⑤食管癌术后吻合钉脱落；⑥术后应激性溃疡；⑦食管癌狭窄行扩张治疗或激光、局部注射或光动力治疗等介入治疗；⑧溃疡型食管癌继发白念珠菌等真菌感染，尤其是坏死性真菌性食管炎，极易导致食管穿孔。

早期对于食管癌穿孔并发气管或支气管瘘和纵隔瘘的治疗主要采取经口置管术或采取胃或结肠代食管的旁路手术。然而，接受这些处理措施的患者预后极差，因为这些治疗方法既不能消除癌症，也较难控制胸腔内感染源，故近期病死率很高。1991年韩国Song HY等首先将覆膜支架应用于食管病变治疗。近年来，金属覆膜支架的工艺及相关技术日臻完善，目前包括最新的2022年NCCN指南、ESGE更新的《食管支架置入术治疗良恶性疾病的临床指南》、中国医院协会介入医学中心分会发布的2020年版《食管癌支架置入临床应用专家共识》等均推荐金属覆膜支架置入作为治疗食管气管或支气管瘘和食管纵隔瘘的首选方法，以优化成功率和最小化不良事件风险。对于食管癌所致吞咽困难合并食管气管瘘的患者，支架置入封闭瘘口的成功率达70%～100%。该技术不仅能够物理封闭瘘口，还能对狭窄段起到扩张作用，术后患者能很快恢复进食，改善营养，配合相应的抗菌药物治疗，能够使肺部及纵隔感染得到有效控制，提高患者生活质量，也为继续进行放化疗从而延长生存期创造了条件。一项病例系列研究报道支架置入组患者的生存期平均均为3.4个月，显著长于支持性治疗组的1.3个月和单纯营养支持组的1.1个月，均具有显著性差异（均$P < 0.01$）。

为了提高支架置入的成功率并减少并发症，支架置入应根据食管癌及瘘口的具体情况进行；如果瘘口位于食管上段，因置入支架后患者极易出现严重的刺激性咳嗽、疼痛及异物感等，并致吞咽困难，且相对容易出现支架移位滑脱，一般不宜放置支架；但随着内镜技术和支架制造工艺的提高，上段食管气管瘘也不是支架置入的绝对禁忌证，一般来说，食管支架上缘与梨状隐窝下缘的距离应＞2.0cm；如果经过充分的内镜下和影像学评估确实不宜放置食管支架，可以放置气管支架封堵瘘口；如果瘘口局部伴有明显食管狭窄而无相邻气管狭窄，可以单独置入食管覆膜支架；如果瘘口局部不伴狭窄，为防止支架滑脱移位，有研究显示，联合放置无覆膜支架后置入覆膜支架，既可以封堵瘘口，又可以防止移位；如果瘘口局部伴有食管狭窄同时合并气管狭窄，应先置入气管支架，再置入食管支架，避免食管支架对气管的压迫而加重气管狭窄，导致窒息而致命。研究表明，使用覆膜支架封闭瘘口的患者中位生存期明显长于瘘口未封闭或初次封闭失败者。我国学者的研究表明，置入食管覆膜支架可以很好地封闭食管瘘口，改善患者的营养和肺部感染状况。多项研究表明，对于食管气管瘘患者，金属支架封闭瘘口与未封闭瘘口而进行胃造瘘术或者空肠造瘘术及最佳营养支持治疗相比，前者能够显著提高患者生存率。同时如果置入抗反流支架，患者术后生活质量明显高于普通支架者。支架置入术后的主要并发症：①胸骨后疼痛、不适感；②出血，吞咽困难；③支架滑脱，支架覆膜破坏；④胃食管反流；⑤食物嵌顿；⑥再发食管瘘；⑦术后再狭窄。

食管纵隔瘘时，纵隔与外界是不相通的，如果单纯地封闭瘘口会造成脓肿引流不畅，感染难以控制，临床症状得不到缓解。国内有学者用蘑菇状覆膜支架治疗食管胃吻合口瘘后进行脓腔引流获得成功。也有学者在封闭瘘口前置入导管以引流脓肿，待脓肿控制后，再置入覆膜支架亦取得了较好的效果。目前对食管癌穿孔并发气管或支气管瘘和纵隔瘘的治疗很少采用手术治疗，但如果评估提示可以一并切除病灶和侵犯的支气管，可以选择手术治疗。

三、疼痛的处理

晚期食管癌患者可能因癌细胞局部浸润或侵犯邻近血管、神经、淋巴管、软组织或转移到其他器官或骨组织而出现疼痛，一般可以分为以下几种：①肿瘤本身所致的疼痛；②肿瘤压迫所致的疼痛；③肿瘤转移所致的疼痛；④抗肿瘤治疗所致的疼痛。晚期食管癌患者，应常规对疼痛进行全面动态评估，临床上疼痛评估常用方法：①数字评估法，0表示不痛，10表示剧烈痛；②表情评估法，多用于不能言语沟通的患者；③主诉评分法，分为轻度、中度、重度疼痛。美国医疗保健研究与质量局癌痛指导小组总结了一套评估及控制疼痛的临床常规方法，归纳为"ABCDE"法：A（ask，询问），定期询问及系统评估患者疼痛情况；B（believe，相信），相信患者及家属对于疼痛及缓解疼痛方法的描述；C（choose，选择），根据患者、家庭及其生活背景选择合适的镇痛方法；D（deliver，实施），采取及时、科学、合理及协调的方式实施疼痛干预措施；E（empower，授权），给予患者及家属权利，促使他们配合医护尽最大可能控制病程。在疼痛控制计划开始后，要适时给予再评估。

对于疼痛给药，可以按照WHO三阶梯镇痛治疗原则（图22-1）和NCCN成人癌痛指南给予处理，80%～90%患者的疼痛能够通过规范、有效的治疗得以缓解。但仍有10%～20%患者的疼痛属于难治性癌痛，仅通过常规的药物治疗效果不满意和（或）出现不能耐受的不良反应，包括神经病理性疼痛、骨转移引起的癌痛、癌性爆发痛、癌性内脏痛等。对于晚期食管癌患者合并的难治性癌痛需要进行全面动态评估，阿片类药物仍然是这类疼痛基本的治疗药物，同时联合辅助性镇痛药物、非甾体类药物、针对骨转移的双膦酸盐类及地舒单抗、放射性核素等。在药物镇痛的基础上，根据不同的疼痛部位或类型，结合神经阻滞或毁损、硬膜外镇痛、局部姑息性放疗、介入消融等局部治疗手段，可以更好地控制疼痛。对于顽固性疼痛或不能口服药物的患者，可以给予自控镇痛泵镇痛治疗、芬太尼透皮贴镇痛或肛塞给药；对于各种手段都无效的终末期患者，可采用临终难治性癌痛的镇静。

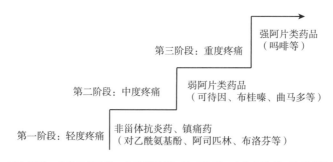

五大原则：首选无创途径、按阶梯给药、按时给药、个体化给药、注意具体细节

图22-1 WHO三阶梯镇痛治疗原则

有一部分疼痛患者在服用阿片类药物时因出现严重不良反应而被迫停药。阿片类药物常见副作用，如恶心呕吐、便秘、头晕、尿潴留、认知障碍、呼吸抑制、肌痉挛等，当部分患者不能耐受三阶梯镇痛药物的毒副作用时，可以选择中药外敷、针刺等中医药

疗法，并且中西方法联合镇痛可以起到协同增效的作用。对于晚期食管癌患者，中药外敷通过癌痛部位皮肤或经络吸收而起作用，无成瘾性及依赖性。同时给予针刺治疗，后者可通过刺激人体特定穴位，促进大脑分泌阿片肽，从而产生镇痛效果。外敷中药与针刺治疗有协同作用。中药外敷联合饮食护理，有助于改善患者的疼痛感，且可对患者的躯体功能、社会功能、生存质量起到有效的改善作用。晚期食管癌患者多为吞咽困难、进食量减少，甚至不能进食，或只能通过鼻-空肠营养管或者胃/肠造瘘管补充营养，同时伴有肿瘤消耗，导致患者气血亏虚，从而进展成恶病质。针对此类患者，可应用中药调理，并联合西药抗肿瘤，能够抑制肿瘤生长，从根本上减轻癌痛。比如，益气散结汤（黄芪20g、党参20g、茯苓30g、白术10g、炙甘草10g、木香10g、当归10g、丹参10g、冬凌草30g、全瓜蒌20g、半支莲30g，水煎服，每日1剂），消结散（水蛭300mg、壁虎300mg、田七300g、天然牛黄15g共研细末，3g，三餐后开水送服）。

四、出血的处理

晚期食管癌随着肿瘤的生长可能出现局部破溃、出血，一般按照上消化出血的原则进行处理，给予禁食及口服肾上腺素、凝血酶等治疗。必要时可在内镜直视下喷洒止血药及介入下动脉栓塞治疗。如果评估是可手术切除的病灶，可选择手术治疗。姑息性放疗也可使肿瘤退缩达到止血效果。如果肿瘤侵犯气管，引起食管气管瘘的同时也有咯血表现。量少者，可按咯血进行止血；量大者，可在介入造影下找出主要出血血管，进行栓塞止血。

五、抑郁和焦虑的治疗

抑郁和焦虑在食管癌患者中常见，各家报道不一，发生率为5%～54%，但是目前仍未被充分认识。随着食管癌的诊治进展，抑郁和焦虑将会逐步被重视。近来，Zhu J等报道国内食管癌患者和高级别上皮内瘤变（HGIN）患者的广泛性焦虑障碍（GAD）的发生率明显升高，分别为36.27%、43.75%，显著高于正常人群。抑郁和焦虑的缓解甚至治愈有利于提高食管癌患者的生存质量，有利于患者更好地接受治疗。抑郁和焦虑可以采用药物治疗和非药物治疗。食管癌患者抑郁和焦虑的非药物治疗方法与手段的相关研究越来越多，且疗效得到认可。Chen HM等探讨了康复计划对食管癌患者生存质量、睡眠、休息-活动节律、焦虑和抑郁的影响。44例患者被随机分为试验组和对照组，试验组接受12周的快走和饮食教育，对照组为标准治疗。结果显示，康复计划可以缓解食管癌患者的焦虑，并改善健康相关生存质量和睡眠质量。

六、最佳营养支持治疗

约75%的患者确诊时伴不同程度蛋白质-能量缺乏型营养不良（也称为营养不良）。良好的营养状态是保证抗肿瘤治疗顺利进行的前提条件，抗肿瘤治疗与营养支持在食管癌治疗中相辅相成。有效的营养支持治疗可以提高患者免疫力，提高患者抗肿瘤治疗的疗效和耐受性，并延长患者的生存期。无论对早期还是晚期食管癌，营养支持治疗都具有非常重要的作用，是食管癌综合治疗中不可或缺的组成部分。目前，临床上虽然对食管癌患者开展的营养支持研究较多，但是食管癌患者的最佳营养支持治疗仍未确立。

营养治疗包括肠内营养和肠外营养，根据相关指南推荐，无论是接受抗肿瘤治疗的食管癌患者，还是姑息治疗的患者，只要仍然存在或部分存在胃肠道消化吸收功能，就应该首选肠内营养，其中对没有明显吞咽困难或其他原因导致经口进食障碍的患者，应首选口服营养补充（ONS）；对存在中重度吞咽困难、放化疗后严重的食管黏膜炎等危险因素影响经口进食的患者，或初诊的食管癌合并吞咽困难需要营养支持治疗、放化疗等抗肿瘤治疗之前或期间，推荐管饲营养作为一种临时性或过渡性的解决营养的手段，抗肿瘤治疗起效后可拔出鼻饲管。鼻饲管支持营养优于肠外营养，因为前者符合生理、更便宜，方便在短时间内使用；对于预期生存不超过3个月的终末期患者，一般不建议放置鼻饲管。程国威等认为，对于存在高危因素的中晚期食管癌放疗患者，使用鼻空肠营养管行营养治疗有助于维持体重稳定，减轻不良反应，减少治疗的中断。经鼻管饲适用于营养时间短于30天者，如果预计管饲时间超过30天，推荐通过经皮穿刺造瘘管饲。对于合并部分或全部胃肠道消化吸收障碍或肠内营养禁忌的患者，因肠内营养不能提供足够营养和能量摄入，推荐行肠内营养联合部分肠外营养或完全肠外营养。肠外营养分为经外周静脉通路及经中心静脉通路，对于接受姑息治疗的患者，因需要相对长时间输入高渗营养液，为保护血管、防止静脉炎，同时方便护理，一般建议应用中心静脉置管通路。对于营养素的供应，患者的能量需求一般为 $25\sim30$ kcal/（kg·d），并可以结合患者的营养状况、肿瘤分期、治疗疗效等进行适当调整。由于癌细胞获取能量的方式主要为糖酵解，因此，一般推荐在能量供应中减少碳水化合物，适当提高蛋白质和脂肪的比例，其中蛋白质目标供应量应大于1.0g/（kg·d），对于接受放化疗或消化道反应较明显的患者，蛋白质目标供应量应达到 $1.5\sim2.0$ g/（kg·d）。如何比较准确地计算食管癌患者所需要的营养要素，仍有待进一步研究，特别是晚期食管癌患者。

为保证营养治疗的效果，在营养治疗期间，应定期评估疗效并及时调整具体的治疗措施。其他相关营养支持和治疗内容，详见第二十一章。

七、总　结

姑息治疗在食管癌的治疗上相当重要，但临床上对其重视的程度还远远不够。合理、及时的姑息治疗，对食管癌患者的生活质量及生存期均有积极的影响。就生存期改善而言，支架置入（包括照射支架）、热消融治疗在食管癌的姑息治疗中应用较多，被临床更多地选择应用，被认为是较好的治疗手段。然而，对于其他姑息治疗方法选择较少，导致许多治疗方法没有得到足够的重视，这值得临床医生重视。

由于晚期食管癌患者的预期寿命有限，且发病率和死亡率均较高，选择相应的姑息治疗方法和策略应以患者的治疗目标为指导，建议先从侵入性最小的干预开始，然后再考虑侵入性大的干预。

（任铁军　王朝霞）

参 考 文 献

CSCO肿瘤营养治疗专家委员会，2012. 恶性肿瘤患者的营养治疗专家共识. 临床肿瘤学杂志，17（1）：59-73.

程国威，孙莉，陈平，等，2019. 鼻空肠营养治疗对食管癌放疗患者疗效和不良反应的影响. 肿瘤代谢与营养电子杂志，6（3）：332-336.

李涛，吕家华，郎锦义，等，2017. 恶性肿瘤放射治疗患者肠内营养专家共识. 肿瘤代谢与营养电子杂志，4（3）：272-279.

李贞娟，柴宁莉，令狐恩强，2017. 内镜黏膜下剥离术后食管狭窄的预防研究进展. 中华胃肠内镜电子杂志，4（4）：172-177.

李治仝，季锋，韩新巍，等，2018. 胃食管反流致食管良性狭窄的诊治. 中华普通外科杂志，33（1）：77-78.

刘红军，金毅，陈映霞，等，2017. 难治性癌痛专家共识（CRPC，2017年版）解读（一）：难治性癌痛的定义. 实用疼痛学杂志，13（6）：403-404.

毛艳会，文黎明，李林艳，等，2020. 内镜黏膜下剥离术治疗大面积食管早期癌的随访分析. 中国内镜杂志，26（2）：43-47.

孙可欣，郑荣寿，张思维，等，2019.2015年中国分地区恶性肿瘤发病和死亡分析.中国肿瘤，28（1）：1-11.

王东洲，王铁君，李涛，等，2016. 肿瘤患者营养状况对放射敏感性的影响. 肿瘤代谢与营养电子杂志，3（4）：207-210.

王洪武，李冬妹，张楠，等，2013. 气管内覆膜金属支架置入治疗食管气管瘘. 中华结核和呼吸杂志，36（5）：390-392.

杨家君，黄学军，邓俊晖，等，2017. PG-SGA 在常见消化道恶性肿瘤患者中的应用研究. 肿瘤代谢与营养电子杂志，4（2）：189-193.

张文斌，郭斌，陈星，等，2018. 新型超覆膜金属支架治疗难治性食管胃吻合口狭窄的研究. 现代消化及介入诊疗，23（1）：28-30.

中国抗癌协会癌症康复与姑息治疗专业委员会（CRPC）难治性癌痛学组，2017. 难治性癌痛专家共识（2017年版）. 中国肿瘤临床，44（16）：787-793.

中国抗癌协会肿瘤营养与支持治疗专业委员会肿瘤营养通路学组，2018. 中国恶性肿瘤营养治疗通路专家共识.北京：人民卫生出版社.

中国抗癌协会肿瘤营养专业委员会，中华医学会肠外肠内营养学分会，中国医师协会放射肿瘤治疗医师分会营养与支持治疗学组，等，2020. 食管癌患者营养治疗指南. 中国肿瘤临床，47（1）：1-6，中插1-中插4.

中国医院协会介入医学中心分会，2020. 食管癌支架置入临床应用专家共识. 中华介入放射学电子杂志，8（4）：291-296.

中华医学会消化内镜学分会，中国医师协会内镜医师分会，北京医学会消化内镜学分会，等，2020. 中国食管良恶性狭窄内镜下防治专家共识意见（2020，北京）.中华胃肠内镜电子杂志，7（4）：165-175.

Arends J，Bachmann P，Baracos V，et al.，2017. ESPEN guidelines on nutrition in cancer patients. Clin Nutr，36（1）：11-48.

Baker ML，Halliday V，Robinson P，et al.，2107. Nutrient intake and contribution of home enteral nutrition to meeting nutritional requirements after oesophagectomy and total gastrectomy. Eur J Clin Nutr，71（9）：1121-1128.

Bergquist H，Johnsson E，Nyman J，et al.，2012. Combined stent insertion and single high-dose brachytherapy in patients with advanced esophageal cancer—results of a prospective safety study. Dis Esophagus，25（5）：410-415.

Bray F，Ferlay J，Soerjomataram I，et al.，2018. Global cancer statistics 2018：GLOBOCAN estimates of incidence and mortality worldwide for 36cancers in 185 countries. CA Cancer J Clin，68（6）：394-424.

Carr RA，Harrington C，Stella C，et al.，2022. Early implementation of a perioperative nutrition support pathway for patients undergoing esophagectomy for esophageal cancer. Cancer Med，11（3）：592-601.

Chen HM，Lin YY，Wu YC，et al.，2022. Effects of rehabilitation program on quality of life，sleep，rest-activity rhythms，anxiety，and depression of patients with esophageal cancer：a pilot randomized controlled trial. Cancer Nurs，45（2）：E582-E593.

Chen MJ，Wu IC，Chen YJ，et al.，2018. Nutrition therapy in esophageal cancer-consensus statement of the Gastroenterological Society of Taiwan. Dis Esophagus，31（8）. doi：10. 1093/dote/doy016.

Clavier JB，Antoni D，Atlani D，et al.，2014. Baseline nutritional status is prognostic factor after definitive radiochemotherapy for esophageal cancer. Dis Esophagus，7（6）：560-567.

Coffey MR，Bachman KC，Worrell SG，et al.，2021. Palliative surgery outcomes for patients with esophageal cancer：an national cancer database analysis. J Surg Res，267：229-234.

Coron E，David G，Lecleire S，et al.，2016. Antireflux versus conventional self-expanding metallic stents （SEMS）for distal esophageal cancer：results of a multicenter randomized trial. Endosc Int Open，4（6）：E730-E736.

Donohoe CL，Healy LA，Fanning M，et al.，2017. Impact of supplemental home enteral feeding post-esophagectomy on nutrition，body composition，quality of life，and patient satisfaction. Dis Esophagus，30（9）：1-9.

Doosti-Irani A，Mansournia MA，Cheraghi Z，et al.，2021. Network meta-analysis of palliative treatments in patients with esophageal cancer. Crit Rev Oncol Hematol，168：103506.

Ebigbo A，Karstensen JG，Aabakken L，et al.，2019. Esophageal stenting for benign and malignant disease：European Society of Gastrointestinal Endoscopy（ESGE）Cascade Guideline. Endosc Int Open，7（6）：E833-E836.

Fan Y，Song HY，Kim JH，et al.，2012. Evaluation of the incidence of esophageal complications associated with balloon dilation and their management in patients with malignant esophageal strictures. AJR Am J Roentgenol，198（1）：213-218.

Frimberger E，1983. Expanding spiral—a new type of prosthesis for the palliative treatment of malignant esophageal stenoses. Endoscopy，15（Suppl 1）：213-214.

Furuta M，Yokota T，Tsushima T，et al.，2019. Comparison of enteral nutrition with total parenteral nutrition for patients with locally advanced unresectable esophageal cancer harboring dysphagia in definitive chemoradiotherapy. Jpn J Clin Oncol，49（10）：910-918.

Han H，Pan M，Tao Y，et al.，2018. Early enteral nutrition is associated with faster post-esophagectomy recovery in Chinese esophageal cancer patients：a retrospective cohort study. Nutr Cancer，70（2）：221-228.

Hanna WC，Sudarshan M，Roberge D，et al.，2012. What is the optimal management of dysphagia in metastatic esophageal cancer? Curr Oncol，19（2）：e60-e66.

Hirdes MMC，Van Hoot JE，Wjrdeman HK，et al.，2012. Combination of biodegradable stent placement and single-dose brachytherapy is associated with an unacceptably high complication rate in the treatment of dysphagia from esophageal cancer. Gastrointest Endose, 76（2）: 267-274.

Homs MY, Steyerberg EW, Eijkenboom WMH, et al., 2004. Single-dose brachytherapy versus metal stent placement for the palliation of dysphagia from oesophageal cancer: multicentre randomised trial. Lancet, 364 （9444）: 1497-1504.

Housman B, Flores R, Lee DS, 2021. Narrative review of anxiety and depression in patients with esophageal cancer: underappreciated and undertreated. J Thorac Dis, 13（5）: 3160-3170.

Jensen GL, Mirtallo J, Compher C, et al., 2010. International Consensus Guideline Committee. Adult starvation and disease-related malnutrition: a proposal for etiology-based diagnosis in the clinical practice setting from the International Consensus Guideline Committee. JPEN J Parenter Enteral Nutr, 34（2）: 156-159.

Lightdale CJ, Heier SK, Marcon NE, et al., 1995. Photodynamic therapy with porfimer sodium versus thermal ablation therapy with Nd: YAG laser for palliation of esophageal cancer: a multicenter randomized trial. Gastrointest Endosc, 42（6）: 507-512.

Liu N, Liu S, Xiang C, et al., 2014. Radioactive self-expanding stents give superior palliation in patients with unresectable cancer of the esophagus but should be used with caution if they have had prior radiotherapy. Ann Thorac Surg, 98（2）: 521-526.

Lyu J, Li T, Xie C, et al., 2019. Enteral nutrition in esophageal cancer patients treated with radiotherapy: a Chinese expert consensus 2018. Future Oncol, 2019, 15（5）: 517-531.

Miyata H, Yano M, Yasuda T, et al., 2017. Randomized study of the clinical effects of omega-3 fatty acid-containing enteral nutrition support during neoadjuvant chemotherapy on chemotherapy-related toxicity in patients with esophageal cancer. Nutrition, 33: 204-210.

National Comprehensive Cancer Network, 2018. Clinical Practice Guidelines in Oncology-Adult Cancer Pain. [2022-10-25]. https://www. nccn. org/professionals/physician_gls/pdf/pain. pdf.

Parthipun A, Diamantopoulos A, Shaw A, et al., 2014. Self-expanding metal stents in palliative malignant oesophageal dysplasia. Ann Palliat Med, 3（2）: 92-103.

Persson J, Smedh U, Johnsson Å, et al., 2017. Fully covered stents are similar to semi-covered stents with regard to migration in palliative treatment of malignant strictures of the esophagus and gastric cardia: results of a randomized controlled trial. Surg Endosc, 31（10）: 4025-4033.

Ross WA, Alkassab F, Lynch PM, et al., 2007. Evolving role of self-expanding metal stents in the treatment of malignant dysphagia and fistulas. Gastrointest Endosc, 65（1）: 70-76.

Rupinski M, Zagorowicz E, Regula J, et al., 2011. Randomized comparison of three palliative regimens including brachytherapy, photodynamic therapy, and APC in patients with malignant dysphagia（CONSORT 1a）（Revised Ⅱ）. Am J Gastroenterol, 106（9）: 1612-1620.

Ryan AM, Reynolds JV, Healy L, et al., 2009. Enteral nutrition enriched with eicosapentaenoic acid（EPA）preserves lean body mass following esophageal cancer surgery: results of a double-blinded randomized controlled trial. Ann Surg, 249（3）: 355-363.

Sheibani S, Kim JJ, Chen B, et al., 2013. Natural history of acute upper GI bleeding due to tumours: short-term success and long-term recurrence with or without endoscopic therapy. Aliment Pharmacol Ther, 38（2）: 144-150.

Shi Q, Ju H, Yao LQ, et al., 2014. Risk factors for postoperative stricture after endoscopic submucosal dissection for superficial esophageal carcinoma. Endoscopy, 46（8）: 640-644.

Siegel RL, Miller KD, Jenal A, 2020. Cancer statistics, 2020. CA Cancer J Clin, 70（1）: 7-30.

Song C, Cao J, Zhang F, et al., 2019. Nutritional risk assessment by scored patient-generated subjective global assessment associated with demographic characteristics in 23, 904 common malignant tumors patients.

Nutr Cancer, 71（1）: 50-60.

Song HY, Choi KC, Cho BH, et al., 1991. Esophagogastric neoplasms: palliation with a modified gianturco stent. Radiology, 180（2）: 349-354.

Spaander MCW, Baron TH, Siersema PD, et al., 2016. Esophageal stenting for benign and malignant disease: European Society of Gastrointestinal Endoscopy（ESGE）Clinical Guideline. Endoscopy, 48（10）: 939-948.

Spaander MCW, van der Bogt RD, Baron TH, et al., 2021. Esophageal stenting for benign and malignant disease: European Society of Gastrointestinal Endoscopy（ESGE）Guideline-Update 2021. Endoscopy, 53（7）: 751-762.

Stivaros SM, Williams LR, Senger C, et al., 2010. Woven polydioxanone biodegradable stents: a new treatment option for benign and malignant oesophageal strictures. Eur Radiol, 20（5）: 1069-1072.

Wang C, Wei H, Li Y, 2020. Comparison of fully-covered vs partially covered self-expanding metallic stents for palliative treatment of inoperable esophageal malignancy: asystematic review and metaanalysis. BMC Cancer, 20（1）: 73.

Wang H, Ke M, Li W, et al., 2018. Chinese expert consensus on diagnosis and management of acquired respiratory-digestive tract fistulas. Thorac Cancer, 9（11）: 1544-1555.

Weimann A, Braga M, Carli F, et al., 2017. ESPEN guideline: clinical nutrition in surgery. Clin Nutr, 36（3）: 623-650.

Welsch J, Kup PG, Nieder C, et al., 2016. Survival and symptom relief after palliative radiotherapy for esophageal cancer. J Cancer, 7（2）: 125-130.

White RE, Chepkwony R, Mwachiro M, et al., 2015. Randomized trial of small-diameter versus large-diameter esophageal stents for palliation of malignant esophageal obstruction. J Clin Gastroenterol, 49（8）: 660-665.

Williams VA, Watson TJ, Zhovtis S, et al., 2008. Endoscopic and symptomatic assessment of anastomotic strictures following esophagectormy and cervical esophagogastrostomy. Surg Endosc, 22（6）: 1470-1476.

Wu J, Huang C, Xiao H, et al., 2013. Weight loss and resting energy expenditure in male patients with newly diagnosed esophageal cancer. Nutrition, 29（11-12）: 1310-1314.

Yu M, Tan Y, Liu D, 2019. Strategies to prevent stricture after esophageal endoscopic submucosal dissection. Ann Tran Med, 7（12）: 271-285.

Zemanova M, Novak F, Vitek P, et al., 2012. Outcomes of patients with oesophageal cancer treated with preoperative chemoradiotherapy, followed by tumor resection: influence of nutritional factors. J BUON, 17（2）: 310-316.

Zeng H, Chen W, Zheng R, et al., 2018. Changing cancer survival in China during 2003-15: a pooled analysis of 17 population-based cancer registries. Lancet Global Health, 6（5）: e555-e567.

Zhu HD, Guo JH, Mao AW, et al., 2014. Conventional stents versus stents loaded with（125）iodine seeds for the treatment of unresectable oesophageal cancer: a multicentre, randomised phase 3 trial. Lancet Oncol, 15（6）: 612-619.

Zhu J, Zhou Y, Ma S, et al., 2021. The association between anxiety and esophageal cancer: a nationwide population-based study. Psychooncology, 30（3）: 321-330.

第二十三章

食管癌的多学科综合治疗及个体化治疗

第一节　多学科综合治疗和个体化治疗在食管癌中的重要性和特色

（一）基本概念

1. 多学科综合治疗　多学科治疗手段包括外科手术治疗、微创介入治疗（放射介入、射频消融、微波治疗、氩氦刀、放射性粒子、光动力治疗等）、放射治疗、化学药物治疗、分子靶向治疗及免疫治疗等。并且，由于消化道肿瘤的特殊性，对食管癌的综合治疗还应由营养、心理等学科的共同参与。

2. 多学科诊疗（MDT）　是以患者为中心的多学科诊治模式，充分考虑患者的身心状况和肿瘤的发展情况，由多个相关科室相互协作，定期、定时、定址举行集体讨论，为患者制定科学、合理、规范的治疗方案。让患者接受量身定制的全方位、专业化、规范化的诊疗服务，最大限度延长生存期，提高生活质量，使患者最大限度获益。MDT评估和治疗已成为食管癌管理的标准。

3. 多模式治疗方法　顾名思义，是不同作用机制的药物与多种治疗方法的联合。建立在MDT基础上的多模式方法，已经成为食管癌治疗的基础。比如，局部晚期食管癌，可以采用新辅助化疗联合手术、新辅助放化疗联合手术、新辅助放疗联合手术等综合治疗。进一步细分，局部晚期食管癌若采用新辅助化疗方法，其接受的新辅助化疗的药物存在不同，也就是不同的药物或药物组合。最佳的多模式治疗基于MDT完成。

4. 个体化治疗　是根据患者的疾病特点及身体情况，明确治疗目标，进而制定个体化治疗方案的一种治疗模式。在个体化治疗上如何做得更好，如何让单一个体最大获益，多学科综合治疗是最重要的方法和手段。

（二）重要性

自MDT进入食管癌患者的综合管理后，总体上，食管癌的诊断和治疗较既往更规范；更为重要的一点是，MDT可以显著改善食管癌患者的总体预后，明显提高了生存率。已有的研究显示，MDT已经成为食管癌患者围手术期治疗的标准，Shirakawa Y等报道给予新辅助化疗（NAC）的食管癌患者，在NAC前开始MDT，可以显著减少化疗期间的不良事件发生率，尤其是口腔并发症（P=0.007）；还可以显著减少从化疗到手术期间的体重减轻（P=0.033）。另外，食管癌术后的加速康复越来越受到重视，加强围手术期的管理愈加重要，如营养、理疗、疼痛管理等。

我国是食管癌的高发地区之一，且大部分患者在诊断时已经是局部晚期或晚期，针对这部分患者，单一学科的介入是无法满足患者治疗要求的。MDT在患者治疗初始时介入，可以更好地明确患者的治疗目标，以及根据治疗目标选择不同的治疗方式。除了化疗科、放疗科、外科之外，影像科、病理科、营养科、康复心理科的参与也至关重要。对于可手术的局部晚期食管癌患者，新辅助放化疗联合手术比单纯手术显著改善了患者的长期生存。而对于晚期食管癌患者，早期的营养和心理干预显著改善了患者的长期生存，因此，多学科综合治疗对食管癌患者有重要意义。

我国食管癌绝大部分为食管鳞状细胞癌，与腺癌相比，其存在特殊的基因突变特征。并且，不同人种及地域的食管鳞状细胞癌也存在其特征性的基因突变。因此，针对食管癌患者进行个体化诊疗十分必要。

（三）特色

每一瘤种的多学科治疗，每一例肿瘤患者的个体化治疗，均具有自己的特点。同样，食管癌也具有自身的特色。多年的临床实践证实，MDT对食管癌患者的预后产生了积极的影响。有研究显示，经MTD讨论后进行临床治疗的食管癌患者的5年总生存率明显要高（27.3% vs. 20.5%，$P < 0.001$）。

对于早期食管癌，多学科治疗模式的应用已获得肯定的疗效，如内镜下切除联合放化疗、Ⅰ期食管癌的同步放化疗。

对于局部晚期可切除的食管癌，已通过几项新辅助或围手术期治疗的临床试验确立了多学科协作治疗策略。目前，局部进展期食管癌的标准治疗为新辅助放化疗后行根治性手术（NCCN食管癌指南、CSCO食管癌指南），因此在患者初诊时应进行多学科会诊，制定最佳的治疗方案。

对于晚期食管癌，基于在我国开展的针对晚期食管癌和胃癌患者的Ⅲ期临床研究结果，除了抗肿瘤治疗外，还应早期进行营养及心理干预，可以显著改善患者的生存。

（四）临床应用及未来趋势

食管癌的分期不同，治疗原则不同。对于Ⅳ期食管癌，能采用多学科综合治疗者，尽可能采用多学科综合治疗。多学科综合治疗在食管癌中的应用已获得肯定的结果。

对于Ⅰ～Ⅲ期食管癌患者，临床上能行手术切除者，早期多采用手术治疗。近年来，由于采用多学科综合治疗及多模式治疗，手术已不再是单一治疗手段。许多患者有可能保留食管，不采用手术治疗。已有的临床试验表明，对于颈段食管癌，给予确定性放化疗，可以避免食管切除的围手术期和长期并发症，确定性放化疗已成为颈段食管癌的标准治疗方法。

Junttila A等回顾性研究中，PET/CT、新辅助治疗、微创方法及根治性手术切除等被综合应用于食管癌的治疗，结果发现，主要并发症发生率显著下降，1年、3年和5年生存率增加，5年死亡率显著降低。该研究表明，多模式治疗可以改善食管癌手术患者的短期和长期预后。

不但食管癌的治疗需要多学科综合合作、多模式治疗，甚至食管癌的术后康复，也应采用多学科协作、多模式治疗。术后快速康复已得到认可，有利于减少食管癌术后患者的并发症、降低病死率、缩短住院时间、加快患者的康复速度等。Lu Z等研究发现，早期跨学科支持治疗（多学科协作治疗）可以给转移性食管癌带来生存益处。Sato H等回顾性评估了多学科协作的围手术期术后强化恢复方案的有效性和安全性，结果显示，多学科协作的围手术期术后强化恢复方案可以明显减少术后肺炎的发生。基于该方案的有效性和安全性，研究者可以将其作为一项实践标准应用。

随着PET/CT和PET/MRI扫描的广泛应用及对放化疗有临床完全缓解的患者可能进行的主动监测，食管癌多模式治疗将继续取得进展。随着药物的开发和靶向治疗药物临床试验的继续扩大，对肿瘤生物学和精确医学的理解将继续完善食管癌多模式治疗。同时，随着食管癌多模式治疗的进展，食管癌的治疗模式将会发生改变。

（鲁智豪　曹彦硕）

第二节　食管癌的同步放化疗

目前肿瘤以综合治疗为主，大量临床研究发现综合治疗可以提高每种单独治疗方式的临床疗效。放疗是肿瘤治疗的主要方法之一，在肿瘤放疗过程中也面临局部控制率不理想等问题，为了提高疗效，研究者在放疗过程中加入放射增敏剂。目前临床上应用最广、疗效最肯定的放射增敏剂就是化疗药物，该治疗方法称为同步放化疗。同步放化疗是指放疗期间加入化疗，两者同时进行，以提高放疗对肿瘤的局部控制率，同时发挥化疗对全身治疗的作用。放疗与化疗的同期使用可以很好地弥补各自单独应用时的不足，同步放化疗中化疗可以使肿瘤病灶缩小，减轻肿瘤负荷，同时化疗可改善肿瘤氧和营养供应，对放疗起到增敏作用。化疗可杀灭局部肿瘤及微小转移灶，有利于局部控制及降低远处转移率等。

目前临床上广泛应用的放化疗联合技术有术前同步放化疗、根治性同步放化疗、术后同步放化疗。同步放化疗已广泛应用于食管癌，同步放化疗在Ⅰ期食管癌中成为食管癌切除术的补充，甚至可以成为一种替代治疗方法；更为重要的是，同步放化疗已成为无法手术的中晚期食管癌或拒绝手术患者的标准治疗方式。对于在食管癌的治疗上，获得高级别推荐的同步放化疗方案，临床上称为确定性放化疗（definitive chemoradiation，dCRT）。多种确定性放化疗方案已经成为食管癌的标准治疗方法。近些年食管癌同步放化疗又取得了较大的进展，包括同步化疗药物的选择、放疗剂量的提高、放疗技术的更新，以及与免疫药物的联合。

一、食管癌同步放化疗适应证

1. 潜在可切除食管癌的术前同步放化疗 局部进展期可切除食管癌新辅助治疗是优选治疗方案。近年来，相关研究主要集中在新辅助同步放化疗、新辅助化疗及新辅助化疗联合免疫治疗。从总体研究结果来看，新辅助放化疗联合手术仍然是局部进展期食管癌的最佳治疗方案，手术仍是可切除食管癌治疗策略中不可或缺的组成部分。目前相关研究发现新辅助放化疗相较于新辅助化疗，在肿瘤局部控制上具有优势，如病理学完全缓解（pathologic complete response，pCR）及完全切除（complete resection，R0切除）率，但能否转化为生存获益，仍有待前瞻性临床试验证实。近20年来多项随机对照研究证实，对于局部晚期食管癌，术前同步放化疗与单纯手术、新辅助化疗、新辅助放疗相比，明显提高了总生存率，明显提高了R0切除率和局部区域控制率，并且没有明显增加围手术期的死亡风险。因此，2014年NCCN指南就开始推荐有手术机会的胸段食管癌术前同步放化疗作为标准的治疗模式。

2007年发表的一项荟萃分析显示，食管癌患者新辅助放化疗或化疗优于单纯手术，可切除食管癌患者术前新辅助放化疗或化疗可以带来生存获益，为局部进展期食管癌治疗提供了强有力的证据。新辅助放化疗相对于新辅助化疗的明显优势尚未确定。不久后，2011年发表的另外一项研究也证实，对于潜在可切除的食管癌，进行术前同步放化疗患者和单纯手术患者相比均有生存获益。

随后，荷兰的CROSS和中国专家牵头开展的NEOCRTEC5010这两项Ⅲ期临床研究的结果表明，术前新辅助放化疗后序贯手术治疗是目前可切除局部晚期食管癌获益证据最强的推荐治疗方案。

（1）CROSS研究：是迄今为止食管癌/食管胃结合部癌领域中唯一的、随访＞10年的RCT研究，也是食管癌新辅助放化疗大宗研究随访时间最长的报道。CROSS研究共入组368例可切除的局部晚期食管癌或食管胃结合部癌（cT1N1或T2～3N0～1）患者，将其随机分配至周方案（给予5周）的卡铂和紫杉醇化疗联合同步放疗（41.4Gy，23次，每周5天）后手术组或单纯手术组。随访数据收集至2018年。应用Cox回归分析比较OS、癌症相关生存及局部和远处复发的风险。用时间依赖性Cox回归和界标分析来检验随访5年以上的新辅助放化疗效果。研究中位随访时间147个月。研究结论显示，紫杉醇/铂类同期放化疗新辅助治疗后手术相较于直接手术能够明显延长生存期（48.6个月 vs. 24.0个月，$P=0.003$），且无论病理类型为腺癌或鳞状细胞癌均能得到明显延长；其中鳞状细胞癌患者的生存期分别为81.6个月和21.1个月（$P=0.008$），腺癌患者的生存期分别为43.2个月和27.1个月（$P=0.038$）。接受新辅助放化疗的患者有更好的OS（HR=0.70，95%CI 0.55～0.89）。新辅助放化疗对OS的影响并非时间依赖性（交互作用的$P=0.73$），在长达10年的随访中，对OS的影响是稳定的。10年绝对OS获益为13%（38% vs. 25%）。新辅助放化疗降低了食管癌的死亡风险（HR=0.60，95%CI 0.46～0.80）。其他原因导致的死亡在研究组之间相似（HR=1.17，95%CI 0.68～1.99）。新辅助同步放化疗对孤立的局部复发（HR=0.40，95%CI 0.21～0.72）及局域和远处同步复发（HR=0.43，95%CI 0.26～0.72）有明显的持续影响，但两组远处复发率相似（HR=0.76，95%CI 0.52～1.13）。CROSS研究的长期结果显示，可切除食管癌和食管胃结合部癌患者静脉应用卡铂+紫杉醇同步化疗的新辅助放化疗方案在总生存和无进展生存方面均获益。此外，在降低局部区域复发率、降低术前肿瘤分期方面，同步放化疗优于序贯放化疗。

在CROSS研究复发模式分析中，新辅助放化疗联合手术组中49%的患者发生了疾病进展，其中39例有局部进展，70例有远处进展，22例同时有局部进展和远处进展。在单纯手术组中，66%的患者发生了疾病进展，其中72例为局部进展，90例为远处进展，38例同时有局部进展和远处进展。复发模式分析中，新辅助放化疗组经过10年随访，累计远处转移率仍高达39%，仅比单纯手术组的49%略有下降，而累计局部复发率两组分别为21%和40%，表明在现有的新辅助放化疗联合手术的三联模式中，远处转移仍是最主要的治疗失败原因。

最近，Eyck BM等报道了CROSS研究的长期随访结果，中位随访时间为147个月（四分位间距为134～157个月）。结果发现，总体生存益处至少持续10年，10年总生存率的绝对受益率为13%（38% vs. 25%）。

（2）NEOCRTEC5010研究：是一项多中心开放标签随机Ⅲ期临床试验，纳入2007年6月至2014年12月共451例临床分期为T1～4N1M0/T4N0M0的潜在可切除胸段食管鳞状细胞癌患者，患者被随机分配至术前同步放化疗加手术组（$n=224$）和单纯手术组（$n=227$）。在同步放化疗组中，患者接受长春瑞滨联合顺铂方案同步化疗2个周期，剂量为长春瑞滨$25mg/m^2$，d1、8 + 顺铂$75mg/m^2$，d1或$25mg/m^2$，d1～4；每3周为1个周期；同步放疗剂量为40.0Gy/20次（每周5次）。在两组中，患者均接受了McKeown或Ivor-Lewis食管切除术。中位随访时间为53.5个月，结果显示，同步放化疗组CR率为43.2%。与单纯手术组相比，同步放化疗组的R0切除率更高（98.4% vs. 91.2%，$P=0.002$）、中位OS（100.1个月 vs. 66.5个月，$P=0.025$）、PFS（100.1个月 vs. 41.7个月，$P<0.001$）更长。放化疗期间最常见的3级或4级不良事件为白细胞减少（48.9%）和中性粒细胞减少（45.7%）。除心律失常外，各组术后并发症的发生率相似（同步放化疗联合手术组13% vs. 单纯手术组4.0%，$P=0.001$）。同步放化疗联合手术组的围手术期死亡率为2.2%，单纯手术组为0.4%（$P=0.212$）。局部晚期食管鳞状细胞癌患者中，新辅助同步放化疗加手术组比单独手术组患者生存率明显提高，不良事件可接受且可控。基于以上研究结果，新辅助放化疗后手术可作为可切除的局部晚期食管癌或食管胃结合部癌的标准方法。术前新辅助放化疗有助于肿瘤降期，提高根治性切除率，改善预后。

对于新辅助放化疗与手术间隔时间，既往认为新辅助放化疗4～6周后手术，但是实际上最佳手术时间仍未完全清楚。近期欧洲一项多中心Ⅱ期临床研究显示食管癌新辅助放化疗后延长至手术时间与标准时间间隔的术后并发症发生率及死亡率短期结果无显著性差异。另外一项来自日本的研究显示对于局部晚期胸段食管癌，新辅助放化疗与手术时间间隔延长对CR及生存率无影响，但手术时间推迟可能增加吻合口瘘和喉返神经损伤等并发症发生率。

2. 术后同步放化疗　食管癌术后辅助治疗领域相关研究相对较少，大规模临床研究主要来自中国。多个大规模临床研究证实术后放疗能够给分期偏晚患者带来生存获益；术后放疗可以提高淋巴结阳性患者生存率，术后同步放化疗能够提高Ⅲ期食管癌患者的生存率。文献报道，不同分期食管癌患者的术后生存率差异较大，Ⅱ期患者5年生存率为46.3%～53.5%，Ⅲ期患者5年生存率为6.7%～15.1%，无转移患者的5年生存率为39.3%～47.5%，有转移患者的5年生存率为10%～25%，导致治疗失败的主要原因是术后局部复发和远处转移。对于食管腺癌或食管胃结合部腺癌患者，术后同步放化疗可改善pT3～4或淋巴结阳性患者的OS。上海市胸科医院一项研究纳入2012年1月至2014年9月病理性T3N0M0（pT3N0M0）食管鳞状细胞癌患者200例，其中单纯手术组111例，手术后辅助化疗/放疗/放化疗组89例患者。结果显示，对于食管鳞状细胞癌术后pT3N0M0患者，术后辅助治疗改善了患者OS和DFS。国内另一项研究纳入2000～2016年的2862例pT1～3N0M0食管癌患者，其中274例接受了手术+放疗，2588例接受了单纯手术。结果发现，对于术后pT1～2N0M0食管癌患者，术后放疗无生存获益；而对于pT3N0M0且长度≥5cm的患者，术后放疗能改善患者OS。中国医学科学院肿瘤医院的一项研究，对食管癌pN1M0患者的术后放疗组与单纯手术组进行比较，结果显示，对于pT3～4N1M0患者，术后放疗可以改善患者OS和DFS；而pT1～2N1M0患者，术后放疗OS和DFS无获益。另外，国内一项类似的研究纳入了228例接受根治性食管切除术，术后病理显示为pT3～4或pN+的食管鳞状细胞癌患者，所有患者在食管切除术后均接受术后放疗，伴或不伴同步或序贯化疗。使用单变量和多变量分析比较术后放疗、术后同步放化疗和术后序贯放化疗患者的生存率。中位随访52个月后，3年和5年总生存率分别为70.2%（95% CI 63.7%～76.7%）和62.2%（95%CI 54.6%～69.8%）。3年和5年无病生存率分别为65.2%（95%CI 58.7%～71.7%）和55.2%（95%CI 47.6%～62.8%）。3年和5年局部区域无复发生存率（LRFS）分别为65.1%（95%CI 58.4%～71.8%）和55.5%（95%CI 47.7%～63.3%）。在228例患者中，38例（16.7%）有远处转移。亚组分析表明，男性和T分期较高是pN+或Ⅲ～ⅣA期食管鳞状细胞癌患者OS和DFS的独立不良预后因素。结果还显示，在Ⅲ～ⅣA期食管鳞状细胞癌患者中，同步化疗组患者的DFS较未行同步化疗组患者有所改善（HR=0.551，95%CI 0.323～0.938，P=0.028）。多变量分析显示，序贯放化疗与较差的LRFS相关（HR=2.312，95%CI 1.078～4.959，P=0.031），尤其在T3～4期患者中，也与较差的DFS（HR=1.781，95%CI 1.086～2.921，P=0.022）相关。最终结果显示，在局部晚期食管鳞状细胞癌患者中，接受序贯放化疗的患者LRFS较差；术后同步放化疗是可切除的Ⅲ～ⅣA期食管鳞状细胞癌最有效的辅助治疗。此外，男性、T分期较高和淋巴结阳性是OS和DFS的独立不良预后因素。结合以上研究结果，目前指南推荐术后同步放化疗指征包括切缘阳性、pT3～4期、淋巴结阳性。

对于局部晚期食管鳞状细胞癌患者，术后放疗的最佳时机仍存在争议。国内一项回顾性研究分析了351例接受根治性手术和术后放疗的食管鳞状细胞癌患者。中位随访时间53（范围3～179）个月。与早期术后放疗相比，术后48天开始放疗的患者有更好的OS（调整后的HR=1.406，P=0.037）和PFS（调整后的HR=1.475，P=0.018）。在化疗亚组中，将化疗时间周期纳入分析表明，与0～1个化疗周期后进行术后放疗或同步放化疗相比，2～4个化疗周期后进行术后放疗是最佳治疗方案（5年无进展生存率：65.9% vs. 51.0%，P=0.049）。

3. 局部晚期不可手术食管癌的根治性同步放化疗 目前同步放化疗依然是局部进展

期食管癌的标准治疗方式。2021年CSCO指南对不可切除局部晚期食管癌的推荐进行了更新：1A类推荐根治性同步放化疗；对侵犯大血管、气管、椎体、心脏的T4b，推荐单纯化疗。临床研究显示，增加化疗剂量、增加放疗剂量、改变化疗方案均不会对疗效产生影响，目前也没有高级证据证明根治性同步放化疗后的巩固化疗可以提高疗效。目前免疫治疗的开展也相当广泛，KEYNOTE-975研究是旨在探索帕博利珠单抗联合同步放化疗对比同步放化疗治疗不可切除的局部晚期食管癌的Ⅲ期全球随机对照临床研究，目前尚在入组中；国内RATIONALE-311研究是替雷利珠单抗联合同步放化疗对比同步放化疗治疗不可切除的局部晚期食管鳞状细胞癌的Ⅲ期临床研究，目前研究正在进行中。因此联合免疫治疗尚缺乏充分的循证医学证据，推荐在临床研究范畴内开展。国内外多项大规模临床试验结果已证实，对于局部晚期食管癌，根治性同步放化疗比序贯放化疗明显提高总生存率，降低局部复发率；同步放化疗的不良反应有所增加，但患者尚可耐受。

二、食管癌同步放化疗方案

RTOG 8501和RTOG 9405研究确定了食管鳞状细胞癌（ESCC）同期放化疗中化疗的标准方案为PF（DDP＋5-FU）方案。20世纪90年代，经过一些小样本Ⅱ期研究后，对ESCC敏感性高且有放射增敏作用的紫杉醇逐步在ESCC的根治性同期放化疗中开始应用。随后的RTOG 0113 Ⅱ期临床研究也选择紫杉醇在同步放化疗中应用。目前，在国内外的临床工作中，PF方案和紫杉醇为主的双药联合方案是ESCC同期放化疗中的两个主要化疗方案，但两种方案的疗效比较尚缺乏大样本、随机对照研究。国际多中心临床研究RTOG 8501和RTOG 9405确定了非手术食管癌患者标准治疗手段，即同步放疗联合PF方案化疗，放疗剂量为50.4Gy/28次。

1. PF方案　即DDP＋5-FU方案，具体方案为，DDP 75mg/m^2，d1＋5-FU 1000mg/m^2，持续静脉输注24h，连续4天；每28天为1个周期，于放疗第一天开始，放疗期间如果患者能耐受2个周期，放疗结束后休息4周，继续给予2个周期的辅助化疗（针对中国人群，5-FU可结合经验进行剂量调整）。该化疗方案来源于RTOG 8501和RTOG 9405两项临床研究。两项临床研究结果均显示，与单独放疗相比，同步放化疗显著提高了患者总生存率。该两项研究确定了ESCC同期放化疗中的化疗方案为PF（DDP+5-FU）方案。

2. PC方案　即紫杉醇＋卡铂每周方案，具体方案为，紫杉醇50mg/m^2，每周1次＋卡铂（AUC=2），每周1次，与放疗同步。该化疗方案来源于CROSS临床试验，该研究共入组368例可切除的局部晚期食管癌或食管胃结合部癌（T1N1或T2～3N0～1），病理类型为鳞状细胞癌、腺癌和大细胞未分化癌，研究中一组使用新辅助放化疗＋手术，另一组单纯手术。新辅助放化疗组的治疗方案为5个周期的紫杉醇（50mg/m^2）＋卡铂（AUC=2）方案（每周给药1次）联合原发肿瘤及淋巴结区域41.4Gy/23次的放疗方案。该研究结果显示，新辅助放化疗组病理N0（pN0）的患者达到69%，显著优于单纯手术组26%；新辅助放化疗组的R0切除率为92%，显著优于单纯手术组的69%；新辅助化疗还延长了食管癌患者的DFS和OS，中位生存时间达到48.6个月，显著优于单纯手术组的24个月。

3. 顺铂＋紫杉醇的每周方案　具体方案为，顺铂50mg/m^2，每周1次＋紫杉醇25mg/m^2，每周1次，与放疗同步，放疗总剂量50.4Gy/28次。该方案来源于RTOG 0436临床研究，该研究主要评估同步放化疗加入西妥昔单抗能否提高食管癌同步放化疗疗效，共纳入344例患者。其中328例患者可评估，试验组与对照组分别为159例和169例，两组患者的基线特征无明显差异，中位随访时间为18.6个月。试验组、对照组临床完全缓解（cCR）率分别为56%和58%（P=0.66）。亚组分析中，病理分型（鳞状细胞癌还是腺癌）与pCR率无显著相关性。试验组、对照组的1年和3年局部控制失败率分别为47%和49%（试验组）、49%和49%（对照组）。两组的1年、3年总生存率分别为45%和34%（试验组）、44%和28%（对照组），中位OS分别为19.7个月和19个月（HR=0.90，95%CI 0.70～1.16，P=0.47）。安全性方面，3级、4级、5级以上的治疗相关毒性发生率分别为46%、23%、6%（试验组）和50%、17%、1%（对照组）。该研究表明，在同步放化疗基础上加入西妥昔单抗并不能延长不可手术食管癌患者的总生存期。该试验虽然是阴性结果，但是至少证明了每周顺铂、紫杉醇同步化疗方案是有效的，相比PF方案而言，不需要持续泵入用药，更加方便。

4. 紫杉醇+5-FU 具体方案为，紫杉醇50mg/m², d1，每周1次 + 5-FU 300mg/m²，d1，每周一至周五；与放疗同步，放疗总剂量61.2Gy/34次。该方案来源于我国复旦大学附属肿瘤医院临床研究。该研究旨在探讨紫杉醇联合5-FU对比顺铂联合5-FU标准方案的疗效区别，共入组436例食管鳞状细胞癌患者，两组患者方案完成率相似，紫杉醇联合5-FU组和顺铂联合5-FU组分别为63.6%和69.4%（P=0.199）。紫杉醇联合5-FU组患者在确定性放化疗（dCRT）中每周1个周期的紫杉醇和5-FU治疗5个周期，然后在巩固化疗中每月1个周期的紫杉醇和5-FU治疗2个周期。顺铂+5-FU组患者接受顺铂和5-FU每月1个周期的dCRT，共2个周期，然后巩固化疗2个周期。放疗剂量为61.2Gy，分34次进行。紫杉醇组和顺铂组的中位随访时间分别为48.7个月和54.7个月。共230例（52.8%）患者死亡，其中紫杉醇组和顺铂组分别为110例和120例。两组的3年总生存率分别为55.4%和51.8%（HR=0.905，P=0.448）；中位OS分别为47.6个月和40.3个月，均无显著性差异。紫杉醇组1年、2年和5年总生存率分别为79.3%、60.6%和44.3%；顺铂组分别为76.2%、61.5%和40.8%。亚组分析观察到一致的结果。与顺铂+5-FU组相比，紫杉醇+5-FU组的急性3级或以上贫血、血小板减少、厌食、恶心、呕吐和疲劳的发生率显著降低（P<0.05），然而，却有更多的急性3级或以上的白细胞减少、放射性皮炎和放射性肺炎（P<0.05）。此外，两组的无复发生存和无转移生存也无显著性差异。该研究回答了这两个方案的疗效是否存在差异。这项研究的结果显示，两种方案的疗效相当，但在不良反应谱上有区别，临床上可以根据患者具体情况而选择。

紫杉醇与顺铂、卡铂或5-FU联合均可用于ESCC治疗，对于三种联合方案孰优孰劣，一项对比研究给出了初步答案。Ai D等在中国的11个治疗中心开展的一项针对ESCC患者的随机临床试验，321例Ⅱa～Ⅳa期ESCC患者被随机分为5-FU组、顺铂组或卡铂组。结果显示，存活患者的中位（四分位间距）随访时间为46.0个月（36.6～53.0个月）。5-FU治疗组的3年生存率为57.2%，顺铂组和卡铂组分别为60.1%和56.5%（5-FU vs. 顺铂，P=0.77；5-FU vs. 卡铂，P=0.77）。顺铂组的急性3级或4级中性粒细胞减少（60.8% vs. 5-FU 17.8%，卡铂34.6%；P<0.001）、血小板减少（13.1% vs. 5-FU 3.7%，卡铂4.7%；P=0.01）、贫血（2级以上，46.7% vs. 5-FU 23.4%，卡铂34.6%；P=0.35），乏力（10.3%

vs. 5-FU 1.9%，卡铂0.9%；*P*=0.007）和呕吐（2级以上，15.9% vs. 5-FU 2.8%，卡铂4.7%，*P* < 0.001）。该研究显示，在局部晚期ESCC患者的dCRT方案中，紫杉醇联合5-FU方案不比紫杉醇联合顺铂或紫杉醇联合卡铂方案具有OS优势。与5-FU组或卡铂组相比，顺铂组的血液学和胃肠道毒性反应发生率更高。

5. 多西他赛+5 FU周方案　　具体方案为，多西他赛20mg/m²，每周1次 + 5-FU 300mg/m²，每日1次，每周一至周五，持续静脉输注；与放疗同步。该方案来源于美国M. D. Anderson癌症中心肿瘤内科 NCT00561197临床试验。在多西他赛+5-FU的基础上，再联合顺铂，组合成DCF方案，Okamoto H等采用DCF联合放疗（DCF-RT）治疗晚期颈段食管癌，可以在保留喉的情况下，获得良好的预后。Sugimura K等进行了一项多中心、随机、前瞻性的Ⅱ期试验，探讨放化疗和化疗作为临床T4b食管癌转化手术的初始诱导治疗的疗效和毒性。99例T4b食管癌患者随机接受放化疗（A组，49例）或化疗（B组，50例）治疗。放化疗包括顺铂+5-FU联合放疗（50.4Gy）；化疗包括2个周期的多西他赛+顺铂+5-FU（DCF）。结果显示，在初次和二次治疗后进行转化手术，A组分别有34例（69%）和7例（14%），而B组分别有25例（50%）和17例（34%）。初次和二次治疗后R0切除率相似（78% vs. 76%，*P*=1.000）。包括白细胞减少、中性粒细胞减少、发热性中性粒细胞减少和腹泻在内的不良事件在B组中明显更常见。A组原发肿瘤的组织学完全反应（40% vs. 17%，*P*=0.028）和组织学淋巴结状态（*P*=0.038）优于B组。该研究表明，在病理效果和不良事件方面，放化疗诱导治疗优于化疗。

6. 替吉奥+顺铂方案　　具体方案为，替吉奥80mg/m²，d1～14 + 顺铂25mg/m²，d1～3，每3周为1个周期，放疗期间用2个周期，放疗60Gy/30次。该方案来源于我国山东省肿瘤医院的Ⅱ期临床研究，该研究入组67例临床分期为Ⅱ～Ⅳa期ESCC患者。放疗期间给予2个周期的化疗。在第1～3天和第22～24天给予25mg/（m²·d）的顺铂，在第1～14天和第22～35天给予80mg/（m²·d）的替吉奥。结果显示，客观缓解率（ORR）为82.5%，3级或4级毒性包括白细胞减少（23.8%）、中性粒细胞减少（14.3%）、血小板减少（14.3%）、血红蛋白减少（4.8%）、胃肠道反应（12.7%）、皮肤反应（1.6%）和食管瘘（1.6%）。1例死于重症肺炎、2例死于食管瘘引起的晚期毒性。中位随访32个月，1年和2年的总生存率及无进展生存率分别为81.0%和73.0%（总生存率），以及63.5%和49.2%（无进展生存率）。

7. 奈达铂+替吉奥方案　　具体方案为，奈达铂80mg/m²，d1、29；替吉奥80mg/m²，d1～14、29～42；同步接受2个疗程50Gy以上的放疗，同时接受或不接受2个额外周期的辅助治疗，后者每4周为1个周期。Yamashita H等采用奈达铂+替吉奥方案治疗早期、晚期和根治术后复发的89例食管癌患者，21例（24%）患者完成了4个周期化疗，94%接受了2个或更多周期化疗。64例（72%）患者接受了规定的全剂量放疗和全周期化疗。76例（85%）患者获得完全缓解。接受dCRT的患者3年总生存率为54.4%，接受挽救性CRT的患者为39.8%。62例患者（70%）在门诊接受治疗。该研究显示奈达铂和替吉奥联合放疗是可行的，毒性可耐受；这种治疗方法有可能在不损害CRT疗效的情况下缩短患者住院时间。

8. 替吉奥单药　　该方案目前在老年食管癌中研究较多，日本学者最新一项研究显

示，80岁以上老年食管癌患者接受单纯放疗的5年肿瘤特异性死亡率在 Ⅰ～Ⅳ 期分别为
36.5%、12%、5.4%、0，而同步放化疗组为45.0%、36.1%、16.4%、7.1%；替吉奥同步
化疗和单纯放疗相比，可以给患者生存带来获益。我国学者在 *JAMA Oncol* 上发表了一
项多中心Ⅲ期随机对照研究的结果，该研究在我国23家中心开展，共纳入70～85岁老年
食管癌患者298例，评估同步放化疗（放疗+替吉奥同步）对比单纯放疗的效果和安全
性，结果显示老年食管癌同步放化疗组患者临床完全缓解率为41.6%，而单纯放疗组为
26.8%；2年总生存率同步放化疗组为53.2%，单纯放疗组为35.8%；中位OS同步放化疗组
为24.9个月，单纯放疗组为15.4个月；中位PFS同步放化疗组为18.7个月，单纯放疗组为
9.5个月。以上研究说明在老年患者中，放疗同步替吉奥化疗可以提高疗效，同时不良反应
轻，患者能耐受。

三、食管癌同步放化疗的放疗技术

　　近些年来放疗技术发生了翻天覆地的变化，从2D普通放疗到3D-CRT、IMRT及质子
重离子放疗，放疗疗效也获得了提升。近些年来在食管癌中对放疗技术也有相关研究。首
先在新辅助同步放化疗中，美国一项研究评估了所使用的放疗方式是否与新辅助放化疗
后的术后结果相关。接受3D-CRT、IMRT和质子治疗患者分别为214例（37%）、255例
（44%）和111例（19%）。结果发现，放疗方式与肺部、心脏和伤口并发症的发生率显著相
关。平均住院日也与治疗方式显著相关，3D-CRT组为13.2（95%CI 11.7～14.7）天，IMRT组为
11.6（95%CI 10.9～12.7）天，质子放疗组为9.3（95%CI 8.2～10.3）天（ $P<0.0001$ ）。
3D-CRT、IMRT和质子放疗组的术后90天死亡率分别为4.2%、4.3%和0.9%（ $P=0.264$ ）。
与3D-CRT相比，先进的放疗技术（IMRT和质子放疗）与术后并发症和住院时间的发
生率显著降低相关，其中质子放疗在许多临床终点中显示出最大的益处。我国台湾地区
的一项回顾性研究比较了基于IMRT的同步放化疗和基于3D-CRT的同步放化疗在胸段
食管鳞状细胞癌患者中的结果。该研究共纳入2062例患者，并根据治疗方式将他们分为
3D-CRT的同步放化疗组和IMRT的同步放化疗组。结果发现，临床分期在Ⅲ A 期及以上
的患者，以及3D-CRT均是预后不良的重要独立预测因素。此外，IMRT较3D-CRT降低
了12%的死亡风险。然而，我国中山大学一项回顾性研究，比较了采用3D-CRT或IMRT
同步放化疗治疗颈段食管鳞状细胞癌患者的生存率和毒性反应。共入组112例患者，中位
随访时间为34.9个月，3D-CRT组的3年总生存率（ $P=0.927$ ）和无进展生存率（ $P=0.859$ ）
分别为49.6%和45.8%，而IMRT组为54.4%和42.8%。两组≥3级的放射性食管炎、≥2
级放射性肺炎、食管狭窄和出血发生率相当，而IMRT组气管造口依赖率远高于3D-CRT
组（14.3% vs. 1.8%， $P=0.032$ ）。放疗技术（HR=0.09，95%CI 0.01～0.79）和治疗前声音
嘶哑（HR=0.12，95%CI 0.02～0.70）是气管切开依赖的独立预后因素。在颈段食管鳞
状细胞癌患者中，IMRT与3D-CRT相比没有观察到生存获益。与IMRT相比，质子束治
疗（PBT）的剂量学优势是否会转化为改善的临床结果仍不清楚。国外学者在该领域做了
多项相关研究，其中日本的一项研究，比较PBT和3D-CRT或IMRT用于局部晚期Ⅲ期食
管癌患者的剂量分布参数结果显示，与3D-CRT或IMRT相比，PBT能够显著降低肺和心

脏的剂量。美国一项研究也做了相关的工作，这项随机试验比较了这些食管癌治疗方式之间的总毒性负荷（total toxicity burden，TTB）和无进展生存期（PFS）。这项ⅡB期临床试验将患者随机分配到PBT组或IMRT组（50.4Gy），根据组织学、可切除性、诱导化疗和分期进行分层。该试验总共有145例患者被随机分配入组（72例IMRT、73例PBT），107例患者（61例IMRT、46例PBT）可用于评估。中位随访时间为44.1个月。IMRT组平均TTB是PBT组的2.3倍，达到研究终点。3年无进展生存率（50.8% vs. 51.2%）和3年总生存率（44.5% vs. 44.5%）相似。对于局部晚期食管癌，与IMRT相比，PBT降低了不良反应的风险和严重程度，同时保持了相似的PFS。与IMRT相比，PBT的剂量学优势是否会转化为改善的临床结果仍不清楚。

　　照射范围近些年来也发生了变化，天津市肿瘤医院王平等的一项回顾性研究，探讨了局部晚期食管鳞状细胞癌患者应用同步减量IMRT（SIR-IMRT）减少临床靶体积（CTV）的有效性和安全性，共收集257例患者，在这些患者中，137例患者接受了常规IMRT（C-IMRT），计划靶体积（PTV）60Gy/30次，120例患者接受了SIR-IMRT，大体肿瘤体积（GTV）60Gy/30次，PTV 54Gy/30次。结果发现，与C-IMRT组相比，接受SIR-IMRT的患者显示出相似的局部失败率（27.5% vs. 29.9%，$P=0.668$）。C-IMRT和SIR-IMRT组的1年、2年和3年总生存率分别为71.5%、44.3%、44.3%和77.9%、52.1%、32.9%（$P=0.825$）。两组之间的PFS和局部区域无复发生存（LRRFS）均无显著性差异（分别为$P=0.880$和$P=0.216$）。C-IMRT组的肺V30剂量和脊髓最大剂量显著高于SIR-IMRT组（$P=0.013$，$P=0.047$）。SIR-IMRT组急性放射性食管炎的发生率显著降低（$P=0.046$），但两组间急性严重不良事件的发生率无显著性差异。对于Ⅰ期食管鳞状细胞癌放化疗的最佳放射野尚不清楚。日本学者进行了一项回顾性研究，比较了两种同步放化疗方式——IFI和ENI在治疗临床Ⅰ期（T1bN0M0）食管鳞状细胞癌患者时的疗效和安全性。总共入选患者195例（IFI组78例，ENI组117例）。IFI组的5年总体生存率、病因特异性生存率和无进展生存率分别为90.5%、91.6%和77.6%，ENI组分别为72.5%、88.3%和57.9%。对于接受dCRT的Ⅰ期食管鳞状细胞癌患者，IFI放疗优于ENI。同时在分割方式上也有相关研究，甘肃省肿瘤医院的后程加速分割与常规分割在食管鳞状细胞癌同步放化疗的有效性和毒性反应对照研究显示，后程加速分割和常规分割相比具有更高的CR率、更低的复发率。当然以上各项技术开展要结合医院设备及技术条件。

四、食管癌同步放化疗剂量选择

　　局部晚期食管癌的有效治疗选择有限，根据RTOG 8501研究结果，同步放化疗一直是不可手术切除食管癌的标准治疗方法。放疗剂量仍然存在争议，NCCN推荐同步放化疗中放疗标准剂量（standard dose，SD）为50.4Gy/1.8Gy，但是临床治疗过程中国内学者发现标准放化疗后局部复发率仍然很高，大约50%的复发发生在GTV内。食管癌患者在接受dCRT后的局部区域复发率高达47%。相比其他恶性肿瘤的dCRT，食管癌SD相对较低，其局部区域控制率也较低。INT 0123研究结果显示，接受dCRT的食管癌高剂量（HD）组（64.8Gy/1.8Gy）与SD组相比并未显著改善局部区域控制（52% vs. 56%）和

2年总生存率（31% vs. 40%）。ARTDECO研究是第一个探索行dCRT的食管癌患者放疗剂量提升的成熟随机分组研究。ARTDECO研究和INT 0123研究相比，在化疗方案、放疗技术等方面做了调整，是局部晚期食管癌患者dCRT剂量提升的随机研究。该研究共纳入260例患者，组间均衡良好，61.9%的患者为鳞状细胞癌，其余患者为腺癌。将患者随机分配到SD组和HD组，SD组患者接受50.4Gy/28次（1.8Gy/次）放疗，HD组在SD组的处方剂量上采用同步加量的方式在原发肿瘤区域单次加量0.4Gy，使其总剂量达到61.6Gy/28次（2.2Gy/次），94%的患者完成了放疗，85%的患者至少接受了5个周期的化疗。所有患者的中位随访时间为50个月。SD组的3年局部无进展生存率（LPFS）为70%，而HD组LPFS为73%。SD组的鳞状细胞癌和腺癌的LPFS分别为75%和79%，HD组的鳞状细胞癌和腺癌分别为61%和61%（均无显著性差异）。SD组和HD组的3年LPFS分别为52%和59%（P=0.08）。总体而言，SD组4级和5级常见毒性反应发生率分别为12%和5%，而HD组分别为14%和10%（P=0 .15）。以上结果表明，与SD相比，食管癌dCRT中肿瘤原发灶的放疗剂量增加至61.6Gy并没有改善局部控制或生存。毒性相关死亡在HD组中稍高，50.4Gy以上的剂量-效应关系缺失尚无法完全解释。综合考虑，可能是61.6Gy/2.2Gy这一剂量仍相对较低。然而，鉴于一些严重的食管相关放疗反应，临床上一般不采用高于66Gy的剂量进行治疗。Brower JV等的研究得出与INT0123研究相似的结果。该研究回顾性分析了美国国家癌症数据库（NCDB）2004～2012年6854例接受根治性同步放化疗的食管癌患者临床资料，其中3821例患者接受50.0～50.4Gy放疗剂量，3033例患者放疗剂量＞50.4Gy，结果显示两组患者生存率相近（P=0.35），进一步将51～54Gy、55～60Gy、＞60Gy组分别与50.0～50.4Gy组比较，生存期也均相近。亚组分析显示，对于鳞状细胞癌和接受IMRT的患者，增加放疗剂量并未带来生存获益，因此研究者认为，食管癌应用现代放疗技术行根治性放疗时，50.4Gy仍为最合适的放疗剂量。现有的随机研究结果提示，与其他恶性肿瘤放疗剂量主要受限于其周围正常组织不同，食管似乎是限制食管癌放疗剂量增加的最主要器官。该研究中观察到HD组患者的依从性较差、4～5级毒性反应发生率较高（尽管无显著性差异），使得后续剂量提升研究复杂化。一项Ⅰ/Ⅱ临床研究，入组44例不可切除的食管癌患者接受同步整合加量（SIB）为GTV 58.8～63Gy和标准组50.4Gy的放化疗，均分为28次放疗。剔除随访时间少于6个月的患者，在分析时对38例患者进行了评估。中位年龄为65岁（范围37～84岁）。最大耐受SIB剂量为63Gy。中位随访时间为13.3（范围1.2～36.2）个月，11例患者（29%）局部失败，局部失败的中位时间为2.5（范围1.5～23.9）个月。与97例未接受SIB剂量而接受50.4Gy放疗剂量的患者相比较，SIB降低了淋巴结阳性疾病（13% vs. 56%）、腺癌（26% vs. 59%）患者的局部失败率。美国开展了另一项类似的Ⅰ/Ⅱ期临床研究，评估不可切除的局部晚期食管癌患者放化疗后的毒性作用、局部控制和总生存率，同时对大体肿瘤和淋巴结病灶增加放疗剂量。放化疗同时增加放疗剂量（亚临床风险区域50.4Gy/28次，大体肿瘤和受累淋巴结63.0Gy/28次）。结果显示，入组46例患者[11例女性和35例男性，中位年龄为65.5（范围37.3～84.4）岁]均接受了符合方案的治疗，39例（85%）接受了调强光子治疗，7例（15%）接受了调强质子治疗；11例患者（24%）最终接受了食管肿瘤切除术。未发生4级或5级毒性反应；10例次急性3级不良事件分别为食管炎（4例）、吞咽困难（3例）和厌食（3例）；3例次晚期3级不良事件均为食管狭窄。6个月时的局部复发率为22%（95%CI 11%～35%），1年时的局部复发率为30%（95%CI 18%～44%），2年时的局部复发率为33%（95%CI 20%～46%）。总体而言，15例患者（33%）经历了局部失败，中位间隔为5（范围1～24）个月。中位总生存时间为21.5（范围2.3～86.4）个月。接受放化疗同时进行局部加量组与97例接受标准剂量（非同时加量）放化疗的同期机构队列的探索性比较，显示出优越的局部控制（HR=0.49，95%CI 0.26～0.92，P=0.03）和OS（HR=0.66，95%CI 0.47～0.94，P=0.02）。从该临床试验可以看出，总体上放疗同时加量组毒性反应在可接受范围内，且局部复发率降低，患者生存率提高。尽管如此，ARTDECO研究中的dCRT方案仍使患者实现长期的局部区域控制和生存。现有研究表明，相比食管腺癌患者，食管鳞状细胞癌患者接受dCRT后的局部区域控制率和生存期较好。而ARTDECO研究在磷状细胞癌患者比例低于INT0123研究的情况下（61.5% vs. 85%），仍在OS和局部区域控制上取得了一定的进步，其中OS的改善可能归因于应用PET技术分期；而3年局部区域PFS改善（55% vs. 46%）则可能归因于放疗技术和化疗方案改进导致的严重急性毒性反应发生率的降低，从而使化疗的依从性提高（HD组为92% vs. 67%）。

截至目前，改善食管癌患者的局部区域控制率仍是一个艰巨的任务，治疗前筛选从dCRT获益最大的患者可能有望实现此目标，在CRT期间评估治疗有效的患者，或者识别对CRT敏感的肿瘤标志物。然而，只有在存在其他治愈性手段时筛选才能合理化。而对于不敏感患者，联合新药可能比增加放射剂量更好地改善局部区域控制和生存。另外，需要注意的是，食管鳞状细胞癌和食管腺癌对（确定性）同步放化疗的反应和复发模式存在着显著差异。

（孙　谦　徐洪波　江　浩）

第三节　同步放化疗联合免疫治疗

基于CROSS和中国NEOCRTEC5010这两项Ⅲ期临床研究结果，目前，术前新辅助放化疗已成为局部进展期食管癌的标准治疗方案。新辅助免疫治疗的理论基础在于能够提前激活全身免疫系统以发现并清除一些微小病灶，进而可以降低复发率，提高患者生存率。而对于不可手术食管癌，dCRT则是首选的根治性方案。从机制角度来看，放疗影响免疫应答的各个环节，包括促进释放肿瘤抗原，增强抗原提呈作用，促进T细胞迁移和浸润肿瘤局部、杀伤肿瘤细胞等，而免疫治疗也可以增敏放疗，从而提升治愈率，放疗和免疫治疗这两种模式在理论上具有协同作用，免疫治疗联合放疗可增强效应T细胞肿瘤杀伤作用及放疗远隔效应。免疫治疗联合放化疗或免疫治疗联合放疗的开展要晚于免疫治疗联合化疗。

对同步放化疗联合免疫治疗的模式的研究逐渐增多，该模式既可用于晚期食管癌的姑息治疗，也可用于局部晚期食管癌的术前治疗，也有少数研究用于围手术期食管癌的探索性治疗，甚至用于局部晚期食管癌的辅助治疗。目前国内外开展的免疫治疗联合放化疗的研究多属于小样本研究。

在2019年ASCO会议中，韩国学者率先报道了一线同步放化疗联合免疫治疗研究（NCT02844075）结果，该Ⅱ期研究共纳入28例Ⅰb～Ⅲ期食管鳞状细胞癌患者，纳入标准为组织学确诊为食管鳞状细胞癌，ECOG评分0～1分，术前给予同步放化疗联合帕博利珠单抗治疗（新辅助治疗）5周，每周给予紫杉醇50mg/m^{2}和卡铂AUC=2化疗，同步放疗剂量为44.1Gy/21F，其间给予帕博利珠单抗（每3周，200mg）治疗，随后接受手术治疗，患者在术后2年内接受帕博利珠单抗（每3周，200mg）维持治疗，直至疾病进展，或出现不可接受的毒性。主要终点为pCR，次要终点包括DFS、OS及安全性评估等。结果显示，新辅助放化疗联合免疫治疗后原发灶的pCR率为46.1%，1年生存率达82.1%，中位随访12.4个月，未达到中位OS；6个月、12个月和18个月总生存率分别为89.3%、80.8%和73.1%；与非pCR组（n=14）相比，pCR组（n=14）有更好的DFS趋势（HR=0.33，P=0.1）。常见不良反应是中性粒细胞减少（50%）和肝转氨酶升高（30.8%），但术后有2例患者出现严重肺损伤而死亡，这为新辅助放化疗联合免疫治疗敲响了警钟，该研究与中国NEOCRTEC5010研究相比，pCR率和1年OS并没有优势，并且不良反应中肝酶升高的比例较高。

上海交通大学医学院附属瑞金医院开展了一项针对帕博利珠单抗联合同步放化疗治疗局部晚期食管鳞状细胞癌的单臂单中心前瞻性研究（PALACE-1），研究设计的初衷是在当前标准新辅助治疗方案上增加免疫治疗，以期进一步提升疗效。该研究的主要终点是评估联合治疗方案的安全性，次要终点包括可行性、放射影像学和病理学应答。研究最终入组20例患者，18例接受根治性手术的患者中有17例获得了R0切除，10例（55.6%）获得肿瘤和淋巴结的pCR，其中有2例虽然获得CR，但术后病理学检查发现在淋巴结仍有残留癌细胞。主要病理学缓解（mPR）率为89%（16例）。术后中位随访6.6（范围2.2～12.3）个月后，所有接受手术患者均没有出现疾病复发。新辅助治疗过程中常见不良反应为淋巴细胞减少（92%）、贫血（80%）、食管炎（55%）、肺炎（20%）；65%的患者出现3级及以上不良反应，主要为淋巴细胞减少，其中1例患者出现食管大出血而死亡。探索性分析发现，pCR患者有更显著的肿瘤CD8$^+$淋巴细胞浸润。PALACE-1研究证实了新辅助帕博利珠单抗联合同步放化疗方案的安全性和可行性，并初步揭示了其潜在的疗效优势。基于PALACE-1研究有较高的pCR率和良好的安全性，随后，瑞金医院胸外科团队联合国内5家食管癌诊疗中心，开展后续的多中心、前瞻性、单臂临床研究——PALACE-2研究。在前期PALACE-1研究的基础上，PALACE-2研究将进一步探索新辅助免疫治疗方案在局部进展期食管鳞状细胞癌中的治疗效果。

在食管腺癌中，2019年ASCO也报道了一项来自荷兰的新辅助同步放疗联合阿替利珠单抗（atezolizumab）联合食管癌切除术的小样本研究（PERFECT），主要终点为完成阿替利珠单抗治疗的患者百分比。次要终点为安全性、CRT完成百分比、术后并发症、pCR、R0切除率、PFS和OS。至2017年7月共入组40例，截至报道时，39例完成新辅助治疗，其中30例接受了手术，4例计划手术；10例患者出现疾病进展（5例术前进展，5例术后进展），6例患者死亡（5例由于疾病进展，1例由于肺栓塞）。由于随访时间有限，中位OS和PFS均未达到。研究结果证明，该方案具有可行性，局部疗效良好，且毒性可耐受。在完成手术的患者中，pCR率达39%。与荷兰的CROSS研究（75%为食管腺癌）相比，pCR率明显更高（39% vs. 23%）。没有因发生与治疗有关的不良事件导致手术延迟，并且在手术后30或90天内没有死亡病例。6例患者经历了免疫相关不良反应（irAE），2例3级皮疹，2例2级肠炎，2例2级甲状腺炎，均恢复且无后遗症。目前该研究还在进行中，期待取得更多结果。

　　一项编号为NCT03044613的研究，为纳武利尤单抗联合同步放化疗新辅助治疗Ⅱ/Ⅲ期食管、食管胃结合部癌的Ⅰb期试验，关键入组标准是根据AJCC第7版分期为Ⅱ/Ⅲ期的食管癌，ECOG PS为0或1分，计划进行手术切除的患者，共入组16例患者，先接受纳武利尤单抗240mg，每2周1次，共2次，随后给予紫杉醇联合卡铂的同步放化疗，放疗剂量为41.4Gy/23F，1.8Gy/d，放化疗期间接受纳武利尤单抗240mg，第1、3、5周，每2周为1个周期，共3个周期，6～8周后行手术切除。主要终点为安全性和可行性，次要终点为pCR、OS、T细胞受体（TCR）克隆型的动态变化。研究结果显示，纳武利尤单抗术前辅助治疗具有可接受的毒性，且与手术延迟无关，pCR率为40%（4/10），毒性包括类固醇反应性3级皮炎（1/16）、3级肝炎（1/16）。目前有10例腺癌患者已行食管癌根治术。肿瘤床T细胞受体序列和外周血T细胞序列显示肿瘤相关T细胞的高外周表达。该研究提示纳武利尤单抗术前新辅助治疗具有有限的副作用，没有导致手术延迟或增加手术并发症或死亡率，且pCR率达到40%。

　　针对局部进展期不可切除的食管鳞状细胞癌，已结束或正在进行的临床试验有SHR-1210-Ⅲ-323（卡瑞利珠单抗）、KEYNOTE-975（帕博利珠单抗）、RATIONALE-311（替雷利珠单抗）、ESCORT-CRT等。2020年ASTRO年会公布了一项卡瑞利珠单抗联合同步放化疗治疗局部晚期食管鳞状细胞癌的单臂探索性研究（一项Ⅰb期试验）的结果，该研究共入组了20例局部晚期食管鳞状细胞癌患者，免疫治疗贯穿于6周同步放化疗的全过程，于放疗结束后继续进行一定时间的免疫维持治疗，并在第11周起服用阿帕替尼。研究整体应答率为65%（2例CR，11例PR），截至中位随访时间17个月时，仅有5例患者发生疾病进展，1年无进展生存率达80%，1年总生存率达85%。20例可评价的病例数据表明，患者对放疗联合免疫治疗耐受性较好，3级及以上不良反应发生率与单纯放疗相当。卡瑞利珠单抗的反应性皮肤毛细血管增生症（RCCEP）的不良反应可控，未发生在重要脏器或管腔，且RCCEP的发生与疗效呈正相关，通常伴随后期治疗结束而消失。该研究并未发现免疫联合放化疗导致的新的不可预测的不良反应。该小样本研究开创了免疫治疗进军局部晚期食管癌同步放化疗的先河，显示了良好的安全性，其疗效令人鼓舞，为今后开展大样本免疫治疗联合同步放化疗相关研究奠定了基础。

　　KEYNOTE-975研究是一项旨在探索帕博利珠单抗联合同步放化疗对比同步放化疗治疗不可切除的局部晚期食管癌的全球随机对照Ⅲ期临床研究，研究纳入分期为cTxN+M0或cT2～4aNxM0、符合dCRT条件、有影像学可测量病灶、ECOG PS评分0～1分、可获得肿瘤组织的食管鳞状细胞癌或Siewert Ⅰ型食管胃结合部腺癌或食管腺癌患者，符合要求的人群按1∶1的比例随机分配至帕博利珠单抗（200mg，每3周1次，给予8次，随后400mg，每6周1次，给予5次）同步联合dCRT（放疗+研究者选择的FOLFOX/PF）组和安慰剂（200mg，每3周1次，给予8次，随后400mg，每6周1次，给予5次）同步联合dCRT（放疗+研究者选择的FOLFOX/PF）组。分层因素包含PD-L1 CPS（≥10 vs. <10）、放疗剂量（50Gy vs. 60Gy）及地域/病理（东亚鳞状细胞癌 vs. 其他区域鳞状细胞癌及全球腺癌）。主要研究终点为整体人群、CPS≥10的人群及鳞状细胞癌患者的OS和无事件生存期（EFS），次要研究终点为安全性及耐受性。该研究计划招募约600例患者，期待该研究的结果可以给中国局部晚期食管癌患者的治疗带来新的证据。

国内RATIONALE-311研究是一项替雷利珠单抗联合同步放化疗对比同步放化疗治疗不可切除的局部晚期食管鳞状细胞癌的Ⅲ期临床研究，目前研究正在进行中。另外，天津市肿瘤医院还牵头了一项前瞻性Ⅲ期研究SHR-1210-Ⅲ-323，卡瑞利珠单抗联合同步放化疗对比安慰剂联合同步放化疗用于局部晚期不可手术的食管鳞状细胞癌。主要纳入局部晚期不可切除食管癌患者，试验组接受卡瑞利珠单抗联合同步放化疗，同步化疗方案为每周紫杉醇联合顺铂，给予5周，同步放疗剂量为50.4Gy/28F，其间给予卡瑞利珠单抗200mg，每3周1次；同步放化疗结束后，继续给予卡瑞利珠单抗，后者最多使用24个月，直至PD或出现不可耐受的毒性。研究终点为PFS。该研究2020年2月开始入组，计划2年内完成，计划共入组约400例患者，期待该研究能取得好的结果。

BGB-A317-311研究是一项前瞻性、全国多中心Ⅲ期临床研究，替雷利珠单抗/安慰剂联合同步放化疗用于局部晚期不能手术的食管鳞状细胞癌。患者将随机接受安慰剂或替雷利珠单抗联合同步性放化疗，化疗方案为紫杉醇135mg/m²，d1 + 顺铂25mg/m²，d1～3，每3周为1个周期，给予2个周期，放疗方案为IFI，95%PTV为50.4Gy/1.8Gy/28F，安慰剂或替雷利珠单抗为200mg，每3周1次，最长24个月，研究主要终点为PFS。该研究将免疫巩固治疗的时间延长至2年。并且考虑到同步放化疗联合免疫治疗的安全性，将常用的60Gy的放疗剂量降至50.4Gy。

目前进行的Ⅲ期临床研究大多数将免疫和放化疗同期进行，仅有少数研究将免疫和放化疗序贯进行，如罗氏YO42137研究。在局部晚期不可切除食管癌同步放化疗基础上加用免疫治疗是一种非常有前景的治疗方法，但免疫与放化疗是同步使用还是序贯使用，以及是否会明显增加不良反应，都需要等待大型Ⅲ期临床研究结果。

近几年来，免疫检查点抑制剂治疗在晚期食管癌中取得了非常大的进步，目前免疫联合化疗已经成为晚期食管癌的一线标准治疗，显示出良好的疗效和可以接受的不良反应，给食管癌诊疗领域带来了跨越式的进步。免疫治疗在食管癌应用的线序已经前移（用于一线治疗），与放疗的多种形式结合已成为必然趋势；理论上，在同期放化疗基础上加上同期免疫治疗有可能使患者更大获益。目前，该类研究还处于初步阶段，部分小样本研究已经发现放化疗与免疫治疗的结合具有可行性和潜在的远景。但对于免疫和同期放化疗相结合的不良反应、能否提高同期放化疗的疗效及其优势人群、生物标志物的进一步筛选，都还需要更多的临床试验进行验证，期待未来大样本的临床研究带来高级别的循证医学证据。

（王军业　张　肖）

第四节　放疗联合分子靶向药物治疗

近年来分子靶向治疗药物的出现，为食管癌的治疗提供了新思路，有关放疗联合分子靶向治疗的临床研究也在增多，并且许多试验获得了肯定的结果。其中，作用于EGFR靶点药物的研究较多，不论是EGFR-TKI还是EGFR单克隆抗体，均能起到放化疗增敏的作用，在未明显增加副作用的同时，可提高ORR及DCR，分别可达38.1%～65.1%和60.9%～92.9%。由于这些研究的样本量偏小，故最终的ORR和DCR仍需要进一步的大样本Ⅲ期随机对照临床研究证实其对食管癌患者的价值。

一、抗EGFR抗体

1. 西妥昔单抗　2012年，Tomblyn MB等进行的Ⅱ期临床研究显示西妥昔单抗联合同步放化疗治疗局部晚期、临床不能手术的食管癌患者21例，化疗药物为伊立替康和顺铂，结果显示，中位OS、中位PFS分别为11.2个月、6.4个月，治疗相关性死亡2例。3级不良反应占47.6%，4级占28.6%，52.4%出现血液学毒性，23.8%出现乏力。该试验结果表明患者耐受性很差，提示西妥昔单抗联合放化疗的方案还有待进一步优化。另外，还有研究报道西妥昔单抗虽不增加放疗相关毒性反应，但可能增加皮肤反应及超敏反应。

随后又有学者开展了多项西妥昔单抗联合放化疗用于食管癌治疗的研究。

Meng X等进行了一项前瞻性、多中心的Ⅱ期临床研究，采用西妥昔单抗联合放化疗治疗55例不能手术切除、局部晚期食管鳞状细胞癌（ESCC）的中国患者，化疗药物为紫杉醇和顺铂，结果显示55例患者中45例完成治疗，44例有效，其中29例为CR，15例为PR；45例患者的2年无进展生存率和总生存率分别为74.9%、80.0%。研究者认为西妥昔单抗联合放化疗治疗局部晚期ESCC安全、有效。

2013年Crosby T等开展的一项西妥昔单抗联合放化疗对比放化疗治疗食管癌的多中心Ⅱ/Ⅲ期随机试验（SCOPE1）中，258例患者中鳞状细胞癌占72.8%，西妥昔单抗联合放化疗组的中位OS（22.1个月 vs. 25.4个月，P=0.035）及中位PFS（15.9个月 vs. 21.6个月，P=0.18）均较放化疗组缩短；并且联合组的3或4级不良反应更多，分别为79%、63%（P=0.004），主要的3或4级不良反应为白细胞减少、乏力、呼吸困难。研究人员分析这可能与入组患者EGFR的低表达相关。该研究显示，对于适合dCRT的食管癌患者，不建议在标准化疗和放疗中添加西妥昔单抗。

2017年Suntharalingam M等在一项西妥昔单抗联合放化疗治疗局部晚期食管癌的Ⅲ期随机临床研究中，共纳入344例患者，最终328例患者随机每周同时接受顺铂（25mg/m^2）、紫杉醇（50mg/m^2）和放疗50.4Gy/1.8Gy/次，联合或不联合每周西妥昔单抗（第1天400mg/m^2，然后250mg/m^2，每周1次）。该研究结果表明，在同步放疗中加用西妥昔单抗并未改善OS（P=0.47），且增加4～5级不良事件的发生率。在另一项可切除食管癌患者的新辅助化疗序贯放化疗+手术联合或不联合西妥昔单抗的Ⅲ期临床试验中，化疗方案为多西他赛+顺铂，300例可切除的局部晚期食管癌患者（T2N1～3和T3～4aNx）被随机分配至西妥昔单抗组（149例）和对照组（151例）。结果显示，西妥昔单抗组的R0切除率为95%，而对照组为97%。两组的术后治疗相关死亡率均为6%。西妥昔单抗组的中位PFS为2.9年。结果显示，在多模式治疗中加入西妥昔单抗可显著改善局部区域控制，但并不显著改善PFS和OS，另外加入西妥昔单抗并未提高pCR率及R0切除率。同样，Lee MS等进行的小样本研究采用西妥昔单抗+伊立替康+顺铂联合放疗，新辅助治疗局部晚期食管癌和食管胃结合部癌，结果不支持西妥昔单抗用于食管腺癌。

综上所述，多项临床研究多不支持西妥昔单抗联合放化疗用于食管癌患者的治疗。因此，西妥昔单抗在食管癌治疗中的地位并不明确。

2. 尼妥珠单抗 已有多项临床试验证实，尼妥珠单抗与放化疗联合疗效值得肯定。Liang J等（2013年）开展的一项Ⅱ期临床研究，尼妥珠单抗联合放疗治疗42例Ⅱ～Ⅳ期食管癌患者，有效率为52.4%，疾病控制率为92.9%，中位生存时间为14个月，中位PFS为10个月。研究者认为该方案耐受性较好，值得进一步研究。Lai X等在一项前瞻性研究中，对43例食管癌患者进行尼妥珠单抗联合同步放化疗作为一线治疗，1个月治疗后发现有效率为65.12%，控制率为86.05%，其中1例（2.33%）CR，27例（62.79%）PR，9例（20.93%）SD，6例（13.95%）PD。另外，一项针对放化疗联合或不联合尼妥珠单抗治疗局部晚期食管癌的随机Ⅱ期研究，也观察到在意向性人群中，放化疗联合尼妥珠单抗对局部晚期食管癌患者是安全的，似乎可以提高内镜下完全缓解合并病理完全缓解（cEPCR）率，并且不会影响生活质量。使用和不使用尼妥珠单抗的内镜下完全缓解（eCR）率分别为47.2%和33.3%（$P=0.17$），cEPCR率分别为62.3%和37.0%（$P=0.02$）。中位随访时间为14.7个月，OS的HR为0.68。Ma NY等报道尼妥珠单抗联合放疗或联合放化疗治疗66例食管鳞状细胞癌患者，放疗剂量为61Gy，尼妥珠单抗的剂量以放疗期间每周200mg为主，结果显示，50%的患者发生3～4级不良反应，尼妥珠单抗相关的毒性为1级皮肤反应1例、2级输液相关反应2例，中位OS为26.0个月，中位PFS为16.7个月，2年的OS、PFS、局部控制率分别为5.4个月、3.7个月、80%。该研究表明尼妥珠单抗联合放疗或放化疗安全、不良反应可耐受，疗效令人鼓舞。Ramos Suzarte M等开展的一项Ⅱ期临床试验也报道了类似的结果，采用尼妥珠单抗联合顺铂、5-FU及放疗治疗食管癌。尼妥珠单抗剂量为每周200mg，尼妥珠单抗组的ORR、DCR均高于对照组，而且尼妥珠单抗的耐受性好，EGFR高表达组的ORR和DCR高于低表达组，认为该方案安全、有效，建议开展Ⅲ期临床试验。

除了尼妥珠单抗联合放化疗在晚期食管癌上获得肯定的疗效外，尼妥珠单抗联合单纯放疗在晚期食管癌上也取得了良好的结果。Chen Y等研究了尼妥珠单抗联合SIB-IMRT对有局部转移的食管癌患者的短期疗效及毒副作用，共纳入29例患者。结果显示，14例（48.3%）达到CR，13例（44.8%）达到PR，1例（3.4%）SD，1例（3.4%）PD；ORR为93.1%；而并未出现明显毒副作用。Wang C等在大剂量尼妥珠单抗联合放疗治疗食管鳞状细胞癌的研究中发现，大剂量（1200mg）尼妥珠单抗联合放疗组患者存活率高于低剂量组（$P=0.039$），且毒副作用没有明显增加。最近，González Fernández S等采用尼妥珠单抗联合化疗和放疗治疗111例无法手术切除的食管癌患者，结果显示，大多数与尼妥珠单抗相关的不良事件（AE）为轻度和中度，最常见的AE为腹泻、寒战和震颤。与尼妥珠单抗相关的严重不良事件发生率为1.3%。所有患者的中位生存期为12.2个月（95%CI 6.9～17.5），12个月和24个月生存率分别为51.0%和17.0%。中位PFS为7.8（95%CI 6.2～9.5）个月，12个月和24个月的无进展生存率分别为39.3%和11.2%。从治疗开始到第12个月，总体健康状况明显改善（$P=0.03$），恶心（$P=0.009$）、失眠（$P=0.04$）、便秘（$P=0.05$）、进食困难（$P=0.0006$）和吞咽时窒息（$P=0.001$）均显著减少，而吞咽困难（$P=0.02$）明显增加。该研究显示，在真实世界中，尼妥珠单抗联合化疗和放疗治疗无法手术切除的食管癌是安全的，而且可以显著改善患者的PFS和生活质量。

尼妥珠单抗联合放化疗可以提高食管鳞状细胞癌的治疗效果和预后，且无毒副作用。此外，尼妥珠单抗联合化疗可在局部晚期或转移性食管鳞状细胞癌中取得可喜的临床效果，且无毒副作用，耐受性好。因此，这些联合方案可能成为转移性食管鳞状细胞癌患者的一种新型治疗方法。

二、EGFR酪氨酸激酶抑制剂

1. 厄洛替尼 厄洛替尼联合放疗或放化疗治疗食管鳞状细胞癌的研究表明了其安全性和有效性。Zhao J等在一项纳入21例患者的Ⅱ期临床研究中，对无法手术的食管癌患者采用厄洛替尼联合紫杉醇及放疗治疗后，其中8例（38%）患者达到CR，10例（47.6%）达到PR，3例（14.3%）为SD。Song T等的一项厄洛替尼联合放疗对比放化疗治疗老年食管癌疗效的研究表明，68例患者中鳞状细胞癌占91%，两组总体反应率差异无统计学意义（88.2% vs. 79.4%，$P=0.323$）。厄洛替尼在食管鳞状细胞癌的疗效还需要更多与标准治疗对比的研究。

2. 埃克替尼 埃克替尼联合放疗治疗老年食管癌的研究也表明了其安全性和有效性。Luo H等在一项国内开展的Ⅱ期随机临床试验中，入组127例70岁或70岁以上的不可手术切除的T2～4N0～1M0～1a食管癌患者，埃克替尼联合放疗组的中位OS为24.0个月，而单纯放疗组为16.3个月（$P=0.008$）。两组之间在3～4级不良事件上无显著性差异。其中EGFR过表达的患者具有更好的中位OS（未达到 vs. 16.3个月）。本研究显示，与单纯放疗相比较，埃克替尼联合放疗在老年食管癌患者中的耐受性好且OS明显改善；其中，EGFR过表达的患者更能从埃克替尼联合放疗中获益。

三、抗血管生成药物

贝伐珠单抗 Ku GY等对33例局部晚期食管和食管胃结合部腺癌进行了一项Ⅱ期单臂研究，贝伐珠单抗联合诱导化疗（顺铂/伊立替康）同时放疗，其放化疗不良反应没有明显增加，但也未达到良好的治疗效果，较高基线的VEGF-A水平与生存改善趋势相关。

四、其他分子靶向药物

1. 人重组血管内皮抑制素（恩度） 恩度在临床上已经应用十多年，其在肺癌的疗效已得到认可，在食管鳞状细胞癌（ESCC）中也有研究报道。Xu M等采用恩度联合多西他赛+5-FU+奈达铂，序贯立体定向放疗（SBRT）治疗1例复发的ESCC患者。患者给予化疗联合恩度15mg，静脉滴注3~4h，每天1次，d1~14；后序贯SBRT（3300cGy，分10次）。患者呼吸困难、吞咽困难等症状较前明显好转甚至消失。患者获得完全缓解，PFS>8个月，结果表明恩度联合放化疗是治疗ESCC的一种不错的选择。

除了个案报道外，有几项小样本的研究报道，均取得了值得关注的疗效。胜照杰等观察了恩度联合放疗治疗老年性Ⅲ期ESCC的近期疗效，将38例老年晚期ESCC分为两组，试验组给予三维适形放疗+恩度，对照组仅给予三维适形放疗。结果显示，试验组：CR率16.7%、PR率66.7%、SD率16.7%、PD率0，总有效率为83.3%，临床获益率为100.0%（18/18）。对照组：CR率10.0%、PR率45.0%、SD率35.0%、PD率10.0%，总有效率为55.0%，临床获益率为90.0%。该研究显示，恩度与三维适形放疗联合应用，能明显提高患者的中位生存期，且安全性较好。此外，在Zhong Z等的研究中，在38例无法切除且没有全身性转移的食管ESCC（T4或ⅣA期）患者的同步放化疗中，以有无使用恩度分组，CRT+恩度组的中位生存时间长于单纯CRT组（18.2个月 vs. 11.6个月），CRT+恩度组的1年和3年总生存率也高于单纯CRT组（72.0%和32.0% vs. 50.0%和22.0%），恩度并未增加与治疗有关的并发症。仲召阳等开展了一项恩度联合同步放化疗治疗不可手术且无远处转移食管癌的临床研究，该研究为回顾性研究，试验组18例接受恩度联合同步放化疗（5-FU+顺铂+放疗），对照组20例仅接受同步放化疗。试验组的CR率（44.4% vs. 30%）、1年总生存率（72% vs. 50%）和3年总生存率（32% vs. 20%）均优于对照组。两组中位OS分别是18.2个月和11.6个月（$P=0.044$）。另外，还有一项研究报道了恩度联合放化疗在中晚期食管癌中的疗效，并评估了恩度对血清VEGF的影响。该研究入组62例中晚期食管癌患者，将其分为联合组和对照组，对照组给予放化疗，联合组给予恩度联合放化疗2个月。研究发现，联合组患者的疾病缓解率较对照组明显增加（$P<0.05$），联合组患者的血清VEGF表达水平较对照组患者明显下降（$P<0.05$）。结果表明，恩度与放化疗联合用于治疗中晚期食管癌患者，能够有效降低患者血清VEGF表达水平，并改善患者预后。

2. 阿帕替尼 Hu L等在一项回顾性研究中，对65例Ⅱ~Ⅲ期食管ESCC患者，给予阿帕替尼联合同步放化疗（阿帕替尼组，31例）或仅给予同步放化疗（CCRT组，34例）。结果显示，阿帕替尼组的有效率显著高于CCRT组（$P=0.045$）；前组的中位PFS也长于CCRT组（12个月 vs. 7个月）。阿帕替尼组的1年和2年无进展生存率显著高于CCRT组（分别为47.0% vs. 30.3%和20.2% vs. 12.1%，$P=0.040$）。对于局部晚期ESCC患者，阿帕替尼联合同步放化疗可提高患者生存率，显著延长PFS。

五、放疗联合抗PD-1抗体

抗PD-1抗体类药物已成为食管癌治疗的重要用药，更多的研究放在放疗+抗PD-1抗体类药物+化疗联合上，事实上，放疗+抗PD-1抗体类药物也有研究报道，并且也获得了较好的疗效。Zhang W等采用放疗联合卡瑞利珠单抗作为一线治疗方案用于19例局部晚期ESCC患者，放疗剂量为60Gy（2.0Gy/F，每周5F），卡瑞利珠单抗200mg（每2周

1次），后者与放疗同步开始，持续给药32周（即给予16个周期）；结果显示，毒性可耐受，14例（74%）有效。中位随访31.0个月，中位OS和PFS分别为16.7个月、11.7个月。结果显示，放疗联合抗PD-1抗体治疗局部晚期ESCC有效，毒性可控。有关放疗联合抗PD-1抗体的研究较多，具体可参照其他章节。

（汪庚明　孙　谦　江　浩）

第五节　食管癌其他综合治疗

　　除了常规的手术、内科、放疗、靶向治疗、免疫治疗外，其他方法也可用于食管癌的治疗，特别是物理治疗，如光动力治疗（PDT）、氩等离子体凝固术、射频消融、激光治疗、冷冻治疗、放射性粒子植入治疗等。这些治疗方法可单独应用（参见第二十章），也可以与其他治疗方法联合。本节重点介绍这些治疗方法与其他治疗方法的联合应用。

　　1. 光动力治疗（PDT）　又称光敏疗法，通过利用光敏剂吸收特定波长的光发生光化学反应，产生氧自由基和活性氧自由基，诱导肿瘤细胞死亡。目前，已被美国FDA批准用于治疗巴雷特食管肿瘤病变。在一项入组巴雷特食管高级别异型增生患者的多中心Ⅲ期临床试验中发现，接受PDT和质子泵抑制剂联合治疗的患者，巴雷特食管高级别异型增生的完全消融率和食管腺癌发生率显著低于仅接受质子泵抑制剂治疗的患者。然而，经PDT的患者出现的不良事件明显增多，特别是光敏反应、食管狭窄和胸痛等。

　　PDT不仅单用在食管癌的治疗上取得了肯定的疗效，还可与放疗、化疗、免疫治疗，甚至与抗血管生成药物联合，且在食管癌的治疗上取得了肯定的疗效（见第二十章）。近来，Wang XY等报道了一例54岁晚期食管癌男性患者，接受2个周期的化疗后，出现疾病进展。因吞咽困难，给予金属支架置入，随后给予PDT联合信迪利单抗（一种PD-1抑制剂）治疗，结果显示患者食管原发病灶消失，转移淋巴结明显减小。该病例证实了PDT联合免疫治疗的疗效，并且表明其对食管支架置入后缓解梗阻很有帮助。张明明等采用细胞因子诱导的杀伤细胞（CIK细胞）联合PDT用于63例中晚期食管癌患者治疗，后者被随机分为2组，单纯CIK细胞组33例，行单纯 CIK 细胞治疗；联合治疗组30例，行CIK细胞治疗联合PDT。结果显示，联合组的临床症状缓解率（93.3% vs. 60.6%）及内镜下评价总有效率（90.0% vs. 63.6%）均高于单纯CIK细胞组（$P < 0.01$，$P < 0.05$）；联合治疗组生活质量提高率显著高于单纯CIK细胞组（86.7% vs. 33.3%，$P < 0.01$）。

　　随着PDT光敏剂和技术的改进，PDT联合其他药物和方法（具体参见第二十章）用于食管癌的临床研究会越来越多，PDT将会在食管癌多学科协作治疗中起到一定的作用。

　　2. 氩等离子体凝固术（APC）　是一种利用氩离子气体传递单极高频电流的非接触热技术，通过高频电激发氩离子气体，无须接触病变组织表面即可使其高温失活，使周围组织干燥、凝固、收缩，在失去导电性后氩离子气体即改变方向，避免深度损伤组织，因而不易发生全层坏死和穿孔。所以，APC针对早期食管癌的绝对适应证为原位癌或局限在黏膜固有层的病变。近年来，APC不仅被认为是治疗浅表性食管癌的一种有效方法，而且也被认为是根治性放化疗后出现局部治疗失败的一种挽救性治疗手段。APC也是内镜下治疗巴雷特食管的主要方法之一。

3. 射频消融术（RFA） 是一种微创治疗手段，通过发射低频率、高热效应的电磁波，使病灶组织脱水、干燥、固缩、坏死而达到治疗目的。一项多中心的欧洲Ⅱ期试验研究表明，联合使用RFA和EMR治疗巴雷特食管引起的高级别上皮内瘤变及早期腺癌患者共132例，平均随访27个月，CR率98%，局部复发率3%，淋巴结转移率为0。RFA也是内镜下治疗巴雷特食管的主要方法之一。一项比较RFA和ARC治疗巴雷特食管的随机对照试验结果显示，两种方法在有效性和安全性方面相似，但APC的治疗成本明显低于RFA。

4. 激光疗法（LT） 是通过激光作用于肿瘤，产生热效应、压强效应和生化效应等一系列反应，使病灶组织缺血、坏死、脱落，达到治疗食管癌的目的。由于Nd∶YAG激光穿透力强，热效应好，故多选用Nd∶YAG激光治疗消化道恶性肿瘤。它能够消除局部癌组织，减轻狭窄或梗阻等，延缓病情发展，对于隆起型病灶效果较好，对于浸润型或溃疡型病灶则易导致穿孔，目前多用于晚期食管癌的姑息治疗，用于治疗早期食管癌的报道较少。尽管Nd∶YAG激光治疗可有效解除食管癌梗阻症状，但病情容易反复，需定期行激光治疗。激光治疗并发症的发生率较低，常见的并发症有出血、穿孔、食管气管瘘等。

5. 冷冻治疗 是通过冷冻器械治疗肿瘤的一种技术，液氮疗法是目前比较常用的冷冻疗法。食管腔内冷冻可致癌组织坏死，坏死组织脱落后即可达到疏通食管管腔、缓解吞咽困难的目的，可用于晚期食管癌的姑息治疗或者增加手术治疗的机会。在有条件开展冷冻治疗的肿瘤中心，冷冻治疗可以作为食管癌多学科综合治疗的一种方法。

6. 放射性粒子植入治疗 是将放射性核素放置到肿瘤组织或其附近受肿瘤浸润的组织内，通过发射γ射线持续低能量照射肿瘤而发挥作用。^{125}I粒子因半衰期长、能量低、易防护，是目前临床中应用最广泛的放射性粒子。一项纳入240例晚期食管癌伴Ⅱ～Ⅳ级吞咽困难患者的临床研究显示，放射性^{125}I粒子食管支架联合化疗（顺铂+5-FU）可明显延长患者OS，改善患者生活质量。但作为局部治疗方法之一，如何确定放射性粒子治疗剂量、治疗靶区范围及与其他治疗包括全身化疗等联合治疗时的顺序等都需要进一步的临床研究。

7. 瘤内注射腺病毒 Shirakawa Y等对不适合标准化放疗的13例食管癌患者，在柔性内镜下瘤体内多次细针注射端粒酶溶蛋白（OBP-301，一种减毒的5型腺病毒）并联合放疗。所有患者均出现了短暂的自限性淋巴细胞减少；8例为局部CR，3例为PR。ORR为91.7%，Ⅰ期CR率为83.3%、Ⅱ/Ⅲ期CR率为60.0%。所有患者在活检标本中均未发现有病理活性的恶性细胞。另外，组织病理学检查显示CD8$^+$细胞大量浸润、PD-L1表达增加。该治疗方案可行，并可使患者临床益处。

（王育生　田志辉）

第六节　食管癌的个体化治疗

指南规范指导下的个体化治疗是肿瘤治疗的发展方向，与其他肿瘤的治疗一样，食管癌的个体化治疗近年来发展迅速。对于确诊的食管癌，实现规范指引下的个体化诊治，需要充分评估患者病情，发挥多学科诊疗（MDT）的优势，为每位患者提供"量体裁衣"式的最优诊疗方案。食管癌的个体化治疗需要全面检查和评估患者基本情况，包括患者的一般状况和疾病本身的特征。患者的一般状况评估包括年龄、体能状况评分（ECOG评分或PS评分）、伴随的基础疾病、社会经济条件及治疗意愿等。疾病本身的评估包括食管肿瘤的位置、临床分期、病理类型、基因状态等。

1. 年龄　食管癌多发生于40岁以后，以50～70岁多见，近年来发病高峰逐渐向70岁以后转变，目前的研究证实，约30%的食管癌患者年龄>70岁，约18%的患者年龄>75岁。对于老年患者，其基础合并疾病和表现状态的程度与中青年不同，生理储备和承受压力的能力也明显降低。对于不同年龄阶段的患者，需根据患者的体能状况分别对待。例如，对食管颈段、胸上段鳞状细胞癌，一般患者可选择同步放化疗；而对年龄较大（>70岁）、体能较差的患者，可能单纯局部放疗或联合单药化疗即可；对于老年患者的局部晚期食管癌，根治性同步放化疗或可代替手术；对于局部晚期食管下段或食管胃结合部腺癌，术前的新辅助放化疗高龄患者可能难以耐受，单纯新辅助化疗也可能是这类患者的最佳选择。总之，对于不同年龄段的患者，根据体能状况、各项生理功能储备及治疗目标等制订个体化的治疗策略是食管癌规范化治疗的重要内容。

2. 体能状况评分　体能状况（PS）与患者的预后密切相关，也与患者治疗策略的选择密切相关。对于PS的定量标准，最常用的是ECOG PS评分。进食困难导致部分食管癌患者就诊时营养状况较差，故常常PS评分较高（≥2分），对于此类患者，解决进食问题，恢复营养与体能是治疗优先解决的问题，根据患者的具体情况，可选择内镜下营养管置入术、食管支架置入术、胃造瘘术等治疗，而无法实现肠内营养或肠内营养不足的患者，肠外静脉营养治疗也是选择之一。另外，PS也是选择手术、放疗、化疗等治疗方式的重要参考，对于可切除的食管癌，PS评分为0～1分的患者可选择手术治疗，但PS差、生活不能自理的患者，则难以承受手术创伤，应选择最佳支持治疗或其他治疗方法。同样对于晚期食管癌化疗方案的选择，PS评分为0～2分的患者，可选择两药联合化疗，也可选择化疗联合免疫检查点抑制剂，对部分腺癌患者，甚至可选择三药联合，如mDCF方案化疗，但对PS评分为3分的患者，则以最佳支持治疗/对症治疗为主。

3. 伴随基础疾病　食管癌患者发病年龄大，许多患者往往合并多种基础疾病，如心脏病、高血压、糖尿病、慢性肺疾病等。对于可手术切除的患者，心肺功能的评估尤为重要；对于选择局部放疗的患者，需要考虑放射性肺炎的发生，对患者肺功能及基础肺疾病的准确评估非常重要；免疫检查点抑制剂在食管癌的治疗中应用逐渐增多，但使用前需对患者各个脏器的基础功能、是否合并自身免疫性疾病及药物使用情况等做全面评估。

4. 食管肿物的位置和分期　食管肿物的位置是影响预后及治疗方式选择的重要因素。颈段食管癌及胸上段食管癌（肿瘤距咽环肌<5cm）的手术难度大，一般选择根治性同步放化疗；对于可切除的食管中、下段癌，如分期较早（cT1b～2N0），则首选手术治疗，特别是食管下段或食管胃结合部癌，手术治疗价值更大。

肿瘤分期是决定治疗方式的又一重要因素，也是个体化治疗的重要参考。对于早期食管癌，如内镜及超声内镜检查确认肿瘤尚未侵及黏膜下层，经其他影像学检查无远处转移，可行内镜下肿瘤治疗术，根据肿瘤的不同情况，如有蒂/无蒂、肿瘤位置，选择不同治疗方法，如早期食管癌的内镜黏膜切除术（EMR）、内镜黏膜下剥离术（ESD）等。对于非颈段和胸段早期食管癌，如前所述，根治性食管癌切除术是首选；对于局部晚期食管癌（cT1b～2N+或cT3～4a任何N），新辅助同步放化疗联合手术是推荐的治疗方式；对于cT4b则首选新辅助同步放化疗，之后根据肿瘤退缩情况，进行多学科诊治，然后选择手术或内科保守治疗。对于晚期食管癌，既往治疗以全身化疗为主，近年来免疫检查点抑制剂的应用极大地改善了患者预后，KEYNOTE-590、CheckMate-648、ESCORT-1st、ORIENT-15等研究均证实了免疫治疗联合化疗在晚期食管鳞状细胞癌的疗效和安全性，且其在食管癌一线治疗中的地位日益巩固。在具体的临床实践中，也要根据患者实际情况，选择更适合的治疗药物。

5. 病理类型及基因状态 食管癌的主要病理类型为鳞状细胞癌与腺癌，其中我国绝大部分患者为食管鳞状细胞癌，食管下段则以腺癌多见。不同病理类型治疗药物选择略有差异。对于食管下段腺癌，HER-2的表达状况需明确。在免疫治疗时代，肿瘤组织的错配修复（mismatch repair，MMR）蛋白表达或微卫星不稳定性（MSI）的检测具有重要意义，对于食管鳞状细胞癌，明确肿瘤组织PD-L1 CPS对于免疫检查点抑制剂的合理选择也很重要。具体在个体化治疗方面，对于晚期食管鳞状细胞癌，化疗药物以铂类（顺铂、奈达铂）、氟尿嘧啶类及紫杉醇类为主，腺癌的治疗还可选择奥沙利铂、伊立替康等；食管癌的靶向治疗近年来有所突破，对于HER-2阳性（免疫组化+++，或FISH＋）的晚期食管腺癌，一线治疗可选择曲妥珠单抗靶向治疗，二线治疗中食管腺癌可选择甲磺酸阿帕替尼，鳞状细胞癌则可选择盐酸安罗替尼；食管癌的免疫治疗发展迅速，dMMR或微卫星高度不稳定性（MSI-H）患者对免疫治疗效果较好；对于晚期食管鳞状细胞癌，按照2021版CSCO指南的推荐，一线治疗可选择帕博利珠单抗（PD-L1 CPS≥10）与化疗联合，也可选择卡瑞利珠单抗联合化疗；对于食管腺癌，则推荐纳武利尤单抗（CPS≥5）与化疗联合。二线治疗，食管鳞状细胞癌可选择帕博利珠单抗（PD-L1 CPS≥10）、卡瑞利珠单抗和纳武利尤单抗单药治疗，也可选择与化疗或小分子靶向药物联合，如卡瑞利珠单抗联合甲磺酸阿帕替尼，具体选择要根据患者体能状况、一线治疗药物、基础疾病及肿瘤负荷、进展速度等综合考量。

6. 治疗模式 食管癌的分期不同，对应的治疗模式也不相同。对于局部晚期食管癌，新辅助放化疗联合手术切除是一种标准的治疗模式，常常作为首选。近来研究发现，对于新辅助同步放化疗获得临床完全缓解（cCR）的患者，若联合手术治疗，反而可能增加患者死亡率，缩短OS，降低生活质量，因此，对于cCR患者而言，仅给予新辅助放化疗可能是一种可行的方法。

综上所述，食管癌的综合治疗发展迅速，在分子靶向治疗及免疫治疗方面均有较大突破，合理选择治疗模式和治疗药物是个体化治疗的核心，需发挥MDT模式的优势，胸外科、普外科、肿瘤内科、影像科、消化内镜、病理科等各相关专业的专家共同会诊，结合患者的个体化特征，为食管癌患者制定最优的治疗策略与方案，达到最佳的治疗效果。

（王育生 张宁刚）

参 考 文 献

胜照杰，孙静，冯连杰，2010. 恩度联合三维适形放疗治疗老年晚期食管癌临床观察. 肿瘤基础与临床，23（2）：149-150.

张明明，安永辉，韩彩莉，等，2016. CIK 细胞联合光动力治疗中晚期食管癌的疗效观察. 山东大学学报（医学版），54（1）：38-41.

中国临床肿瘤学会指南工作委员会，2021. 中国临床肿瘤学会（CSCO）食管癌诊疗指南（2021）. 北京：人民卫生出版社.

中华医学会消化内镜分会，中国抗癌协会肿瘤内镜学专业委员会，2014. 中国早期胃癌筛查及内镜诊治共识意见. 胃肠病学，7（7）：408-427.

Ai D，Ye J，Wei S，et al.，2022. Comparison of 3 paclitaxel-based chemoradiotherapy regimens for patients with locally advanced esophageal squamous cell cancer：a randomized clinical trial. JAMA Netw Open，5（2）：e220120.

Ajani JA，Winter K，Komaki R，et al.，2008. Phase Ⅱ randomized trial of two nonoperative regimens of induction chemotherapy followed by chemoradiation in patients with localized carcinoma of the esophagus：RTOG 0113. J Clin Oncol，26（28）：4551-4556.

Al-Batran SE，Hofheinz RD，Pauligk C，et al.，2016. Histopathological regression after neoadjuvant docetaxel，oxaliplatin，fluorouracil，and leucovorin versus epirubicin，cisplatin，and fluorouracil or capecitabine in patients with resectable gastric or gastro-oesophageal junction adenocarcinoma（FLOT4-AIO）：results from the phase 2 part of a multicentre，open-label，randomised phase 2/3 trial. Lancet Oncol，17（12）：1697-1708.

Amin MB，Edge SB，Greene FL，et al.，2017. AJCC Cancer Staging Manual. 8th ed. Chicago：Springer.

Ashok A，Niyogi D，Ranganathan P，et al.，2020. The enhanced recovery after surgery（ERAS）protocol to promote recovery following esophageal cancer resection. Surg Today，50（4）：323-334.

Bang YJ，Van Cutsem E，Feyereislova A，et al.，2010. Trastuzumab in combination with chemotherapy versus chemotherapy alone for treatment of HER2-positive advanced gastric or gastro-oesophageal junction cancer（ToGA）：a phase 3，open-label，randomised controlled trial. Lancet，376（9742）：687-697.

Borggreve AS，Kingma BF，Domrachev SA，et al.，2018. Surgical treatment of esophageal cancer in the era of multimodality management. Ann N Y Acad Sci，1434（1）：192-209.

Brower JV，Chen S，Bassetti MF，et al.，2016. Radiation dose escalation in esophageal cancer revisited：a contemporary analysis of the national cancer data base，2004 to 2012. Int J Radiat Oncol Biol Phys，96（5）：985-993.

Cancer Genome Atlas Research Network，2017. Integrated genomic characterization of oesophageal carcinoma. Nature，541（7636）：169-175.

Chen D，Menon H，Verma V，et al.，2019. Results of a phase 1/2 trial of chemoradiotherapy with simultaneous integrated boost of radiotherapy dose in unresectable locally advanced esophageal cancer. JAMA Oncol，5（11）：1597-1604.

Chen NB，Qiu B，Zhang J，et al.，2020. Intensity-modulated radiotherapy versus three-dimensional conformal radiotherapy in definitive chemoradiotherapy for cervical esophageal squamous cell carcinoma：comparison of survival outcomes and toxicities. Cancer Res Treat，52（1）：31-40.

Chen QY，Li YN，Wang XY，et al.，2020. Tumor fibroblast-derived FGF2 regulates expression of SPRY1 in esophageal tumor-infiltrating T cells and plays a role in T-cell exhaustion. Cancer Res，80（24）：5583-5596.

Chen S，Zhou K，Yang L，et al.，2017. Racial differences in esophageal squamous cell carcinoma：incidence and molecular features. Biomed Res Int，2017：1204082.

Chen Y, Wu X, Bu S, et al., 2012. Promising outcomes of definitive chemoradiation and cetuximab for patients with esophageal squamous cell carcinoma. Cancer Sci, 103 (11): 1979-1984.

Chen Y, Wu X, Hao D, et al., 2018. Neoadjuvant nimotuzumab plus chemoradiotherapy compared to neoadjuvant chemoradiotherapy and neoadjuvant chemotherapy for locally advanced esophageal squamous cell carcinoma. Oncotarget, 10 (40): 4069-4078.

Chen Y, Ye J, Zhu Z, et al., 2019. Comparing paclitaxel plus fluorouracil versus cisplatin plus fluorouracil in chemoradiotherapy for locally advanced esophageal squamous cell cancer: a randomized, multicenter, phase III clinical trial. J Clin Oncol, 37 (20): 1695-1703.

Chen Z, Xue Q, Chen X, et al., 2016. Short-term efficacy and toxicity of nimotuzumab combined with simultaneous integrated boost intensity-modulated radiotherapy for locally advanced esophageal cancer. Zhonghua Yi Xue Za Zhi, 96 (8): 640-642.

Cooper JS, Guo MD, Herskovic A, et al., 1999. Chemoradiotherapy of locally advanced esophageal cancer: long-term follow-up of a prospective randomized trial (RTOG 85-01). Radiation Therapy Oncology Group. JAMA, 281 (17): 1623-1627.

Crosby T, Hurt CN, Falk S, et al., 2013. Chemoradiotherapy with or without cetuximab in patients with oesophageal cancer (SCOPE1): a multicentre, phase 2/3 randomised trial. Lancet Oncol, 14 (7): 627-637.

de Castro Junior G, Segalla JG, de Azevedo SJ, et al., 2018. A randomised phase II study of chemoradiotherapy with or without nimotuzumab in locally advanced oesophageal cancer: NICE trial. Eur J Cancer, 88: 21-30.

Deans DA, Wigmore SJ, de Beaux AC, et al., 2010. Clinical prognostic scoring system to aid decision-making in gastro-oesophageal cancer. Br J Surg, 94 (12): 1501-1508.

Demarest CT, Chang AC, 2021. The landmark series: multimodal therapy for esophageal cancer. Ann Surg Oncol, 28 (6): 3375-3382.

Deng HY, Li G, Luo J, et al., 2019. Can definitive chemoradiotherapy be an alternative to surgery for early-stage oesophageal cancer? Interact Cardiovasc Thorac Surg, 28 (1): 37-40.

Deng J, Chen H, Zhou D, et al., 2017. Comparative genomic analysis of esophageal squamous cell carcinoma between Asian and Caucasian patient populations. Nat Commun, 8 (1): 1533.

Doi T, Piha-Paul SA, Jalal SI, et al., 2018. Safety and antitumor activity of the anti-programmed death-1 antibody pembrolizumab in patients with advanced esophageal carcinoma. J Clin Oncol, 36 (1): 61-67.

Eyck BM, van Lanschot JJB, Hulshof MCCM, et al., 2021. Ten-year outcome of neoadjuvant chemoradiotherapy plus surgery for esophageal cancer: the randomized controlled CROSS trial. J Clin Oncol, 39 (18): 1995-2004.

Galluzzi L, Humeau J, Buqué A, et al., 2020. Immunostimulation with chemotherapy in the era of immune checkpoint inhibitors. Nat Rev Clin Oncol, 17 (12): 725-741.

Gao HJ, Shang XB, Gong L, et al., 2020. Adjuvant radiotherapy for patients with pathologic node-negative esophageal carcinoma: a population-based propensity matching analysis. Thorac Cancer, 11 (2): 243-252.

Garassino M, Rodriguez-Abreu D, Gadgeel S, et al., 2019. OA04. 06 Evaluation of TMB in KEYNOTE-189: pembrolizumab plus chemotherapy vs placebo plus chemotherapy for nonsquamous NSCLC. J Thorac Oncol, 14 (10): S216-S217.

Gebski V, Burmeister B, Smithers BM, et al., 2007. Survival benefits from neoadjuvant chemoradiotherapy or chemotherapy in oesophageal carcinoma: a meta-analysis. Lancet Oncol, 8 (3): 226-334.

González Fernández S, Amador García Y, Boris Porras LG, et al., 2022. Nimotuzumab in the treatment of inoperable esophageal tumors of epithelial origin. J Oncol, 2022: 4128946.

Gu Y, Chen X, Wang D, et al., 2020. 175P A study of neoadjuvant sintilimab combined with triplet chemotherapy of lipo-paclitaxel，cisplatin，and S-1 for resectable esophageal squamous cell carcinoma（ESCC）. Ann Oncol，31（Suppl 6）：S1307-S1308.

Hirano Y，Onozawa M，Hojo H，et al.，2018. Dosimetric comparison between proton beam therapy and photon radiation therapy for locally advanced esophageal squamous cell carcinoma. Radiat Oncol，13（1）：23.

Hong MH，Kim H，Park SY，et al.，2019. A phase Ⅱ trial of preoperative chemoradiotherapy and pembrolizumab for locally advanced esophageal squamous cell carcinoma（ESCC）. J Clin Oncol，37（Suppl 15）：4027.

Hsu PK，Chien LI，Huang CS，et al.，2022. Treatment patterns and outcomes in patients with esophageal cancer：an analysis of a multidisciplinary tumor board database. Ann Surg Oncol，29（1）：572-585.

Hu L，Kong Z，Meng Q，et al.，2020. The safety and efficacy of apatinib treatment in addition to concurrent chemoradiotherapy in patients with nonoperative locally advanced esophageal squamous cell carcinoma. Med Sci Monit，26：e927221.

Huang J，Xu J，Chen Y，et al.，2020. Camrelizumab versus investigator's choice of chemotherapy as second-line therapy for advanced or metastatic oesophageal squamous cell carcinoma（ESCORT）：a multicentre，randomised，open-label，phase 3 study. Lancet Oncol，21（6）：832-842.

Hulshof MCCM，Geijsen ED，Rozema T，et al.，2021. Randomized study on dose escalation in definitive chemoradiation for patients with locally advanced esophageal cancer（ARTDECO Study）. J Clin Oncol，39（25）：2816-2824.

Ji Y，Du X，Zhu W，et al.，2021. Efficacy of concurrent chemoradiotherapy with S-1 vs radiotherapy alone for older patients with esophageal cancer：a multicenter randomized phase 3 clinical trial. JAMA Oncol，7（10）：1459-1466.

Jingu K，Numasaki H，Toh Y，et al.，2020. Chemoradiotherapy and radiotherapy alone in patients with esophageal cancer aged 80 years or older based on the Comprehensive Registry of Esophageal Cancer in Japan. Esophagus，17（3）：223-229.

Junttila A，Saviaro H，Huhta H，et al.，2022. Increasing use of PET-CT，neoadjuvant treatment，minimally invasive approach and surgical radicality in esophageal cancer surgery are associated with improved short- and long-term outcomes in real-world setting. J Gastrointest Surg，26（4）：742-749.

Kachnic LA，Winter K，Wasserman T，et al.，2011. Longitudinal quality-of-life analysis of RTOG 94-05（Int 0123）：a phase Ⅲ trial of definitive chemoradiotherapy for esophageal cancer. Gastrointest Cancer Res，4（2）：45-52.

Kato H，Sato A，Fukuda H，et al.，2009. A phase Ⅱ trial of chemoradiotherapy for stage Ⅰ esophageal squamous cell carcinoma：Japan Clinical Oncology Group Study（JCOG9708）. JPN J Clin Oncol，39（10）：638-643.

Kato K，Ito Y，Nozaki I，et al.，2021. Parallel-group controlled trial of surgery versus chemoradiotherapy in patients with stage Ⅰ esophageal squamous cell carcinoma. Gastroenterology，181（6）：1878-1886. e2.

Kato K，Sun JM，Shah MA，et al.，2020. LBA8-PR Pembrolizumab plus chemotherapy versus chemotherapy as first-line therapy in patients with advanced esophageal cancer：the phase 3 KEYNOTE-590 study. Ann Oncol，31：S1192-S1193.

Kelly RJ，Ajani JA，Kuzdzal J，et al.，2021. Adjuvant nivolumab in resected esophageal or gastroesophageal junction cancer. N Engl J Med，384（13）：1191-1203.

Kidane B，Korst RJ，Weksler B，et al.，2019. Neoadjuvant therapy vs upfront surgery for clinical T2N0 esophageal cancer：a systematic review. Ann Thorac Surg，108（3）：935-944.

Kofoed SC，Muhic A，Baeksgaard L，et al.，2012. Survival after adjuvant chemoradiotherapy or surgery alone in resectable adenocarcinoma at the gastro-esophageal junction. Scand J Surg，101（1）：26-31.

Kojima T，Shah MA，Muro K，et al.，2020. Randomized phase Ⅲ KEYNOTE-181 study of pembrolizumab versus chemotherapy in advanced esophageal cancer. J Clin Oncol，38（35）：4183-4184.

Ku GY, Bains MS, Park DJ, et al., 2016. Phase Ⅱ study of bevacizumab and preoperative chemoradiation for esophageal adenocarcinoma. J Gastrointest Oncol, 7(6): 828-837.

Lai X, Gu Q, Zheng X, et al., 2016. Combined nimotuzumab with chemoradiotherapy in patients with locally advanced or metastatic esophageal squamous cell carcinoma: a retrospective study. J Cancer Res Ther, 12(Suppl): 89-95.

Langer C, Gadgeel S, Borghaei H, et al., 2019. OA04. 05 KEYNOTE-021: TMB and outcomes for carboplatin and pemetrexed with or without pembrolizumab for nonsquamous NSCLC. J Thorac Oncol, 14(10): S216.

Lee MS, Mamon HJ, Hong TS, et al., 2013. Preoperative cetuximab, irinotecan, cisplatin, and radiation therapy for patients with locally advanced esophageal cancer. Oncologist, 18(3): 281-287.

Lerut TE, de Leyn P, Coosemans W, et al., 1994. Advanced esophageal carcinoma. World J Surg, 18(3): 379-387.

Li B, Hu H, Zhang Y, et al., 2020. Three-field versus two-field lymphadenectomy in transthoracic oesophagectomy for oesophageal squamous cell carcinoma: short-term outcomes of a randomized clinical trial. Br J Surg, 107(6): 647-654.

Li B, Zhang Y, Miao L, et al., 2021. Esophagectomy with three-field versus two-field lymphadenectomy for middle and lower thoracic esophageal cancer: long-term outcomes of a randomized clinical trial. J Thorac Oncol, 16(2): 310-317.

Li C, Zhao S, Zheng Y, et al., 2020. Preoperative pembrolizumab combined with chemoradiotherapy for oesophageal squamous cell carcinoma(PALACE-1). Eur J Cancer, 144: 232-241.

Li S, Zou J, Liu C, et al., 2020. Baseline derived neutrophil-to-lymphocyte ratio as a prognostic biomarker for non-colorectal gastrointestinal cancer patients treated with immune checkpoint blockade. Clin Immunol, 212: 108345.

Li W, Chen P, Zhang N, et al., 2019. Endostatin and oxaliplatin-based chemoradiotherapy for inoperable esophageal squamous cell carcinoma: results of a phase Ⅱ study. Oncologist, 24(4): 461.

Li Z, Sun Y, Ye F, et al., 2021. First-line pembrolizumab plus chemotherapy versus chemotherapy in patients with advanced esophageal cancer: China subgroup analysis of KEYNOTE-590. J Clin Oncol, 39(Suppl 15): 4049.

Liang J, EM, Wu G, et al., 2013. Nimotuzumab combined with radiotherapy for esophageal cancer: preliminary study of a phase Ⅱ clinical trial. Onco Targets Ther, 6: 1589-1596.

Lim SH, Hong M, Ahn S, et al., 2016. Changes in tumour expression of programmed death-ligand 1 after neoadjuvant concurrent chemoradiotherapy in patients with squamous oesophageal cancer. Eur J Cancer, 52: 1-9.

Lin MQ, Li JL, Zhang ZK, et al., 2021. Delayed postoperative radiotherapy might improve the long-term prognosis of locally advanced esophageal squamous cell carcinoma. Transl Oncol, 14(1): 100956.

Lin SH, Hobbs BP, Verma V, et al., 2020. Randomized phase Ⅱ B trial of proton beam therapy versus intensity-modulated radiation therapy for locally advanced esophageal cancer. J Clin Oncol, 38(14): 1569-1579.

Lin SH, Merrell KW, Shen J, et al., 2017. Multi-institutional analysis of radiation modality use and postoperative outcomes of neoadjuvant chemoradiation for esophageal cancer. Radiother Oncol, 123(3): 376-381.

Lin WC, Chang CL, Hsu HL, et al., 2019. Three-dimensional conformal radiotherapy-based or intensity-modulated radiotherapy-based concurrent chemoradiotherapy in patients with thoracic esophageal squamous cell carcinoma. Cancers(Basel), 11(10): 1529.

Liu J, Li Z, Fu X, et al., 2020. 127P A prospective phase Ⅱ clinical trial exploring neoadjuvant immunotherapy combined with chemotherapy in resectable thoracic esophageal squamous cell cancer(TESCC)with multi-station lymph node metastases (NICE study) : preliminary results. Ann Oncol, 31 (Suppl 6) : S1292.

Liu S, Wen J, Yang H, et al., 2020. Recurrence patterns after neoadjuvant chemoradiotherapy compared with surgery alone in oesophageal squamous cell carcinoma : results from the multicenter phase Ⅲ trial NEOCRTEC5010. Eur J Cancer, 138 : 113-121.

Lu Z, Chen H, Jiao X, et al., 2020. Prediction of immune checkpoint inhibition with immune oncology-related gene expression in gastrointestinal cancer using a machine learning classifier. J Immunother Cancer, 8 (2) : e000631.

Lu Z, Chen H, Li S, et al., 2020. Tumor copy-number alterations predict response to immune-checkpoint-blockade in gastrointestinal cancer. J Immunother Cancer, 8 (2) : e000374.

Lu Z, Fang Y, Liu C, et al., 2021. Early interdisciplinary supportive care in patients with previously untreated metastatic esophagogastric cancer : a phase Ⅲ randomized controlled trial. J Clin Oncol, 39 (7) : 748-756.

Lu Z, Zou J, Li S, et al., 2020. Epigenetic therapy inhibits metastases by disrupting premetastatic niches. Nature, 579 (7798) : 284-290.

Luo H, Jiang W, Ma L, et al., 2020. Icotinib with concurrent radiotherapy vs radiotherapy alone in older adults with unresectable esophageal squamous cell carcinoma : a phase Ⅱ randomized clinical trial. JAMA Netw Open, 3 (10) : e2019440.

Luo H, Lu J, Bai Y, et al., 2021. Effect of camrelizumab vs placebo added to chemotherapy on survival and progression-free survival in patients with advanced or metastatic esophageal squamous cell carcinoma. The ESCORT-1st Randomized Clinical Trial. JAMA, 326 (10) : 916-925.

Luo H, Wei S, Wang X, et al., 2020. Late-course accelerated hyperfractionation vs. conventional fraction radiotherapy under precise technology plus concurrent chemotherapy for esophageal squamous cell carcinoma : comparison of efficacy and side effects. J Cancer, 11 (10) : 3020-3026.

Lv J, Li T, Deng X, et al., 2015. Randomized phase Ⅱ study of recombinant human endostatin combined with definitive chemoradiotherapy in locally advanced esophageal squamous cell carcinoma. J Clin Oncol, 33 (Suppl 15) : 4035.

Ma NY, Cai XW, Fu XL, et al., 2014. Safety and efficacy of nimotuzumab in combination with radiotherapy for patients with squamous cell carcinoma of the esophagus. Int J Clin Oncol, 19 (2) : 297-302.

Macdonald JS, Smalley SR, Benedetti J, et al., 2001. Chemoradiotherapy after surgery compared with surgery alone for adenocarcinoma of the stomach or gastroesophageal junction. N Engl J Med, 345 (10) : 725-730.

Meng X, Wang J, Sun X, et al., 2013. Cetuximab in combination with chemoradiotherapy in Chinese patients with non-resectable, locally advanced esophageal squamous cell carcinoma : a prospective, multicenter phase Ⅱ trail. Radiother Oncol, 109 (2) : 275-280.

Muro K, Lordick F, Tsushima T, et al., 2019. Pan-Asian adapted ESMO Clinical Practice Guidelines for the management of patients with metastatic oesophageal cancer : a JSMO-ESMO initiative endorsed by CSCO, KSMO, MOS, SSO and TOS. Ann Oncol, 30 (1) : 34-43.

Nakatani Y, Kato K, Shoji H, et al., 2020. Comparison of involved field radiotherapy and elective nodal irradiation in combination with concurrent chemotherapy for T1bN0M0 esophageal cancer. Int J Clin Oncol, 25 (6) : 1098-1104.

Ni W, Chen J, Xiao Z, et al., 2019. Adjuvant radiotherapy for stage pN1M0 esophageal squamous cell carcinoma : results from a Chinese two-center study. Thorac Cancer, 10 (6) : 1431-1440.

Nilsson K, Klevebro F, Rouvelas I, et al., 2020. Surgical morbidity and mortality from the multicenter randomized controlled neores Ⅱ trial : standard versus prolonged time to surgery after neoadjuvant chemoradiotherapy for esophageal cancer. Ann Surg, 272 (5) : 684-689.

Okamoto H，Taniyama Y，Sato C，et al.，2022. Definitive chemoradiotherapy with docetaxel，cisplatin，and 5-fluorouracil for advanced cervical esophageal cancer：a medium-term outcome. Asian Pac J Cancer Prev，23（2）：495-499.

Pang Q，Zhang W，Zhao J，et al.，2020. Safety and efficacy of PD-1 antibody SHR-1210 combined with concurrent chemoradiotherapy to treat locally advanced esophageal squamous cell carcinoma：a phase Ⅰb clinical trial. Int J Radiat Oncol，108（3）：S46.

Park J，Yea JW，Oh SA，et al.，2021. Omitting surgery in esophageal cancer patients with complete response after neoadjuvant chemoradiotherapy：a systematic review and meta-analysis. Radiat Oncol，16（1）：219.

Peng Z，Cheng S，Kou Y，et al.，2020. The gut microbiome is associated with clinical response to anti-PD-1/PD-L1 immunotherapy in gastrointestinal cancer. Cancer Immunol Res，8（10）：1251-1261.

Popper U，Rumpold H，2021. Update ESMO：gastric and esophageal cancer. Memo，14（2）：180-183.

Ramos-Suzarte M，Lorenzo-Luaces P，Lazo NG，et al.，2012. Treatment of malignant，non-resectable，epithelial origin esophageal tumours with the humanized anti-epidermal growth factor antibody nimotuzumab combined with radiation therapy and chemotherapy. Cancer Biol Ther，13（8）：600-605.

Ruhstaller T，Pless M，Dietrich D，et al.，2011. Cetuximab in combination with chemoradiotherapy before surgery in patients with resectable，locally advanced esophageal carcinoma：a prospective，multicenter phase ⅠB/Ⅱ Trial（SAKK 75/06）. J Clin Oncol，29（6）：626-631.

Ruhstaller T，Thuss-Patience P，Hayoz S，et al.，2018. Neoadjuvant chemotherapy followed by chemoradiation and surgery with and without cetuximab in patients with resectable esophageal cancer：a randomized，open-label，phase Ⅲ trial（SAKK 75/08）. Ann Oncol，29（6）：1386-1393.

Sato H，Miyawaki Y，Lee S，et al.，2022. Effectiveness and safety of a newly introduced multidisciplinary perioperative enhanced recovery after surgery protocol for thoracic esophageal cancer surgery. Gen Thorac Cardiovasc Surg，70（2）：170-177.

Sawada G，Niida A，Uchi R，et al.，2016. Genomic landscape of esophageal squamous cell carcinoma in a Japanese population. Gastroenterology，150（5）：1171-1182.

Shapiro J，van Lanschot JJB，Hulshof MCCM，et al.，2015. Neoadjuvant chemoradiotherapy plus surgery versus surgery alone for oesophageal or junctional cancer（CROSS）：long-term results of a randomised controlled trial. Lancet Oncol，16（9）：1090-1098.

Shen L，Lu ZH，Wang JY，et al.，2021. LBA52 Sintilimab plus chemotherapy versus chemotherapy as first-line therapy in patients with advanced or metastatic esophageal squamous cell cancer：first results of the phase Ⅲ ORIENT-15 study. Ann Oncol，32（Suppl 5）：S1330.

Shirakawa Y，Noma K，Maeda N，et al.，2021. Early intervention of the perioperative multidisciplinary team approach decreases the adverse events during neoadjuvant chemotherapy for esophageal cancer patients. Esophagus，18（4）：797-805.

Shirakawa Y，Tazawa H，Tanabe S，et al.，2021. Phase Ⅰ dose-escalation study of endoscopic intratumoral injection of OBP-301（Telomelysin）with radiotherapy in oesophageal cancer patients unfit for standard treatments. Eur J Cancer，153：98-108.

Siegel RL，Miller KD，Fuchs HE，et al.，2021. Cancer statistics，2021. CA Cancer J Clin，71（1）：7-33.

Sjoquist KM，Burmeister BH，Smithers BM，et al.，2011. Survival after neoadjuvant chemotherapy or chemoradiotherapy for resectable oesophageal carcinoma：an updated meta-analysis. Lancet Oncol，12（7）：681-692.

Sugimura K，Miyata H，Tanaka K，et al.，2021. Multicenter randomized phase 2 Trial comparing chemoradiotherapy and docetaxel plus 5-fluorouracil and cisplatin chemotherapy as initial induction therapy for subsequent conversion surgery in patients with clinical T4b esophageal cancer：short-term results. Ann

Surg, 274(6): e465 - e472.

Sun JM, Shen L, Shah MA, et al., 2021. Pembrolizumab plus chemotherapy versus chemotherapy alone for first-line treatment of advanced oesophageal cancer(KEYNOTE-590): a randomised, placebo-controlled, phase 3 study. Lancet, 398(10302): 759-771.

Sun JM, Shen L, Shah MA, et al., 2021. Pembrolizumab plus chemotherapy versus chemotherapy alone for first-line treatment of advanced oesophageal cancer(KEYNOTE-590): a randomised, placebo-controlled, phase 3 study. Lancet, 398(10302): 759-771.

Suntharalingam M, Winter K, Ilson D, et al., 2017. Effect of the addition of cetuximab to paclitaxel, cisplatin, and radiation therapy for patients with esophageal cancer: the NRG oncology RTOG 0436 phase 3 randomized clinical trial. JAMA Oncol, 3(11): 1520-1528.

Tomblyn MB, Goldman BH, Thomas CR Jr, et al., 2012. Cetuximab plus cisplatin, irinotecan, and thoracic radiotherapy as definitive treatment for locally advanced, unresectable esophageal cancer: a phase-II study of the SWOG(S0414). J Thorac Oncol, 7(5): 906-912.

van Hagen P, Hulshof MC, van Lanschot JJ, et al., 2012. Preoperative chemoradiotherapy for esophageal or junctional cancer. N Engl J Med, 366(22): 2074-2084.

van Heijl M, van Lanschot JJB, Koppert LB, et al., 2008. Neoadjuvant chemoradiation followed by surgery versus surgery alone for patients with adenocarcinoma or squamous cell carcinoma of the esophagus (CROSS). BMC Surg, 8: 21.

Wakita A, Motoyama S, Sato Y, et al., 2021. Verification of the optimal interval before esophagectomy after preoperative neoadjuvant chemoradiotherapy for locally advanced thoracic esophageal cancer. Ann Surg Oncol, 28(4): 2101-2110.

Wang C, Fu X, Cai X, et al., 2015. High-dose nimotuzumab improves the survival rate of esophageal cancer patients who underwent radiotherapy. Onco Targets Ther, 9: 117-122.

Wang S, Lin Y, Xiong X, et al., 2020. Low-dose metformin reprograms the tumor immune microenvironment in human esophageal cancer: results of a phase II clinical trial. Clin Cancer Res, 26(18): 4921-4932.

Wang SX, Marshall MB, 2021. Chemoradiation therapy as definitive treatment of esophageal cancer. Surg Clin North Am, 101(3): 443-451.

Wang X, Liu X, Li D, et al., 2019. Concurrent selective lymph node radiotherapy and S-1 plus cisplatin for esophageal squamous cell carcinoma: a phase II study. Ann Surg Oncol, 26(6): 1886-1892.

Wang XY, Maswikiti EP, Zhu JY, et al., 2022. Photodynamic therapy combined with immunotherapy for an advanced esophageal cancer with an obstruction post metal stent implantation: a case report and literature review. Photodiagnosis Photodyn Ther, 37: 102671.

Watanabe M, Otake R, Kozuki R, et al., 2020. Recent progress in multidisciplinary treatment for patients with esophageal cancer. Surg Today, 50(1): 12-20.

Waterman TA, Hagen JA, Peters JH, et al., 2004. The prognostic importance of immunohistochemically detected node metastases in resected esophageal adenocarcinoma. Ann Thorac Surg, 78(4): 1161-1169.

Waters JK, Reznik SI, 2022. Update on management of squamous cell esophageal cancer. Curr Oncol Rep, 24(3): 375-385.

Welsh JW, Seyedin SN, Allen PK, et al., 2017. Local control and toxicity of a simultaneous integrated boost for dose escalation in locally advanced esophageal cancer: interim results from a prospective phase I / II trial. J Thorac Oncol, 12(2): 375-382.

Xu J, Bai Y, Xu N, et al., 2020. Tislelizumab plus chemotherapy as first-line treatment for advanced esophageal squamous cell carcinoma and gastric/gastroesophageal junction adenocarcinoma. Clin Cancer Res,

26（17）：4542-4550.

Xu M，Huang H，Xiong Y，et al.，2014. Combined chemotherapy plus endostar with sequential stereotactic radiotherapy as salvage treatment for recurrent esophageal cancer with severe dyspnea：a case report and review of the literature. Oncol Lett，8（1）：291-294.

Xu R，Wang F，Cui C，et al.，2021. 1373MO JUPITER-06：a randomized，double-blind，phase Ⅲ study of toripalimab versus placebo in combination with first-line chemotherapy for treatment naive advanced or metastatic esophageal squamous cell carcinoma（ESCC）. Ann Oncol，32（Suppl 5）：S1041.

Yamashita H，Haga A，Takenaka R，et al.，2016. Efficacy and feasibility of ambulatory treatment-based monthly nedaplatin plus S-1 in definitive or salvage concurrent chemoradiotherapy for early，advanced，and relapsed esophageal cancer. Radiat Oncol，11：4.

Yang H，Liu H，Chen Y，et al.，2018. Neoadjuvant chemoradiotherapy followed by surgery versus surgery alone for locally advanced squamous cell carcinoma of the esophagus（NEOCRTEC5010）：a phase Ⅲ multicenter，randomized，open-label clinical trial. J Clin Oncol，36（27）：2796-2803.

Yang H，Zhang Q，Xu M，et al.，2020. CCL2-CCR2 axis recruits tumor associated macrophages to induce immune evasion through PD-1 signaling in esophageal carcinogenesis. Mol Cancer，19（1）：41.

Yang Y，Sun J，Wang Z，et al.，2021. Updated overall survival data and predictive biomarkers of sintilimab plus pemetrexed and platinum as first-line treatment for locally advanced or metastatic nonsquamous NSCLC in the phase 3 ORIENT-11 study. J Thorac Oncol，16（12）：2109-2120.

Yoshida N，Yamamoto H，Baba H，et al.，2020. Can minimally invasive esophagectomy replace open esophagectomy for esophageal cancer? Latest analysis of 24, 233 esophagectomies from the Japanese National Clinical Database. Ann Surg，272（1）：118-124.

Zhang B，Qi L，Wang X，et al.，2020. Phase Ⅱ clinical trial using camrelizumab combined with apatinib and chemotherapy as the first-line treatment of advanced esophageal squamous cell carcinoma. Cancer Commun（Lond），40（12）：711-720.

Zhang C，Palashati H，Tan Q，et al.，2018. Immediate and substantial evolution of T-cell repertoire in peripheral blood and tumor microenvironment of patients with esophageal squamous cell carcinoma treated with preoperative chemotherapy. Carcinogenesis，39（11）：1389-1398.

Zhang G，Hu Y，Yang B，et al.，2020. 1058P A single-centre，prospective，open-label，single-arm trial of toripalimab with nab-paclitaxel and S-1 as a neoadjuvant therapy for esophageal squamous cell carcinoma（ESCC）. Ann Oncol，31（Suppl 4）：S722.

Zhang W，Yan C，Gao X，et al.，2021. Safety and feasibility of radiotherapy plus camrelizumab for locally advanced esophageal squamous cell carcinoma. Oncologist，26（7）：e1110-e1124.

Zhang X，Yang Y，Sun Y，et al.，2019. Adjuvant therapy for pathological T3N0M0 esophageal squamous cell carcinoma. J Thorac Dis，11（6）：2512-2522.

Zhang Z，Xu L，Di X，et al.，2019. A retrospective study of postoperative radiotherapy for locally advanced esophageal squamous cell carcinoma. Ann Palliat Med，8（5）：708-716.

Zhao J，Lei T，Zhang T，et al.，2020. The efficacy and safety of simultaneous integrated dose reduction in clinical target volume with intensity-modulated radiotherapy for patients with locally advanced esophageal squamous cell carcinoma. Ann Transl Med，8（18）：1160.

Zheng Y，Chen Z，Han Y，et al.，2020. Immune suppressive landscape in the human esophageal squamous cell carcinoma microenvironment. Nat Commun，11（1）：6268.

Zhong Z，Gu X，Zhang Z，et al.，2012. Recombinant human endostatin combined with definitive chemoradiotherapy as primary treatment for patients with unresectable but without systemic metastatic squamous cell carcinoma of the oesophagus. Br J Radiol，85（1019）：e1104-e1109.

第二十四章

早期食管癌

第一节　早期食管癌概述

早期食管癌（early esophageal cancer），也有学者称为食管早期癌，是指食管癌的早期阶段。早期食管癌的定义是指癌浸润局限于黏膜层和黏膜下，无淋巴结转移。为了便于研究和临床工作，部分学者将"癌浸润局限于黏膜层和黏膜下，有或无淋巴结转移"定义为浅表性食管癌（superficial esophageal cancer）。

目前，对于早期食管癌的定义，在病理学和临床诊断上有一定的争议。实际工作中，外科医生、病理学专家、消化内镜医生、放疗科医生、肿瘤科医生等专科医生，在早期食管癌概念的认识上有差别。比如，消化内镜医生将食管分为5层，其累及第1层和第2层，或者第3层的上1/3，被认为是早期食管癌。

浅表性食管癌的范围更广，浅表性食管癌包括早期食管癌。浅表性食管癌的术后组织病理学包含两类病变：高级别上皮内瘤变和浸润性癌。病理TNM分期包括：pTis，高级别鳞状上皮内瘤变和原位癌；pT1，局限于黏膜层（pT1a）和黏膜下层（pT1b）；淋巴结有无转移（N0/N1）。

受到诊断技术的影响，且二者关系密切。为了便于临床实践，将早期食管癌和表浅食管癌归在一起，称为早期（浅表性）食管癌，或早期/浅表性食管癌。另外，在许多临床研究中，并没有详细区别二者。本章主要采用早期食管癌这一术语，也会提到浅表性食管癌。

若食管癌病变能在早期阶段被及时发现，通过及时治疗，患者的5年生存率和长期生存均能获得较为理想的结果。令人遗憾的是，早期食管癌症状多不典型，给早期诊断带来了困难。

一、早期食管癌的临床表现

早期食管癌症状多不典型，主要有胸骨后烧灼感，伴有轻度胸痛，偶尔出现胸闷、胸部不适。少数敏感患者偶尔会感到食物下咽停滞、缓慢。由于食管癌早期症状患者难以察觉，仅有部分患者可以发现一些症状。

二、早期食管癌的诊断

由于早期食管癌症状多不典型，因此，早期食管癌的发现主要依赖于常规体检和食管疾病普查。临床上，存在进行性吞咽困难的患者，推荐接受食管X线造影及胃镜检查。

1. 内镜检查和黏膜活检 早期食管癌内镜检查常常不易察觉，内镜下需要仔细观察、细致检查。鲁氏（Lugol）染色内镜结合靶向活检被认为是诊断早期食管癌的标准策略，但该方法的特异度较差（65%）。内镜检查的其余内容参见本章第二节。

2. 超声内镜检查 在内镜治疗早期（浅表性）食管癌之前，建议使用鲁氏染色内镜或图像增强内镜确定病变的范围，并建议使用超声内镜确定T分期。

3. 影像学检查 食管X线造影应用较少，CT在诊断上的敏感性和特异性也较差。

4. 实验室检查 目前，临床上还没有可靠的实验室指标用于早期食管癌的诊断。

5. 病理和分期 早期食管癌在组织学上主要分为腺癌或鳞状细胞癌。

参照食管癌AJCC第8版分期，早期食管癌的TNM分期是指T1NxM0。根据T分期（浸润深度）分为T1a、T1b，分别对应黏膜癌和黏膜下癌，若再进一步细分，黏膜癌分为M1、M2、M3，黏膜下癌分为SM1、SM2、SM3。M1对应的是上皮内癌，也称为原位癌；M2为固有层（T1a）浸润，M3为黏膜肌层浸润（T1a）；SM1～3对应T1b。食管黏膜癌（T1a）的淋巴结转移发生率很低，根据文献，T1a腺癌的淋巴结转移发生率为7%左右（0～15%），鳞状细胞癌的相关资料很少，可能低于腺癌。食管黏膜下癌（T1b）常发生淋巴结转移，肿瘤浸润越深，淋巴结转移率越高，也就是说，在较深的黏膜下亚层中，淋巴结转移率较高。根据文献，T1b腺癌的淋巴结转移率为4.1%～50%（中位数为24%）；而鳞状细胞癌的资料较少，为5.5%～51%。另有学者报道，不论组织学类型，黏膜癌的淋巴结转移率均为0，黏膜下癌的淋巴结转移率约为34%。另外，部分研究者将T2N0M0食管癌也归为早期食管癌，本章节对后者不做重点讨论。

6. 人工智能 基于深度学习的人工智能技术在医学图像识别和处理领域已取得了迅速发展。人工智能在内镜诊断上为早期食管癌的诊断提供了新的辅助手段。然而，由于早期食管癌缺乏典型的症状、内镜医生的专业水平存在较大的差别，早期食管癌的内镜下检出率较低。人工智能优秀的图像识别能力十分适合早期食管癌的识别和诊断，有利于减少漏诊，从而辅助内镜医生更好地完成内镜检查。Yang XX等报道，人工智能模型的早期食管癌诊断准确率与专家相似（84.5%，P=0.205），优于新手（68.5%，P=0.005）。人工智能可以协助内镜医生显著提高内镜诊断准确率。

在早期食管癌的诊断上，需要注意的一点是，准确的临床分期对决定早期食管癌是否行内镜下为主的综合治疗或手术为主的综合治疗至关重要，准确的临床分期需要对疾病范围、肿瘤分级和淋巴结转移风险进行详细的评估。

三、早期食管癌的治疗

早期食管癌的治疗方式大致分为两类：外科手术（食管癌切除术）和内镜下治疗。二者各有利弊。另外，确定性放化疗（dCRT）常用于Ⅰ期食管癌的治疗。因此，对于早期食管癌的治疗，治疗前需要准确评估患者病情，权衡疗效及并发症，个体化选择治疗方案仍是目前临床工作中的重点。

1. 手术治疗 目前，食管切除术治疗仍是大多数早期食管癌患者的选择，是Ⅰ期食管鳞状细胞癌（ESCC）的标准治疗方法。近年来微创食管癌根治术（minimally invasive esophagectomy，MIE）逐渐成熟并普及，已有的临床研究显示MIE具有术后恢复快、并发症少等优点，而且其治疗效果与开胸手术无差别，因此逐渐成为早期食管癌的主要外科术式。来自欧洲的随机临床试验也证实，MIE组患者术后肺部并发症明显减少，住院时间缩短，术后生活质量也有所改善。需要注意的是，虽然早期食管癌患者接受了根治性切除术，但仍存在发病率和死亡率偏高的风险。

近年来，机器人辅助微创食管癌根治术（RAMIE）在国内一些大型医学中心也逐步开展。相比于普通腔镜，机器人辅助系统能提供三维视角和更加清晰的手术视野，同时在狭小空间内，机器人手臂关节更加灵活，有利于左侧喉返神经链淋巴结清扫。一项纳入192例食管癌患者的回顾性研究结果显示，机器人手术组的淋巴结清扫数量明显高于腔镜手术组，但两组间的手术时间、术中出血量及R0切除率无显著性差异。近期，上海市胸科医院牵头的一项RAMIE对比MIE的多中心随机对照试验发布了初期结果，RAMIE组的手术时间明显缩短，在新辅助治疗后的患者中，胸部淋巴结清扫数量高于MIE组（15 vs. 12，$P=0.016$），特别是对左侧喉返神经旁淋巴结清扫数量优势明显（79.5% vs. 67.6%，$P=0.001$）。同样两组在术中出血量、术中转开放手术率、R0切除等方面均无明显差异。在该研究中，RAMIE组纳入28例Ⅰ期食管癌患者、MIE组纳入22例Ⅰ期食管癌患者，因此，该研究结果对早期食管癌的治疗有较好的参考价值。

虽然上述研究显示，RAMIE较MIE可以清扫更多的淋巴结，但是机器人外科手术更彻底的淋巴结清扫是否对食管癌患者远期生存产生影响，还有待进一步的研究。另外，RAMIE的临床应用推广，也将面临巨大的经济难题。

2. 内镜治疗 内镜技术飞速发展，已经不仅仅用于传统的诊断和随访。内镜切除术（ER）已经成为部分无淋巴结转移，尤其是病变局限在黏膜内的早期食管癌的标准治疗术式。随着对食管癌认识的深入及诊断技术的进步，对于早期食管癌将会进一步细分，筛选出更适合内镜治疗的患者，从而将内镜下切除治疗从替代治疗转换为首选治疗。

内镜切除术是早期食管癌的一种可以选择的微创治疗方法，不但近期疗效较佳，而且远期疗效也获得了肯定。对于T1a期食管癌患者，内镜切除术已成为一种治疗选择。Raman V等的研究支持，对于淋巴结转移风险较低的所有年龄组患者，内镜切除术可作为T1a期食管癌手术的替代方案，但该研究的样本量偏小。

Minashi K等进行了一项单臂前瞻性研究，根据Ⅰ期食管癌患者的内镜切除术结果确认是否选择行放化疗（CRT），并进行疗效和安全性分析。该研究纳入176例T1b（SM1～2）N0M0胸段食管鳞状细胞癌患者，给予内镜切除术后，对于切缘阴性且无淋巴血管侵犯的pT1a患者（A组，74例）无须额外治疗；对于切缘阴性的pT1b肿瘤或侵犯淋巴血管的pT1a患者（B组，87例）给予局部区域淋巴结预防性CRT（剂量41.4Gy）；对于垂直切缘阳性的患者（C组，15例）给予dCRT（剂量50.4Gy），且对原发部位增量9Gy。化疗方案为5-FU+顺铂。结果显示，B组3年总生存率为90.7%（90%CI 84.0%～94.7%），所有患者的3年总生存率为92.6%（90%CI 88.5%～95.2%）。该研究显示，对于T1b（SM1～2）N0M0胸段食管鳞状细胞癌患者，给予内镜切除术联合选择性CRT，疗效与手术相当。内镜切除术和选择性CRT联合应用应被视为一种微创治疗方案。

内镜切除术的发展为提高早期食管癌诊断准确性提供了更大的样本，也为早期食管癌的治愈提供了可能（其他详细内容参见本章第二节）。但需要注意的是，早期食管鳞状细胞癌在内镜下切除后，组织病理学发现有淋巴结转移或不完全切除的风险时，建议进行食管切除术。另外，对于老年患者、身体状况欠佳和有合并症的早期食管癌患者，以及有淋巴结转移或癌症特异性死亡率高的患者，在非治愈性内镜下切除后需要额外的治疗。对于浅表性食管癌，由于内镜下切除食管癌未能做到治愈性切除，需要给予额外的治疗。Miyata H等对160例内镜下切除后未能达到治愈性切除的浅表性食管癌患者中37例给予食管切除术，123例给予CRT。结果发现，内镜下切除联合食管切除或CRT是治疗浅表性食管癌的有效方法。由于CRT组的复发风险高于食管癌切除组，故对于≥SM2或大范围黏膜下肿瘤浸润的食管癌患者，推荐内镜切除后行食管切除术而不是CRT。

3. 内镜切除术对比手术治疗　最初，手术治疗是早期食管癌的标准治疗方法，内镜切除术是候选治疗方法。对于两种方法的优劣，已有多项研究进行对比。Zheng H等在一项荟萃分析中，纳入15项研究，其中2467例早期食管癌患者接受内镜切除术，2264例患者接受手术治疗。荟萃分析显示，与接受手术的患者相比，接受内镜切除术患者的主要不良事件显著减少（HR=0.46，95%CI 0.33～0.64），手术相关死亡率较低（HR=0.27，95%CI 0.10～0.73）。两种治疗方法的术后狭窄事件数量没有显著性差异（HR=0.89，95%CI 0.53～1.49）。与手术相比，内镜切除术的复发率较高（HR=1.69，95%CI 0.99～2.89）、R0切除率较低（HR=0.92，95%CI 0.86～0.98）。另外，食管切除术在长期生存结果方面可能有一定的优势（HR=1.21，95%CI 1.02～1.43）。另外，Marino KA等在一项综合分析研究中，探讨了T1a期食管腺癌食管切除术或内镜切除术后的结果。该项分析共纳入2173例患者，其中1317例（60.6%）接受了食管切除术，856例（39.4%）接受了内镜切除术。在非匹配队列中，接受食管切除术的患者更年轻，在学术医疗中心外治疗更常见，更有可能出现合并症（30.4% vs. 22.5%，P=0.002）。与接受内镜切除术的患者相比，接受食管切除术患者的住院时间更长，再次入院的次数更多。年龄较轻、在学术医疗中心切除、Charlson-Deyo并发症评分是影响OS的积极因素。在匹配队列中，接受食管切除术的患者住院时间更长，更有可能在30天内再次入院（7.0% vs. 0.6%，P＜0.001）。当分区采用特定时间段时，内镜切除术在切除后0～90天的死亡率较低（HR=0.15，P=0.003），但在生存期大于90天的情况下则相反（HR=1.34，P=0.02）。在早期食管腺癌患者中，内镜切除术或食管切除术后的存活率相当，但内镜切除术与住院时间短、再入院次数少和90天死亡率低相关。对于存活超过90天的患者，食管切除术可能有更高的总体存活率。上述两项研究表明，食管切除术在长期生存上具有优势。

对于小尺寸食管癌，内镜切除术和食管切除术的长期生存相似。Wang W等在一项倾向匹配的研究中，对小尺寸（≤2cm）T1N0（包括T1a期和T1b期）食管癌患者接受内镜切除术或食管切除术进行了对比分析，该研究确认了702例患者，其中309例（44.0%）接受内镜切除术，393例（56.0%）接受食管切除术。在不匹配的队列中，接受内镜切除术的患者年龄较大，更有可能为T1a期，并且不太可能接受淋巴结取样。在整个匹配队列中，与内镜切除术相比，食管切除术的OS更优（HR=0.62，95%CI 0.40～0.96，P=0.032）；但是两种手术在食管癌特异性生存率（ECSS）方面没有显著性差异（HR=1.37，95%CI 0.64～2.96，P=0.420），且两种手术在食管癌T1b期患者的亚组中分析结果相似。在T1a期患者中，内镜切除术的OS（HR=0.74，95%CI 0.41～1.36，P=0.334）和ECSS（HR=3.69，95%CI 0.95～14.39，P=0.060）与食管切除术的OS相似。在小尺寸T1期食管癌患者中，内镜切除术在肿瘤预后方面与食管切除术相似。对于具有危险因素的T1b食管癌患者的最佳治疗方法需要开展更多的前瞻性研究。

　　除了上述小尺寸早期食管癌外，对于不同浸润深度的肿瘤，ESD与食管癌切除术的疗效和安全性也存在差异。An W等回顾性分析了早期食管鳞状细胞癌（EESCC）行ESD、食管切除术的疗效和安全性。其中，222例EESCC患者接受ESD，184例接受食管切除术。两组在OS（P=0.417）、疾病特异性生存期（DSS）（P=0.423）和无复发生存期（RFS）（P=0.726）上均无显著性差异。ESD患者的手术时间、术后住院时间较短和住院费用均较低。在倾向评分匹配分析中，两组的肿瘤预后相似。在T1a-M1/M2和M3/SM1 EESCC亚组中，ESD组和食管切除组的R0切除率相似；OS、DSS和RFS无显著性差异。在SM2/SM3 EESCC亚组中，尽管两个治疗组的预后相似，但ESD患者的R0切除率明显低于食管切除术患者。从该研究可以看出，由于预后与食管切除术相当，ESD可能是T1a-M1/M2和M3/SM1 EESCC的一线治疗方法，并且ESD具有最低的侵袭性、较低的费用和的严重不良事件发生率。在SM2/SM3 EESCC患者中，食管切除术可能更优。

　　最后，在真实世界队列研究中，内镜切除术和食管切除术在早期食管癌疗效上也存在一定的差异。Zhang Y等报道在真实世界队列中，T1 ESCC患者接受内镜黏膜切除术与食管切除术的对比研究，入组596例T1a-M2/M3或T1b早期ESCC患者，其中ESD组322例、食管切除术组274例。结果发现，在中位随访21个月后，接受ESD的早期ESCC患者发生围手术期不良事件或疾病特异性死亡的比例较低。与食管切除术相比，ESD治疗的T1a或T1b ESCC患者的总体生存率、复发或转移，均无显著性差异。

　　与食管癌切除术相比，内镜手术不影响疗效，而且并发症更少、住院时间更短及成本更低，可以成为早期食管癌治疗的金标准。但是，那些具有不良预后特征的患者仍有可能受益于食管切除术。

　　4. 化疗、放疗和放化疗　　尽管保留器官的内镜切除术已成为早期（浅表性）食管癌的首选治疗方法，但它并不适用于所有类型的肿瘤，如病理分化差的高危病变、淋巴血管侵犯或深层黏膜下侵犯者，可能需要化疗和（或）放疗。

　　Kato H等开展了一项Ⅱ期临床试验，采用放疗联合5-FU+顺铂方案治疗Ⅰ期ESCC患者72例。对于有残留肿瘤或局部复发的患者，建议行挽救性手术。结果显示，CR率为87.5%，6例有残留肿瘤的患者成功进行了食管切除术。无4级不良事件。4年生存率为80.5%，4年无复发生存率为68%（不包括内镜下切除的黏膜复发）。该研究结果表明，放化疗（放疗联合5-FU+顺铂）方案治疗Ⅰ期ESCC的CR率高、毒性低，建议该方案作为Ⅰ期ESCC的一种新的标准治疗的候选方案，且研究者建议该方案与Ⅰ期ESCC患者的手术治疗进行比较研究。也有其他研究对早期食管癌接受CRT或单纯放疗（RT）的疗效进行了比较。Li J等进行了一项研究，该研究旨在评估未接受手术的早期食管癌患者接受CRT或RT对OS和肿瘤特异性生存率（CSS）的影响。对于Ⅰ期食管癌患者，与单独接受RT的患者相比，接受CRT患者的生存曲线显示出显著的生存益处。对年龄较小（＜65岁）的患者及年龄较大（≥65岁）的ESCC或食管腺癌患者，与RT相比，CRT与更好的生存率有关。该研究表明，对于Ⅰ期食管癌，与RT相比，CRT在未接受手术的早期食管癌患者中具有更好的OS和CSS。

除了外照射之外，还可以给予食管癌患者腔内近距离放疗。Choe SI等探讨了腔内近距离放疗对Ⅰ期食管癌患者局部控制或生存的益处，在一项回顾性研究的汇总分析中，共纳入12项、525例患者，其中325例患者同时接受了外照射放疗（EBRT）和近距离放疗，132例患者仅接受了EBRT，68例患者接受了近距离放疗±化疗。接受EBRT和近距离放疗的患者组，5年死亡率、无病生存率和局部区域控制率分别为43%、63%和72%。EBRT联合近距离放疗组中，1级食管炎发生率为82.1%，溃疡为12.3%，瘘为3.3%。该研究显示，EBRT联合近距离放疗疗效令人鼓舞，建议进行前瞻性研究。

Mei LX等进行了一项系统性回顾和荟萃分析，评估食管切除术和dCRT作为临床Ⅰ期食管癌初始治疗的有效性和安全性。本研究共纳入13项非随机对照研究，涉及3346例患者。与dCRT相比，食管切除术显示出更好的OS（HR=0.69，95%CI 0.55～0.86，$P<0.001$）、PFS（HR=0.47，95%CI 0.33～0.67，$P<0.001$），以及更低的肿瘤复发风险（OR=0.43，95%CI 0.30～0.61，$P<0.001$）。两种治疗的并发症发生率（OR=1.11，95%CI 0.75～1.65，$P=0.60$）和治疗相关死亡率（OR=1.15，95%CI 0.31～4.30，$P=0.84$）均无显著性差异。该研究显示，目前的证据表明，食管切除术作为Ⅰ期食管癌的初始治疗具有优越的生存效益，故仍然是Ⅰ期食管癌患者的首选。但有研究者建议，该结论仍需要高质量的随机对照试验验证。

另外，研究表明，就长期预后而言，食管切除术联合dCRT对临床Ⅰ期ESCC患者似乎同样有效。然而，与食管癌切除术相比，dCRT存在总体生存率较差、复发率较高等劣势。

5. 内镜下切除联合辅助化疗和（或）放疗 黏膜肌层（T1a-MM）或黏膜下层（T1b）侵犯的浅表性食管癌（SEC）的标准治疗方法是手术切除。Suzuki G等发现，对于这类患者，给予ESD联合CRT具有良好的疗效，可能成为一种新的治疗方法。研究有32例患者入组，CRT组16例、食管切除术组16例。结果显示，CRT组的2年总生存率为100%，所有患者均实现了局部控制。CRT组和食管切除术组的2年无进展生存率分别为88%和100%，两组之间无显著性差异。研究者认为该方案对局部控制安全、有效，并可能为临床T1b期食管癌患者提供非手术治疗选择。但该研究病例数偏少，需要较大样本验证。Muto M等的一项Ⅱ期临床试验结果表明，内镜切除术联合CRT是cT1bN0 ESCC的一种有效的食管保留治疗方法。该研究对于EMR标本的病理检查证实T1b肿瘤的切缘为阴性或阳性者，均进行CRT。

最近，Huang B等对T1a M3～T1b期ESCC接受内镜下R0切除术联合辅助治疗[AT，化疗和（或）放疗]（A组）或食管切除术（B组）的疗效进行了比较。A组46例，B组92例。随访32个月，两组患者的OS无显著性差异（$P=0.226$）。B组的1年、2年和3年总生存率分别为95%、91%和84%。A组3年内无死亡病例，存活率为100%。两组之间的无复发生存率无显著性差异（P=0.938）。B组患者的1年、2年和3年无复发生存率分别为90%、90%和83%，而A组分别为97%、94%和74%。两组的局部复发率无显著性差异（P=0.277）。该研究显示，两种方法治疗T1aM3～T1b期患者的总生存率和无复发生存率结果相似。内镜下R0切除术联合辅助治疗可考虑用于高危患者或拒绝食管切除术的患者。上述结果支持T1b期食管癌患者内镜下R0切除术后联合辅助治疗。

基于目前已发表的研究结果，内镜切除术联合辅助放化疗是治疗早期/浅表性食管癌的一种良好选择。

6. 手术联合化疗或放化疗　对于T1b期食管癌，仅食管切除术还不足够。食管切除术后联合化疗或放化疗，有助于改善生存。对于病理分化差的高危病变、淋巴血管侵犯或深层黏膜下侵犯的早期食管癌，可采用手术联合化疗或放化疗。

7. 早期食管癌内镜下治疗后并发症的预防　ESD是治疗早期食管癌的重要方法。随着内镜技术的进步，早期食管癌和癌前病变可以通过内镜切除术治疗，其效果与手术相同。ESD可完全切除病变，并允许对病变的底部和边缘进行组织学评估，提供较高的R0切除率；因此，ESD已成为内镜治疗早期食管癌的金标准。然而，ESD术后食管狭窄是最常见的长期并发症。ESD后食管狭窄的独立危险因素包括覆盖食管周长3/4以上或长度超过30mm的食管黏膜缺损和超过食管黏膜固有层的肿瘤。ESD后食管狭窄的发生率几乎达到100%，尤其是周围黏膜缺损患者。ESD后食管狭窄的患者通常需要多次内镜球囊扩张术（EBD）来缓解吞咽困难，严重影响患者的生活质量并增加医疗费用。

最近有研究显示，ESD后食管狭窄形成后的成纤维细胞和固有肌层萎缩，表明食管纤维增生、瘢痕形成和伤口挛缩可能是ESD后食管狭窄的重要原因。目前，对于ESD后食管狭窄的预防策略，全球尚无共识。通常，类固醇治疗是预防食管狭窄的首选方法，内镜注射凝胶产品对预防ESD后食管狭窄也有良好效果。但客观上，每种方法各有优缺点。现有研究表明，口服类固醇引起的内分泌紊乱、食管穿孔、局部注射药物引起的胃肠道出血限制了上述预防方法的广泛应用。组织工程和自体组织移植也是潜在的预防方法；然而，这些方法目前用于动物实验，需要更多的临床研究证实其安全性和有效性。近年来，金属支架置入逐渐成为预防ESD后狭窄的有效方法。支架置入对预防狭窄有效，尤其是聚乙醇酸（PGA）片剂结合支架置入可预防狭窄并减少EBD的数量。支架置入可降低ESD后食管狭窄的发生率，尤其是支架覆盖PGA材料时。然而，支架置入仍存在一些不足。例如，患者在移除支架后仍然有很高的复发率，一些患者使用长期支架可能会出现并发症，如支架移位和肉芽组织增生。

8. 其他　消融技术也可用于早期食管癌的治疗。建议早期（Tis和T1a）食管癌行内镜切除后，若存在复发风险，可以考虑进行消融治疗。

9. 小结

（1）早期食管癌是一个异质性群体，要达到最佳疗效，需要采用多学科方法制定针对患者的最佳个体化治疗方案。早期食管癌的治疗策略最好是针对每位患者进行多学科（跨学科）讨论。

（2）内镜切除术（ER）是无组织学危险因素（L1、V1、＞2级、R1基底切缘）的早期食管癌的首选治疗方法，是推荐的一线治疗方法。

（3）对于组织学不超过黏膜内癌（食管鳞状细胞癌不超过M2）、分化良好至中等、无淋巴血管侵犯或溃疡的腺癌或鳞状细胞癌，整体R0切除应视为极低风险（治愈性）切除，一般不建议进一步分期或治疗。

（4）肿瘤大小、大体类型、病理分化程度、肿瘤深度和淋巴血管浸润（LVI）是影响早期食管癌中淋巴结转移的重要因素。无危险因素的早期食管癌患者经R0切除，无须额外治疗。在不伴有脉管浸润（LVI）的侵犯黏膜固有层的早期食管癌的整块完全切除后，也无须额外治疗。

（5）在鳞状细胞癌中，内镜下切除针对中层黏膜癌（M2）。对于超出M2的鳞状细胞癌[指深层黏膜浸润（M3）]，应考虑手术切除。黏膜腺癌的黏膜下浸润，以及存在组织学风险因素（L1、V1、>2级、R1基底切缘）的情况下，均应考虑手术切除。在这些病例中，Ivor-Lewis食管切除术加双野淋巴结清扫术（LAD）是T1aN0以外的早期食管癌的首选手术。

（6）对于超出常规标准（T1aM3或T1b）的早期鳞状细胞癌的内镜切除术，应讨论辅助放化疗，对这些患者，内镜下切除联合辅助放化疗是一种具有良好疗效的治疗方法。在内镜和手术切除之间的交界病例中，目前微创手术的新进展有助于实现比开放手术更低的并发症发生率。

（7）对于癌浸润黏膜肌层且无LVI的早期食管癌患者，虽然淋巴结转移的风险较低，但建议密切随访，无须额外治疗。对于黏膜下浸润或LVI阳性或垂直切缘阳性的肿瘤，建议进行额外治疗。

（8）具有组织学分化差、LVI阳性、神经侵犯阳性、T1b-SM2/T1b-SM3癌和垂直切缘阳性等高危特征的患者需要进行额外的食管切除术。

（9）辅助治疗包括食管切除术或放化疗，但尚不清楚哪种治疗更好。

（10）对于无组织学危险因素的浅表黏膜下浸润，也可考虑行内镜切除术。

四、早期食管癌的筛查

对食管癌高发地区、高位人群的筛查，不但能尽早发现食管癌，有利于发现早期食管癌，而且也有利于早期治疗。早在2005年，我国就启动了农村食管癌筛查及早诊早治工作，最初在8个农村高发区进行；而后自2012年起启动了城市食管癌筛查及早诊早治工作，至2019年覆盖了全国29个省份。同时随着近年来人工智能理论和技术的进步，尤其是基于深度学习的人工智能技术在医学图像识别领域取得迅速发展和应用，食管癌人工智能辅助诊断系统的出现及完善，有望进一步提高内镜医生的工作效率，并且可以提高诊断的准确性和特异性，提高内镜医生的诊断准确率。这些工作，都对食管癌的早诊早治具有重要的意义，并且成为导致我国食管癌疾病负担下降的重要原因。

（一）早期食管癌的筛查对象

我国最新的早期食管癌筛查共识，推荐通常以40岁为食管癌筛查起始年龄，至75岁或预期寿命小于5年时终止筛查。对于符合筛查年龄人群，推荐合并下列任一项危险因素者为筛查目标人群：

（1）出生或长期居住于食管癌高发地区。

（2）一级亲属（父母及同胞兄弟）有食管癌病史。

（3）本人患有食管癌前疾病或癌前病变，包括食管白斑、巴雷特食管、食管上皮内瘤变等。

（4）本人有头颈部肿瘤病史，包括鼻咽癌、下咽癌、喉癌等。

（5）合并其他食管癌高危因素：热烫饮食、进食腌菜、长期饮酒（≥15g/d）、长期吸烟、进食过快、室内空气污染、牙齿缺失等。

（二）筛查方法

1. 食管脱落细胞学检查　指用双腔或单腔带网气囊采集食管上皮细胞，直接涂片和染色后在显微镜下观察细胞形态。该检查方法操作简便，受检者痛苦较少，曾经在我国河南地区广泛应用于食管癌普查。但该方法对早期食管癌及癌前病变漏诊率较高，目前随着胃镜检查的普及，该方法已基本被淘汰。

2. 上消化道钡餐造影　患者口服硫酸钡或者泛影葡胺、碘佛醇后使食管显影，医生可以在透视下多方位观察食管黏膜，能发现食管黏膜增粗、迂曲或虚线状中断，食管边缘毛糙，局限性管壁僵硬，钡滞留等早期癌症征象。如果发现食管黏膜中断、僵硬，或者局部有管腔狭窄，近端梗阻，那么食管恶性肿瘤的可能性比较大。

3. 胸部CT　尤其是胸部增强CT检查，可以进一步发现食管病变与邻近脏器的解剖关系，对食管癌的分期、指导手术方式的选择、预后的评估很有帮助。

4. 消化内镜　消化内镜检查是最直观的，医生可在直视下观察食管黏膜病变的大小、形态、部位、范围，也可以取病理组织进行活检，从而可以进一步明确病理分型。因为胃镜可弯曲、照明好、视角广、安全准确，已成为上消化道疾病（食管癌、胃癌等）临床诊断、病变治疗、术后随访、疗效观察的可靠方法。近来发现，内镜评估可以较准确地估计早期食管癌的浸润深度。病变形态对食管鳞状细胞癌（ESCC）和食管腺癌（EAC）的浸润深度有一定的预测价值。黏膜内癌通常外观平坦（巴黎分型0-Ⅱa、0-Ⅱb）。相比之下，黏膜下浸润性癌通常为凹陷型（0-Ⅱc、0-Ⅲ），有时具有息肉样形态（0-Ⅰ）。在鳞状细胞癌中，表面血管和上皮内乳头状毛细血管袢（IPCL）的分类可以准确评估浸润深度。

虽然内镜检查和黏膜活检作为传统的筛查方法，已经广泛应用于临床早期食管癌的检测，但检查成本高和经验不足限制了其广泛应用。因此，迫切需要识别性生物标志物早期诊断食管癌和开发有效的治疗方法。

5. 抗肿瘤相关抗原抗体（antibody against tumor-associated antigen，抗TAA抗体）　作为一类自身抗体，已在各种类型癌症患者的血清中被发现，并可以作为早期检测食管癌的生物标志物。许多学者对使用自身抗体作为癌症诊断的血清学标志物很感兴趣，原因在于这些自身抗体在正常人和非癌症患者中普遍缺失。此外，与肿瘤相关抗原相比，相应的抗体在血清样本中可能具有高度稳定性和持久性。目前，许多研究表明，循环中的抗TAA抗体在影像学诊断阳性前几年就可能被检测到，因此，有可能成为新的早期食管癌筛查标志物。尽管自身抗体具有上述一些特性，可能成为较为理想的生物标志物，但到目前为止，由于食管癌相关自身抗体的种类较多，以及单个抗体检测的灵敏度较低，这在一定程度上限制了自身抗体的临床应用。近年来蛋白质微阵列和免疫微珠分选技术等抗体检测技术的最新进展，使同时检测多种自身抗体成为可能。因此，这些检测方法或许可以克服单个自身抗体标志物低灵敏度的弱点。

关于癌症中自身抗体产生过程的理论是复杂的，尚未完全阐明。癌症免疫监视是免疫系统识别并破坏入侵的病原体及已成为癌变的宿主细胞的过程。在癌变的早期阶段，对机体TAA的免疫反应通常被认为是对癌症免疫监测的反应。此外，免疫系统似乎能够感知参与肿瘤发生的某些细胞成分的异常结构、分布和功能，并产生自身抗体对TAA的反应。针对TAA的自身抗体可以在癌症的无症状阶段被检测到，可以在当前标准的临床诊断之前报告疾病的恶性转化倾向，因此有望成为诊断性生物标志物应用于临床。早在20世纪50年代，Graham等首次检测出了抗肿瘤抗体。1967年，CEA被鉴定为第一个引起抗体反应的TAA。目前最常见的抗体检测方法是酶联免疫吸附试验（ELISA），其次是蛋白质印迹法（Western blot）和放射免疫试验。这些方法所检测的抗原可以是重组全长蛋白，也可以是一个蛋白片段或一个肽段。针对中国人和日本人的研究中，常常涉及抗p53、NY-ESO-1、HSP70和PrxⅥ等自身抗体；而p53自身抗体在中国、日本、印度、美国、德国等有更广泛的研究。大多数自身抗体标志物显示出极好的特异度，为78.7%～100%（中位数为98.3%），但单个自身抗体标志物的敏感度跨度较大，为3.9%～93.7%（中位数为26.7%），且总体偏低。很多研究报道了在食管癌不同阶段可表现自身抗体阳性。对于单一的自身抗体标志物，有研究发现，食管癌早期患者（Ⅰ和Ⅱ期）与晚期患者（Ⅲ和Ⅳ期）相比，p53和CDC25B阳性率显著增加。需要注意的是，更多的研究显示，肿瘤的单一自身抗体标志物在疾病的不同阶段却无显著性差异。

自身抗体有潜力成为食管癌早期诊断的新的生物标志物。但目前的研究中仍然存在一些问题。为了开发更高效的抗原试剂盒，还需要更多高质量的研究，在大量独立样本中检测抗体，来验证这些抗体的价值。同时可结合多种新的（自身抗体）标志物，评估其在其他多种癌症中的诊断价值。此外，还需要改进现有的检测方法，并继续开发新的有效方法。随着越来越多的自身抗体标志物的发现和逐渐成熟的检测技术，食管癌的早筛早诊或在不久的将来得以实现。

近年来，恶性肿瘤的早期诊断一直是研究的热点，发现多基因突变、DNA甲基化、miRNA、长非编码RNA（lncRNA）等可能用于食管癌的早期诊断，有利于发现早期食管癌。目前，用于早期食管癌诊断的液体活检、基因组学和蛋白质组学等方法已成为研究的重点。

五、预　后

早期食管癌通常经内镜下微创治疗可以达到根治，甚至可以取得与外科手术相当的疗效。研究显示，早期食管癌行内镜切除术，可以把淋巴结转移风险控制在25%以下；

对于超声内镜显示的第1层食管癌，可以把其转移风险控制在9%以下。就长期结果而言，研究认为食管切除术和dCRT对临床Ⅰ期鳞状细胞癌患者同样有效。也有不同的研究显示，早期食管切除术的5年总生存率为90%～100%，CRT为75%～85%。对年龄是否会影响内镜切除术或食管切除术患者的生存，Raman V等研究显示，无论年龄大小，内镜下切除治疗cT1a食管癌患者与手术具有相似的生存率，也就是年龄对生存无明显影响。该项研究纳入831例接受内镜切除术或食管切除术治疗的cT1aN0M0食管癌患者，其中448例患者（54%）接受内镜切除术，383例患者（46%）接受食管切除术。与食管切除术相比较，年龄对内镜切除术的生存率没有影响。285例倾向评分匹配的接受内镜切除术或手术的患者中，与内镜切除术相比，食管切除术具有相似的生存率（HR=1.40，95%CI 0.97～2.03）。张晓彬等回顾性分析了Ⅰ期食管癌患者的临床资料，共纳入379例，占同期所有接受食管癌根治术患者的11.9%。肿瘤在胸上、中、下段分布为14.2%、43.8%、42.0%。81.5%的患者采用了微创手术，R0切除率为96.0%，淋巴结清扫数为（8.0±9.3）枚。术后肿瘤病理显示T1a、T1b、T2比例分别为20.6%、69.4%、10.0%。进一步分析发现，OS的独立危险因素为年龄≥65岁、淋巴结清扫数少于15枚；DFS的独立危险因素为淋巴结清扫数少于15枚，临床分期为T2或T3。研究者认为，Ⅰ期食管鳞状细胞癌患者经过以微创手术为主的治疗后，可以获得满意的肿瘤控制和远期生存；更彻底的淋巴结清扫是改善预后的关键。

除上述治疗外，种族、组织学分级、T分期、N分期等均可能是影响早期食管癌患者OS的独立因素。

（袁　媛　郑　璐）

第二节　早期食管癌的内镜诊断和治疗

目前，超过70%的食管癌患者确诊时已进展至中晚期，生活质量低，总体5年生存率不足20%。而仅累及黏膜层和黏膜下浅层的早期食管癌通常经内镜下微创治疗即可根治，可取得与外科手术相当的疗效，且具有创伤小、痛苦少、恢复快的优势，还具有死亡率低、术后并发症发生率低等优势；很重要的是，患者5年生存率超过95%。目前我国食管癌的早诊率仍处于较低水平：一方面，由于早期食管癌缺乏典型的临床症状，大多数患者是因进行性吞咽困难或发生转移性症状后始就诊而发现，此时肿瘤往往已达中晚期；另一方面，中国人群基数大，很多地区人群筛查和早诊早治推行不到位。因此，提高我国早期食管癌筛查、诊疗水平是目前亟待解决的问题。

一、早期食管癌的内镜诊断

早期食管癌的内镜诊断方法简单介绍如下。

1. 普通白光内镜　食管黏膜病灶有以下几种状态：

（1）红区，即边界清楚的病灶区，底部平坦。

（2）糜烂灶，多为边界清楚、稍凹陷的红色糜烂状病灶。

（3）斑块，多为类白色、边界清楚、稍隆起的斑块状病灶。

（4）结节，直径在1cm以内，隆起的表面黏膜粗糙或糜烂状的结节病灶。

（5）黏膜粗糙，指局部黏膜粗糙不规则、无明确边界的状态。

（6）局部黏膜上皮增厚的病灶，常遮盖其下的血管纹理，显示黏膜血管网紊乱、缺失或截断等特点。

内镜医生应提高对上述特征的认识，在检查时注意观察黏膜的细微变化，锁定可疑区域是开展后续精细检查的基础。

2. 色素内镜 通过胃镜将各种染料喷洒在食管黏膜表面，使病灶与正常黏膜在颜色上形成鲜明对比，可以更清晰地显示病灶范围，并指导进行指示性活检。色素内镜能够发现大量早期食管癌、微小癌和癌前病变。常用的方法有碘染色法（鲁氏碘液）、甲苯胺蓝等，可单一染色，也可联合使用。

（1）碘染色：正常食管鳞状上皮细胞内富含糖原，与碘液接触后可变成深棕色；而早期食管癌及异型增生组织内糖原含量减少甚至消失，可呈现不同程度的淡染或不染区（图24-1，见彩图55）。该方法不适用于碘过敏、甲状腺功能亢进患者。碘染后，为减少碘液对食管黏膜的持续刺激，可局部喷洒硫代硫酸钠、维生素C使碘染色褪去。

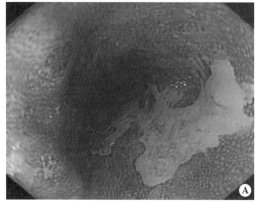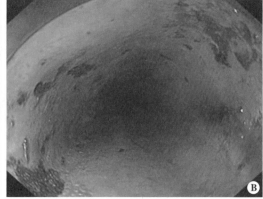

图24-1 早期食管癌碘染色

（2）甲苯胺蓝染色：甲苯胺蓝将癌变或异型增生的上皮染成蓝色。与碘染色相比，甲苯胺蓝染色对操作技术要求更高，耗时长，假阳性率较高，在国内并不常用。

（3）联合染色：单一染色有其局限性，对早期食管癌及癌前病变的检出效率受到染色原理、染色剂浓度等因素影响，而联合染色法可以取长补短，目前常用的诊断早期食管癌的联合染色法主要有碘液-甲苯胺蓝染色法和碘液-亚甲蓝染色法，对早期食管鳞状细胞癌及癌前病变检出的准确率高于单一碘染色，且对病变浸润程度评估也有一定价值。

3. 电子染色内镜 通过特殊的光学处理实现对食管黏膜的电子染色，比白光内镜更能清楚显示黏膜表面结构、微血管形态及病变范围，又可弥补色素内镜的染色剂不良反应及染色耗时长等不足。电子染色内镜和普通白光内镜之间可实现反复切换对比观察，操作更为简便。

（1）窄带成像技术（narrow band imaging，NBI）：采用窄带滤光器滤去红光，留下了中心波长分别为540mm和415mm的绿光和蓝光。其在食管鳞状细胞癌筛查方面较普通白光内镜有明显优势。利用NBI结合放大内镜观察食管上皮乳头内毛细血管祥（intrapapillary capillary loops，IPCL）和黏膜微细结构，有助于更好地区分病变与正常黏膜及评估病变浸润深度，对早期食管癌的诊断价值已得到公认（图24-2，见彩图56）。NBI是一种比常规观察更敏感的食管癌检测方法，因此，建议使用NBI进行食管观察以检测早期（浅表性）食管癌。

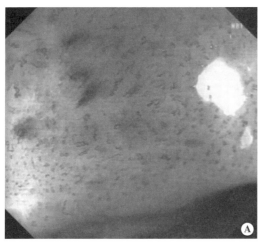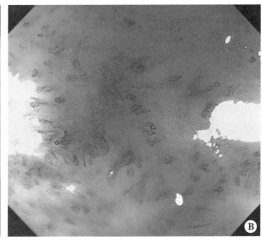

图24-2　早期食管癌NBI

（2）蓝激光成像技术（blue laser imaging，BLI）：联合使用410nm、450nm两种波长激光，分别对表面黏膜及深部黏膜显像，改善早期食管鳞状细胞癌与周围正常黏膜的对比度，在不放大的情况下，就可使早期食管癌与周围正常黏膜形成鲜明对比。

（3）智能分光比色技术（flexible spectral imaging color enhancement，FICE）：将白光分解成不同波段，可进行多达50种光谱组合，从而获得不同黏膜病变的最佳图像，能较清晰显示IPCL，可作为碘染色的重要补充。

（4）智能染色技术（I-scan）：增强了不同性质黏膜间颜色的对比，在表面增强、对比度、色调处理方面有了很大提升。

4. 放大内镜（magnifying endoscopy）　是在普通内镜的前端配置可调焦的放大系统，将食管黏膜放大几十甚至上百倍，有利于观察组织表面显微结构和黏膜微血管网形态特征的细微变化，配合电子染色观察可以显著提高早期食管癌的诊断率。

5. 超声内镜检查（endoscopic ultrasound，EUS）　通常在内镜检查发现病灶后对其进行超声扫描，能够帮助判断病变浸润深度，并可以发现病变周围肿大的淋巴结。早期食管癌的超声内镜图像表现为管壁黏膜层增厚、层次紊乱、中断及各层次分界消失的较小的不规则低回声影。另外，需要注意的是，超声内镜检查对早期食管癌有过度诊断的风险，因此不建议常规使用。

6. 共聚焦激光显微内镜（confocal laser endomicroscopy，CLE） 由共聚焦激光显微镜和传统电子内镜组合而成，通过该技术能观察到最大深度约500μm的细胞结构及其形态特征，无须行活检和组织病理学检查即可获取活体内表面及表面下结构的组织学图像，对黏膜行高分辨率的即时组织学诊断，实现"光学活检"的效果。

7. 自发荧光内镜（autofluorescence imaging，AFI） 利用氦镉激光、氮激光作为激发光源，可将正常组织与病变组织自发荧光光谱的不同转换为成像颜色的差异进行区分，但其对设备要求较高，诊断率较低，目前临床应用较少。

二、早期食管癌的内镜下分型

根据巴黎分型，将早期食管癌分为隆起型（0-Ⅰ型）、平坦型（0-Ⅱ型）、凹陷型（0-Ⅲ型）。病灶隆起＞1.0mm（活检钳的单个钳片厚度为1.2mm）称为0-Ⅰ型，根据是否有蒂，又分为有蒂型（0-Ⅰp）和无蒂型（0-Ⅰs）。病灶凹陷深度＞0.5mm称为0-Ⅲ型。0-Ⅱ型介于以上两者之间，根据病灶浅表隆起、平坦、浅表凹陷又进一步划分为0-Ⅱa、0-Ⅱb、0-Ⅱc三个亚型。同时具有浅表隆起和浅表凹陷的病灶，根据隆起/凹陷比例分为0-Ⅱc+Ⅱa和0-Ⅱa+Ⅱc型；凹陷和浅表凹陷结合的病灶则根据凹陷/浅表凹陷比例分为0-Ⅲ+Ⅱc和0-Ⅱc+Ⅲ型（图24-3）。

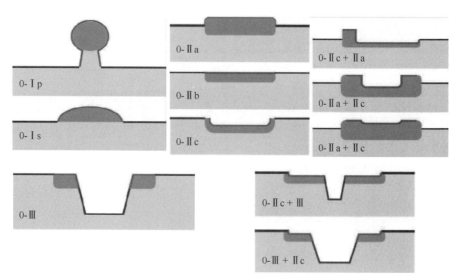

图24-3 早期食管癌内镜下分型

病变仅局限于上皮内（epithelium，EP），未突破基底膜者，为M1（原位癌/高级别异型增生，Tis）。早期食管癌分为黏膜内癌和黏膜下癌：黏膜内癌分为M2和M3，M2指病变突破基底膜，浸润黏膜固有层（lamina propria mucosa，LPM），M3指病变浸润黏膜肌层（muscularis mucosa，MM）；黏膜下癌根据其浸润深度可分为SM1、SM2、SM3，SM1指病变浸润黏膜下层上1/3，SM2指病变浸润黏膜下层中1/3，SM3指病变浸润黏膜下层下1/3。对于内镜下切除的食管鳞状细胞癌标本，以200μm作为区分黏膜下浅层和深层浸润的临界值（图24-4）。

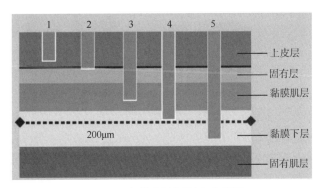

图24-4 食管癌浸润深度示意图

三、早期食管癌的内镜下治疗

1. 治疗原则 原则上，无淋巴结转移或淋巴结转移风险极低、残留和复发风险低的早期食管癌及癌前病变均适合进行内镜下切除术（表24-1）。

表24-1 维也纳分型（修订版）

诊断	处理措施
无肿瘤/异型增生	随访
不确定有无肿瘤/异型增生	随访
低级别上皮内瘤变	随访或内镜下切除*
低级别腺瘤	
低级别异型增生	
高级别上皮内瘤变	内镜下切除或外科手术局部切除*
高级别腺瘤/异型增生	
非浸润癌（原位癌）	
可疑浸润癌	
黏膜内癌	
黏膜下浸润癌	手术切除*

*处理方式的选择应综合考虑病变大小、浸润深度（通过内镜、放射影像或超声内镜等评估）及患者年龄、伴随疾病等因素。

2. 内镜切除术 早期食管癌及癌前病变的内镜下切除技术主要包括内镜黏膜切除术（EMR）、多环套扎内镜黏膜切除术（multi-band mucosectomy，MBM）、内镜黏膜下剥离术（ESD）、隧道法内镜黏膜下剥离术（endoscopic submucosal tunnel dissection，ESTD）等。

（1）EMR是在病灶的黏膜下层内注射生理盐水或肾上腺素形成液体垫后切取大块黏膜组织的方法（图24-5，见彩图57）。主要适用于平坦型和息肉样型早期消化道肿瘤的切除，具有诊断和治疗双重效果。

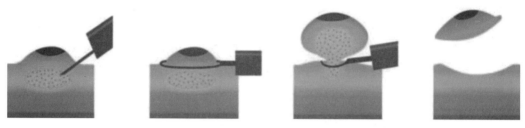

图24-5 EMR手术过程

在传统的EMR技术上又延伸出透明帽法、分片黏膜切除术和套扎法等。其创伤小、操作简便和并发症少，是当前应用最广的内镜下切除术。EMR术后患者出现远端转移及局部复发等并发症情况远远少于单纯手术治疗及放疗，5年生存率＞90%，是早期食管癌的一种较为满意的微创治疗方法。但EMR治疗早期食管癌仍存在一定局限性，如受内镜下可切除组织大小的限制，若病变直径＞20mm，难以完成整块切除，需采用分块切除方法，但易导致切除组织边缘有肿瘤细胞残余，不仅影响病变的病理结果，对患者的远期根治也有明显影响。另外，切口边缘的电凝使得术后病理分析变得困难。

（2）MBM是使用改良食管曲张静脉套扎器进行多块黏膜切除的新技术，主要包括标记、套扎、圈套切除、处理创面等步骤（图24-6，见彩图58）。MBM无须行黏膜下注射，可显著缩短操作时间。与EMR相比，MBM具有操作简单、成本低、治疗时间短、安全高效的优点，但应注意规范化操作，避免病变残留。

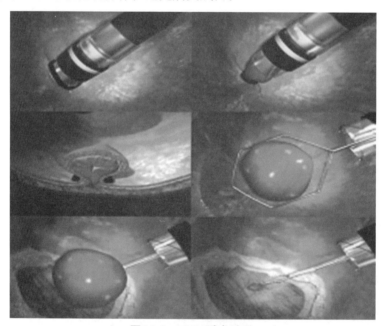

图24-6 MBM手术过程

（3）ESD是在EMR的基础上发展而来的，其主要方法是在内镜黏膜注射的基础上，利用高频电刀如IT刀、Dual刀和钩刀等，对病变黏膜进行剥离，从而达到根治肿瘤的目的（图24-7、图24-8，见彩图59、彩图60）。根据日本食管学会食管癌的ESD指南，食管ESD的适应证标准如下。绝对适应证：①T1a食管癌侵及上皮层或固有层；②病变周长占食管腔＜2/3。相对适应证有浸润至黏膜肌层或黏膜下层＜200μm（SM1）。

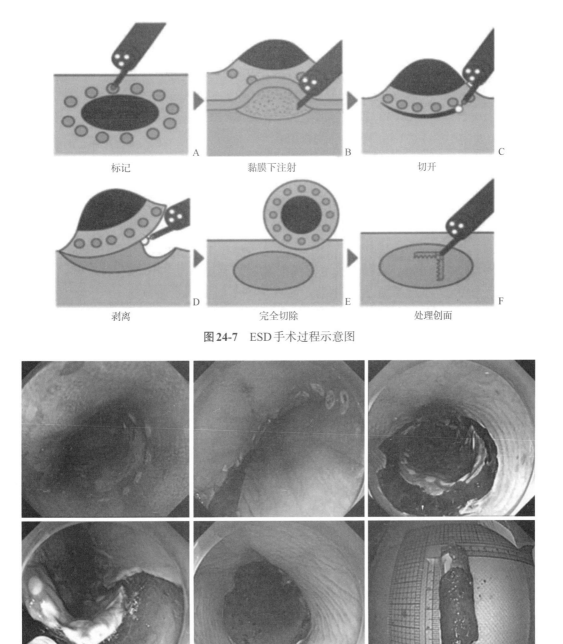

图24-7　ESD手术过程示意图

图24-8　ESD手术过程

对于早期食管腺癌，进行ESD整块切除和R0切除，若组织分化良好（G1/2）且没有淋巴管或血管浸润，最大黏膜下浸润深度为500μm，认为行ESD是有效的（即没有淋巴结转移的显著风险）。对于早期食管鳞状细胞癌，ESD最大浸润深度不超过黏膜固有层，因为黏膜下浸润深度达到200μm时，淋巴结转移的风险显著增加。后者给予ESD后辅助化疗和放疗仍然可以取得良好的效果。

同EMR相比，ESD不仅能完整切除较大范围病变（直径＞20mm），且可以提供完整的病理学诊断资料，已成为治疗早期食管癌及癌前病变的主要方式。ESD是治疗早期食管癌及癌前病变安全、有效的一种方式，已成为消化道早期癌及癌前病变的首选治疗方法。ESD对较大范围病变可做到治愈性切除，比EMR有优势。

Tsujii Y等在一项多中心研究中，探讨了ESD治疗浅表性食管癌的安全性和有效性，共纳入312例患者的373个接受ESD的食管病变，对其中307例患者的368个浅表性食管癌病变进行了回顾性分析。结果显示，平均肿瘤大小为18mm（范围为2～85mm）。中位手术时间为90min（范围为12～450min）。整体切除率和完全切除率分别为96.7%（95%CI 94.4%～98.1%）和84.5%（95%CI 80.5%～87.8%）。穿孔（包括纵隔气肿）、术后肺炎、出血和食管狭窄的发生率分别为5.2%、1.6%、0和7.1%。所有这些并发症均经保守治疗而治愈。未发生手术相关性死亡。早期治疗阶段（OR=4.04，$P<0.01$）和低容量机构（OR=3.03，$P=0.045$）是穿孔的显著独立危险因素。病灶周长与术后狭窄显著相关（OR=32.3，$P<0.01$）。在研究的后期，出现了手术时间的显著减少（$P<0.01$）。中位随访35个月，根治性和非根治性切除患者的总生存率（$P=0.03$）和无复发生存率（$P<0.01$）存在显著性差异。该研究表明，浅表性食管癌行ESD是可行的，且并发症风险可接受，远期疗效良好。

EMR和ESD均是治疗浅表性食管鳞状细胞癌的一线方法，有研究对二者的长期疗效进行了比较。Berger A等开展了一项回顾性多中心研究，旨在比较EMR和ESD治疗浅表性食管鳞状细胞癌的长期临床疗效和肿瘤清除率。共132例患者行148例次肿瘤切除术（80例次EMR、68例次ESD）。EMR组治愈性切除率为21.3%，ESD组为73.5%（$P<0.001$）。EMR组复发率为23.7%，ESD组为2.9%（$P=0.002$）。EMR组5年无复发生存率为73.4%，ESD组为95.2%（$P=0.002$）。EMR切除（HR=16.89，$P=0.01$）、肿瘤浸润深度≥M3（HR=3.28，$P=0.02$）、未行放化疗补充治疗（辅助治疗）（HR=7.04，$P=0.04$）、未行根治性切除（HR=11.75，$P=0.01$）是肿瘤复发的独立危险因素。患者肿瘤浸润深度≥M3，且未行放化疗补充治疗患者的转移风险显著增加（$P=0.02$）。该研究显示，内镜下切除食管浅表性鳞状细胞癌安全有效。由于ESD与无复发生存率增加有关，应优先使用EMR。对于浸润较深的肿瘤（≥M3），放化疗可降低淋巴结或远处转移的风险。一项荟萃分析比较了EMR和ESD治疗早期食管病变的疗效，结果显示，ESD组的整块切除率（95%CI 20.64～63.91，$P<0.0001$）和完全切除率（95%CI 4.83～19.62，$P<0.0001$）更高，局部复发率也更低（95%CI 0.06～0.15，$P<0.0001$），但同时手术时间更长（95%CI 48.56～81.11，$P<0.0001$），术后并发症发生率也更高（95%CI 1.45～4.18，$P=0.001$）。

（4）ESTD是在ESD的基础上发展而来的，通过建立黏膜下隧道，在隧道内对病变进行剥离，主要应用于早期食管癌环周或近环周的较大病变，甚至超过食管环周1/3的病变。这些大面积病变采用ESD治疗时存在较大的难度，且容易发生穿孔和出血等并发症。ESTD对于大面积或长节段的早期食管癌及癌前病变具有独特的优势，具有更高的整块切除率及治愈性切除率。有研究表明，ESTD与ESD在整块切除率和完全切除率方面无明显差异，但ESTD的手术操作时间更短、术后并发症发生率也更低。Fan X等在一项前瞻性多中心试验中，对ESTD和常规ESD治疗浅表性食管鳞状细胞癌的疗效和安全性进行了比较。食管鳞状细胞癌患者被随机分为ESD和ESTD两组，分层因素为肿瘤位置和环周范围（＜1/2或≥1/2）。研究共纳入160例患者，152例进入最终分析（ESD组76例，ESTD组78例）。ESD的中位手术时间为47.3（四分位间距为31.7～81.3）min，ESTD的中位手术时间为40.0（四分位间距为30.0～60.0）min（P=0.095）。与ESD相比，ESTD在环周≥1/2的患者中的中位手术时间减少了34.5%（29.5min）。另外，与ESD组相比，ESTD组的肌肉损伤发生率较低（18.4% vs. 38.2%，P=0.007）；在1个月的随访中，ESTD组的人造黏膜缺损完全愈合较ESD组更常见（95.9% vs. 84.7%，P=0.026）。该研究表明，ESTD可以缩短手术时间，特别是对于病变≥环周1/2的患者。另外，ESTD的安全性更好。

3. 内镜下非切除治疗

（1）射频消融术（RFA）通过电磁波的热效应发挥治疗作用，使组织脱水、干燥和凝固坏死，从而达到治疗目的（图24-9，见彩图61）。这项技术在治疗多发、病变较长或累及食管全周的早期食管癌及癌前病变中有明显的优势，且其治疗的深度控制在1000μm左右，避免了治疗后狭窄、穿孔的发生。

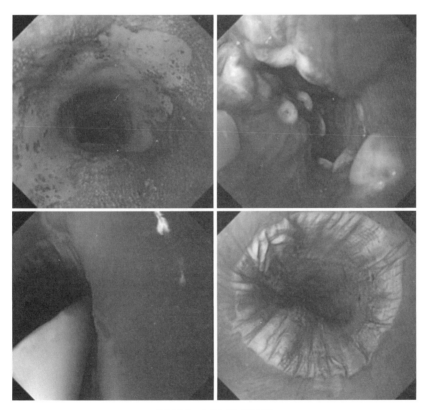

图24-9　RFA手术过程

（2）光动力治疗（PDT）是利用光敏剂可选择性存留于肿瘤组织中的特点，在特定波长的光照激发下，光敏剂产生氧自由基或单价态氧而导致细胞毒性作用，杀伤肿瘤组织，从而达到治疗肿瘤的目的（图24-10，见彩图62）。PDT的光化学反应主要作用于肿瘤细胞，对正常组织损伤较少。因此，PDT可使早期食管癌达到微创根治，并提高患者的生活质量，目前多用于治疗巴雷特食管合并高级别异型增生或表浅癌、病变范围大且不能耐受其他治疗的患者。但对光敏药物过敏、凝血功能异常、肝肾功能差者不适合行PDT。

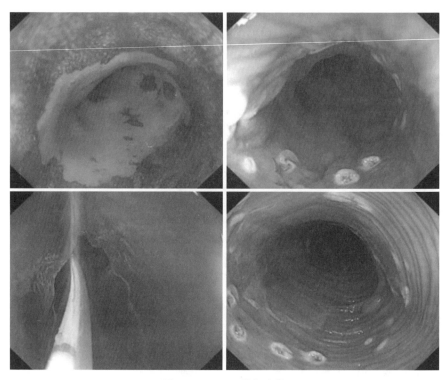

图24-10 PDT手术过程

（3）氩等离子凝固术（APC）是一种非接触性电凝固技术，主要原理是氩气在APC探头远端电极与组织之间的电场中离子化，氩气离子束可以自动导向未治疗的组织表面，一旦由于局部组织干燥而导致该区域的电阻增加，氩离子束便转向电阻较低的非干燥区域发挥作用。APC具有不产生粘连线且可以连续止血的优点，电凝深度限于2～3mm，而早期食管癌及癌前病变主要位于食管的上皮层，上皮全层的厚度仅为0.3～0.4mm，故可以防止食管穿孔。单纯应用APC治疗早期食管癌的复发率和并发症发生率远远高于癌前病变，故早期食管癌首选EMR，尽可能地切除癌组织。

四、内镜下治疗的相关并发症

内镜下治疗的相关并发症主要包括出血、食管穿孔及狭窄。治疗过程中出现的出血和穿孔通常可在内镜下直接进行处理。而对于术后的出血及穿孔，早期、程度较轻的患者也能通过内镜封闭处理达到满意效果，但部分程度稍重的出血及穿孔仍需外科手术治疗。

狭窄是内镜治疗后常见的并发症，在一些较大病变切除术后更为常见。部分患者出现严重的难治性狭窄，需要频繁接受内镜下扩张等治疗，无疑也增加了医疗风险及负担。研究发现，通过积极处理，可以预防食管狭窄的发生。Zhang Y等评估了口服琥珀酸氢化可的松钠和磷酸铝凝胶（OHA）预防早期食管癌患者行广泛ESD（＞3/4环周）后狭窄的疗效。研究发现，与内镜局部注射曲安奈德（ETI）加口服泼尼松相比，OHA在预防广泛ESD后患者的食管狭窄上疗效更优。

五、随　访

1. 随访频率　轻度异型增生的患者要求每3年随访一次，中度异型增生要求每年随访一次。内镜切除术后要求3个月、6个月和12个月各复查一次内镜，若无复发，此后每年复查一次内镜。

2. 随访内容　随访时应结合染色和（或）放大内镜检查，发现阳性或可疑病灶时行选择性活检及病理诊断。同时，肿瘤标志物和相关影像学检查亦不可忽视。应警惕异时多原发食管鳞状细胞癌和第二原发癌（如头颈部鳞状细胞癌、胃癌等）。

3. 复发的预防和处理　病变切除后应仔细检查创面，必要时使用染色或NBI进行观察，发现病变残留时应及时行再次内镜下处理，有利于降低复发率。局部残留和复发的病变多可通过内镜下治疗清除，内镜下治疗失败者可追加手术或放化疗。

六、小　结

食管癌能否通过内镜治疗主要取决于淋巴结转移的风险，淋巴结转移本身与肿瘤的浸润深度有关。一般来说，黏膜病变是内镜治疗的指征，黏膜下浸润和低转移风险的肿瘤可以通过内镜手术安全治疗。要确定最终的治疗方式，通过内镜黏膜切除术或内镜黏膜下剥离术获得的最终组织学分期至关重要。

（刘　莉　王建坤）

参考文献

陈飞，王悠清，2021. 1990～2019年中国食管癌疾病负担及其变化趋势分析. 中国肿瘤，30（6）：401-407.

陈亮辉，李婷，2021. 人工智能在食管癌内镜检查中的应用进展. 食管疾病，3（2）：106-110.

何占锋，郑天亮，刘东雷，等. 2020. 机器人辅助与胸腹腔镜辅助食管癌根治术的近远期疗效比较. 中华胃肠外科杂志，23（4）：390-395.

孙可欣，郑荣寿，张思维，等，2019. 2015年中国分地区恶性肿瘤发病和死亡分析. 中国肿瘤，28（1）：1-11.

王士旭，柯岩，王贵齐，等，2021. 人工智能在早期食管癌内镜诊断中的应用及进展. 中华肿瘤杂志，43（3）：289-292.

张晓彬，刘鹏，刘智超，等，2021. Ⅰ期食管鳞癌的生物学特征和外科治疗结果. 上海交通大学学报（医学版），41（2）：202-209.

周瑞泉，纪洪辰，刘荣，2018. 智能医学影像识别研究现状与展望. 第二军医大学学报，39（8）：917-922.

An W，Liu MY，Zhang J，et al.，2020. Endoscopic submucosal dissection versus esophagectomy for early esophageal squamous cell carcinoma with tumor invasion to different depths. Am J Cancer Res，10（9）：2977-2992.

Bhatt A，Kamath S，Murthy SC，et al.，2020. Multidisciplinary evaluation and management of early stage esophageal cancer. Surg Oncol Clin N Am，29（4）：613-630.

Biere SS，van Berge Henegouwen MI，Maas KW，et al.，2012. Minimally invasive versus open oesophagectomy for patients with oesophageal cancer：a multicentre，open-label，randomised controlled trial. Lancet，379（9829）：1887-1892.

Chen M，Dang Y，Ding C，et al.，2020. Lesion size and circumferential range identified as independent risk factors for esophageal stricture after endoscopic submucosal dissection. Surg Endosc，34（9）：4065-4071.

Choe SI，Lee Y，Habashi R，et al.，2022. The role of brachytherapy in treatment of stage Ⅰ esophageal cancer：a systematic review. Brachytherapy，21（6）：877-886.

Deng HY，Li G，Luo J，et al.，2019. Can definitive chemoradiotherapy be an alternative to surgery for early-stage oesophageal cancer? Interact Cardiovasc Thorac Surg，28（1）：37-40.

Dumoulin FL，Hildenbrand R，Oyama T，et al.，2021. Current trends in endoscopic diagnosis and treatment of early esophageal cancer. Cancers（Basel），13（4）：752.

Dunn JM，Reyhani A，Santaolalla A，et al.，2022. Transition from esophagectomy to endoscopic therapy for early esophageal cancer. Dis Esophagus，35（3）：doab047.

Fan X，Wu Q，Li R，et al.，2022. Clinical benefit of tunnel endoscopic submucosal dissection for esophageal squamous cancer：a multicenter，randomized controlled trial. Gastrointest Endosc，96（3）：436-444.

Han C，Sun Y，2021. Efficacy and safety of endoscopic submucosal dissection versus endoscopic mucosal resection for superficial esophageal carcinoma：a systematic review and meta-analysis. Dis Esophagus，34（4）：doaa081.

He K，Zhang X，Ren S，et al.，2016. Deep residual learning for image recognition. Las Vegas：2016 IEEE Conference on Computer Vision and Pattern Recognition（CVPR）.

Huang B，Xu MC，Pennathur A，et al.，2022. Endoscopic resection with adjuvant treatment versus esophagectomy for early-stage esophageal cancer. Surg Endosc，36（3）：1868-1875.

Huntington JT，Walker JP，Meara MP，et al.，2015. Endoscopic mucosal resection for staging and treatment of early esophageal carcinoma：a single institution experience. Surg Endosc，29（8）：2121-2125.

Ishihara R，2022. Endoscopic diagnosis and treatment of superficial esophageal squamous cell cancer：present status and future perspectives. Curr Oncol，29（2）：534-543.

Ishihara R，Iishi H，Uedo N，et al.，2008. Comparison of EMR and endoscopic submucosal dissection for en bloc resection of early esophageal cancers in Japan. Gastrointestinal Endoscopy，68（6）：1066-1072.

Janis JE，Harrison B，2016. Wound healing：part Ⅰ. basic science. Plast Reconstr Surg，138（Suppl 3）：9S- 17S.

Kato H，Sato A，Fukuda H，et al.，2009. A phase Ⅱ trial of chemoradiotherapy for stage Ⅰ esophageal squamous cell carcinoma：Japan Clinical Oncology Group Study（JCOG9708）. Jpn J Clin Oncol，39（10）：638-643.

Kawaguchi K，Kurumi H，Takeda Y，et al.，2017. Management of strictures after endoscopic submucosal dissection for superficial esophageal cancer. Ann Transl Med，5（8）：184.

Kobayashi S，Kanai N，Ohki T，et al.，2014. Prevention of esophageal strictures after endoscopic submucosal dissection. World J Gastroenterol，20（41）：15098-15109.

Kurokawa Y，Muto M，Minashi K，et al.，2009. A phase Ⅱ trial of combined treatment of endoscopic mucosal resection and chemoradiotherapy for clinical stage Ⅰ esophageal carcinoma：Japan Clinical Oncology Group Study JCOG0508. Jpn J Clin Oncol，39（10）：686-689.

Kuwano H，Nishimura Y，Oyama T，et al.，2015. Guidelines for diagnosis and treatment of carcinoma of the esophagus April 2012 edited by the Japan Esophageal Society. Esophagus，12（1）：1-30.

Li B，Cai SL，Tan WM，et al.，2021. Comparative study on artificial intelligence systems for detecting early esophageal squamous cell carcinoma between narrow-band and white-light imaging. World J Gastroenterol，27（3）：281-293.

Li J，Jia Y，Cheng Y，et al.，2020. Chemoradiotherapy vs radiotherapy for nonoperative early stage esophageal cancer：a seer data analysis. Cancer Med，9（14）：5025-5034.

Mariette C，Markar S，Dabakuyo-Yonli T，et al.，2020. Health-related quality of life following hybrid minimally invasive versus open esophagectomy for patients with esophageal cancer，analysis of a multicenter，open-label，randomized phase Ⅲ controlled trial：the MIRO trial. Ann Surg，271（6）：1023-1029.

Marino KA，Sullivan JL，Weksler B，2018. Esophagectomy versus endoscopic resection for patients with early-stage esophageal adenocarcinoma：a national cancer database propensity-matched study. J Thorac Cardiovasc Surg，155（5）：2211-2218. e1.

Mei LX，Mo JX，Chen Y，et al.，2022. Esophagectomy versus definitive chemoradiotherapy as initial treatment for clinical stage Ⅰ esophageal cancer：a systematic review and meta-analysis. Dis Esophagus，35（3）：doab049.

Minashi K，Nihei K，Mizusawa J，et al.，2019. Efficacy of endoscopic resection and selective chemoradiotherapy for stage Ⅰ esophageal squamous cell carcinoma. Gastroenterology，157（2）：382-390. e3.

Miyata H，Sugimura K，Kanemura T，et al.，2021. Clinical outcome of additional esophagectomy after endoscopic treatment for superficial esophageal cancer. Ann Surg Oncol，28（12）：7230-7239.

Mizushima T，Ohnishi S，Hosono H，et al.，2017. Oral administration of conditioned medium obtained from mesenchymal stem cell culture prevents subsequent stricture formation after esophageal submucosal dissection in pigs. Gastrointest Endosc，86（3）：542-552. e1.

Mönig S，Chevallay M，Niclauss N，et al.，2018. Early esophageal cancer：the significance of surgery，endoscopy，and chemoradiation. Ann N Y Acad Sci，1434（1）：115-123.

Muto M，Minashi K，Nihei K，et al.，2016. Efficacy of combined endoscopic resection and chemoradiotherapy for clinical stage Ⅰ esophageal squamous cell carcinoma（ESCC）：a single-arm confirmatory study（JCOG0508）. J Clin Oncol，34（Suppl 15）：4013.

Ning B，Abdelfatah MM，Othman MO，2017. Endoscopic submucosal dissection and endoscopic mucosal resection for early stage esophageal cancer. Ann Cardiothorac Surg，6（2）：88-98.

Nonaka K，Miyazawa M，Ban S，et al.，2013. Different healing process of esophageal large mucosal defects by endoscopic mucosal dissection between with and without steroid injection in an animal model. BMC Gastroenterol，13：72.

Paiji C，Sedarat A，2022. Endoscopic management of esophageal cancer. Cancers（Basel），14（15）：3583.

Pesenti C，Bories E，Caillol F，et al.，2019. Characterization of subepithelial lesions of the stomach and esophagus by contrast enhanced EUS：a retrospective study. Endosc Ultrasound，8（1）：43-49.

Pimentel-Nunes P，Libânio D，Bastiaansen BAJ，et al.，2022. Endoscopic submucosal dissection for superficial gastrointestinal lesions：European Society of Gastrointestinal Endoscopy（ESGE）Guideline - update 2022. Endoscopy，54（6）：591-622.

Rabinowitz SS，Grossman E，Gress F，2020. Potential pitfalls in diagnostic EUS of the esophagus. Endosc Ultrasound，9（4）：272-273.

Shi M，Tang JW，Cao ZR，2021. Nomograms for predicting survival in early-onset esophageal cancer. Expert

Rev Gastroenterol Hepatol，15（4）：437-446.

Shin CM，2021. Treatment of superficial esophageal cancer：an update. Korean J Gastroenterol，78（6）：313-319.

Straatman J，van der Wielen N，Cuesta MA，et al.，2017. Minimally invasive versus open esophageal resection：three-year follow-up of the previously reported randomized controlled trial：the TIME trial. Ann Surg，266（2）：232-236.

Sun KX，Zheng RS，Zhang SW，et al.，2019. Report of cancer incidence and mortality in different areas of China，2015. China Cancer，28（1）：1-11.

Sung H，Ferlay J，Siegel RL，et al.，2021. Global cancer statistics 2020：GLOBOCAN estimates of incidence and mortality worldwide for 36 cancers in 185 countries. CA Cancer J Clin，71（3）：209-249.

Suzuki G，Yamazaki H，Aibe N，et al.，2018. Endoscopic submucosal dissection followed by chemoradiotherapy for superficial esophageal cancer：choice of new approach. Radiat Oncol，13（1）：246.

Tan EM，2001. Autoantibodies as reporters identifying aberrant cellular mechanisms in tumorigenesis. J Clin Invest，108（10）：1411-1415.

Tan HT，Low J，Lim SG，et al.，2009. Serum autoantibodies as biomarkers for early cancer detection. FEBS J，276（23）：6880-6904.

Testoni S，Healey A，Dietrich C，et al.，2020. Systematic review of endoscopy ultrasound-guided thermal ablation treatment for pancreatic cancer. Endosc Ultrasound，9（2）：83-100.

Tsujii Y，Nishida T，Nishiyama O，et al.，2015. Clinical outcomes of endoscopic submucosal dissection for superficial esophageal neoplasms：a multicenter retrospective cohort study. Endoscopy，47（9）：775-783.

Visaggi P，Barberio B，Ghisa M，et al.，2021. Modern diagnosis of early esophageal cancer：from blood biomarkers to advanced endoscopy and artificial intelligence. Cancers（Basel），13（13）：3162.

Wang SX，Ke Y，Wang GQ，2021. Application and progress of artificial intelligence in endoscopic diagnosis of superficial esophageal cancer. Zhonghua Zhong Liu Za Zhi，43（3）：289-292.

Wang W，Chen D，Sang Y，et al.，2021. Endoscopic resection versus esophagectomy for patients with small-sized T1N0 esophageal cancer：a propensity-matched study. Clin Res Hepatol Gastroenterol，45（3）：101543.

Watanabe M，Otake R，Kozuki R，et al.，2020. Recent progress in multidisciplinary treatment for patients with esophageal cancer. Surg Today，50（1）：12-20.

Wei MT，Friedland S，2021. Early esophageal cancer：what the gastroenterologist needs to know. Gastroenterol Clin North Am，50（4）：791-808.

Yamaguchi N，Isomoto H，Nakayama T，et al.，2011. Usefulness of oral prednisolone in the treatment of esophageal stricture after endoscopic submucosal dissection for superficial esophageal squamous cell carcinoma. Gastrointest Endosc，73（6）：1115-1121.

Yang J，Wang X，Li Y，et al.，2019. Efficacy and safety of steroid in the prevention of esophageal stricture after endoscopic submucosal dissection：a network meta-analysis. J Gastroenterol Hepatol，34（6）：985-995.

Yang XX，Li Z，Shao XJ，et al.，2021. Real-time artificial intelligence for endoscopic diagnosis of early esophageal squamous cell cancer（with video）. Dig Endosc，33（7）：1075-1084.

Yang Y，Li B，Yi J，et al.，2022. Robot-assisted versus conventional minimally invasive esophagectomy for resectable esophageal squamous cell carcinoma：early results of a multicenter randomized controlled trial：the RAMIE trial. Ann Surg，275（4）：646-653.

Zhang H，Xia J，Wang K，et al.，2015. Serum autoantibodies in the early detection of esophageal cancer：a systematic review. Tumour Biol，36（1）：95-109.

Zhang W，Zhai Y，Chai N，et al.，2018. Endoscopic submucosal tunnel dissection and endoscopic submucosal dissection for large superficial esophageal squamous cell neoplasm: efficacy and safety study to guide future practice. Surg Endosc，32（6）: 2814-2821.

Zhang Y，Ding H，Chen T，et al.，2019. Outcomes of endoscopic submucosal dissection vs esophagectomy for T1 esophageal squamous cell carcinoma in a real-world cohort. Clin Gastroenterol Hepatol，17（1）: 73-78. e3.

Zhang Y，Yan X，Huang Y，et al.，2022. Efficacy of oral steroid gel in preventing esophageal stricture after extensive endoscopic submucosal dissection: a randomized controlled trial. Surg Endosc，36（1）: 402-412.

Zhang Y，Zhang B，Wang Y，et al.，2020. Advances in the prevention and treatment of esophageal stricture after endoscopic submucosal dissection of early esophageal cancer. J Transl Int Med，8（3）: 135-145.

第二十五章

特殊群体食管癌

第一节 女性食管癌

一、发 病 率

性别差异是食管癌流行病学的显著特征之一，其以男性居多，女性发病率明显低于男性，男性食管癌的发病率为女性的3～8倍。然而，男性的这种主导地位随着年龄的增长而减弱，特别是在70岁之后。在中国，食管癌是男女发病比例存在明显差异的十大肿瘤之一，食管癌在男性恶性肿瘤发病率中居第4位，女性则居第6位。性别已经成为食管癌发病的独立危险因素。有研究报道，从1990年至2017年，中国食管癌的年龄标准化发病率（ASIR）明显下降，其中，女性食管癌的年龄标准化发病率始终低于男性，且女性的下降趋势比男性更为明显。

过去的几十年里，特别是在欧美等国家，食管腺癌的发病率显著上升，而这种上升受影响的也主要是男性。在北美、欧洲和澳大利亚，食管腺癌的发病率都是男性高于女性，普遍高6～8倍，最高比例发生在法国，男女性比为10∶1。巴雷特食管是食管腺癌的癌前病变，有研究显示男性巴雷特食管比例明显高于女性，因此食管腺癌也存在明显的性别差异，而且这一差异在发达国家尤为突出。

二、发病率性别差异原因

造成食管癌发病率性别差异的原因，首先是生活习惯。吸烟、饮酒是食管癌的首要两大危险因素，特别是对于食管鳞状细胞癌，而较多地摄入蔬菜和水果可以降低食管癌的发病风险。通常情况下，女性吸烟、饮酒要明显少于男性，而对蔬菜、水果的摄入多于男性。在澳大利亚，大于75%的男性食管鳞状细胞癌的发生由吸烟和大量饮酒所致。在我国，吸烟、饮酒、低摄入蔬菜和水果是导致约46%食管癌患者发病和死亡的原因，其中男性51%，而女性仅为33%。近来，Li S等研究认为，女性最常见的风险因素是低水果饮食和高体重指数（BMI）。

食管癌性别比例差异的另外一个重要原因是性激素的表达水平差异，性激素可通过内分泌、旁分泌、自分泌机制影响肿瘤的生长、增殖和转移，在食管癌的发生发展过程中雄激素及其受体在一定程度上可促进肿瘤的进展，而雌激素及其受体可能抑制此作用。其中对雌激素的研究越来越受到关注，雌激素可以减少不论是食管鳞状细胞癌还是腺癌的肿瘤细胞生长，并促进其凋亡，被认为可能是食管癌发生的重要保护因素之一，这一保护性作用可能与通过雌激素受体-Ca^{2+}信号通路对人食管癌细胞发挥抗增殖作用有关。雌激素的保护性作用也正好解释了绝经后女性食管癌的发病率随着年龄的增长与男性越来越接近这一现象。

目前已知食管腺癌与胃食管反流、巴雷特食管有重要的关系，男性更容易由胃食管反流病发展为巴雷特食管和食管腺癌。巴雷特食管患者发展为食管腺癌的高风险人群主要包括慢性胃食管反流病、年龄大于50岁、男性、白种人和并发食管裂孔疝者；而对于女性，特别是年轻的女性没有需要检测巴雷特食管的证据。有研究表明在染色体6q11.1上发现了1种变异，该变异仅与男性个体的食管腺癌/巴雷特食管风险在统计学上显著相关。维生素D受体（VDR）在不同性别之间的表达差异也可用于解释食管腺癌发病率的性别差异，研究发现VDR通过胆汁酸反流对食管腺癌的早期发生发展起到重要作用，而女性食管腺癌较男性VDR高表达明显减少。同时，母乳喂养也有利于减少女性食管腺癌的发生，具有保护作用。

三、临床病理特征与治疗

1. 临床病理特征　发病年龄、病变位置、病变长度、浸润深度、淋巴结转移及TNM分期是食管癌的重要临床病理特征，目前较多研究支持在不同性别之间这些临床病理特征也有着不同的表现。Mayne ST等研究发现，食管癌的发病年龄平均为60～65岁，其中女性患病多在50岁以后；而50岁之前患病的，男性多见。刘巍等对4329例食管癌患者的手术后病理资料进行研究，发现不同部位男女构成比有显著性差异，各部位均是男性患者占多数；女性在上段癌中占33.16%，中段癌中占35.06%，下段癌中所占比例最少，为26%；另外，在下段癌中，女性所占比例明显低于男性。在董芳莉等的研究中包括了204例食管癌根治性手术患者的病理资料，研究发现男性的淋巴结转移率为54.3%，女性为29.5%，男性较女性更易发生淋巴结转移。侯志超等对14 132例食管癌患者进行分析，发现男性患者淋巴结转移阳性率明显高于女性，男性N1期患者明显少于女性，而N2和N3期患者则多于女性，女性食管癌患者淋巴结转移阳性率显著低于男性，2个以上淋巴结转移的患者所占比例明显低于男性，该研究认为性别是影响食管癌淋巴结转移的独立因素。邵明雯等对女性食管癌的临床病理特点进行了系统分析，结果显示，在1058例食管癌患者手术病理资料中，女性发病年龄小于60岁的占32.2%，病变位置在胸中下段的占83.1%，病变长度小于5cm的占90.8%，浸润深度为pT1～2的占49.8%，TNM分期为Ⅰ～Ⅱ期的占74.7%，淋巴结转移率为30.6%；相比较，男性对应的比例分别为47.1%、86.8%、81.1%、41.0%、64.6%、38.7%，各组均有显著性差异。综合上述资料，女性食管癌患者相比男性而言，发病年龄较晚，病变位置偏上，病变长度较短，浸润深度较浅，淋巴结转移率较低，TNM分期较早。这些特点也可能预示着女性食管癌的生物学恶性程度要低于男性。

2. 治疗 目前，探讨女性食管癌治疗的文献较少。由于女性食管癌与男性食管癌在临床表现、生物学行为上存在一定的差异，可能会影响治疗方法的选择。Ding Q等报道，女性 I 期中、上段食管癌患者更多地选择微创食管切除术，而不是Sweet手术和Ivor-Lewis手术（$P<0.05$）。而且，微创食管切除术并不会增加术后并发症的风险。

四、预后特点

食管癌的生存预后是否存在性别差异目前还没有确定的结论，但有较多的文献支持女性食管癌患者预后要好于男性。在Bus P等报道中，食管癌患者中淋巴结转移阴性、进行手术治疗和新辅助化疗及女性患者都具有更高的生存率。Chen MF等依据全民健康保险资料库1998～2007年数据对我国台湾地区进行回顾性分析，共有12 482例食管癌患者，预后分析显示，男性、未行治愈性治疗[手术和（或）放疗]、高龄、经济地位低与较短的生存率显著相关。Gavin AT等对1995～1999年欧洲24个国家的66个地区进行分析，结果发现女性比男性的死亡风险低，男性、高龄和分期较晚患者的1年和5年生存率较低。Bohanes P等研究也认为性别是独立的预后因素，并且进一步分层分析发现，相比男性，女性大于55岁的早期食管鳞状细胞癌和小于55岁的晚期食管鳞状细胞癌有更高的生存率。另外，也有研究认为男性是食管癌术后复发的危险因素。但是Zhang J等对Bohanes P等的结论有异议，认为性别是食管鳞状细胞癌独立的预后因素，没有考虑到种族差异，他们对2002年1月1日至2006年12月31日的1718例中国食管鳞状细胞癌患者及1624例白种人食管鳞状细胞癌患者进行分析，结果发现无论在中国还是白种人食管鳞状细胞癌患者中性别都不是独立的预后因素。Delpisheh A等对134例食管癌患者的研究也提示性别与生存无显著性相关（$P=0.480$）。然而，邵明雯等对1058例中国食管癌术后患者进行随访，生存分析结果显示，261例女性食管癌患者的1年、2年和3年生存率分别为89.3%、74.0%和66.7%，797例男性患者分别为86.5%、65.8%和51.3%，生存明显好于男性（$P=0.015$），且性别为独立预后因素。对于食管癌性别之间可能存在的生存差异原因尚没有分子生物学方面的定论，较多的研究认为与雌激素及雌激素受体对女性食管癌患者的保护作用有关。更年期是女性食管癌的独立危险因素，而使用激素疗法（雌激素加黄体酮）与绝经后妇女发生食管鳞状细胞癌的风险较低有关。

总之，女性食管癌相比男性食管癌有着发病率低、发病年龄较晚、病变位置偏上、病变长度较短、浸润深度较浅、淋巴结转移率低、TNM分期早、预后可能更好等特点。基于上述特点，女性食管癌与男性食管癌明显不同，应作为独立的群体进一步研究与探讨。

（邵明雯 刘连科）

第二节　老年食管癌

一、发病率特点

我国现阶段以60岁以上为老年人定义的通用标准。据统计，截至2019年底，我国60岁及以上人口已达25 388万，占总人口的18.1%，其中，65岁及以上者达17 603万，占总人口的12.6%。食管癌尽管在年轻患者中有增加的趋势，但仍然多见于老年人。在西方国家，老年人食管腺癌的发病率仍在增加。根据2016年公布的全国癌症流行病学统计数据，食管癌的发病高峰在60～74岁，中位诊断年龄68岁，并且有逐渐后移的趋势。尽管如此，老年患者仍然被排除在绝大多数临床试验之外。即使处于疾病的可治愈阶段，考虑到老年人耐受性差的问题，老年食管癌患者也经常只能得到次优治疗。

二、临床病理特点

由于各器官功能逐渐退化，老年食管癌患者常合并多种并发症，如心血管疾病、糖尿病、肺气肿、慢性间质性肺炎、肝肾功能不良、骨髓功能差等，在接受常规检查，尤其是进行有创检查时，或选择治疗手段时，经常面临风险高、耐受差，甚至不得不采取更为保守的手段。

营养状况的好坏直接影响诊治全程是否顺利，从而明显影响预后。营养状况是所有消化道肿瘤患者诊治全程都要着重关注的问题，尤其是老年患者，这种情况更为突出和重要。老年人常常由于食管癌发现不及时，就诊时大多已是中晚期，各种营养不良表现，如贫血、低蛋白血症、电解质紊乱、脱水等均可遇到。因此，需要十分关注老年食管癌患者的营养状况。

现实中，很多老年人不重视或无经济条件进行体检，甚至部分老年人即使出现明显症状或高度可疑恶性肿瘤时，也不愿配合进行必要的检查，导致诊断延误。另外，许多确诊为食管癌的老年患者，对治疗也不积极，依从性较差。

老年人本身各器官功能已处于衰退期，再加上营养不良、依从性差等原因，有创性检查的并发症、综合治疗后的不良反应更多，出现得更早，临床表现更重，甚至有可能因此而暂停或放弃治疗，从而严重影响预后。

另外，也可能存在与年龄相关的肿瘤异质性因素，相对来说，老年患者病变局部进展的比例较高，淋巴结转移和远处转移的概率较低。因此，对于一些经过仔细评估的高龄患者，仍可以采取积极的综合治疗模式，以取得更好的长期生存。

三、治疗方式的选择

与不治疗肿瘤或仅姑息性对症治疗相比，积极治疗对老年患者有明显的生存益处。常规的手术治疗、化疗、放疗等均可用于老年食管癌患者。由于与年轻患者相比，老年患者的手术并发症发生率和死亡率通常更高，并可能增加年老体衰患者自理能力丧失的风险，故选择手术治疗的比例低于年轻患者，老年患者更倾向于选择确定性化疗/放疗/放化疗。目前关注较多的为新辅助治疗后手术或确定性放化疗，其可以给老年患者带来明显的生存益处。另外，大多数食管癌药物临床试验的年龄上限为75岁，因此，对于超过75岁的老年食管癌患者的治疗资料较少。

（一）手术治疗

食管癌根治术是高龄食管癌患者主要的治疗方式。与年轻患者相比，高龄患者基础疾病多，生理功能储备差，食管癌根治术后的并发症发生率和围手术期死亡率均较高。另外，有报道80岁及以上的食管癌患者不能从广泛的淋巴结清扫（清扫≥15枚淋巴结）中获益。随着微创外科技术和麻醉技术等的发展，将有更多的高龄食管癌患者接受手术治疗，特别是接受微创食管癌切除术（MIE）治疗。

另外，早期食管癌也可采用内镜下切除治疗。随着早期食管癌的诊断增多，内镜下切除的应用也越来越多。

（二）化疗和放疗

目前对于可切除的局部晚期食管癌，指南推荐的首选方法为新辅助放化疗联合根治性食管切除术。老年患者术后并发症风险及死亡率增加，而接受术前同步放化疗后再行手术者风险更高。Lester SC等回顾性研究了571例接受新辅助同步放化疗+手术者（35%为65岁以上，90%以上为腺癌），结果显示与中青年患者相比，年龄＞65岁者围手术期心脏（24.8% vs. 13.0%，$P=0.004$）、肺（37.6% vs. 23.0%，$P < 0.001$）毒性的发生率明显增加，且心脏毒性与年龄呈线性相关，平均每10年相对风险增加约61%。老年组患者急性呼吸窘迫综合征发生率稍高（6.9% vs. 3.8%，$P=0.11$），术后胃肠道、伤口不良事件、住院时间与中青年组均有显著性差异。两组患者无瘤生存期相似，但老年组术后90天内死亡风险较高（5.4% vs. 2.2%，$P= 0.049$），OS显著缩短（4.0年 vs. 5.2年）。对于可切除的老年食管癌，除了术前给予新辅助放化疗外，也可以给予术前化疗联合/不联合免疫治疗；另外，少部分体能状况稍差的患者，可以给予术前放疗。

放化疗为老年患者提供了较手术更为安全有效的治疗方式，同步放化疗虽然效果优于单纯放疗，但不良反应较大。因此，探讨适合老年人的放化疗模式仍是目前的重要研究课题。Wang H等对56例70岁以上食管鳞状细胞癌患者采取了同步放化疗[54Gy剂量联合替吉奥（S-1）+顺铂]+巩固化疗（S-1+顺铂）方案，结果显示，完成全方案治疗者达68%，中位生存期18个月，3年生存率30%，肿瘤完全缓解率54%；但急性期3～4级血液学不良反应发生率达55%，3～4级食管炎占14.3%，食欲缺乏占12.5%。Wang X等在一项多中心Ⅱ期试验中，对46例老年食管鳞状细胞癌患者（≥70岁）给予S-1+同步加量调强放疗（SIB-RT）后给予S-1巩固化疗。结果发现，中位生存时间为22.6个月，1年和2年总生存率分别为80.4%和47.8%，总有效率为78.3%（36/46）。3～4级毒性发生率为28.3%（13/46），最常见的3～4级毒性为放射性食管炎（5/46，10.9%）、恶心（4/46，8.7%）、厌食（3/46，6.5%）和放射性肺炎（3/46，6.5%）。结果显示，在选定的老年食管鳞状细胞癌患者中,同时使用SIB-RT进行S-1治疗,然后进行4个周期的S-1单药治疗,可获得满意的肿瘤有效率和可控制的毒性。另一项国内的研究对比分析了70～85岁的食管鳞状细胞癌患者接受口服S-1联合放疗对比单纯放疗的疗效,发现放疗联合S-1组比单纯放疗组2年生存率有明显优势,分别为53.2%和35.8%,且未增加3级以上的毒性。老年食管鳞状细胞癌患者通常不能接受强化治疗,导致预后较差。

日本的一项研究纳入了92例80岁以上的食管癌患者,其中35例接受了放化疗,中位随访时间为19.0个月,3年总生存率和无进展生存率分别为44.7%和28.4%。该研究多因素分析还发现,临床分期和老年人营养风险指数是总生存率的重要预后因素。

对于老年局部晚期食管癌患者,有研究发现顺铂/氟尿嘧啶、卡铂/紫杉醇方案均可选择。Al-Jumayli M等回顾性分析了术前给予顺铂/氟尿嘧啶(FP)和卡铂/紫杉醇(CP)联合放疗治疗老年局部晚期Ⅰ～Ⅲ期食管癌的疗效和耐受性,研究入组51例患者。结果显示,两个化疗组的治疗完成率(P=0.28)、pCR率(P=0.89)和部分缓解率均相似,两组的总生存率和无病生存率相似,HR分别为0.80(P=0.62)和0.72(P=0.72)。CP方案可用于老年局部晚期食管癌患者,其肿瘤反应和生存率与PF方案相似。

（三）靶向治疗和免疫治疗

随着靶向治疗药物及免疫治疗药物的发展,这些药物也逐渐用于老年食管癌,可以单独用于老年食管癌的治疗,也可以联合其他药物或放疗联合用于老年食管癌的治疗。

对于HER-2过表达的食管腺癌患者,曲妥珠单抗为不可切除的局部晚期、晚期或复发患者提供了更为安全有效的治疗选择。近年来,免疫治疗药物PD-1/PD-L1单抗在局部晚期食管癌患者的新辅助治疗(新辅助放疗+免疫、新辅助化疗+免疫、新辅助放化疗+免疫等),晚期或局部晚期不可手术患者的一线、二线或后线治疗,以及术后辅助治疗等中均获得了较以往传统治疗模式更高的疗效、更低的不良反应,这些治疗模式可在老年食管癌患者中应用。

对于老年食管癌患者,除了放疗联合化疗、放疗联合抗体类靶向治疗药物(HER-2阳性食管腺癌患者,可以给予曲妥珠单抗)外,放疗联合小分子靶向治疗药物,如埃克替尼(参见第二十三章),以及放疗联合抗PD-1抗体类药物(参见第十七章)均有阳性结果报道。这在一定程度上丰富了老年食管癌患者的治疗方法和手段。下文以尼妥珠单抗为例说明放疗联合靶向药物治疗的有效性和安全性。Yang X等在一项Ⅱ期试验中,探讨了尼妥珠单抗联合放疗治疗老年食管癌的安全性和疗效。研究入组了46例Ⅱ～Ⅳ期、年龄70岁或以上、未接受过治疗且无法手术切除的局部晚期食管癌患者。入选患者接受放疗的总剂量为50～60Gy,分25～30次给予,同时每周输注尼妥珠单抗。结果显示,中位OS和PFS分别为17个月和10个月。2年、3年和5年的总生存率和无进展生存率分别为30.4%、21.7%、19.6%和26.1%、19.7%和19.6%。3～4级不良反应的发生率为17.4%。该研究表明,尼妥珠单抗联合放疗对于非手术患者是一种安全有效的治疗方法。

（四）其他治疗

Yan L等采用过继性细胞因子诱导的杀伤细胞(CIK细胞)和树突状细胞(DC)联合

适形调强放疗（IMRT）治疗老年 EC 患者，68 例老年食管癌患者被随机分组，分别接受 IMRT 联合 DC-CIK 细胞免疫治疗（研究组，34 例）或仅接受 IMRT（对照组，34 例）。结果显示，研究组的有效率显著高于对照组。与对照组相比，研究组的生活质量和免疫功能均显著提高。与对照组相比，研究组的发热发生率较高，骨髓抑制发生率较低，两组的消化道反应发生率相似。IMRT 联合 DC-CIK 细胞免疫治疗在老年食管癌患者中显示出比单独 IMRT 更好的短期疗效。IMRT 联合 DC-CIK 细胞免疫治疗可改善食管癌患者的生活质量和免疫功能，减轻骨髓抑制，并延长生存时间。

但无论采取何种治疗模式，老年患者抗肿瘤治疗过程的毒性管理都不容忽视。一项研究分析了来自 SEER（监测、流行病学和最终结果）数据库的 1125 例老年食管癌患者（年龄 ≥ 65 岁）治疗后的心血管事件，发现与单纯手术治疗的患者相比，术前同步放疗的患者发生晚期心血管事件的风险增加 36%。

目前，80 岁以上食管癌患者的治疗数据更是缺乏，这值得临床肿瘤学家关注。

四、预后因素

老年食管癌患者的预后较差，一项荷兰的研究显示，80～84 岁和超过 85 岁食管癌患者的 5 年总生存率分别为 23% 和 10%。综合多篇文献，80 岁及以上食管癌患者的 5 年生存率为 17.0%～37.1%。

多种因素影响老年食管癌患者的预后，但资料较少。Takahashi N 等报道，接受放化疗的 35 例 80 岁或 80 岁以上食管癌患者，中位随访 19.0 个月，3 年总生存率和无进展生存率分别为 44.7% 和 28.4%，临床分期和老年营养风险指数（GNRI）是 OS 的预后因素，临床分期、GNRI 和肿瘤位置是 PFS 的预后因素。另外，是否接受治疗是一个重要的预后影响因素，Molena D 等使用 SEER- 医疗保险链接数据库（2001～2009），对美国未接受治疗的 ≥ 65 岁的老年食管癌患者进行分析，发现与缺乏治疗相关的因素包括地理区域和 ≥ 80 岁。同时发现，接受治疗的患者有更好的 OS（$P < 0.001$），与接受治疗患者相比，未接受治疗患者的调整后 OS 更差（HR=1.43，95%CI 1.33～1.55，$P < 0.001$）。该研究显示，与未接受治疗的患者相比，接受治疗的老年局部晚期食管癌患者的 5 年生存率有所提高。接受治疗方面的差异与区域和社会经济因素有关，而不是有合并症。

老年患者通常被认为是局部晚期食管癌的高危手术候选者，Farrow NE 等对老年局部晚期食管癌患者接受食管切除术或放化疗进行了比较，17 495 例患者中有 11 680 例行食管切除术，5815 例行放化疗。结果发现，食管切除术后的生存率随着年龄的增长而降低，超过 73 岁后生存率显著下降。随着年龄的增长，接受放化疗患者的生存率超过手术患者。在大多数年龄段，包括 80 多岁的老年人，与 dCRT 相比，手术更有利于生存。无论年龄大小，对于能耐受手术的患者，食管切除术被认为可能优于放化疗。

五、小　结

老年晚期食管鳞状细胞癌和食管腺癌的治疗模式存在不同。Koëter M 等对 4501 例潜在可治愈（cT2～3、x，任何cN，cM0、x）食管癌老年患者（75岁及以上）的治疗模式进行了分析。结果显示，与接受新辅助（放）化疗（nCRT/CT）的患者相比，单独接受手术或dCRT的老年腺癌患者的总体生存率明显低（HR=1.7，95%CI 1.4～2.0；HR=1.9，95%CI 1.5～2.3）。在患有鳞状细胞癌的老年人中，接受dCRT、单独手术或nCRT/CT+手术的总生存率具有可比性。因此，dCRT可被视为潜在可治愈的老年食管鳞状细胞癌患者的合理选择；而对于老年食管腺癌患者，就总体生存率而言，仍然优选nCRT/CT+手术治疗。

尽管目前尚未有针对老年食管癌患者的临床指南，且现有的最佳证据大多来自回顾性研究，但仅因为高龄而不进行治疗是不合理的。需要综合考虑老年患者的体能状态、伴随疾病、临床分期、基因学特点、经济水平和个人预期等多方面因素，制订个体化的治疗计划，以及将老年患者尽可能多地纳入临床试验，将有助于改善其生存期和生存质量。

第三节　青年食管癌

一、发病率特点

食管癌以中老年人（≥50岁）常见，低于50岁的食管癌患者发病率并不高。考虑女性食管癌患者因雌激素水平影响及中国女性平均绝经年龄为49.6岁，通常将50岁以下的食管癌称为青年食管癌，也有的学者将40岁以下的食管癌称为青年食管癌。

青年食管癌的发病具有明显的地域性，其发病率和死亡率在各国间差异很大。国内文献报道的青年食管癌约占总体食管癌患者的10.5%。然而，在接受食管癌切除术的患者中，青年食管癌所占的比例稍低一些。在一组1542例食管癌切除术的报道中，40岁以下的食管癌患者占8.2%。Codipilly DC等通过SEER数据库等研究发现，美国青年食管腺癌患者（<50岁）的发病率有所增加，从1975年至2015年，青年食管癌的发病率由0.08/10万增长至0.27/10万。造成这一现象的原因尚不清楚。国内学者报道的青年食管癌患者的发病率男女比为（1.53～1.8）：1，与中老年食管癌患者的男女比例基本一致。然而，SEER数据库显示男性患者在青年食管癌中的比例高达86.4%～90.0%。

二、发病原因

青年食管癌的发病原因复杂，袁艺等调查了1975年1月至2010年8月期间河南安阳、林州（林县）、辉县、鹤壁等各市县≤40岁、经内镜下活检或者术后病例诊断为食管鳞状细胞癌的患者共1405例，发现家族史阳性是河南省青年食管癌的主要危险因素。

在生活方式方面，吸烟已被确定为引起食管癌的危险因素，特别是吸烟加饮酒过度，可显著增加食管癌风险。有研究发现，吸烟是河南省青年食管癌发病的独立危险因素。美国学者研究证明吸烟、过度饮酒及细胞色素氧化酶CYP3A5基因多态性改变在食管癌的发生、发展中起着重要作用。

饮酒与食管癌的发生仍然存在争议。日本学者研究发现*ALDH2*基因变异与食管癌高风险密切相关。饮酒后，进入体内的乙醇在乙醇脱氢酶和乙醛脱氢酶的作用下，被代谢成乙醛和乙酸。一旦 *ALDH* 基因变异，将导致乙醛在体内蓄积，而乙醛不仅能刺激血管扩张导致面红，同时具有提高致癌风险的作用。然而，有报道称饮酒对中国太行山周围食管癌高发区食管癌发生的影响程度较轻。Wang JB 等对河南、河北和山西4000例食管癌及4000例正常对照组人群的 *ALDH2* 基因变异分析发现，这些人群 *ALDH2* 基因变异频率明显低于日本人。对于 *ALDH2* 基因变异在中国食管癌患者发病中的作用，仍需要进一步研究。

雌激素是食管癌的保护因素，研究发现，雌激素可以减少不论是食管鳞状细胞癌还是腺癌的肿瘤细胞生长，并促进其凋亡，被认为可能是食管癌发生的重要保护因素之一。青年女性食管癌患者的生存优于男性食管癌患者。其中对雌激素的研究越来越受到关注。雌激素的保护性作用也正好解释了绝经后女性食管癌的发病率随着年龄的增长与男性越来越接近这一现象。

先天性及环境因素、先天性食管囊肿、原发贲门失弛缓症、巴雷特食管等也被报道与青年食管癌的发病相关。但多数学者认为，青年食管癌的发病是多种因素联合作用产生的，生物因素、饮食因素、生活方式和习惯、精神因素、环境因素和家族史等都可能与青年食管癌的发病相关。因此，对食管癌高发区阳性家族史的青年人群的早期筛查非常重要。

三、临床病理特征

青年食管癌与中老年食管癌的组织学分类是一致的，包括鳞状细胞癌、腺癌、未分化癌、腺鳞癌、腺样囊性癌、小细胞癌、黏液表皮样癌等。在我国，鳞状细胞癌是最为常见的病理类型，其次是腺癌。病变多位于食管中下段，临床表现上青年食管癌患者与中老年食管癌患者也大致相同，临床上比较多见的首发症状是下咽疼痛不适，吞咽困难也比较常见。其他症状还有胸背部疼痛、胸骨后疼痛、声音嘶哑等。

我国学者研究发现，青年食管癌患者早期和中期比例高于老年患者，分化程度较老年患者高。欧美地区青年食管癌多为腺癌，初诊时发生远处转移的比例为84.9%，高于中老年患者（67.8%～77.6%）。欧美地区青年食管癌的发病可能与肠上皮化生相关，其驱动因素包括 Wnt/β-连环蛋白通路、Notch 信号通路、TGF-β 激活。欧美地区青年食管癌诊断的延迟可能包括以下几个因素，如就诊不及时、缺乏巴雷特食管筛查和监测、肥胖及胃食管反流病的发生率升高等。

四、预期生存

原园等收集了郑州大学第一附属医院河南省食管癌重点开放实验室食管癌高/低发区2009～2012年11 829例确诊食管癌患者资料，其中，中老年食管癌10 545例，青年食管癌1284例。Kaplan-Meier曲线显示，青年食管癌患者中位生存期为10年，中老年患者中位生存期为5.61年；食管癌高发区患者生存期优于低发区患者，女性患者生存期优于男性患者，家族史阳性患者优于阴性患者。即使在相同的肿瘤分化、TNM分期情况下，青年患者生存期依然优于老年患者。这与青年人本身体能状况较好，能够接受手术、放疗、化疗等多种治疗手段相关。

梅奥诊所研究发现，青年食管癌患者确诊时Ⅲ或Ⅳ期的患者分别占43.8%和33.3%，中位总生存期低于相同分期的老年患者；但随着治疗方式的增多及改善，青年食管癌患者的5年生存率增加。Codipilly DC等对SEER数据库进行分析显示，在欧美地区，初诊局限性青年食管癌5年生存率为63.2%，初诊晚期青年食管癌患者5年生存率为14.7%，均较19世纪70年代明显上升；青年食管腺癌占同期所有食管腺癌的比例继续增加，并且青年食管腺癌中晚期比例也增加，后者与青年食管腺癌的存活率较低有关。

上述研究显示，东西方青年食管癌的预后存在差异。

（孙美丽）

参 考 文 献

陈万青，张思维，郑荣寿，等，2013. 中国2009年恶性肿瘤发病和死亡分析. 中国肿瘤，22（1）：2-12.

董芳莉，王瑾，郭美，等，2003. 食管癌淋巴结转移的临床病理因素. 中国肿瘤临床与康复，10（4）：316-318.

郭海涛，张铸，吴明拜，等，2005. 青年人食管癌的外科诊治分析. 新疆医科大学学报，28（7）：647-648.

国家统计局，2020. 中华人民共和国2019年国民经济和社会发展统计公报. [2022-11-20]. https://www.gov.cn/xinwen/2020-02/28/content_5484361.htm.

侯志超，王伟鹏，黄佳，等，2014. 高、低发区食管癌患者淋巴结转移及其影响因素与生存期的关系. 肿瘤防治研究，41（3）：221-226.

李建平，2005. 河南食管癌高发区青年食管癌临床病理特点分析. 解剖与临床，10（4）：303-305.

李强明，张国庆，侯志超，等，2020. 淋巴结清扫数目对高龄（≥80岁）食管癌患者生存的影响：基于SEER数据库分析. 郑州大学学报（医学版），55（6）：866-869.

刘巍，郝希山，晋颖，等，2008. 4329例手术后食管癌临床病理资料分析. 中国肿瘤临床，35（5）：241-244.

邵令方，张毓德，1987. 食管外科学. 石家庄：河北科学技术出版社：384.

邵明雯，孙婧，马兰，等，2013. 女性食管癌的临床病理特点及生存分析. 临床肿瘤学杂志，18（7）：608-613.

袁艺，李兴川，路勤，等，2012. 河南省青年食管癌家族史及环境和行为影响因素. 郑州大学学报（医学版），47（3）：284-286.

原园，2013. 青年老食管癌的生存期及影响因素分析. 郑州：郑州大学.

张广平，王立东，冯笑山，2008. 遗传和环境在食管癌发生发展中的作用. 医学与哲学，29（10）：35-36.

Al-Jumayli M，Choucair K，Al-Obaidi A，et al.，2022. Pre-operative carboplatin/paclitaxel versus 5-fluorouracil（5-FU）-based chemoradiotherapy for older adults with esophageal cancer. Anticancer Res，42（1）：59-66.

Baiu I，Titan AL，Martin LW，et al.，2021. The role of gender in non-small cell lung cancer: a narrative review. J Thorac Dis，13（6）：3816-3826.

Bodelon C，Anderson GL，Rossing MA，et al.，2011. Hormonal factors and risks of esophageal squamous cell carcinoma and adenocarcinoma in postmenopausal women. Cancer Prev Res（Phila），4（6）：840-850.

Bohanes P，Yang D，Chhibar RS，et al.，2012. Influence of sex on the survival of patients with esophageal cancer. J Clin Oncol，30（18）：2265-2272.

Bollschweiler E，Plum P，Mönig SP，et al.，2017. Current and future treatment options for esophageal cancer in the elderly. Expert Opin Pharmacother，18（10）：1001-1010.

Brücher BL，Stein HJ，Bartels H，et al.，2001. Achalasia and esophageal cancer：incidence，prevalence，and prognosis. World J Surg，25（6）：745-749.

Bus P，Lemmens VE，van Oijen MG，et al.，2014. Prognostic factors for medium-and long-term survival of esophageal cancer patients in the Netherlands. J Surg Oncol，109（5）：465-471.

Chen C，Gong X，Yang X，et al.，2019. The roles of estrogen and estrogen receptors in gastrointestinal disease. Oncol Lett，18（8）：5673-5680.

Chen MF，Yang YH，Lai CH，et al.，2013. Outcome of patients with esophageal cancer：a nationwide analysis. Ann Surg Oncol，20（9）：3023-3030.

Chen W，He Y，Zheng R，et al.，2013. Esophageal cancer incidence and mortality in China，2009. J Thorac Dis，5（1）：19-26.

Chen W，Zheng R，Zhang S，et al.，2014. Annual report on status of cancer in China. Chin J Cancer Res，26（1）：48-58.

Codipilly DC，Sawas T，Dhaliwal L，et al.，2021. Epidemiology and outcomes of young-onset esophageal adenocarcinoma：an analysis from a population-based database. Cancer Epidemiol Biomarkers Prev，30（1）：142-149.

Cook MB，Dawsey SM，Freedman ND，et al.，2009. Sex disparities in cancer incidence by period and age. Cancer Epidemiology Biomarkers Prev，18（4）：1174-1182.

Cui R，Kamatani Y，Takahashi A，et al.，2009. Functional variants in ADH1B and ALDH2 coupled with alcohol and smoking synergistically enhance esophageal cancer risk. Gastroenterology，137（5）：1768-1775.

Dandara C，Li DP，Walther G，et al.，2006. Gene-environment interaction：the role of SULT1A1 and CYP3A5 polymorphisms as risk modifiers for squamous cell carcinoma of the esophagus. Carcinogenesis，27（4）：791-797.

Delpisheh A，Veisani Y，Sayehmiri K，et al.，2014. Esophageal carcinoma：long-term survival in consecutive series of patients through a retrospective cohort study. Gastroenterol Hepatol Bed Bench，7（2）：101 -107.

Ding Q，Zhou W，Xue Y，et al.，2019. Comparison of postoperative complications between different operation methods for esophageal cancer. Thorac Cancer，10（8）：1669-1672.

Dong J，Maj C，Tsavachidis S，et al.，2020. Sex-specific genetic associations for Barrett's esophagus and esophageal adenocarcinoma. Gastroenterology，159（6）：2065-2076.e1.

Dunbar KB，Spechler SJ，2014. Controversies in Barrett esophagus. Mayo Clin Proc，89（7）：973-984.

Faiz Z，Lemmens VE，Siersema PD，et al.，2012. Increased resection rates and survival among patients aged 75 years and older with esophageal cancer：a Dutch nationwide population-based study. World J Surg，36（12）：2872-2878.

Farrow NE，Raman V，Jawitz OK，et al.，2021. Impact of age on surgical outcomes for locally advanced esophageal cancer. Ann Thorac Surg，111（3）：996-1003.

Gavin AT，Francisci S，Foschi R，et al.，2012. Oesophageal cancer survival in Europe：a EUROCARE-4 study. Cancer Epidemiol，36（6）：505-512.

Grundy A，Poirier AE，Khandwala F，et al.，2016. Cancer incidence attributable to insufficient fruit and vegetable consumption in Alberta in 2012. CMAJ Open，4（4）：E760-E767.

Hemminki K，Jiang Y，2002. Familial and second gastric carcinomas：a nationwide epidemiologic study from Sweden. Cancer，94（4）：1157-1165.

Hemminki K，Jiang Y，2002. Familial and second gastric carcinomas：a nation-wide epidemiologic study from

Sweden. Int J Cancer，98（1）：106-109.

Henry MA，Lerco MM，Ribeiro PW，et al.，2014. Epidemiological features of esophageal cancer. Squamous cell carcinoma versus adenocarcinoma. Acta Cir Bras，29（6）：389-393.

Hidaka H，Hotokezaka M，Nakashima S，et al.，2007. Sex difference in survival of patients treated by surgical resection for esophageal cancer. World J Surg，31（10）：1982-1987.

Jankarashvili N，Melkadze T，Tchiabrishvili T，et al.，2021. Advanced esophageal squamous cell carcinoma in young female patient with durable complete response on treatment. Cureus，13（5）：e15255.

Jemal A，Bray F，Center MM，et al.，2011. Global cancer statistics. CA Cancer J Clin，61（2）：69-90.

Jeurnink SM，Büchner FL，Bueno-de-Mesquita HB，et al.，2012. Variety in vegetable and fruit consumption and the risk of gastric and esophageal cancer in the European prospective investigation into cancer and nutrition. Int J Cancer，131（6）：E963-E973.

Ji Y，Du X，Zhu W，et al.，2021. Efficacy of concurrent chemoradiotherapy with S-1 vs radiotherapy alone for older patients with esophageal cancer: a multicenter randomized phase 3 clinical trial. JAMA Oncol，7（10）：1459-1466.

Kim YS，Kim N，Kim GH，2016. Sex and gender differences in gastroesophageal reflux disease. J Neurogastroenterol Motil，22（4）：575-588.

Koëter M，van Putten M，Verhoeven RHA，et al.，2018. Definitive chemoradiation or surgery in elderly patients with potentially curable esophageal cancer in the Netherlands: a nationwide population-based study on patterns of care and survival. Acta Oncol，57（9）：1192-1200.

Lepage C，Drouillard A，Jouve JL，Faivre J，2013. Epidemiology and risk factors for oesophageal adenocarcinoma. Dig Liver Dis，45（8）：625-629.

Lester SC，Lin SH，Chuong M，et al.，2017. A multi-institutional analysis of trimodality therapy for esophageal cancer in elderly patients. Int J Radiat Oncol Biol Phys，98（4）：820-828.

Li S，Chen H，Man J，et al.，2021. Changing trends in the disease burden of esophageal cancer in China from 1990 to 2017 and its predicted level in 25 years. Cancer Med，10（5）：1889-1899.

Lundell LR，2010. Etiology and risk factors for esophageal carcinoma. Dig Dis，28（4-5）：641-644.

Mathieu LN，Kanarek NF，Tsai HL，et al.，2014. Age and sex differences in the incidence of esophageal adenocarcinoma: results from the Surveillance，Epidemiology，and End Results（SEER）Registry（1973-2008）. Dis Esophagus，27（8）：757-763.

Mayne ST，Risch HA，Dubrow R，et al.，2001. Nutrient intake and risk of subtypes of esophageal and gastric cance. Cancer Epidemiol Biomarkers Prev，10（10）：1055-1062.

Michael BC，Sanford MD，Neal DF，et al.，2009. Sex disparities in cancer incidence by period and age. Cancer Epidemiol Biomarkers Prev，18（4）：1174-1182.

Miyata H，Yamasaki M，Makino T，et al.，2015. Clinical outcome of esophagectomy in elderly patients with and without neoadjuvant therapy for thoracic esophageal cancer. Ann Surg Oncol，22（Suppl 3）：S794-S801.

Molena D，Stem M，Blackford AL，et al.，2017. Esophageal cancer treatment is underutilized among elderly patients in the USA. J Gastrointest Surg，21（1）：126-136.

Morita M，Otsu H，Kawano H，et al.，2014. Gender differences in prognosis after esophagectomy for esophageal cancer. Surg Today，44（3）：505-512.

Nobel TB，Curry M，Gennarelli R，et al.，2019. Higher clinical suspicion is needed for prompt diagnosis of esophageal adenocarcinoma in young patients. J Thorac Cardiovasc Surg，S0022-5223（19）30796-2.

Nobel TB，Livschitz J，Eljalby M，et al.，2020. Unique considerations for females undergoing esophagectomy. Ann Surg，272（1）：113-117.

Pandeya N，Olsen CM，Whiteman DC，2013. Sex differences in the proportion of esophageal squamous cell carcinoma cases attributable to tobacco smoking and alcohol consumption. Cancer Epidemiol, 37(5): 579-584.

Pohl H, Wrobel K, Bojarski C, et al., 2013. Risk factors in the development of esophageal adenocarcinoma. Am J Gastroenterol, 108(2): 200-207.

Rutegård M, Lagergren P, Nordenstedt H, et al., 2011. Oesophageal adenocarcinoma: the new epidemic in men? Maturitas, 69(3): 244-248.

Rutegård M, Nordensted H, Lu Y, et al., 2010. Sex-specific exposure prevalence of established risk factors for oesophageal adenocarcinoma. Br J Cancer, 103(5): 735-740.

Rutegård M, Shore R, Lu Y, et al., 2010. Sex differences in the incidence of gastrointestinal adenocarcinoma in Sweden. Eur J Cancer, 46(6): 1093-1100.

Sarkar RR, Hatamipour A, Panjwani N, et al., 2021. Impact of radiation on cardiovascular outcomes in older resectable esophageal cancer patients with medicare. Am J Clin Oncol, 44(6): 275-282.

Sawas T, Killcoyne S, Iyer PG, et al., 2018. Identification of prognostic phenotypes of esophageal adenocarcinoma in 2 independent cohorts. Gastroenterology, 155(6): 1720-1728.

Sawas T, Manrique GC, Iyer PG, et al., 2019. Young adults with esophageal adenocarcinoma present with more advanced stage tumors and have shorter survival times. Clin Gastroenterol Hepatol, 17(9): 1756-1762.

Sidhu MS, Paul D, Jain S, et al., 2021. Prognostic factor for recurrence in esophagus cancer patients who underwent surgery for curative intent: a single-institution analysis. J Cancer Res Ther, 17(6): 1376-1381.

Sikkema M, de Jonge PJ, Steyerberg EW, et al., 2010. Risk of esophageal adenocarcinoma and mortality in patients with Barrett's esophagus: a systematic review and meta-analysis. Clin Gastroenterol Hepatol, 8(3): 235-244.

Singh S, Lal O, Sikora SS, et al., 2001. Squamous cell carcinoma arising from acongenital duplication cyst of the esophagus in a young adult. Dis Esophahagus, 14(3-4): 258-261.

Sukocheva OA, Wee C, Ansar A, et al., 2013. Effect of estrogen on growth and apoptosis in esophageal adenocarcinoma cells. Dis Esophagus, 26(6): 628-635.

Takahashi N, Umezawa R, Kishida K, et al., 2022. Clinical outcomes and prognostic factors for esophageal cancer in patients aged 80 years or older who were treated with definitive radiotherapy and chemoradiotherapy. Esophagus, 19(1): 129-136.

Thomas T, Abrams KR, De Caestecker JS, et al., 2007. Meta analysis: cancer risk in Barrett's oesophagus. Aliment Pharmacol Ther, 26(11-12): 1465-1477.

Tsai CH, Hsu HS, Wang LS, et al., 2003. Surgical results of squamous carcinoma of the esophagus in young patients. J Chin Med Assoc, 66(5): 288-293.

Vizcaino AP, Moreno V, Lambert R, et al., 2002. Time trends incidence of both major histologic types of esophageal carcinomas in selected countries, 1973-1995. Int J Cancer, 99(6): 860-868.

Wang H, Li G, Chen L, et al., 2017. Definitive concurrent chemoradiotherapy with S-1 and cisplatin in elderly esophageal squamous cell carcinoma patients. J Thorac Dis, 9(3): 646-654.

Wang JB, Fan JH, Hao L, et al., 2012. Attributable causes of esophageal cancer incidence and mortality in China. PLoS One, 7(8): e42281.

Wang LD, Zhou FY, Li XM, et al., 2010. Genome-wide association study of esophageal squamous cell carcinoma in Chinese subjects identifies susceptibility loci at PLCE1 and C20orf54. Nat Genet, 42(9): 759-763.

Wang QM, Qi YJ, Jiang Q, et al., 2011. Relevance of serum estradiol and estrogen receptor beta expression from a high-incidence area for esophagealsquamous cell carcinoma in China. Med Oncol, 28(1): 188-193.

Wang X, Ge X, Wang X, et al., 2020. S-1-Based chemoradiotherapy followed by consolidation chemotherapy with S-1 in elderly patients with esophageal squamous cell carcinoma: a multicenter phase Ⅱ trial. Front Oncol, 10: 1499.

Wang XY, Maswikiti EP, Zhu JY, et al., 2022. Photodynamic therapy combined with immunotherapy for an advanced esophageal cancer with an obstruction post metal stent implantation: a case report and literature review. Photodiagnosis Photodyn Ther, 37: 102671.

Xie SH, Lagergren J, 2016. A global assessment of the male predominance in esophageal adenocarcinoma. Oncotarget, 7(25): 38876-38883.

Yamasaki T, Hemond C, Eisa M, et al., 2018. The changing epidemiology of gastroesophageal reflux disease: are patients getting younger? J Neurogastroenterol Motil, 24(4): 559-569.

Yan L, Wu M, Ba N, et al., 2015. Efficacy of dendritic cell-cytokine-induced killer immunotherapy plus intensity-modulated radiation therapy in treating elderly patients with esophageal carcinoma. Genet Mol Res, 14(1): 898-905.

Yang H, Sukocheva OA, Hussey DJ, et al., 2012. Estrogen, male dominance and esophageal adenocarcinoma: is there a link? World J Gastroenterol, 18(5): 393-400.

Yang X, Zhai Y, Bi N, et al., 2021. Radiotherapy combined with nimotuzumab for elderly esophageal cancer patients: a phase II clinical trial. Chin J Cancer Res, 33(1): 53-60.

Yousef F, Cardwell C, Cantwell MM, et al., 2008. The incidence of esophageal cancer and high-grade dysplasia in Barrett's esophagus: a systematic review and meta-analysis. Am J Epidemiol, 168(3): 237-249.

Zhang J, Garfield D, Jiang Y, et al., 2013. Does sex affect survival of patients with squamous cell esophageal cancer? J Clin Oncol, 31(6): 815-816.

Zhang Z, He Q, Fu S, et al., 2017. Estrogen receptors in regulating cell proliferation of esophageal squamous cell carcinoma: involvement of intracellular Ca(2+) signaling. Pathol Oncol Res, 23(2): 329-334.

Zhou Z, Xia Y, Bandla S, et al., 2014. Vitamin D receptor is highly expressed in precancerous lesions and esophageal adenocarcinoma with significant sex difference. Hum Pathol, 45(8): 1744-1751.

第二十六章

食管神经内分泌肿瘤

第一节　概　　述

神经内分泌肿瘤（neuroendocrine neoplasm，NEN）是起源于神经外胚层的胺前体摄取和脱羧（APUD）细胞系统的恶性肿瘤，肿瘤细胞能够摄取胺前体，并通过脱羧作用合成和分泌胺及多肽激素，是一种相对罕见却分布广泛的肿瘤，占所有恶性肿瘤的1%～2%。NEN可发生于消化道、肺、胰腺、喉、下咽部、唾液腺、鼻腔和鼻旁窦、胸腺、子宫颈、子宫内膜、乳腺、前列腺、膀胱和皮肤等部位，其中发生在食管的神经内分泌肿瘤称为食管神经内分泌肿瘤（E-NEN）。

由于消化系统神经内分泌细胞分布广泛，该系统神经内分泌肿瘤的发生率高于其他系统，然而，E-NEN的发生率很低，低于其他胃肠-胰腺神经内分泌肿瘤，占报道的胃肠-胰腺神经内分泌肿瘤的0.03%～1.4%；一些小型研究报道，E-NEN所占的比例更高一些。E-NEN占所有食管恶性肿瘤的0.4%～3.3%。近几十年来，E-NEN的发病率有上升趋势，且其发病存在地区差异。E-NEN的发病年龄跨度很大，20～90岁均有可能发病，但仍以中老年发病为主，中位发病年龄在65～75岁。男性发病远多于女性。吸烟和酗酒是主要的危险因素。

根据2019年WHO消化系统神经内分泌肿瘤的分类标准，E-NEN分为三种类型，分别为高分化神经内分泌肿瘤（neuroendocrine tumor，NET，分化良好，任何级别）、低分化神经内分泌癌（neuroendocrine carcinoma，NEC，分化差，小细胞/大细胞）和混合性神经内分泌-非神经内分泌肿瘤（mixed neuroendocrine-nonneuroendocrine neoplasm，MiNEN，分化良好或分化差）。神经内分泌肿瘤根据Ki-67阳性指数及核分裂象计数分为G1、G2、G3三个级别，其中Ki-67阳性指数（至少500个细胞）分为G1＜3%、G2 3%～20%、G3＞20%，核分裂象计数（每$2mm^2$）分为G1＜2/HPF、G2 2～20/HPF、G3＞20/HPF。

同样，食管NET也分为G1、G2、G3。根据肿瘤细胞学形态，食管NEC也分为大细胞性、小细胞性和复合性三类。另外，对于食管肿瘤细胞中同时具有腺癌细胞（或其他类型癌细胞，如鳞状细胞癌细胞）和神经内分泌细胞，且两种细胞均占肿瘤细胞的30%以上者，诊断为MiNEN。根据2019年WHO诊断标准，E-NEN的诊断应包括：①肿瘤类型（NET或NEC）；②肿瘤级别（G1、G2或G3）；③相应的TNM分期（对手术切除标本）；④细胞类型和功能活性。

第8版AJCC的TNM分期提供了每个消化器官的神经内分泌肿瘤的单独分期，但主要用于胃、十二指肠/壶腹/空肠/回肠/结直肠评价，而对于E-NEN并没有特别的论述。在大多数文献中对E-NEN的TNM分期主要参照AJCC分期系统中食管癌的分期，事实上，这种参照存在诸多争议。Wang H等认为淋巴结状态是疾病特异性生存的标志，而不是阳性淋巴结的数量，因此，提出了E-NEN的新TNrM分期系统，其中Nr0是指淋巴结转移阴性，Nr1是指淋巴结转移阳性；T1Nr0M0为Ⅰ期，T2～3Nr0M0为Ⅱ期，T1～3Nr1M0、T4aNr0～1M0为Ⅲ期，T4b或M1为Ⅳ期；而且，研究者认为该系统可能会改善对患者预后的评估。虽然有学者提出了E-NEN的分期系统，但存在诸多争议，因此，目前迫切需要一种新的、独特的E-NEN的分期和分级系统。另外，对于食管NEC可以参照小细胞肺癌的分期，将食管小细胞癌分为局限期（LD）和广泛期（ED），在LD中，肿瘤局限于食管与邻近器官，存在或不存在区域淋巴结转移，而ED则是肿瘤超出以上区域。

在诊断为E-NEN的患者中，以食管NEC为主，后者又以食管小细胞癌为主。本章将着重介绍高分化食管神经内分泌肿瘤，食管NEC的相关内容将在食管小细胞癌和食管大细胞神经内分泌癌中重点介绍。另外，食管癌患者伴有神经内分泌分化，也将单独介绍。

（刘连科　邵明雯）

第二节　食管高分化神经内分泌肿瘤

一、临床特点

食管高分化神经内分泌肿瘤（食管NET）常缺乏特定的症状，与其他类型食管癌的临床表现相似，常表现为吞咽困难、进食后梗阻感、食欲减退、体重减轻、胸痛、腹部不适、胃食管反流等，少部分患者可出现黑便或呕血等。从临床表现上很难将食管NET与常见类型的食管癌相区别。少数食管NET患者可能分泌激素，可表现为激素相关综合征（类癌综合征）的症状，如抗利尿激素分泌失调综合征。另外，也有伴有高降钙素原的报道。在胃肠-胰腺神经内分泌肿瘤中，食管NET发生远处转移的风险最高，为49%～52%。

二、诊　　断

食管NET常在内镜检查中发现，确诊需要随后的组织病理学、免疫组化检查，其中功能性影像学检查及循环标志物检测均有助于诊断。食管NET的病变多位于食管中段及下段，病变通常较长，有半数以上大于4cm。

1. 影像学检查及内镜诊断　原发性食管NET的影像学表现与常见的食管鳞状细胞癌、腺癌相似。食管造影检查能比较准确地显示病变的范围及长度，主要表现为黏膜皱襞中断、破坏，或出现不规则充盈缺损、肿块影、龛影等，可伴有病变上段的食管扩张或管腔狭窄。CT平扫和增强CT对于食管神经内分泌肿瘤的位置、病变密度、与邻近器官的关系，以及转移情况可以提供有用信息，并能排除原发性小细胞肺癌。食管NET的肝转移也主要依靠CT诊断，表现为动脉期的明显增强。PET/CT可用于食管NET分期和复发的检测，但是由于PET/CT费用高昂，对于治疗后运用PET/CT取代传统增强CT以评估疗效的收益与支出比例，有待更多的研究。

常规胃镜下，食管NET与常见食管癌的表现类似，多为隆起性病变、溃疡性病变。EUS因其超声和内镜结合的优势，是准确判断食管肿瘤的起源层次、大小及边界的最佳方法。生长抑素受体显像（SRS）是目前神经内分泌肿瘤功能显像的金标准，其原理是利用神经内分泌肿瘤及其转移灶细胞表面高表达的生长抑素受体（SSTR）与放射性核素标记生长抑素类似物相结合而使肿瘤显像，一般多指^{111}In标记的奥曲肽SPECT显像。

2. 病理HE染色诊断　食管NET（G1、G2、G3）为高分化的神经内分泌肿瘤。组织学上，G1多表现为肿瘤细胞大小、形态一致，有少量胞质，细胞核呈圆形，染色质丰富，呈粗颗粒状，无明显异型性及核分裂象，呈线管样、菊团样、条索状或实心团块状排列。G2形态特征与G1级相似，但是细胞异型性增大，核分裂象和增殖活性增加，可伴有坏死灶。G3形态学分化类似于G2，但增殖指数高。

3. 免疫组化指标及分子标志物　对于神经内分泌肿瘤，虽然免疫组化不是必检项目，但单纯的HE染色很难从低分化癌，如低分化鳞状细胞癌、低分化腺癌、未分化癌、恶性黑色素瘤、淋巴瘤和继发性肿瘤中区分出神经内分泌癌，且神经内分泌癌的分级诊断需要检测Ki-67指数，因此免疫组化在食管NET的诊断中相当重要。对于食管（及食管胃结合部）恶性肿瘤标本，不进行常规的神经内分泌标志物检测，很容易出现食管NET漏诊。临床上常见的神经内分泌标志物主要包括突触素（Syn）、嗜铬粒蛋白A（CgA）、神经元特异性烯醇化酶（NSE）和CD56，其中Syn和CD56的阳性率最高，可达95%～100%，这些标志物的联合检测可提高疾病的诊断率。另外，蛋白基因产物（PGP9.5）、甲状腺转录因子（TTF-1）及促泌素等也可用于食管NET的辅助诊断及鉴别诊断。高肿瘤突变负荷（TMB-H）、PD-L1、MSI-H/dMMR已被证实为免疫治疗获益人群筛选的生物标志物，但整体预测效率欠佳，仍需深入研究免疫微环境和新型生物标志物以应用于临床。

需要注意的是，由于食管NET缺乏特异性临床症状和体征，很容易导致诊断延迟，后者进一步影响预后。

三、治 疗 原 则

食管NET的治疗目前尚无指南或共识可循，临床上多参照肺部或其他胃肠道NET。同样，食管NET治疗取决于肿瘤的病理类型、分级和临床分期。目前，手术是唯一能治愈食管NET的方法。对分化较差的NET患者，无论疾病的程度如何，手术是唯一有利于改善总生存率的治疗方法。

1. 手术治疗　通常根治性手术适用于一般状况好的患者，肿瘤局限在原发灶或仅伴有区域淋巴结转移。手术治疗对于没有远处转移的G1、G2、G3食管NET患者是至关重要的。手术方式主要为食管癌根治性切除术及根治性淋巴结清扫术。同其他胃肠道恶性肿瘤一样，肝脏是食管NET最容易出现远处转移的部位。食管NET伴肝脏转移行病灶切除手术或射频消融治疗，可以改善生存。随着临床医生对多模式治疗的重视程度增加，食管NET的手术治疗应该成为局部治疗的一个重要组成部分。

2. 内镜下治疗　内镜黏膜下剥离术（ESD）是近年来开展较多的胃肠道良性肿瘤及早期癌的治疗手段之一，食管NET由于淋巴结和远处转移发生率低，病变局限在黏膜层的食管NET可以在内镜下进行局部治疗，对于肿瘤大小＜1cm且无区域淋巴结转移的食管NET患者，建议采用内镜下切除。

3. 化疗、放疗、内照射治疗　对于早期食管NET，化疗及放疗的作用可能不大。对于比较晚期的食管NET，术后增加辅助化疗或放疗，有可能获得额外的益处，手术切除结合辅助化疗可能是这类患者的首选治疗方法。另外，放射性核素肽受体介导治疗（PRRT）可用于高级别食管NET治疗，可能会出现积极的结果。

4. 生物治疗　生长抑素类似物奥曲肽长效制剂能够提高分化良好的转移性食管NET患者的疾病进展时间及生存时间，可以考虑作为伴或不伴类癌综合征的食管NET患者控制肿瘤的选择之一。奥曲肽还可以显著改善食管NET的临床症状，如腹泻、喘息和潮红，这可能与奥曲肽抑制5-羟色胺受体和神经肽K的合成及释放有关。IFN-α不仅具有重要的抗病毒作用，而且可以通过抑制血管生成抑制肿瘤细胞的生长。IFN-α能维持食管NET体积，甚至使部分肿瘤缩小。IFN-α主要用于增殖能力低的消化道NET，尤其是Ki-67阳性指数＜2%时。

5. 靶向及免疫治疗　因食管NET微环境中有大量新生血管形成，血供丰富，故抗血管相关药物目前作为食管NET的治疗选择之一。主要药物为索凡替尼、舒尼替尼、依维莫司、乐伐替尼等。在免疫治疗方面，单药免疫检查点抑制剂在食管NET中疗效相对有限，故目前探索免疫检查点抑制剂的临床试验多关注联合治疗，包括免疫检查点抑制剂联合抗血管生成治疗、靶向治疗、化疗及双免疫检查点抑制剂联合等。PD-1抑制剂联合CTLA-4抑制剂治疗食管NET可能有效。

四、预　　后

食管NET大多表现为侵袭性，行为多变，早期容易播散，总体上预后差，但优于食管NEC。食管NET的1年生存率为80.1%，3年生存率为59.8%，5年生存率为57.5%。除了分级（G1、G2、G3）的有丝分裂计数和Ki-67因素之外，影响食管NET预后的因素较多。治疗方式、手术方式、肿瘤部位、浸润深度、TNM分期、病理分级、脉管瘤栓、肿瘤最大径、淋巴结转移状态均有可能是食管NET患者预后的独立影响因素。Gray KD等研究显示，食管NET患者的总生存率与贲门NET患者相似，均较胃NET差（$P<0.001$）。组织学低分化（HR=4.14，95%CI 2.26～7.57，$P<0.001$）和远处转移（HR=3.28，95%CI 1.94～5.56，$P<0.001$）是食管NET的独立预后因素。与非手术患者比较，手术

可以改善预后。另外，术后对患者进行辅助化疗或放疗有无生存获益，存在争议；甚至对存在淋巴结转移、远处转移或切缘阳性的患者，术后给予化疗或放疗有无生存获益也存在争议。近来，有学者认为，包括手术在内的多模式治疗与食管 NET 患者更好的总体生存率相关，但需要进行更多的研究。

（邵明雯　李　萍）

第三节　食管小细胞癌

一、概　　述

食管 NEC 包括食管小细胞癌（small cell carcinoma of the esophagus，SCCE）、食管大细胞神经内分泌癌及食管复合型小细胞癌，它们具有相似的临床特征。食管 NEC 少见，发生率约为 0.04/10 万，其中男性约为 0.06/10 万，女性为 0.02/10 万。食管 NEC 以男性、SCCE 为主，均占 70% 以上。其中 SCCE 的中位年龄为 58（±8.2）岁。在一项包括 625 例食管 NEC 的研究中，食管 NEC 约占肺外 NEC 的 11%。625 例食管 NEC 中 461 例为 SCCE（73.76%），男性约占 75%。在另外的一项小样本研究中，Tustumi F 等报道 14 例食管 NEC 中 SCCE 10 例，后者男性 7 例。

食管 NEC 与同期常见的食管鳞状细胞癌（ESCC）和食管腺癌（EAC）具有明显不同的临床病理特征。Cai W 等对 17 196 例食管肿瘤患者，包括 246 例食管 NEC、6102 例 ESCC 和 10 848 例 EAC 进行了临床病理特征分析。结果显示，NEC 的发病率正在增加，NEC 的生存率明显低于 EAC（$P < 0.01$），也低于 ESCC（$P < 0.01$）；大多数 NEC 分化差，转移率明显高。NEC 和 EAC 通常转移到肝脏（分别为 29.41% 和 23.11%），而 ESCC 通常转移到肺（15.84%）和远处淋巴结（15.37%）。另外一项 686 例食管 NEC 的资料显示，食管 NEC 的肿瘤分级明显高于同时期的 EAC 和 ESCC（$P < 0.001$），食管 NEC 的肿瘤特异性生存率和总生存率均显著低于 EAC 和 ESCC（$P < 0.001$）。食管 NEC 的 5 年生存率为 33%～35%。

与食管其他 NET 比较，NEC 也具有不同的特点：①食管 NEC 较食管 NET 多见，92.1% 食管 NEN 为 NEC；②SCCE 较大细胞癌多见，食管小细胞 NEC 占食管 NEN 的 78% 以上；③食管 NEC 多发生在食管中下段，食管 MiNEN 多发生在食管下段近食管胃结合部；④食管小细胞 NEC 恶性程度高、生长预后差，比食管 NET 更容易发生远处转移；⑤食管 NEC 常与鳞状细胞癌或腺癌混合，约占 30%；⑥目前对食管 NEN 治疗的研究主要集中于食管 NEC。在食管 NEC 中，以原发性 SCCE 为主，本节重点介绍 SCCE。

原发性 SCCE 是一种罕见、高侵袭性的恶性肿瘤，占同期所有食管恶性肿瘤的 0.6%～2.4%。小细胞癌绝大部分发生在肺部，发生在肺外的占 2%～5%。消化道是肺外小细胞癌最常见的原发部位，其中 53%～71% 来自食管。SCCE 组织学来源有两种观点，一种认为起源于食管黏膜内基底层或黏膜下腺体的神经内分泌细胞，即 APUD 细胞。另一种观点认为起源于内胚层的多潜能干细胞，其在多种致癌因素作用下，发生恶性转化，大多分化为鳞状细胞癌，少数分化为腺癌或小细胞癌。

二、临床表现与诊断

SCCE的临床表现与其他食管恶性肿瘤相似，与其他病理类型相比临床表现无特异性。患者多以吞咽梗阻和胸骨后疼痛为首发临床症状，约85%的SCCE患者出现吞咽困难。SCCE罕见副肿瘤综合征，如高钙血症。肿瘤多位于食管中下段，有的文献报道食管中段更多（约占68%），也有的文献报道以食管下段为主（约占58%）。在诊断时，50%以上的SCCE患者为Ⅳ期。50%以上的SCCE患者发生转移，常见的转移部位为肝脏、腹膜、肺和骨骼。

食管NEC（包括SCCE）需要通过组织病理学才能明确诊断。内镜下，SCCE以溃疡型为主，髓质型、蕈伞型、斑块型和腔内型等少见。内镜下活检有助于诊断，但是，由于内镜下活检标本不充分，常导致局限期食管NEC的误诊。SCCE以HE染色的细胞形态为病理诊断依据，SCCE细胞主要由少浆的小细胞组成，有细颗粒状的染色质胞核，核仁缺失或不明显，细胞为圆形、椭圆形和梭形，坏死明显，核分裂指数高。免疫组化染色检测Syn、CgA和CD56有助于SCCE的诊断，三者的阳性率分别约为84.4%、55.3%、85.2%。另外，c-Kit和P53染色阳性，有助于了解食管NEC的生物学研究。

三、治 疗

由于SCCE在确诊时多为转移性疾病，根治性手术对诊断为SCCE患者的益处有限，对于SCCE的转移性病灶行手术切除也难以获得任何益处。对于SCCE应考虑系统性治疗而不是单纯手术治疗，姑息性放化疗是常用的治疗方法。

（一）治疗原则

1. 局限期SCCE 对于局限期SCCE患者，单纯手术治疗甚至是完整的手术切除仍有较高的复发率和转移率，因此术前或术后化疗很有必要，可能有利于提高生存率。多项临床试验研究表明手术联合化疗患者的生存优于单独手术治疗的患者。对于局限期SCCE，参照食管癌TNM分期，进一步细分Ⅰ～Ⅱ期、Ⅲ期，手术治疗后，Ⅰ期、ⅡA期和ⅡB期患者的生存期无显著差异，均显著长于Ⅲ期患者。因此，对于Ⅲ期SCCE患者，单纯手术治疗存在明显不足。

2. 广泛期SCCE 广泛期食管NEC的治疗以全身化疗为主，由于SCCE发病率低，进行前瞻性的随机对照临床研究难度很大，所以SCCE的标准化疗方案目前还没有达成共识。考虑SCCE和小细胞肺癌有着某些类似的生物学特性，两种类型的肿瘤可采取同样的化疗方案，故SCCE的治疗可以参照小细胞肺癌的化疗方案。

（二）治疗方法

由于SCCE确诊时，疾病多处于较晚期阶段，因此，SCCE的治疗多采用姑息性放化疗。对于局限期SCCE，可以采用手术为主的综合治疗。

1. 手术治疗和内镜下治疗　手术治疗是局限期SCCE治疗的关键，在此基础上，联合化疗和（或）放疗的综合治疗可明显延长患者生存时间。因此，对于适合手术切除的SCCE患者，建议手术治疗。对于SCCE患者，给予积极的局部治疗，包括肝脏病灶切除、射频消融和肝动脉栓塞比单纯的全身治疗可获得更长的生存时间和症状缓解率。对于早期SCCE，可给予内镜下切除，如肿瘤位于黏膜内，可给予ESD治疗。需要注意的是，由于SCCE恶性程度高，即使病变仅局限于黏膜层，也无法排除是否有淋巴结转移，ESD手术无法行淋巴结清扫，术后局部复发和转移的风险可能高，故选择ESD需慎重。

2. 化疗　SCCE的化疗多选择以铂类为主的两药联合方案，推荐方案为EP（依托泊苷联合顺铂）和IP（伊立替康联合顺铂）方案。化疗可用于新辅助、辅助和姑息治疗。对于手术切除的SCCE患者，包括ESD，均建议给予辅助化疗。化疗是SCCE的主要治疗方法。迄今，化疗方案仍未达成共识，可以参考小细胞肺癌的化疗方案。

3. 放疗和放化疗　SCCE的放疗指征及方案亦无统一规定，一般建议根据食管癌放疗原则，对肿瘤周围浸润明显和（或）区域淋巴结受累的患者，选择合适的放疗剂量及靶区。但与小细胞肺癌不同的是SCCE因发生脑转移的概率很低，不需要预防性全颅脑照射。对于局部晚期不能手术的SCCE，同步放化疗是重要的治疗手段，放疗（60Gy/30F）联合顺铂+依托泊苷（CE-RT）或顺铂+氟尿嘧啶（CF-RT）治疗，可有效改善患者生存期。Honma Y等采用放疗联合化疗（CE或CF）治疗22例局部晚期食管NEC（其中SCCE 19例、大细胞神经内分泌癌3例），结果显示，总生存率和临床完全缓解率分别为86.4%和77.3%；中位PFS和中位OS分别为12.7个月和37.5个月；5年总生存率为45.4%。接受CE-RT的患者发生了更多的血液学不良事件，尤其是中性粒细胞减少（≥3级）和发热性中性粒细胞减少症（≥3级），但与CF-RT相比，却获得了更长的PFS。研究者认为，确定性放化疗（dCRT）可以作为局部晚期食管NEC的一种重要的治疗选择。

4. 免疫治疗和靶向治疗　随着对SCCE的认识加深，以及靶向、免疫治疗药物的发展，后者已开始用于SCCE的治疗。近来，抗PD-1单抗药物也在SCCE上进行了尝试，Ren W等报道1例SCCE患者接受抗PD-1单抗联合化疗治疗，获得了超过19个月的生存时间，提示抗PD-1单抗可用于SCCE治疗。Liu L等采用卡瑞利珠单抗（一种PD-1抗体）联合阿帕替尼作为挽救性方案用于1例50岁女性SCCE患者，联合治疗后，疾病稳定时间超过10个月。该患者被确诊为SCCE后，先进行新辅助化疗和Ivor-Lewis食管切除术（ypT3N0M0，Ⅱ期）。术后20个月，发现孤立性纵隔淋巴结复发，一线给予紫杉醇脂质体联合S-1化疗2个周期，后淋巴结增大。二线给予阿帕替尼联合S-1治疗，后出现疾病进展。三线给予卡瑞利珠单抗联合阿帕替尼治疗5个月，联合治疗后10个多月内表现为疾病稳定。

5. MDT和集合治疗（collective treatment）　随着MDT的介入，目前SCCE的推荐治疗开始采用多学科治疗模式，主要为化疗（±免疫治疗药物）联合手术和（或）放疗等局部治疗的综合治疗。特别是对于局部晚期SCCE，也建议采用包括化疗在内的多学科方法。另外，集合治疗在SCCE中也获得了肯定的结果，Kitagawa S等报道1例采用集合治疗的SCCE患者，先给予化疗，9个月后复发，后给予手术切除，患者生存2年以上。

SCCE治疗方法虽然较多，但在绝大多数患者中疗效仍然较差，有必要深入对SCCE的治疗进行研究。基于既往的文献，SCCE的治疗方法和手段与其他器官和部位的小细胞神经内分泌癌不同。

四、预　　后

由于SCCE在确诊时常处于较晚期阶段，约20%为区域性疾病，60%为远处转移，总体上预后差，特别是发生远处转移患者的预后更差。在一项大样本研究中，食管NEC（73.46%为SCCE）的5年生存率约为25%，其中局部疾病为25.4%，区域性疾病为9.2%，远处转移为0。淋巴结和远处转移均是独立的预后因素。虽然对SCCE采取了积极的综合治疗，但整体治疗效果差，治疗耐药后的SCCE患者，病情进展迅速，从而进一步影响患者的预后。大多数SCCE患者在确诊后2年内死亡。

研究显示，手术、放疗和化疗均可显著改善SCCE患者的癌症特异性生存（CSS）和OS。手术对于 I ～ II 期SCCE（参照食管癌TNM分期）的作用明显，但是 III ～ IV 期SCCE患者的生存获益有限，后者接受放化疗可以改善预后。局限期SCCE患者为了获得更长的生存时间，目前主张手术治疗。

与单一疗法相比，联合疗法为SCCE患者的CSS和OS带来了更多益处。有研究发现，对于 I ～ II 期SCCE，接受手术和接受放化疗，二者之间的生存时间不存在明显的差异。另有学者报道，预后与术后辅助（放疗或化疗）治疗、年龄和淋巴结转移相关（$P < 0.05$），术后辅助治疗是一个重要的独立预后因素，可以直接影响总体生存率，接受辅助治疗的患者平均生存时间为39个月，而未接受辅助治疗患者的平均生存时间是13个月（$P=0.034$）。然而，新辅助化疗对生存的影响存在争议，新辅助化疗可能对生存影响不大。值得关注的是，近几年来，由于采用了积极的多学科治疗模式，食管NEC的预后得到了进一步改善，但生存时间仍需要进一步提高。

由于SCCE病例数较少，因此，对影响其预后的生物标志物的研究也较少。Sohda M等发现，Syn、CgA和CD56均表达阳性的食管NEC患者（以SCCE为主）的预后明显差于其他表达模式的患者。而对于Syn、CgA和CD56表达不全是阳性的患者，手术和放化疗比化疗更有效。血清NSE值高的患者预后明显差于NSE值正常的患者，高NSE值组的患者接受化疗后的完全缓解（CR）病例明显较少，提示高NSE水平是食管NEC的独立不良预后因素。食管NEC患者中Syn、CgA和CD56表达均为阳性，以及高NSE值者，较其他表达模式具有更差的预后，它们可能是食管NEC的重要预后生物标志物。

（于伟勇　刘连科）

第四节　食管大细胞神经内分泌癌

食管大细胞神经内分泌癌（NEC，也称为食管大细胞癌）是一种罕见的高度侵袭性疾病，发病率很低，低于SCCE。随着诊断方法的发展及对该病的重视，越来越多的病例被发现，提示食管大细胞NEC的发生率可能被低估。临床病理特征上，食管大细胞NEC与常见的食管鳞状细胞癌和腺癌不同，与SCCE也不同。比如，内镜检查或影像学检查显示，食管大细胞NEC多表现为大肿块。Yuan G等汇总了36例食管大细胞NEC患者的数据，并与SCCE或ESCC患者进行了评估和比较，结果显示食管大细胞NEC的临床病理特征与SCCE和ESCC不同。食管大细胞NEC容易发生转移，部分患者以转移部位的症状和体征为首发表现而就诊。

食管大细胞NEC需要通过活检或手术切除标本的组织病理学才能确诊。食管大细胞NEC癌细胞直径大于淋巴细胞直径的3倍，呈多角形，核质比较小，细颗粒状嗜酸性胞质，核染色质粗大，核仁易见，呈巢状、小梁状、菊形团样或栅栏状排列。类似于SCCE，食管大细胞NEC的诊断需要免疫组化支持，相关的免疫组化标志物与SCCE基本一致。

食管大细胞NEC的治疗多采用类似于SCCE的治疗模式，放化疗是常用的治疗选择。由于食管大细胞NEC多为个案报道，迄今，食管大细胞NEC的治疗策略尚未确立。目前个案资料显示，对于食管大细胞NEC患者，给予包含手术在内的积极的综合治疗有可能获得较好的生存时间。因此，局限期大细胞NEC患者为了获得更长的生存时间，目前主张手术治疗。但需要注意的是，食管大细胞NEC原发灶和转移灶对治疗的反应可能存在明显的不一致。

基于少量的文献资料，食管大细胞NEC预后很差，与SCCE类似，二者的预后均差于ESCC和EAC。M分期和年龄是食管大细胞NEC的独立预后因素。Nakao Y等报道1例73岁男性食管大细胞NEC患者，首先给予患者食管次全切除术和淋巴结切除术，但5个月后出现了肝脏和肋骨转移，虽然给予部分肝切除和肋骨放疗，但不久后又出现了左肺门淋巴结和骶骨转移，随后进行了伊立替康+顺铂联合方案化疗，化疗结束后7个月患者出现疾病进展而死亡。

另外，早期发现及综合治疗可能改善食管大细胞NEC患者的预后。Tang N等报道1例早期食管大细胞NEC，给予ESD，术后给予依托泊苷+顺铂方案化疗，结果获得了至少2年的无病生存。该结果提示，对于早期患者，行内镜下切除，并且联合辅助化疗，有可能延长患者的生存时间。

第五节　食管混合性神经内分泌-非神经内分泌肿瘤

食管混合性神经内分泌-非神经内分泌肿瘤（MiNEN）是一种高度侵袭性肿瘤，发生率很低，在男性中常见。MiNEN主要包括食管NEC混合鳞状细胞癌或NEC混合腺癌两种类型。对于食管MiNEN的起源目前并不清楚。Kaneko Y等报道了一例68岁男性食管MiNEN病例，为混合性NEC和腺癌。患者内镜活检显示腺癌。术后病理显示腺癌成分位于肿瘤表面，神经内分泌成分侵入肿瘤的深层。NEC成分的免疫组化显示CK7和CK20染色阳性，提示NEC起源于腺癌。腺癌成分MUC2染色阳性，表明其来源于巴雷特上皮。对于MiNEN，目前多位研究者认为这种NEC成分可能起源于巴雷特上皮。

需要注意的是，大多数食管NEC伴有腺癌或鳞状细胞癌的混合成分。台湾学者Wu IC等报道39例食管NET，其中38例为食管NEC，16例NEC患者中有9例含有腺癌的混合成分，7例含有鳞状细胞癌的混合成分。食管NEC中含有腺癌或鳞状细胞的成分，可能提示食管NEC起源于鳞状上皮或巴雷特上皮中的多能干细胞。虽然食管NEC含有腺癌或鳞状细胞癌成分比较常见，但是含有腺癌或鳞状细胞癌成分的食管NEC与食管MiNEN存在较大的差别。

与其他消化道部位比较，食管MiNEN的发生率更低，诊断很困难。内镜下，食管MiNEN多表现为浅表隆起型，因此，内镜下仔细检查，有助于区别SCCE，以及尽早发现食管MiNEN。食管MiNEN的诊断需要整块肿瘤的组织病理学分析并联合相关的免疫组化染色。

食管MiNEN治疗以手术和化疗为主。手术治疗是基础，适合手术治疗的食管MiNEN患者，手术治疗可以改善预后。术后可给予化疗，需要注意的是辅助化疗方案仍未明确。更多的学者认为，术后化疗可能对改善食管MiNEN患者生存有帮助。基于现有的资料，新辅助化疗可用于食管MiNEN的治疗，但较多的学者认为，新辅助化疗可能对改善生存的作用不大。

总体上，食管MiNEN的预后不良，但可能好于食管NEC和SCCE。病理分期和年龄是食管MiNEN重要的预后影响因素。迄今为止，手术切除+淋巴结清扫是食管MiNEN最有效的治疗方法，但是食管MiNEN的最佳治疗的证据尚不充分。食管MiNEN的早期诊断很重要，早期发现食管MiNEN可以明显改善预后。

（郑　璐　刘连科）

第六节　食管癌伴神经内分泌分化

在许多非神经内分泌器官肿瘤中存在神经内分泌分化（neuroendocrine differentiation，NED）现象，由于神经内分泌细胞在肿瘤组织细胞中不足30%，且以单个细胞或细胞巢的形式分散存在，属于癌组织的一种伴随成分，因此被称为癌伴NED。在食管中称为食管癌伴NED，其在光镜下并不表现典型的神经内分泌形态学特征，但可通过免疫组化证实有神经内分泌分化存在，常用的免疫组化神经内分泌标志物主要包括Syn、CgA、NSE和CD56，需要有两种或两种以上的标志物阳性方能诊断。若对诊断为食管鳞状细胞癌和食管腺癌的标本不进行常规的神经内分泌标志物检测，很容易出现食管癌伴NED的漏诊。

食管癌伴NED的发生原因目前尚不明晰，在食管鳞状细胞癌中NED细胞并不是在干细胞就起源于神经内分泌细胞，而是外界刺激如细胞因子、细胞外肽类物质等在肿瘤微环境中调节肿瘤细胞发生NED。在食管腺癌中NED则常常与巴雷特食管有关。

Wang KL等报道肿瘤细胞伴NED的食管腺癌和食管胃结合部腺癌患者对新辅助放化疗有更多的抵抗性，且预后较差，但其研究对象主要为食管腺癌。台湾学者Wu IC等也认为，NEC存在混合成分不是一个显著的生存预测因子（P=0.56）。肿瘤具有NED的患者比缺乏NED特征的患者预后更好还是更差，以及它们对化疗的反应等问题尚存在较大争议。在胰腺癌，NED被认为是好的预后标志；在胃癌，NED却是预后不良的标志；在结肠癌，NED不能作为独立的预后标志；而在肺癌、乳腺癌，有学者认为预后不佳，但有学者认为对预后无影响。对于食管癌中NED的预后意义目前报道较少，杜芸等认为NED与早期食管鳞状细胞癌的预后无明显相关性，不能作为估计预后的指标。

对于该类患者的分期检查和治疗原则可以遵循常见食管癌的相关指南，但需要大样本验证。因此，食管癌中伴随的NED成分对食管癌患者治疗及预后的影响需要进一步的研究。

（邵明雯　刘连科）

参 考 文 献

李勇，王勇飞，檀碧波，等. 2020. 355例胃肠胰神经内分泌肿瘤的临床病理特征与生存分析. 中华肿瘤杂志，42（5）：426-431.

邵明雯，孙婧，马兰，等，2014. 具有神经内分泌性质食管癌的临床病理特点及生存分析. 中华肿瘤防治杂志，21（24）：1980-1985.

宋岩，王绿化，赫捷，等，2009. 151例食管小细胞癌的治疗与预后分析. 癌症，28（3）：303-307.

依荷芭丽·迟，姜文昌，杜丰，等，2013. 神经内分泌瘤252例临床分析. 中华肿瘤杂志，35（1）：67-70.

张百华，杨文静，赵亮，等，2012. 109例原发性食管小细胞癌的外科治疗和预后分析. 中华肿瘤杂志，34（9）：698-702.

中国胃肠胰神经内分泌肿瘤病理专家组，2011. 中国胃肠胰神经内分泌肿瘤病理学诊断共识. 中华病理学杂志，40（4）：257-262.

Al-Toubah T, Halfdanarson T, Gile J, et al., 2022. Efficacy of ipilimumab and nivolumab in patients with high-grade neuroendocrine neoplasms. ESMO Open, 7（1）: 100364.

Ando T, Hosokawa A, Yamawaki H, et al., 2011. Esophageal small-cell carcinoma with syndrome of inappropriate secretion of antidiuretic hormone. Intern Med, 50（10）: 1099-1103.

Atsumi Y, Iwasaki E, Hoshino M, et al., 2014. Case report: small cell neuroendocrine carcinoma of the esophagus producing parathyroid hormone-related peptide with humoral hypercalcemia. Nihon Naika Gakkai Zasshi, 103（3）: 741-743.

Babu Kanakasetty G, Dasappa L, Lakshmaiah KC, et al., 2016. Clinicopathological profile of pure neuroendocrine neoplasms of the esophagus: a South Indian center experience. J Oncol, 2016: 2402417.

Bosman FT, Carneiro F, Hruban RH, et al., 2010. WHO Classification of Tumours of the Digestive System. Lyon: IARC Press.

Brenner B, Tang LH, Klimstra DS, Kelsen DP, 2004. Small–cell carcinomas of the gastrointestinal tract: a review. J Clin Oncol, 22（13）: 2730-2739.

Cai W, Ge W, Yuan Y, et al., 2019. A 10-year population-based study of the differences between NECs and carcinomas of the esophagus in terms of clinicopathology and survival. J Cancer, 10（6）: 1520-1527.

Cai W, Tan Y, Ge W, et al., 2018. Pattern and risk factors for distant metastases in gastrointestinal neuroendocrine neoplasms: a population-based study. Cancer Med, 7（6）: 2699-2709.

Chen C, Hu H, Zheng Z, et al., 2022. Clinical characteristics, prognostic factors, and survival trends in esophageal neuroendocrine carcinomas: a population-based study. Cancer Med, 11（24）: 4935-4945.

Chen WW, Wang F, Zhang DS, et al., 2014. Primary small cell carcinoma of the esophagus: clinicopathological study of 44 cases. BMC Cancer, 14: 222.

Chin JL, O' Toole D, 2017. Diagnosis and management of upper gastrointestinal neuroendocrine tumors. Clin Endosc, 50（6）: 520-529.

Das S, Gaur NK, Shaikh O, et al., 2021. A rare case of primary small cell carcinoma of esophagus. Cureus, 13（8）: e17190.

Dasari A, Mehta K, Byers LA, et al., 2018. Comparative study of lung and extrapulmonary poorly differentiated neuroendocrine carcinomas: a SEER database analysis of 162, 983 cases. Cancer, 124（4）: 807-815.

Dasari A, Shen C, Devabhaktuni A, et al., 2022. Survival according to primary tumor location, stage, and treatment patterns in locoregional gastroenteropancreatic high-grade neuroendocrine carcinomas. Oncologist, 27（4）: 299-306.

Deng HY, Li G, Luo J, et al., 2018. The role of surgery in treating resectable limited disease of esophageal neuroendocrine carcinoma. World J Surg, 42（8）: 2428-2436.

Doi S, Matsumoto S, Wakatsuki K, et al., 2018. A neuroendocrine carcinoma with a well-differentiated adenocarcinoma component arising in Barrett's esophagus: a case report and literature review. Surg Case Rep, 4（1）: 103.

Du S, Ni J, Weng L, et al., 2015. Aggressive locoregional treatment improves the outcome of liver metastases from grade 3 gastroenteropancreatic neuroendocrine tumors. Medicine（Baltimore）, 94（34）: e1429.

Edge SB, Byrd DR, Compton CC, et al., 2010. AJCC Cancer Staging Manual. 7th ed. New York: Springer: 103-111.

Egashira A, Morita M, Kumagai R, et al., 2017. Neuroendocrine carcinoma of the esophagus: clinicopathological and immunohistochemical features of 14 cases. PLoS One, 12（3）: e0173501.

Erdem S, Troxler E, Warschkow R, et al., 2020. Is there a role for surgery in patients with neuroendocrine tumors of the esophagus? A contemporary view from the NCDB. Ann Surg Oncol, 27（3）: 671-680.

Erdem S, Worni M, 2020. ASO author reflections: surgical resection of esophageal neuroendocrine tumors should be considered as an integral part of multimodal therapy in localized disease. Ann Surg Oncol, 27（3）: 681-682.

Estrozi B, Bacchi CE, 2011. Neuroendocrine tumors involving the gastroenteropancreatic tract: a clinicopathological evaluation of 773 cases. Clinics（Sao Paulo）, 66（10）: 1671-1675.

Fraenkel M, Kim MK, Faggiano A, et al., 2012. Epidemiology of gastroenteropancreatic neuroendocrine tumours. Best Pract Res Clin Gastroenterol, 26（6）: 691-703.

Funakoshi S, Hashiguchi A, Teramoto K, et al., 2013. Second-line chemotherapy for refractory small cell neuroendocrine carcinoma of the esophagus that relapsed after complete remission with irinotecan plus cisplatin therapy: case report and review of the literature. Oncol Lett, 5（1）: 117-122.

Galanis I, Simou M, Floros G, 2022. Large-cell esophageal neuroendocrine carcinoma: report of a rare case. Cureus, 14（2）: e22041.

Giannetta E, Guarnotta V, Rota F, et al., 2019. A rare rarity: neuroendocrine tumor of the esophagus. Crit

Rev Oncol Hematol, 137: 92-107.

Gonzalez RS, 2020. Diagnosis and management of gastrointestinal neuroendocrine neoplasms. Surg Pathol Clin, 13(3): 377-397.

Gray KD, Moore MD, Panjwani S, et al., 2018. Predicting survival and response to treatment in gastroesophageal neuroendocrine tumors: an analysis of the national cancer database. Ann Surg Oncol, 25(5): 1418-1424.

Hong L, Zhang Y, Liu Z, 2017. Neuroendocrine carcinoma of esophageal and gastric cardia: clinicopathologic and immunohistochemistry study of 80 cases. Oncotarget, 9(12): 10754-10764.

Honma Y, Nagashima K, Hirano H, et al., 2020. Clinical outcomes of locally advanced esophageal neuroendocrine carcinoma treated with chemoradiotherapy. Cancer Med, 9(2): 595-604.

Hou X, Wei JC, Wu JX, et al., 2013. Multidisciplinary modalities achieve encouraging long-term survival in resectable limited-disease esophageal small cell carcinoma. PLoS One, 8(7): e69259.

Howard S, O'Regan K, Jagannathan J, et al., 2011. Extrapulmonary small cell carcinoma: a pictorial review. AJR Am J Roentgenol, 197(3): W392-W398.

Hu Q, Jin P, Zhao X, et al., 2018. Esophageal neuroendocrine carcinoma complicated with unexpected hyperprocalcitonin: case report and literature review. Medicine(Baltimore), 97(40): e12219.

Huang Q, Shi J, Sun Q, et al., 2012. Distal esophageal carcinomas in Chinese patients vary widely in histopathology, but adenocarcinomas remain rare. Hum Pathol, 43(12): 2138-2148.

Huang Q, Wu H, Nie L, et al., 2013. Primary high-grade neuroendocrine carcinoma of the esophagus: a clinicopathologic and immunohistochemical study of 42 resection cases. Am J Surg Pathol, 37(4): 467-483.

Ishikawa-Kakiya Y, Nagami Y, Fujiwara Y, 2019. Intramucosal esophageal neuroendocrine carcinoma treated with endoscopic submucosal dissection and chemotherapy. Dig Endosc, 31(4): 466.

Jepsen DNM, Fiehn AK, Garbyal RS, et al., 2021. Immunohistochemical staining with neuroendocrine markers is essential in the diagnosis of neuroendocrine neoplasms of the esophagogastric junction. Appl Immunohistochem Mol Morphol, 29(6): 454-461.

Kaneko Y, Saito S, Takahashi K, et al., 2019. Neuroendocrine carcinoma of the esophagus with an adenocarcinoma component. Clin J Gastroenterol, 12(6): 534-538.

Katada C, Komori S, Yoshida T, et al., 2020. A retrospective study of definitive chemoradiotherapy in patients with resectable small cell neuroendocrine carcinoma of the esophagus. Esophagus, 17(2): 135-140.

Kawamura N, Ogasawara N, Utsumi K, et al., 2011. Long-term survival and improved quality of life after chemoradiotherapy to treat esophageal small cell carcinoma: a report of two cases. Hepatogastroenterology, 58(110-111): 1588-1594.

Kinoshita T, Ishikawa S, Inaba T, et al., 2020. Neuroendocrine carcinoma arising from Barrett's esophageal adenocarcinoma: a case report. Clin J Gastroenterol, 13(6): 1028-1035.

Kitagawa S, Watanabe Y, Katada Y, et al., 2020. A case of esophageal neuroendocrine carcinoma(NEC) treated with collective treatment. Gan To Kagaku Ryoho, 47(4): 722-724.

Kubo T, Adachi Y, Ishii Y, et al., 2021. Esophageal large cell neuroendocrine carcinoma. Dig Liver Dis, 53(4): 502-503.

Kukar M, Groman A, Malhotra U, et al., 2013. Small cell carcinoma of the esophagus: a SEER database analysis. Ann Surg Oncol, 20(13): 4239-4244.

Lee SL, Ng CY, Gew LT, et al., 2022. Mixed neuroendocrine-nonneuroendocrine neoplasm arising in Barrett's esophagus. Euroasian J Hepatogastroenterol, 12(1): 57-59.

Lee SS, Ha HK, Kim AY, et al., 2003. Primary extrapulmonary small cell carcinoma involving the stomach or duodenum or both: findings on CT and barium studies. AJR Am J Roentgenol, 180(5): 1325-1329.

Li Z，Hu J，Chen P，et al.，2020. Incidence，treatment，and survival analysis in esophageal neuroendocrine carcinoma population. Transl Cancer Res，9（7）：4317-4329.

Liu L，Liu Y，Gong L，et al.，2020. Salvage camrelizumab plus apatinib for relapsed esophageal neuroendocrine carcinoma after esophagectomy：a case report and review of the literature. Cancer Biol Ther，21（11）：983-989.

Liu S，Ge X，Gao Z，et al.，2021. Clinicopathological analysis of 67 cases of esophageal neuroendocrine carcinoma and the effect of postoperative adjuvant therapy on prognosis. Medicine（Baltimore），100（43）：e27302.

Lu XJ，Luo JD，Ling Y，et al.，2013. Management of small cell carcinoma of esophagus in China. J Gastrointest Surg，17（7）：1181-1187.

Ma Z，Cai H，Cui Y，2017. Progress in the treatment of esophageal neuroendocrine carcinoma. Tumour Biol，39（6）：1010428317711313.

Mastracci L，Rindi G，Grillo F，et al.，2021. Neuroendocrine neoplasms of the esophagus and stomach. Pathologica，113（1）：5-11.

Mendoza-Moreno F，Díez-Gago MR，Mínguez-García J，et al.，2018. Mixed adenoneuroendocrine carcinoma of the esophagus：a case report and review of the literature. Niger J Surg，24（2）：131-134.

Miyaguchi K，Kawasaki T，Tashima T，et al.，2022. Mixed neuroendocrine-non-neuroendocrine neoplasm arising from long-segment Barrett's esophagus showing exceptionally aggressive clinical behavior. Cancer Rep（Hoboken），5（9）：e1644.

Muguruma K，Ohira M，Tanaka H，et al.，2013. Long-term survival of advanced small cell carcinoma of the esophagus after resection：a case report. Anticancer Res，33（2）：595-600.

Nagasaki E，Yuda M，Tanishima Y，et al.，2013. Complete response of esophageal small cell carcinoma amrubicin treatment. J Infect Chemother，19（4）：770-775.

Nakao Y，Okino T，Yamashita YI，et al.，2019. Case report of aggressive treatments for large-cell neuroendocrine carcinoma of the esophagus. Int J Surg Case Rep，60：291-295.

Nevárez A，Saftoiu A，Bhutan MS，2011. Primary small cell carcinoma of the esophagus：clinicopathological features and therapeutic options. Curr Health Sci J，37（1）：1-6.

Patel HD，Beck J，Kataria A，et al.，2020. Primary large cell neuroendocrine carcinoma of the esophagus disguised as a food impaction. ACG Case Rep J，7（6）：e00384.

Pellat A，Cottereau AS，Terris B，et al.，2021. Neuroendocrine carcinomas of the digestive tract：what is new? Cancers（Basel），13（15）：3766.

Raderer M，Kurtaran A，Leimer M，et al.，2000. Value of peptide receptor scintigraphy using（123）I-vasoactive intestinal peptide and（111）In-DTPA-D-Phe1-octreotide in 194 carcinoid patients：Vienna University Experience，1993 to 1998. J Clin Oncol，18（6）：1331-1336.

Ren W，Wu P，Tian J，et al.，2021. Anti-PD-1 therapy plus chemotherapy showed superior and durable survival benefit in a patient with small cell esophageal cancer：a case report. Thorac Cancer，12（2）：264-267.

Schizas D，Mastoraki A，Kirkilesis G，et al.，2017. Neuroendocrine tumors of the esophagus：state of the art in diagnostic and therapeutic management. J Gastrointest Cancer，48（4）：299-304.

Shia J，Tang LH，Weiser MR，et al.，2008. Is nonsmall cell type high-grade neuroendocrine carcinoma of the tubular gastrointestinal tract a distinct disease entity? Am J Surg Pathol，32（5）：719-731.

Situ D，Lin Y，Long H，et al.，2013. Surgical treatment for limited- stage primary small cell cancer of the esophagus. Ann Thorac Surg，95（3）：1057-1062.

Smith J，Reidy-Lagunes D，2013. The management of extrapulmonary poorly differentiated（high- grade）neuroendocrine carcinomas. Semin Oncol，40（1）：100-108.

Sohda M，Kuwano H，Saeki H，et al.，2021. Nationwide survey of neuroendocrine carcinoma of the esophagus：a multicenter study conducted among institutions accredited by the Japan Esophageal Society. J Gastroenterol，56（4）：350-359.

Sohda M，Saeki H，Kuwano H，et al.，2021. Diagnostic immunostaining and tumor markers predict the prognosis of esophageal neuroendocrine cell carcinoma patients. Ann Surg Oncol，28（12）：7983-7989.

Strosberg JR，Coppola D，Klimstra DS，et al.，2010. The NANETS consensus guidelines for the diagnosis and management of poorly differentiated（high-grade）extrapulmonary neuroendocrine carcinomas. Pancreas，39（6）：799-800.

Tanaka Y，Hirata D，Fujii S，et al.，2019. Early-stage neuroendocrine carcinoma of the esophagus observed with annual endoscopy for three years. Intern Med，58（12）：1727-1731.

Tang N，Feng Z，2022. Endoscopic submucosal dissection combined with adjuvant chemotherapy for early-stage neuroendocrine carcinoma of the esophagus：a case report. World J Clin Cases，10（10）：3164-3169.

Tirumani H，Rosenthal MH，Tirumani SH，et al.，2015. Imaging of uncommon esophageal malignancies. Dis Esophagus，28（6）：552-559.

Tomiyama T，Orino M，Nakamaru K，et al.，2018. Esophageal large-cell neuroendocrine carcinoma with inconsistent response to treatment in the primary and metastatic lesions. Case Rep Gastroenterol，12（2）：234-239.

Travis W，Petersen I，Nicholson S，et al.，2004. Small cell carcinoma//Travis WD，Brambilla E，Müller-Hermelink HK，et al.，World Health Organization Classification of Tumors，Pathology and Genetics：Tumors of the Lung，Pleura，Thymus and Heart. Lyon：IARC Press：31-34.

Tustumi F，Marques SSB，Barros EF，et al.，2022. The prognosis of the different esophageal neuroendocrine carcinoma subtypes：a population-based study. Arq Gastroenterol，59（1）：53-57.

Tustumi F，Takeda FR，Uema RH，et al.，2017. Primary neuroendocrine neoplasm of the esophagus—report of 14 cases from a single institute and review of the literature. Arq Gastroenterol，54（1）：4-10.

Umar Z，Ilyas U，Otusile I，et al.，2022. Large-cell esophageal neuroendocrine tumor leading to hepatorenal syndrome. Cureus，14（4）：e23720.

Usami S，Motoyama S，Maruyama K，et al.，2010. Small cell carcinoma of the esophagus treated with esophagectomy and following chemotherapy：case report with review of the literature. Eur Surg Res，45（1）：41-44.

Vos B，Rozema T，Miller RC，et al.，2011. Small cell carcinoma of the esophagus：a multicentre Rare Cancer Network study. Dis Esophagus，24（4）：258-264.

Wang H，Chen Y，Pi G，et al.，2020. Validation and proposed modification of the 8th edition American Joint Committee on Cancer staging system for patients with esophageal neuroendocrine neoplasms：evaluation of a revised lymph node classification. Oncol Lett，19（6）：4122-4132.

Wang KL，Yang Q，Cleary KR，et al.，2006. The significance of neuroendocrine differentiation in adenocarcinoma of the esophagus and esophagogastric junction after preoperative chemoradiation. Cancer，107（7）：1467-1474.

Wu IC，Chu YY，Wang YK，et al.，2021. Clinicopathological features and outcome of esophageal neuroendocrine tumor：a retrospective multicenter survey by the digestive endoscopy society of Taiwan. J Formos Med Assoc，120（1 Pt 2）：508-514.

Yazici O，Ozdemir NY，Sendur MA，et al.，2014. Current approaches for prophylactic cranial irradiation in extrapulmonary small cell carcinoma. Curr Med Res Opin，30（7）：1327-1336.

Ye L，Lu H，Wu L，et al.，2019. The clinicopathologic features and prognosis of esophageal neuroendocrine carcinomas：a single-center study of 53 resection cases. BMC Cancer，19（1）：1234.

Yuan G，Zhan C，Zhu D，et al.，2019. Population-based analysis of esophageal large cell neuroendocrine carcinoma between 2004 and 2015. J Thorac Dis，11（12）：5480-5488.

Zheng Z，Chen C，Jiang L，et al.，2019. Incidence and risk factors of gastrointestinal neuroendocrine neoplasm metastasis in liver，lung，bone，and brain：a population-based study. Cancer Med，8（17）：7288-7298.

Zhou Y，Hou P，Zha KJ，et al.，2020. Prognostic value of pretreatment contrast-enhanced computed tomography in esophageal neuroendocrine carcinoma：a multi-center follow-up study. World J Gastroenterol，26（31）：4680-4693.

第二十七章

食管腺癌

一、概　述

在过去的30年中，虽然食管腺癌（EAC）的发病率上升了500%～600%，但5年生存率却没有得到很好的改善，约为15%。食管腺癌是食管癌的两种最常见的类型之一，在中国占食管癌的5%～10%，在美国和欧洲占70%左右。食管腺癌系食管腺上皮异常增生所形成的恶性病变，其发展一般经过上皮不典型增生、原位癌、浸润癌等阶段。食管腺癌大部分来自贲门，少数来自食管黏膜下腺体，以食管远端为主。食管腺癌具有6个显著特征：①发病率迅速增加；②男性多于女性；③缺乏预防措施；④早期发现机会大；⑤手术范围广，并发症多；⑥预后比其他大多数类型的肿瘤差。

临床上，食管远端腺癌与食管胃结合部腺癌均具有临床表现隐匿、传播早和侵袭性强等相似的临床特点。吞咽固体食物困难这一最常见的症状常常到肿瘤晚期才表现，临床上典型的表现为进行性吞咽困难，开始是固体食物，继而是半流质食物，最后是水和唾液。另外，食管远端腺癌与食管胃结合部腺癌在发病机制和治疗上也相似，因此，绝大多数治疗食管胃结合部腺癌的药物和方案适用于食管远端腺癌。

虽然NCCN指南将食管胃结合部癌与食管癌归在一起，但临床上，晚期食管胃结合部癌的疾病特点、分子分型及内科治疗等方面与胃癌相似。本章对食管胃结合部癌不做重点介绍。

二、流行病学

在20世纪70年代，食管腺癌的发病率占总食管癌的比例小于5%，大多数食管癌病例确诊为食管鳞状细胞癌（ESCC）。近30年来，食管腺癌的发病率不断增加，尤其是在美国和其他大多数西方国家的白种人中甚至增加至原来的5～6倍，增长率可达500%～600%，而原来最常见的食管鳞状细胞癌发病率在1998～2002年每年下降约3.6%，在西方一些国家，腺癌已取代鳞状细胞癌成为食管癌主要的病理类型。近些年来，食管腺癌的发病率仍继续增加，目前几乎一半的食管恶性病例被诊断为食管腺癌。在未来的几年，西方一些国家食管腺癌的发病率仍有可能继续增加。然而，食管腺癌，特别是食管下段腺癌在中国人群的发生率仍然很低，近30年变化并不明显。

食管腺癌与食管鳞状细胞癌在地理分布上存在差异。食管腺癌在发达国家更为常见，如英国（8/10万）、澳大利亚和美国。在欧洲，南欧具有最高的食管腺癌发病率。不同的是，食管鳞状细胞癌是亚洲发展中国家最常见的食管癌类型。中国是世界上食管癌高发国家，也是世界上食管癌高死亡率国家之一。两种类型的食管癌发病率也存在种族差异。食管鳞状细胞癌在黑种人中较为普遍，而食管腺癌在白种人中的发病率至少是其他种群的2倍。一旦确诊，黑种人的总生存期比白种人短。

食管腺癌与食管鳞状细胞癌在病因、流行病学和预后上存在明显的不同，目前在临床上，对食管腺癌重视的程度远不如食管鳞状细胞癌。为了早期发现食管腺癌，目前提倡对高风险人群使用内镜活检的方法进行监测。然而，这种方法很容易产生采样误差和观察者之间的差异。虽然相关的基因组和细胞周期诊断的组织生物标志物已经显示出可喜的成果，但以目前的技术，这些检测很难应用于高风险人群的早期筛查。

总之，与地理分布和种族有关的遗传与环境因素在食管癌两种类型的发病率上发挥着重要的作用。另外，有研究表明，社会经济地位和食管癌不同表型的发病率之间可能存在某些联系。

三、病因与危险因素

食管腺癌的发病率在逐渐增加，其病因为多因素综合作用，包括各种环境和遗传因素之间的相互作用及核苷酸多态性促进炎性-癌症通路。较明确的危险因素包括胃食管反流病（GERD）、肥胖、饮食习惯、环境因素、遗传因素及社会经济模式等，其他重要的因素包括巴雷特食管（BE）、吸烟、腹部脂肪蓄积、男性、高体重指数（BMI）、膳食脂肪和胆固醇摄入量高、水果和蔬菜摄入量低、存在食管裂孔疝、缺乏幽门螺杆菌感染等。上述因素中，吸烟为中度危险因素，而肥胖、GERD和BE为主要危险因素。

1. GERD与BE 每周1次与每天1次胃食管反流将食管癌的发病率分别提高了5倍和7倍。胃食管反流引起的局部炎症发展成BE，是最重要的、可识别的食管腺癌的癌前病变，其病理表现为食管下段黏膜复层鳞状上皮被单层柱状上皮所替代。长期患有BE者，发展为食管腺癌的风险增加30～125倍，每年有0.12%～0.5%甚至1%的BE患者可能发展为食管腺癌。BE的长度对食管腺癌的发生也有明显影响，超过3cm的长节段BE较短节段BE患者具有更高的癌变风险。BE发生食管腺癌可能与DNA的异常损伤及应激反应有关，后者导致BE上皮发生癌变。

2. 肥胖 大量流行病学证据证明肥胖与40%以上的食管腺癌有关，BMI（kg/m^2）的增加与食管腺癌呈正相关，这种相关性比其他任何一种与肥胖相关的肿瘤都要强得多。一项基于22个观察性研究的荟萃分析指出BMI＞30的个体比BMI＜25的个体患食管腺癌的风险明显升高，HR为2.7（95%CI 2.2～3.5）。Hoyo C等对2000例食管腺癌患者及12 000例正常人进行系统分析，结果显示相比BMI＜25的患者，BMI＞40者患腺癌的相对危险度（RR）为4.8（95%CI 3.0～7.7）；尤其腹型肥胖者为腺癌的高危人群。肥胖增加食管腺癌的发生可能与肥胖（主要是向心性肥胖和腹型肥胖）增加腹内压而引起GERD，激活BE相关通路及发生代谢综合征有关。胰岛素样生长因子-1可能参与了肥胖影响食管腺癌发生的过程。

3. 幽门螺杆菌感染 幽门螺杆菌感染可促进胃癌的发生，而研究发现感染幽门螺杆菌可以降低近50%的食管腺癌发病率，这种负相关现象的可能生物机制是，机体感染幽门螺杆菌后胃黏膜萎缩，产生的胃液酸度和容量均降低，因此在一定程度上缓解了胃食管反流，和胃黏膜萎缩相关的标志物胃蛋白酶原1与食管腺癌的发生呈负相关。由于卫生条件提高，幽门螺杆菌感染率下降，导致胃溃疡和胃癌发病率下降，但却增加了食管腺癌的发病率。

4. 病毒感染 病毒感染与食管腺癌的关系，目前存在较多争议。比如，有研究认为人乳头瘤病毒（HPV）感染与腺癌相关，也有研究认为二者无显著的相关性，但支持二者相关的证据较多。对于病毒感染与食管腺癌的相关性仍有待明确。

5. 吸烟和饮酒 对食管鳞状细胞癌的影响大于食管腺癌。吸烟轻度增加了食管腺癌的发生率。饮酒几乎对食管腺癌无影响，事实上，近来的研究表明饮用葡萄酒反而可能降低食管腺癌的发生率。

6. 饮食习惯 低膳食抗氧化剂摄入量、低摄入某些矿物质可能促进食管癌的发生，其中微量元素铁、钼、锌等的缺少与食管腺癌的发生有关。膳食中缺乏维生素、蛋白质及必需脂肪酸，可以使食管黏膜增生、间变，进一步可引起癌变。红肉与加工肉可能增加食管腺癌的发生率，但相关性较弱。

7. 其他疾病 糖尿病可能也是食管癌的潜在危险因素，男性糖尿病患者发生食管腺癌的风险是正常人的2倍。获得性免疫缺陷病可能也是食管癌的潜在危险因素，男性患者较正常人发生食管腺癌的概率高2倍。

8. 性别与年龄 患食管腺癌的男女性别比例为（3~9）：1，以年轻男女比的差异最大，随着年龄增长，比例差异减小。这可能与男性食管反流比例高、男性的腹型肥胖比例高和男女体内激素水平有关。研究发现慢性胃食管反流和肥胖对男性的危害比对女性大得多，而且性激素和生殖因素也可能参与致癌过程，即雌激素可能对癌变具有抑制作用。在一项前列腺癌的研究中发现，应用抗雄激素治疗后再发生食管腺癌的风险下降了30%。而应用选择性雌激素受体的配体治疗食管腺癌后，癌细胞生长减少而发生凋亡。母乳喂养已被发现是腺癌发展的保护因子，而月经、妊娠史、口服避孕药及激素替代治疗均与食管腺癌的发生无关。食管腺癌的发生与年龄相关，其发生率随着年龄增长而升高，确诊平均年龄约为60岁。

9. 遗传因素 食管腺癌具有比较显著的家庭聚集现象，高发地区连续3代或3代以上出现此病的家庭屡见不鲜，主要与炎症和促进肿瘤生长相关通路的核苷酸多态性因素有关。最近的一项研究发现，高达13%的食管腺癌病例具有遗传倾向，涉及的基因可影响巨噬细胞的功能和炎症相关通路。在基质金属蛋白酶基因单核苷酸多态性中，编码胰岛素样生长因子（IGF）、表皮生长因子（EGF）和血管内皮细胞生长因子（VEGF）的基因可能是食管腺癌的风险标志物。此外，IL-18相关通路的基因也可能与食管腺癌的易感性有关。

四、临床表现和诊断

（一）临床表现

食管腺癌的临床表现与食管鳞状细胞癌相似，食管腺癌起病隐匿，早期可无症状，部分患者有食管内异物感，或自感食物通过时缓慢或有哽噎感，也可表现为吞咽时胸骨后烧灼、针刺样或牵拉样痛。进展期则通常表现为吞咽困难和体重减轻，吞咽困难呈进行性发展，甚至完全不能进食，常伴有呕吐、上腹痛、体重减轻等症状。病变晚期因长期摄食不足可伴有明显的营养不良、消瘦、恶病质，并可出现癌转移、压迫等并发症，如肿瘤压迫喉返神经引起的声音嘶哑、骨转移引起的疼痛、肝转移引起的黄疸等症状。肿瘤侵犯邻近器官并发穿孔时，还可引起纵隔脓肿、肺炎等。部分患者在上腹部偶可触摸到质硬的包块，或触摸到锁骨上肿大的淋巴结。值得注意的是，食管腺癌与食管鳞状细胞癌的发病部位及在食管上、中、下各段所占的比例明显不同。腺癌绝大多数发生于食管下段，少数发生于中段，而鳞状细胞癌半数以上发生于食管中下段。腺癌的特征性分布可能与食管腺的分布或致癌因子对下段食管的作用较多有关。而且，腺癌引起的吞咽不畅感和进食时胸骨后疼痛的发生率低于鳞状细胞癌。临床症状和手术切除的病理标本对照，提示腺癌和鳞状细胞癌在发生过程中生长方式不同，腺癌向管壁浸润生长及表面溃疡形成的概率低于鳞状细胞癌，即腺癌肿块型多见而肿块浸润型较少，以向腔内生长可能性大。

（二）组织病理学

食管腺癌的平均长度短于食管鳞状细胞癌，食管腺癌淋巴结转移率高于食管鳞状细胞癌。通常，食管腺癌的组织来源有3种：食管黏膜腺体、胃黏膜异位及巴雷特食管。根据分化程度可分为3级：Ⅰ级为高分化，癌组织排列成腺管状或乳头状；Ⅱ级为中分化，癌组织排列成条索状；Ⅲ级为低分化，癌组织排列成片状。由于食管腺癌更多地发生于食管下段，常累及食管胃结合部位，为了便于临床诊断和鉴别诊断，Siewert JR等于1987年提出食管胃结合部腺癌（AEG）分类方法，将食管胃结合部近侧和远侧各5cm内的腺癌均称为AEG，其中AEG Ⅰ型为食管远端腺癌，AEG Ⅱ型为贲门腺癌，AEG Ⅲ型为贲门下腺癌。Ⅰ型：食管远端腺癌，肿瘤中心位于食管胃结合部上1～5cm处。Ⅱ型：贲门腺癌，肿瘤中心位于食管胃结合部上1cm至下2cm处。Ⅲ型：贲门下腺癌，肿瘤中心位于食管胃结合部下2～5cm处。

（三）诊断

食管腺癌的诊断方法同食管鳞状细胞癌（见前述）。在这里需要注意的是，PET/CT和超声内镜检查在食管早期腺癌的分期中存在争议。对于≥T1b的食管腺癌，NCCN指南推荐进行PET/CT和超声内镜检查，以评估淋巴结状态。

（四）分期

食管腺癌的TNM分期与食管鳞状细胞癌的TNM分期的定义是一致的（表27-1），但两种类型的具体临床和病理学TNM分组分期存在一定的差别，具体见表27-2～表27-4。

表27-1　食管腺癌与食管鳞状细胞癌TNM分期定义（AJCC 2017第8版）

原发肿瘤（T）

Tx　原发肿瘤不能评价

T0　没有原发肿瘤的证据

Tis　高级别上皮内瘤变/异型增生

T1　肿瘤侵及黏膜固有层、黏膜肌层或黏膜下层

　　T1a 肿瘤侵及黏膜固有层或黏膜肌层

　　T1b 肿瘤侵及黏膜下层

T2　肿瘤侵及固有肌层

T3　肿瘤侵及食管纤维膜

T4　肿瘤侵及邻近结构

　　T4a 肿瘤侵及胸膜、心包、奇静脉、膈肌或腹膜

　　T4b 肿瘤侵及其他邻近结构如主动脉、椎体或气道

区域淋巴结（N）

Nx　区域淋巴结不能评价

N0　无区域淋巴结转移

N1　1～2个区域淋巴结转移

N2　3～6个区域淋巴结转移

N3　≥7个区域淋巴结转移

远处转移（M）

M0　无远处转移

M1　有远处转移

表27-2　食管腺癌/食管胃结合部腺癌病理TNM分期（pTNM）预后分组

分期	TNM	组织学分级
0	Tis（HGD）N0M0	
ⅠA	T1aN0M0	高分化
ⅠA	T1aN0M0	分化程度不确定
ⅠB	T1aN0M0	中分化
	T1bN0M0	高或中分化
	T1bN0M0	分化程度不确定
ⅠC	T1N0M0	低分化
	T2N0M0	高或中分化
ⅡA	T2N0M0	低分化
	T2N0M0	分化程度不确定
ⅡB	T1N1M0	任何分化
	T3N0M0	任何分化
ⅢA	T1N2M0	任何分化
	T2N1M0	任何分化
ⅢB	T2N2M0	任何分化
	T3N1～2M0	任何分化
ⅣA	T4aN0～1M0	任何分化
	T4aN2M0	任何分化
	T4bN0～2M0	任何分化
	任何 TN3M0	任何分化
ⅣB	任何 T 任何 NM1	任何分化

表27-3　食管腺癌/食管胃结合部腺癌临床TNM分期（cTNM）预后分组

分期	TNM
0	Tis（HGD）N0M0
Ⅰ	T1N0M0
Ⅱ A	T1N1M0
Ⅱ B	T2N0M0
Ⅲ	T2N1M0
	T3N0～1M0
	T4aN0～1M0
Ⅳ A	T1～4aN2M0
	T4bN0～2M0
	任何 TN3M0
Ⅳ B	任何 T 任何 NM1

表27-4　食管癌新辅助治疗后病理TNM分期（ypTNM）预后分组
（食管鳞状细胞癌与食管腺癌/食管胃结合部腺癌相同）

分期	TNM
Ⅰ	T0～2N0M0
Ⅱ	T3N0M0
Ⅲ A	T0～2N1M0
Ⅲ B	T3N1M0
	T0～3N2M0
	T4aN0M0
Ⅳ A	T4aN1～2M0
	T4aNxM0
	T4bN0～2M0
	任何 TN3M0
Ⅳ B	任何 T 任何 NM1

注：（1）要达到准确分期，区域淋巴结的数目应该≥12个。

（2）若肿瘤累及食管胃结合部，肿瘤中心在食管胃结合部食管侧者或在胃侧2cm之内者（Siewert分型Ⅰ型和Ⅱ型），按食管癌分期；肿瘤中心在近端胃2cm之外者（Siewert分型Ⅲ型），按胃癌分期。肿瘤中心虽在近端胃2cm之内，但未累及食管胃结合部者，按胃癌分期。

五、治疗与预后

（一）治疗原则

根据2017年AJCC第8版TNM肿瘤分期系统，对不同期别的食管腺癌选择不同的治疗方案。治疗基本原则：食管腺癌0～Ⅰ期，单纯手术治疗有很高的治愈率；Ⅱ期以手术治疗为首选，术后需要配合放化疗或化疗；Ⅲ期食管癌，建议术前化疗或放化疗后，再行手术治疗；Ⅳ期食管腺癌，采用以化疗为主的综合治疗。上段食管癌靠近咽喉部，手术治疗较困难，可以放疗为主，效果与手术切除相当。中下段食管癌则首选手术切除治疗，配合化疗、放疗及其他对症支持治疗。

根据TNM分期不同，食管癌的治疗具体如下：

1. TisN0M0 内镜黏膜切除、射频消融、内镜黏膜切除+射频消融、食管切除术。

2. T1aN0M0 内镜黏膜切除、内镜黏膜切除+射频消融、食管切除术。

3. T1b～2N0M0 低危病灶（肿瘤<3cm且分化良好）：食管切除术。高危病灶（LVI或肿瘤≥3cm或低分化）：术前放化疗、根治性放化疗（仅适用于拒绝手术的患者）、围手术期化疗+食管切除术、术前化疗+食管切除术。

4. T1b～4aN+M0 术前放化疗、根治性放化疗（仅适用于拒绝手术的患者）、围手术期化疗+食管切除术、术前化疗+食管切除术。

5. T4bNxM0 根治性放化疗；对于侵犯气管、大血管、椎体、心脏者，可考虑单纯化疗。

6. TxNxM1 姑息性化疗±姑息性放疗，若吞咽困难行支架置入术。

需要注意的是，西方人群的食管腺癌发生率明显高于东方人群，对于cⅡ～Ⅲ期食管腺癌，目前大多数证据支持采用围手术期化疗联合手术的治疗模式；而对于以东方人群为主的食管鳞状细胞癌，则支持采用新辅助放化疗联合手术的治疗模式。

（二）内镜下治疗

内镜下治疗伴有高度异型增生的巴雷特食管和黏膜内食管腺癌的疗效肯定，已成为外科的重要替代治疗手段。内镜下治疗不适用于较大肿瘤的切除和伴有转移的情况，但在改善患者的生活质量方面优于标准手术治疗。对于食管重度异型增生，目前国际上建议进行内镜治疗，而不是仅行食管或内镜的监测。美国胃肠病协会（AGA）建议具有高度异型增生的患者行内镜下根治。从美国国家癌症研究所的SEER数据库监测得到的数据分析发现，早期食管癌患者于内镜治疗组（$n=99$）和手术切除组（$n=643$）两组之间死亡率没有显著性差异。

早期食管癌常用的内镜切除术主要包括内镜黏膜切除术（EMR）、内镜黏膜下剥离术（ESD）等。1989年，Saitoh Y等首次将EMR用于表浅食管鳞状细胞癌的切除。日本学者Hosokawa K等设计并开始使用IT刀治疗消化道早期癌，这标志着内镜治疗进入了ESD时代，ESD技术的出现使较大消化道黏膜病灶的完整切除成为可能，消化道早期癌和癌前病变的内镜切除适应证再次得到扩展。目前，食管ESD已趋于成熟。

目前较为公认的食管腺癌内镜切除的适应证如下：

（1）直径≤2cm、可完全切除和组织病理学评估证明良好或中度分化、深度不超过浅层黏膜下层，未发现淋巴结转移的临床证据。

（2）癌前病变。所有经内镜切除的标本经规范病理处理后，必须根据最终病理结果，决定是否需要追加其他治疗。

食管腺癌内镜切除的禁忌证：

（1）绝对禁忌证：①明确发生淋巴结转移的病变。②若术前判断病变浸润至黏膜下深层，有相当比例的患者内镜下切除无法根治，原则上应行外科手术治疗。③一般情况差、无法耐受内镜手术者。

（2）相对禁忌证：①非抬举征阳性。②伴发凝血功能障碍及服用抗凝剂的患者，在凝血功能纠正前不宜手术。③术前判断病变浸润至黏膜下深层，患者拒绝或不适合外科手术。

（三）手术治疗

手术仍为食管腺癌唯一的治愈手段，推荐用于T1～2N0M0期患者。食管腺癌的手术切除方式主要有经胸食管切除术和经膈食管切除术两种术式。经胸食管切除术式可以更好地清除邻近和区域淋巴结，而经膈食管切除术避免了开胸。虽然关于选择哪种手术方式的数据较少，但一项大型临床随机对照试验表明经胸食管切除术式具有更好的5年生存率，而经膈食管切除术式的肺部并发症较少。现有的证据无法证明哪种手术方式更好，所以如何选择手术方式以实施个体化治疗策略，应综合考虑肿瘤的位置、切除的长度、淋巴结的清扫、患者的耐受程度和手术团队的经验等。与此同时，手术方式的改良尤为重要，以减少手术对相关生活质量的负面影响，如手术时的精细操作和发展微创技术（包括机器人辅助手术）。最近的研究表明，相比开放式手术，微创手术可以有效降低术后肺部并发症的风险，而总生存期没有差别。食管癌术后的患者应根据肿瘤分期行随访或放化疗。另外，术后的定期随诊住院及手术并发症的及时处理也可提高肿瘤患者的长期存活率。

食管腺癌手术适应证：

（1）AJCC分期（第8版）中的T1aN0M0期患者治疗以内镜黏膜切除和黏膜下剥离术为主。T1b～3N0～1M0期患者首选手术治疗。T3～4aN1～2M0期患者可选择先行术前辅助放化疗或化疗或放疗，术前辅助治疗结束后再评估是否可以手术治疗。任何T4b或N3或M1期患者一般推荐行根治性放化疗而非手术治疗。

（2）食管癌放疗后复发，无远处转移，术前评估可切除，一般情况能耐受手术者。

（四）化疗和放疗

食管腺癌的化疗、放疗、同步放化疗根据作用不同，可用于食管癌患者的术前、术后及晚期食管癌患者的姑息治疗。

1. 化疗

（1）新辅助化疗：新辅助化疗有利于肿瘤降期、消除全身微小转移灶，并观察肿瘤对该方案化疗的反应程度，指导术后治疗。对于食管鳞状细胞癌，由于目前新辅助化疗证据不足，建议行术前放化疗。食管腺癌围手术期化疗的证据充足。对于可手术切除的食管下段及食管胃结合部腺癌患者，推荐行新辅助化疗，能够提高5年生存率，而不增加术后并发症和治疗相关死亡率。

（2）术后辅助化疗：食管鳞状细胞癌术后是否常规进行辅助化疗仍存在争议，尚未得到大型随机对照研究的支持。基于前瞻性Ⅱ期及回顾性临床研究的结果，对术后病理证实区域淋巴结转移（N+）的食管腺癌患者，可选择行2～3个周期术后辅助化疗。

食管腺癌术后辅助化疗的证据来自围手术期化疗的相关研究，对于术前行新辅助化疗并完成根治性手术的患者，术后可沿用原方案行辅助化疗。

辅助化疗一般在手术4周后开始。术后恢复良好、考虑行术后辅助化疗的患者可在术后4周完善化疗前检查并开始辅助化疗；如果患者术后恢复欠佳，可适当延迟辅助化疗，但不宜超过术后2个月。

（3）姑息性化疗：对转移性食管癌患者，如能耐受，推荐行化疗。转移性食管癌患者经全身治疗后出现疾病进展，可更换方案化疗。根治性治疗后出现局部复发或远处转移的患者，如能耐受，可行化疗。

（4）常用化疗方案

1）顺铂+5-FU（FP）：顺铂75～100mg/m^2，静脉滴注，d1；5-FU 750～1000mg/m^2，24h持续静脉滴注，d1～4；每3～4周重复1次。

2）紫杉醇+顺铂（PC）：紫杉醇135～175mg/m^2，静脉滴注3h，d1；顺铂75mg/m^2，静脉滴注，d1；每3周重复1次。

3）紫杉醇+顺铂（PC）：紫杉醇90～150mg/m^2，静脉滴注3h，d1；顺铂50mg/m^2，静脉滴注，d1；每2周重复1次。

4）表柔比星+顺铂+5-FU（ECF）：表柔比星50mg/m^2，静脉注射，d1；顺铂60mg/m^2，静脉滴注，d1；5-FU 200mg/m^2，24h持续静脉滴注，d1～21；每3周重复1次。

5）表柔比星+奥沙利铂+卡培他滨（EOX）：表柔比星50mg/m^2，静脉注射，d1；奥沙利铂130mg/m^2，静脉滴注2h，d1；卡培他滨625mg/m^2，每日2次，口服，d1～21；每3周重复1次。

6）奥沙利铂+亚叶酸钙+5-FU（FLO）：奥沙利铂85mg/m^2，静脉滴注2h，d1；亚叶酸钙200mg/m^2，静脉滴注2h，d1；随之，5-FU 2600mg/m^2，24h持续静脉滴注，d1；每2周重复1次。

7）多西他赛+顺铂+5-FU（改良的DCF方案）：多西他赛60mg/m^2，静脉滴注1h，d1；顺铂60mg/m^2，静脉滴注1～3h，d1；5-FU 750mg/m^2，24h持续静脉滴注，d1～4；每3周重复1次。

8）伊立替康+5-FU/亚叶酸钙：伊立替康80mg/m^2，静脉滴注30min，d1；亚叶酸钙500mg/m^2，静脉滴注2h，d1；5-FU 2000mg/m^2，22h持续静脉滴注，d1；每周重复1次，连用6周后休2周。

9）伊立替康+5-FU/亚叶酸钙（FOLFIRI）：伊立替康180mg/m^2，静脉滴注30min，d1；亚叶酸钙125mg/m^2，静脉滴注120min，d1；5-FU 400mg/m^2，静脉注射，d1～2；随之5-FU 1200mg/m^2，22h持续静脉滴注，d1～2；每2周重复。

2. 放疗　单纯放疗用于食管腺癌的术前治疗相对较少，更多的是放疗与化疗的联合。临床上，食管癌患者放疗的适应证较宽，除了食管穿孔形成食管瘘、远处转移、明显恶病质，以及严重的心脏、肺、肝脏等疾病外，均可行放疗，通常照射肿瘤剂量为（60～70）Gy/（6～7）周。同步放化疗，药物以顺铂、5-FU为主。

（1）术前新辅助放疗/同步放化疗：能耐受手术的T3～4N+M0。

备注：不可手术的食管癌术前放疗后如转化为可手术，建议手术切除。如仍不可手术，则继续行根治性放疗。

（2）术后辅助放疗/同步放化疗：适应证如下。

1）R1（包括环周切缘+）或R2切除。

2）R0切除：鳞状细胞癌，病理分期N+、T4aN0或淋巴结被膜受侵；腺癌，病理分期N+、T3～4aN0或T2N0中具有高危因素（低分化、脉管癌栓、神经侵犯、＜50岁）的下段或食管胃结合部癌，建议术后放疗或同步放化疗。目前并无循证医学证据明确术后放化疗的治疗顺序。一般建议R1或R2切除后，先进行术后放疗或同步放化疗，再进行化疗。R0切除术后，鳞状细胞癌建议先进行术后放疗或同步放化疗，再进行化疗；腺癌建议先化疗再进行放疗或同步放化疗。

（3）根治性放疗/同步放化疗：适应证如下。

1）T4bN0～3。

2）颈段食管癌或颈胸交界癌距环咽肌＜5cm。

3）经术前放疗后评估仍然不可手术切除。

4）存在手术禁忌证。

5）手术风险大，如高龄、严重心肺疾病等。

6）患者拒绝手术。

（4）姑息性放疗：适应证如下。

1）术后局部区域复发（术前未行放疗）。

2）较为广泛的多站淋巴结转移。

3）骨、脑等远处转移病灶，缓解临床症状。

4）晚期病变化疗后转移灶缩小或稳定，可考虑原发灶放疗。

5）晚期病变，解除食管梗阻，改善营养状况。

6）缓解转移淋巴结压迫造成的临床症状。

（五）靶向治疗和免疫治疗

目前，曲妥珠单抗、雷莫芦单抗和帕博利珠单抗已被FDA批准用于治疗晚期食管癌和食管胃结合部（EGJ）癌。曲妥珠单抗治疗基于HER-2检测，对于HER-2过表达阳性腺癌，首选曲妥珠单抗联合化疗。对于HER-2过表达阴性腺癌，若PD-L1 CPS高表达，首选免疫治疗（帕博利珠单抗或纳武利尤单抗）联合化疗。对于MSI-H/dMMR或TMB-H，推荐单药免疫治疗。此外，原肌球蛋白受体激酶（TRK）抑制剂恩曲替尼和拉罗替尼已获得FDA批准用于治疗 *NTRK* 基因融合突变阳性的实体瘤。

1. 曲妥珠单抗　ToGA试验是第一个评价曲妥珠单抗在HER-2阳性晚期胃和EGJ腺癌中的疗效和安全性的随机前瞻性Ⅲ期试验。患者随机接受曲妥珠单抗联合化疗（顺铂联合5-FU或卡培他滨）治疗或单纯化疗。两组中位随访时间分别为19个月和17个月。结果显示，HER-2阳性患者在化疗基础上加用曲妥珠单抗可显著改善中位OS（13.8个月 vs. 11个月，$P = 0.046$）。本研究确定曲妥珠单抗联合顺铂和5-FU作为HER-2阳性转移性胃食管腺癌患者的标准治疗。此外，Ⅱ期HERXO试验评估了曲妥珠单抗联合卡培他滨和奥沙利铂一线治疗HER-2阳性晚期胃或EGJ腺癌患者45例，PFS和OS分别为7.1个月和13.8个月。在一项34例患者的回顾性研究中，曲妥珠单抗联合改良FOLFOX方案（mFOLFOX6）与顺铂+5-FU方案相比，改善了既往未经治疗的HER-2阳性转移性胃或EGJ腺癌患者的耐受性。该方案的ORR为41%，中位PFS和OS分别为9.0个月和17.3个月。对于HER-2阳性患者，曲妥珠单抗可能与其他化疗药物联合用于一线治疗，但不推荐与蒽环类药物联合使用。二线治疗中不应继续使用曲妥珠单抗。

2. 雷莫芦单抗　是一种VEGFR-2抗体，在两项Ⅲ期临床试验中，在既往接受过治疗的晚期或转移性胃食管癌患者中显示了良好的结果。一项国际随机多中心Ⅲ期试验（REGARD）证明了雷莫芦单抗在一线化疗后进展的晚期胃或EGJ腺癌患者中的生存获益。355例患者随机接受雷莫芦单抗（238例）或安慰剂（117例）治疗。接受雷莫芦单抗治疗患者的中位OS为5.2个月，而安慰剂组为3.8个月（$P = 0.047$）。国际Ⅲ期RAINBOW试验在一线化疗后进展的转移性胃或EGJ腺癌患者（665例）中评价了紫杉醇联合或不联合雷莫芦单抗的疗效。随机接受雷莫芦单抗联合紫杉醇治疗患者（330例）的中位OS（9.63个月）显著长于接受紫杉醇单药治疗患者（335例；7.36个月；$P < 0.0001$）。中位PFS分别为4.4个月和2.86个月，雷莫芦单抗联合紫杉醇的ORR为28%，而紫杉醇单药为6%（$P = 0.0001$）。基于这两项研究的结果，FDA批准雷莫芦单抗（单药或联合紫杉醇）用于治疗以铂类或氟尿嘧啶类为基础的化疗一线治疗难治或治疗后进展的晚期胃或EGJ腺癌患者。此外，FOLFIRI+雷莫芦单抗和雷莫芦单抗+紫杉醇均被证明是安全、无神经毒性的替代方案。

3. 纳武利尤单抗　是一种单克隆PD-1抗体，于2020年6月获得FDA批准，用于治疗既往接受过氟尿嘧啶和铂类药物化疗后不可切除的晚期、复发性或转移性食管鳞状细胞癌。其对食管腺癌的疗效，目前仍在探索阶段。根据一项多中心、随机、开放标签的Ⅲ期临床试验（CheckMate 649），在PD-L1 CPS≥5的患者中（最短随访12.1个月），与单纯化疗相比，纳武利尤单抗联合化疗显著延长了患者的OS（HR=0.71，$P < 0.0001$）和PFS（HR=0.68，$P < 0.0001$）。结果提示，在既往未治疗的进展期胃、EGJ或食管腺癌患者中，纳武利尤单抗与化疗联合使用展现出优于单纯化疗的OS、PFS和可接受的安全性。

4. 帕博利珠单抗　是一种PD-1单克隆抗体，于2017年获得FDA加速批准，用于治疗既往治疗后进展且无满意替代治疗选择的不可切除或转移性MSI-H或dMMR实体瘤。FDA批准纳入的试验之一是KEYNOTE-016，这是一项多中心Ⅱ期试验，在扩展数据分析中代表12种不同癌症类型（包括胃、食管癌）的86例dMMR肿瘤患者中，ORR为53%，21%的患者达到完全缓解。

FDA于2017年再次批准帕博利珠单抗用于治疗既往接受二线或二线以上治疗[包括含氟尿嘧啶类和铂类的化疗及HER-2靶向治疗（如适用）]后疾病进展的复发性、局部晚期或转移性PD-L1阳性（CPS≥1）的胃或EGJ腺癌患者。本次批准是基于两项KEYNOTE研究（KEYNOTE-012和KEYNOTE-059）的结果，中位缓解持续时间为16.3个月。1年和2年总生存率分别为24.6%和12.5%。这些结果表明，作为PD-L1阳性晚期胃癌和EGJ癌的一线治疗，帕博利珠单抗单药治疗或与顺铂和5-FU联合治疗表现出良好的抗肿瘤活性和可接受的毒性。

5. 阿帕替尼　已被批准用于治疗晚期胃癌，对食管腺癌的疗效也有初步的结果。

6. 恩曲替尼和拉罗替尼　基因融合涉及*NTRK1*、*NTRK2*或*NTRK3*编码TRK融合蛋白（TRKA、TRKB、TRKC），其激酶功能增强，并参与许多实体瘤的发生，但在胃食管癌中罕见，然而一份病例报告提供的证据表明*NTRK*基因融合确实发生在胃腺癌中，可能与侵袭性表型有关。2018年，FDA加速批准TRK抑制剂拉罗替尼用于治疗携带*NTRK*融合基因且无已知获得性耐药突变、转移或手术切除可能导致重度发病、无满意替代治疗或治疗后癌症进展的成人和儿童（≥12岁）实体瘤患者。这是有史以来第二次在组织和部位不可知的情况下，基于3项多中心单臂临床试验的数据，FDA批准治疗癌症的药物，包括涉及成人的Ⅰ期试验（LOXO-TRK-14001）、涉及儿童的Ⅰ～Ⅱ期试验（SCOUT）和涉及青少年及成人的Ⅱ期试验（NAVIGATE）。这三项研究共入组393例携带*NTRK*融合基因的不可切除或转移性实体瘤患者，其在全身治疗后出现疾病进展并接受拉罗替尼治疗。2019年，FDA批准第二种TRK抑制剂恩曲替尼用于与拉罗替尼相同的适应证，以及用于ROS1阳性的转移性非小细胞肺癌（NSCLC）成人患者。恩曲替尼用于治疗*NTRK*基因融合阳性肿瘤的获批是基于3项多中心、单组、Ⅰ期和Ⅱ期临床试验的数据，包括ALKA-372-001、STARTRK-1或STARTRK-2。这些数据表明，恩瑞替尼和拉罗替尼在*NTRK*基因融合阳性肿瘤患者中作用持久、有临床意义的缓解，且安全性特征可管理。因此，对于*NTRK*基因融合阳性实体瘤患者，建议将恩曲替尼和拉罗替尼作为二线或后续治疗选择。

（六）生物治疗

生物治疗主要是启动机体免疫系统，重建和提高机体免疫功能，利用人体自身的免疫细胞持久地全面识别、搜索、杀伤肿瘤细胞，彻底清除体内残余肿瘤细胞和微小转移病灶，有效防止肿瘤的复发和转移，且毒副作用低，但目前尚在探索阶段。

（七）其他治疗

健康相关生活质量（HRQL）关注的问题之一是减轻吞咽困难，为此，自膨胀金属支架置入及腔内近距离放疗（局部放疗）似乎可以很好地缓解症状。在接受姑息治疗的患者中，支架治疗比近距离放疗、外照射放疗和联合化疗具有更好的缓解效果。支架置入术和近距离放疗相结合可以进一步改善HRQL和吞咽困难。单纯化疗也可缓解吞咽困难。另外，中草药也可以治疗食管癌引起的噎食倒食、黏痰不断、入食即吐、反流食、吞咽困难、消瘦、声音嘶哑、胸闷、乏力、病灶反射性疼痛等症状，具有良好的效果。

（八）预后

与食管鳞状细胞癌相比，食管腺癌肿瘤平均长度短，患者生存时间短。虽然原发性食管腺癌与鳞状细胞癌临床特征相似，但腺癌淋巴结转移率高。影响食管腺癌临床预后的因素：肿瘤分期、肿瘤位置、巴雷特食管、受累淋巴结位置、并发症、体重减轻、吞咽困难等表现及外科手术方法。HRQL评估可能是一个临床上预测手术后食管腺癌患者生存期有意义而易于使用的方法。HRQL术前及术后6个月评分均是生存期的预测指标。在一些国家，HRQL的评估似乎已经影响了治疗方式的建议。

食管腺癌的局部复发和远处转移较常见，发生率分别为20%～40%、20%～50%。在大多数情况下，食管腺癌在确诊时已到晚期，如果仅仅依靠手术治疗，预后很差。食管腺癌患者的治愈率手术约为25%，放化疗约为20%，单独放疗为15%，而单独化疗仅为5%。不考虑分期，食管腺癌患者5年总生存率低于15%。T1～2N0M0患者手术后5年生存率为50%～64%，其中，T1N0M0患者5年生存率可达80%。对于T3、T4或N1期患者，单纯手术的3年生存率为10%～25%，若先行新辅助化疗或放化疗再手术，则可以适当提高疗效。行食管癌根治术的患者，腺癌较鳞状细胞癌有更好的长期预后。预后与治疗方式明显相关，早期发现、诊断并规范手术及综合治疗是改善预后的主要手段。

（九）预防和筛查

在过去的几十年，西方国家的食管腺癌发病率急剧上升，让东方国家提高了警惕。我国食管胃结合部癌的发病率似乎有上升的趋势，不排除食管腺癌的发病例数在增加，这提醒临床医生要注重食管早期腺癌的筛查。在食管早期腺癌的筛查、诊断、治疗，甚至在食管腺癌的癌前病变上，需要注重多学科协作。

摄入水果和蔬菜、感染幽门螺杆菌已显示可以显著降低食管腺癌的风险。研究发现某些化学药物可以预防食管腺癌的发生。质子泵抑制剂具有抗氧化性质和免疫调节作用，可防止黏附分子结合在肿瘤细胞上，一项涉及540例巴雷特食管患者随访5.2年的研究发现使用质子泵抑制剂（PPI）可以显著降低食管腺癌的发生风险。非甾体抗炎药（NSAID）可降低COX-2的水平，抑制细胞增殖和促进细胞凋亡，而且COX-2的表达增加已被证明与食管的不典型增生到腺癌的发展进程有关。在一项多中心随机对照试验中将巴雷特食管患者分为3个治疗组，埃索美拉唑+安慰剂（530例）、埃索美拉唑+阿司匹林81mg（547例）和埃索美拉唑+阿司匹林325mg（545例）。与安慰剂组相比，接受埃索美拉唑+阿司匹林325mg的患者前列腺素浓度在统计学上显著降低，表明更高剂量的阿司匹林联合埃索美拉唑可能预防食管腺癌，但仍需要进一步的研究。他汀类药物具有抗癌作用，在美国的一项11 823例巴雷特食管患者、116例食管腺癌患者和696例正常对照的比较研究中，他汀类药物被发现与食管腺癌发病风险降低45%有关。英国一项病例对照研究纳入了112例食管腺癌和448例对照，结果显示使用他汀类药物（主要是辛伐他汀）发生食管腺癌的风险呈剂量依赖性降低，总体OR为0.52（95%CI 0.27～0.92），并且他汀类药物与阿司匹林联合使用进一步降低了发生食管腺癌的概率（OR=0.27，95%CI 0.05～0.67）。

因此，下一步的化学预防措施包括对慢性胃食管反流和肥胖的治疗，以及应用NSAID和他汀类药物进行化学预防。与其他恶性肿瘤一样，除了一级预防，早期诊断和早期治疗（二级预防）也非常重要。

（钱小军　王　刚）

参 考 文 献

Adelstein DJ，Rice TW，Rybicki LA，et al.，2009. Mature results from a phase II trial of postoperative concurrent chemoradiotherapy for poor prognosis cancer of the esophagus and gastroesophageal junction. J Thorac Oncol，4（10）：1264-1269.

Almond LM，Old O，Barr H，2014. Strategies for the prevention of oesophageal adenocarcinoma. Int J Surg，12（9）：931-935.

Arnold A，Daum S，von Winterfeld M，et al.，2019. Analysis of NTRK expression in gastric and esophageal adenocarcinoma（AGE）with pan-TRK immunohistochemistry. Pathol Res Pract，215（11）：152662.

Babar M，Ryan AW，Anderson LA，et al.，2012. Genes of the interleukin-18 pathway are associated with susceptibility to Barrett's esophagus and esophageal adenocarcinoma. Am J Gastroenterol，107（9）：1331-1341.

Bang YJ，2012. Advances in the management of HER2-positive advanced gastric and gastroesophageal junction cancer. J Clin Gastroenterol，46（8）：637-648.

Bang YJ，Van Cutsem E，Feyereislova A，et al.，2010. Trastuzumab in combination with chemotherapy versus chemotherapy alone for treatment of HER2-positive advanced gastric or gastro-oesophageal junction cancer（ToGA）：a phase 3，open-label，randomised controlled trial. Lancet，376（9742）：687-697.

Baquet CR，Commiskey P，Mack K，et al.，2005. Esophageal cancer epidemiology in blacks and whites：racial and gender disparities in incidence，mortality，survival rates and histology. J Natl Med Assoc，97（11）：1471-1478.

Bazuro GE，Torino F，Gasparini G，et al.，2008. Chemoprevention in gastrointestinal adenocarcinoma：for few but not for all? Minerva Gastroenterol Dietol，54（4）：429-444.

Bennett C，Vakil N，Bergman J，et al.，2012. Consensus statements for management of Barrett's dysplasia and early-stage esophageal adenocarcinoma，based on a Delphi process. Gastroenterology，143（2）：336-346.

Bird-Lieberman EL，Fitzgerald RC，2009. Early diagnosis of oesophageal cancer. Br J Cancer，101（1）：1-6.

Bollschweiler E，Wolfgarten E，Gutschow C，et al.，2001. Demographic variations in the rising incidence of esophageal adenocarcinoma in white males. Cancer，92（3）：549-555.

Chandanos E，Lagergren J，2009. The mystery of male dominance in oesophageal cancer and the potential protective role of oestrogen. Eur J Cancer，45（18）：3149-3155.

Cook MB，Chow WH，Devesa SS，2009. Oesophageal cancer incidence in the United States by race，sex，and histologic type，1977-2005. Br J Cancer，101（5）：855-859.

Cooper SC，Croft S，Day R，et al.，2009. Patients with prostate cancer are less likely to develop oesophageal adenocarcinoma：could androgens have a role in the aetiology of oesophageal adenocarcinoma? Cancer Causes Control，20（8）：1363-1368.

Cronin-Fenton DP，Murray LJ，Whiteman DC，et al.，2010. Reproductive and sex hormonal factors and oesophageal and gastric junction adenocarcinoma：a pooled analysis. Eur J Cancer，46（11）：2067-2076.

Cunningham D，Allum WH，Stenning SP，et al.，2006. Perioperative chemotherapy versus surgery alone for resectable gastroesophageal cancer. N Engl J Med，355（1）：11-20.

Dantoc M，Cox MR，Eslick GD，2012. Evidence to support the use of minimally invasive esophagectomy for esophageal cancer：a meta-analysis. Arch Surg，147（8）：768-776.

Doyle SL，Donohoe CL，Finn SP，et al.，2012. IGF-1 and its receptor in esophageal cancer：association with adenocarcinoma and visceral obesity. Am J Gastroenterol，107（2）：196-204.

El-Zimaity H，Di Pilato V，Novella Ringressi M，et al.，2018. Risk factors for esophageal cancer：emphasis on infectious agents. Ann N Y Acad Sci，1434（1）：319-332.

Fuchs CS，Tomasek J，Yong CJ，et al.，2014. Ramucirumab monotherapy for previously treated advanced gastric or gastro-oesophageal junction adenocarcinoma（REGARD）：an international，randomised，multicentre，placebo-controlled，phase 3 trial. Lancet，383（9911）：31-39.

Galvani CA，Gorodner MV，Moser F，et al.，2008. Robotically assisted laparoscopic transhiatal esophagectomy. Surg Endosc，22（1）：188-195.

Hammoud GM，Hammad H，Ibdah JA，2014. Endoscopic assessment and management of early esophageal adenocarcinoma. World J Gastrointest Oncol, 6 (8): 275-288.

Hongo M, Nagasaki Y, Shoji T, 2009. Epidemiology of esophageal cancer: orient to occident. Effects of chronology, geography and ethnicity. J Gastroenterol Hepatol, 24 (5): 729-735.

Hoyo C, Cook MB, Kamangar F, et al., 2012. Body mass index in relation to oesophageal and oesophagogastric junction adenocarcinomas: a pooled analysis from the International BEACON Consortium. Int J Epidemiol, 41 (6): 1706-1718.

Huang W, Ren H, Ben Q, et al., 2012. Risk of esophageal cancer in diabetes mellitus: a meta-analysis of observational studies. Cancer Causes Control, 23 (2): 263-272.

Islami F, Sheikhattari P, Ren JS, Kamangar F, 2011. Gastric atrophy and risk of oesophageal cancer and gastric cardia adenocarcinoma-a systematic review and meta-analysis. Ann Oncol, 22 (4): 754-760.

Jacobson BC, Somers SC, Fuchs CS, et al., 2006. Body-mass index and symptoms of gastroesophageal reflux in women. N Engl J Med, 354 (22): 2340-2348.

Janjigian YY, Shitara K, Moehler M, 2021. First-line nivolumab plus chemotherapy versus chemotherapy alone for advanced gastric, gastro-oesophageal junction, and oesophageal adenocarcinoma (CheckMate 649): a randomised, open-label, phase 3 trial. Lancet, 398 (10294): 27-40.

Jemal A, Bray F, Center MM, et al., 2011. Global cancer statistics. CA Cancer J Clin, 61 (2): 69 -90.

Joseph A, Raja S, Kamath S, et al., 2022. Esophageal adenocarcinoma: a dire need for early detection and treatment. Cleve Clin J Med, 89 (5): 269-279.

Kastelein F, Spaander MC, Steyerberg EW, et al., 2013. Proton pump inhibitors reduce the risk of neoplastic progression in patients with Barrett's esophagus. Clin Gastroenterol Hepatol, 11 (4): 382-388.

Kelsen DP, Ginsberg R, Pajak TF, et al., 1998. Chemotherapy followed by surgery compared with surgery alone for localized esophageal cancer. N Engl J Med, 339 (27): 1979-1984.

Kubo A, Corley DA, 2006. Body mass index and adenocarcinomas of the esophagus or gastric cardia: a systematic review and metaanalysis. Cancer Epidemiol Biomarkers Prev, 15 (5): 872-878.

Lagarde SM, Vrouenraets BC, Stassen LP, et al., 2010. Evidence-based surgical treatment of esophageal cancer: overview of highquality studies. Ann Thorac Surg, 89 (4): 1319-1326.

Lagergren J, Lagergren P, 2013. Recent developments in esophageal adenocarcinoma. CA Cancer J Clin, 63 (4): 232-248.

Macdonald JS, Smalley SR, Benedetti J, et al., 2001. Chemoradiotherapy after surgery compared with surgery alone for adenocarcinoma of the stomach or gastroesophageal junction. N Engl J Med, 345 (10): 725-730.

Marabelle A, Le DT, Ascierto PA, et al., 2020. Efficacy of pembrolizumab in patients with noncolorectal high microsatellite instability/mismatch repair-deficient cancer: results from the phase Ⅱ KEYNOTE-158 study. J Clin Oncol (1), 38 (1): 1-10.

Mayne ST, Risch HA, Dubrow R, et al., 2001. Nutrient intake and risk of subtypes of esophageal and gastric cancer. Cancer Epidemiol Biomarkers Prev, 10 (10): 1055-1062.

McNamara MJ, Adelstein DJ, Bodmann JW, et al., 2014. A phase Ⅱ trial of induction epirubicin, oxaliplatin, and fluorouracil, followed by surgery and postoperative concurrent cisplatin and fluorouracil chemoradiotherapy in patients with locoregionally advanced adenocarcinoma of the esophagus and gastroesophageal junction. J Thorac Oncol, 9 (10): 1561 -1567.

Menke V, Pot RG, Moons LM, et al., 2012. Functional single-nucleotide polymorphism of epidermal growth factor is associated with the development of Barrett's esophagus and esophageal adenocarcinoma. J Hum Genet, 57 (1): 26-32.

Miyashita T, Shah FA, Harmon JW, et al., 2013. Do proton pump inhibitors protect against cancer progression in GERD? Surg Today，43（8）：831-837.

Nafteux P，Moons J，Coosemans W，et al.，2011. Minimally invasive oesophagectomy：a valuable alternative to open oesophagectomy for the treatment of early oesophageal and gastro-oesophageal junction carcinoma. Eur J Cardiothorac Surg，40（6）：1455-1463.

Nguyen DM，Richardson P，El-Serag HB，2010. Medications（NSAIDs，statins，proton pump inhibitors）and the risk of esophageal adenocarcinoma in patients with Barrett's esophagus. Gastroenterology，138（7）：2260-2266.

O'Doherty MG，Freedman ND，Hollenbeck AR，et al.，2012. A prospective cohort study of obesity and risk of oesophageal and gastric adenocarcinoma in the NIH-AARP Diet and health study. Gut，61（9）：1261-1268.

Omloo JM，Lagarde SM，Hulscher JB，et al.，2007. Extended transthoracic resection compared with limited transhiatal resection for adenocarcinoma of the mid/ distal esophagus：five-year survival of a randomized clinical trial. Ann Surg，246（6）：992-1000.

Oppedijk V，van der Gaast A，van Lanschot JJ，et al.，2014. Patterns of recurrence after surgery alone versus preoperative chemoradiotherapy and surgery in the CROSS trials. J Clin Oncol，32（5）：385-391.

Orloff M，Peterson C，He X，et al.，2011. Germline mutations in MSR1，ASCC1，and CTHRC1 in patients with Barrett esophagus and esophageal adenocarcinoma. JAMA，306（4）：410-419.

Persson EC，Shiels MS，Dawsey SM，et al.，2012. Increased risk of stomach and esophageal malignancies in people with AIDS. Gastroenterology，143（4）：943-950.

Pickens A，Orringer MB，2003. Geographical distribution and racial disparity in esophageal cancer. Ann Thorac Surg，76（4）：S1367-S1369.

Rajendra S，Sharma P，2014. Barrett's esophagus. Curr Treat Options Gastroenterol，12（2）：169 -182.

Revels SL，Morris AM，Reddy RM，et al.，2013. Racial disparities in esophageal cancer outcomes. Ann Surg Oncol，20（4）：1136-1141.

Ronellenfitsch U，Schwarzbach M，Hofheinz R，et al.，2013. Preoperative chemo（radio）therapy versus primary surgery for gastroesophageal adenocarcinoma：systematic review with meta-analysis combining individual patient and aggregate data. Eur J Cancer，49（15）：3149-3158.

Rutegård M，Lagergren P，Nordenstedt H，et al.，2011. Oesophageal adenocarcinoma：the new epidemic in men? Maturitas，69（3）：244-248.

Rutegård M，Shore R，Lu Y，et al.，2010. Sex differences in the incidence of gastrointestinal adenocarcinoma in Sweden 1970-2006. Eur J Cancer，46（6）：1093-1100.

Ryan AM，Duong M，Healy L，et al.，2011. Obesity，metabolic syndrome and esophageal adenocarcinoma：epidemiology，etiology and new targets. Cancer Epidemiol，35（4）：309-319.

Saitoh Y，Koyama S，Sai S，et al.，1989. A case of superficial squamous cell carcinoma of the esophagus showing multicentric development. Gan No Rinsho，35（9）：1050-1060.

Shah AK，Saunders NA，Barbour AP，et al.，2013. Early diagnostic biomarkers for esophageal adenocarcinoma-the current state of play. Cancer Epidemiol Biomarkers Prev，22（7）：1185-1209.

Shinozaki-Ushiku A，Ishikawa S，Komura D，et al.，2020. The first case of gastric carcinoma with NTRK rearrangement：identification of a novel ATP1B-NTRK1 fusion. Gastric Cancer，23（5）：944-947.

Shitara K，Özgüroğlu M，Bang YJ，et al.，2018. Pembrolizumab versus paclitaxel for previously treated，advanced gastric or gastro-oesophageal junction cancer（KEYNOTE-061）：a randomised，open-label，controlled，phase 3 trial. Lancet，392（10142）：123-133.

Siegel R，Ma J，Zou Z，et al.，2014. Cancer statistics，2014. CA Cancer J Clin，64（1）：9-29.

Singh S，Garg SK，Singh PP，et al.，2014. Acid-suppressive medications and risk of oesophageal adenocarcinoma in patients with Barrett's oesophagus：a systematic review and meta-analysis. Gut，63（8）：

1229-1237.

Singh S，Sharma P，2009. How effective is endoscopic therapy in the treatment of patients with early esophageal cancer? Nat Clin Pract Gastroenterol Hepatol，6（2）：70-71.

Sjoquist KM，Burmeister BH，Smithers BM，et al.，2011. Survival after neoadjuvant chemotherapy or chemoradiotherapy for resectable oesophageal carcinoma：an updated meta-analysis. Lancet Oncol，12（7）：681-692.

Sonnenberg A，2011. Effects of environment and lifestyle on gastroesophageal reflux disease. Dig Dis，29（2）：229-234.

Sukocheva OA，Wee C，Ansar A，et al.，2013. Effect of estrogen on growth and apoptosis in esophageal adenocarcinoma cells. Dis Esophagus，26（6）：628-635.

Sung H，Ferlay J，Siegel RL，et al.，2021. Global cancer statistics 2020：GLOBOCAN estimates of incidence and mortality worldwide for 36 cancers in 185 countries. CA Cancer J Clin，71（3）：209-249.

Thakur B，Devkota M，Chaudhary M，2021. Management of locally advanced esophageal cancer. JNMA J Nepal Med Assoc，59（236）：409-416.

Thrift AP，Pandeya N，Whiteman DC，2012. Current status and future perspectives on the etiology of esophageal adenocarcinoma. Front Oncol，2：11.

Tischoff I，Tannapfel A，2008. Barrett's esophagus：can biomarkers predict progression to malignancy? Expert Rev Gastroenterol Hepatol，2（5）：653-663.

Tougeron D，Richer JP，Silvain C，2011. Management of esophageal adenocarcinoma. J Visc Surg，148（3）：e161-e170.

Urba SG，Orringer MB，Turrisi A，et al.，2001. Randomized trial of preoperative chemoradiation versus surgery alone in patients with locoregional esophageal carcinoma. J Clin Oncol，19（2）：305-313.

Vakil N，van Zanten SV，Kahrilas P，et al.，2006. The Montreal definition and classification of gastroesophageal reflux disease：a global evidence-based consensus. Am J Gastroenterol，101（8）：1900-1920.

van Hagen P，Hulshof MC，van Lanschot JJ，et al.，2012. Preoperative chemoradiotherapy for esophageal or junctional cancer. N Engl J Med，366（22）：2074-2084.

Vizcaino AP，Moreno V，Lambert R，et al.，2002. Time trends incidence of both major histologic types of esophageal carcinomas in selected countries，1973-1995. Int J Cancer，99（6）：860-868.

Walsh TN，Noonan N，Hollywood D，et al.，1996. A comparison of multimodal therapy and surgery for esophageal adenocarcinoma. N Engl J Med，335（7）：462-467.

Whiteman DC，Parmar P，Fahey P，et al.，2010. Association of Helicobacter pylori infection with reduced risk for esophageal cancer is independent of environmental and genetic modifiers. Gastroenterology，139（1）：73-83.

Wu AH，Wan P，Bernstein L，2001. A multiethnic population-based study of smoking，alcohol and body size and risk of adenocarcinomas of the stomach and esophagus（United States）. Cancer Causes Control，12（8）：721-732.

Ychou M，Boige V，Pignon JP，et al.，2011. Perioperative chemotherapy compared with surgery alone for resectable gastroesophageal adenocarcinoma：an FNCLCC and FFCD multicenter phase Ⅲ trial. J Clin Oncol，29（13）：1715-1721.

Zheng B，Zheng W，Zhu Y，et al.，2012. An Asian population-based survival analysis of patients with distal esophageal and gastric cardia adenocarcinomas. Chin Med J（Engl），125（22）：3981-3984.

第二十八章

食管恶性肿瘤其他少见类型

第一节　食管重复癌

重复癌也称为多原发性恶性肿瘤，临床上少见，其发生率为0.3%～4.3%。重复癌主要是指发生在不同器官的原发恶性肿瘤，但重复癌也可发生在同一器官的不同部位。食管癌合并其他器官恶性肿瘤，称为食管重复癌。发生在食管不同部位的原发癌，称为食管多原发癌。两种或两种以上恶性肿瘤发生时间间隔在6个月及6个月以内者，为同时性重复癌；6个月以外者，称为异时性重复癌，该定义同样适用于食管重复癌。严格而言，食管多原发癌也可归为食管重复癌。为便于认识和了解，食管多原发癌不在此节介绍（见本章第二节）。

一、流行病学与病因

食管重复癌的发生率，国内较大样本报道为2.7%。然而，笔者团队回顾性分析了2582例食管癌，食管重复癌154例，约占6.0%；其中，50例为同时性食管重复癌，发生率约为1.9%。50例同时性食管重复癌患者中，男性44例，女性6例，男：女为7.3∶1，以男性为主；中位年龄为64岁（49～75岁）。食管重复癌的发生部位，各家报道稍有差别。总体上，食管重复癌以双原发癌多见，其中胃癌、头颈部肿瘤及肺癌最常见。Ohmori M等把浅表型/局限型食管癌作为第一原发癌，发现口腔/咽喉癌、喉癌、胰腺癌和白血病作为第二种癌症的风险明显高。文珍等报道，首发为食管鳞状细胞癌的多原发癌患者的发生部位常见于呼吸系统（36.9%），其次是消化系统（35.2%）及生殖系统（8.9%）。食管重复癌的发生率在食管鳞状细胞癌和食管腺癌上存在差异，Chen D等报道在食管鳞状细胞癌中，最常见于口咽部、喉部；而在食管腺癌中，最常见于胃、小肠。另外，van de Ven SEM等发现头颈部鳞状细胞癌（HNSCC）患者发生食管第二原发性肿瘤（ESPT）的风险增加，同时性ESPT的发生率为5.9%，所有ESPT均在早期被确诊并进行治疗。

目前认为重复癌系多中心性起源，发生原因目前仍不清楚，主要考虑第一原发癌与其重复癌可能存在相似的致病因素，这可能与个体易感性、机体免疫功能低下、环境、平均寿命的延长等因素相关。另外，诊断方法和手段的提高也有利于重复癌的发现。同样，食管重复癌的发生原因也不清楚，也可能与上述因素有关。Steevens J等报道吸烟可增加食管鳞状细胞癌、胃贲门腺癌的发生率，饮酒可增加食管鳞状细胞癌的发生率，研究显示同时性食管重复癌可能受到共同致病因素的影响。对于食管癌合并发生上呼吸道肿瘤，Slaughter DP等提出了区域性癌化假说，认为上呼吸消化道暴露于相同的致癌因素可导致多种肿瘤发生。其他危险因素包括年龄、肥胖、基因突变（如 *BRCA1/2*、*MMR*、*TP53*基因等）、免疫功能紊乱及既往抗肿瘤治疗（如放疗）等。另外，食管多原发癌患者多有家族史，提示遗传是不可忽视的因素。

二、临床表现

同时性食管重复癌多以食管癌的症状为主，即进食后哽噎感、胸骨后疼痛、进食后梗阻、吞咽困难、上腹部不适等，而其他器官原发肿瘤的症状却不明显。少数患者表现为非消化道症状。另外，有少部分患者，通过体检发现食管癌，随后确诊为同时性食管重复癌。食管重复癌中食管原发癌以胸下段为主。食管重复癌合并的其他恶性肿瘤以胃癌、贲门癌、胃间质瘤、肺癌为主，其中胃、贲门两个部位的恶性肿瘤（含胃间质瘤）占食管重复癌的比例最高。Ito R等发现1275例食管癌合并同时性胃癌67例（5.3%），791例食管癌合并异时性胃癌40例（5.1%）。异时性胃癌的5年累计发病率为5.6%，其中，内镜切除后为7.8%，食管切除后为4.7%，食管癌放化疗后为4.1%。该研究显示，食管癌合并同时性胃癌和异时性胃癌的发病率均在5%以上。另外，有报道食管癌合并结直肠癌也比较常见。Yoshida N等报道了同期结直肠癌和食管癌的发生情况。480例食管癌患者中，14例出现同时性结直肠癌，14例为异时性结直肠癌，同时性和异时性结直肠癌的发病率超过了日本食管协会先前报告的正常健康人群和食管癌患者的发病率。该研究表明，对食管癌患者进行结肠镜检查预筛选是有意义的，特别是对于年龄＞70岁且有大量吸烟史的患者，可能需要进行治疗前的结肠镜检查。另外，除了上述常见的恶性肿瘤外，观察还发现同时性食管重复癌可并发肝脏腺癌、肾脏嫌色细胞癌、侵袭性NK细胞白血病等。

异时性食管重复癌，由于食管癌与并发肿瘤的发生时间间隔较长，分别具有不同部位的原发肿瘤的临床表现。有研究报道在食管癌的异时性重复癌中，最常见的是头颈部癌（RR=25.06，95%CI 13.41～50.77）。

三、诊　断

由于食管重复癌的发生率较低，目前没有统一的标准，参照Warren标准：两种或两种以上的肿瘤发生在不同的部位或器官；每一种肿瘤必须经组织学/细胞学诊断为恶性，每一种肿瘤均有其独特的病理形态；每一种肿瘤均排除转移癌、复发癌；每一种肿瘤之间均有一定距离间隔的正常组织。同时将食管多原发癌定义为病灶同时位于食管，在时间上可同时或先后发生，组织病理学可以相同或不同，而且确诊食管多原发癌必须行系列病理切片检查，各癌灶之间不连续。

确诊食管重复癌，必要时行免疫组化进行鉴别诊断。同时性食管重复癌以食管癌的症状为主，多通过手术病理检查确诊。同时性食管重复癌容易出现并发肿瘤的漏诊，胃镜普及之后，并发肿瘤的漏诊率较前下降，这与我们在临床实际工作中的观察结果显示以胃间质瘤漏诊为主相一致。发生胃间质瘤漏诊的主要原因与胃间质瘤肿瘤体积较小、未能采用超声内镜检查、临床医生重视程度不够等因素有关。另外，若术前不进行常规胸部CT检查，容易出现合并发生的肺癌的术前漏诊。并发肺癌患者的肺部病灶均为单个，与食管癌发生肺转移者不同，后者出现单个肺转移灶却少见，故若食管癌并发肺部的单个病灶，应考虑双原发癌的可能，即肺部也为原发癌。

食管重复癌患者发病率并不低，在诊疗过程中建议对合并危险因素（如吸烟、饮酒患者）的食管癌患者进行碘染色或咽喉镜检查。早期食管癌推荐内镜下鲁氏碘液染色，中晚期食管癌可考虑^{18}F-FDG-PET/CT检查，并且其在诊断无症状第二原发肿瘤上敏感性很高。

四、治疗与预后

同时性食管重复癌的治疗，以根治性手术为主，多数情况下，两种肿瘤行同步根治术，根治性手术是同时性食管重复癌的主要治疗手段。笔者团队观察50例患者中有48例行根治性手术；多数同时性食管重复癌确诊时，食管原发癌及并发的其他器官恶性肿瘤的TNM分期较早，以Ⅰ～Ⅱ期为主，且多数患者行根治性手术，故预后较好，观察的结果显示同时性食管重复癌1年、2年、3年的累积生存率分别为83.4%、68.7%、58.0%。影响同时性食管重复癌的预后因素，与食管原发肿瘤的临床分期、治疗方式的关系密切。同样，还观察到异时性食管重复癌的预后与确诊肿瘤的分期相关，即与食管癌或其他部位的肿瘤分期相关。除此之外，患者KPS评分及有无肿瘤家族史也是同时性食管重复癌及早期异时性食管重复癌预后的独立危险因素。综合多家资料显示，同时性食管重复癌患者的总体生存率较差，而异时性食管重复癌患者生存与单发患者生存差异并不大，甚至有报道显示食管重复癌患者生存优于单发食管癌患者，这可能归结于食管重复癌患者更易在早期发现，并且肿瘤分化程度优于食管癌患者。

食管重复癌的第二原发肿瘤的部位不同，对治疗产生不同的影响。比如，第二肿瘤发生在头颈部。Kanamori K等探讨了可切除胸段食管鳞状细胞癌（ESCC）合并同时性早期头颈部癌（HNC）患者的治疗方案，研究共入组37例患者，其中27例患者在HNC治疗前因为ESCC而接受了术前治疗，其中16例患者因术前化疗而HNC完全缓解，16例患者中有15例未接受额外治疗，未观察到HNC的局部复发。另外一例患者进行了口腔切除，但病理检查没有发现癌细胞残留。对这15例患者的随访，未发现与22例手术或放疗患者的总生存率和无病生存率有显著性差异。该研究表明，伴随ESCC的早期HNC，如果术前化疗成功，患者无须额外治疗，定期随访即可。

食管重复癌均为原发癌，与食管癌发生转移明显不同，二者治疗方式差别很大。前者若为早期，治疗以手术为主，以治愈为目的；而后者为晚期患者，多失去手术机会，以提高患者生存质量、延长患者的生存期为目的，姑息治疗为主。因此，临床医生需加强对上述方面的认识，在临床工作中应仔细询问病史、症状，进行全面体检、详细的辅助检查（特别是内镜检查），在诊断食管癌的同时，应密切关注同时性食管重复癌的可能，减少漏诊。

第二节　食管多原发癌

多原发癌（multiple primary carcinoma，MPC）是指同时或异时发生两个或两个以上、彼此没有关系的癌灶，可发生在同一器官的不同部位，也可发生在不同器官。将发生在不同器官的两种或多种肿瘤定义为重复癌（见本章第一节）；发生在同一器官、不同部位的两种或多种肿瘤定义为多原发癌。严格而言，食管多原发癌，也可归为食管重复癌。食管多原发癌是指在食管的不同部位同时或先后发生的两个或两个以上原发癌灶，又称食管多发癌。食管多原发癌分为同时性食管多原发癌、异时性食管多原发癌。下文将重点介绍同时性食管多原发癌。

一、流行病学与病因

食管多原发癌较单发食管癌少见，临床上以同时性食管多原发癌为主。近年来，同时性和异时性食管多原发癌均有增多的趋势。

早期的资料显示，各家报道不一，食管多原发癌的发病率一般为0.5%～6.4%。食管鳞状细胞癌多原发癌的发病率为8%～31%。中国医学科学院肿瘤医院2012～2014年的统计数据显示食管多原发癌约占食管癌的11.9%，我国发病率以男性居多。国外报道食管重复癌发病率为9.5%～21.9%，SEER数据库中收集了2004年1月至2013年12月的29 733例食管癌患者，其中食管多原发癌1727例（5.81%），发病年龄集中在60～79岁，男女发病率并无显著差异。另有一组报道显示，所有食管癌患者均行内镜检查，同时性食管多原发癌的发病率约为6.5%。同时性食管多原发癌以男性为主，发病高峰年龄为40～60岁。食管多原发癌的发病率可能存在区域差别，也可能与检测技术相关。另外，食管多原发癌发病率在鳞状细胞癌与腺癌之间未发现有明显差异。

食管多原发癌的病因尚不明确。食管多原发癌可能为多点起源，多点起源可能是"区域癌化"的结果，食管存在有缺陷的细胞，分布在不同的部位，且处于肿瘤化的不同阶段，当多种致病因素不断累积到一定程度时，不同部位的食管会先后出现一个或多个癌灶。在临床组织病理或内镜下活检发现在一片黏膜上呈现连续或间断分布有慢性炎性病灶、异型增生病灶及原位癌病灶等，这种表现与同时或异时发生多个原发病灶相一致。食管多原发癌的病因可能与免疫因素和遗传因素有关，免疫功能下降、遗传因素可促使多原发癌的发生。其他因素如环境因素、烟酒、吸烟、不良饮食习惯、寿命延长等也可能起到重要的作用。近来发现，家族史与食管多原发癌相关，与无上消化道癌家族史的患者相比较，上消化道癌家族史阳性的患者食管多原发癌的发病率更高。

二、病　理　学

同时性食管多原发癌可以表现为两个部位原发癌、三个原发癌，甚至四个原发癌，其中以两个部位原发癌为主，占60%～80%。发病部位以食管下段为主，其次为中段，上段最少。多原发癌的各个癌灶间的距离不等，两癌灶相距最短为1cm，最长可达13cm，平均约为4cm。同时性食管重复癌内镜下表现以溃疡型、蕈伞型为主，少见斑块型、局限糜烂充血型、粗糙不平型等。组织病理学类型以鳞状细胞癌为主，少见腺癌。内镜下以进展期食管癌为主，早期癌次之。

三、临床表现

食管多原发癌临床表现为一般食管癌的症状，以进行性吞咽困难、咽下梗阻伴疼痛为主，还可表现为咽喉部不适、胸骨后闷胀、胸骨后紧缩感、胸骨后烧灼感、食物反流、声音嘶哑、上腹部隐痛等。

四、诊　　断

食管多原发癌的诊断参照Warren标准、刘复生提出的多原发癌的诊断标准及Kuwona提出的标准，并加以修改：①不同部位的肿瘤均为恶性，均经组织病理学证实，病理可为同一类型，也可为不同类型；②不同部位的肿瘤之间不连续，食管黏膜正常；③每个部位的肿瘤均具有独特的形态特点或病理学形态；④必须除外转移或复发；⑤每个部位的肿瘤一般有其特有的转移途径；⑥病灶最大、浸润最深者为主癌灶，其余的为次癌灶，次癌灶也伴有上皮内癌区域。因此，诊断多原发癌时，应与浸润性癌相鉴别，并注意排除食管癌黏膜下播散。

同时性食管多原发癌，影像学检查（X线、CT）可有典型的双部位癌或多部位癌的征象，两个病变部位间常有正常的黏膜。同一患者的不同病灶在食管X线造影检查中所显示的影像学表现有的非常相似，有的差别较大。X线造影检查能清楚显示病变范围和狭窄程度。CT检查能清楚显示肿瘤病变、肿瘤与周围组织器官的关系及肿大的淋巴结影。X线造影检查原发灶的征象：病变部位边缘不规则，病变长短不等，不同程度的向心性或偏心性狭窄，狭窄程度不等，黏膜破坏、中断，管壁可显示僵硬，部分患者可见龛影征象，癌灶间有长短不一的正常食管X线表现。CT检查显示管壁厚薄不均、管腔变窄，可进一步观察有无侵犯邻近器官组织、淋巴结是否转移。当X线消化道造影检查造影剂无法通过病变部位时，CT检查优势更加明显。另外，MRI、PET/CT检查也可选用。PET/CT检查对发现多发病灶，尤其是较小病灶优于X线造影检查、胃镜和CT检查。

值得注意的是，目前同时性食管多原发癌仍存在较高的漏诊率，可能与以下因素有关：①内镜医生对同时性食管多原发癌的认识不足，技术水平偏低；②内镜医生在检查过程中，忽视对食管的全面检查，特别是满足于发现的第一病灶；③早期食管癌临床表现无特异性，主要病灶的症状常常掩盖了其他癌灶的表现；④病变引起管腔明显狭窄，内镜无法通过，或X线检查造影剂难以通过，导致狭窄部位以下病灶的漏诊；⑤对于内镜下不能确定的早期病变，未进行进一步检查，如内镜下染色，导致多部位多点活检不足；⑥其他，如第二肿块较小、局限糜烂型、小溃疡、类似食管炎症、X线造影的敏感性较差等，也容易漏诊。

影像学及内镜等检查手段的结合，有利于提高诊断率。色素内镜也有助于早期食管癌的发现，可提高诊断率。另外，有研究报道低张双重钡餐造影使用654-2舒张食管平滑肌，减慢食管蠕动，更利于钡剂分布于食管，便于食管病灶显示及发现微小病灶。

五、治　疗

食管多原发癌的治疗以手术为首选，但对于手术方式的选择存在争议，既往广泛食管切除术式应用较多。近来，对于早期食管多原发癌，内镜下切除的应用越来越多，可以采用内镜黏膜下剥离术，也可以采用内镜黏膜下剥离术联合食管切除术。食管癌切除术后应对每一个病灶进行TNM分期及临床分期，决定是否选择化疗和（或）放疗。对于分期较晚的食管多原发癌患者，综合治疗对改善预后有利，建议行综合治疗。术后辅助化疗和（或）放疗可以延长患者的无病生存期。对于非手术患者，可选择联合放化疗。目前，没有食管多原发癌的治疗规范及共识，因此，对食管多原发癌的患者进行MDT讨论，对治疗决策很有帮助。

六、预后与随访

食管多原发癌确诊时多偏晚期，治疗效果较差，预后较差。肿瘤长度、病理分期是影响食管同时性多原发癌患者预后的独立因素。治疗方式对预后也存在明显的影响。李梅等报道52例患者的中位生存期为15个月（2～90个月），1年、3年、5年生存率分别为65.4%、17.3%、7.7%。12例手术患者的中位生存期为19.5个月（5～90个月），1年、3年、5年生存率分别为75.0%、33.3%、16.7%。40例非手术患者的中位生存期为14.5个月（2～73个月），1年、3年、5年生存率分别为62.5%、10.0%、5.0%。由于多部位食管癌可以异时性发生，因此对食管癌患者根治术后的长期随访观察过程中，需要对患者定期行内镜检查、相关肿瘤标志物检测，以便于早期发现再发肿瘤。

（沈　凯　刘连科）

第三节　食管软组织肉瘤

食管软组织肉瘤临床罕见，其来源为食管器官中的间叶组织，包括多种组织如平滑肌、骨骼肌、脂肪、血管淋巴管、纤维组织等来源的一大类恶性软组织肿瘤。临床上，可见食管平滑肌肉瘤、食管横纹肌肉瘤、食管脂肪肉瘤、食管血管肉瘤、食管纤维肉瘤、食管滑膜肉瘤等组织学亚型，其中食管平滑肌肉瘤略多见，另有部分患者为食管肉瘤成分与癌组织成分同时存在。

一、流行病学与病因学

欧洲一项回顾性多中心研究报道，1987~2016年所有食管恶性肿瘤切除术患者共10 936例，其中21例（0.2%）被确诊为食管软组织肉瘤，病理明确为癌肉瘤7例、平滑肌肉瘤5例、肉瘤3例、上皮样肉瘤1例、脂肪肉瘤1例、横纹肌肉瘤1例、间质肉瘤1例、促结缔组织增生性小圆细胞瘤1例、未分化肉瘤1例，其中7例（33%）患者淋巴结转移阳性。癌肉瘤和平滑肌肉瘤是食管软组织肉瘤最常见的组织学亚型，大多数肿瘤位于食管中段（7例）和下段（9例）。21例患者中，男性多见，男女之比为2∶1，年龄44~79岁，中位年龄64岁。由于食管软组织肉瘤的发病率低，多为个案报道，其病因学与发病机制尚不明确。

二、临床表现与诊断

食管软组织肉瘤随年龄增长发病率逐渐增加，主要为食管管壁逐渐生长的无痛性包块，病程可数月至数年，临床症状主要为进行性吞咽困难，随病情进展，可出现远处转移，最常见的转移部位是肺。内镜、超声内镜和食管钡餐造影检查有助于了解食管病变范围、黏膜情况、食管蠕动等，CT、MRI检查亦有重要的鉴别意义，特别是判断肿瘤局部侵袭性、有无周围组织浸润，PET/CT检查有助于发现有无远处转移。

食管平滑肌肉瘤是最常见的食管软组织肉瘤，好发于50岁以上男性，男女之比为2∶1，多位于食管胸中下段，因为这些部位的固有黏膜层由平滑肌组成。食管钡餐造影可见病变范围一般较长，多表现为平滑肌瘤样征，即管腔呈圆形或椭圆形充盈缺损，边缘光滑，少数为食管癌样征。食管镜下可见息肉型类似良性平滑肌瘤，浸润型与食管癌难辨别，有时仅为黏膜轻度糜烂，活检未见异常，息肉型略多于浸润型，术前检查常存在漏诊、误诊的可能。

食管脂肪肉瘤多见于男性，好发年龄60岁左右，病程较长，多位于食管上段。不同部位的食管脂肪肉瘤表现各异，起源于环咽管附近的颈部食管脂肪肉瘤，在食管管腔内移动时可脱垂至口腔引起窒息，胸中下段脂肪肉瘤症状出现较晚，进展严重者可出现吞咽困难或呼吸道症状。食管脂肪肉瘤CT检查可见食管腔内团块状稍低混杂密度影，以脂肪密度为主，边缘光滑，部分为实性成分，增强后实性成分强化。食管钡餐造影可见充盈缺损，但食管黏膜无明显破坏征象。胃镜可见食管管腔内隆起性病变，表面多光滑。超声内镜可见食管黏膜肌层混杂回声影，回声不均匀，可见低回声区，并可见高回声团，形态不规则，食管固有肌层及外膜尚完整，术前胃镜获取活检标本困难。

食管血管外皮细胞肉瘤是起源于血管外皮细胞的恶性肿瘤，多生长缓慢，成人多见，原发性食管血管外皮细胞肉瘤罕见。食管钡餐造影检查食管壁可见突出的椭圆形软组织块影，黏膜中断、破坏。胃镜检查可见菜花样隆起，易出血，活检前易误诊为食管癌。

胃镜活检部分病例可获得病理诊断，早期的黏膜下肌层肉瘤表层未受侵时，胃镜难以诊断，往往手术后才能确诊。食管软组织肉瘤应注意与食管癌、食管良性肿瘤相鉴别，确诊需依据显微镜下组织细胞形态学表现、免疫组学及分子水平的检测，一些特殊的染色和电镜检测亦有助于辅助诊断。食管软组织肉瘤是一组高度异质性肿瘤，包括平滑肌、横纹肌、脂肪、纤维组织、脉管、神经及未分化及分化不确定型等。病理分型多为息肉型，浸润型少见。息肉型瘤体较大，带蒂，呈圆形、卵圆形或结节状。平滑肌肉瘤一般质地坚实，横纹肌肉瘤质地稍柔软，表面可有假包膜，肿瘤自黏膜下层发生，向管腔内生长，发展和转移较慢。浸润型多呈弥漫浸润型，生长较快，可形成溃疡，局部易出血、坏死和穿孔。镜下病理特征多为核大深染、异形的梭形细胞，核分裂象可见，不同组织来源免疫组化标志物不同。多数情况下，食管脂肪肉瘤的病理诊断可依靠常规HE染色，以及S-100在脂肪组织中表达阳性，检测CDK4/MDM2有助于鉴别高分化脂肪肉瘤；另外，肌动蛋白（actin）在平滑肌组织中表达呈阳性，CD34在大多数血管源性组织中阳性表达。食管软组织肉瘤可表现为局部侵袭性、浸润性或破坏性生长，其侵袭性取决于组织学类型、病理分型、分级及有无淋巴结转移等。

三、治疗与预后

食管软组织肉瘤临床罕见，现有文献记载多仅为手术治疗，手术切除即经胸食管肿块切除加根治性淋巴结清扫是实现完全切除最主要的治疗方法。对于不宜手术的患者，放疗也有一定的效果，在周围正常组织耐受范围内，尽量使肿瘤放射剂量提高到（60～70）Gy/（30～35）F。治疗失败的主要原因为局部复发或远处转移。近年来，化疗、靶向治疗与免疫治疗在软组织肉瘤中的应用取得了一定的疗效。鉴于不同部位软组织肉瘤组织来源相似，对于食管软组织肉瘤患者，特别是局部晚期或转移性食管软组织肉瘤，亦可参考其他部位不同亚型软组织肉瘤的相关指南，尝试化疗、靶向或免疫治疗。

文献报道，食管软组织肉瘤1年、3年和5年的总生存率分别为74%、43%和35%，1年、3年和5年无病生存率分别为58%、40%和33%，确诊时淋巴结转移阳性的患者中位总生存期为6个月，而淋巴结转移阴性患者中位总生存期为37个月（$P=0.06$），因此食管肉瘤长期生存率低，局部和远处复发率高，预后较差。食管平滑肌肉瘤预后相对较好，3年、5年、10年生存率分别为80.0%、58.3%、31.1%，中位生存期63个月；息肉型或壁内肿瘤的5年生存率为83.3%，而浸润型5年生存率仅为25.0%。

第四节 食管癌肉瘤

食管癌肉瘤是一种罕见的食管恶性肿瘤，WHO病理分类将其称为食管梭形细胞癌，归为特殊类型的食管鳞状细胞癌。该病特征为呈腔内息肉样生长，同时含有肉瘤和癌的成分，肉瘤成分可以表现为多种形式甚至骨、软骨及骨骼肌肉瘤等，而癌成分多数为鳞状细胞癌，少数表现为腺癌、腺鳞癌等。

自1904年Hanseman首次报道食管癌肉瘤以来，国外文献报道占食管恶性肿瘤发病率的0.26%～1.46%。食管癌肉瘤多发于45岁以上的中老年人，80%以上患者为男性。

北京协和医院对1967年1月至2008年12月的32例患者进行了回顾性分析，其中男性28例，女性4例，平均年龄58岁。日本的Takemoto K报道4例患者均为男性，平均年龄61岁。解放军第一五五中心医院报道13例患者，男性8例，女性5例，年龄42～74岁。高计林等报道14例患者中男性10例，女性4例，平均年龄59岁，占同期食管癌患者的0.47%。

食管癌肉瘤的特点是具有癌和梭形肉瘤样细胞两种成分双向分化的组织学改变。文献报道对其形态描述不完全一致，对其组织发生也有不同意见。主要有以下几种观点：①肉瘤成分为原发，邻近黏膜受刺激后继发癌变；②肉瘤由鳞状细胞癌化生而来；③癌和肉瘤来源于同一多潜能原始干细胞。肿瘤在食管中下段多见，肉眼形态多为息肉样，突入管腔内生长，瘤体大小不一。显微镜下可见双向性癌和肉瘤样细胞成分，癌的成分通常为程度不一的鳞状细胞癌，也可为其他类型的癌，如腺癌；肉瘤样成分多具有多形性肉瘤的表现，多排成束状或交织而似纤维肉瘤样，仔细观察可发现癌巢与肉瘤样成分存在过渡和移行现象。免疫组化研究发现癌肉瘤的肉瘤样区可同时表达角蛋白（keratin）、上皮膜抗原（EMA）和波形蛋白（vimentin），有上皮和间叶的双向表达，其不是单纯的间叶成分，还有上皮成分存在。

食管癌肉瘤临床症状与食管癌基本一致，主要表现为进行性进食哽噎，胸背部放射疼痛及消瘦不明显，淋巴结转移较为少见。食管癌肉瘤具有独特的影像学特征，内镜下活检及免疫组化是术前确诊的主要手段，CT或PET/CT检查有助于食管癌肉瘤的术前分期。治疗以手术为主，主要手术方式为食管切除加淋巴结清扫术，也有报道行内镜下切除术。若术后需要化疗，多西他赛、奥沙利铂和卡培他滨联合方案可能是食管癌肉瘤合适的辅助治疗方法。不能手术的局部晚期或转移性患者，可考虑放化疗。近年来，靶向治疗、免疫治疗在食管癌及软组织肉瘤中的应用，取得了一定的疗效。对于食管癌肉瘤患者，特别是局部晚期或转移患者，亦可参考食管癌及其他软组织肉瘤相关指南，尝试化疗联合靶向与免疫治疗。

食管癌肉瘤的预后较普通的鳞状细胞癌好，病理分期是唯一的预后因素。北京协和医院的32例患者中，31.3%的病例有淋巴结转移，15例为Ⅰ期，13例为Ⅱ期，4例为Ⅲ期。所有患者的1年、3年、5年生存率分别为90%、72.1%、57%。中山大学报道的33例患者的中位生存时间为43.5个月，1年、3年、5年生存率分别为74%、57%、48%；中位无复发生存时间为23.9个月。

（李　薇）

第五节　食管原发恶性淋巴瘤

一、概　　述

消化道是淋巴瘤累及的常见部位，占所有结外淋巴瘤的30%～40%，其中最常见的累及部位是胃，其次是小肠，这可能与胃和小肠远端的淋巴组织丰富有关，食管淋巴瘤极为少见。原发于食管的淋巴瘤严格意义上是指局限在食管的淋巴瘤，不累及淋巴结、骨髓、脾脏和其他淋巴组织，但是目前没有统一和广泛认可的定义，所以国内外有些报道的食管淋巴瘤常常包含了食管合并有胃、肠道和其他部位累及的淋巴瘤。

二、发病机制和病理类型

食管原发性淋巴瘤的发病机制目前尚不明确，根据近年来的报道，部分患者既往有胃食管反流的病史，还有食管既往损伤的病史，另外幽门螺杆菌感染可能也是诱发因素之一。Fernandez Manso B 等报道 1 例食管黏膜相关淋巴组织（MALT）淋巴瘤，认为可能与嗜酸细胞性食管炎存在关联。食管原发性淋巴瘤极为少见，食管继发性淋巴瘤则比较多见。据文献报道，淋巴瘤患者的尸检资料中有 7% 累及食管，多数为纵隔淋巴结受累所致，食管黏膜受侵的病例不多。对这些病例做内镜检查以确定原发或继发性恶性淋巴瘤存在很大困难。食管原发性淋巴瘤的病理类型以非霍奇金淋巴瘤为主。Camovale RL 等报道经组织学检查确诊的食管淋巴瘤共 8 例，其中食管霍奇金淋巴瘤只有 1 例。组织学类型以 B 细胞来源为主，常见黏膜相关淋巴组织淋巴瘤，其次是弥漫大 B 细胞淋巴瘤、滤泡淋巴瘤。另外，对于全身性淋巴瘤食管浸润的报道较多，Saito M 等报道了 3 例套细胞淋巴瘤在食管镜下发现有食管浸润；Shen KH 等报道了 1 例多发性食管息肉经病理活检诊断为套细胞淋巴瘤食管浸润；同时也有报道 T 细胞类型的淋巴瘤累及食管，如间变性大细胞淋巴瘤。Ishida M 等报道了一例 CD8+ 的蕈样真菌病累及食管的病例，原发的 T 细胞来源的食管淋巴瘤未见报道。

食管原发性恶性淋巴瘤的大体病理根据其形态特征分为下列 4 种基本类型。

1. 隆起型 肿瘤位于食管壁内，呈结节状或息肉状向食管腔内隆起，有的呈扁平肿块，表面食管黏膜多属正常。肿瘤较大时，其表面黏膜可有糜烂或表浅溃疡形成。

2. 溃疡型 隆起型病变和浸润型病变的中央有单发的较大溃疡形成者称为溃疡型；有的呈多发的、比较表浅的溃疡。大的溃疡底部较平、边缘锐利，表面食管黏膜皱襞中断，呈围堤状隆起。溃疡型可并发出血甚至食管穿孔，导致纵隔感染乃至纵隔脓肿形成。

3. 浸润型 病变部位的食管黏膜呈局限性或弥漫性浸润性改变。①局限性浸润：表现为食管局部黏膜隆起、增厚或呈折叠状；②弥漫性浸润：瘤细胞在食管黏膜下广泛浸润，使食管壁增厚、僵硬并失去弹性，可以造成食管腔狭窄，患者可有吞咽困难症状，可高达 89%。

4. 结节型 食管黏膜表面有多发的、弥漫性结节状隆起及结节形成，可有比较表浅的黏膜糜烂。

大体病理呈单一型的食管原发性恶性淋巴瘤往往少见，瘤细胞在食管黏膜下浸润几乎可见于每一例患者。此外，肿瘤的分化程度也会影响大体病理形态。

三、临床表现

食管原发性淋巴瘤初期通常无症状，之后部分患者可有非特异的消化道症状，与一般的消化道疾病很难区别，部分患者有食管异物感、进食哽噎等症状，系食管黏膜下肿块堵塞食管腔引起；另外有的患者有消瘦、声音嘶哑、烧心、咳嗽及发热等症状；也有报道患者以吞咽困难为首发症状；还有部分患者因胃部不适行胃镜检查时偶尔发现食管有异常凸起，经活检证实为食管淋巴瘤。合并有其他部位的侵犯和受累，也有相应的表现，最常见的是有胃和肠道受累的患者，表现为消化不良、腹痛、腹泻等症状，另外有的患者有腹胀、肝脾大、腹腔深部淋巴结或浅表淋巴结肿大。

四、诊断、鉴别诊断和治疗

食管原发性淋巴瘤主要依靠内镜检查和病理学确诊，结合超声内镜检查可以精确观察到食管壁的浸润范围，或者有助于发现黏膜表面正常但是病变存在于黏膜下层的食管淋巴瘤。Carnovale RL等报道8例食管淋巴瘤的X线检查最常见的食管异常是远端食管和胃连续受累并伴有狭窄和（或）结节。其他表现为溃疡性肿块、多发黏膜下结节和类似静脉曲张的表现。食管淋巴瘤的影像学表现与胃肠道其余部位的淋巴瘤相似。

由于原发于食管的淋巴瘤极为少见，临床表现、实验室检查和内镜检查没有特异性的表现，所以易与一些常见的食管疾病混淆，须与糜烂性食管炎、贲门失弛缓症、多发性食管平滑肌瘤、巴雷特食管、食管癌、食管转移性肿瘤，甚至由食管异物刺激引起的局部黏膜增生相鉴别。内镜检查结合活检组织病理检查有助于食管淋巴瘤的鉴别。同时活检组织进行流式细胞检查也有助于食管淋巴瘤快速确诊，目前ctDNA检测技术也开始在临床逐步应用，这有助于食管淋巴瘤的诊断和预后判断。

针对食管淋巴瘤的治疗包括手术、化疗和放疗，以及上述几种治疗的联合应用。食管原发性淋巴瘤常表现为食管黏膜下肿瘤，如果内镜活检诊断明确，全身其他部位无转移灶，应该首选外科手术切除病变食管，术后密切随访，患者可获得长期生存。但有学者主张放疗，理由是通过放疗，患者同样可以达到长期生存的目的。

经检查有扩散或多处病变的食管淋巴瘤首选化疗，方案的选择主要根据病理类型和Ann Arbor分期、基因检测并结合其危险因素。食管霍奇金淋巴瘤首选ABVD方案化疗。针对高危的食管非霍奇金淋巴瘤常用的方案有CHOP、EPOCH、Hyper-CVAD等，针对偏惰性的淋巴瘤可以选择CHOP、苯达莫司汀等方案。如为B细胞来源并且免疫组化CD20阳性的淋巴瘤加用抗CD20单抗（利妥昔单抗），可以提高疗效。布鲁顿酪氨酸激酶（BTK）抑制剂单用或联合化疗在B细胞来源的淋巴瘤治疗中也取得了一定的效果。目前针对复发难治性B淋巴瘤还可以选择挽救治疗方案，如CD19靶点的CAR-T细胞或CD19/CD22嵌合抗原的CAR-T细胞进行治疗，目前取得了一定的治疗效果。对于病变巨大、侵犯食管全层的患者，在化疗时应高度警惕是否发生食管瘘，注意流质饮食，防止剧烈呕吐，做好预防工作。

对于食管T细胞淋巴瘤的治疗主要是根据病理类型不同选择不同的方案，如惰性T细胞淋巴瘤，早期治疗并不能改善生存。Perry AM等报道10例累及消化道的惰性T细胞淋巴瘤，并没有进行治疗，中位随访38个月后有9例患者存活，1例患者疾病自发缓解，避免了不必要的治疗和过度治疗。但是侵袭性的食管T细胞淋巴瘤患者总体预后很差，应该选用积极的治疗方案，必要时联合自体或异基因造血干细胞移植。

食管淋巴瘤是一种少见的疾病，多由胃肠道淋巴瘤累及食管，或为全身性淋巴瘤侵犯食管，常易误诊，食管原发性淋巴瘤的发病率更低。最常见的病理类型是黏膜相关淋巴组织淋巴瘤，目前临床发现很多套细胞淋巴瘤往往也合并有食管的侵犯，同时也有各种少见类型的食管淋巴瘤。治疗上首先根据病理类型和Ann Arbor分期结合其他危险因素选择手术、化疗和放疗等方案。

（许　载）

第六节　食管恶性黑色素瘤

一、概　　述

原发性食管恶性黑色素瘤（primary malignant melanoma of esophagus，PMME）罕见，年龄调整发病率约为0.03/10万。自最初发现PMME以来，全世界已发表的资料中PMME超过400例。综合既往资料显示，PMME占原发性食管恶性肿瘤的0.1%～0.2%，PMME属于黏膜黑色素瘤，高度恶性，多发于男性，常见发病部位为食管下段。

二、发病机制和病理特征

PMME是一类起源于黏膜黑色素细胞的高度恶性肿瘤。病因仍不明确，与过度暴露于紫外线无关，可能的因素包括吸烟、食管炎性病变及家族史。PMME最常见的大体类型是息肉型，其次为蕈伞型、隆起型和腔内型。其他少见大体类型分别为溃疡型、髓质型。PMME病理学检查在镜下可见大小不一的黑色素瘤细胞，细胞呈多边形或梭形，瘤细胞呈巢状、条索状排列，细胞质内可见黑色素颗粒，可侵入黏膜下层。免疫组化是鉴别黑色素瘤的主要手段，S-100蛋白、HMB-45和波形蛋白（vimentin）三个指标对恶性黑色素瘤诊断具有特异性。另外，已有原发性食管无色素恶性黑色素瘤（PAMME）的病例报道，PAMME罕见。

三、临床表现

PMME患者的临床表现与食管癌相似，多为进食不畅和胸骨后疼痛等，缺乏特异性。由于多数原发性食管恶性黑色素瘤质软，因此早期梗阻症状不明显，不易诊断，发现时多为晚期。

四、诊断、治疗和预后

PMME主要依靠内镜检查及活检，内镜下表现为边界清、伴有色素沉着的隆起，部分可被覆正常的黏膜，很少伴有溃疡；隆起以黑色为主，但也表现为灰白色或其他颜色。近年由于PET/CT的出现，借助恶性黑色素瘤对氟代脱氧葡萄糖的高浓聚性，实现了较为理想的全身成像，对于术前评估、术后复发和转移的监测有重要参考价值，优于其他影像学检查；但费用较高，似乎限制了其在临床上的应用。

目前PMME治疗没有明确的指南或标准的策略。PMME治疗可以参照黏膜黑色素瘤的治疗。可手术切除者，建议行原发灶完整切除术（若临床或影像学可见区域淋巴结转移，同时行区域淋巴结清扫术）。术后可以给予辅助化疗，也可使用大剂量干扰素、免疫治疗和靶向治疗，但是化疗的疗效不佳。不可切除或晚期食管黑色素瘤可给予化疗联合抗血管生成药物或其他靶向治疗。PD-1单抗类药物可用于治疗恶性黑色素瘤，同样可用于PMME治疗。Ito S等采用纳武利尤单抗（一种PD-1抑制剂）有效治疗1例81岁的复发性PMME女性患者，患者被确诊为PMME后，接受了食管切除术和淋巴结清扫术，同时进行了胃管重建。但患者于术后4个月出现多发淋巴结和骨转移，随后给予纳武利尤单抗（240mg，每2周1次）治疗。给予8次后，肿瘤明显缩小，随后又给予30次治疗，维持疾病稳定。未观察到免疫治疗相关的严重不良事件。Tsukamoto R等采用免疫抗体类药物治疗1例74岁PAMME患者。首先内镜检查发现食管胃结合部肿瘤，给予根治性手术+淋巴结清扫术。术后经免疫组化染色确诊为PAMME。患者术后4个月发生多发性肝转移，先接受7个周期的纳武利尤单抗单药治疗，随后又接受了2个周期的纳武利尤单抗联合伊匹单抗治疗，获得了完全缓解。上述两个病例，说明免疫抗体类药物具有改善PAMME预后的潜力。

除上述治疗外，细胞治疗也在食管黑色素瘤患者进行了尝试。Ueda Y等利用LAK细胞与MAGE-1和MAGE-3相关多肽冲击的DC疫苗治疗了2例PMME患者。患者均曾接受了食管癌根治术及术后辅助治疗（达卡巴嗪+尼莫司汀+长春新碱+ IFN-α），其中1例患者术后21个月出现腹部淋巴结转移，接受LAK细胞和DC治疗后，病情稳定达5个多月；另外1例患者在辅助化疗结束后立即接受了免疫治疗，治疗后16个月未见肿瘤复发，术后49个月时仍存活。

Sun H等对17例中国PMME患者的研究显示，PMME的预后较差。TNM分期与PMME的预后显著相关，分期越晚，预后越差。临床上PMME容易误诊，术后远处转移率较高，也是导致预后较差的因素。早期发现及行食管切除术伴淋巴结清扫术有助于延长PMME患者总体生存时间。以规范手术为主的综合治疗可能有助于延长患者的生存时间。另外，与其他消化道恶性黑色素瘤相比较，PMME的预后较差。

（于伟勇）

参 考 文 献

高计林，李新英，史尚义，等，2008. 食管肉瘤样癌14例临床分析. 河北医药，30（5）：622.

黄建峰，俞明锋，周鑫官，等，2000. 食管平滑肌肉瘤10例临床分析. 南京医科大学学报：自然科学版，20（1）：72-73.

江定，2009. 食管癌肉瘤影像学表现与病理对照分析. 肿瘤基础与临床，22（5）：426-427.

李梅，林志雄，2013. 食管同时性多原发癌患者临床特征及预后分析. 肿瘤研究与临床，25（6）：382-384，392.

栗安刚，2011. 13例食管肉瘤样癌临床病理分析. 肿瘤基础与临床，24（3）：244.

刘连科，孙婧，邵明雯，等，2014. 食管癌合并胃间质瘤患者的临床病理分析（附14例报告）. 南京医科大大学报：自然科学版，34（5）：699-671.

王墨飞，高克明，于好，等，2011. 肛管直肠恶性黑色素瘤的临床分析. 中华胃肠外科杂志，14（5）：387.

王倩，张明君，冯桂建，等，2013. 食管多原发癌20例临床分析. 中华医学杂志，93（6）：449-451.

文珍，张彦秋，吴蓉，等，2021. 首发为食管鳞癌的多原发癌患者临床特征及生存分析. 中国应用生理学杂志，37（4）：407-414.

吴云飞，曾培元，江绪明，等，2016. 食管巨大脂肪肉瘤1例. 中华胸心血管外科杂志，32（8）：505.

易昌盛，岳鹏，胡文腾，等，2021. 手术切除食管巨大脂肪肉瘤1例. 临床肿瘤学杂志，26（7）：670-672.

张百华，杨文静，王永岗，等，2012. 食管癌肉瘤临床特点及外科治疗预后分析. 中华外科杂志，50（3）：256-259.

张昌明，张铸，吴明拜，2000. 食管血管外皮细胞肉瘤1例. 新疆医学，30（1）：56.

张毅勋，李耀平，毛光华，等，2015. 消化道同时性多原发黑色素瘤一例. 中华消化外科杂志，14（10）：863-865.

中华人民共和国国家卫生健康委员会，2022. 黑色素瘤诊疗指南（2022年版）. [2022-12-31]. http：// www. nhc. gov. cn/yzygj/s2911/202204/a0e67177df1f439898683e1333957c74/files/58f7070620874d608e72a 3f737330777. pdf.

朱玉春，周伟，王建良，等，2010. 食管癌肉瘤1例. 中国临床医学影像杂志，21（2）：148-149.

Bernardi D，Ferrari D，Siboni S，et al.，2020. Minimally invasive approach to esophageal lipoma. J Surg Case Rep，2020（7）：rjaa123.

Bisceglia M，Perri F，Tucci A，et al.，2011. Primary malignant melanoma of the esophagus：a clinicopathologic study of a case with comprehensive literature review. Adv Anat Pathol，18（3）：235-252.

Brett CL，Miller DH，Jiang L，et al.，2016. Dedifferentiated liposarcoma of the esophagus：a case report and selected review of the literature. Rare Tumors，8（4）：6791.

Carnovale RL，Goldstein HM，Zornoza J，et al.，1977. Radiologic manifestations of esophageal lymphoma. AJR Am J Roentgenol，128（5）：751-754.

Chen D，Fan N，Mo J，et al.，2019. Multiple primary malignancies for squamous cell carcinoma and adenocarcinoma of the esophagus. J Thorac Dis，11（8）：3292-3301.

Fernandez Manso B，Barrio Torres J，Martinez Escribano B，et al.，2021. MALT lymphoma and eosinophilic oesophagitis：incidental finding—review of possible factors influencing the aetiopathogenesis of eosinophilic oesophagitis. BMJ Case Rep，14（3）：e239980.

Ferrari D，Bernardi D，Siboni S，et al.，2021. Esophageal lipoma and liposarcoma：a systematic review. World J Surg，45（1）：225-234.

Hu RH，Sun WL，Zhao H，et al.，2016. Rituximab combined with EPOCH regimen for treatment of diffuse large B cell lymphoma of the gastrointestinal tract：analysis of 4 cases. Nan Fang Yi Ke Da Xue Xue Bao，36（9）：1291-1294.

Ishida M，Mochizuki Y，Saito Y，et al.，2013. CD8（+）mycosis fungoides with esophageal involvement：a case report. Oncol Lett，5（1）：73-75.

Ito R，Kadota T，Murano T，et al.，2021. Clinical features and risk factors of gastric cancer detected by esophagogastroduodenoscopy in esophageal cancer patients. Esophagus，18（3）：621-628.

Ito S，Tachimori Y，Terado Y，et al.，2021. Primary malignant melanoma of the esophagus successfully treated with nivolumab：a case report. J Med Case Rep，15（1）：237.

Iwanuma Y，Tomita N，Amano T，et al.，2012. Current status of primary malignant melanoma of the esophagus：clinical features，pathology，management and prognosis. J Gastroenterol，47（1）：21-28.

Iwasaki K，Ota Y，Yamada E，et al.，2020. Primary malignant melanoma of the esophagus with multiple lymph node metastases：a case report and literature review. Medicine（Baltimore），99（22）：e18573.

Ji F，Xu YM，Xu CF，2009. Endoscopic polypectomy：a promising therapeutic choice for esophageal carcinosarcoma. World J Gastroenterol，15（27）：3448-3450.

Kanamori K，Kurita D，Hirano Y，et al.，2022. Does synchronous early head and neck cancer with esophageal cancer need treatment after preoperative chemotherapy? Gen Thorac Cardiovasc Surg，70（3）：280-284.

Leventaki V，Manning JT Jr，Luthra R，et al.，2014. Indolent peripheral T-cell lymphoma involving the gastrointestinal tract. Hum Pathol，45（2）：421-426.

Malik AO，Baig Z，Ahmed A，et al.，2013. Extremely rare case of primary esophageal mucous associated lymphoid tissue lymphoma. World J Gastrointest Endosc，5（9）：446-449.

Mege D，Depypere L，Piessen G，et al.，2018. Surgical management of esophageal sarcoma：a multicenter European experience. Dis Esophagus，31（3）：dox146.

Ohmori M，Ishihara R，Morishima T，et al.，2021. Excessive risk of second-cancer incidence and cancer mortality in patients with esophageal cancer. J Gastroenterol，56（5）：434-441.

Perry AM，Warnke RA，Hu Q，et al.，2013. Indolent T-cell lymphoproliferative disease of the gastrointestinal tract. Blood，122（22）：3599-3606.

Saito M，Mori A，Irie T，et al.，2010. Endoscopic follow-up of 3 cases with gastrointestinal tract involvement of mantle cell lymphoma. Intern Med，49（3）：231-235.

Santra G，2010. Oesophageal involvement in mantle cell lymphoma. Singapore Med J，51（12）：e201-e203.

Scherübl H，Steinberg J，Schwertner C，et al.，2008. Coincidental squamous cell cancers of the esophagus，head，and neck：risk and screening. HNO，56（6）：603-608.

Shen KH，Chen CJ，Yen HH，2012. Multiple polyposis of the esophagus：mantle cell lymphoma. Clin Gastroenterol Hepatol，10（8）：e65.

Slaughter DP，Southwick HW，Smejkal W，1953. Field cancerization in oral stratified squamous epithelium；clinical implications of multicentric origin. Cancer，6（5）：963-968.

Steevens J，Schouten LJ，Goldbohm RA，et al. 2010. Alcohol consumption，cigarette smoking and risk of subtypes of oesophageal and gastric cancer：a prospective cohort study. Gut，59（1）：39-48.

Sun H，Gong L，Zhao G，et al.，2018. Clinicopathological characteristics，staging classification，and survival outcomes of primary malignant melanoma of the esophagus. J Surg Oncol，117（4）：588-596.

Takemoto K，Shiozaki A，Fujiwara H，et al.，2013. Esophageal carcinosarcoma treated with surgery and chemoradiotherapy—a report of 4 cases. Gan To Kagaku Ryoho，40（12）：2106-2108.

Tanjak P，Suktitipat B，Vorasan N，et al.，2021. Risks and cancer associations of metachronous and synchronous multiple primary cancers：a 25-year retrospective study. BMC Cancer，21（1）：1045.

Tsujii Y，Nishida T，Kato M，et al.，2013. Mucosa-associated lymphoid tissue（MALT）lymphoma of the esophagus. Dis Esophagus，26（3）：349-350.

Tsukamoto R，Ihara H，Takase M，et al.，2021. Immunotherapy against esophageal primary amelanotic malignant melanoma relapse. J Surg Case Rep，2021（10）：rjab393.

Tsuyama S，Kohsaka S，Hayashi T，et al.，2021. Comprehensive clinicopathological and molecular analysis of primary malignant melanoma of the oesophagus. Histopathology，78（2）：240-251.

Ueda Y，Shimizu K，Itoh T，et al.，2007. Induction of peptide-specific immune response in patients with primary malignant melanoma of the esophagus after immunotherapy using dendritic cells pulsed with MAGE peptides. Jpn J Clin Oncol，37（2）：140-145.

van de Ven SEM，de Graaf W，Bugter O，et al.，2021. Screening for synchronous esophageal second primary tumors in patients with head and neck cancer. Dis Esophagus，34（10）：doab037.

Wang L，Lin Y，Long H，et al.，2013. Esophageal carcinosarcoma：a unique entity with better prognosis. Ann Surg Oncol，20（3）：997-1004.

Wen D，Wen J，Zou W，et al.，2020. Site-specific variation in familial cancer as suggested by family history，multiple primary cancer，age at onset，and sex ratio associated with upper，middle，and lower third esophageal and gastric cardia carcinoma. Front Oncol，10：579379.

Xu X，Xu Y，Wang J，et al.，2019. The controversy of esophageal carcinosarcoma：a case report and brief review of literature. Medicine（Baltimore），98（10）：e14787.

Yoshida N，Tamaoki Y，Baba Y，et al.，2016. Incidence and risk factors of synchronous colorectal cancer in patients with esophageal cancer：an analysis of 480 consecutive colonoscopies before surgery. Int J Clin Oncol，21（6）：1079-1084.

Zeng C，Cheng J，Li T，et al.，2020. Efficacy and toxicity for CD22/CD19 chimeric antigen receptor T-cell therapy in patients with relapsed/refractory aggressive B-cell lymphoma involving the gastrointestinal tract. Cytotherapy，22（3）：166-171.

Zhang BH，Yang WJ，Wang YG，et al.，2012. Clinical manifestation and prognosis of the surgical treatment of esophageal carcinosarcoma. Zhonghua Wai Ke Za Zhi，50（3）：256-259.

Zhang BH，Zhang HT，Wang YG，2014. Esophageal leiomyosarcoma：clinical analysis and surgical treatment of 12 cases. Dis Esophagus，27（6）：547-551.

Zheng J，Mo H，Ma S，et al.，2014. Clinicopathological findings of primary esophageal malignant melanoma：report of six cases and review of literature. Int J Clin Exp Pathol，7（10）：7230-7235.

Zheng Y，Cong C，Su C，et al.，2020. Epidemiology and survival outcomes of primary gastrointestinal melanoma：A SEER-based population study. Int J Clin Oncol，25（11）：1951-1959.

第二十九章

食管良性肿瘤

食管良性肿瘤是来源于食管黏膜上皮或非上皮，以及其他少见异位组织的一大类良性肿瘤，临床较为少见，包括食管平滑肌瘤、食管乳头状瘤、食管脂肪瘤、食管血管瘤、食管淋巴管瘤、食管颗粒细胞瘤等多个组织学亚型。

一、流行病学与病因学

食管良性肿瘤并不常见，不超过食管肿瘤的1%。国内一项大样本回顾性研究报道，1973年1月至2015年1月期间共249 246例食管肿瘤患者。其中，食管良性肿瘤1058例，占食管肿瘤的0.42%；男女比例相当，其中男性544例，年龄（50±11）岁，女性514例，年龄（52±11）岁。其中，食管平滑肌瘤最常见，占84.50%，其次为乳头状瘤（6.90%），腺瘤最少（0.38%）。平滑肌瘤、间质瘤、神经纤维瘤以男性为主；脂肪瘤、颗粒细胞瘤、神经鞘瘤和血管瘤以女性为主，其中5例错构瘤全部发生于女性。平滑肌瘤、乳头状瘤、间质瘤和神经鞘瘤好发部位为中段，脂肪瘤以下段为主，错构瘤好发于上段。

食管良性肿瘤由于发病率低，多为个案或小样本报道，故其病因学与发病机制多不十分明确。

二、分　　类

美国学者Nemir P等根据组织来源或肿瘤所在部位将食管良性肿瘤进行如下分类。

1. 根据组织来源分类

（1）食管黏膜上皮性肿瘤：①鳞状上皮来源，如乳头状瘤、囊肿；②腺上皮来源，如腺瘤、息肉。

（2）非上皮性肿瘤：①肌瘤，如平滑肌瘤、纤维肌瘤、脂肪肌瘤、纤维瘤；②血管来源，如毛细血管瘤、淋巴管瘤；③中胚叶及其他肿瘤，如网织内皮瘤、脂肪瘤、黏液纤维瘤、巨细胞瘤、神经纤维瘤、骨软骨瘤。

（3）异位组织：来源于先天性异位组织的肿瘤，如胃黏膜、皮脂腺、胰腺、甲状腺结节、粒性成肌细胞瘤等。

2. 根据肿瘤所在部位分型

（1）黏膜内型：此类肿瘤发生于食管黏膜或黏膜下层组织，向食管腔内生长，部分有蒂，包括食管息肉、腺瘤、乳头状瘤等。

（2）黏膜外型：肿瘤发生于黏膜外，向食管外围发展，常见的为平滑肌瘤、囊肿。

三、临床表现与诊断

大多数食管良性肿瘤位于胸段食管的中下部，颈段食管肿瘤较少见。食管良性肿瘤的共同特点是生长缓慢，病程长，肿瘤较小者一般无症状。食管腔内肿瘤比壁内肿瘤更容易出现症状性梗阻，部分患者伴有消化功能下降，包括食欲缺乏、反胃、嗳气、恶心和呕吐等，症状多无特异性。瘤体较大时可出现疼痛，表现为各种各样的胸骨后、剑突下或上腹部钝性隐痛不适、饱胀感和压迫感，疼痛可放射到后背部和肩部，与饮食无关。肿瘤向管壁外生长，压迫邻近组织，可诱发胸闷、胸痛、咳嗽、呼吸困难等。发生在食管上段者，可有肿物反流至口咽，致哽噎及窒息。肿瘤发生溃疡引起疼痛或出血，少数食管血管瘤可出现致死性大出血。总结临床表现大致分为五类，即无症状、腔内生长受阻、壁外肿瘤压迫邻近组织、带蒂肿瘤反流、溃疡出血。

X线食管造影、内镜、超声内镜检查有助于了解食管黏膜情况、食管蠕动、病变大小、形态、组织起源等，CT、MRI检查亦有重要的鉴别意义，特别是判断肿瘤局部侵袭性、有无周围组织浸润。组织病理学检查对诊断具有重要意义，黏膜下肿物活检应慎重，因病变表面覆盖正常黏膜，有时即使深凿活检也不易发现病变，因此多主张行内镜下切除全部肿瘤活检或剥离切除后活检以确定病变性质。确诊需依据镜下组织细胞形态学表现、免疫组化及分子水平的检测，一些特殊的染色和电镜检测亦有助于辅助诊断。

1. 食管平滑肌瘤　是最常见的食管良性肿瘤，多位于食管中下段，是界限清楚的食管壁内肿瘤，通常为单发，多发少见，多数起自食管壁肌层，少部分起自黏膜肌层及血管壁肌层，缓慢生长，囊变、坏死少见。X线钡餐检查目前仍然是诊断食管平滑肌瘤的主要和首选检查方法。X线造影常见如下改变：①管腔圆形或椭圆形充盈缺损，边缘锐利，肿瘤附近及对侧管壁柔软，缩张自如。②由于肿瘤突向腔内，黏膜皱襞被展平，管腔变扁增宽，钡剂通过病变部位时表现为较四周浅薄，形成"涂抹征"或"瀑布征"，不规则的肿瘤可使黏膜呈轻度螺旋状扭曲，黏膜皱襞粗细不均，但黏膜无破坏。③较大的肿瘤，尤其是凸向管壁外的，可见与食管腔内充盈缺损相一致的肿块阴影。X线造影敏感性高，但是对食管壁间及食管周围情况难以判断。CT检查有利于食管壁间及食管周围情况的判断，MRI检查对黏膜、周围脂肪间隙的判断具有明显优势。内镜下，食管平滑肌瘤多为单发，肿瘤直径为1～17cm，通常为5～10cm，多位于食管腔内一侧侧壁，为半圆形、椭圆形或结节状不规则肿物，表面黏膜完整光滑，正常黏膜皱襞消失，黏膜内血管清晰可见。需要注意的是，常规内镜很难区分食管平滑肌瘤和黏膜下病变，超声内镜检查（EUS）在食管平滑肌瘤的诊断上具有重要价值。另外，由于老年食管平滑肌瘤患者的诊断和治疗与非老年患者不同，EUS可以为老年患者的治疗提供科学合理的方法。另外，内镜、EUS和影像学检查对于区分食管平滑肌瘤和其他食管病变及排除恶性肿瘤的风险至关重要。

病理学表现为分化良好的平滑肌细胞，呈长梭形，胞核也呈梭形，无间变，无核分裂象。瘤细胞呈束状交织，呈旋涡状、栅栏状排列，束间可有纤维组织和毛细血管网。结合免疫组化及分子生物学方法，可区分食管平滑肌瘤、间质瘤及少见的神经源性肿瘤。

2. 食管乳头状瘤　少见，又称食管鳞状细胞乳头状瘤，女性多见，发病与年龄无明显相关性。儿童罕见，发生率估计约为0.08%。食管乳头状瘤发生于食管鳞状上皮细胞，有学者认为食管黏膜慢性损伤和HPV感染可能是其主要诱因。病变较小，多见于食管中下段，常为单发，直径多为1.0cm之内疣状物。内镜下观察呈白色乳头或息肉样隆起，表面颗粒样不平，色不红，质软稍脆。超声内镜显示局限于食管鳞状上皮层内，但若病变进展至黏膜下层，应考虑浸润癌可能。病理学主要表现为鳞状上皮乳头状增生，分化成熟，中央可见血管结缔组织组成的中心轴，部分上皮内可见挖空细胞，无异型增生，需注意与食管息肉、白斑、鳞状上皮增生、炎性增生、乳头状癌等相鉴别。

3. 食管囊肿　罕见，文献报道食管疾病手术6785例，其中食管囊肿8例，占0.12%。大多数食管囊肿在儿童早期被诊断，少数可出现在成人中。食管囊肿是附着于食管一侧壁，具有和消化道某一部分相同组织形态，呈囊状的空腔结构。囊肿的形态多为圆形、椭圆形，多见于食管中下段，可位于食管壁内，亦可与食管相毗邻或远离食管，靠纤维索和食管相连。多数食管囊肿在食管壁内肌层和黏膜层之间，与食管肌层、食管黏膜层无紧密粘连，并与食管腔不相通，囊肿内充满巧克力色或白色黏液。如果囊内衬上皮主要为胃上皮，其分泌的胃酸可引起囊壁出血、溃疡、穿孔。近年国内学者一般将食管囊肿分为三类：①重复畸形囊肿；②包涵囊肿；③潴留囊肿。其中前两类为先天性，通常认为系胚胎时期前肠发育畸形所致；而食管潴留囊肿一般为后天性，多与慢性食管炎有关，系食管壁腺管阻塞后分泌液积聚而成。CT在区分食管囊肿与其他疾病方面有其独特优势，因囊肿的CT值和水的密度基本一致，依此可以区分肿物是囊性或实质性或脂肪性或血管性，增强后不会强化，超声内镜在区分肿物是囊性或实性上亦有较高的分辨率。镜下，囊肿多有完整包膜，与周围组织轻度粘连，容易分离，囊壁内衬可为非角化上皮、胃肠黏膜上皮、假复层纤毛柱状上皮或立方上皮。

4. 食管血管瘤　罕见，占食管良性肿瘤的2%～4%。临床上多无症状，偶有间歇性出血，少数可出现大出血。血管瘤由大量新生血管构成，按组织结构分为毛细血管瘤、海绵状血管瘤和混合型血管瘤等。X线造影、CT平扫对食管血管瘤诊断无特异性，血管瘤无坏死，CT增强扫描呈明显强化。内镜下，食管局部黏膜隆起呈结节状或分叶状，黏膜下见紫蓝色包块，有时如蚯蚓样屈曲，与静脉曲张不易鉴别，忌活检，以免引起大出血。超声内镜显示为起源于黏膜下层的无回声结构，边界清晰。确诊需组织病理学检查，其典型病理学特征为大小不等的毛细血管呈小叶状增生，基质水肿，松散水肿的纤维组织中含有丰富的扩张毛细血管。

食管海绵状血管瘤是一种罕见的良性肿瘤，通常无临床症状，是偶然发现的。少部分患者可表现为出血、吞咽困难。由于内镜和影像学特征均为非特异性，需要进行组织病理学检查以确定诊断和给予合适的治疗。

5. 食管脂肪瘤　罕见，占消化道良性肿瘤的0.4%。有文献报道，食管脂肪瘤通常发生在颈段和食管上段，男性多见。内镜下，可见食管管壁有灰黄色或黄色肿物，呈卵圆形或圆形，多为单发，表面光滑，一般无蒂，被覆正常黏膜，偶尔中心见溃疡，质软，活检钳触之有压迹或有弹性感。超声内镜显示均匀的高回声病灶，边缘光滑。CT检查可见食管内边界清楚、密度均匀且与脂肪密度相近的占位性病变。显微镜下见肿瘤由密集而成熟的脂肪细胞所组成。

6. 食管淋巴管瘤 罕见，是一种黏膜下肿瘤，由增生的淋巴管构成，内含淋巴液，淋巴管可呈囊性扩张并相互融合。食管淋巴管瘤病因不明，一般认为该病为先天性，起源于胚胎期异常淋巴组织，可能与淋巴管梗阻、淋巴管内皮细胞增生和淋巴管扩张有关，也可能是由先天性淋巴组织异位所致。食管淋巴管瘤多见于成人，中位年龄55岁，男性多见，多为单发。根据临床表现，食管淋巴管瘤分为4种类型：毛细淋巴管瘤、海绵状淋巴管瘤、囊状淋巴管瘤、蔓状淋巴管瘤。上消化道造影对该病的诊断意义不大。淋巴管瘤CT上可呈脂肪密度、水样密度或软组织密度影，增强扫描无明显强化，或仅囊壁及分隔轻度强化。淋巴管瘤在组织间隙中的"爬行性生长"是其最具特征性的表现，内镜下可见肿块向食管腔内突起，呈苍白色或粉红色，表面光滑，覆正常黏膜，食管淋巴管瘤的典型超声表现为蜂窝状或网格状多微囊回声，病变可累及黏膜下层和固有层。组织病理学可见局部增生扩张的薄壁淋巴管，大小不一，其内充以淋巴液，周围可见淋巴细胞聚集。免疫组化检测，淋巴管内皮细胞D2-40阳性、因子Ⅷ阴性，可确定淋巴管瘤的诊断。在诊断食管淋巴管瘤时，应与其他黏膜下肿瘤相鉴别。

7. 食管颗粒细胞瘤 又称为Abrikossoff瘤，罕见，是一种具有恶性潜能的食管良性肿瘤，因其细胞质充满分布均匀的嗜酸性颗粒而得名。目前多认为其来源于施万细胞（Schwann细胞）分化的神经鞘膜细胞或外周神经。故也有学者认为，食管癌颗粒细胞瘤是良性的神经外胚层源性肿瘤。5%～8%的颗粒细胞瘤发生在胃肠道，其中1/3发生于食管。极少数食管颗粒细胞瘤可以发生恶性转化。Nojkov B等认为食管颗粒细胞瘤与嗜酸细胞性食管炎可能存在相关性，并且存在共同的病理生理联系，但这种相关性有待进一步研究。

内镜检查是诊断该病的主要方法，内镜下可见食管管壁边界清楚的淡黄色黏膜隆起，直径多在0.5～2.0cm，质硬，可随黏膜同步滑动，最常见的部位是食管下段，多为单发。超声内镜下，食管颗粒细胞瘤以低回声为主，病变边界清晰，内部回声均匀，病变主体位于黏膜下层，但与黏膜层分界不清，与固有肌层分界一般较好。组织病理上可见瘤细胞大，呈圆形、卵圆形、梭形，胞质内含有大量嗜酸性颗粒，胞核小，瘤细胞有密集成巢或条索状结构，瘤细胞质内颗粒PAS阳性，细胞S-100表达阳性。

8. 食管错构瘤 罕见，指食管组织中先天局限性发育畸形导致的类瘤样肿块，非真性肿瘤，其组织发生起源于原始间充质细胞或干细胞。食管错构瘤成人多见，年龄中位数为31.3岁，男女之比为3∶1，病变多位于食管上段。超声内镜下，病灶呈不均质低回声，中间有少许血流信号，固有基层增厚明显，外膜边缘粗糙等。CT检查病灶呈类圆形或椭圆形，边缘光滑、无毛刺，可见浅分叶，其内多混杂着脂肪密度及结节样钙化影。病理学可见肿瘤组织由纤维结缔组织、脂肪、淋巴组织及血管等构成，分化较好。极少数错构瘤中部分区域可出现良性转变为恶性的细胞形态学及核型变化。

9. 食管纤维血管性息肉 罕见，是指在食管黏膜表面长出的赘生物，多见于老年男性，病变多位于下咽或食管上段。临床症状无特异性，极少数息肉会发生恶变而形成溃疡，引起呕血、黑便等。钡剂造影多表现为光滑、腊肠状腔内充盈缺损。CT上表现为食管腔内占位，因所含纤维及脂肪组织比例不同而可显示不同的CT值，有时在增强CT上可见到息肉内部由蒂部发出的营养血管。MRI检查有助于确定肿瘤的起源。内镜下，食管息肉多为单发，向腔内生长，可有很长的蒂，呈长条状，表面覆盖正常食管黏膜组织。组织学上，它们是起源于食管黏膜下层的息肉样结构，含有纤维、脂肪和血管组织的混合物，表面覆以鳞状上皮。

10. 食管神经纤维瘤　罕见，食管神经纤维瘤是以神经鞘细胞和成纤维细胞为主要成分的食管良性肿瘤。神经纤维瘤可能与遗传性疾病有关，有三种类型：局限性神经纤维瘤、弥漫性神经纤维瘤和丛状神经纤维瘤，食管神经纤维瘤多为孤立局限型。其可发生于任何年龄，无明显性别差异，病灶多位于食管中上段。食管神经纤维瘤症状与影像学表现无特异性，影像诊断局限型食管神经纤维瘤通常有困难，病理学上可见肿瘤由伴有胶原纤维的梭形细胞组成。神经纤维瘤术前诊断困难，需要经过组织病理学确诊。

11. 食管神经鞘瘤　罕见，目前认为病变为起源于神经鞘膜中的施万细胞的良性肿瘤。不同于神经纤维瘤，神经鞘瘤家族相关性罕见。食管神经鞘瘤可发生于任何年龄，无明显性别差异，好发于食管中上段，其临床症状与影像学表现无特异性。食管神经鞘瘤发自食管周围神经丛，迷走神经最常见。镜下特征为外周淋巴细胞袖套、梭形瘤细胞和良性核异型性，免疫组化可见肿瘤细胞S-100表达阳性，这是施万细胞的一个特征性标志。食管神经鞘瘤通过术后的组织病理学确诊，及时手术切除对食管神经鞘瘤的预后很重要。

12. 食管腺瘤　罕见，文献报道食管腺瘤仅占食管良性肿瘤的0.38%，可发生于任何年龄，临床表现无特异性。内镜下，食管腺瘤可表现为圆形、椭圆形或马蹄形黏膜下隆起性病变，呈广基息肉样或带蒂息肉生长，超声内镜通常表现为低回声且边界清楚，病变可在内镜下切除。病理学上，食管腺瘤系来源于食管黏膜和黏膜下腺导管，与食管腺分泌导管的上皮极为相似，为具有双层柱状上皮排列的管状和乳头状结构，周围由增生的淋巴组织围绕，边界清楚，没有明显的细胞学异型性和有丝分裂。

四、治疗与预后

食管良性肿瘤由于发病率低，多为个案报道，治疗尚未达成共识，较小者可随诊观察。治疗上一般进行局部肿瘤切除，切除方法主要取决于肿瘤所在部位、大小、黏膜是否粘连固定及是否累及贲门，临床上最常采用的是肿瘤剜除术，或内镜下治疗，如EMR、ESD，较大者可考虑外科手术切除。另外，电视辅助胸腔镜手术（VATS）和机器人辅助胸腔镜手术（RATS）亦较多应用于临床，具有创伤小的优点，与手术疗效相当。

食管良性肿瘤术后一般很少复发，预后良好。但亦有报道，极少数食管良性肿瘤可发生恶变。食管乳头状瘤偶有恶变报道，食管颗粒细胞瘤具有一定的恶变潜能，食管平滑肌瘤的恶变率为0.24%～3.3%。食管神经鞘瘤直径4cm以上者应注意潜在恶性可能。虽然食管错构瘤非真性肿瘤，亦有在极偶然情况下发生癌变的。笔者认为，食管良性肿瘤即使病变较小，尚无明显临床症状，但多数呈缓慢生长，迟早可能出现症状，所以一经发现，建议给予适当的局部切除治疗，既可明确诊断，又可避免其潜在恶变可能。

（李　薇）

参 考 文 献

蔡岳华，祁衡，1992.食管错构瘤恶变一例.铁道医学，20（3）：188.

韩渭丽，汤萨，姬玲粉，等，2016.1058例食管良性肿瘤临床病理特征.中国肿瘤临床，43（10）：424-428.

贾卓奇，李新举，梁景仁，2013.巨大食管神经鞘瘤1例报道.西安交通大学学报（医学版），34（1）：138.

姜维，王拥军，2016.食管纤维血管性息肉诊断及治疗研究进展.中华医学杂志，96（42）：3434-3436.

雷军强，高明太，王文辉，等，2002.食管囊肿.中国医学影像技术，18（6）：611.

连海英，朱砚，毛志勇，等，2012.食管淋巴管瘤一例.中华胃肠外科杂志，15（9）：888.

刘辉，王芳薇，2015.中国食管乳头状瘤临床特点分析.临床荟萃，30（3）：241-246.

刘鹏，张迎，霍成存，等，2017.食管平滑肌瘤的钡餐造影、CT及MRI影像学特点分析.转化医学杂志，6（4）：225-228.

刘文文，肖飞，于莲珍，等，2014.中国食管血管瘤临床特点及治疗48例.世界华人消化杂志，22（23）：3464-3469.

陆银萍，徐家兔，刘平，等，2015.食管入口脂肪瘤一例.中华耳鼻咽喉头颈外科杂志，50（12）：1041-1042.

骆定海，叶丽萍，毛鑫礼，等，2103.食管淋巴管瘤的临床特点及诊治分析.中华消化内镜杂志，30（11）：648-649.

潘国宗，曹世植，1994.现代胃肠病学.北京：科学出版社：746-749.

许成辰，张敏，李剑钢，等，2019.食管黏膜下腺导管腺瘤一例并文献复习.中华消化杂志，39（12）：881-883.

张芳，徐永红，闫领，等，2016.食管颗粒细胞瘤的研究进展.世界华人消化杂志，24（17）：2647-2653.

张勤，2003.8例先天性食管囊肿的诊治体会.江苏医药，29（7）：551.

张小文，杨劼，古卫权，等，2018.胸、腹腔镜联合治疗食管巨大神经鞘瘤1例.中国微创外科杂志，18（6）：572-573.

张效公，2005.食管贲门外科学.北京：中国协和医科大学出版社：288-289.

朱振，朱海杭，刘丹，等，2016.内镜黏膜下剥离术切除食管血管瘤二例并文献复习.中华临床医师杂志（电子版），10（17）：2634-2638.

Andrade Jde S，Bambirra EA，Oliveira C，et al.，1987. Granular cell tumor of the esophagus：a study of seven cases diagnosed by histologic examination of endoscopic biopsies. South Med J，80（7）：852-854.

Arizono E，Tajima Y，Yoshimura M，et al.，2021. Giant esophageal hemangioma diagnosed by ^{99m}Tc-HSA-D scintigraphy following equivocal CT，MRI，and endoscopy. Radiol Case Rep，16（5）：1023-1027.

Benchekroun Z，Akammar A，Bennani H，et al.，2021. Atypical esophageal granular cell tumor：case report. Radiol Case Rep，16（12）：3995-3999.

Bohn OL，Navarro L，Saldivar J，et al.，2008. Identification of human papillomavirus in esophageal squamous papillomas. World J Gastroenterol，14（46）：7107-7111.

Cheng Y，Zhou X，Xu K，et al.，2019. Esophageal lymphangioma：a case report and review of literature. BMC Gastroenterol，19（1）：107.

Choong CK，Meyers BF，2003. Benign esophageal tumors：introduction，incidence，classification，and clinical features. Semin Thorac Cardiovasc Surg，15（1）：3-8.

Feldman J, Tejerina M, Hallowell M, 2012. Esophageal lipoma: a rare tumor. J Radiol Case Rep, 6(7): 17-22.

Ha C, Regan J, Cetindag IB, et al., 2015. Benign esophageal tumors. Surg Clin North Am, 95(3): 491-514.

Harada O, Ota H, Katsuyama T, et al., 2007. Esophageal gland duct adenoma: immunohistochemical comparison with the normal esophageal gland and ultrastructural analysis. Am J Surg Pathol, 31(3): 469-475.

Hasan W, Nabar U, Adnan J, 2021. A giant upper esophageal leiomyoma: a rare case. Am J Case Rep, 22: e932430.

Hou S, Wei J, Lu W, et al., 2017. Intramural chondroid hamartoma in the distal esophagus in an adult: a case report and review of the literature. Mol Clin Oncol, 6(1): 19-22.

Imenpour H, Muti M, Pastorino G, 2018. Oesophageal cavernous haemangioma. Pathologica, 110(1): 72-74.

Ishikawa T, Bishay K, Belletrutti PJ, et al., 2020. Giant fibrovascular polyp of the esophagus with intermittent airway obstruction. Eur J Gastroenterol Hepatol, 32(7): 895-896.

Jiang T, Yu J, Chen L, et al., 2017. Clinical value of endoscopic ultrasonography for esophageal leiomyoma in elder patients. J Vis Surg, 3: 137.

Narra SL, Tombazzi C, Datta V, et al., 2008. Granular cell tumor of the esophagus: report of five cases and review of the literature. Am J Med Sci, 335(5): 338-341.

Nemir P Jr, Wallace HW, Fallahnejad M, 1976. Diagnosis and surgical management of benign diseases of the esophagus. Curr Probl Surg, 13(3): 1-74.

Nojkov B, Amin M, Ghaith G, et al., 2017. A statistically significant association between esophageal granular cell tumors and eosinophilic esophagitis: a 16-year analysis at two large hospitals of 167, 434 EGDs. Dig Dis Sci, 62(12): 3517-3524.

Parsak CK, Teke Z, Topal U, et al., 2022. Clinicopathologic characteristics and surgical management of schwannomas of the upper digestive tract. Ann Ital Chir, 92: 307-312.

Samat SH, Onyemkpa C, Torabi M, et al., 2020. Understanding esophageal neurofibroma: a case series and systematic review. Int J Surg Case Rep, 76(1): 450-457.

Tou AM, Al-Nimr AO, 2021. Esophageal squamous papilloma in children: a single-center case series. J Pediatr Gastroenterol Nutr, 72(5): 690-692.

Wang CY, Hsu HS, Wu YC, et al., 2005. Intramural lipoma of the esophagus. J Chin Med Assoc, 68(5): 240-243.

Wu CX, Yu QQ, Shou WZ, et al., 2020. Benign esophageal schwannoma: a case report and brief overview. Medicine(Baltimore), 99(31): e21527.

第三十章

食管癌急症

食管癌急症临床上比较常见，除了晚期食管癌侵犯周围组织结构如气管、主动脉、纵隔、心包等，引发相应组织的感染或出血、相应部位的瘘管等急症之外，食管癌的治疗也可能增加食管癌急症的发生。食管癌切除术后可能出现食管癌吻合口瘘、乳糜胸、食管癌术后主动脉瘘等急症。接受放化疗的食管癌患者，食管瘘的发生风险明显增加。有资料显示，接受放化疗后食管瘘的发生率为4.3%～22%。食管癌患者接受放疗过程中或放疗后，食管瘘的发生风险也增加。在食管癌的治疗过程中，T4期、食管明显狭窄、溃疡性食管癌、前白蛋白低等因素均有可能增加食管瘘的发生，需要特别注意。本章重点介绍比较常见的食管癌急症。

第一节　食管癌食管气管瘘

一、概　　述

食管癌食管气管（支气管）瘘是食管癌中晚期并发症之一，临床上并不少见，在未经治疗的食管癌中发生率为5%～15%。Goh KJ等报道对804例食管癌患者，给予CT或支气管镜检查，发现食管气管（支气管）瘘的发生率为13.1%。有一点很重要，食管癌气道受累的发生率为36.6%，气道受累是发生食管气管（支气管）瘘的前提。近年来随着放疗患者的增加，该并发症发生率明显上升。食管气管（支气管）瘘最常见的发生部位为食管中段与左主支气管之间，常发生于放疗后或肿瘤复发的患者。该类患者常因饥饿、吸入性肺炎、窒息而在短期内死亡，治疗极为困难。正确评估治疗风险，选择合理的治疗方案，对于挽救患者生命和提高患者生存质量具有非常重要的意义。

二、临床表现

食管气管（支气管）瘘表现为反复呛咳和进食困难，饮水或进食后更明显，以呼吸道感染为主要特征；听诊可闻及呼吸音粗糙及干、湿啰音。

三、辅助检查

采用口服钡剂或泛影葡胺造影进行辅助检查。食管造影不仅可以明确食管本身病变的范围，还可显示瘘口及瘘管的影像，从而明确诊断。对食管造影未见瘘口，但又高度怀疑食管气管（支气管）瘘的患者，可行上消化道内镜检查，可观察到局部瘘口形态不规则，表面粗糙，黏膜破坏呈结节样和菜花样改变，并伴有坏死组织附着。

四、治　疗

（1）传统的治疗方法主要为支持疗法，如食管旷置、转流手术、胃造瘘等。近来随着介入、内镜等技术的发展，支架置入、氰基丙烯酸丁酯胶补片、封堵器置入等应用于临床。经硬质支气管镜下金属支架置入治疗食管气管（支气管瘘）更具优势。这些方法适用于肿瘤晚期无法手术切除的患者，或者体质弱不能耐受手术切除的患者。

（2）对于可完整手术切除的患者，介入治疗、支架置入等方法不能彻底清除肿瘤病灶，又难以控制胸腔内感染灶，虽然这些方法取得了一定的疗效，但并发症较多，患者生活质量未能明显提高，远期生存率低。依据患者病情，选择合理的手术方式，既切除肿瘤病灶，清除感染源，又重建消化道和呼吸道，是治疗食管癌食管气管（支气管）瘘的首选方法。依据术前支气管镜和食管镜检查结果，仔细寻找瘘口位置，游离瘘管，必要时行术中支气管镜、食管镜检查及亚甲蓝试验，确定瘘口和瘘管位置。细心游离食管，切除病变及以下段食管。结合术中探查情况及术前检查结果行食管胃吻合术或结肠代食管术。

（3）多学科综合治疗越来越多地应用于食管癌治疗，对于食管癌伴随的食管气管（气管癌）瘘的治疗，多学科协作可以让患者更多获益。

食管癌发生食管气管（气管癌）瘘后，生存率降低；若给予气道支架置入、食管支架置入或化疗，生存率会有所提高。对于诊断为食管癌的患者，需要密切关注食管气管（支气管）瘘的发生，特别要关注气管受累的患者。

第二节　食管癌食管纵隔瘘

一、概　述

食管纵隔瘘是食管癌晚期和食管癌放疗后常见的并发症，癌组织浸润食管全层，当癌组织坏死破溃时，病程中即可形成食管纵隔瘘，放疗后的食管壁纤维化或部分食管壁肿瘤组织残存或肿瘤组织急性坏死，正常组织修复障碍时亦可形成瘘。由于瘘的存在，食管分泌物和食物进入纵隔引起纵隔炎、纵隔脓肿等。放疗引起的纵隔瘘常于放疗开始后30～100天出现。

纵隔瘘不但常见于食管癌晚期和食管癌放疗后，也常见于食管癌切除术后。Fumagalli U等报道501例食管癌患者，行胸内食管胃吻合术后，有50例（11.8%）患者发生纵隔瘘，手术方法显著影响纵隔瘘的发生，其中开放式和混合食管切除术后的纵隔瘘比例分别为10.5%、9%，而全微创食管切除术后的纵隔瘘比例增加了1倍（20%，$P=0.016$）。

二、临床表现

绝大多数食管纵隔瘘患者出现胸背部或上腹部难以忍受的疼痛，吞咽时症状加重，甚至出现呼吸困难，实验室检查发现白细胞计数升高等。

三、辅助检查

辅助检查为口服钡剂或泛影葡胺透视检查。常规X线钡餐或泛影葡胺透视检查能查出食管纵隔瘘口的位置，在透视下可动态观察造影剂从瘘口向纵隔内分流并可见气液平，根据造影剂流入的量和速度间接判断瘘口的大小。口服钡剂或泛影葡胺透视检查仍不能明确者，可使用食管镜检查。

四、治疗方法

覆膜支架置入术能解除狭窄、封闭瘘口，明显改善患者生存质量，是一种行之有效的方法。随着介入放射学的发展，食管内支架置入的临床应用越来越广泛。支架能支撑食管，解除狭窄，封堵瘘口，防止食物及食管分泌物继续进入纵隔脓腔，恢复患者正常进食，从而提高患者生活质量。研究显示，食管纵隔瘘的早期诊断和治疗可以使死亡率显著下降。所以当食管癌患者放疗中或放疗后发现可疑穿孔症状时，应仔细分析，有针对性地检查，明确诊断。确诊后应积极抗感染，应用促进蛋白合成的药物治疗，并可采取鼻饲或胃造瘘放置食管内支架等手术治疗措施，以缓解症状，延长生存期。

五、预　　后

Fumagalli U等报道50例纵隔瘘患者，术后30天和90天总体死亡率分别为1.4%、3.2%；30天和90天纵隔瘘相关死亡率分别为5.1%、10.2%；全微创食管切除术和混合食管切除术的90天死亡率分别为5.9%、1.8%。49%的纵隔瘘患者一线治疗为内镜治疗，17.2%的患者需要再次治疗；44.1%的纵隔瘘患者需要手术治疗。总体上，与纵隔瘘相关的死亡率较低；在治疗方式上，与内镜治疗相关的死亡率最低（6.9%）。

第三节　食管癌术后吻合口瘘

一、概　　述

术后并发症是食管癌难以治愈的主要原因。胃食管吻合口瘘是食管癌切除术后最严重的并发症之一，与术后发病率和死亡率增加显著有关。文献报道其发生率为1.8%～44.9%，病死率高达0.9%～44.9%，占全部手术死亡率的23.5%～38.5%，是食管癌手术最主要的死因。

二、病因及危险因素

食管癌术后发生吻合口瘘的原因非常复杂，手术操作时可能损伤胃的血管，食管游离太长，导致吻合口供血不良；漏缝黏膜或全层，黏膜回缩脱开，黏膜外翻；切除组织多，强行吻合，术中胃扭转，导致吻合口张力过大；结扎过松或过紧，针距过疏或过密，术野暴露不佳，吻合器操作不熟练，导致食管撕裂，缝合钉脱落；术后减压引流不畅，患者营养不良、贫血、低蛋白血症，术前曾行放、化疗，局部组织水肿或感染，术后食管抗反流机制的破坏等均是危险因素。除此之外，对颈部吻合而言，颈胸通道狭窄，胃上提至颈部后胃营养血管受压，血液循环障碍，切缘肿瘤残留等亦是导致吻合口瘘发生的因素。

除了上述与手术相关的因素外，其他因素也与吻合口瘘的发生相关。Aoyama T等报道了122例接受食管切除术（R0）的食管癌患者，44例（36.1%）出现吻合口瘘（AL），接受二野淋巴结清扫的患者中，吻合口瘘的发病率为26.7%（20/75）；接受三野淋巴结清扫的患者中，吻合口瘘的发病率为51.1%（24/47）。术前血清白蛋白≥40g/L组，吻合口瘘发生率为29.9%（23/77）；白蛋白水平＜40g/L组，吻合口瘘发生率为46.7%（21/45）。本研究结果显示，淋巴结清扫状况（$P=0.007$）和术前血清白蛋白水平（$P=0.022$）是食管切除术（R0）后发生吻合口瘘的独立危险因素。Huang J等也报道，术前白蛋白水平降低也是吻合口瘘发生的危险因素，另外，他们还发现女性、腹腔镜手术、术后肾功能不全等也是吻合口瘘发生的危险因素。

三、临床表现

大多数患者表现为进食后体温突然升高、发热、胸痛加重，严重者会出现感染性休克表现。

四、辅助检查

泛影葡胺透视检查可发现瘘口的位置和大小；或者口服亚甲蓝后发现胸管内有蓝色物质流出，代表出现吻合口瘘。内镜检查也常规用于吻合口瘘的诊断，其特异度和敏感度均可达到95%以上。

五、预防方法

吻合口瘘的发生在很大程度上是可以预防的。从术前准备到术中操作，再到术后的管理等各个环节都应加以注意。①食管癌患者往往营养状况不佳，在术前有针对性地提高患者的全身营养状况，纠正低蛋白血症和水、电解质紊乱，可以减少术后吻合口瘘的发生。②术中操作要轻柔，游离胃和食管时注意保护以免造成吻合口血供不良。因为食管的动脉血供是节段性的，所以在术中广泛游离食管会造成术后食管血供不足，甚至缺血性坏死，从而增加吻合口瘘和穿孔的风险。③在用吻合器吻合时不要太紧，也不要太松，既要保证吻合口的严密，也要保证吻合口有充分的血供。④胸胃安置到位后用纵隔胸膜和大网膜包埋覆盖吻合口，既有助于建立局部的侧支循环，又能控制感染。⑤在关闭食管裂孔时，注意适当上提胸胃，使胃体在胸腔内保持较松弛的状态，确保吻合口无张力，再固定胃壁与膈肌。⑥放置鼻胃管十分有利于减少吻合口瘘的发生。

六、治疗方法

吻合口瘘的治疗有保守治疗和手术治疗两种。

治疗手段的选择应根据发生瘘的时间、部位、局部感染的程度及患者的全身状态而定。大部分患者术后体质较弱，营养情况较差，局部有严重的感染，再次手术修补吻合口的成功率并不理想。患者也并不都能耐受，故临床上多以保守治疗为主。保守治疗中传统方法为"三管一禁法"，即肠内营养管、胸腔闭式引流管、胃肠减压管及禁食。不管是颈部还是胸内的吻合口瘘，其治疗的关键在于：①保证引流通畅；②加强营养支持；③积极抗感染。一旦发现有吻合口瘘，立即禁食，胃肠减压，保证吻合口部位的干燥，同时可以吸出酸性的胃液，减少胃食管反流。邵令方等认为，解决胃液反流是治疗吻合口瘘最重要的方法之一，可以避免胃酸对吻合口的过度刺激，减轻胃内容物潴留，降低吻合口的张力。患者长期卧床，体质较弱，胃肠减压还可以减少患者吸入性肺炎的发生率。要保证有通畅的胸腔引流，必要时可以用较低的负压吸引；一方面可以吸出瘘液，避免加剧胸腔内感染；另一方面，还可以促进肺复张，亦有助于吻合口瘘的局限。颈部吻合口瘘确诊后，立即拆除部分缝线，开放部分伤口，敞开引流。不要堵塞伤口，避免消化液漏入胸腔或纵隔。及时用聚维酮碘和生理盐水冲洗，保持伤口清洁和干燥。DSA引导下经鼻-食管-吻合口瘘口置入纵隔引流管更具优势。此外，可以术中常规放置纵隔引流管，有助于早期发现吻合口瘘。要保证患者的营养支持，维持水、电解质及酸碱平衡，纠正贫血和低蛋白血症。吻合口瘘的患者需要长期禁食，研究发现，长期应用肠外营养支持后肠黏膜有萎缩，肠道形态和功能存在异常现象，可损伤免疫系统，故尽可能用肠内营养。如有条件，可以行空肠造瘘术，但造瘘的位置要稍微远些，以免食物反流至胃，并从吻合口溢出。

对于早期瘘的患者，如果全身情况可，胸内感染较轻，瘘口较大估计难以自愈，则可以二次手术，行瘘口修补或瘘口切除，食管残胃再行吻合，必要时切除残胃，行食管空肠或结肠吻合。

现有资料表明，胃食管吻合口瘘尚未引起广泛关注。早期发现和处理吻合口瘘相当重要，有必要开发一套有效的方案以预测或检查吻合口瘘。基于影像学等检测方法和技术的发展，与既往比较，当前比较容易发现吻合口瘘。

第四节　食管癌术后乳糜胸

一、概　述

乳糜胸是指胸腔内含有大量的乳糜液，乳糜液是指富含脂肪及其被肠上皮吸收的消化产物的淋巴液。胸导管收集和运输乳糜液到循环中，胸导管术中损伤且未及时发现导致乳糜液漏向胸腔。乳糜胸是食管癌术后较少见但较严重的并发症，国内报道其发生率为0.4%～0.6%。由于乳糜液的大量丢失，患者可出现大量营养物质丢失，血容量降低，水、电解质紊乱，早期乳糜液无细菌感染，以后可形成脓胸。一旦发生乳糜胸，应及时治疗，处理不当可危及生命。

二、临床表现

乳糜胸大多发生在术后3～6天，从胸管引流出大量胸腔积液，早期可呈淡黄色、清亮，进食后尤其是进含脂类饮食后可引出乳白色或稻草色液体，呈典型乳白色，每日量在500～2000ml。患者未进食时每日胸腔引流量平均在400～600ml。乳糜胸早期也可为血性。

已拔出胸管者出现胸腔积液压迫症状，穿刺抽出乳糜，可考虑为乳糜胸。如果乳糜渗漏严重或持续时间长，会出现营养不良、低钠血症、酸中毒、低血容量等现象，同时由于蛋白质、免疫球蛋白、T细胞大量泄漏到胸腔内将导致免疫抑制，可引起机会致病菌感染，不及时处理死亡率很高。

三、辅助检查

乳糜胸胸腔积液乳糜定性实验为阳性。最终确诊的方法仍然是胸腔积液中找到乳糜微粒，苏丹Ⅲ染色及细胞学分析可以确定为乳糜微粒。

四、乳糜胸产生的原因及预防

乳糜胸产生的原因及预防：①食管癌外侵明显，尤其是向脊柱侧浸润者，游离时可能误伤胸导管；清扫淋巴结所致手术创面大也可能误伤胸导管。②主动脉弓后及主动脉弓上方的胸导管与食管关系最密切，食管中段癌切除时如切口过小、过低，术野显露不清，切开主动脉弓上方纵隔胸膜，游离主动脉弓后及主动脉弓上方食管时极易损伤胸导管，或将食管从主动脉弓后方上提到主动脉弓上方或颈部时，也有可能损伤胸导管。故应争取最充分地显露和靠近食管游离或沿食管外疏松的结缔组织间隙游离。③如肿瘤位于主动脉弓后或弓上，应经右侧开胸，切断奇静脉，直视下游离。胸导管壁薄，缝合胃壁和纵隔胸膜包埋吻合口时，也有可能损伤胸导管。如影响手术操作，应用粗丝线双重结扎。④全部吻合完毕后，应仔细观察食管胃吻合口包埋周围，确有怀疑胸导管损伤时应低位结扎胸导管。⑤可能在分离时误伤胸导管或结扎时使用的结扎线较细，结扎过紧而切割胸导管，也可能结扎太松，结扎线滑脱，而造成预防结扎失败，发生乳糜胸。故胸导管结扎时应用粗丝线双重结扎或缝扎。⑥术前放疗，局部组织水肿、质脆、容易损伤；胸导管变异引起的结扎不完全。⑦全部手术完毕后，冲洗胸腔前，应仔细观察食管床，如有淡黄色液体流出而非血性液体，则考虑有胸导管损伤。确有怀疑时应低位双重结扎或缝扎胸导管。

五、乳糜胸的治疗

胸腔引流量是决定乳糜胸治疗手段的重要因素。保守治疗方法包括禁食、充分有效的胸腔闭式引流、静脉高营养支持治疗。一般而言，胸腔引流每日500ml以下者为轻度乳糜胸，每日500～1000ml为中度乳糜胸，引流量大于每日1000ml为重度乳糜胸。

胸腔引流每日500ml以下者，经禁食、应用生长抑素、静脉营养、充分胸腔引流，或者胸腔内注射粘连剂促使纵隔及胸腔粘连，导致局部粘连可封闭损伤的胸导管。常用的粘连剂为重组IL-2、滑石粉、高聚金葡素等。通常每日500ml以下轻度乳糜胸能很快愈合。

胸腔引流量平均在每日500ml以上者，乳糜胸愈合时间较长，保守治疗一般难以封闭损伤的胸导管。此种情况下保守治疗1周内胸腔引流量无明显减少者，应及早手术治疗。关于手术入路，早期病例由于胸腔粘连尚未形成，可经原切口进胸；如发生乳糜胸后拖延时间较长，纵隔粘连、胸腔粘连均已形成，经原切口进胸较为困难，可以考虑由健侧进胸，右侧开胸手术者，术后乳糜胸多在同侧，可从右侧开胸；左侧胸腔手术者瘘口在弓上者，乳糜液容易流入左侧胸腔；瘘口在弓下者，乳糜液可流入左侧或右侧胸腔，以左侧较为多见，可从左侧进胸寻找胸导管。由于胸导管解剖结构的特殊性，手术中肉眼确定胸导管有一定难度，在奇静脉和降主动脉之间、脊柱前方一定要小心谨慎，术前经胃管注入含脂肪营养液，乳糜液呈乳白色，有助于术中寻找胸导管及其破口，在瘘口上下方各用粗丝线反复缝扎后，可用邻近的胸膜组织覆盖，以免造成组织粘连，防止再发生瘘。也可术前2h口服或鼻饲牛奶200ml，便于术中寻找瘘口进行缝扎。也可在术中通过十二指肠营养管注入牛奶、奶油或者是脂肪乳剂帮助寻找瘘口。

如胸导管破口无法找到，低位胸导管多为单支，可于膈肌主动脉裂孔上方5cm处，在胸椎和胸主动脉之间缝扎胸导管主干，同样可达到治疗效果。当找到管状结构后，在其上下用粗线双重结扎缝扎，观察纵隔瘘口创面，无淡黄色透明液或乳白色液体流出，可初步认为胸导管已被结扎。也可切除一小段结扎线中间部分的导管，送病理检查，经冰冻切片确诊为胸导管后，可认为胸导管已可靠结扎。结扎完毕检查术野无明显渗液，且结扎下方胸导管明显肿胀说明结扎可靠。

近几年来，胸腔镜手术应用于乳糜胸的治疗，已取得良好的临床效果。随着胸腔镜技术和胸腔镜设备的不断进步，胸腔镜手术将以其创伤小、并发症及死亡率低的优越性，更广泛地应用于乳糜胸的治疗。另外，术前口服橄榄油标记胸导管可以有效减少胸腔镜食管癌术后乳糜胸的发生。

第五节　食管癌术后胸主动脉瘘

一、概　　述

食管癌术后发生的食管胸主动脉瘘非常凶险，抢救成功率低，往往短期内即造成患者死亡。食管癌术后吻合口瘘为导致食管癌术后胸主动脉瘘最常见的原因。国内文献报道的发生率为0.14%～0.58%。以往胃和食管残端多采用人工缝合，受缝合技术影响，缝针过密导致术后黏膜缺血坏死，吻合口愈合不良；缝针过疏可直接导致术后出现吻合口瘘。吻合口瘘发生后，消化液直接腐蚀胸主动脉及结扎动脉的残端，使得主动脉外膜中的滋养血管发生血管内膜炎和血管周围炎。管腔堵塞而导致主动脉中膜缺血缺氧，中膜内弹力纤维变脆断裂，引起血管壁的局灶性坏死而穿孔。但随着吻合器在胸外科的应用和普及，目前食管癌根治术中，胃代食管胸腔内吻合几乎都采用吻合器进行吻合。虽然吻合器钉距规格统一，操作简便，减少了由缝合技术问题导致的吻合口瘘的发生，但如果吻合器使用不当，荷包缝合位置不佳、吻合口内有其他组织夹入，仍有可能造成术后吻合口瘘发生。在食管癌手术过程中分离食管时破坏了胸主动脉表面的纵隔胸膜，故吻合、闭合完成后，吻合口或闭合口与胸主动脉表面比较接近或直接相邻，且管状胃的上提径路多选择食管床径路，也造成了金属钉与胸主动脉毗邻，导致食管癌术后主动脉瘘的发生。

二、临床表现

食管癌术后胸主动脉瘘主要表现为呕出大量鲜血、胸痛和低血容量，大部分患者来不及抢救而死亡。

三、辅助检查

CT检查和血管造影可明确诊断，但往往患者无法等到此时机，所以临床判断最为重要。

四、治疗方法

大部分患者因来不及抢救而死亡。存活患者可急诊行主动脉内支架隔离瘘口或者急诊行手术治疗，切除瘘口，行主动脉修补或置换，消化道再次重建手术。部分患者出现消化道出血，急诊胃镜检查，如发现胸主动脉瘘且瘘口在吻合口附近，可置入漏斗形食管带膜支架，起到暂时控制出血的作用，但最终仍需行开胸手术修补瘘口或置换胸主动脉。

（赵　胜　曹　斌）

参 考 文 献

陈大朝，林焕斌，陈华燕，2007. 食管癌放疗后并发食管-纵隔瘘的多层螺旋CT诊断. CT理论与应用研究，16（1）：85-88.

程波，汪天虎，张力平，等，2006. 食管癌术后并发乳糜胸的原因及治疗. 重庆医科大学学报，31（2）：277-279.

杜泽森，傅俊惠，郑春鹏，等，2019. 腔镜食管癌切除术前口服橄榄油标示胸导管减少术后乳糜胸的临床应用研究. 腹腔镜外科杂志，24（7）：481-484.

高雪梅，韩新巍，吴刚，等，2005. 食管癌性重度狭窄并食管-气道瘘的内支架置入治疗. 介入放射学杂志，14（2）：153-155.

胡轶，肖阳，尹雯，等，2021. 经硬质支气管镜金属支架植入治疗气管-食管瘘的临床应用. 华中科技大学学报（医学版），50（3）：362-365，377.

雷杰，张娜，骆晴，等，2012. 食管癌食管支气管瘘的外科治疗. 中国胸心血管外科临床杂志，19（1）：36-38.

林之枫，黄海龙，居潮强，等，2011. 食管癌术后胃食管吻合口瘘的诊治体会. 海南医学，22（24）：68-70.

毛系才，吴昊，黄继超，2016. 纵隔负压引流在食管癌、贲门癌根治术中的应用价值分析. 黑龙江医学，40（12）：1098-1099.

王彤，田巍，2012. 食管癌吻合口瘘伴呼吸衰竭的诊断及治疗策略. 医学研究杂志，41（1）：126-128.

熊辉，张学华，晏大学，2013. 食管癌术后乳糜胸的治疗. 中国胸心血管外科临床杂志，20（1）：121-122.

徐恩五，曾茜，曾伟生，等，2011. 食管癌术后胸主动脉瘘的治疗经验. 实用医学杂志，27（9）：1712-1713.

徐恩五，曾伟生，张卓华，等，2010. 食管癌术后导致胸主动脉瘘的原因分析. 广东医药，31（23）：3093-3094.

殷亚俊，毛小亮，童继春，等，2016. DSA引导下置入纵隔引流管对胸内食管胃吻合口瘘的治疗作用. 实用临床医药杂志，20（23）：93-94.

张书波，2003. 国产覆膜内支架治疗食管纵隔瘘. 实用放射学杂志，19（7）：658-660.

Aoyama T，Atsumi Y，Hara K，et al.，2020. Risk factors for postoperative anastomosis leak after esophagectomy for esophageal cancer. In Vivo，2020，34（2）：857-862.

Fabbi M，Hagens ERC，van Berge Henegouwen MI，et al.，2021. Anastomotic leakage after esophagectomy for esophageal cancer：definitions，diagnostics，and treatment. Dis Esophagus，34（1）：doaa039.

Fujiwara N，Sato H，Miyawaki Y，et al.，2020. A case report of esophageal cancer accompanied with esophago-bronchial fistula which treated using multimodal therapy including esophageal bypass surgery. Gan To Kagaku Ryoho，47（3）：469-471.

Fumagalli U，Baiocchi GL，Celotti A，et al.，2019. Incidence and treatment of mediastinal leakage after esophagectomy：insights from the multicenter study on mediastinal leaks. World J Gastroenterol，25（3）：356-366.

Goh KJ，Lee P，Foo AZX，et al.，2021. Characteristics and outcomes of airway involvement in esophageal cancer. Ann Thorac Surg，112（3）：912-920.

Gui Z，Liu H，Shi W，et al.，2022. A nomogram for predicting the risk of radiotherapy-related esophageal fistula in esophageal cancer patients. Front Oncol，11：785850.

Hirahara N，Matsubara T，Kaji S，et al.，2021. A safe and simple technique for nasogastric tube insertion in patients with thoracic esophageal cancer surgery. World J Surg Oncol，19（1）：317.

Huang J，Zhou Y，Wang C，et al.，2017. Logistic regression analysis of the risk factors of anastomotic fistula after radical resection of esophageal-cardiac cancer. Thorac Cancer，8（6）：666-671.

Shamji FM，Inculet R，2018. Management of malignant tracheoesophageal fistula. Thorac Surg Clin，28（3）：393-402.

Xu QL，Li H，Zhu YJ，et al.，2020. The treatments and postoperative complications of esophageal cancer：a review. J Cardiothorac Surg，15（1）：163.

第三十一章

食管癌的药物临床试验概况

一、药物临床试验及分期

药物临床试验是指任何在人体（患者或健康志愿者）进行的药物系统性研究，以证实或发现试验药物的临床、药理和（或）其他药效学方面的作用、不良反应和（或）吸收、分布、代谢及排泄，目的是确定试验药物的安全性和有效性。

药物临床试验一般分为Ⅰ期、Ⅱ期、Ⅲ期、Ⅳ期临床试验和药物生物等效性试验及人体生物利用度试验。

Ⅰ期临床试验多为研究药物首次在人体的研究，其主要研究终点多为药物的药代动力学特征、安全剂量、安全性的观察等，并且Ⅰ期临床试验多会为药物后续的进一步研究提供Ⅱ期临床试验推荐剂量（RP2D）。Ⅰ期临床试验多同时纳入多种实体瘤患者，针对某一种新药进行探索。但随着新药临床研究的发展，目前在食管癌进行的Ⅰ期临床研究有一部分为两种或两种以上新药的联合治疗，目的在于探索联合治疗的安全性及初步的疗效。

Ⅱ期临床试验基于Ⅰ期临床试验的剂量相关数据，其主要研究终点多为早期疗效指标，包括客观缓解率（ORR）、无进展生存期（PFS）等，并且在Ⅱ期临床试验中需继续收集药物安全性相关数据。

Ⅲ期临床试验多为大规模、随机、对照临床研究，基于Ⅰ期及Ⅱ期临床试验的结果，提示新的治疗药物可能优于标准治疗，为了验证其治疗效果，需要进行与标准治疗对照的Ⅲ期临床试验。同时，Ⅲ期临床试验也会作为大部分新药的注册研究，即通过Ⅲ期临床试验的结果，申请药物的适应证批件。绝大部分改变临床实践的研究结果来自Ⅲ期临床试验。

Ⅳ期临床试验为上市后临床研究，当一个新药获得适应证批件上市后，需要在真实的临床实践中进一步探索该药在更大人群中应用的疗效、不良反应，以及与其他药物联合应用的数据。由于Ⅰ期、Ⅱ期及Ⅲ期临床试验中入组的患者需要符合临床研究较为严格的入组标准，因此基于这部分人群的数据可能与临床实践中观察到的结果不完全一致，而Ⅳ期临床试验的结果恰好可以补充这部分缺失的数据。

生物等效性试验：用生物利用度研究的方法，以药代动力学参数为指标，比较同一种药物的相同或者不同剂型的制剂，在相同的试验条件下，其活性成分吸收程度和速度差异有无统计学意义的人体试验。

二、药物临床试验在食管癌的重要性

晚期食管癌的5年生存率较低，且这部分患者以药物治疗为主，但既往多年来，由于治疗方案有限，晚期食管癌患者的中位生存期始终徘徊在10~12个月。因此，对于食管癌，探索新的药物治疗方案具有非常重要的作用，而这种探索，离不开药物临床试验。免疫治疗在晚期食管癌应用的临床研究的结果公布，不仅改变了临床实践，更将晚期食管癌患者中位生存期延长至15~18个月。目前，基于免疫治疗及特殊靶点治疗的临床研究仍在开展，未来这些研究的结果也必将进一步改变临床实践。

近十年来，中国学者发表的临床研究论文越来越多，但大多数为Ⅰ期、Ⅱ期临床研究，Ⅲ期临床研究很少。另外，中国学者报道的个案、回顾性分析也较多。

从目前情况而言，虽然治疗食管癌的方法和手段越来越多，但食管癌的治疗，特别是晚期食管癌，仍是医学上的一个难题。众所周知，合理的治疗方法和药物选择，对食管癌患者的预后影响重大。

一项Ⅲ期临床试验的结果，并不适合所有的患者。那么，该如何选择最合适的患者？临床医生可能没有时间了解这项试验的入选及排除标准，药物说明书也不可能面面俱到。解决这样的临床难题，需要开展药物临床试验。

食管是一个狭长的空腔脏器，分为颈段、胸段、腹段三个部分，每个部分发生的恶性肿瘤的治疗方法和手段均存在各自的特点。

三、食管癌药物临床试验开展的难点

1. 病例选择　食管是一个狭长的器官，发生在上段、中段和下段的食管癌的治疗方法、治疗模式存在较大的差异。目前，晚期食管癌的药物临床试验，很少考虑发病部位。多项研究显示，食管癌的病灶长径对预后存在很大的影响，在当前晚期食管癌的临床试验中，几乎未考虑。另外，区域差异、种族等因素，在未来的药物临床试验中也有可能会受到关注。

2. 放疗因素　在食管癌治疗中，特别是在局部晚期食管癌治疗中，放疗有不可替代的作用，因此在一部分食管癌的临床研究中，包含对药物治疗联合放疗的探索。而当结合不同治疗手段进行临床研究时，需要协调治疗安排，此时多学科诊疗合作至关重要。并且，不同治疗手段的顺序及最佳联合模式，也是在食管癌临床试验中探索的难点。

3. 疗效评估困难　食管为空腔脏器，对于局部晚期食管癌患者，常常没有可用于评估疗效的靶病灶，而由于大部分临床研究都选择以ORR、PFS、OS等作为主要研究终点，因此食管癌的临床研究入组存在一定的困难。现有一些新辅助治疗的临床研究选择以PET/CT检测的肿瘤代谢变化作为评估指标，未来可能基于相似研究的数据积累，会选择更为合理的研究终点。

4. 东西方食管癌的差异　食管癌的发病存在地域差异，且东西方人群食管癌的主要病理类型存在差异，我国食管癌以鳞状细胞癌为主，而欧美国家食管癌则以腺癌为主。因此，在食管癌临床研究开展中，研究者越来越认识到东西方人群食管癌的差异，因此在临床研究的设计中也需关注入组人群的信息收集与分析。

四、改变食管癌治疗模式的经典临床试验

近年来，随着对食管癌临床试验的关注度增加，已产生了多项改变食管癌治疗模式的经典临床试验。

1. CROSS研究　是针对可手术的局部晚期食管癌新辅助治疗的探索，入组的患者为食管鳞状细胞癌或腺癌，分期为T1N1M0或T2～3N0～1M0（AJCC第6版分期）。研究对比单纯手术和新辅助放化疗（紫杉醇+卡铂，联合放疗41.4Gy/23F）两组的总生存期。研究结果最初于2008年发表，结果表明新辅助放化疗联合手术对比单纯手术可显著改善患者的总生存期，特别是食管鳞状细胞癌患者，生存获益更明显。而且该研究还发现，新辅助治疗后达到病理学完全缓解（pCR）与患者的长期生存获益相关。CROSS治疗模式目前是可手术的局部晚期食管癌的标准治疗，而目前在开展的新辅助治疗研究，也都是基于此治疗模式设计的。

2. CheckMate-577研究　既往对接受CROSS方案新辅助治疗的患者，术后不再建议进行辅助治疗，但这部分患者后续的复发模式有一部分为远处转移。CheckMate-577研究的设计正是纳入了在接受新辅助放化疗和手术治疗后未达到pCR的患者，对比应用纳武利尤单抗和安慰剂两组的无病生存期（DFS）。该研究发现，术后应用1年的纳武利尤单抗对比安慰剂将患者的DFS延长了1倍，基于此研究，纳武利尤单抗也获批用于食管癌术后辅助治疗（接受新辅助放化疗及手术后未达到pCR）并且被写入指南中。

3. KEYNOTE-181研究　免疫治疗在晚期食管癌的探索从后线治疗开始，但直到KEYNOTE-181研究的结果发表，食管癌的治疗才真正进入了免疫治疗的时代。该研究入组了一线治疗失败的食管鳞状细胞癌或腺癌患者，对比帕博利珠单抗和研究者选择的化疗方案的效果，主要研究终点为PD-L1 CPS≥10的患者、食管鳞状细胞癌患者及整组患者的总生存期。研究最终结果提示在食管鳞状细胞癌且PD-L1 CPS≥10的患者中达到了预设的统计学终点，基于此结果，FDA批准了帕博利珠单抗在食管癌鳞状细胞癌且PD-L1 CPS≥10的二线治疗的适应证。后续发表的其他研究的结果，包括ATTRACTION-3（亚洲人群，纳武利尤单抗对比研究者选择的化疗）及ESCORT研究（中国人群，卡瑞利珠单抗对比研究者选择的化疗），提示不同PD-L1表达的患者均能从免疫治疗的二线治疗中得到生存获益。基于几项研究的结果，目前在食管癌，特别是中国高发的食管鳞状细胞癌中，免疫治疗已成为标准的二线治疗。

4. KEYNOTE-590研究　针对食管癌一线治疗，应用化疗联合帕博利珠单抗对比化疗联合安慰剂，主要研究终点为总生存期。其首先在2020年ESMO会议上公布了研究结果，而这一结果也促使了食管癌一线标准治疗的改变。无论病理类型或PD-L1的表达，入组患者均能从免疫联合化疗中生存获益，且安全性可控。在KEYNOTE-590研究结果公布后，后续又有几项一线Ⅲ期临床研究的结果公布，食管癌的一线治疗全面进入了免疫

治疗时代。

五、如何开展食管癌的临床试验

1. 诊疗规范化 开展食管癌的临床试验，其主要研究目标为寻找新的有效治疗药物或手段，前提为诊疗规范化，在设计临床试验时一定需要注意在规范化诊疗的基础上进行探索。如现在食管癌的一线治疗已经有多个化疗联合免疫检查点抑制剂的大型Ⅲ期临床研究结果公布，且在指南中已经作为推荐方案，如果要开展食管癌一线临床研究，不能再单纯选择化疗作为对照组，而需选择化疗联合免疫检查点抑制剂作为对照组。在试验设计时需紧跟诊疗规范的更新，否则试验本身存在伦理问题，并且试验结果的意义有限。

2. 人群选择 由于食管癌的病理类型存在地域差异，在设计临床试验时需考虑试验本身的可行性，如入组是否存在困难等。同时，在免疫治疗已经在食管癌一线治疗获得适应证的情况下，如果此时设计一个在二线治疗应用单药免疫检查点抑制剂的临床研究，显然入组会十分困难。

3. 多学科协作 由于食管癌的治疗需要全程管理，其治疗除了肿瘤内科外，还需要放疗科、内镜科、外科等参与，因此在设计食管癌的临床试验时，需要特别关注不同治疗手段联合的方式及时机，如新辅助放化疗与免疫治疗的联合时机，以及新辅助治疗后选择手术的时机等，都需要在设计临床研究时加以考虑。

（鲁智豪　曹彦硕）

参 考 文 献

国家市场监督管理总局，2020. 药品注册管理办法（总局令第27号）. [2022-10-25]. http：//www. gov. cn/zhengce/zhengceku/2020-04/01/content_5498012. htm.

国家药品监督管理局药品审评中心，2005. 化学药物制剂人体生物利用度和生物等效性研究技术指导原则. [2022-09-12]. https：//www. nmpa. gov. cn/wwwroot/gsz05106/08. pdf.

Huang J，Xu J，Chen Y，et al.，2020. Camrelizumab versus investigator's choice of chemotherapy as second-line therapy for advanced or metastatic oesophageal squamous cell carcinoma（ESCORT）: a multicentre，randomised，open-label，phase 3 study. Lancet Oncol，21（6）: 832-842.

Kato K，Cho BC，Takahashi M，et al.，2019. Nivolumab versus chemotherapy in patients with advanced oesophageal squamous cell carcinoma refractory or intolerant to previous chemotherapy（ATTRACTION-3）: a multicentre，randomised，open-label，phase 3 trial. Lancet Oncol，20（11）: 1506-1517.

Kelly RJ，Ajani JA，Kuzdzal J，et al.，2021. Adjuvant nivolumab in resected esophageal or gastroesophageal junction cancer. N Engl J Med，384（13）: 1191-1203.

Kojima T，Shah MA，Muro K，et al.，2020. Randomized phase Ⅲ KEYNOTE-181 study of pembrolizumab versus chemotherapy in advanced esophageal cancer. J Clin Oncol，38（35）: 4138-4148.

Li C，Zhao S，Zheng Y，et al.，2021. Preoperative pembrolizumab combined with chemoradiotherapy for oesophageal squamous cell carcinoma（PALACE-1）. Eur J Cancer，144: 232-241.

Sun JM，Shen L，Shah MA，et al.，2021. Pembrolizumab plus chemotherapy versus chemotherapy alone for first-line treatment of advanced oesophageal cancer（KEYNOTE-590）: a randomised, placebo-controlled, phase 3 study. Lancet, 398（10302）: 759-771.

Sung H, Ferlay J, Siegel RL, et al., 2021. Global cancer statistics 2020: GLOBOCAN estimates of incidence and mortality worldwide for 36 cancers in 185 countries. CA Cancer J Clin, 71（3）: 209-249.

van Heijl M, van Lanschot JJ, Koppert LB, et al., 2008. Neoadjuvant chemoradiation followed by surgery versus surgery alone for patients with adenocarcinoma or squamous cell carcinoma of the esophagus（CROSS）. BMC Surg, 2008, 8: 21.

Zeybek A, Erdoĝan A, Gülkesen KH, et al., 2013. Significance of tumor length as prognostic factor for esophageal cancer. Int Surg, 98（3）: 234 -240.

第三十二章

食管癌与微生物

口腔和胃肠道内有数百万种微生物，人体与这些微生物形成复杂的共生关系。口腔和胃肠道微生物会编码独特的基因，有益菌群基因编码的蛋白有益于宿主，并对维护机体的健康发挥重要作用，而部分致病菌基因编码的蛋白可能会引起疾病，甚至导致消化系统细胞发生癌变。因此，人类口腔和胃肠道微生物的生态改变可能对宿主有害。事实上，近年来已有很多证据证实口腔和肠道微生物组改变与胃肠道癌变（包括食管癌、胃癌、胰腺癌和结直肠癌）相关，如口腔感染性细菌与食管癌之间存在相关性。研究发现在食管癌患者的癌组织中可以检测到高水平的牙周病细菌和血管链球菌。本章将介绍口腔和胃肠道微生物的基本作用及其与食管癌发生发展的关系，以及肠道微生物在预防和治疗人类食管癌中的潜在作用。

第一节　口腔微生物与食管癌发生发展的关系

人类口腔是消化道的最初入口，含有复杂的微生物群，其中大多数是细菌（超过700种细菌），以及原生生物、真菌和病毒等。随着基因测序技术的进步，人们获得了更多关于健康个体和不同疾病患者口腔微生物群落的物种组成、丰度、多样性和复杂性的信息。在正常情况下，口腔由有益菌群和致病细菌共同定植，形成共生菌。细菌正常群落与宿主的免疫系统在生理动态平衡中共存。如果这种平衡受到破坏，会出现菌群失调。吸烟、饮酒、口腔卫生不良及牙龈炎症等几种高风险因素可能会改变口腔共生菌的组成和分布，从而导致某些疾病的流行。牙周炎是一种典型的口腔细菌失调性疾病。口腔微生物在生物膜中的积累是关键因素，可激活牙周组织，形成炎症免疫反应，进而导致牙周组织破坏。

以往的研究证据表明，口腔微生物参与消化道及消化道外肿瘤的发生发展，其特征是口腔居住细菌的数量和比例发生改变，或某些口腔病原体的丰度增加。目前的研究已经证实口腔细菌和口腔肿瘤之间的相关性。由于食管位于口咽以下，很容易推测口腔细菌也会对食管疾病产生影响。最近的研究表明，口腔细菌是食管癌发生的危险因素。Kawasaki M等检测61例食管癌患者牙菌斑中咽峡炎链球菌和福赛斯坦纳菌，以及唾液中的伴放线聚集杆菌数量，证实它们与食管癌的高风险相关。

关于口腔微生物在食管腺癌和食管鳞状细胞癌中作用的研究，虽然还处在早期阶段，也揭示了微生物检测可以作为食管肿瘤发生中一个潜在生物标志物，甚至对食管癌的早期诊断具有潜在意义。但明确口腔微生物与食管癌的发生、发展和预后的相互作用仍需要进行大量的研究。

一、口腔菌群失调与食管癌风险

口腔微生物群数量可达数万亿个，被认为是继结肠之后人体第二大微生物群落。传统的培养法并不适合全面了解口腔中的微生物。寡核苷酸测序，如16S rRNA测序和全基因组测序（WGS）可提供更详细的信息。16S rRNA测序分析表明，健康者口腔中的主要微生物群由六个主要门组成，即厚壁菌门、拟杆菌门、放线菌门、梭杆菌门、变形菌门和螺旋体门。其余约4%为其他少见微生物类群。Li H等对33例食管鳞状细胞癌患者和35例健康对照者口腔微生物的16S rRNA的V3～V4基因区域进行测序发现，在门水平上，食管鳞状细胞癌患者的厚壁菌（34.0% vs. 31.1%）和拟杆菌（25.3% vs. 24.9%）数量相对较多，而变形菌（17.0% vs. 20.1%）数量相对较少。在属水平上，食管鳞状细胞癌患者显示出相对较多的链球菌（17.3% vs. 14.5%）和普雷沃菌（8.6% vs. 8.5%）及较低的奈瑟菌（8.1% vs. 10.7%）；研究结果显示食管鳞状细胞癌患者和健康对照组的口腔微生物成分存在显著差异。此外，人类微生物组研究表明，口腔微生物组口腔微生物类群的丰度存在种族和地区差异。与其他人群相比，亚洲群体口腔微生物群落中拟杆菌门的丰度更高。口腔微生物组群的跨群体变异可以解释不同人群疾病易感性的差异。

一项包括87例中国食管鳞状细胞癌（ESCC）患者的临床研究表明，与健康对照组相比，ESCC患者唾液样本中的微生物多样性显著降低，细菌成分显著改变。口腔细菌水平的异常反映了口腔微生态系统在癌变过程中的失衡。与对照组相比，ESCC的口腔细菌多样性和丰富度较低，变异性也较高。考虑到上述观察结果，微生态失调可能是ESCC进展之前的一个标志，但口腔菌群协同作用与食管癌之间的相互作用需要进一步阐明。

如果口腔长期暴露于不利环境，如吸烟、饮酒和口腔卫生不良，会打破微生物平衡，增加食管癌发生风险。外源性因素与口腔发育不良和食管腺癌（EAC）/ESCC发展之间的相互作用可以用不同的机制解释，但仍需要进一步评估。根据2018年对1044位美国成年人的横断面研究，大量饮酒会改变口腔微生物群组。长期饮酒者共生细菌（乳酸杆菌）的丰富度降低，致病细菌（包括放线菌、瘦素三胞菌、心杆菌和奈瑟菌）的丰富度增加。值得注意的是，奈瑟菌可以使用乙醇合成乙醛，乙醛是一种食管癌相关致癌物。此外，吸烟导致口腔微生物群紊乱，其可以通过抑制有氧代谢途径和增强缺氧依赖途径，促进厌氧菌的生长。吸烟引起的口腔微生物改变可以是暂时的；戒烟后，微生物群可以恢复到正常状态。由于这些环境因素导致微生物紊乱后对EAC/ESCC产生的影响，故提倡戒烟和戒酒，从而降低患食管癌的风险。

严格地说，牙周炎应被认为是一种微生物失调相关疾病，因为与牙周炎发展相关的微生物群也可能存在于健康口腔中。持续的慢性牙周炎症可能会导致其他疾病，如有牙周炎的患者，罹患癌症、心血管疾病、全身和慢性炎症、慢性呼吸道疾病、糖尿病和阿尔茨海默病的风险增加。牙周炎也可能增加患食管癌的风险。虽然潜在的分子基础目前尚不清楚，荟萃分析的结果指出牙周炎和食管癌之间存在潜在的相关性。

二、口腔细菌可以增加食管癌的患病风险

微生物群对宿主的好处之一是共生细菌可以抑制机会性病原体的定植和过度生长。然而，食管癌患者其特定的口腔微生物会出现丰富度增加。早在2003年，日本研究人员就报道，食管癌组织中可检测出大量的咽峡炎链球菌DNA。相比之下，在口腔癌组织中，咽峡炎链球菌的含量较少，在食管的非癌组织中也检测不到。因此，尽管血管链球菌是一种口腔细菌，但它可能与食管癌的发生有关，而不是与口腔癌有关。一年后，研究人员证明了另外两种口腔细菌——齿垢密螺旋体和缓症链球菌参与食管癌的发生发展。由于受到当时的方法学限制，对整个口腔微生物组的宏基因组探索是不可行的。最近，高通量测序方法使人们对食管癌发生过程中口腔微生物群有了全面的认识。

一项前瞻性研究包括来自美国的81例EAC和25例ESCC。研究表明，牙周病原体福赛斯坦纳菌可增加EAC的发生风险，牙龈卟啉单胞菌（*P. gingivali*s）可增加ESCC的发生风险。来自日本的一项病例对照研究显示，食管癌患者唾液中牙龈假单胞菌和棒状杆菌种类丰富。Liu Y及其同事发现，在预后不良的ESCC受试者中，链球菌和普雷沃菌的丰富度较高。进一步分析显示，放线菌与ESCC的发生风险相关。此外，目前的一项研究检测了食管癌患者龈下菌斑中的6种牙周病原体，包括伴放线聚集杆菌、牙龈卟啉单胞菌、中间普雷沃菌、福赛斯坦纳菌、齿垢密螺旋体和咽峡炎链球菌，并且放线菌和血管链球菌在食管癌患者的唾液样本中更为丰富。尽管唾液细菌被认为代表了整个口腔微生物群，但龈上菌斑中的微生物群落比唾液中的微生物群落更为均匀和多样。厌氧牙周病细菌更容易生活在厌氧环境中，因此，来自龈下牙菌斑的微生物组可用于监测食管癌的癌前病变。在这些食管癌相关的口腔微生物群中，放线菌群在唾液和龈下菌斑中均可检测到，在健康人和牙周炎患者中很少出现。根据上述发现，放线菌可以作为食管癌快速诊断的一个潜在的生物标志物。

人们普遍认为多种细菌的协同作用与癌症的发生有关，但研究表明单一物种也可能在癌症的发展中发挥关键作用，如幽门螺杆菌对胃癌的影响。牙龈卟啉单胞菌是一种与食管癌相关的重要病原体，被称为牙周病原体，因其对某些系统性疾病进展的潜在影响而引起了研究人员的更多关注。近年来，牙龈卟啉单胞菌与口腔癌的关系已得到证实。但牙龈卟啉单胞菌与食管癌之间关系的报道相对较少。Gao S等进行了一系列实验，证明了牙龈卟啉单胞菌与ESCC的相关性。实验证实牙龈卟啉单胞菌不仅是一种牙周病原体，而且存在于ESCC患者的食管上皮中。ESCC患者的血清抗牙龈卟啉单胞菌抗体（IgG和IgA）增加。牙龈卟啉单胞菌的高检测信号与分化不良、淋巴结转移及不良预后呈显著相关。此外，牙龈卟啉单胞菌对酸性环境敏感，暴露于酸性环境可导致细菌活力和存活率下降。这可能有助于解释牙龈卟啉单胞菌可增加患食管癌的风险，而不增加患贲门癌和胃癌风险的原因。其他可能与食管癌相关的致病菌还包括具核梭杆菌，在ESCC肿瘤组织中检测到大量的有核假单胞菌。

此外，益生菌的缺乏也会增加食管癌的风险。对于ESCC患者，口腔普雷沃菌和共聚嗜酸乳杆菌被确定为保护性细菌，其缺乏可以增加患食管癌的风险。链球菌属是口腔或健康食管中的主要细菌。虽然链球菌是一种可能引发炎症的机会性细菌，但在正常情况下它被认为是不致病的。一种观点认为，肺炎链球菌在癌症发展过程中倾向于离开癌组织并感染邻近的健康食管组织。因此，在人类临床食管癌样本中检测到低水平的肺炎链球菌，而在周围正常组织中检测到高水平的肺炎链球菌。虽然口腔微生物群与食管癌发病时的生态失调可能存在相关性，但目前仍远未将研究结果转化为临床治疗。在未来，对口腔细菌调节的深入了解将为治疗微生物生态失调和食管癌提供更多依据。

三、口腔细菌引起食管癌的分子机制

到目前为止，食管癌的细菌病原学知识是基于观察研究和功能分析。口腔生物失调和口腔生物膜的形成可能参与肿瘤发生过程，促进肿瘤转移和对化疗药物的耐药性。没有足够的证据充分阐明口腔生态失调干扰食管癌的发病机制。普遍认为，口腔微生物引起的慢性炎症是导致食管癌的主要原因。当生物失调发生时，口腔微生物的平衡会向有利于病原体的方向倾斜，与牙周炎相关的细菌可能诱发炎症反应，导致局部免疫功能紊乱和食管黏膜的破坏，长期反复发作可诱发食管癌变。

慢性炎症的促肿瘤作用涉及多种信号通路。引起食管癌的一个潜在机制是产生IL-6，IL-6是一种促炎性细胞因子，可激活信号转导及转录激活因子3（STAT3）途径。IL-6/STAT3级联的靶基因参与调节细胞增殖、分化和存活，从而导致各种癌症的发生。牙龈卟啉单胞菌可促进食管黏膜中IL-6的生物合成，随后激活下游STAT3通路，维持食管癌的恶性表型。另外，IL-6阳性的ESCC患者生存期较短。相反，阻断IL-6/STAT3活性可减轻牙龈卟啉单胞菌感染的食管癌细胞的侵袭性，包括ESCC细胞的侵袭性受损、上皮间质转化（EMT）的逆转和肿瘤干细胞（CSC）的减少。

细胞和动物实验表明，使用COX-2抑制剂可以减少ESCC细胞中IL-6/STAT3轴的影响。事实上，COX-2是连接炎症和癌变的重要环节。在正常生理条件下，细胞内COX-2浓度较低。在环境变化引起的细胞应激期间，COX-2被迅速诱导合成促炎激素PGE_2，该激素与一系列异常有关，特别是促进癌症的进展和转移。COX-2的产生受胆汁酸、细胞因子和细菌内毒素的影响。COX-2表达升高通常见于牙周炎、EAC和ESCC患者。体外研究表明，牙龈卟啉单胞菌的牙周致病因子和脂多糖（LPS）有助于COX-2在人牙龈成纤维细胞中积累。荟萃分析证实，COX-2过度表达与食管癌患者的不良预后呈正相关，包括总体生存率差、远处转移率高和肿瘤分期较晚。

虽然驱动从炎症到肿瘤发生转化的确切病理机制尚不完全清楚，但有强有力的证据支持NF-κB参与口腔病原体与炎症之间的相互作用。体外研究表明，牙龈卟啉单胞菌通过诱导NF-κB信号通路提高ESCC细胞的增殖和侵袭能力。该途径通过诱导巴雷特食管中COX-2的表达增强炎症反应。在人牙龈成纤维细胞中，NF-κB还与牙龈卟啉单胞菌的LPS刺激COX-2表达有关。此外，一些抗肿瘤和抗炎药物依赖于NF-κB活性发挥作用。

与口腔病原体的促肿瘤作用相反，口腔共生菌，尤其是链球菌，通过拮抗作用和共生作用在维持健康方面发挥关键作用，其可以防止牙周炎及其他系统性疾病包括癌症的发生。益生菌释放的细菌素、抗生素和过氧化氢也限制了病原菌的异常生长，从而避免了生态失调。益生菌可以产生类胡萝卜素，类胡萝卜素具有抗氧化和抗癌特性，对人类健康有益。体外实验发现，在添加类胡萝卜素的培养基中，人ESCC细胞的增殖和DNA合成显著减少。

四、口腔保健在预防和控制食管癌中的作用

越来越多的证据表明，口腔卫生干预可降低食管癌的发生和术后并发症的风险。荟萃分析表明，频繁刷牙和良好的口腔卫生可降低食管癌的发病风险。口腔健康和牙齿护理较差的人群，更容易患上消化道肿瘤（UADT）。通过校准吸烟和饮酒等其他癌症相关因素后发现，口腔健康和口腔护理较差是发生UADT的独立风险因素。总体而言，保持口腔健康被认为是预防食管癌的重要措施。在接受化疗和（或）放疗的食管癌患者中，使用多功能牙刷和使用聚维酮碘可以减轻口腔黏膜炎症，并稳定口腔细菌平衡。对于接受手术的食管癌患者，使用氯苯乙胺、过氧化氢和牙间刷的专业口腔护理使得口腔细菌计数和术后发热天数减少。乙醛是已知的一种致癌物，可以导致食管癌的发生。微生物可以使用乙醇或葡萄糖合成乙醛。围手术期食管癌患者的强化口腔护理，可以通过减少口腔细菌总数来降低口腔空气中乙醛的浓度。

因此，注意口腔卫生是一种简单有效的预防措施，可降低食管癌术后感染并发症的发生率。抗生素使用是抑制口腔致病菌的重要手段。但抗生素滥用的副作用不容忽视，抗生素的应用改变了人类微生物组的组成，导致微生物失调和全身免疫功能障碍，并影响癌细胞对放化疗和免疫治疗的反应。抗生素滥用使食管癌患者的化疗疗效降低，预后也更差。同样，在接受免疫检查点抑制剂治疗的ESCC患者中，服用抗生素与患者生存率降低有关。因此，有必要限制抗生素的使用，或至少在接受抗肿瘤治疗的食管癌患者的合理范围内使用抗生素，以防止生态失调，从而提高抗肿瘤治疗的效果。

五、小　　结

近年来，研究口腔微生物组和细菌代谢物在食管癌发生中的作用引起广泛关注。口腔病原体通过改变肿瘤微环境促进肿瘤的发生。考虑到口腔共生体的保护作用和口腔生态失调在食管癌中的致癌作用，在基于口腔微生物群的食管癌预防措施中应包括以下几点：①消除与食管癌相关的生态失调风险因素，如吸烟和饮酒习惯，保持健康的饮食习惯，合理使用抗生素等；②保持良好的口腔卫生和牙齿护理；③定期清除牙菌斑和生物膜；④治疗牙周炎；⑤尽可能通过益生菌或工程微生物重建口腔微生物组。口腔细菌与宿主细胞的相互作用是一个极其复杂的过程。关于口腔细菌在食管癌患者肿瘤微环境形成中的潜在功能，以及口腔微生物的代谢活动和动力学的更多细节仍然不太清楚，还需要进一步的大规模研究来验证目前的观察结果。

第二节　胃肠道微生物与食管癌发生发展的关系

人类胃肠道微生物群是指定植在胃肠道内的数万亿微生物，包括它们的遗传物质。这些微生物由细菌、真菌、病毒和古菌等群落组成。与身体其他部位相比，人类肠道拥有数量更多的微生物物种，幼儿在出生后2年内获得肠道微生物群，随后与宿主建立互惠共生关系。此外，胃肠道各部位具有特定的微生物组，受氧浓度、pH、营养物可用性和可定植表面积等条件的影响，不同部位的微生物组也不同。因为粪便样本相对容易获得。

目前的大多数研究都集中在肠道微生物组上。然而，最新的研究表明，微生物也形成了健康人食管、胃和胰腺的正常菌群。胃肠道微生物处于存活状态，它们通过代谢途径可相互作用。在稳定肠道微生物组状态下，肠道微生物代谢产物可直接与宿主相互作用，并对维护宿主健康产生一定影响。然而，当正常菌群受到破坏时，可能会丧失对宿主的保护作用，而定植的机会性病原体可能会增加。肠道中细菌、真菌、病毒和古菌的基本作用，肠道微生物对食管癌的预防、治疗及转移中的潜在作用都需要进一步研究。

一、胃肠道细菌的在维持食管基本功能中的作用

细菌是胃肠道微生物群中最丰富的组成部分。胃肠道的不同部位细菌分布数量不同，食管和胃中每克内容物细菌含量为$10^{1\sim2}$菌落形成单位（CFU），结肠和远端肠道中每克内容物中细菌含量为$10^{10\sim12}$CFU甚至更多。人体肠道细菌可能是需氧的、兼性厌氧的，也可能是严格厌氧的，这取决于胃肠道具体部位的氧气水平。它们大多属于拟杆菌门、厚壁菌门和变形菌门。少部分属于放线菌、疣状杆菌、酸杆菌和梭杆菌门，通常不到细菌总数的1%。许多研究表明，食管细菌以链球菌为主，而胃部细菌则以普雷沃菌、链球菌、韦荣球菌和嗜血杆菌为主。来自结肠的黏膜相关细菌主要是衣原体科和拟杆菌科的成员。胃肠道内的共生细菌具有多种基本功能，包括营养代谢、外源性药物代谢、宿主免疫调节、肠道屏障发育和防止病原体定植等。

肠道细菌通过人类基因组未编码的特定酶对宿主营养代谢做出重要贡献。它们特别有助于分解难消化的多糖和多酚。细菌有助于将碳水化合物消化成短链脂肪酸（SCFA），如乙酸盐、丁酸盐、琥珀酸盐和丙酸盐，这反过来对宿主有益。细菌可以代谢人类持续暴露于来自食物、药物和环境化学品的异源成分。一些研究已经证明肠道细菌在人体代谢酶不能代谢的外源性物质中发挥重要作用。细菌具有分泌特定物质以溶解药物的功能。在免疫调节方面，肠道细菌可以调节胃肠道的固有免疫和适应性免疫。有证据表明，肠道细菌对肠道发育和肠道通透性、完整性很重要。肠道细菌可诱导血管生成素的表达，血管生成素是一种在肠道微血管发育中起重要作用的转录因子。肠道细菌对黏膜糖基化的调节是肠道细菌保护肠道屏障的另一种手段。肠道细菌也可以保护宿主免受病原体的定植。某些共生细菌可以分泌具有杀菌或抑菌特性的分子。

二、食管癌的胃肠道微生物组改变

食管癌发生是多因素的，主要由宿主遗传和表观遗传因素、宿主免疫反应及环境因素的复杂相互作用导致，其中微生物组越来越重要。食管腺癌（EAC）患者及巴雷特食管（BE）患者（EAC发生的高危人群）的食管相关微生物组发生了改变。食管癌细菌多样性降低与EAC相关。尤其是革兰氏阴性细菌，如韦荣球菌、奈瑟菌、瘦素三胞菌、梭杆菌、弯曲菌等，最常在EAC患者中富集。从革兰氏阳性需氧菌群向革兰氏阴性厌氧菌群的转变可能促进炎性细胞因子和趋化因子的分泌。此外，革兰氏阴性菌增加的LPS可能刺激宿主细胞表面的TLR。与对照受试者相比，BE和EAC患者食管上皮TLR4表达增加，TLR4可激活核因子NF-κB信号级联。革兰氏阳性杆菌和乳酸杆菌也与EAC有关。乳酸代谢失调是糖尿病的显著特征之一，具有致癌作用。在EAC受试者中发现，同型乳酸和异型乳酸发酵等细菌乳酸产生途径增加。与对照组相比，EAC患者体内的发酵乳杆菌含量更高。

健康人食管中存在包括病毒、真菌和古菌等非细菌微生物，反映了其与宿主的共生关系。然而，食管癌中食管真菌生物群和病毒组的变化尚未被描述。有研究报道ESCC患者食管中有白念珠菌感染，而口腔真菌（包括枝孢菌）的定植增加了小鼠模型中食管癌的形成。通过抗真菌治疗预防小鼠食管癌，进一步证明了真菌对食管癌发展的重要性。此外，人乳头瘤病毒（HPV）和EB病毒（EBV）感染与ESCC的发生有关。

三、胃肠道微生物组与食管癌

食管上皮细胞经恶性转化变成食管鳞状细胞癌。表皮生长因子受体（EGFR）、PI3K和细胞周期蛋白D1癌基因及TP53和p16INK4a肿瘤抑癌基因的突变（代表常见的基因改变）后激活，可导致鳞状细胞癌的发生。相反，食管腺癌是由食管上皮被特殊的肠柱状黏膜取代而产生的。巴雷特食管（BE）是一种化生性疾病，胃食管反流病（GERD）的患者更容易发生EAC。全基因组关联分析已发现多个疾病易感位点与ESCC和EAC相关，这也表明遗传因素和环境因素在食管癌的发生过程中存在复杂的相互作用。食管癌的危险因素包括吸烟和饮酒，而反流性食管炎和肥胖是食管癌的主要危险因素。ESCC和EAC在年轻人中很少见。但年轻人患有罕见的遗传病（包括范科尼贫血和自身免疫性多内分泌腺病性外胚层营养不良症）与ESCC有关。

除了已明确的危险因素外，其他各种病原体也与食管疾病有关。部分特定细菌、病毒、真菌和寄生虫与食管癌发生相关，常见的有幽门螺杆菌、HPV、疱疹病毒科、HIV，它们在促进或者阻止食管癌变方面各具特征。幽门螺杆菌介导的BE和EAC抑制作用，在很大程度上归因于病原体诱导的胃萎缩及由此产生的胃酸分泌抑制；还有其他潜在机制，包括病原体介导的非整倍体抑制、肿瘤细胞凋亡诱导和局部微生物组的破坏。在HPV编码的基因产物中，E6和E7在食管上皮细胞（角质形成细胞）恶性转化中的作用最为广泛。E6和E7可能与HPV易感细胞中的多种细胞蛋白发生相互作用，高危HPV衍生的E6

和E7直接灭活关键肿瘤抑制蛋白TP53和RB。此外，E6和E7可以使正常人食管角质形成细胞永生化，从而衍生出ESCC细胞系EN60。

肠道微生物群的不平衡状态即所谓的微生物失调，越来越多的证据表明微生物失调可以诱发胃肠道肿瘤，这些微生物包括幽门螺杆菌、EBV、HPV、支原体、大肠杆菌和牛链球菌，与胃肠道恶性肿瘤有关，如EAC。认识到肠道微生物与胃肠道肿瘤的关系，有利于胃肠道肿瘤的诊断、治疗和预防。

第三节　胃肠道微生物对食管癌免疫治疗的影响

一、肿瘤免疫治疗在抗肿瘤治疗过程中的作用

肿瘤免疫治疗已成为一种新兴的有效的抗肿瘤治疗方式。免疫检查点抑制剂（ICI）通过抑制T细胞抑制受体与其配体在恶性或髓系细胞上的相互作用，阻断细胞毒性T细胞抗原4（CTLA-4）和PD-1/PD-L1发挥作用。通过这种方式，它们重新刺激T细胞介导的针对肿瘤相关抗原（TAA）的免疫反应。ICI已成功用于治疗多种肿瘤，如黑色素瘤、肾细胞癌、非小细胞肺癌（NSCLC）及错配修复缺陷型结直肠癌和血液系统恶性肿瘤。

二、肠道菌群参与肿瘤免疫治疗过程

由于肠道微生物群在免疫中起着不可替代的作用，因此其也可能在肿瘤免疫治疗中发挥重要作用。2015年在*Science*杂志上发表的两项研究，主要揭示了肠道微生物群在调节免疫治疗反应中的作用。Sivan A等比较了具有不同共生微生物群的小鼠黑色素瘤的生长情况，并观察到自发抗肿瘤免疫的差异，这些差异在小鼠同居或粪便转移后被消除。进一步研究发现双歧杆菌与抗肿瘤作用有关，事实上，单独口服双歧杆菌可改善肿瘤控制，其程度与PD-L1特异性抗体治疗相同，而联合治疗几乎可消除肿瘤生长。进一步研究发现双歧杆菌可通过增强树突状细胞功能，增加CD8$^+$T细胞功能，使其在肿瘤微环境中发挥抗肿瘤作用。同样，Vétizou M等发现CTLA-4阻断剂的抗肿瘤作用取决于不同的拟杆菌种类。特异性的T细胞反应与CTLA-4阻断的疗效相关。CTLA-4阻断对抗生素治疗或无菌（GF）小鼠的肿瘤无效。通过脆弱双歧杆菌灌胃、脆弱双歧杆菌多糖免疫或脆弱双歧杆菌特异性T细胞过继转移可改变这一缺陷。

三、肠道菌群参与食管癌免疫治疗

最早在黑色素瘤患者中发现微生物群参与ICI治疗，微生物群可以分泌特定成分，有利于通过增加抗原提呈和改善T细胞功能增强抗PD-1药物的疗效。此外，抗生素治疗引起的暂时性菌群失调可能是ICI耐药性的预测因子，并可通过患者菌群粪便移植或具有良好共生关系的菌群定植来改善，改善后的患者对免疫治疗敏感。基于这一研究背景，关

于食管微生物群的研究发现了正常上皮（主要菌群是绿色链球菌）、巴雷特食管、食管腺癌和食管鳞状细胞癌的微生物群之间的差异。

受反流性食管炎和巴雷特食管影响的患者中，食管远端微生物组发生整体性改变，变成以革兰氏阴性菌为主，从而可产生大量的脂多糖，这可能会增加TLR4信号转导和下游炎性细胞因子的表达，从而促进食管从炎症发展为腺癌。此外，具有潜在致病作用的弯曲菌在巴雷特食管和腺癌中均存在，表明其可能在肿瘤进展中发挥作用，但食管鳞状细胞癌中的弯曲菌较少。在小鼠模型中，高水平的ω-6多不饱和脂肪酸导致微生物群丰度降低，而ω-3多不饱和脂肪酸似乎有利于修饰肠道微生物群，并直接激活肿瘤杀伤细胞因子，克服肿瘤相关的免疫抑制。由于免疫系统、炎症和肠道微生物组之间的联系，许多研究假设长链多不饱和脂肪酸可以作为患者健康肠道微生物组的生物标志物，以及调节微生物组组成和随后免疫治疗反应的潜在治疗剂。基于上述原因和食管微生物群的构成，多不饱和脂肪酸可作为肠道微生物群和ICI治疗之间相互作用的未来潜在调节因子进行研究。

食管癌与人类微生物群相关的研究较少，是一个新兴的研究领域。已有的研究初步显示，在食管癌的发生过程中有特定的人类细菌变化。细菌失调通过炎症、微生物代谢和遗传毒性在食管癌发生过程中起重要作用。随着对二者关系认识的加深，人类微生物群有可能在食管癌的预防、诊断、预后和治疗上成为新的靶点。

（谢而付　倪　芳）

参 考 文 献

Bonde A，Daly S，Kirsten J，et al.，2021. Human gut microbiota-associated gastrointestinal malignancies：a comprehensive review. Radiographics，41（4）：1103-1122.

Dan W，Peng L，Yan B，et al.，2022. Human microbiota in esophageal adenocarcinoma：pathogenesis，diagnosis，prognosis and therapeutic implications. Front Microbiol，12：791274.

Dieterich W，Schink M，Zopf Y，2018. Microbiota in the gastrointestinal tract. Med Sci（Basel），6（4）：116.

Fan J，Liu Z，Mao X，et al.，2020. Global trends in the incidence and mortality of esophageal cancer from 1990 to 2017. Cancer Med，9（18）：6875-6887.

Gao S，Li S，Ma Z，et al.，2016. Presence of *Porphyromonas gingivalis* in esophagus and its association with the clinicopathological characteristics and survival in patients with esophageal cancer. Infect Agent Cancer，11：3.

Kawasaki M，Ikeda Y，Ikeda E，et al.，2021. Oral infectious bacteria in dental plaque and saliva as risk factors in patients with esophageal cancer. Cancer，127（4）：512-519.

Li H，Luo Z，Zhang H，et al.，2021. Characteristics of oral microbiota in patients with esophageal cancer in China. Biomed Res Int，2021：2259093.

Liu Y，Lin Z，Lin Y，et al.，2018. *Streptococcus* and *Prevotella* are associated with the prognosis of oesophageal squamous cell carcinoma. J Med Microbiol，67（8）：1058-1068.

Sivan A，Corrales L，Hubert N，et al.，2015. Commensal *Bifidobacterium* promotes antitumor immunity and facilitates anti-PD-L1 efficacy. Science，350（6264）：1084-1089.

Snider EJ，Kaz AM，Inadomi JM，et al.，2020. Chemoprevention of esophageal adenocarcinoma. Gastroenterol Rep（Oxf），8（4）：253-260.

Song X, Greiner-Tollersrud OK, Zhou H, 2022. Oral microbiota variation: a risk factor for development and poor prognosis of esophageal cancer. Dig Dis Sci, 67(8): 3543-3556.

Vétizou M, Pitt JM, Daillère R, et al., 2015. Anticancer immunotherapy by CTLA-4 blockade relies on the gut microbiota. Science, 350(6264): 1079-1084.

Vivaldi C, Catanese S, Massa V, et al., 2020. Immune checkpoint inhibitors in esophageal cancers: are we finally finding the right path in the mist? Int J Mol Sci, 21(5): 1658.

Wang Q, Rao Y, Guo X, et al., 2019. Oral microbiome in patients with oesophageal squamous cell carcinoma. Sci Rep, 9(1): 19055.

Yamashita Y, Takeshita T, 2017. The oral microbiome and human health. J Oral Sci, 59(2): 201-206.

第三十三章

食管癌的筛查

WHO将筛查定义为通过快速的筛查试验和其他检查措施，在健康人群中去发现那些未被识别的患者和有缺陷的人。在我国，超过70%的食管癌患者初次就诊时已经处于进展期，这部分患者中位5年生存率不到20%。而未发生淋巴结转移的早期食管癌，经内镜下治疗或手术切除后，5年生存率可达90%以上。因此，对食管癌高危人群进行筛查，发现更多早期病例，对提高我国食管癌5年生存率意义重大。自20世纪50年代以来，早期食管癌的筛查与治疗一直受到国家卫生部门的重视。一些高发地区，食管癌的筛查工作已初见成效。但是在非高发地区，开展必要的食管癌筛查也成为广大医务人员及大众必须面对的重要问题。因此，加强消化内镜早筛、早诊、早治已成为趋势。

一、食管癌具备的筛查条件

疾病可被筛查需具备以下两个条件：①存在可被检查的癌前病变及可发展成癌症的临床相关危险因素；②存在可被干预阻止其进展为癌症的癌前状态。食管癌的发生发展是一个长时间、多步骤的过程。整个过程具有从食管黏膜上皮基底细胞增生到轻度、中度和重度不典型增生/原位癌，再到黏膜内癌和浸润癌的一般规律。因此，食管癌具有疾病筛查的条件。与食管癌相关的癌前疾病主要包括反流性食管炎、巴雷特食管、食管白斑、食管憩室、贲门失弛缓症、各种原因导致的食管良性狭窄等。食管鳞状上皮异型增生是鳞状细胞癌的癌前病变，巴雷特食管相关异型增生则是腺癌的癌前病变。食管癌的各个发展阶段在人群中的数量分布呈递减的趋势。既往人群筛查的结果显示，轻度不典型增生占12%～18%；中度不典型增生占6%～12%；重度不典型增生/原位癌占3%～5%；各型浸润癌占0.5%～3%。食管癌筛查的最终目的是通过筛查达到防微杜渐、防患于未然的目的。

二、食管癌筛查的目标人群

目前国内外缺乏食管癌筛查的金标准，我国食管癌临床指南推荐对食管癌高危人群进行重点筛查。满足以下第1项和第2～6项中任一项者应被列为食管癌高危人群，建议作为筛查对象。①年龄超过40岁；②来自食管癌高发区，包括河南、河北、山西三省交界的太行山地区，四川北部地区，湖北、河南、安徽三省交界的大别山区，福建南部和广东东北部，江苏北部地区和新疆哈萨克族聚居地区；③有反酸、烧心、进食困难、腹痛、黑便等消化道症状；④有食管癌家族史；⑤患有食管癌前疾病或癌前病变，如巴雷特食管及食管上皮不典型增生等；⑥具有食管癌的其他高危因素（吸烟、重度饮酒、头颈部或呼吸道鳞状细胞癌等）。

三、食管癌的筛查方法

早期的食管癌筛查方法如食管拉网细胞学检查和上消化道X线造影检查等，由于其敏感性偏低，不能有效发现癌前病变及早期食管癌，目前在临床上已经很少作为食管癌的常规筛查手段。本部分仅对这两种检查做简要介绍。由于消化内镜在我国的普遍应用及内镜技术的快速发展，内镜检查已成为食管癌筛查的主要技术手段。液体活检具有无创、方便、快捷的优势，但在食管癌筛查方面仍处于研究阶段，广泛应用临床时机尚不成熟。

1. 食管拉网细胞学检查　为食管癌高发区大面积普查首选方法，准确率＞90%，缺点是细胞学筛查方法漏诊率高达40%～50%。郭会芹等在拉网细胞学中引入了液基制片和TBS诊断系统，有助于提高细胞学技术力量薄弱地区食管癌诊断敏感性。其缺点是只能获得细胞学结果，仍需内镜检查、病理组织学确诊；由于检查痛苦较大，患者接受率越来越低，这限制了其进一步推广应用。脱落细胞采集器无法通过重度狭窄和梗阻的食管，难以对食管癌细胞进行准确分级，仍需行纤维食管镜检查进一步定性和定位。禁忌证为食管静脉曲张、疑为食管穿孔、严重心肺疾病者。目前该方法基本不用。

2. 上消化道X线造影检查　早期食管癌X线检查常无明显征象，采用上消化道X线造影检查很难诊断。而中晚期食管癌相对容易诊断。中晚期食管癌数字化X线上消化道造影的典型表现为食管黏膜紊乱、断裂，局部管腔狭窄或充盈缺损，食管管壁僵直，蠕动消失，或见软组织阴影，溃疡或瘘管形成、食管轴向异常等诊断及分型较容易，而早期食管癌诊断有一定难度，需要细致检查及熟练的操作技术，并结合毛刷拉网及内镜检查明确诊断。上消化道造影的优点是可观察食管黏膜改变和食管动力学改变，对早期食管癌的诊断优于CT和MRI，阳性率为70%左右。缺点是无法观察食管癌黏膜下浸润情况和外侵深度、范围及肿瘤与邻近结构的关系，仍需细胞学或组织病理学进一步确诊。上消化道X线造影检查不是食管癌筛查的有效手段。

3. 食管内镜下食管黏膜染色及活检　内镜检查术是诊断食管癌及食管癌前病变的金标准。内镜筛查的优点是镜下直接观察肿瘤生长部位、形态和范围，可行多部位活检和脱落细胞检查获得病理诊断。早期食管癌内镜下食管黏膜改变可归纳为3种类型：①黏膜颜色改变，分红区和白区；②黏膜增厚和血管结构改变；③黏膜形态改变，如糜烂、斑块、粗糙和结节。食管鳞状上皮不典型增生在标准普通内镜检查时常无异常表现；再者，食管鳞状上皮不典型增生表现为片状性质，因此，随机活检常不可能检测出病变。另外，部分早期食管癌行内镜检查时也常无明显征象，为进一步提高检出率，在普通内镜的基础上，开发了许多色素内镜技术，临床上已证明不典型增生增强色素内镜检查技术是可行的，其中，鲁氏碘染色是最简单、最有效的，也是临床上应用最为广泛的。碘染色的原理是食管黏膜鳞状上皮细胞中的糖原与碘接触后呈棕黄色，癌变细胞和不典型增生细胞中糖原含量消失或明显减少，碘染后呈碘的原色或不同程度的淡染，可在不着色区进行活检，碘染色后形成的不同图像与活检组织学诊断密切相关。巴雷特食管发生在食管癌之前，可经过发育不良的阶段，进展为食管癌。巴雷特食管在有胃食管反流人群中的发生率为2.3%～6.7%，在无症状个体中的发生率为1.2%。与食管鳞状上皮非典型增生不同，白光内镜可以很容易地检测出巴雷特食管，表现为自食管胃结合部延伸而来的橙红色病变。巴雷特食管中的不典型增生，病灶一般平坦且很难与周围的上皮化生区分，常很难检测出，故筛查方案中建议多点随机活检（每1～2cm行四象限检测）。除碘染色外，亚甲蓝染色也可用于巴雷特食管的检查。除白光内镜外，超薄内镜、可视胶囊内镜、内镜窄带成像技术等也用于食管癌的检查，但目前不适合食管癌的筛查。与常规胃镜检查相比较，内镜下食管黏膜碘染色检查可帮助识别早期食管癌和癌前病变，明显减少食管黏膜活检差错，明显提高早期食管癌的诊断率，减少早期微小病灶的漏诊，故其敏感性高、漏诊率低，缺点是不能很好地区分不同类型的黏膜损伤，食管黏膜碘染色不着色或淡染，不仅见于早期食管癌，在食管黏膜的炎症中更多见，故良、恶性食管疾病的鉴别最终依靠病理学检查。内镜检查一定要注意禁忌证，包括严重的急性呼吸道和上消化道感染、严重心肺疾病、胸主动脉瘤、脑卒中。对于食管静脉曲张、深溃疡、巨大憩室、高度脊柱弯曲、严重出血倾向及衰弱者，食管镜检查应谨慎。总之，内镜检查的群体顺应性较好，在食管高危人群的早期病变筛查与诊断中具有较高的应用价值，具体操作流程见图33-1。

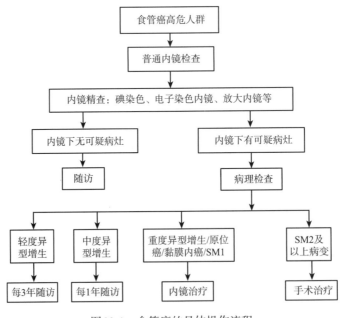

图33-1 食管癌的具体操作流程

4. 液体活检 尽管病理诊断是确诊食管癌和各级癌前病变的金标准，但由于内镜检查属侵入性操作，部分患者难以接受，并且内镜的诊断水平与操作者的技术水平密切相关。传统的肿瘤标志物如CEA、鳞状细胞癌抗原（SCCA）对诊断早期食管癌敏感性和特异性均不理想。近年来，具有无创、简便优势的液体活检（liquid biopsy）成为肿瘤诊断领域的热点。液体活检的研究对象也从早期的肿瘤循环细胞（circulating tumor cell，CTC）与肿瘤循环DNA（circulating tumor DNA，ctDNA）逐渐扩展为长链非编码RNA（long noncoding RNA，lncRNA）及外泌体（exosome）、肿瘤代谢产物等。Matsushita D等的荟萃分析纳入57项液体活检诊断食管癌的研究，结果显示食管鳞状细胞癌Ⅰ～Ⅱ期和Ⅲ～Ⅳ期的CTC阳性率分别20.0%（范围为0.0%～33.3%）和43.5%（范围为8.3%～69.0%）；T1～2期和T3～4期分别为28.8%（范围为7.5%～55.6%）和36.2%（范围为8.0%～60.8%）。Xin T等利用NGS技术检测cfDNA的结果显示诊断食管癌敏感度为93.75%、特异度为85.71%（AUC = 0.972）。联合多种标志物进行诊断也在研究中。但目前液体活检对食管癌的诊断仍处于实验阶段，尚未获FDA批准用于临床。

四、筛查存在的问题与展望

内镜是目前最好的筛查方法，主要用于流行地区和高危人群的筛查，但在高危地区的应用资料较少。近来，Xia R等评估中国食管癌和胃癌高危地区40～69岁人群内镜筛查的成本效益，共纳入10万人。结果显示，在中国食管癌和胃癌高风险地区，联合内镜筛查可能具有成本效益；每两年筛查一次可能是最佳策略。研究者认为，该结果可能有助于制定针对中国上消化道癌症预防和控制的政策。由于内镜筛查的费用高昂，不适合非高危地区，生物标志物的疾病检测未来可能用于筛查，但目前生物标志物并不成熟。如果在流行地区和高危人群中开发并利用成本效益高、准确且耐受性好的筛查试验，则有可能在全世界范围内降低这种致命疾病的死亡率。

（王居峰　王千里）

参 考 文 献

中华医学会消化内镜学分会，中国抗癌协会肿瘤内镜专业委员会，2014. 中国早期胃癌筛查及内镜诊治共识意见（2014年，长沙）. 中华消化杂志，34（7）：433-448.

Codipilly DC，Qin Y，Dawsey SM，et al.，2018. Screening for esophageal squamous cell carcinoma: recent advances. Gastrointest Endosc，88（3）：413-426.

Gaur P，Min PK，Dunkin BJ，et al.，2014. Esophageal cancer: recent advances in screening，targeted therapy，and management. J Carcinog，13：11.

He Z，Liu Z，Liu M，et al.，2019. Efficacy of endoscopic screening for esophageal cancer in China（ESECC）: design and preliminary results of a population-based randomised controlled trial. Gut，68（2）：198-206.

Lipman G，Haidry RJ，2017. Endoscopic management of Barrett's and early oesophageal neoplasia. Frontline Gastroenterol，8（2）：138-142.

Matsushita D，Arigami T，Okubo K，et al.，2020. The diagnostic and prognostic value of a liquid biopsy for esophageal cancer: a systematic review and meta-analysis. Cancers，12（10）：3070.

Rajendra S, Sharma P, 2012. Management of Barrett's oesophagus and intramucosal oesophageal cancer: a review of recent development. Therap Adv Gastroenterol, 5(5): 285-299.

Shiozaki H, Tahara H, Kobayashi K, et al., 1990. Endoscopic screening of early esophageal cancer with the Lugol dye method in patients with head and neck cancers. Cancer, 66(10): 2068-2071.

Tian X, Sun B, Chen C, et al., 2018. Circulating tumor DNA 5-hydroxymethylcytosine as a novel diagnostic biomarker for esophageal cancer. Cell Res, 28(5): 597-600.

Tomizawa Y, Wang KK, 2009. Screening, surveillance, and prevention for esophageal cancer. Gastroenterol Clin North Am, 38(1): 59-73.

Wang GQ, Wei WQ, Qiao YL, 2010. Practice and experience of screening, early detection and treatment for esophageal cancer. China Cancer, 19(1): 4-8.

Wei WQ, Chen ZF, He YT, et al., 2015. Long-term follow-up of a community assignment, one-time endoscopic screening study of esophageal cancer in China. J Clin Oncol, 33(17): 1951-1957.

Xia R, Zeng H, Liu W, et al., 2021. Estimated cost-effectiveness of endoscopic screening for upper gastrointestinal tract cancer in high-risk areas in China. JAMA Netw Open, 4(8): e2121403.

Yang H, Berner A, Mei Q, et al., 2002. Cytologic screening for esophageal cancer in a high-risk population in Anyang County, China. Acta Cytol, 46(3): 445-452.

Yang S, Wu S, Huang Y, et al., 2012. Screening for oesophageal cancer. Cochrane Database Syst Rev, 12: CD007883.

第三十四章

食管癌的预防

随着生活水平的提高和生活方式的改善，我国食管癌发病率有逐年递减的趋势。但是，我国食管癌发病率、死亡率均显著高于全球其他国家和地区，新发与死亡食管癌患者仍占全球半数以上。最新肿瘤流行病学估计，2020年我国新发食管癌患者约32万人，占恶性肿瘤的第6位；死亡患者约30万人，占恶性肿瘤的第4位。特别是在我国的食管癌高发地区，食管癌仍然是当地居民的主要疾病负担。多年来食管癌的防治经验表明，必须贯彻预防为主的战略方针，实行防治结合，才能有效降低食管癌的发病率和死亡率，减少食管癌对人类的危害。食管癌的预防，类似于其他疾病的预防，包含一级预防、二级预防、三级预防。一级预防及二级预防为降低食管癌患者死亡率的两种主要手段，本章主要介绍食管癌的一级预防。

一、一级预防

一级预防主要是针对病因的预防，也称为初级预防。食管癌的发生并非由单一致病因素导致的，而是多种环境因素与遗传背景相互作用的结果。因此，食管癌一级预防的目的主要是通过改变生活方式，减少高危因素导致的癌前病变，降低食管癌的发病率。

东西方国家食管癌的病理类型不同，高危因素及相应的预防策略也有相应的特点。在我国，90%的食管癌病理类型为鳞状细胞癌，目前公认的危险因素包括亚硝胺类化合物、霉菌及其毒素、营养不平衡、不良的生活方式和饮食习惯及遗传易感性等。亚硝胺是公认的致癌物。通过防霉去毒、改良饮水等方法，林州等食管癌高发地区的亚硝胺暴露量已经显著减少，这成为减少食管鳞状细胞癌（ESCC）发病率的一个重要环节。水果和蔬菜的摄入不足也与ESCC的发生密切相关，荟萃分析显示，增加水果和蔬菜的摄入可以减少食管癌的发病率。基于中国农村地区人群的病例对照研究显示，蔬菜和水果摄入量的最高1/4人群与最低1/4人群相比，ESCC的发病风险降低了30%。微量元素的缺乏也被认为与食管癌高发病率有关，如β-胡萝卜素、叶酸、维生素C和维生素E等。在林州的普通人群中进行的营养干预试验研究表明，补充维生素B_2和烟酸可降低14%的食管癌发病率。另外，流行病学发现，在东亚人中，饮用咖啡有预防食管癌的作用，而在欧美人中却没有发现饮用咖啡与食管癌的相关性。

Pandeya N等评估了由吸烟和酗酒引起的ESCC的人口归因分数（PAF），以人群为基础的病例对照研究（305例ESCC、1554例对照）发现吸烟引起的PAF为49%，酗酒引起的PAF为32%；男性超过75%的ESCC归因于吸烟且伴酗酒。因此，戒烟、戒酒对预防ESCC的发生很重要。近些年来，虽然人群吸烟率下降，但是人均酒精摄取量仍然稳定，故食管癌的一级预防仍需加强。

西方国家食管癌的病理类型主要为腺癌，主要危险因素包括胃食管反流病、巴雷特食管、肥胖及吸烟。相应的预防措施包括避免摄入高热量饮食、避免服用降低食管下括约肌张力的药物、保持合理的体重指数（BMI）、积极治疗胃食管反流病等。

适度的体育锻炼可以降低多种恶性肿瘤的发病率，其中也包括食管癌。Behrens G等进行的荟萃分析纳入24项研究、共15 745例患者，比较高体育活动水平与低体育活动水平对恶性肿瘤的影响。研究者依据解剖位置和组织学类型，对食管腺癌、胃贲门腺癌、胃非贲门腺癌进行了总结，发现肿瘤的发生风险明显减少。在排除了一个有影响力的研究之后，ESCC的风险减少也很显著。该研究显示体育活动，特别是锻炼的频率，与食管癌的风险呈显著的负相关。上述研究说明运动在食管癌预防中有重要作用，需要临床医生重点关注。

二、二级预防

食管癌的二级预防主要为早期发现、早期诊断、早期治疗。在疾病早期可治愈阶段检测出食管癌，阻止其进展至晚期阶段，十分有利于提高患者的长期生存。早期诊断主要依赖于食管癌的筛查（具体见第三十三章）。目前通过内镜技术，施行的食管黏膜切除术及食管黏膜消融术，可阻止癌前病变进展为食管癌。在食管癌的发生原因未彻底研究清楚之前，二级预防极其重要。

三、三级预防

食管癌的三级预防旨在尽可能提高患者的治愈率、生存率。广义的三级预防还包括提高患者的生存质量，促进患者的康复，注重患者的姑息治疗（镇痛治疗），以及对患者进行生理、心理、营养和康复方面的指导。

四、化学预防

化学预防指应用化学预防药物，治疗癌前病变，阻断癌症的发生。化学预防是食管癌预防研究较为活跃的领域，特别在食管腺癌一级预防中的作用正在积极探索。巴雷特食管可增加食管腺癌（EAC）的风险。有限的证据表明，质子泵抑制剂（PPI）、非甾体抗炎药（NSAID）/阿司匹林、他汀类药物可能与食管肿瘤的低风险相关。非甾体抗炎药物通过抑制COX-2及调节前列腺素代谢控制细胞增殖、增加细胞凋亡、调节生长因子和血管生成因子的表达。他汀类药物通过异戊烯化及随后的调控细胞信号通路，可以达到同等效果。目前，由于存在流行病学研究的样本量小、可信度低等不足，故这些资料不能证明任何一种药物可以作为化学预防药物。

1. 质子泵抑制剂（PPI）　Singh S等的荟萃分析显示PPI可以使巴雷特食管（BE）患者EAC和（或）高级别异型增生（HGD）的发生风险减少71%，具有剂量-疗效关系，PPI应用超过2～3年可以预防EAC或HGD的发生。其他研究结果表明PPI可以降低EAC发生风险，并且发现大剂量PPI比低剂量PPI可能更有效。另外，在本研究中发现组胺受体拮抗剂（H_2RA）并无预防作用。虽然有多项研究支持PPI可以预防食管癌的发生，但也有相反的观点。Hvid-Jensen F等研究显示长期应用PPI对BE患者无保护作用，不能预防肿瘤的发生。

2. 非甾体抗炎药　可以通过抑制COX-2及调节前列腺素代谢控制细胞增殖、增加细胞凋亡、调节生长因子和血管生成因子的表达。Zhang S等进行的一项荟萃分析显示，低剂量阿司匹林也可减少EAC/HGD的风险，同非阿司匹林COX抑制剂一致。然而，阿司匹林预防食管癌发生的机制仍有待进一步探讨。COX抑制剂应用于BE患者发生恶性肿瘤的风险仍不十分清楚。Zhang S等进行的一项荟萃分析纳入9项观察、共5446例参与者，605例患者有EAC或HGD，结果表明BE患者应用COX抑制剂可以减少EAC/HGD发生的风险，化学预防作用似乎是持续有效的独立因素。关于COX抑制剂减少EAC/HGD发生的作用，仍需要设计良好的随机对照试验来增加对COX抑制剂的化疗预防作用的了解。

3. 他汀类药物　具有抗致癌作用，可能具有化疗保护作用，但其预防食管癌发生的研究结果不一。Alexandre L等开展了一项巢式病例对照研究，探讨使用他汀类药物与食管癌组织学亚型风险降低的相关性。研究共纳入581例EAC、213例食管胃结合部腺癌、332例ESCC患者，分别匹配的对照为2167例、783例、1242例。结果显示，有规律地使用他汀类药物与EAC和食管胃结合部腺癌发生风险降低显著相关，EAC与他汀类药物剂量、持续有效时间相关，而食管胃结合部腺癌仅与大剂量应用相关。使用他汀类药物1～4年，与ESCC发生呈负相关。同样，Lacroix O等在比利时人群中进行了一项观察性研究发现，在6238例Ⅰ～Ⅲ期食管癌患者中，1628例（26%）患者在诊断后使用了他汀类药物，结果显示诊断后使用他汀类药物与总死亡率（校正HR=0.84，95%CI 0.77～0.92）和癌症特异性死亡率（校正HR=0.87，95%CI 0.78～0.97）降低相关。另外，在诊断前使用他汀类药物的总体人群（校正HR=0.83，95%CI 0.76～0.91）及癌症特异性分析人群（校正HR=0.86，95%CI 0.77～0.96）中，也发现了类似的相关性。

然而，Chan TF等在中国台湾地区进行的以人口为基础的病例对照研究（共197例食管癌患者和788例对照患者）结果表明，任何他汀类处方的未调整OR值为0.86，调整后OR值为0.96。与不用他汀类药物比较，累积服用他汀类药物低于115DDD（限定日剂量）组，其调整后的OR值为0.77，而累积使用他汀类药物≥115DDD组，OR值为1.16。对于服用他汀类药物与食管癌风险之间的利弊关系，本研究不能提供证据支持或反对。

4. 二甲双胍　二甲双胍对2型糖尿病患者食管癌风险的影响，多项研究得出不一致的结论。Wu HD等进行的一项荟萃分析（纳入了4项队列研究和1项病例对照研究）结果显示，二甲双胍不能降低2型糖尿病患者的食管癌风险（HR=0.88，95%CI 0.60～1.28，$P > 0.05$）。然而，根据地理位置进行的亚组分析显示，二甲双胍可以显著降低亚洲2型糖尿病患者的食管癌风险（HR=0.59，95%CI 0.39～0.91，$P=0.02$），研究组之间不存在异质性（*P*=0.80）。

（王居峰　王千里）

参 考 文 献

Akiyama J，Alexandre L，Baruah A，et al.，2014. Strategy for prevention of cancers of the esophagus. Ann N Y Acad Sci，1325：108-126.

Alexandre L，Clark AB，Bhutta HY，et al.，2014. Statin use is associated with reduced risk of histologic subtypes of esophageal cancer：a nested case-control analysis. Gastroenterology，146（3）：661-668.

Beales IL，Hensley A，Loke Y，2013. Reduced esophageal cancer incidence in statin users，particularly with cyclo-oxygenase inhibition. World J Gastrointest Pharmacol Ther，4（3）：69-79.

Beales IL，Vardi I，Dearman L，et al.，2013. Statin use is associated with a reduction in the incidence of esophageal adenocarcinoma：a case control study. Dis Esophagus，26（8）：838-846.

Behrens G，Jochem C，Keimling M，et al.，2014. The association between physical activity and gastroesophageal cancer：systematic review and meta-analysis. Eur J Epidemiol，29（3）：151-170.

Chan TF，Chiu HF，Wu CH，et al.，2013. Statin use and the risk of esophageal cancer：a population-based case-control study. Expert Opin Drug Saf，12（3）：293-298.

Huo X，Zhabng X，Yu C，et al.，2018. Aspirin prevents NF-κB activation and CDX2 expression stimulated by acid and bile salts in oesophageal squamous cells of patients with Barrett's esophagus. Gut，67（4）：606-615.

Hvid-Jensen F，Pedersen L，Funch-Jensen P，et al.，2014. Proton pump inhibitor use may not prevent high-grade dysplasia and oesophageal adenocarcinoma in Barrett's oesophagus：a nationwide study of 9883 patients. Aliment Pharmacol Ther，39（9）：984-991.

Lacroix O，Couttenier A，Vaes E，et al.，2019. Statin use after diagnosis is associated with an increased survival in esophageal cancer patients：a belgian population-based study. Cancer Causes Control，30（4）：385-393.

Li P，Cheng R，Zhang S，2014. Aspirin and esophageal squamous cell carcinoma：bedside to bench. Chin Med J（Engl），127（7）：1365-1369.

Myung SK，Yang HJ，2013. Efficacy of vitamin and antioxidant supplements in prevention of esophageal cancer：meta-analysis of randomized controlled trials. J Cancer Prev，18（2）：135-143.

Nguyen DM，Richardson P，El-Serag HB，2010. Medications（NSAIDs，statins，proton pump inhibitors）and the risk of esophageal adenocarcinoma in patients with Barrett's esophagus. Gastroenterology，138（7）：2260-2266.

Pandeya N，Olsen CM，Whiteman DC，2013. Sex differences in the proportion of esophageal squamous cell carcinoma cases attributable to tobacco smoking and alcohol consumption. Cancer Epidemiol，37（5）：579-584.

Rubenstein JH，Shaheen NJ，2015. Epidemiology，diagnosis，and management of esophageal adenocarcinoma. Gastroenterology，149（2）：302-317.

Schneider JL，Zhao WK，Corley DA，2015. Aspirin and nonsteroidal anti-inflammatory drug use and the risk of Barrett's esophagus. Dig Dis Sci，60（2）：436-443.

Sung H，Ferlay J，Siegel RL，2021. Global cancer statistics 2020：GLOBOCAN estimates of incidence and mortality worldwide for 36 cancers in 185 countries. CA Cancer J Clin，71（3）：209-249.

Tsibouris P，Vlachou E，Isaacs PE，2014. Role of chemoprophylaxis with either NSAIDs or statins in patients with Barrett's esophagus. World J Gastrointest Pharmacol Ther，5（1）：27-39.

Wu HD，Zhang JJ，Zhou BJ，2021. The effect of metformin on esophageal cancer risk in patients with type 2 diabetes mellitus：a systematic review and meta-analysis. Clin Transl Oncol，23（2）：275-282.

Xiao Q，Freedman ND，Ren J，et al.，2014. Intakes of folate，methionine，vitamin B6，and vitamin B12 with risk of esophageal and gastric cancer in a large cohort study. Br J Cancer，110（5）：1328-1333.

Yang CS，Chen X，Tu S，2016. Etiology and prevention of esophageal cancer. Gastrointest Tumors，3（1）：3-16.

Zhang J，Zhou B，Hao C，2018. Coffee consumption and risk of esophageal cancer incidence：a meta-analysis of epidemiologic studies. Medicine（Baltimore），97（17）：e0514.

Zhang S，Zhang XQ，Ding XW，et al.，2014. Cyclooxygenase inhibitors use is associated with reduced risk of esophageal adenocarcinoma in patients with Barrett's esophagus：a meta-analysis. Br J Cancer，110（9）：2378-2388.

Zhao P，Lin F，Li Z，et al.，2011. Folate intake，methylenetetrahydrofolate reductase polymorphisms，and risk of esophageal cancer. Asian Pac J Cancer Prev，12（8）：2019-2023.

第三十五章

食管癌的随访

一、概　　述

所有食管癌患者均应终身随访。食管癌患者确诊后，应常规建立完整的病案档案和其他相关资料档案，以便于以后的随访，所有的食管癌患者均应进行有规律的随访，以便于医生了解患者的病情变化及疾病状态。食管癌患者治疗结束后，也均应进行规律的随访，以便于医生了解患者的治疗不良反应、康复情况及营养状态。随访过程不但有利于有症状患者的及时确诊和治疗，而且对无症状的患者或者有慢性轻微症状的食管癌患者，有利于及时发现病情的快速变化，以便于给予诊断和治疗。

虽然规律的随访在改善食管癌患者的临床结局上存在争议，但在减轻多数患者的治疗相关并发症、社会心理状态支持、患者的营养支持指导等方面均有很重要的作用。但目前缺乏食管癌标准随访方案的指南。英国胃肠病学会（British Society of Gastroenterology，BSG）指南建议食管癌患者的随访应由患者、外科医生、肿瘤科医生、放疗科医生、肿瘤专科护士、营养师及心理咨询师组成的多学科（康复）小组协调管理，该指南认为肿瘤专科护士随访一般状况良好的患者，从而便于临床医生有更多的时间关注需要进一步检查评估的患者。

二、食管癌的随访时间及建议

2021年中国临床肿瘤学会（CSCO）食管癌诊疗指南一级专家推荐：所有患者都应进行有规律的随访，不论食管鳞状细胞癌还是腺癌。对于无症状的患者，完整的病史及体格检查应在随访开始后1～2年内每3～6个月1次，然后3～5年内每6～12个月1次，5年以后每年随访1次。并建议根据临床需要，行血常规、血清生化、影像学检查（颈胸腹部增强CT、颈部超声）、上消化道内镜碘染色及活检。其他随访内容也包含营养评估与咨询等。国内食管癌患者的随访过程中，对于无症状的患者，医生常规建议患者进行血常规、生化、影像学检查等，若治疗前发现肿瘤标志物水平升高，则进行肿瘤标志物动态监测。对于病情评估困难的患者，有条件者行PET/CT检查。

给予治疗后应定期随访以便了解食管癌患者的身体状况。为了早期发现食管癌的复发（局部复发或淋巴结转移、远处脏器转移），也是为了早期发现转移到其他脏器的新病灶，随访观察非常重要。食管癌可能会转移到其他脏器，以咽部转移为主；其次，按头颈部转移、胃转移、大肠转移的顺序递减。因此，在随访时需要通过内镜详细检查喉部、食管、胃、大肠等。此外，食管腺癌患者远处复发的发生率较高，食管鳞状细胞癌患者局部复发的发生率较高。因此，随访要点根据食管癌的临床分期、接受的治疗内容有所不同。

1. 食管癌根治术后患者的随访　食管癌根治术后患者仍存在较高的复发率，故需要积极随访。Abate E等进行的一项590例食管腺癌术后患者的随访观察研究显示，174例患者复发，其中70%为全身性复发，30%为局部淋巴结复发，10%为全身性及局部淋巴结同时复发。复发者中，17%为通过症状或体格检查发现，60%为通过CT检查发现，18%为通过PET/CT检查发现，而CEA升高者仅见于5%的患者。90%的患者在食管癌根治术后3年内复发或新辅助化疗后2年内复发，而在这一时间段后，每年仅有2%～3%的患者复发。复发后及时治疗可显著改善患者的生存，说明食管腺癌术后患者早期进行频繁随访是合适的，也进一步证实了随访的重要性。基于对切除术后复发模式和风险的了解，对于食管癌患者而言，制订适当的监测计划至关重要。Lindenmann J等回顾性研究362例食管癌切除患者发现，共有192例（53%）术后肿瘤复发。复发模式显示，食管鳞状细胞癌在术后18个月时出现一个单峰升高，后呈下降趋势；食管腺癌的肿瘤相关死亡曲线为双峰型，在6个月和22个月时出现两个峰值；而在18个月后，所有病例的复发风险都急剧下降。Moyes LH等综合多项研究结果表明，肿瘤浸润深度及淋巴结转移数目与食管癌根治术后疾病复发相关性较大，进而推荐了食管癌根治手术患者的术后随访方案，参见表35-1。另外，值得注意的是，在规律随访过程中一旦出现可疑症状及体征，应尽早行进一步的检查评估，不必等到下次随访时间。

表35-1　食管癌患者术后随访推荐建议

随访次数	术后随访时间	目的
1	4周	检查手术切口情况、评估营养状态、讨论病理结果、转为进一步治疗
2	3个月	营养评估、确定良性并发症
3	6个月	同上
4	9个月	同上
5	12个月	同上
6	18个月	同上
7	24个月	总体健康最后评估；如果一般情况很好，普通随访；如果有新相关症状出现，进入外科医生或肿瘤科医生团队评估
8	36个月	医院门诊随访
9	48个月	医院门诊随访
10	60个月	医院门诊随访
	任何时候	发现新症状，要求病情评估；检查：首先行胸部/腹部/盆腔CT检查及内镜检查，进一步根据临床表现选择PET/CT、骨扫描及超声等检查；姑息治疗及临终关怀

摘自：Moyes LH，Anderson JE，Forshaw MJ，2010. Proposed follow up programme after curative resection for lower third oesophageal cancer. World J Surg Oncol，8：75。

2. 治疗后获得完全缓解（CR）或无症状患者的随访　经过综合治疗后获得完全缓解的食管癌患者的随访也可参照食管癌根治术后患者的随访方案。第1年随访为每4个月1次，第2～3年随访为每6个月1次，第4年开始每年1次随访。随访内容为病史询问、体格检查、内镜检查，其他可以根据临床情况决定是否行血常规、血生化、肿瘤标志物和影像学检查等。为了尽早筛查其他脏器转移，1年要做一次内镜检查，检查颈部和胃部，如在检查过程中发现早期病变可以及时进行内镜下切除治疗。

3. 行内镜黏膜切除术（EMR）患者的随访　通过EMR或内镜黏膜下剥离术（ESD）治疗的患者，要根据食管癌的入侵深度进行不同的随访观察。EMR或ESD后随访的目的是早期发现和治疗复发、异时性食管癌或第二原发癌（如头颈癌、胃癌、肺癌和结直肠癌）。

食管癌是从黏膜内侧的黏膜上皮形成的，局限于黏膜肌层的癌组织几乎没有淋巴结转移的可能性。如果病理诊断为病变局限于黏膜肌层，内镜治疗后基本上不用做CT确认有无淋巴结复发。随访观察期通常是前1～2年每3～6个月复查1次，2年后延长复查周期。如果肿瘤侵犯黏膜肌层，或透过黏膜肌层侵入黏膜下层仅200μm，也会有淋巴结转移的可能性。另外，如果肿瘤已完全浸润黏膜下层（超过200μm），将会有半数以上的患者发生淋巴结转移。对于有可能发生淋巴结转移的患者，除了内镜检查，还要通过CT和PET/CT筛查有无淋巴结复发或发生其他脏器转移。还有一些患者在接受内镜治疗2～3年后才发生淋巴结复发或其他脏器转移，因此有必要长期随访观察。

4. 介入治疗后患者的随访　每3～6周应进行随访，疗效判定可采用通用的RECIST评价标准。两次治疗间隔通常为1～1.5个月，也可根据病情需要而调整。

5. 转移性食管癌及治疗后有病灶患者的随访　转移性食管癌患者的随访较根治术后患者的随访更频繁，对于需要给予积极治疗的患者，随访建议参见表35-2。食管癌治疗后未获得完全缓解的患者，随访频率也需要增强，若患者需要进一步治疗，随访建议也可参见表35-2。接受治疗的患者，特别是接受放、化疗的患者，更需要密切随访。放、化疗后局部复发的肿瘤进展速度快，如果有进食哽噎感或吞咽不畅感，也可以采用食管腔内光动力治疗（PDT）局部治疗。

表35-2　转移性食管癌患者的随访推荐建议

	新的治疗开始基线	化疗	与疾病进展相关的再分期
症状评估	是	每周期化疗前	是
体格检查	是	每周期化疗前	是
一般状况	是	每周期化疗前	是
体重、营养状况	是	每周期化疗前	是
肝功能检查、血常规	是	每周期化疗前	是
CT（胸、腹部）	是	每2～3个周期	是
PET/CT	可选	不推荐	可选
肿瘤标志物	可选	可选	可选

6. 随访注意事项　由于食管癌的复发率较高，食管癌的随访相当重要。①食管癌分

期不同，随访的要求不同，尽可能做到分期特异性随访；②分期相同的食管癌，不同治疗模式后的随访存在差异；③随访采用的影像学检查方法存在差异，这在随访中需要注意；④根据患者复发风险的不同，结合当地医疗的实际情况及患者的经济条件等，尽可能选择可以早发现复发的方法，如ctDNA；⑤注意随访食管癌治疗相关的长期并发症；等等。

三、食管癌随访的具体内容

1. 询问病史　关注食管癌患者临床表现，常见的有食欲下降、体重下降、声音嘶哑、胸痛、咳嗽、颈部肿块等。结合患者的症状及主诉，认真询问病史，便于早期发现。

2. 体格检查　重点是颈部浅表淋巴结触诊、腹部触诊、胸部听诊等。

3. 实验室检查　血常规、大便常规及隐血、生化（肝肾功能、电解质）、肿瘤标志物（CEA、SCCA等）。

4. 影像学检查　常规行胸片、腹部B超检查，有条件者建议常规行胸腹部增强CT检查。根据患者需要行颈部B超或CT检查。

5. 内镜检查　对于食管癌根治术后及放化疗后获取完全缓解的患者，建议每年进行1次内镜检查。对于行内镜下切除术的Tis或T1a患者，应在术后1年内每3个月进行1次内镜监测，1年以后每年1次。

6. 靶点检测　虽然我国食管腺癌患者所占的比例很低，诊断为转移性食管腺癌的患者仍建议行HER-2检测。在随访中，食管腺癌复发出现新的病灶、既往无法行原发灶HER-2检测的患者，也建议对转移灶行HER-2检测。随着食管癌治疗靶点的确立，以后越来越多的食管癌患者需要对新病灶进行靶点检测。建议对食管癌患者（不论是鳞状细胞癌还是腺癌患者），均进行TMB-H、dMMR、PD-L1等检测。

7. 骨ECT　怀疑骨转移时，建议行骨ECT检查，必要时行MRI检查。

8. PET/CT　一般不建议用于随访，但很难确诊时，应积极考虑行PET/CT检查。

9. 营养状态评估和监测　在食管癌的随访过程中，需要高度重视食管癌患者的营养状态评估和监测。患者的营养状态评估包括体重、体重指数（BMI）、皮下脂肪、血清学检查（血清白蛋白、前白蛋白、视黄醇结合蛋白）等。

10. 生活质量　食管癌患者的生活质量在随访中经常被忽略，应该引起重视。食管癌患者不但在整个治疗过程中承受了相当大的症状负担，随访中还发现许多患者仍有较重的症状负担。Gupta V等采用患者报告的埃德蒙顿症状评估系统（ESAS）对1751例食管癌患者进行治疗后随访，结果发现接受治愈性治疗的食管癌患者症状负担较重，最常见的严重症状是食欲缺乏（918例，52%）、疲劳（787例，45%）和健康不佳（713例，41%）。在诊断后的前5个月内症状负担最大，在第一年的下半年症状负担有所改善。与所有症状的严重评分相关的特征包括女性、较多的并发疾病、较低的社会经济地位、城市居住地及与确诊时间接近的症状评估。该研究建议，对常见严重症状进行有针对性的治疗，增加对有严重症状风险患者的支持，可以提高患者的生活质量。

（王　蓉　刘连科）

参 考 文 献

中国临床肿瘤学会指南工作委员会，2021. 中国临床肿瘤学会（CSCO）食管癌诊疗指南2021. 北京：人民卫生出版社.

Abate E，DeMeester SR，Zehetner J，et al.，2010. Recurrence after esophagectomy for adenocarcinoma：defining optimal follow-up intervals and testing. J Am Coll Surg，210（4）：428-435.

Allum WH，Blazeby JM，Griffin SM，et al.，2011. Guidelines for the management of oesophageal and gastric cancer. Gut，60（11）：1449-1472.

Bakhos CT，Acevedo E Jr，Petrov RV，et al.，2021. Surveillance following treatment of esophageal cancer. Surg Clin North Am，101（3）：499-509.

Barbetta A，Sihaga S，Nobel T，et al.，2019. Patterns and risk of recurrence in patients with esophageal cancer with a pathologic complete response after chemoradiotherapy followed by surgery. J Thorac Cardiovasc Surg，2019：157（3）：1249-1259.

Gupta V，Allen-Ayodabo C，Davis L，et al.，2020. Patient-reported symptoms for esophageal cancer patients undergoing curative intent treatment. Ann Thorac Surg，109（2）：367-374.

Lindenmann J，Fediuk M，Fink-Neuboeck N，et al.，2020. Hazard curves for tumor recurrence and tumor-related death following esophagectomy for esophageal cancer. Cancers，12（8）：2066.

Marabotto E，Pellegatta G，Sheijani AD，et al.，2021. Prevention strategies for esophageal cancer-an expert review. Cancers（Basel），13（9）：2183.

Moyes LH，Anderson JE，Forshaw MJ，2010. Proposed follow up programme after curative resection for lower third oesophageal cancer. World J Surg Oncol，8：75.

Sudo K，Xiao L，Wadhwa R，et al.，2014. Importance of surveillance and success of salvage strategies after definitive chemoradiation in patients with esophageal cancer. J Clin Oncol，32（30）：3400-3405.

第三十六章

食管癌的预后

食管癌患者的预后取决于疾病的阶段，依据分期的食管鳞状细胞癌（ESCC）和腺癌患者的生存率似乎相当。确诊时，食管癌的分期对治疗和预后的影响占主导地位。早期食管癌可以仅通过手术治愈，若发生黏膜下侵犯，则复发的风险显著增加；在早期阶段确诊的患者预后要好于在晚期阶段确诊的患者，食管癌患者的5年生存率为15%～25%。目前，国内食管癌的死亡率处于癌症死因的第4位，由于确诊时70%以上的患者为局部晚期和晚期，预后很差，其中不能手术的食管癌患者的5年生存率不足5%。我国食管癌的病理类型以ESCC为主，早在2013年，Chen SB等报道ESCC术后的1年、3年、5年生存率分别为83.5%、57.4%、47.4%，参照2009年第7版AJCC TNM分期，影响ESCC的预后因素包括性别、年龄、肿瘤长径、组织学分级、R分类、pT分期、pN分期、pM分期、pTNM分期、淋巴结转移程度、体能状况评分等均为独立预后因素。随着MDT、免疫治疗药物的应用，食管癌的长期总生存时间得到了比较明显的延长。

一、TNM分期

TNM分期能够全面反映肿瘤的浸润范围和淋巴结转移情况，有资料显示食管癌术后Ⅰ、Ⅱ、Ⅲ、Ⅳ期的5年生存率分别为90%、50%、35.8%和16.9%。有研究报道有淋巴管浸润（LVI）患者的2年、5年生存率为28.5%和11%，无LVI患者的2年、5年生存率分别为63.4%和46.6%。Chen WH等评价ESCC患者新辅助放化疗后LVI的预后价值，231例患者中85例有LVI（36.8%），有LVI患者的5年生存率显著短于无LVI的食管癌患者（10% vs. 31%，$P < 0.001$），LVI为独立的不良预后因素。结合有无淋巴结转移，分为4组患者，即LVI（-）LNM（-）、LVI（+）LNM（-）、LVI（-）LNM（+）、LVI（+）LNM（+），其5年生存率分别为35%、21%、20%和5%。

除了初次诊断时的临床TNM（cTNM）分期外，经治疗后的TNM分期改变也对食管癌的预后产生影响。其中，研究较多的是新辅助治疗后的降期（ypTNM）。Kamarajah SK等开展了一项临床研究，探讨局部晚期食管癌患者经新辅助治疗后的TNM分期变化对预后的影响。该研究共纳入992例患者，其中417例接受单纯手术，575例接受新辅助治疗联合手术。结果显示，腺癌和鳞状细胞癌的TNM分期下降率相似（54% vs. 61%，$P=0.5$）。与无分期变化的患者相比，分期降低患者的生存期更长（腺癌，中位数：82个月 vs. 26个月，

$P < 0.001$；鳞状细胞癌，中位数：NR vs. 29个月，$P < 0.01$)。

二、肿瘤的浸润深度

AJCC基于生存差异将T分期分为Tis、T1、T2、T3和T4，T1a期患者淋巴结转移率显著低于T1b期患者，生存率显著高于T1b期患者。Tis无转移风险，T1a期和侵犯黏膜下层深度200μm以内的T1b期食管癌转移率很低，生存率高，是内镜下切除的适应证。Wang J等研究发现pT1～pT4期患者的5年生存率分别为74.6%、47.3%、32.8%、15.6%，T3和T4期患者生存率之间差异无统计学意义。Chen X等对770例pT1～4aN0M0期食管癌切除患者的研究发现，pT1、pT2、pT3和pT4a期的5年生存率分别为83.8%、78.8%、67.8%和54.1%，差异均具有统计学意义，认为T分期是食管癌的独立预后因素。

三、淋巴结转移

虽然TNM分期可以反映淋巴结转移情况，但详细了解淋巴结转移对预后的影响仍很重要。临床上，常用淋巴结转移率、淋巴结转移数目反映淋巴结转移的情况。Feng JF等将淋巴结转移率（MLNR）定义为转移性淋巴结与总淋巴结的比值，将MLNR分为四组，即MLNR0、MLNR1、MLNR2、MLNR3。分别定义为0；>0，≤0.1；>0.1，≤0.3；>0.3。研究显示，按照2010年AJCC食管癌N分期，N0、N1、N2、N3期患者的疾病特异性生存率分别为65.5%、42.9%、22.2%、0。MLNR0、MLNR1、MLNR2、MLNR3患者的疾病特异性生存率分别为65.5%、45.0%、21.1%、0。2010年AJCC N分期的AUC=0.731，而MLNR分期的AUC=0.737。研究表明，MLNR是老年食管癌患者的独立预后因素，可以作为N分期的替代指标。Chen SB等报道，参照2010年AJCC TNM分期，pN2与pN3分期的ESCC术后生存时间无显著性差异；参照pN为0、1、2～3、≥4个阳性淋巴结，分为4组，分别为R-pN0、R-pN1、R-pN2、R-pN3，这4组之间的生存时间存在显著性差异。Yang HX等也按照术后淋巴结个数分为R-pN0、R-pN1、R-pN2、R-pN3，其中T2期4组的5年生存率分别为62.0%、50.5%、27.5%、19.6%；T3期4组的5年生存率分别为54.0%、30.9%、17.9%、9.3%。阴性淋巴结数目多的食管癌患者的预后优于阴性淋巴结数目少的患者，有报道阴性淋巴结数目≥19的食管癌患者与阴性淋巴结数目较少者的5年生存率分别为33.4%、26.4%。也有报道阴性淋巴结数目较多（≥15）的食管癌患者的预后好于阴性淋巴结数目较少的患者，而且患者的死亡率也低。

除了上述MLNR、淋巴结转移数目与食管癌的预后相关外，转移淋巴结的组织形态学肿瘤完全消退及降期（ypN0）与食管癌的生存期改善也相关。

四、病理类型和组织分化

食管腺癌的预后较鳞状细胞癌差，而低分化小细胞癌预后最差。髓质型和溃疡型食管癌患者的预后也差。Yendamuri S等对食管腺癌中的印戒细胞癌组织学类型进行了研究，单因素分析显示食管印戒细胞癌较食管腺癌预后差，印戒细胞癌和腺癌的中位生存时间分别为9个月、12个月；多因素分析显示，食管印戒细胞癌的预后也很差。Enlow JM等根据是否含有印戒细胞成分，将食管腺癌分为不含印戒细胞成分组（non-SRC组）和含有印戒细胞成分组（SRC组），两组对诱导治疗的反应不同，两组诱导治疗后降期率分别为67.1%、13.3%，SRC组显著低于non-SRC组患者；SRC组的3年生存率显著低于non-SRC组，分别为34.8%、65.6%；病理学分期为Ⅱ/Ⅲ期的SRC患者3年生存率为27.3%，而non-SRC患者为57.4%；多因素分析显示，印戒细胞成分为预后差的独立预后因素，显著影响食管腺癌的预后，可导致总生存率降低。肿瘤的分化程度不同，其生存率有较大的差别，有研究显示高、中、低分化的10年生存率分别为38.8%、17.86%、8.96%。

五、肿瘤长径

　　肿瘤长径是许多肿瘤的重要预后因素。肿瘤长径与食管癌患者预后的关系虽未在食管癌的AJCC第8版TNM分期中提及，但多个研究显示病变的长径也与预后相关。Griffiths EA等对309例食管癌（其中腺癌225例、鳞状细胞癌72例、其他类型12例）切除术患者进行研究，平均肿瘤长径3.5cm（0.5～14cm），单因素和多因素分析均显示肿瘤长径为食管癌预后不良的因素，肿瘤长径≤3.5cm的患者中位生存时间明显长于肿瘤长径＞3.5cm的患者（30个月 vs. 14个月），肿瘤长径与T分期、N分期、TNM分期及纵向切缘均相关。Wang BY等探讨了纵向肿瘤长径对生存的影响，582例行食管切除的鳞状细胞癌患者，中位生存时间为22个月，1年、3年、5年的生存率分别为70.4%、37.8%、37.8%；肿瘤长径与生存呈负相关，1cm、2cm、3cm及3cm以上的5年生存率分别为77.3%、48.1%、38.5%、23.3%；多因素分析显示肿瘤长径为独立的预后因素，肿瘤长径≤3cm患者的中位生存时间明显长于肿瘤长径＞3cm患者（54个月 vs. 17个月）；另外，该研究还显示肿瘤长径与T1～2、T3～4、N0相关，而与N1～3不相关。肿瘤长径显著影响可切除的食管鳞状细胞癌患者的生存，特别是淋巴结阴性的患者。Zeybek A等报道肿瘤长径显著影响手术切除的食管癌患者的生存时间和无病生存。肿瘤长径≤3cm的患者1年、3年、5年生存率分别为68%、51%、51%；肿瘤长径＞3cm的患者1年、3年、5年生存率分别为54%、29%、11%。肿瘤长径≤3cm、3～6cm、≥6cm的患者5年生存率分别为55%、11%、8%。与肿瘤长径＞3cm的患者比较，肿瘤长径≤3cm的患者有更高的生存率。综上所述，肿瘤长径3cm以下的食管癌患者的5年生存率明显优于3cm以上患者。邵明雯等对686例淋巴结阴性食管癌患者进行分析，将淋巴结阴性食管癌分为≤3cm及＞3cm两组，病变长度与T分期呈正相关（$r=0.373$）。病变长度≤3cm的419例患者1年、3年和5年生存率分别为95.7%、84.4%和76.1%，病变长度＞3cm的267例患者分别为88.3%、57.8%、46.5%，两组差异有统计学意义（$P＜0.001$）。淋巴结阴性食管癌患者的病变长度是食管癌预后的一个重要因素。

　　近期一项纳入28 973例食管癌患者的荟萃分析结果表明，肿瘤长径是一个独立的预后参数，与较差的总生存率（HR =1.30，95%CI 1.21～1.40，$P＜0.001$）及无进展生存率显著相关（HR =1.38，95%CI 1.11～1.61，$P＜0.001$）。

六、手术及切缘阳性

手术可明显改善食管癌患者的预后。一组较大样本报道显示 1325 例 ESCC 患者术后 1 年、3 年、5 年和 10 年累计生存率分别为 72.0%、53.0%、41.0%、1.06%。手术切缘包括环周切缘（CRM）和纵向切缘，两者阳性均为预后不良因素。对于 CRM 阳性的定义，英国皇家病理学家协会（RCP）认为肿瘤距手术切缘小于 1mm 为阳性，而美国病理学家协会（CAP）认为手术切缘有肿瘤残留为 CRM 阳性。Wu J 等进行的系统性回顾和荟萃分析显示 CRM 阳性的 T3 期食管癌患者预后差，接受新辅助治疗患者切缘阳性的预后也差。Chan DS 等进行的系统性回顾和荟萃分析显示，CRM 在 0.1～1mm 者的 5 年发病率显著高于 CRM 阴性（距切缘大于 1mm）患者。另外，有学者认为 CRM 并不是一个独立的预后因素。与远端的胸段食管贲门肿瘤的侵袭深度比较，肿瘤的纵向扩散是淋巴结转移的一个预测性更强的危险因素。对于纵向切缘，Mirnezami R 等报道纵向切缘阳性是预后不良的重要因素。总之，CRM 和纵向切缘阳性的患者预后很差，手术时应尽可能降低 CRM 阳性率。

七、性别与年龄

邵明雯等报道女性食管癌术后患者的预后优于男性，女性食管癌患者术后 1 年、2 年、3 年生存率分别为 89.3%、74.0%、66.7%，男性分别为 86.5%、65.8%、51.3%（$P=0.015$）。Hidaka H 等也报道，长期随访后，女性食管癌患者的总生存时间长于男性。Bohanes P 等发现，不论是转移性食管癌还是局部区域食管癌，女性均较男性患者有更长的食管癌特异性生存；≤55 岁的女性食管癌患者及≥55 岁的局部区域的女性 ESCC 患者，均较男性具有更长的生存时间。在转移性 ESCC 患者中，仅≤55 岁的女性较男性具有更长的生存时间。另外，年轻食管癌患者的预后较差，有报道，年龄≤35 岁的患者预后很差。但 Stabellini N 等报道，性别对食管癌的生存无明显影响。

八、生物标志物

生物标志物在食管癌上涉及抑癌基因、细胞增生及周期调节、细胞黏附和转移及血管生成等多个方面。肿瘤组织细胞 EGFR、P53、VEGF 等蛋白水平的过表达及高指数 Ki-67（≥45%）等，均提示预后不良，但缺乏大样本数据支持。在预测 ESCC 患者的总生存率上有前途的标志物包括 VEGF、细胞周期蛋白 D1、Ki-67、SCCA；在食管腺癌上有 COX-2、HER-2；未归类的食管癌预后标志物包括 P21、P53、CRP 和血红蛋白。在这些生物标志物中，EGFR 受到较多的重视，不论是 EGFR 蛋白过表达、*EGFR* 基因扩增，还是 *EGFR* 的外显子突变，均有可能与 OS 相关。Jiang D 等发现中国 ESCC 患者的 EGFR 过表达与淋巴结受累（$P=0.046$）、疾病特异性无瘤生存率（$P=0.006$）和总生存率（$P=0.007$）均显著相关。*EGFR* 扩增与淋巴结转移相关（$P=0.028$），但在前 20 个月，却与疾病特异性无瘤生存率和总生存率无关。Kaneko K 等发现 ESCC 患者的 *EGFR* 20 号外显子第787位密码子处的*EGFR* SNP可能是临床预测ESCC患者预后有用的生物标志物，存在该SNP（*EGFR*杂合基因型）患者的3年生存率为0，而非*EGFR*杂合子基因型患者的3年生存率为21%。

随着对食管癌发生发展的认识，许多分子被发现与食管癌的预后相关，如CDCA5。Xu J等在119例ESCC患者的RNA表达微阵列数据库中筛选ESCC的癌-睾丸基因（*CTG*），对于新发现的、与ESCC预后相关的*CTG*，在118例ESCC患者中通过免疫组化来验证这种关系。结果发现21个基因被认为是*CTG*，特别是CDCA5在食管鳞状细胞癌组织中异常上调，与不良预后显著相关（HR=1.85，95%CI 1.14~3.01，*P*=0.013）。免疫组化染色证实CDCA5阳性表达与较晚的TNM分期和较低的总生存率相关（CDCA5–/+患者为45.59% vs. 28.00%，*P*=1.86×10^{-3}）。

另外，miRNA在食管癌的预后价值也开始得到重视。Zhang HC等从食管癌组织中的整合miRNA表达谱数据库和TCGA（癌症基因组图谱）数据库中确认了两种miRNA（hsa-miR-100-5p和hsa-miR-133b）与食管癌预后较好相关。

九、免疫相关指标

肿瘤浸润淋巴细胞（TIL）在肿瘤免疫微环境中起着重要作用。对TIL与食管癌预后的相关性研究较多，研究发现高水平TIL浸润与食管癌的预后良好相关。另外，TIL与其他指标联合用于食管癌的预后评估，如PD-L1表达、预后营养指数等。

免疫评分（IS）可用于量化与癌症患者生存率相关的TIL数量，Noma T等对所有接受根治性切除术的300例术前未经治疗的食管癌（EC）患者行CD3和CD8免疫组化染色，以评估IS，通过肿瘤核心和浸润边缘的自动计数TIL进行客观评分。在新辅助化疗前（pre-NAC），对接受NAC的不同队列的146例EC患者进行内镜活检，对CD3和CD8进行免疫染色以评估TIL密度。结果显示，在所有患者中，高IS（3~4分）组比低IS（1~2分）组有更高的5年生存率（77.6% vs. 65.8%，*P*=0.0722），其中Ⅱ~Ⅳ期更加明显（70.2% vs. 54.5%，*P*=0.0208）。在pre-NAC的活检标本中，NAC有效者的CD3$^+$（*P*=0.0106）和CD8$^+$（*P*=0.0729）细胞密度均高于无效者，CD3$^+$细胞密度被发现是一个独立的预后因素（HR=1.75，*P*=0.0169）。该研究表明，手术标本中的IS信号和pre-NAC活检中的TIL密度可以预测EC患者的临床疗效。

除了TIL之外，PD-L1表达状态也与食管癌的预后相关。Yagi T等发现，与PD-L1阴性患者（*n*=252）相比，PD-L1阳性患者（*n*=53）的总体生存率显著降低（*P*=0.024）。TIL阳性与更长的总生存期（*P*<0.0001）和CD8高表达（*P*<0.0001）显著相关。基于PD-L1表达和TIL状态的分层也与总生存率显著相关（*P*<0.0001）。该研究表明，PD-L1表达与食管癌的不良临床预后相关，支持其可作为预后生物标志物。根据临床结果，结合TIL状态可以对患者进行进一步分类。PD-L1表达和TIL状态可以作为预测性的组织生物标志物，并可在靶向PD-1/PD-L1途径的药物临床试验中用于患者选择。

Okadome K等的一项337例食管癌患者的研究显示，与高预后营养指数（PNI）组（*n*=220）相比，低PNI组（*n*=117）的总生存率显著降低（*P*<0.001）。TIL状态与总生存

率显著相关（$P < 0.001$）。PNI与TIL状态（$P < 0.001$）和CD8$^+$细胞计数（$P=0.041$）均显著相关。外周血淋巴细胞计数与TIL状态之间也存在显著关系（$P < 0.001$）。该研究显示PNI评分和TIL表达与食管癌的临床预后相关，支持二者作为预后生物标志物。

Yu W等进行的一项荟萃分析表明，PD-L1过表达对总生存率有不利影响（HR=1.42，95%CI 1.09～1.86），但未观察到PD-L1过表达对疾病特异性无瘤生存率的显著影响（HR=1.08，95%CI 0.76～1.53）。虽然荟萃分析表明，免疫组化检测到的肿瘤细胞中PD-L1表达与食管癌较差的总生存率相关，但是PD-L1表达对食管癌总生存率的预后价值仍需要大型前瞻性临床试验验证。

十、治疗方式与治疗反应

治疗方式可以明显影响患者的预后，对治疗有效者预后较好。新辅助治疗患者，若获得病理学完全缓解（pCR），则预后较好。Shridhar R等对358例行新辅助放化疗患者研究发现，病理学完全缓解、部分缓解、无反应患者的5年中位生存时间和5年生存率分别为65.6个月和52.7%、29.7个月和30.4%、17.7个月和25.4%。Francis AM等评估了行术前放化疗（CRT）的食管癌患者，术后组织病理学肿瘤活性（HTV）对预后的影响，602例患者被分为3组，HTV分别为0～10%、11%～50%、＞50%。HTV＞50%为生存的独立预后因素，三组的精算5年、10年生存率分别为52%和43%（HTV 0～10%）、45%和33%（HTV 11%～50%）、16%和16%（HTV＞50%）；HTV≥50%的患者远处复发的发生率显著高于HTV＜50%的患者（51% vs. 33%，$P =0.01$）。HTV可能是一个实用的可预测疗效的早期终点指标。

围手术期化疗（P-CT）或新辅助放化疗联合手术切除是局部晚期食管癌（LAEC）的治疗标准。Ahmed N等发现，与P-CT组相比较，LAEC的病理学肿瘤消退发生程度更高。病理学肿瘤明显消退患者的预后优于消退轻微或较差的患者。新辅助放化疗组有改善至复发时间（TTR）的趋势，但总生存率和无复发生存率无明显差别。

Lee Y等进行的一项分析显示，对接受新辅助治疗并进行根治性切除的切缘阴性的食管癌患者，给予辅助治疗，可以显著改善1年和5年总生存率。

十一、低白蛋白血症对预后的影响

术前血清白蛋白水平与食管癌患者的预后具有一定的相关性。一项回顾性研究分析结果显示，术前高白蛋白组（ALB≥35.0g/L）患者的1年和3年总生存率分别为85.2%和58.7%，术前低白蛋白组（ALB＜35.0g/L）患者的1年和3年总生存率分别为71.4%和28.8%，两组差异有统计学意义（$P=0.043$）。术后血清白蛋白水平也是食管癌预后的重要影响因素，一项研究发现术后低白蛋白组（ALB＜35.0g/L）的呼吸系统并发症、切口感染、吻合口瘘的发生率明显高于正常白蛋白组（ALB≥35.0g/L）。食管癌术后血清白蛋白水平越低，患者呼吸系统并发症、切口感染、吻合口瘘的发生率就越高，且随着血清白蛋白水平的上升，并发症的发生率呈明显下降趋势。

十二、营养相关因素

目前研究显示与某些癌症相关的体重减轻常预示患者预后不良，在某些情况下，体重减轻比肿瘤TNM分期更能够作为预后的指标。营养状态差是食管癌患者预后差的重要影响因素，体重下降的食管癌患者预后也差。在多种类型癌症中，PNI是与预后相关的最重要因素之一。Zheng Z等对165例可切除食管鳞状细胞癌患者进行回顾性研究，分析每例患者的PNI值[PNI=10×白蛋白（g/dl）+ 0.005×淋巴细胞总数（mm³）]。单因素分析显示，病理分期晚期、肿瘤长度较长及PNI低（分别为 $P < 0.05$ ）是导致OS缩短的重要危险因素。多变量分析表明，肿瘤长度（ $P=0.008$ ）和PNI（ $P=0.017$ ）是可切除食管鳞状细胞癌患者的独立预后因素，并且PNI是接受食管癌根治术患者OS的一个简单而有用的预测指标。

十三、复发患者的预后

Su XD等报道手术切除的食管鳞状细胞癌患者复发后的中位生存时间为8个月，复发术后1年、3年、5年生存率分别为45.9%、10.6%、6.4%。独立预后因素包括复发时间（ ≥12个月复发的生存时间长于 <12个月）、复发模式（局部区域复发的生存时间长于远处转移）、复发后的治疗（治疗组的生存时间长于未治疗组）等。

十四、其　　他

除了上述因素外，还有其他多种因素影响食管癌患者的预后。

血红蛋白（Hb）水平下降也是食管癌患者预后不良的一个重要因素。Valencia Julve J等研究发现，对于行术前放化疗的食管癌患者，单因素分析显示Hb ＞130g/L时预后好，多因素分析显示仅Hb浓度为独立的预后因素；Hb浓度每增加一个单位，患者的死亡风险降低5%；对于未行手术的患者，Hb水平也是独立的预后因素。

已知手术是影响预后的重要因素之一，习惯与信仰也可能对食管癌患者的预后产生明显影响。有研究显示，少数族裔的食管癌患者由于选择手术治疗的模式偏少，食管癌预后在种族之间存在明显的差异。

另外，有研究发现机构病例数量与接受食管癌手术患者的预后相关。Kim BR等根据食管癌手术的年平均次数，将医院分为3组：低容量（ <12例/年）、中等容量（12～48例/年），以及大容量中心（ >48例/年）。研究共纳入122家医院的11 346例食管癌手术。大容量、中等容量和低容量中心的住院死亡率分别为3.4%、6.4%和11.1%。与大容量中心相比，低容量中心（调整后的HR=3.91，95%CI 3.18～4.80， $P < 0.001$ ）和中等容量中心（校正后的HR=2.21，95%CI 1.80～2.74， $P < 0.000$ ）的住院死亡率显著升高。与在大容量中心接受手术的患者相比，在低容量或中等容量中心接受食管癌手术的患者的1年、3年和5年死亡率也较高。该研究显示，病例数较少的中心食管癌切除后患者住院死亡率和长期死亡率均较高。

另外，骨质减少、骨骼肌减少、并发疾病等因素也有可能影响食管癌患者的预后。

Takahashi K 等报道，食管癌食管切除术患者术前骨质减少与生存率低和复发率高相关。骨骼肌减少被认为是食管癌手术预后不良的因素之一，Matsui K 等研究显示，预防骨骼肌减少有利于改善患者的预后。有研究报道，食管支气管/纵隔瘘、食管双原发癌或食管多原发癌、大气道受压通气障碍等也对食管癌患者的生存有影响。

虽然食管癌在手术、放疗及化疗各方面均取得长足的进步，但与其他恶性肿瘤相比，患者生存率仍相对较低，期待未来基于现代外科、放疗和化疗的多学科综合治疗的进步，可以提高食管癌患者的生存率。当然，也期望有更好的指标用于食管癌的预后预测。

（王　刚　钱小军）

参 考 文 献

陈砚凝，刘月平，张玲玲，等，2013. 食管鳞状细胞癌预后的多因素分析. 中华肿瘤防治杂志，20（14）：1094-1097.

金懋林，2008. 消化道恶性肿瘤的化学治疗. 北京：北京大学医学出版社：220-221.

林宝钗，赵李昊，薛圣留，等，2018. 术前血清白蛋白对Ⅱ～Ⅲ期食管鳞癌预后的预测价值. 中国现代医生，56（29）：9-12，封3.

邵明雯，陈亮，李红霞，等，2014. 病变长度对淋巴结阴性食管癌患者的临床病理及预后影响. 中国癌症杂志，24（11）：846-851.

邵明雯，孙婧，马兰，等，2013. 女性食管癌的临床病理特点及生存分析. 临床肿瘤学杂志，18（7）：608-613.

孙超，周路琦，邵雪斋，等，2015. 低蛋白血症对食管癌术后并发症的影响. 河北医学，21（4）：570-573.

汤钊猷，2011. 现代肿瘤学. 第3版. 上海：复旦大学出版社：840-841.

吴捷，陈奇勋，2014. 食管癌环周切缘阳性的预后研究现状. 中华外科杂志，52（1）：60-62.

Ahmed N, Owen J, Abdalmassih M, et al., 2021. Outcome of locally advanced esophageal cancer patients treated with perioperative chemotherapy and chemoradiotherapy followed by surgery. Am J Clin Oncol, 44（1）：10-17.

Bohanes P, Yang D, Chhibar RS, et al., 2012. Influence of sex on the survival of patients with esophageal cancer. J Clin Oncol, 30（18）：2265-2272.

Brücher BL, Stein HJ, Werner M, et al., 2001. Lymphatic vessel invasion is an independent prognostic factor in patients with a primary resected tumor with esophageal squanmous cell carcinoma. Cancer, 92（8）：2228-2233.

Chan DS, Reid TD, Howell I, et al., 2013. Systematic review and meta-analysis of the influence of circumferential resection margin involvement on survival in patients with operable oesophageal cancer. Br J Surg, 100（4）：456-464.

Chen M, Huang J, Zhu Z, et al., 2013. Systematic review and meta-analysis of tumor biomarkers in predicting prognosis in esophageal cancer. BMC Cancer, 13：539.

Chen SB, Weng HR, Wang G, et al., 2013. Prognostic factors and outcome for patients with esophageal squamous cell carcinoma underwent surgical resection alone：evaluation of the seventh edition of the American Joint Committee on Cancer staging system for esophageal squamous cell carcinoma. J Thorac Oncol, 8（4）：495-501.

Chen WH, Huang YL, Chao YK, et al., 2015. Prognostic significance of lymphovascular invasion in patients with esophageal squamous cell carcinoma treated with neoadjuvant chemoradiotherapy. Ann Surg Oncol,

22（1）：338-343.

Chen X，Chen J，Zheng X，et al.，2015. Prognostic factors in patients with thoracic esophageal carcinoma staged pT1-4aN0M0 undergone esophagectomy with three-field lymphadenectomy. Ann Transl Med，3（19）：282.

Donohoe CL，MacGillycuddy E，Reynolds JV，2011. The impact of young age on outcomes in esophageal and junctional cancer. Dis Esophagus，24（8）：560-568.

Enlow JM，Denlinger CE，Stroud MR，et al.，2013. Adenocarcinoma of the esophagus with signet ring cell features portends a poor prognosis. Ann Thorac Surg，96（6）：1927-1932.

Enzinger PC，Mayer RJ，2003. Esophageal cancer. N Engl J Med，349（23）：2241-2252.

Feng JF，Huang Y，Chen L，et al.，2013. Prognostic analysis of esophageal cancer in elderly patients：metastatic lymph node ratio versus 2010 AJCC classification by lymph nodes. World J Surg Oncol，11：162.

Francis AM，Sepesi B，Correa AM，et al.，2013. The influence of histopathologic tumor viability on long-term survival and recurrence rates following neoadjuvant therapy for esophageal adenocarcinoma. Ann Surg，258（3）：500-507.

Gao Y，Guo W，Geng X，et al. Prognostic value of tumor-infiltrating lymphocytes in esophageal cancer：an updated meta-analysis of 30 studies with 5, 122 patients. Ann Transl Med，8（13）：822.

Griffiths EA，Brummell Z，Gorthi G，et al.，2006. Tumor length as a prognostic factor in esophageal malignancy：univariate and multivariate survival analyses. J Surg Oncol，93（4）：258-267.

Hagens E，Tukanova K，Jamel S，et al.，2022. Prognostic relevance of lymph node regression on survival in esophageal cancer：A systematic review and meta-analysis. Dis Esophagus，35（1）：doab021.

Hidaka H，Hotokezaka M，Nakashima S，et al.，2007. Sex difference in survival of patients treated by surgical resection for esophageal cancer. World J Surg，31（10）：1982-1987.

Hsu PK，Huang CS，Wang BY，et al.，2013. The prognostic value of the number of negative lymph nodes in esophageal cancer patients after transthoracic resection. Ann Thorac Surg，96（3）：995-1001.

Jiang D，Li X，Wang H，et al.，2015. The prognostic value of EGFR overexpression and amplification in esophageal squamous cell carcinoma. BMC Cancer，15：377.

Kamarajah SK，Navidi M，Wahed S，et al.，2020. Significance of neoadjuvant downstaging in carcinoma of esophagus and gastroesophageal junction. Ann Surg Oncol，27（9）：3182-3192.

Kaneko K，Kumekawa Y，Makino R，et al.，2010. EGFR gene alterations as a prognostic biomarker in advanced esophageal squamous cell carcinoma. Front Biosci（Landmark Ed），15（1）：65-72.

Lee Y，Samarasinghe Y，Lee MH，et al.，2022. Role of adjuvant therapy in esophageal cancer patients after neoadjuvant therapy and esophagectomy：a systematic review and meta-analysis. Ann Surg，275（1）：91-98.

Matsui K，Kawakubo H，Mayanagi S，et al.，2022. Exploratory prospective study of the influence of radical esophagectomy on perioperative physical activity in patients with thoracic esophageal cancer. Dis Esophagus，35（2）：doab043.

Migliore M，Rassl D，Criscione A，2014. Longitudinal and circumferential resection margin in adenocarcinoma of distal esophagus and cardia. Future Oncol，10（5）：891-901.

Mirnezami R，Rohatgi A，Sutcliffe RP，et al.，2010. Multivariate analysis of clinicopathological factors influencing survival following esophagectomy for cancer. Int J Surg，8（1）：58-63.

Noma T，Makino T，Ohshima K，et al.，2021. Immunoscore signatures in surgical specimens and tumor-infiltrating lymphocytes in pretreatment biopsy predict treatment efficacy and survival in esophageal cancer. Ann Surg，277（3）：e528-e537.

Pickens A，2022. Racial disparities in esophageal cancer. Thorac Surg Clin，32（1）：57-65.

Schwarz RE，Smith DD，2007. Clinical impact of lymphadenectomy extent in resectable esophageal cancer. J Gastrointest Surg，11（11）：1384-1393.

Shridhar R, Hoffe SE, Almhanna K, et al., 2013. Lymph node harvest in esophageal cancer after neoadjuvant chemoradiotherapy. Ann Surg Oncol, 20 (9): 3038-3043.

Stabellini N, Chandar AK, Chak A, et al., 2022. Sex differences in esophageal cancer overall and by histological subtype. Sci Rep, 12 (1): 5248.

Su XD, Zhang DK, Zhang X, et al., 2014. Prognostic factors in patients with recurrence after complete resection of esophageal squamous cell carcinoma. J Thorac Dis, 6 (7): 949-957.

Takahashi K, Nishikawa K, Furukawa K, et al., 2021. Prognostic significance of preoperative osteopenia in patients undergoing esophagectomy for esophageal cancer. World J Surg, 45 (10): 3119-3128.

Tanaka T, Matono S, Mori N, et al., 2014. T1 squamous cell carcinoma of the esophagus: long-term outcomes and prognostic factors after esophagectomy. Ann Surg Oncol, 21 (3): 932-938.

Valencia Julve J, Alonso Orduña V, Escó Barón R, et al., 2006. Influence of hemoglobin levels on survival after radical treatment of esophageal carcinoma with radiotherapy. Clin Transl Oncol, 8 (1): 22 -30.

Wang BY, Goan YG, Hsu PK, et al., 2011. Tumor length as a prognostic factor in esophageal squamous cell carcinoma. Ann Thorac Surg, 91 (3): 887-893.

Wang J, Wu N, Zheng QF, et al., 2014. Evaluation of the 7th edition of the TNM classification in patients with resected esophageal squamous cell carcinoma. World J Gastroenterol, 20 (48): 18397-18403.

Wang ZY, Jiang YZ, Xiao W, et al., 2021. Prognostic impact of tumor length in esophageal cancer: a systematic review and meta-analysis. BMC Cancer, 21 (1): 988.

Wijnhoven BP, Tran KT, Esterman A, et al., 2007. An evaluation of prognostic factors and tumor staging of resected carcinoma of the esophagus. Ann Surg, 245 (5): 717-725.

Wu J, Chen QX, Teng LS, et al., 2014. Prognostic significance of positive circumferential resection margin in esophageal cancer: a systematic review and meta-analysis. Ann Thorac Surg, 97 (2): 446-453.

Xu J, Zhu C, Yu Y, et al., 2019. Systematic cancer-testis gene expression analysis identified CDCA5 as a potential therapeutic target in esophageal squamous cell carcinoma. EBioMedicine, 46: 54-65.

Yagi T, Baba Y, Ishimoto T, et al., 2019. PD-L1 expression, tumor-infiltrating lymphocytes, and clinical outcome in patients with surgically resected esophageal cancer. Ann Surg, 269 (3): 471-478.

Yang HX, Wei JC, Xu Y, et al., 2011. Modification of nodal categories in the seventh american joint committee on cancer staging system for esophageal squamous cell carcinoma in Chinese patients. Ann Thorac Surg, 92 (1): 216-224.

Yendamuri S, Huang M, Malhotra U, et al., 2013. Prognostic implications of signet ring cell histology in esophageal adenocarcinoma. Cancer, 119 (17): 3156-3561.

Yu W, Guo Y, 2018. Prognostic significance of programmed death ligand-1 immunohistochemical expression in esophageal cancer: a meta-analysis of the literature. Medicine (Baltimore), 97 (30): e11614.

Zemanova M, Novak F, Vitek P, et al., 2012. Outcomes of patients with oesophageal cancer treated with preoperative chemoradiotherapy, followed by tumor resection: influence of nutritional factors. JBUON, 17 (2): 310-316.

Zeybek A, Erdoĝan A, Gülkesen KH, et al., 2013. Significance of tumor length as prognostic factor for esophageal cancer. Int Surg, 98 (3): 234 -240.

Zhang HC, Tang KF, 2017. Clinical value of integrated-signature miRNAs in esophageal cancer. Cancer Med, 6 (8): 1893-1903.

Zheng Z, Zhu H, Cai H, 2022. Preoperative prognostic nutritional index predict survival in patients with resectable esophageal squamous cell carcinoma. Front Nutr, 9: 824839.

Zhou N, Hofstetter WL, 2020. Prognostic and therapeutic molecular markers in the clinical management of esophageal cancer. Expert Rev Mol Diagn, 20 (4): 401-411.

彩　图

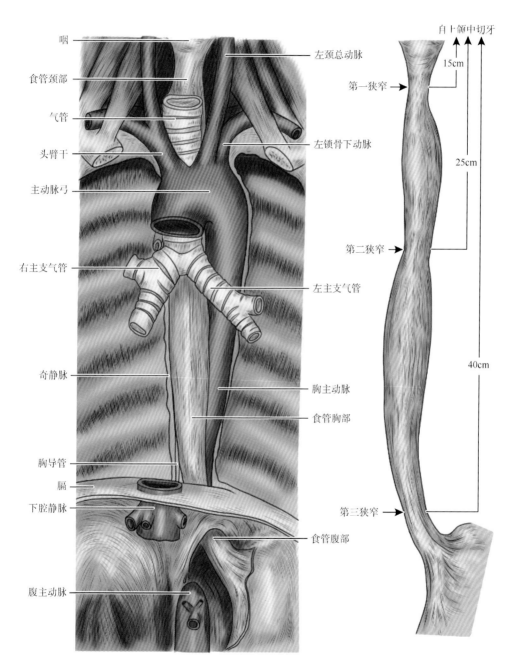

咽

食管颈部

气管

头臂干

主动脉弓

右主支气管

奇静脉

胸导管

膈

下腔静脉

腹主动脉

左颈总动脉

左锁骨下动脉

左主支气管

胸主动脉

食管胸部

食管腹部

自上颌中切牙

第一狭窄　15cm

第二狭窄　25cm

第三狭窄　40cm

彩图1　食管（前面观）

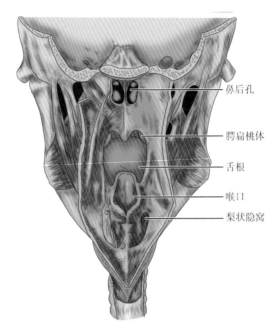

鼻后孔

腭扁桃体

舌根

喉口

梨状隐窝

彩图2 咽腔（后面观）

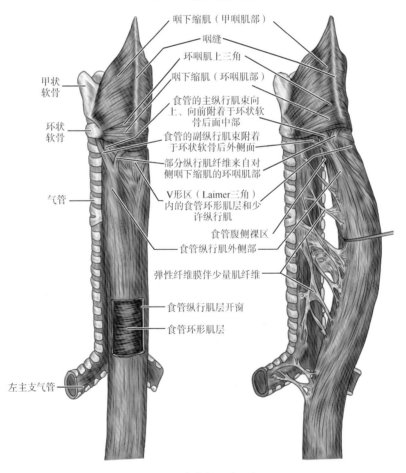

咽下缩肌（甲咽肌部）

咽缝

环咽肌上三角

咽下缩肌（环咽肌部）

甲状软骨

食管的主纵行肌束向上、向前附着于环状软骨后面中部

环状软骨

食管的副纵行肌束附着于环状软骨后外侧面

部分纵行肌纤维来自对侧咽下缩肌的环咽肌部

气管

V形区（Laimer三角）内的食管环形肌层和少许纵行肌

食管腹侧裸区

食管纵行肌外侧部

弹性纤维膜伴少量肌纤维

食管纵行肌层开窗

食管环形肌层

左主支气管

彩图3 食管的肌肉组织

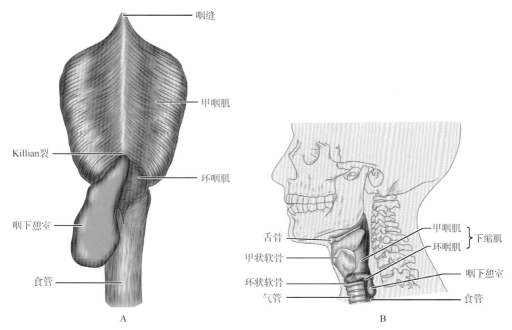

A   B

彩图4 咽下憩室

A.后面观；B.侧面观

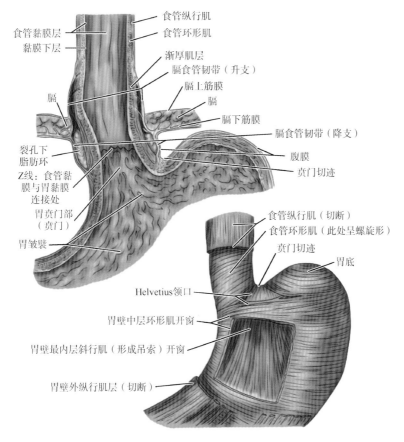

彩图5 食管胃结合部

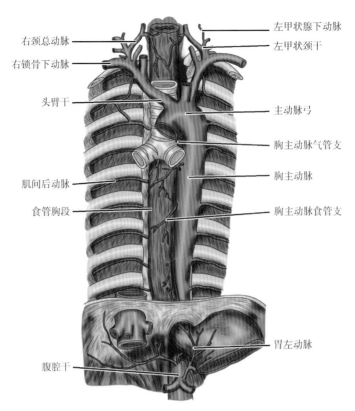

右颈总动脉 —— 左甲状腺下动脉

右锁骨下动脉 —— 左甲状颈干

头臂干 —— 主动脉弓

胸主动脉气管支

胸主动脉

肌间后动脉

食管胸段 —— 胸主动脉食管支

胃左动脉

腹腔干

彩图6 食管的动脉

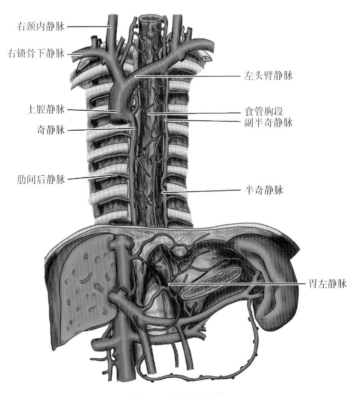

右颈内静脉

右锁骨下静脉 —— 左头臂静脉

上腔静脉 —— 食管胸段
副半奇静脉

奇静脉

肋间后静脉 —— 半奇静脉

胃左静脉

彩图7 食管的静脉

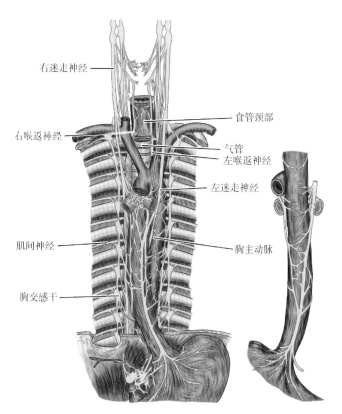

右迷走神经

食管颈部

右喉返神经

气管
左喉返神经

左迷走神经

肌间神经

胸主动脉

胸交感干

彩图8 食管的神经

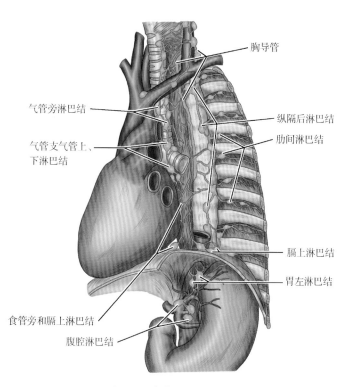

胸导管

气管旁淋巴结

纵隔后淋巴结

气管支气管上、
下淋巴结

肋间淋巴结

膈上淋巴结

胃左淋巴结

食管旁和膈上淋巴结

腹腔淋巴结

彩图9 食管的淋巴回流

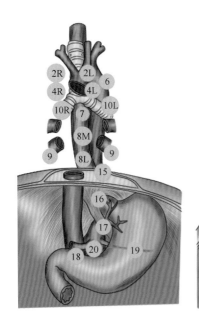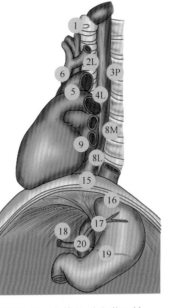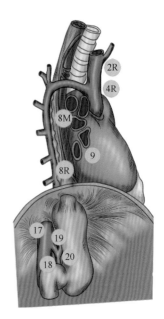

彩图10　食管的引流淋巴结

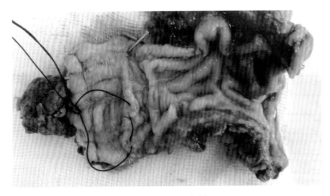

彩图11　斑块样

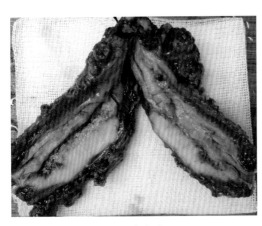

彩图12　髓质型

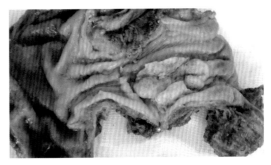

彩图13　蕈伞型

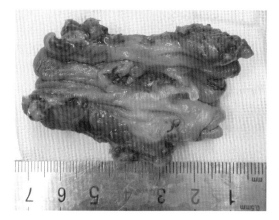

彩图 14 溃疡型-1

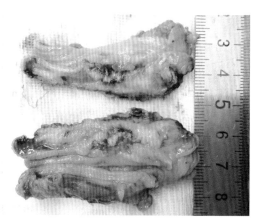

彩图 15 溃疡型-2

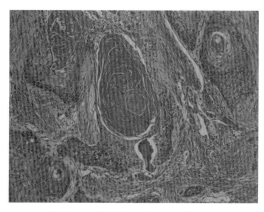

彩图 16 鳞状细胞癌（100倍）

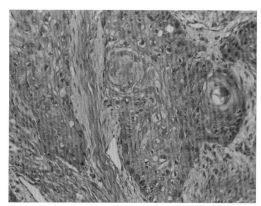

彩图 17 鳞状细胞癌（200倍）

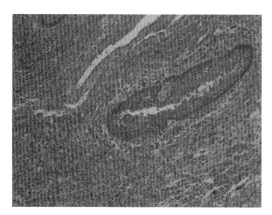

彩图 18 梭形细胞鳞状细胞癌（100倍）

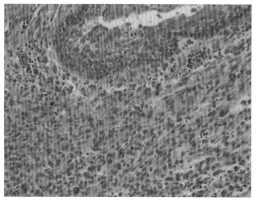

彩图 19 梭形细胞鳞状细胞癌（200倍）

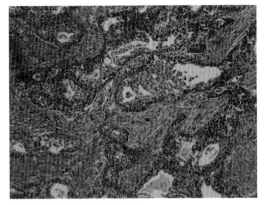

彩图20　黏液表皮样癌（100倍）

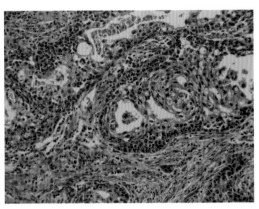

彩图21　黏液表皮样癌（200倍）

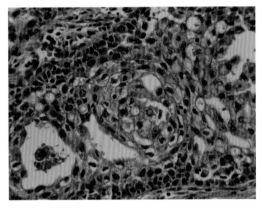

彩图22　黏液表皮样癌（400倍）

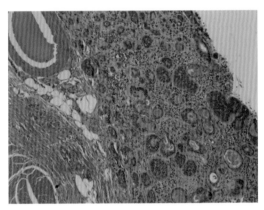

彩图23　腺样囊性癌（100倍）

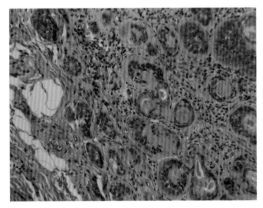

彩图24　腺样囊性癌（200倍）

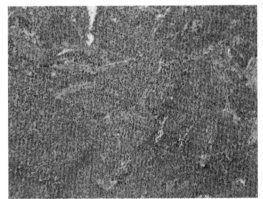

彩图25　小细胞癌（100倍）

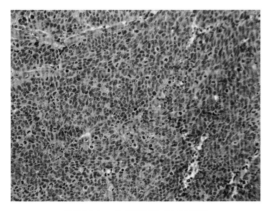

彩图 26　小细胞癌（200 倍）

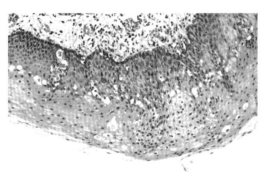

彩图 27　低级别异型增生（100 倍）

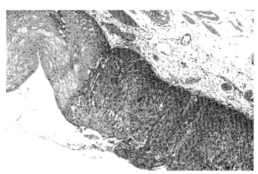

彩图 28　高级别异型增生（100 倍）

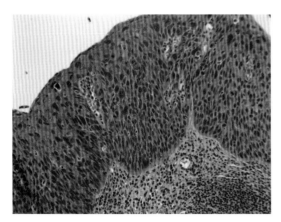

彩图 29　原位癌（高级别上皮内瘤变，200 倍）

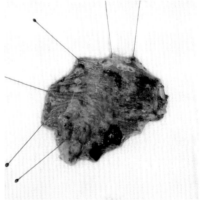

彩图 30　ESD 标本，探针固定

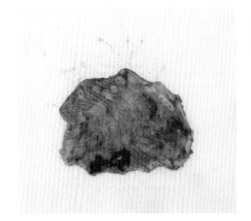
彩图31　ESD标本染色

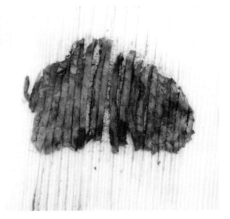
彩图32　ESD标本平行切开

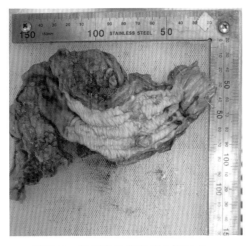
彩图33　新辅助治疗病例大体标本

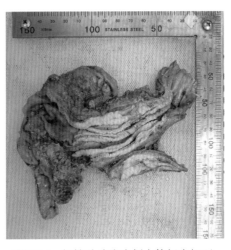
彩图34　新辅助治疗病例大体标本切面

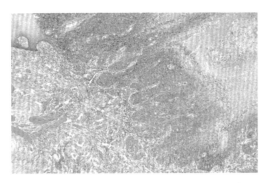
彩图35　鳞状细胞癌新辅助治疗后肿瘤坏死伴间
质大量炎症反应

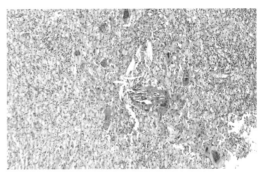
彩图36　鳞状细胞癌新辅助治疗后组织细胞反应
及钙化

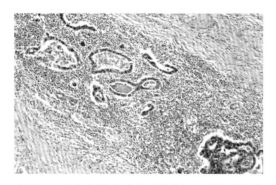

彩图37 腺癌新辅助治疗后肿瘤细胞形态改变及
炎症反应

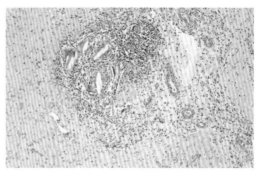

彩图38 腺癌新辅助治疗后间质反应

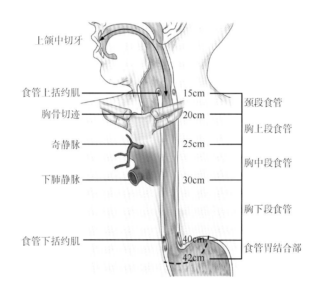

彩图39 食管分段及食管胃结合部

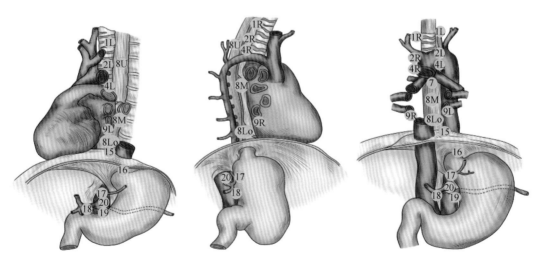

彩图40 食管癌区域淋巴结

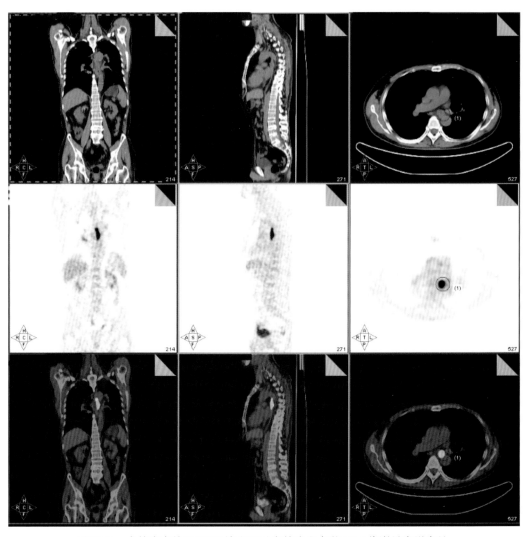

彩图41 食管癌术前PET/CT检查显示食管中段条状FDG代谢异常增高灶

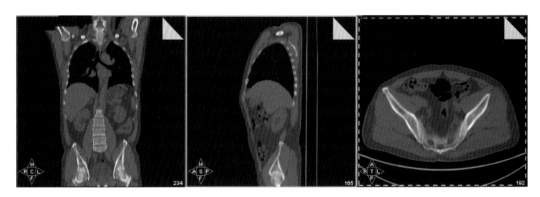

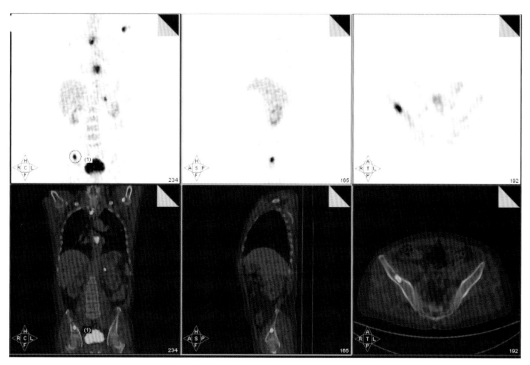

彩图42 食管癌右侧髂骨转移，普通CT图像骨窗观察未见明确骨质破坏

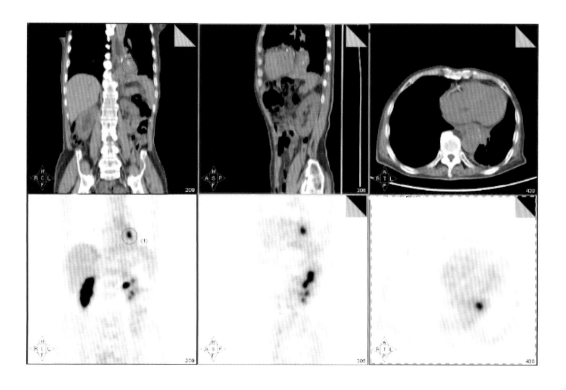

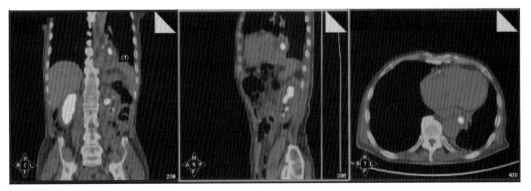

彩图43 食管癌术后局部复发，病灶在常规CT图像不能诊断

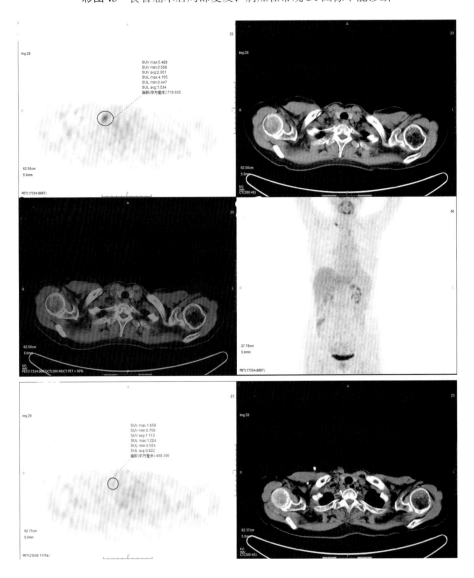

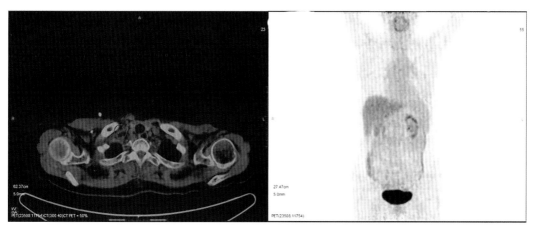

彩图44 食管癌术后随访，发现右侧锁骨上窝短径约8mm的小淋巴结转移（上）。化疗后复查提示淋巴结明显缩小，FDG代谢与本底类似，提示完全缓解（下）

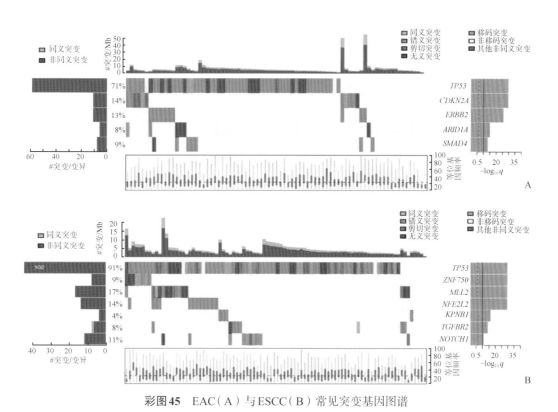

彩图45 EAC（A）与ESCC（B）常见突变基因图谱

摘自：Kim J，Bowlby R，Mungall AJ，et al，2017. Integrated genomic characterization of oesophageal carcinoma. Nature，541（7636）：169-175.

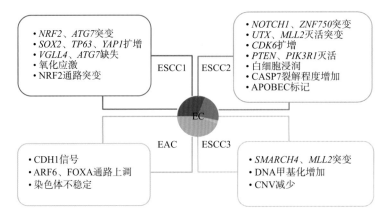

彩图46　食管癌的分子分型

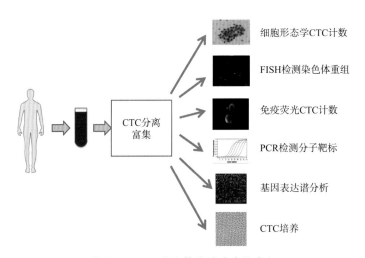

彩图47　CTC在个体化治疗中的意义

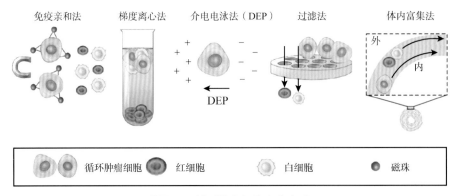

彩图48　循环肿瘤细胞富集方法

摘自：Lee MW，Kim GH，Jeon HK，et al，2019. Clinical application of circulating tumor cells in gastric cancer. Gut Liver，27（4）：394-401.

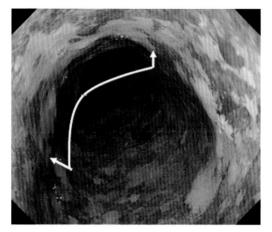

彩图49 早期食管癌碘染：出现粉红征（0-Ⅱb）

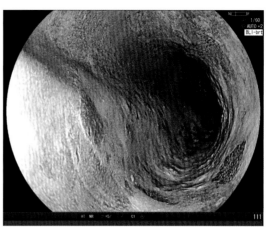

彩图50 早期食管癌碘染：出现银色征（0-Ⅱb）

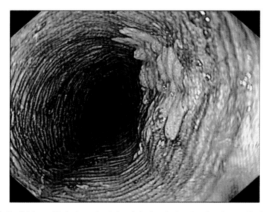

彩图51 早期食管癌碘染：草席征/席纹征或榻榻米征（＋），提示病变不超过黏膜固有层

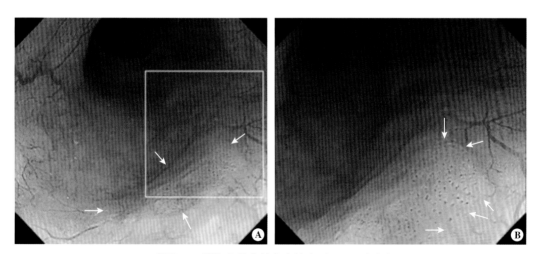

彩图52 早期食管癌的白光放大（0-Ⅱb病变）

B是对A中方框部分的白光放大，可以看到平坦的发红区血管纹理消失

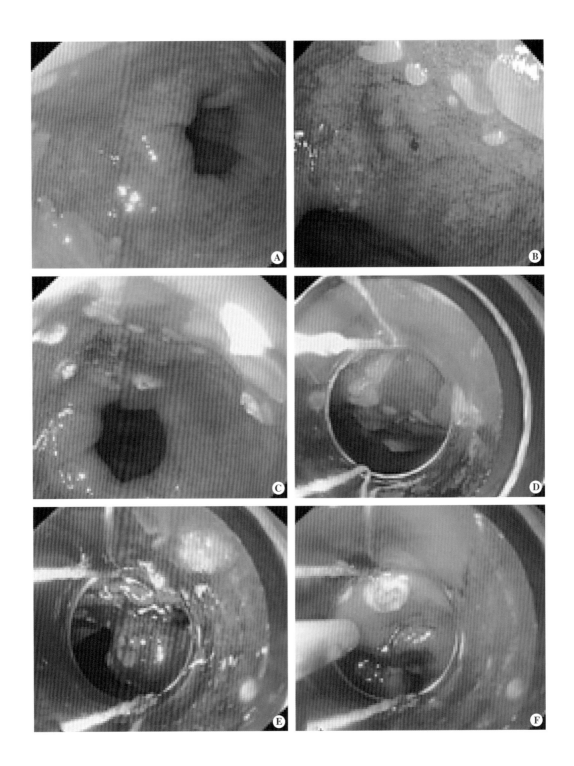

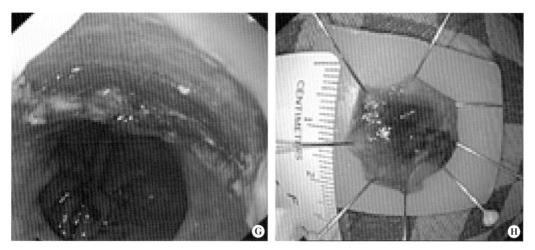

彩图53 透明帽辅助的巴雷特食管EMR

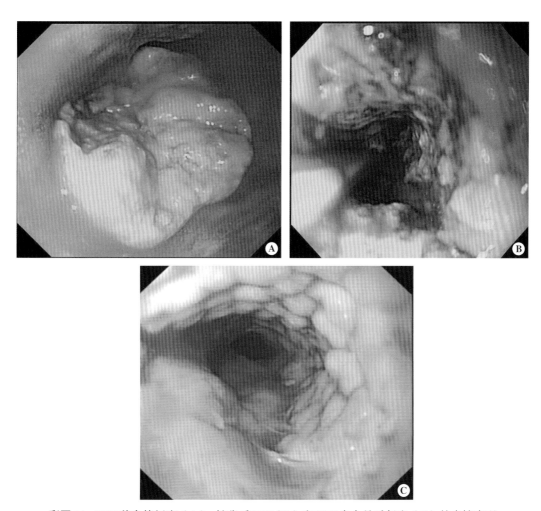

彩图54 PDT前食管闭塞（A）、扩张后PDT（B）和PDT半个月后复查（C）的内镜表现

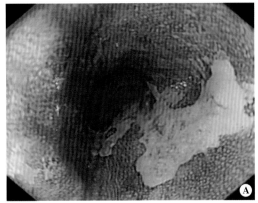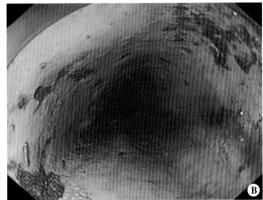

彩图55 早期食管癌碘染色

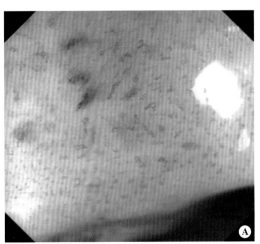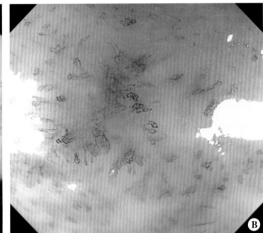

彩图56 早期食管癌NBI

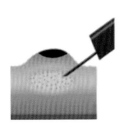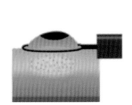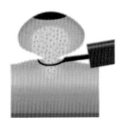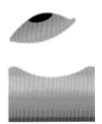

彩图57 EMR手术过程

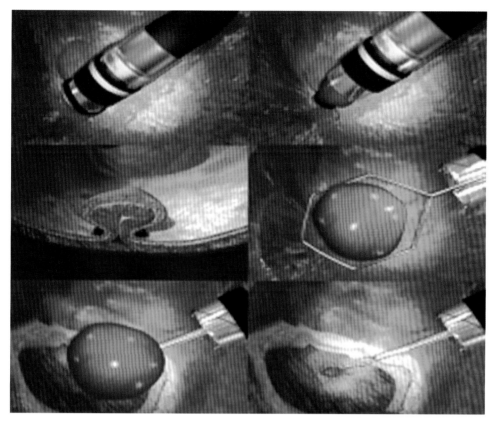

彩图58　MBM手术过程

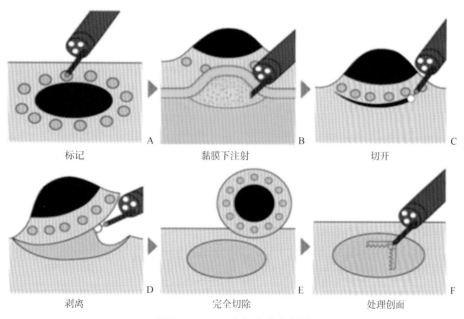

标记　　　　　　　A　　　黏膜下注射　　　　B　　　切开　　　　C

剥离　　　　　　　D　　　完全切除　　　　　E　　　处理创面　　　F

彩图59　ESD手术过程示意图

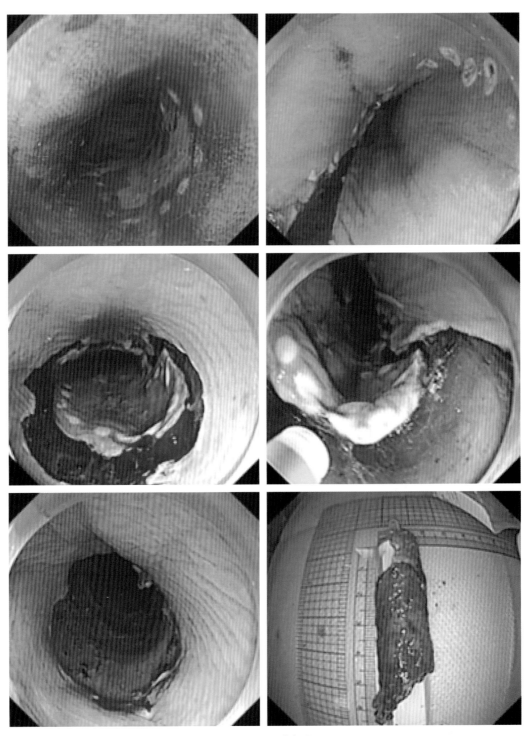

彩图 60　ESD 手术过程

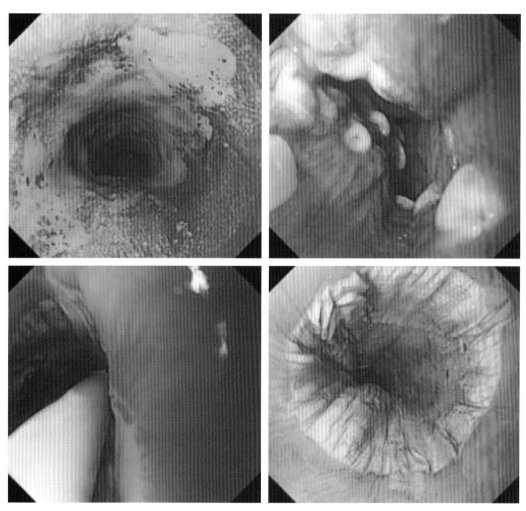

彩图61　RFA手术过程

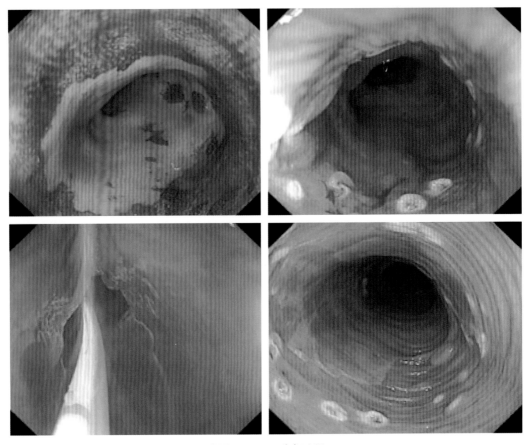

彩图62 PDT手术过程